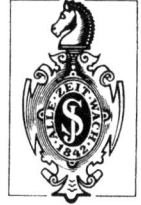

H.-M. Weinmann (Hrsg.)

Aktuelle Neuropädiatrie 1988

Aktuelle Aspekte kindlicher Schmerzen
Neurokutane Syndrome
Epilepsien und Psychiatrische Störungen
Wirbelsäulen-/Rückenmarkserkrankungen
Untersuchungen zu kognitiven Prozessen

Mit 179 Abbildungen

Springer-Verlag
Berlin   Heidelberg   New York
London   Paris   Tokyo   Hong Kong

Univ. Prof. Dr. med. Hans-Martin Weinmann
Kinderklinik und -Poliklinik
der Technischen Universität
Kölner Platz 1
8000 München 40

ISBN-13:978-3-642-74500-3 e-ISBN-13:978-3-642-74499-0
DOI: 10.1007/978-3-642-74499-0

CIP-Titelaufnahme der Deutschen Bibliothek

Aktuelle Neuropädiatrie ... : ... Jahrestagung d. Ges. für
Neuropädiatrie. – Berlin ; Heidelberg ; New York ; London ;
Paris ; Hong Kong : Springer.
　　Teilw. im Hippokrates-Verl., Stuttgart. – Teilw. im Verl. Thieme,
　　Stuttgart. – Springer-Verl. teilw. mit d. Erscheinungsorten Berlin,
　　Heidelberg, New York, London, Paris, Tokyo
　　ISSN 0721-6106
NE: Gesellschaft für Neuropädiatrie
1988. Aktuelle Aspekte kindlicher Schmerzen, neurokutane
　　Syndrome, Epilepsien und psychiatrische Störungen,
　　Wirbelsäulen-/Rückenmarkserkrankungen, Untersuchungen zu
　　kognitiven Prozessen. – 1989
　　ISBN-13:978-3-642-74500-3

Dieses Werk ist urheberrechtlich geschützt. Die dadurch begründeten Rechte,
insbesondere die der Übersetzung, des Nachdrucks, des Vortrags, der Entnahme
von Abbildungen und Tabellen, der Funksendung, der Mikroverfilmung oder der
Vervielfältigung auf anderen Wegen und der Speicherung in Datenverarbeitungs-
anlagen, bleiben, auch bei nur auszugsweiser Verwertung, vorbehalten. Eine
Vervielfältigung dieses Werkes oder von Teilen dieses Werkes ist auch im Einzelfall nur in den Grenzen der gesetzlichen Bestimmungen des Urheberrechtsgesetzes
der Bundesrepublik Deutschland vom 9. September 1965 in der Fassung vom
24. Juni 1985 zulässig. Sie ist grundsätzlich vergütungspflichtig. Zuwiderhand-
lungen unterliegen den Strafbestimmungen des Urheberrechtsgesetzes.

© Springer-Verlag Berlin Heidelberg 1989
Softcover reprint of the hardcover 1st edition 1989

Die Wiedergabe von Gebrauchsnamen, Handelsnamen, Warenbezeichnungen
usw. in diesem Werk berechtigt auch ohne besondere Kennzeichnung nicht zu der
Annahme, daß solche Namen im Sinne der Warenzeichen- und Markenschutz-
Gesetzgebung als frei zu betrachten wären und daher von jedermann benutzt
werden dürften.

Produkthaftung: Für Angaben über Dosierungsanweisungen und Applikationsformen kann vom Verlag keine Gewähr übernommen werden. Derartige
Angaben müssen vom jeweiligen Anwender im Einzelfall anhand anderer Litera-
turstellen auf ihre Richtigkeit überprüft werden.

Gesamtverarbeitung: K. Triltsch, 8700 Würzburg
2125/3140/543210 – gedruckt auf säurefreiem Papier

Vorwort

In der AKTUELLEN NEUROPÄDIATRIE werden seit 1976 die auf den Jahrestagungen der Gesellschaft für Neuropädiatrie gehaltenen Vorträge veröffentlicht. Die Hauptthemen der 1988 in München abgehaltenen 14. Jahrestagung wurden aus unterschiedlichen Gebieten der Neuropädiatrie ausgewählt. Sie dokumentieren die große Bandbreite unseres jungen Fachgebietes und gleichzeitig die Notwendigkeit interdisziplinärer Zusammenarbeit.
Ein besonders gutes Beispiel stellen die *neurokutanen Syndrome* dar, deren genetischer Aspekt in den letzten Jahren ganz erheblich erweitert werden konnte. Naturgemäß waren die Neurofibromatose und die tuberöse Hirnsklerose von herausragendem Interesse.
Aus dem gleichbleibend aktuellen Themenkreis Epilepsien wurden heuer – in einer gemeinsamen Sitzung mit der Gesellschaft für Kinder- und Jugendpsychiatrie – *psychiatrische Probleme im Rahmen von Anfallsleiden* abgehandelt. Breite Beachtung fanden die Ausführungen über die epileptische Demenz im Entwicklungsalter. Angeregt durch spektakuläre Präsentationen in den letzen Jahren erschien es gerechtfertigt, *Wirbelsäulen- und Rückenmarkserkrankungen* in das Programm aufzunehmen. Einen Schwerpunkt bildeten die spinalen Dysraphien und Dysplasien.
Untersuchungen zu kognitiven Prozessen rundeten die Tagung ab. Es wurden u.a. theoretische Ansätze zur Diskussion gestellt, wie auch Studien über bildnerisches und sprachliches Gestaltungsvermögen.
Der 14. Jahrestagung vorgeschaltet war ein Workshop über *„Aktuelle Aspekte kindlicher Schmerzen"*. Diese Veranstaltung hatte Dozent Pothmann, Wuppertal, angeregt und organisiert. Die Thematik stieß auf so großes Interesse, daß ich gerne bereit war, sie mit in den Kongreßband 88 aufzunehmen.
Die Referate zu den Hauptthemen wurden durch Kurzvorträge ergänzt. Daneben boten auch freie Vorträge und Posterdemonstrationen eine Fülle aktueller und interessanter Aspekte; sie liegen als Kurzdarstellungen vor.
Daß die gute Tradition der Veröffentlichung von Beiträgen unserer Jahrestagungen fortgesetzt werden kann, ist in erster Linie der großzügigen Unterstützung der Firmen Geigy-Pharma, Wehr, und Labaz GmbH, München, zu danken. Danken möchte ich auch den Herren V. P. Oehm sowie H. P. Dörr vom Springer-Verlag, darüber hinaus allen Referenten und Vortragenden für die sorgfältige Ausarbeitung ihrer Manuskripte.

München, September 1989 Hans-Martin Weinmann

Inhaltsverzeichnis

Workshop: Aktuelle Aspekte kindlicher Schmerzen

Organisation: R. Pothmann

Grundlagen

Neuro- und Psychophysiologie des Schmerzes bei Kindern
M. Zimmermann 5

Reifung der Schmerzschwelle
M. Sauer 13

Klinische Schmerzmessung beim Kind, unter besonderer Berücksichtigung des kindlichen Kopfschmerzes
W. D. Gerber 25

Migräne

Pathophysiologische Aspekte der Migräne
K.-H. Grotemeyer, I. W. Husstedt, H. P. Schlake 35

Symptomatik und Differentialdiagnose der komplizierten Migräne beim Kind
A. Ritz 46

Aktuelle Aspekte in der Migränebehandlung
R. Pothmann 58

Schmerzen bei Nerven- und Muskelerkrankungen

Schmerzen bei Nerven- und Muskelerkrankungen:
Klinik, Differentialdiagnose und Therapie
W. Mortier 71

VIII   Inhaltsverzeichnis

Krebsschmerzen

Schmerzen bei krebskranken Kindern und Jugendlichen
U. Göbel, D. Schwamborn, H. Jürgens, U. Kischlat, R. Pothmann ... 77

Behandlung von Schmerzen bei krebskranken Kindern
N. Kuhn 89

Therapieverfahren

Transkutane elektrische Nervenstimulation (TENS)
M. Gessler 97

Thema I: Neurokutane Syndrome

Neurokutane Syndrome: Klassifikation und neuere Entwicklungen
R. Happle 107

Neurofibromatose und tuberöse Sklerose
E. Haneke 118

Die Neuroichthyosen: Eine genetisch heterogene Krankheitsgruppe
mit Modellcharakter für neurokutane Syndrome
H. Traupe 130

Die Stuttgarter Neurofibromatose-Studie:
Erfahrungen an 72 Kindern mit Morbus Recklinghausen
B. Köhler 143

Hirntumoren bei Kindern mit Neurofibromatose
E. Boltshauser, H. Hochstrasser, W. Wichmann, A. Valavanis 146

Neuropsychiatrische Befunde bei Neurofibromatose
M. Linder, R. Frank 148

Langzeituntersuchungen bei Patienten mit tuberöser Hirnsklerose
F. Aksu, C. E. Petersen 151

MR-Tomographie bei Säuglingen mit Phakomatosen
F. Staudt, N. Obletter 157

Ataxia teleangiectatica (Louis-Bar) — Möglichkeiten früher Diagnostik
I. Krägeloh-Mann, M. Hadam, H. Kahle, R. Dopfer, V. Griebel,
R. Michaelis 160

Das Schimmelpenning-Feuerstein-Mims-Syndrom
H. Bode, M. Sauer 162

Drei Fälle von Hypomelanosis Ito mit Verlaufskontrolle
V. Griebel, I. Krägeloh-Mann, M. Buchwald-Saal, M. Schöning,
R. Michaelis 166

Magnetoelektrische Stimulation von motorischem Kortex und
Nervenwurzeln im Kindesalter
V. Hömberg, K. Müller, H. G. Lenard 168

Riesenaxon-Neuropathie
K. Stollhoff, H. H. Goebel, M. Albani 173

Reifung der Set-Abhängigkeit standstabilisierender Reflexe im Kindesalter
K. Müller, V. Hömberg, P. Coppenrath, H. G. Lenard 178

Kinesiologische EMG-Untersuchung bei der Zerebralparese —
Reflexlokomotion nach Vojta
H. Bauer, A. van de Lint, R. Soerjanto, V. Vojta 182

Benigne hereditäre Chorea: Klinisch-neurophysiologische Untersuchungen
K. Müller, V. Hömberg, H. G. Lenard 188

Fehldiagnose „hypotone Zerebralparese" bei der kongenitalen Form
der myotonen Dystrophie
H. Kahle, M. Buchwald-Saal, I. Krägeloh-Mann, G. Haas 192

Zur Differentialdiagnose der psychogenen Gangstörung im Kindesalter
F. Aksu, H.-J. Christen, G. Andersen. C. E. Petersen, F. Hanefeld . . . 195

Artikulationsstörungen und andere orofaziale Dysfunktionen zentral
bewegungsgestörter Kinder in der Therapie nach Castillo-Morales
G. J. Limbrock, H. Scheying, I. Beisker, G. Schröder 200

Thema II: Epilepsien und psychiatrische Störungen

Die epileptische Demenz im Entwicklungsalter
H. E. Boenigk 207

Epilepsie und interiktale Psychose in der Adoleszenz
A. Rothenberger 217

Psychische Symptome neurologischer Erkrankungen im Kindesalter
G. Lehmkuhl 224

Anfallskranke Jugendliche in der Jugendpsychiatrie
J. Martinius, M. Pfeiffer 236

„Terror-fits" und interiktale Verhaltensstörungen
J.-P. Ernst, I. Tuxhorn 243

Verlaufsuntersuchungen zu neuropsychologischen Nebenwirkungen
der antiepileptischen Therapie
H. Mayer 245

Familiendynamische Aspekte bei der Behandlung von jungen Patienten
mit Epilepsie
B. Ostern-Euba, M. C. Laub 249

Doppelreiz-SEP bei Gesunden und bei Patienten mit einer Epilepsie vom
Rolandischen Typ
M. Schulz, A. Dietz 252

BNS-Anfallsleiden und Trisomie 21
E.-M. Menges, G. Kurlemann, D. G. Palm, A. Dinkhoff 255

Phakomatosen unter dem Aspekt der Epilepsie: Manifestation und Verlauf
B. Schmitt, J. Seeger, G. Jacobi 259

Das Serumprolaktin in der Diagnose zerebraler Krampfanfälle
G. Kurlemann, M. Köhler, D. G. Palm, E.-M. Menges, A. Dinkhoff . . 262

Thema III: Wirbelsäulen-/Rückenmarkserkrankungen

Klinik spinaler Dysraphien
G. Neuhäuser 267

Entwicklungspathologie spinaler Dysraphien und Dysplasien
A. Hori 276

Genetik der Neuralrohrdefekte
A. Schinzel 282

Diagnostik und Therapie des Tethered-spinal-cord-Syndroms
N. Sörensen 289

Spinale Tumoren: Klinik, Diagnostik und Therapie
E. Markakis 298

Aszensionsstörungen des Rückenmarks – Eine häufig übersehene
Fehlbildung
W. Voss, E. Markakis, F. Hanefeld 313

Möglichkeiten und Grenzen der sonographischen Diagnostik bei
Rückenmarkerkrankungen des Säuglings und Kleinkindes
H. M. Straßburg, M. Sauer 316

Spinale Raumforderungen im Kindesalter –
Vergleich von Kernspintomographie und Computertomographie
P. Baierl, G. Fenzl, Ch. Förster, H. Fendel, T. Hilbertz 322

Diagnostisches Vorgehen bei spinalen Prozessen im Kindesalter –
Ergänzende elektrophysiologische und neuroradiologische Untersuchungen
M. Sauer, R. Scheremet, H. M. Straßburg 325

Kernspintomographie bei Spina bifida
P. Baierl, D. Vogl, K. Zimmermann, Ch. Förster, H. Fendel, R. Tiling . 328

Einsatz früher akustisch evozierter Potentiale in der Hirnstammdiagnostik –
Prognose und Verlaufsbeobachtung von Kindern mit Spina bifida
H. Lauffer, D. Wenzel, E. Strehl, U. Hilber 331

Tethered cord: Diagnostik und Procedere
R. Boor, B. Reitter, M. Schwarz, M. Just 334

Verlaufscharakteristika und klinische Relevanz von Rückenmarksmetastasen im Kindesalter
R. Korinthenberg 337

Intervertebrale Discitis – Kasuistischer Beitrag zur Differentialdiagnose
akuter kindlicher Rückenschmerzen
H. L. Spohr, C. Werhahn 341

Operative Skoliosetherapie bei neuropädiatrischen Krankheitsbildern
M. C. Laub, J. Püschel, H. Rohrer 344

Thema IV: Untersuchungen zu kognitiven Prozessen

Neurophysiologische und neuropsychologische Forschungsansätze bei der
Untersuchung kognitiver Prozesse
G. Spiel 351

Gedankliches Vorstellungsvermögen und räumliche Intelligenz:
„Probability mapping" von EEG-Leistung und Kohärenz
H. Petsche, K. Lindner, P. Rappelsberger, E. Schmidt-Henrich 370

Informationsverarbeitende Hirnprozesse und kognitiv-emotionale
Entwickung: Eine psychophysiologische Betrachtung
M. Koukkou, D. Lehmann 376

Das differentielle Entwicklungsdiagnostikum
G. Schmidt, G. Spiel, G. Bogyi 386

Risiken der Entwicklung – Beobachtung in den ersten 4 Lebensjahren,
unter Verwendung des differentiellen Entwicklungsdiagnostikums
G. Bogyi, H. Kapaun, E. Pilz, G. Schmidt, G. Spiel 391

Neuropsychologische Untersuchungen bei Kindern mit erworbenen
Aphasien
W. Thoma, G. Lehmkuhl 395

VEP-Mapping bei Legasthenie
D. Wenzel, U. Brandl, M. Überall 399

Einfluß von Schädel-Hirn-Trauma, Meningitis und von antikonvulsiver
Therapie auf ereignisbezogene evozierte Potentiale im Kindesalter
W. Görke, U. Schmidt, C. Nowinski 402

Intrauterine Alkoholexposition und mentale Retardierung
H. L. Spohr, J. Willms-Bings, H. C. Steinhausen 407

Freie Beiträge und Posterpräsentationen

Konditionen der Lebenssicherung mehrfach schwerbehinderter Kinder und
Jugendlicher
K. Edebol-Tysk 413

Verhaltensauffälligkeiten und Entwicklungsstörungen im Säuglingsalter:
Einfluß von organischen und psychosozialen Risikofaktoren
M. Laucht, G. Esser, M. H. Schmidt 416

Multimodale Hirntoddiagnostik bei Kindern unter besonderer
Berücksichtigung der transkraniellen Doppler-Sonographie
H. Bode, M. Sauer, W. Pringsheim 421

Das Rett-Syndrom: Klinische und kernspintomographische Befunde
G. Niemann, I. Krägeloh-Mann, G. Schroth, R. Michaelis 425

Kopplung des Romano-Ward-Syndroms an HLA- und Komplement-
Haplotypen
H. Gumbrecht, K. Kölble, I. Kalies, K.-F. Druschky, H. Djonlagic,
B. Neundörfer, J. R. Kalden 427

Computeranalyse der idiopathischen Kopfschmerzen im Kindesalter
L. N. Rossi, G. Brunelli, A. Bossi, I. Cortinovis 432

Zur Wertigkeit paroxysmaler EEG-Veränderungen bei Verhaltens-
und/oder Leistungsstörungen im Volksschulalter
G. Spiel, M. Feucht 434

Metabolitenmuster der Valproinsäure zu Beginn und im Verlauf der
Valproattherapie von Kindern mit BNS-Krämpfen
H. Siemes, H. Nau, W. Wittfoht, R. Pund, E. Fisher, H. L. Spohr,
J. Sperner, D. Scheffner 439

Die Beeinträchtigung der psychomotorischen Geschwindigkeit bei
altersentsprechender intellektueller Kapazität ist eine häufige Folge
unterschiedlicher ZNS-Noxen
R. Matthaei, U. Stephani, F. Hanefeld 445

Anorexie bei Porenzephalie, Anfällen und Minderbegabung
H. Neuhauser, R. Frank 448

Neuropsychologische Funktionen ehemaliger Frühgeborener bei
Schulbeginn
U. Stephani, R. Matthaei, E. Andres, K. Engel, S. Lange 452

Denkstrategien beim Kopfrechnen: „Probability Mapping" von
EEG-Leistung und Kohärenz
K. Lindner, H. Petsche, P. Rappelsberger, E. Schmidt-Henrich 457

Neurokutane Melanose Rokitansky-Touraine
H.-M. Straßburg, W. Jonitz, M. Sauer 461

CT- und MRT-Befunde bei Morbus Recklinghausen
B. Köhler, R. Gustorf-Äckerle 464

Hypomelanosis Ito – ein weniger bekanntes neurokutanes Syndrom:
Beobachtungen bei 3 Patienten von 5, 20 und 31 Jahren
M. Weissert, E. Boltshauser, E. Frenk, P. Bischoff, A. Wehrli 468

Schimmelpenning-Feuerstein-Mims-Syndrom – Eine Verlaufsbeobachtung
über 20 Jahre
B. Püst, F. Aksu, C. E. Petersen 471

Spinale Tumoren im Kindesalter – zwei Kasuistiken
R. Wiß, G. von Czettritz, H.-M. Weinmann, P. Emmrich 475

Variabilität von Atmung und Herztätigkeit nach optischem Reiz
M. Stadlbauer, W. S. Tirsch, H.-M. Weinmann, G. von Czettritz, R. Roos,
J. B. Schaeffer, S. Perz 477

Rhabdomyomatose des Herzens im Neugeborenenalter als Frühsymptom
einer tuberösen Hirnsklerose
E. Mühler, V. Turniski, W. Engelhardt, F. Kotlarek, G. von Bernuth . 480

Autorenverzeichnis

Adis, B., Dr. med., Kinderklinik der Fakultät f. klin. Medizin der Univ. Heidelberg, D-6800 Mannheim 1
Aksu, F., PD. Dr. med., Neuropädiatrische Klinik der Med. Universität zu Lübeck, Kahlhorststr. 31–35, D-2400 Lübeck 1
Albani, M., Prof. Dr. med., Univ-Kinderklinik Eppendorf, Martinistr. 52, D-2000 Hamburg-Eppendorf
Andres, Edith, Dr. med., Univ.-Kinderklinik, Abt. Neuropädiatrie, Robert-Koch-Str. 40, D-3400 Göttingen

Baier, W. K., Dr. med., Univ.-Kinderklinik, Neuropäd. Abteilung, Schwanenweg 20, D-2300 Kiel
Baierl, P., Dr. med., Zentrale Röntgenabt., Poliklinik, Pettenkofer Str. 8a, D-8000 München 2
Bauer, H., Dr. med., Kinderzentrum München, Abtl. Physiotherapie, Heiglhofstr. 63, D-8000 München 70
Beck, J.-D., Dr. med., Univ.-Kinderklinik, D-8520 Erlangen
Beisker, Inge, Dr. med., Kinderzentrum, Oldenburg, Cloppenburger Str. 361, D-2900 Oldenburg
Bernuth, G. v., Prof. Dr. med., Abt. Kinderkardiologie der RWTH Aachen, Pauwelsstr., D-5100 Aachen
Bischoff, P., Priv.-Doz., Dr. med., Augenklinik, Kantonsspital, CH-9007 St. Gallen
Bode, H., Dr. med. habil., Univ.-Kinderspital, Römergasse 8, CH-4005 Basel
Boenigk, H. E., Dr. med., Epilepsiezentrum Bethel, Klinik Kidron, Maraweg 25, D-4800 Bielefeld 13
Bogyi, Gertrude, Dr. med., Univ.-Klinik für Neuropsychiatrie des Kindes- und Jugendalters der Universität, Währinger Gürtel 18–20, A-1090 Wien
Boor, R., Dr. med., Kinderklinik und Kinder-Poliklinik, Klinikum der Johannes Gutenberg-Universität, Langenbeckstr. 1, D-6500 Mainz
Boltshauser, E., Prof. Dr. med., Neuropäd. Abt. Kinderspital der Universität, Steinwiesstr. 75, CH-8032 Zürich
Bossi, Anna, Dr. med., Istituto die Statistica Media Universita (Inst. Med. Statistik d. Universität), via Venezian 1, I-20122 Milano
Brandl, U., Priv.-Doz. Dr. med., Klinik und Poliklinik für Kinder und Jugendliche der Universität Erlangen, Loschgestr. 15, D-8520 Erlangen
Bret, J., Dr. sc. med., Klinik f. Kinderheilkunde, Medizinische Akademie, DDR-8019 Dresden

Brunelli, G., Dr. med., Clinica Pediatrica (Univ.-Kinderklinik),
via Commenda 9, I-20122 Milano
Buchwald-Saal, Monika, Dr. med., Univ.-Kinderklinik,
Abt. Entwicklungsneurologie, Frondsbergstr. 23, D-7400 Tübingen

Coppenrath, P., Dr. med., Univ.-Kinderklinik, D-4000 Düsseldorf 1
Cordes, I., Dr. med., Univ.-Kinderklinik, D-1000 Berlin 19
Cortinovis, I., Dr. med. Istituto die Statistica Media Universita
(Inst. Med. Statistik der Universität), via Venezian 1, I-20122 Milano
Christen, H.-J., Dr. med., Univ.-Kinderklinik Göttingen, Robert-Koch-Str. 40,
D-3400 Göttingen 1
Czettritz, G. v., Dr. med., Kinderklinik und Poliklinik d. Techn. Universität,
Kölner Platz 1, D-8000 München 40
Dinkhoff, Agnes, Dr. med., Univ.-Kinderklinik, Abt. Neuropädiatrie,
Albert-Schweitzer-Str. 33, D-4400 Münster

Djonlagic, H., Dr. med., Med. Klinik der Med. Hochschule, D-2400 Lübeck
Doose, H., Prof. Dr. med., Univ.-Kinderklinik, Abt. Neuropädiatrie,
Schwanenweg 20, D-2300 Kiel 1
Dopfer, R., Dr. med., Univ.-Kinderklinik Tübingen, Abt. Hämatologie,
Onkologie, Rümelinstr. 23, D-7400 Tübingen
Druschky, K.-F., Dr. med., Neurologische Univ.-Klinik, D-8520 Erlangen
Dumermuth, G., Prof. Dr. med., Univ.-Kinderklinik, CH-8032 Zürich

Edebol-Tysk, Karin, Dr. med., Gothenburg University, Dept. Pediatrics II
Children's Hospital, East Hospital, S-41685 Göteborg
Egger, J., Dr. med., Univ.-Kinderklinik, D-8000 München 2
Emmrich, P., Prof. Dr. med., Kinderklinik und Poliklinik d. Techn. Universität,
Kölner Platz 1, D-8000 München 40
Engel, Kerstin, Dr. med., Univ.-Kinderklinik, Abt. Neuropädiatrie,
Robert-Koch-Str. 40, D-3400 Göttingen
Engelhardt, W., Dr. med., Abt. Kinderkardiologie der RWTH Aachen,
Pauwelsstr., D-5100 Aachen
Ernst, J. P., Dr. med., Neuropädiatrische Abt. der Univ.-Kinderklinik,
Schwanenweg 20, D-2300 Kiel 1
Esser, G., Dr. med., Klinik f. Kinder- u. Jugendpsychiatrie, Zentralinstitut
f. Seelische Gesundheit, D-6800 Mannheim 1

Fendel, H., Dr. med., Univ.-Kinderklinik, Lindwurmstr. D-8000 München 2
Fenzl, H., Dr. med., Radiol., Klinik, Klinikum Großhadern der Universität,
Marchioninistr. 15, D-8000 München 15
Fernell, Elisabeth, Dr. med., Bräcke Östergård,
Regionales Rehabilitationszentrum für Kinder, S-40071 Göteborg
Feucht, M., Dr. med., Univ.-Klinik f. Neuropsychiatrie
des Kindes- u. Jugendalters, Währinger Gürtel 18–20, A-1090 Wien
Fichsel, H., Prof. Dr. med., Univ.-Kinderklinik, D-5300 Bonn
Fisher, E., Dr., Inst. f. Toxikologie u. Embrionalpharmakologie der FU Berlin,
Garystr. 5, D-1000 Berlin 33

Förster, Ch., Prof. Dr. med., von Haunersche Kinderklinik, Lindwurmstr. 4, D-8000 München 2
Frank, R., Dr., Inst. f. Kinder- u. Jugendpsychiatrie der Ludwigs-Maximilians-Universität, Beethovenpl. 4., D-8000 München 2
Frenk, E., Prof. Dr. med., Service de dermatologie, CHUV, CH-1011 Lausanne

Gerber, W. D., Prof. Dr. med., Abt. med. Psychologie im Zentrum f. Nervenkrankheiten d. Universität, Klinikum der Christian-Albrechts-Universität, Niemannsweg 147, D-2300 Kiel 1
Gessler, M., Dr. med., Cosimastraße 4, D-8000 München 81
Goebel, H. H., Prof. Dr. med., Neuropathologisches Institut, Langenbeckstr. 1, D-6500 Mainz 1
Göbel, U., Prof. Dr. med., Abt. für Pädiatrische Hämatol. u. Onkologie des Zentrums für Kinderheilkunde der Heinrich-Heine-Universität Düsseldorf, Moorenstr. 5, D-4000 Düsseldorf
Görke, W. D., Priv.-Doz. Dr. med., Univ.-Kinderklinik im St.-Josef-Hospital, Alexandrinenstr. 5, D-4630 Bochum 1
Griebel, Verena, Dr. med., Univ.-Kinderklinik, Abt. Entwicklungsneurologie, Frondsbergstr. 23, D-7400 Tübingen
Grotemeyer, K.-H., Priv.-Doz. Dr. med., Klinik und Poliklinik für Neurologie der WWU Münster, Albert-Schweitzer-Str. 33, D-4400 Münster
Gumbrecht, H., Dr. med., Inst. f. Klin. Immunologie u. Rheumatologie der Universität, Krankenhausstr. 12, D-8520 Erlangen
Gustorf-Aeckerle, Renate, Dr. med., Katharinenhospital, Neuroradiol. Institut, Kriegsbergstr. 60, D-7000 Stuttgart 1

Haas, G., Priv.-Doz. Dr. med., Univ.-Kinderklinik, Abt. für Entwicklungsneurologie, Frondsbergstr. 23, D-7400 Tübingen
Hadam, M., Dr. med., Med. Hochschule Hannover, Abt. Kinderchirurgie, D-3000 Hannover 1
Hagberg, B., Prof. Dr. med., Göteborgs Universitet, Pediatriska institutionen II, S-41685 Göteborg
Hagberg, Gudrun, Dr. med., Göteborgs Universitet, Pediatriska institutionen II, S-41685 Göteborg
Hanefeld, F., Prof. Dr. med. Dr. med. h.c., Neuropädiatrie, Kinderklinik der Universität Göttingen, Robert-Koch-Str. 40, D-3400 Göttingen 1
Haneke, E., Prof. Dr. med., Ferd.-Sauerbruch-Klinikum Hautklinik, Arrenbergerstr. 20, D-5600 Wuppertal 1
Happle, R., Prof. Dr. med., Dermatologische Klinik, Universität Klinikum Nijmegen, Afdeling Huidziekten, Sint Radboudziekenhuis, Katholieke Universiteit, Javastraat 104, NL-6524 MJ Nijmegen
Helwig, H., Prof. Dr. med., Kinderkrankenhaus St. Hedwig, D-7800 Freiburg
Hilber, U., Dr. med., Univ.-Kinderklinik, Loschgestr. 15, D-8520 Erlangen
Hilbertz, T., Dr. med., Radiol. Klinik und Poliklinik, Klinikum Großhadern der Universität, Marchioninistr. 15, D-8000 München 70
Hochstrasser, Heidi, Dr. med., Kinderspital d. Universität, Steinwiesstr. 75, CH-8032 Zürich

Hömberg, V., Dr. med., Neurolog. Therapiezentrum an der
   Heinrich-Heine-Universität, Hohensandweg 37, D-4000 Düsseldorf
Holthausen, H., Dr. med., Univ.-Kinderklinik, Lindwurmstr. 4,
   D-8000 München 2
Hori, A., Dr. med., Inst. f. Neuropathologie der Med. Hochschule Hannover,
   Konstanty-Gutschow-Str. 8, D-3000 Hannover 61
Hübschle, Susanne, Dr. med., Univ.-Kinderklinik, D-8520 Erlangen
Husstedt, J. W., Dr. med., Klinik und Poliklinik für Neurologie der WWU
   Münster, Albert-Schweitzer-Str. 33, D-4400 Münster

Isler, W., Prof. Dr. med., Univ.-Kinderklinik, CH-8032 Zürich

Jacobi, G., Prof. Dr. med., Abt. f. Pädiatrische Neurologie, Zentrum
   Kinderheilkunde, Klinikum der Johann-Wolfgang-Goethe-Universität,
   Theodor-Stern-Kai 7, D-6000 Frankfurt 70
Jonitz, W., Dr. med, Univ.-Kinderklinik, Mathildenstr. 1, D-7800 Freiburg
Jopp, Gabriele, Dr. med. Univ.-Kinderklinik, D-5000 Köln
Jürgens, H., Prof. Dr. med., Abt. für Pädiatrische Hämatol. u. Onkologie des
   Zentrums für Kinderheilkunde der Heinrich-Heine-Universität Düsseldorf,
   Moorenstr. 5, D-4000 Düsseldorf
Just, M., Dr. med., Institut für klinische Strahlenkunde, Abt. für Nuklear-
   medizin, Klinikum der Johannes-Gutenberg-Universität, Langenbeckstr. 1,
   D-6500 Mainz 1

Kahle, Heidi, Dr. med., Univ.-Kinderklinik Tübingen,
   Abt. Entwicklungsneurologie, Frondsbergstr. 23, D-7400 Tübingen
Kalden, J. R., Dr. med., Inst. f. Klin. Immunologie u. Rheumatologie der Univ.,
   D-8520 Erlangen
Kalies, Inge, Dr. med., Inst. f. Klin. Immunologie u. Rheumatologie der Univ.,
   D-8520 Erlangen
Kapaun, Helene, Dr. med., Magistrat d. Stadt Wien, Gesundheitsamt
   Ref. Mutter und Kind, Gonzagagasse 23, A-1013 Wien
Kischlat, Ulla, Dipl.-Psych., Abt. für Pädiatrische Hämatol. u. Onkologie des
   Zentrums für Kinderheilkunde der Heinrich-Heine-Universität Düsseldorf,
   Moorenstr. 5, D-4000 Düsseldorf
Köhler, B., Dr. med., Pädiatrisches Zentrum Olgahospital, Kinderklinik,
   Bismarckstr. 8, D-7000 Stuttgart 1
Köhler, M., Dr. med., Univ.-Kinderklinik, Abt. Neuropädiatrie,
   D-4400 Münster
Kölble, K., Dr. med., Inst. f. Klin. Immunologie u. Rheumatologie
   d. Universität, D-8520 Erlangen
Koelfen, W., Dr. med., Kinderklinik der Fakultät f. klin. Medizin der Univ.
   Heidelberg, D-6800 Mannheim
Korinthenberg, R., Prof. Dr. med., Kinderklinik, Klinikum Mannheim,
   Fakultät f. klin. Medizin der Univ. Heidelberg, Theodor-Kutzer-Ufer,
   Postfach 100 023, D-6800 Mannheim 1

Kotlarek, F., Prof. Dr. med., Abt. Kinderheilkunde der RWTH Aachen, Pauwelsstr., D-5100 Aachen

Koukkou-Lehmann Martha, Priv.-Doz., Psychiatrische Univ.-Klinik Zürich, Lenggstr. 31, Postfach 68, CH-8029 Zürich

Krägeloh-Mann, Ingeborg, Dr. med., Univ.-Kinderklinik Tübingen, Abt. Entwicklungsneurologie, Frondsbergstr. 23, D-7400 Tübingen

Kruse, R., Prof. Dr. med., Südwestdeutsches Epilepsie-Zentrum, D-7640 Kehl-Kork

Kuhn, Nanna, Dr. med., Klinikum Barmen, Kinderklinik, D-5600 Wuppertal 2

Kurlemann, G., Dr. med., Univ.-Kinderklinik, Abt. Neuropädiatrie, Albert-Schweitzer-Str. 33, D-4400 Münster

Lange, Simone, Dr. med., Univ.-Kinderklinik, Abt. Neuropädiatrie, Robert-Koch-Str. 40, D-3400 Göttingen

Laub, M. C., Dr. med., Neuropädiatrische Abt., Behandlungszentrum Vogtareuth, Krankenhausstr. 20, D-8097 Vogtareuth

Laucht, M., Dr. med., Klinik f. Kinder- und Jugendpsychiatrie, Zentralinstitut für Seelische Gesundheit, J5, Postfach 59 70, D-6800 Mannheim 1

Lauffer, H., Dr. med., Univ.-Kinderklinik, Loschgestr. 15, D-8520 Erlangen

Lehmann, D., Prof. Dr. med., Neurol. Klinik d. Univ., Frauenklinikstr. 26, CH-8091 Zürich

Lehmkuhl, G., Prof. Dr. med., Dipl.-Psych., Kinder- und Jugendpsychiatrie, Univ. Köln, Josef-Stelzmann-Str. 9, D-5000 Köln 41

Lenard, H. G., Prof. Dr. med., Kinderklinik der Heinrich-Heine-Universität, Moorenstr. 5, D-4000 Düsseldorf

Limbrock, G. J., Dr. med., Kinderzentrum München, Heiglhofstr. 63, D-8000 München 70

Linder M., Dr. med., Heckscherklinik f. Kinder- und Jugendpsychiatrie der Universität, Heckscherstr. 4, D-8000 München 40

Lindner, K., Dr. med. Abt. f. Neurophysiol. und Neuroanatomie, Inst. f. Hirnforschung, Österr. Akad. der Wissenschaften, Währinger Str. 17, A-1090 Wien

Lint van de, Adrienne, Leidseweg 138, NL-2251 LJ Voorschoten

Lücking, C.-H., Prof. Dr. med., Neurol. Klinik d. Universität, D-7800 Freiburg

Luetschg, J., Prof. Dr. med., Univ.-Kinderklinik, CH-3010 Bern

Markakis, E., Prof. Dr. med., Neurochirurgische Universitätsklinik, Robert-Koch-Str. 40, D-3400 Göttingen

Martinius, J., Prof. Dr. med., Inst. f. Kinder- u. Jugendpsychiatrie der Universität München, Heckscherklinik, Heckscherstr. 4, D-8000 München 40

Matthaei, R., Dipl.-Psych., Univ.-Kinderklinik, Abt. Neuropädiatrie, Robert-Koch-Str. 40, D-3400 Göttingen

Mayer, H., Dipl.-Psych., Südwestdeutsches Epilepsiezentrum, D-7640 Kehl-Kork

Menges, Eva-Maria, Dr. med. Univ.-Kinderklinik, Abt. Neuropädiatrie, Albert-Schweitzer-Str. 33, D-4400 Münster

Michaelis, R., Prof. Dr. med., Univ.-Kinderklinik,
  Abt. Entwicklungsneurologie, Frondsbergstr. 23, D-7400 Tübingen
Moers, A. v., Dr. med., Univ.-Kinderklinik, D-1000 Berlin 19
Mortier, W., Prof. Dr. med., Dipl.-Psych., Klinikum Barmen, Kinderklinik
  Wuppertal, Akadem. Lehrkrankenhaus der Univ. Düsseldorf, Heusnerstr. 40,
  D-5600 Wuppertal 2
Mühler, E., Dr. med., Abt. Kinderkardiologie der RWTH Aachen, Pauwelsstr.,
  D-5100 Aachen
Müller, Kristina, Dr. med., Kinderklinik der Heinrich-Heine-Universität,
  Moorenstr. 5, D-4000 Düsseldorf

Nau, H., Dr., Inst. f. Toxikologie u. Embrionalpharmakologie der FU Berlin,
  Garystr. 5, D-1000 Berlin 33
Neuhäuser, G., Prof. Dr. med., Neuropädiatrische Abt. d. Univ.-Kinderklinik,
  Zentrum für Kinderheilkunde, Klinikum der JLU-Gießen, Fenlgenstr. 12,
  D-6300 Gießen
Neuhauser, H., Dr. med., Psychiatr. Klinik d. Universität, Nußbaumstr. 7,
  D-8000 München 2
Neundörfer, B., Prof. Dr. med., Neurol. Univ.-Klinik, D-8520 Erlangen
Niemann, G., Dr. med., Univ.-Kinderklinik, Abt. Entwicklungsneurologie,
  Frondsberghaus, Frondsbergstr. 19−23, D-7400 Tübingen
Nolte, Renate, Priv.-Doz., Univ.-Kinderklinik, D-7400 Tübingen
Nowinski, Christiane, Dr. med., Univ.-Kinderklinik im St.-Josef-Hospital,
  Alexandrinenstr. 5, D-4630 Bochum

Obletter, N., Dr. med., Städt. Krankenhaus, Radiol. Abt., D-8390 Passau
Ostern-Euba, Barbara, Dipl.-Psych., Neuropädiatrische Abt. Behandlungszentrum Vogtareuth, Krankenhausstr. 20, D-8097 Vogtareuth

Palm, D., Prof. Dr. med., Univ.-Kinderklinik, Abt. Neuropädiatrie,
  D-4400 Münster
Perz, S., Dr. med., MEDIS-Institut der Gesellschaft für Strahlen- und Umwelt-
  forschung mbH Neuherberg, Ingolstädter Landstr. 1, D-8042 Neuherberg
Petersen, C. E., Prof. Dr. med., Neuropädiatrische Klinik der Med. Universität
  zu Lübeck, Kahlhorststr. 31−35, D-2400 Lübeck 1
Petsche, H., Prof. Dr. med., Abt. Neurophysiologie und Neuroanatomie,
  Inst. f. Hirnphysiologie der Univ. Wien, Österr. Akad. d. Wissenschaften,
  Währinger Str. 17, A-1090 Wien
Pfeiffer, M., Dr. med., Psychiatrische Universitätsklinik im Landeskrankenhaus
  Homburg, D-6650 Homburg/Saar
Pilz, E., Dr. med., Kinderklinik Glanzing, Glanzinggasse, A-1180 Wien
Platzbecker, H., Dr. sc. med., Klinik f. Kinderheilkunde, Med. Akademie,
  DDR-8019 Dresden
Pöppl, S. J., Prof. Dr. med. habil. Dr. Ing., MEDIS-Institut der Gesellschaft für
  Strahlen- und Umweltforschung Neuherberg, D-8042 Oberschleißheim
Pothmann, R., Dr. med., Kinderklinik der Städt. Krankenanstalten Wuppertal,
  Heusnerstr. 40, D-5600 Wuppertal 2

Pringsheim, W., Dr. med., Univ.-Kinderklinik, Mathildenstr. 1, D-7800 Freiburg
Püschel, J., Dr. med., Abt. für Wirbelsäulenchirurgie, Behandlungszentrum Vogtareuth, Krankenhausstr. 20, D-8097 Vogtareuth
Püst, B., Dr. med., Neuropäd. Klinik der Med. Universität zu Lübeck, Kahlhorststr. 31–35, D-2400 Lübeck 1
Pund, R., Dr., Inst. f. Toxikologie u. Embrionalpharmakologie der FU Berlin, Garystr. 5, D-1000 Berlin 33

Rappelsberger, P., Priv.-Doz. Dr. med. Dipl.-Ing., Abt. Neurophysiol. u. Neuroanatomie, Inst. f. Hirnforschung der Univ. Wien, Österr. Akad. d. Wissenschaften, Währinger Str. 17, A-1090 Wien
Rehm, M., Dr. med., Univ.-Kinderklinik, D-5000 Köln
Reitter, B., Prof. Dr. med., Kinderklinik und Kinder-Poliklinik, Klinikum der Johannes-Gutenberg-Universität, Langenbeckstr. 1, D-6500 Mainz 1
Richter, Renate, Dr. med., Univ.-Kinderklinik, D-8520 Erlangen
Ritz, Annegret, Dr. med., Neurol. Rehabilitations-Zentrum für Kinder und Jugendliche Friedehorst, D-2820 Bremen 77
Roos, R., cand. Ing., MEDIS-Institut der Gesellschaft für Strahlen- und Umweltforschung mbH Neuherberg, Ingolstädter Landstr. 1, D-8042 Neuherberg
Rossi, Livia N., Dr. med., Clinica Pediatrica (Univ.-Kinderklinik), via Commenda 9, I-20122 Milano
Rothenberger, A., Prof. Dr. med., Klinik f. Kinder- u. Jugendpsychiatrie, Zenrtralinstitut f. Seelische Gesundheit, D-6800 Mannheim 1

Salake, H.-P., Klinik und Poliklinik für Neurologie der WWV Münster, Albert-Schweitzer-Str. 33, D-4400 Münster
Sauer, M., Priv.-Doz. Dr. med., Univ.-Kinderklinik, Mathildenstr. 1, D-7800 Freiburg
Schauseil-Zipf, Ulrike, Dr. med., Univ.-Kinderklinik, Josef-Stelzmann-Str. 9, D-5000 Köln 41
Schaeffer, J. B., Dr. rer. nat., MEDIS-Institut der Gesellschaft für Strahlen- und Umweltforschung mbH Neuherberg, Ingolstädter Landstr. 1, D-8042 Neuherberg
Scheffner, D., Prof. Dr. med., Neuropädiatrische Abt., Kinderklinik, Univ.-Klinikum Rudolf Virchow, Standort Charlottenburg (KAUH), Heubnerweg 6, D-1000 Berlin 19
Scheremet, R., Dr. med., Neurochir. Univ.-Kinderklinik, D-7800 Freiburg
Scheying, H., Werner-Otto-Institut, Bodelschwinghstr. 23, D-2000 Hamburg 63
Schiel W., Dr. med., Univ.-Kinderklinik, D-8000München 2
Schinzel, A., Prof. Dr. med., Inst. f. Medizinische Genetik der Universität Zürich, Rämistr. 74, CH-8001 Zürich
Schlake, H. P., Dr. med., Neurol. Klinik d. Universität, D-4400 Münster
Schmid, R. G., Dr. med., Abt. Pädiatrie, Kreiskrankenhaus, D-8262 Altötting
Schmidt-Henrich, Eva, Dr. med., Schönbrunnerstr. 21/3/10, A-1050 Wien

Schmidt, Gundula, Dr. med., Univ.-Klinik f. Neuropsychiatrie des
  Kindes- und Jugendalters der Universität, Währinger Gürtel 18−20,
  A-1090 Wien
Schmidt, M., Prof. Dr., Klinik für Kinder- u. Jugendpsychiatrie,
  Zentralinstitut f. Seelische Gesundheit, D-6800 Mannheim
Schmidt, Ulrike, Dr. med., Univ.-Kinderklinik im St.-Josef-Hospital,
  Alexandrinenstr. 5, D-4630 Bochum 1
Schmitt, B., Dr. med., Abt. f. Pädiatrische Neurologie, Zentrum der
  Kinderheilkunde, Klinikum der Johann-Wolfgang-Goethe-Universität,
  Theodor-Stern-Kai 7, D-6000 Frankfurt 70
Schöning, M., Dr. med., Univ.-Kinderklinik, Abt. Entwicklungsneurologie,
  Frondsbergstr. 23, D-7400 Tübingen
Schröder, Gabriele, Kinderzentrum Pelzerhaken, Wienstr. 30, D-2430 Neustadt 1
Schroth, G., Dr. med. Univ.-Kinderklinik Tübingen, Neurologische Abt.,
  Hoppe-Sayler-Str., D-7400 Tübingen
Schulte, F.-J., Prof. Dr. med., Univ.-Kinderklinik, D-2000 Hamburg-Eppendorf
Schulz, M., Dr. med., Swartenhorst 42b, D-2000 Hamburg 71
Schultze, Ch., Dr. med., Kinderklinik der Fakultät f. klin. Medizin der Univ.
  Heidelberg, D-6800 Mannheim
Schwamborn, D., Dr. med., Abt. f. Pädiatrische Hämatologie und Onkologie des
  Zentrums für Kinderheilkunde der Heinrich-Heine-Universität Düsseldorf,
  Moorenstr. 5, D-4000 Düsseldorf
Schwarz, M., Dr. med., Neurochirurgische Klinik und Poliklinik, Klinikum der
  Johannes-Gutenberg-Universität, Langenbeckstr. 1, D-6500 Mainz 1
Seeger, J., Dr. med., Abt. f. Pädiatrische Neurologie, Zentrum Kinderheilkunde,
  Klinikum der Johann-Wolfgang-Goethe-Universität, Theodor-Stern-Kai 7,
  D-6000 Frankfurt 70
Siemes, H., Prof. Dr. med., Kinderklinik Rittberg-Krankenhaus, Carstenstr. 58,
  D-1000 Berlin-Lichterfelde 45
Sörensen, N., Prof. Dr. med., Abt. für Pädiatrische Neurochirurgie,
  Neurochirurgische Klinik der Universität, Josef-Schneider-Str. 11,
  D-8700 Würzburg
Soerjanto, R., University Hospital Leiden, Rehabilitation Dept.,
  Rijnsburgerweg 10, NL-2333 AA Leiden
Sperner, J., Dr. med., Neuropädiatrische Abt., Kinderklinik, Univ.-Klinikum
  Rudolf Virchow, Standort Charlottenburg (KAUH), Heubnerweg 6,
  D-1000 Berlin 19
Spiel, G., Prof. Dr. med., Abt. für Psychiatrie und Neurologie des Kindes- und
  Jugendalters der Freien Universität Berlin, Univ.-Klinikum Rudolf Virchow,
  Standort Charlottenburg, Platanenallee 23, D-1000 Berlin 19
Spohr, H.-L., Priv.-Doz. Dr. med., Kinderklinik Rittberg-Krankenhaus DRK,
  Carstenstr. 58, D-1000 Berlin 45
Stadlbauer, Monika, cand. med., Kinderklinik und Poliklinik d. Techn.
  Universität, Kölner Platz 1, D-8000 München 40
Staudt, F., Priv.-Doz. Dr. med., Kinderkrankenhaus, Schiefgrabengasse 2,
  D-8390 Passau

Steinhausen, H.-Ch., Prof. Dr. med. Dr. phil., Dipl.-Psych., Psychiatr. Univ.-
  Poliklinik für Kinder und Jugendliche, Freiestr. 15, CH-8032 Zürich
Stephanie, U., Dr. med., Univ.-Kinderklinik, Abt. Neuropädiatrie,
  Robert-Koch-Str. 40, D-3400 Göttingen
Stollhoff, Kirsten, Dr. med., Univ.-Kinderklinik Eppendorf, Martinistr. 52,
  D-2000 Hamburg-Eppendorf
Stoltenburg-Didinger, G., Dr. med., Kinderklinik Rittberg-Krankenhaus,
  D-1000 Berlin 45
Strassburg, H.-M., Priv.-Doz. Dr. med., Univ.-Kinderklinik, Mathildenstr. 1,
  D-7800 Freiburg
Strehl, Elisabeth, Dr. med., Univ.-Kinderklinik, Ploschgestr. 15,
  D-8520 Erlangen

Thoma, Walburga, Dipl.-Psych., Kinder- u. Jugendpsychiatrische Klinik am
  Zentralinstitut f. Seelische Gesundheit, J5, D-6800 Mannheim
Tiling, R., Dr. med., Radiol. Klinik und Poliklinik, Klinikum Großhadern der
  Universität, Marchioninistr. 15, D-8000 München 70
Tirsch, W. S., MEDIS-Institut der Gesellschaft für Strahlen- und Umwelt-
  forschung mbH Neuherberg, Ingolstädter Landstr. 1, D-8042 Neuherberg
Todt, H., Doz. Dr. sc. med., Klinik f. Kinderheilkunde, Medizinische Akademie,
  DDR-8019 Dresden
Toifl, K., Univ.-Doz. Dr. med., Inst. f. Neuropsychiatrie des Kindes- und
  Jugendalters, A-1090 Wien
Traupe, H., Priv.-Doz. Dr. med., Dept. of Human Genetics, University of
  Nijmegen, Geert Grootepleinzuid 20, Postbus 9101, NL-6500 HB Nijmegen
Turniski, V., Bärenstr. 5, D-5100 Aachen
Tuxhorn, I., Dr. med., Neuropäd. Abt. d. Univ.-Kinderklinik, D-2300 Kiel

Überall, M., Dr. med., Klinik und Poliklinik für Kinder und Jugendliche der
  Universität Erlangen, Loschgestr. 15, D-8520 Erlangen

Valavanis, A., Dr. med., Neuroradiologische Abt., Universitätsspital,
  Rämistr. 100, CH-8091 Zürich
Vassella, F., Prof. Dr. med., Univ.-Kinderklinik, Inselspital, CH-3010 Bern
Vogl, Dagmar, Dr. med., von Haunersche Kinderklinik, Lindwurmstr. 4,
  D-8000 München 2
Vojta, V., Dr. med., Kinderzentrum München, Abt. Physiotherapie,
  Heiglhofstr. 63, D-8000 München 2
Voss, W., Dr. med., Kinderklinik der Universität, Robert-Koch-Str. 40,
  D-3400 Göttingen

Wedel, H. v., Dr. med., HNO-Klinik der Universität, D-5000 Köln
Wehrli, Agnes, Dr. phil., Klinische Psychologie, Schweiz. Epilepsieklinik,
  CH-8008 Zürich
Weinmann, H.-M., Prof. Dr. med., Kinderklinik und Poliklinik der Techn.
  Universität München, Kölner Platz 1, D-8000 München 40

Weissert, M., Dr. med., Ostschweizer Kinderspital, Neuropäd. Abt.,
Claudiusstr. 6, CH-9006 St. Gallen
Wendt, L. v., Prof. Dr. med., Bräcke Östergård, Regionales Rehabilitationszentrum für Kinder, PB 21062, S-40071 Göteborg
Wenzel, D., Prof. Dr. med., Klinik und Poliklinik für Kinder und Jugendliche der Universität Erlangen, Loschgestr. 15, D-8520 Erlangen
Wehrhahn, C., Dr. med., Kinderklinik Rittberg-Krankenhaus (DRK), Carstenstr. 58, D-1000 Berlin 45
Wichmann, W., Dr. med., Neuroradiologische Abt., Universitätsspital, Rämistr. 100, CH-8091 Zürich
Willms-Bings, Judith, Dr. med., Kinderklinik Rittberg-Krankenhaus (DRK), Carstenstr. 58, D-1000 Berlin 45
Wiß, R., Dr. med., Kinderklinik und Poliklinik der Techn. Universität, Kölner Platz 1, D-8000 München 40
Wittfoht, W., Dr., Inst. f. Toxikologie u. Embrionalpharmakologie der FU Berlin, Garystr. 5, D-1000 Berlin 33

Zimmermann, K., Dr. med., von Haunersche Kinderklinik, Lindwurmstr. 4, D-8000 München 2
Zimmermann, M., Prof. Dr. med., II. Physiol. Institut, Abt. Physiologie des Zentralnervensystems, Universität Heidelberg, Im Neuenheimer Feld 326, D-6900 Heidelberg 1

Workshop: Aktuelle Aspekte kindlicher Schmerzen

Grundlagen

Neuro- und Psychophysiologie des Schmerzes bei Kindern

M. Zimmermann

Der Schmerz bei Kindern war 1987 in Hamburg zum erstenmal Hauptthema eines internationalen Schmerzkongresses (Dubner et al. 1988). Auch neuere Veröffentlichungen zeigen, daß dieses lange vernachlässigte Gebiet (Jeans 1983) zur Zeit neu bewertet wird (McGrath u. Unruh 1987; Meier 1987; Pothmann 1988a, b; Ross u. Ross 1988).
In der Vergangenheit hat eine Reihe von tradierten Vorstellungen dazu geführt, daß Kindern eine verringerte Wahrnehmungs- und Erlebnisfähigkeit für Schmerzen zugeschrieben wurde (Craig et al. 1988). So ist es noch in vielen Ländern üblich, kleinere chirurgische Eingriffe bei Neugeborenen ohne Narkose oder Analgesie durchzuführen, oder zumindest mit Dosierungen, die mit den Kriterien der Erwachsenenmedizin als unzureichend betrachtet werden müssen (Schechter et al. 1986; Thompson u. Varni 1986; Anand u. Aynsley-Green 1988; Purcell-Jones et al. 1988) – ein Vorgehen, das im Bereich der tierexperimentellen Medizin durch das Tierschutzgesetz verboten ist! Diese immer deutlicher als Irrtum erkannte Einstellung kommt offensichtlich dadurch zustande, daß Kinder tatsächlich den Schmerz weniger gut äußern können als Erwachsene; diese Einschränkung gilt nicht nur für die vorsprachliche Phase, sondern auch für die nachfolgende Periode der kindlichen Entwicklung (Thompson u. Varni 1986).

Akute und chronische Schmerzen bei Kindern

Schmerzen werden aufgrund ihrer Dauerhaftigkeit in akute und chronische Schmerzen eingeteilt. Akute Schmerzen sind meistens Folge einer Verletzung oder einer vorübergehenden Erkrankung, hier zeigt sich ganz vordergründig die biologische Wichtigkeit des Schmerzes als Frühwarnsystem. Der chronische Schmerz dagegen beruht entweder auf langwierigen Erkrankungen (z.B. rheumatische Krankheitsformen, Krebs) oder/und auf psychosomatischen Prozessen.
Akute Schmerzen durch Trauma oder eine innere Erkrankung werden vom erwachsenen Patienten meistens nicht als sehr bedrohlich empfunden, da er einen Ursachenzusammenhang erkennt und aufgrund seiner Erfahrung weiß, daß der Schmerz wieder vorbeigeht. Das Kind dagegen, mit einem wesentlich geringeren Repertoire an persönlichen Erfahrungen, reagiert auf einen plötzlichen Schmerzreiz, wie z.B. Einstich einer Injektionsnadel, viel stärker, bis zur Panik. Die verhaltensmedizinischen Ansätze haben sich deshalb gerade bei akuten kindlichen Schmerzen als besonders wirksam erwiesen, z.B. als Schmerzimmunisierung vor ärztlich notwendigen schmerzhaften Eingriffen (McGrath et al. 1986).
Die unterschiedlichen Reaktionen und Bewertungen von Kind und Erwachsenem sind beim chronischen Schmerz etwa gerade umgekehrt wie beim akuten Schmerz. Der Erwachsene bewertet den Dauerschmerz vor allem im Hinblick auf

Lebensqualität, Sozialbeziehungen und Lebenserwartung, die unheilbare Krankheit wird als bedrohlich empfunden, Angst und Depression verstärken den Schmerz, und so führen wiederum psychosomatische Mechanismen zu einer Verstärkung und weiteren Chronifizierung. Bei Kindern dagegen scheinen solche Reaktionen zu fehlen, offensichtlich weil ihnen die Einsicht in die Bedeutung der Krankheit und der dauerhaften Schmerzen für ihr zukünftiges Leben fehlt (Craig et al. 1988). Ähnlich wie bei Kindern ist auch die Situation bei Tieren. Akute, plötzliche Schmerzreize werden mit heftigen Reaktionen beantwortet, während Krankheiten, bei denen man einen Dauerschmerzzustand annehmen muß, keine auffälligen Veränderungen im tierischen Verhalten zeitigen (Zimmermann 1985; Duncan u. Molony 1986).

Die Schmerzen bei chronischen Erkrankungen im Kindesalter wurden besonders bei Arthritiden untersucht. Dabei entstand zunächst die Auffassung, daß Kinder durch erkrankte Gelenke weniger belastet seien als Erwachsene, weil sie eine andere Reaktion auf Schmerzen hätten (Laaksonen u. Laine 1961; Scott et al. 1977). Neuere Untersuchungen kommen jedoch zu anderen Schlußfolgerungen (Beales et al. 1983; Thompson u. Varni 1986). Wird nämlich der kognitive Entwicklungsstand der Kinder berücksichtigt und ein geeignetes Erfassungsinstrument gewählt, dann ist die Häufigkeitsverteilung der Schmerzangaben bei Kindern ähnlich der bei erwachsenen Arthritispatienten.

Zu den psychosomatischen Prozessen gehören gerade bei Kindern auch schmerzverstärkende Konditionierungen über einen sekundären Krankheitsgewinn des Kindes als Folge seiner Schmerzäußerung. Solche psychosomatischen Mechanismen scheinen auch bei der Chronifizierung von zunächst akuten Schmerzen mitzuwirken, z.B. im Sinne der Lerntheorie: So erhält ein Kind besonders dann die gewünschte Zuwendung seiner Mutter, wenn es Schmerzen äußert. Durch eine unbewußt ablaufende operante Konditionierung werden die Schmerzen verstärkt, sie treten immer häufiger auf. Diese psychosomatische Verstärkungskomponente ist besonders bei vielen kindlichen Bauchschmerzen vorhanden (Feuerstein et al. 1982; Becker 1988), steht aber auch bei Brustschmerzen an zweiter Stelle der Ursachenerklärung (Liersch 1988). Bei den Ursachen von Brustschmerzen sind übrigens Herzerkrankungen im Kindesalter selten. Die vielfältigen Chronifizierungsmechanismen dieser Art, die lange Zeit in der Medizin eher abwertend in den Bereich der „psychogenen Schmerzen" abgeschoben wurden, gehören mit zu den interessantesten Herausforderungen der modernen Schmerzforschung.

Überblick über die psycho- und neurophysiologischen Mechanismen des Schmerzes

Betrachtet man die Hauptkomponenten des Schmerzes, wie sie in einer psychophysiologischen Einteilung unterschieden werden können (s. untenstehende Übersicht), sind die sensorischen neuralen Elemente sowie die vegetativen und motorischen Reaktionen bereits beim Neugeborenen vorhanden. Die Konditionierung von Vermeidungsverhalten („gebranntes Kind scheut das Feuer") und affektive Reaktionen bei schmerzhaften Reizen dürften sich im ersten Lebensjahr entwickeln, während die kognitiven Komponenten des Schmerzes, also die bewußte Wahrnehmung, die sprachliche Wiedergabe und die Bewältigung von Schmerzen, während der kognitiven Reifung des Kindes entwickelt werden (Gaffney u. Dunne 1986; Lavigne et al. 1986; Thompson und Varni 1986). Mir scheint, daß in der Vergangenheit die Frage des Schmerzes bei Kindern zu vordergründig von den kognitiven Merkmalen her beurteilt und deshalb als „nicht vorhanden" oder „wenig entwickelt" eingestuft wurde.

Komponenten des Schmerzes:
- Sensorische neurale Elemente
- Vegetative Reaktionen
- Motorische Reaktionen
- Konditionierung von Vermeidungsverhalten
- Affektive und emotionale Reaktionen
- Kognitives Wahrnehmen, Erleben, Reagieren und Bewältigen

Das neuronale und neurologische Schmerzsystem kann man funktionell-anatomisch wie folgt einteilen:
- Nozizeptoren in allen Organen zur neuronalen Kodierung von Schmerzreizen.
- Sensorische Schmerzfasern in den peripheren Nerven, besonders unter den dünnen myelinisierten (A-delta-) und unmyelinisierten (C-)Fasern.
- Spinale Verarbeitung von Schmerzinformationen zu motorischen und vegetativen Reflexen.
- Rostrale Weiterleitung von Schmerzinformation zum Gehirn über aufsteigende Bahnen.
- Verarbeitung der Schmerzinformation im Endhirn, einmal subkortikal (u.a. limbisches System, Hypothalamus, Endokrinium), zum anderen im Kortex (bewußte Wahrnehmung, Denken, Zielmotorik, Handlungen).

Aus tierexperimentellen Untersuchungen ist bekannt, daß die neuronalen Komponenten des Schmerzsystems bereits unmittelbar nach der Geburt vorhanden und funktionsfähig sind. Aufgrund der zahlreichen Verhaltensbeobachtungen (Johnston u. Strada 1986; Craig et al. 1988; Pothmann 1988a) können wir davon ausgehen, daß diese Funktionsfähigkeit auch für den neugeborenen Menschen zutrifft. Auch aus der Messung der Streßparameter während einer chirurgischen Operation wird deutlich, daß das physiologisch/humorale Schmerzsystem bereits beim Neonaten funktioniert. Aus dieser Sicht ergibt sich zwangsläufig die Forderung, auch bei Operationen an Neugeborenen für eine ausreichende Anästhesie und Analgesie zu sorgen. Wenn bei chirurgischen Eingriffen die Streßparameter durch eine ausreichend tiefe Anästhesie reduziert werden, ist übrigens der postoperative Verlauf günstiger (Anand u. Aynsley-Green 1988). Die Notwendigkeit einer ausreichenden Anästhesie und Analgesie bei Kindern, einschließlich der Neonaten, wird heute von Fachleuten konsequent gefordert (Lenard 1986; Meier 1987).
Mit elektrodiagnostischen Methoden lassen sich in der frühkindlichen Phase Veränderungen des somatosensorischen Systems zeigen, vor allem eine Zunahme der Leitungsgeschwindigkeit und eine Veränderung der evozierten Kortexpotentiale (Pothmann 1988a). Diese sind jedoch eher Indikatoren für die Funktion myelini-

sierter Systeme, sie scheinen für das Schmerzsystem wenig relevant zu sein, da die Schmerzwahrnehmung eher an die langsam leitenden peripheren Nervenfasern gebunden ist. Daß das Schmerzsystem auch beim menschlichen Neonaten von Geburt an vorhanden ist, zeigen viele Beobachtungen aus dem geburtshilflichen Bereich (Owens u. Todt 1984; Grunau u. Craig 1986), während die Diskriminationsfähigkeit des Tastsinns (Zweipunktschwelle) von der Entwicklung der schnell-leitenden Fasern und Bahnen (Myelinisierung) abhängt, vergleichbar mit der Entwicklung des skelettmotorischen Systems (McGraw 1945).

Pathogenetische Mechanismen des Schmerzes

Bei der Ätiopathogenese von Schmerzen lassen sich im Hinblick auf die Beteiligung des Nervensystems fünf Arten von Mechanismen unterscheiden (s. untenstehende Übersicht). Von diesen fünf Mechanismen sind bei chronischen Schmerzen im Kindesalter vor allem Nozizeptorschmerzen, Fehlregulationsschmerzen (z.B. bei körperlicher Fehlhaltung und Überlastung, Migräne) sowie psychosomatische Lern- und Verstärkungsmechanismen am häufigsten. Neuropathische Schmerzen und Deafferentierungsschmerzen sind bei Kindern dagegen eher selten.

Neuropathophysiologie von Schmerzen bei Kindern:
- Nozizeptorschmerz, z.B. Trauma, Entzündung
- Reaktive Schmerzen durch Fehlregulation,
  z.B. Kopfschmerz, Schmerz des Bewegungssystems
- Psychosomatischer Schmerz, z.B. Bauchschmerz

Bei Kindern eher seltener sind:
- Neuropathische Schmerzen, z.B. bei Tumoren
- Deafferentierungsschmerzen, z.B. Phantomschmerzen

Nozizeptorschmerzen beruhen auf der Erregung von spezialisierten nervösen Empfängern in allen Organen, den Nozizeptoren (Zimmermann u. Handwerker 1984). Unter diese Schmerzart sind bei Kindern die meisten akuten Schmerzen zu rechnen. Wir können annehmen, daß akute Schmerzsituationen bei Kindern relativ häufig vorkommen, da sie erst lernen müssen, schmerzhafte Situationen zu vermeiden. Bei chronischen Schmerzen gehören vor allem die Schmerzen bei entzündlichen und rheumatischen Erkrankungen zu den Nozizeptorschmerzen, jedoch auch viszerale Schmerzen zählen dazu.
Neuropathische Schmerzen und Deafferentierungsschmerzen, die man zusammengefaßt auch als Nervenschmerzen bezeichnen kann, entstehen durch Schäden am Nervensystem, die eine mechanische, metabolische oder chemische Ursache haben können (Mortier 1988). So ist ein Teil der Tumorschmerzen auch bei Kindern neuropathisch bedingt, z.B. wenn ein schnellwachsender Tumor zur Kompression von Nerven und Rückenmark führt. So sind z.B. in das Bein ausstrahlende neuropathische Schmerzen meistens auf eine Druckschädigung des Plexus lumbosacralis durch einen Tumor und weniger auf eine Kompression einer Spinalwurzel durch Störungen der Wirbelsäulenmechanik zurückzuführen.

Die metabolisch oder toxisch bedingten Polyneuropathien treten im Kindesalter kaum oder nur vorübergehend auf (z.b. bei onkologischer Chemotherapie mit Vinca-Alkaloiden). Offensichtlich ist das kindliche Nervensystem nach solchen Affektionen erholungsfähiger als das Nervensystem erwachsener und insbesondere älterer Menschen. Diese mit dem Alter zunehmende Vulnerabilität des Nervensystems kommt z.B. auch in der Inzidenz der postherpetischen Neuralgie zum Ausdruck: Kinder haben nach einer Gürtelrose praktisch nie eine langdauernde postherpetische Neuralgie, während diese bei Patienten über 60 Jahren bereits eine Inzidenz von mehr als 50% der Erkrankten erreicht (Struppler u. Ochs 1988).

Fehlregulationsschmerzen (oder reaktive Schmerzen) können bei Kindern häufig festgestellt werden. Bei diesen Schmerzen handelt es sich um eine Schmerzverstärkung und Schmerzchronifizierung durch einen dysfunktionalen nervösen oder humoralen Regelkreis. Solche Mechanismen wirken z.B. auch bei der Migräne mit. Sie sind am einfachsten im Bereich des skelettmotorischen Systems zu erklären (Zimmermann 1984). Normalerweise reagiert das ZNS auf einen schmerzhaften Reiz durch eine Muskelkontraktion, die die Schmerzursache abschwächt oder beseitigt. Diese Reaktion kann man als sinnvolle Regelung (oder Homöostase) ansehen. Eine Muskelkontraktion kann jedoch auch dazu führen, daß Nozizeptoren verstärkt erregt werden. Dies scheint besonders im Bereich der Stützmotorik vorzukommen, bei der die Muskeln tonisch kontrahiert sind. Die Nozizeptoren im Muskel selbst, an den Sehnenansätzen und im periartikulären Bereich, können durch eine Muskelkontraktion zu einer vermehrten Aktivität angeheizt werden, und diese führt wiederum reflektorisch zu einer Verstärkung des Muskeltonus. So kann man sich einen Circulus vitiosus vorstellen, der Schmerzen verstärkt und aufrechterhält. Diese Funktion läßt sich verstehen als falsch arbeitendes Regelsystem, deshalb habe ich die Bezeichnung dysregulatorische Schmerzen gewählt. Gerade in der Phase des körperlichen Wachstums scheinen solche Störmechanismen vermehrt aufzutreten, die jedoch meistens diagnostisch eingeordnet werden können, so daß die Bezeichnung „Wachstumsschmerzen" als Verlegenheitsdiagnose abzulehnen ist (Goymann 1988).

Bei Säuglingen lassen sich bereits unmittelbar postnatal Reaktionen auf akute Schmerzsituationen in den motorischen Reflexen (Peiper 1926; Lampante 1973; Owens u. Todt 1984), in den physiologischen Streßparametern (Anand u. Aynsley-Green 1988), im mimischen Ausdruck und im Muster des Schreiens (Levine u. Gordon 1982; Johnston u. Strada 1986; Grunau u. Craig 1987) erkennen. Die Stärke des nozizeptiven motorischen Reflexes bei schmerzhafter Reizung ist bei Kleinkindern (Tal u. Sharav 1984) und Erwachsenen (Willer 1984) mit der subjektiven Schmerzintensität korreliert. Auch wenn wir über die subjektive Erlebniswelt des Säuglings nur wenig wissen, sollten wir davon ausgehen, daß er Schmerzhaftigkeit erlebt und dabei leidet.

Möglicherweise lassen sich frühkindliche Schmerzerlebnisse auch über konditionierte aktive Vermeidungsreaktionen evaluieren, eine Methode, die auch für die Beurteilung des Schmerzerlebens bei Tieren vorgeschlagen wurde (Zimmermann 1985; Duncan u. Molony 1986). Ich interpretiere ein eigenes Kindheitserlebnis in diesem Sinne: Bis etwa zum Beginn des Schulalters hatte ich eine panikartige Abneigung gegen Friseure im weißen Kittel, die vermutlich durch schmerzhafte ärztliche Eingriffe während eines Krankenhausaufenthaltes im Säuglingsalter konditioniert worden war.

Die Ontogenese des Schmerzsystems

Unter der allgemeinen Annahme, daß die ontogenetische Entwicklung des Nervensystems etwa der phylogenetischen Entwicklung entspricht, kann man davon ausgehen, daß das entwicklungsgeschichtlich alte System der nichtmyelinisierten (C-)Fasern, einschließlich ihrer zentralnervösen Verbindungen, während der Ontogenese früher entsteht als die Systeme der myelinisierten (A-)Fasern. So ist es einleuchtend, daß das neuronale System für die Kodierung, Leitung und Verarbeitung von schmerzbezogenen Nachrichten, mindestens, was den Anteil der afferenten C-Fasern betrifft, bereits im Neugeborenen weitgehend angelegt ist, im Gegensatz etwa zum motorischen System, das postnatal mit der fortschreitenden Myelinisierung noch einen beträchtlichen Reifungsprozeß durchläuft. Offensichtlich wurde die Tatsache unterschiedlicher Zeitverläufe der Entwicklung des sensorischen Schmerzsystems und des motorischen Systems früher nicht erkannt (McGraw 1945). Vergleichende Betrachtungen der embryonalen Entwicklung sensorischer Systeme kommen ebenfalls zu dem Ergebnis, daß bereits bei der Geburt des Menschen das Schmerzsystem funktionsfähig ist (Hall u. Oppenheim 1987), daß sogar die sensorische Entwicklung des menschlichen Feten gegenüber anderen Spezies als beschleunigt angesehen werden muß (Gottlieb 1976). Neuere tierexperimentelle Untersuchungen bestätigen diese eher allgemeinen Grundsatzüberlegungen.

Tierexperimentelle histologische Studien des somatosensorischen Systems zeigen, daß in der Substantia gelatinosa des Rückenmarks ein großer Teil der propriospinalen synaptischen Verbindungen bereits pränatal gebildet werden (Beal u. Bicknell 1985). Auch im Hirnstamm und im thalamokortikalen System der Somatosensorik (einschließlich Trigeminus-System) sind die synaptischen Verbindungen bei der Geburt schon ausgebildet. Bei der neurophysiologischen Untersuchung der Funktionsreifung des Tastsystems bei Katzen hat sich ebenfalls gezeigt, daß im peripheren und zentralen Nervensystem alle Sinnesrezeptoren und synaptischen Verschaltungen bei der Geburt bereits vorhanden sind, die in den Wochen danach lediglich noch zu einer erhöhten Empfindlichkeit ausreifen (Ferrington u. Rowe 1985).

Die perinatale Entwicklung des nozizeptiven Systems wurde neuerdings tierexperimentell erforscht. Dabei konnten bei Ratten bereits im Embryonalstadium polymodale kutane Nozizeptoren funktionell identifiziert werden, die unter den afferenten C-Fasern etwa 20% ausmachen (Fitzgerald 1987). Kurz vor der Geburt wachsen die afferenten C-Fasern in das Rückenmark ein, schon 2 Tage postnatal entspricht ihre Dichte etwa der bei erwachsenen Tieren. Dabei ist bereits die normale somatotopische Gliederung zwischen Peripherie und Rückenmark angelegt. Histochemisch wurde bei der Ratte im Embryonalstadium Substanz P in den Spinalganglienneuronen und in der Substantia gelatinosa des Rückenmarks identifiziert (Semba et al. 1982), postnatal nimmt die Konzentration von Substanz P im Rückenmark noch deutlich zu (Fitzgerald u. Gibson 1984).

Bei neonatalen Tieren konnten im sensorischen Teil des Rückenmarks postsynaptische Antworten auf elektrische Nervenreizung abgeleitet werden. Die Neurone antworteten hauptsächlich auf noxische Reize, was als Zeichen für die noch schwache synaptische Verbindung zwischen Afferenzen und Rückenmarksneuronen gedeutet wird. Die rezeptiven Felder der Neurone waren anfänglich groß (z.B. ganzer Fuß) und gingen innerhalb von 2 Wochen auf die für erwachsene Ratten typischen Feldgrößen zurück.

Bei noxischen mechanischen oder thermischen Reizen kommt es bei neonatalen Ratten zu Wegziehreflexen, die wesentlich stärker sind als bei erwachsenen Tieren (Fitzgerald u. Gibson 1984). Wiederholte Reizungen führen zu einer Potenzierung und Ausbreitung der Reflexe auf andere Körperregionen. Diese überstarke Reflexerregbarkeit geht innerhalb von etwa 2 Wochen auf die Normalsituation des erwachsenen Tieres zurück. Beim neonatalen Tier fehlen jedoch Reflexantworten auf chemische Hautreizung mit Senföl, einem selektiven C-Faser-Irritans, sie entwickeln sich erst innerhalb der ersten 2 postnatalen Wochen. Auch die Erscheinung der neurogenen Entzündung (Chahl et al. 1984), die auf der Freisetzung von Substanz P und anderen Neuropeptiden beruht, entwickelt sich erst postnatal (Fitzgerald 1987).

Schlußbetrachtung

Zahlreiche psychologische und physiologische Parameter wie Mimik, Vokalisation, Reflexe, konditioniertes Vermeidungsverhalten und hormonelle Streßreaktionen zeigen, daß Kinder bereits in der vorsprachlichen Periode ein reichhaltiges Repertoire von schmerzbezogenen Äußerungen haben. Die Erkennung und Erfassung des Schmerzes bei Kindern erfordert jedoch die Berücksichtigung der kognitiven kindlichen Entwicklung. Gerade auf dem Gebiet des Schmerzes sind Kinder keine kleinen Erwachsenen. Auch durch Extrapolation von tierexperimentellen Ergebnissen erscheint es wahrscheinlich, daß neurologisch das sensorische und reaktive Schmerzsystem bei der Geburt weitgehend entwickelt sind, daß jedoch die Bewertung von Schmerzen durch das Kind sich während seiner kognitiven Entwicklung noch stark ändert.

Literatur

Anand KJS, Aynsley-Green A (1988) Does the newborn infant require potent anesthesia during surgery? Answers from a randomized trial of halothane anesthesia. In: Dubner R, Gebhart GF, Bond MR (eds) Proceedings of the Vth World Congress on Pain. Pain research and clinical management, vol 3. Elsevier, Amsterdam, pp 329–335

Beal JA, Bicknell HR jr (1985) Development and maturation of neurons in the substantia gelatinosa (SG) of the rat spinal cord. In: Rowe M, Willis WD jr (eds) Development, organization, and processing in somatosensory pathways. Alan R. Liss, New York, pp 23–30

Beales JG, Lennox Holt PJ, Keen JH, Mellor VP (1983) Children with juvenile chronic arthritis: Their beliefs about their illness and therapy. Ann Rheum Dis 42:481–486

Becker M (1988) Idiopathische rezidivierende Bauchschmerzen (IRB). In: Pothmann R (Hrsg) Chronische Schmerzen im Kindesalter. Diagnose und Therapie. Hippokrates, Stuttgart, S 164–178

Chahl LA, Szolcsanyi J, Lembeck F (eds) (1984) Antidromic vasodilatation and neurogenic inflammation. Akademiai Kiado, Budapest

Craig KD, Grunau RVE, Branson SM (1988) Age-related aspects of pain: Pain in children. In: Dubner R, Gebhart GF, Bond MR (eds) Proceedings of the Vth World Congress on Pain. Pain research and clinical management, vol 3. Elsevier, Amsterdam, pp 317–328

Dubner R, Gebhart GF, Bond MR (eds) (1988) Proceedings of the Vth World Congress on Pain. Pain research and clinical management, vol 3. Elsevier, Amsterdam

Duncan IJH, Molony V (eds) (1986) Assessing pain in farm animals. Commission of the European Communities, Luxembourg

Ferrington DG, Rowe MJ (1985) Organization and signalling in developing tactile sensory pathways. In: Rowe M, Willis WD jr (eds) Development, organization, and processing in somatosensory pathways. Alan R. Liss, New York, pp 31–41

Feuerstein M, Barr RG, Francoeur TE, Houle M, Rafman S (1982) Potential biobehavioral mechanisms of recurrent abdominal pain in children. Pain 13:287–298

Fitzgerald M (1987) The functional development of C fibers and their central connections. In: Schmidt RF, Schaible H-G, Vahle-Hinz C (eds) Fine afferent nerve fibers and pain. Verlag Chemie, Weinheim, pp 53–65

Fitzgerald M, Gibson S (1984) The postnatal physiological and neurochemical development of peripheral sensory C fibers. Neuroscience 13:933–944

Gaffney A, Dunne EA (1986) Developmental aspects of children's definitions of pain. Pain 26:105–117

Gottlieb G (1976) Conceptions of prenatal development. Psychol Rev 83:215–234

Goymann V (1988) Erkrankungen des Bewegungsapparates. In: Pothmann R (Hrsg) Chronische Schmerzen im Kindesalter. Diagnose und Therapie. Hippokrates, Stuttgart, S 114–138

Grunau RVE, Craig KD (1987) Pain expression in neonates: Facial action and cry. Pain 28:395–410

Hall WG, Oppenheim RW (1987) Developmental psychobiology: Prenatal, perinatal and early postnatal aspects of behavioral development. In: Rosenzweig MR, Porter LW (eds) Annual review of psychology, vol 38. Annual Reviews Inc., Palo Alto, CA, pp 91–128

Jeans ME (1983) Pain in children – a neglected area. In: Firestone P, McGrath P, Feldman W (eds) Advances in behavioral medicine with children and youth. Lawrence Erlbaum, Hillsdale, NJ, pp 23–37

Johnston CC, Strada ME (1986) Acute pain response in infants: A multidimensional description. Pain 24:373–382

Laaksonen AL, Laine V (1961) A comparative study of joint pain in adult and juvenile rheumatoid arthritis. Ann Rheum Dis 20:386–387

Lampante L (1973) Möglichkeiten und Grenzen der experimentellen Prüfung der Analgetika-Wirkung im frühen Säuglingsalter. Med. Dissertation, Universität Düsseldorf

Lavigne JV, Schulein MJ, Hahn YS (1986) Psychological aspects of painful medical conditions in children. I: Developmental aspects and assessment. Pain 27:133–146

Lenard HG (1986) Anästhesie bei Früh- und Neugeborenen. Dtsch Med Wochenschr 111:1747–1749

Levine JD, Gordon NC (1982) Pain in prelingual children and its evaluation by pain-induced vocalization. Pain 14:85–93

Liersch R (1988) Brustschmerzen. In: Pothmann R (Hrsg) Chronische Schmerzen im Kindesalter. Diagnose und Therapie. Hippokrates, Stuttgart, S 152–163

McGrath P, Unruh A (1987) Chronic pain in childhood. Pain research and clinical management, vol 1. Elsevier, Amsterdam

McGrath PA, deVeber P, Leveret L (1986) The management of acute pain evoked by medical procedures in children with cancer. J Pain Sympt Manag 1(3):145–150

McGraw MB (1945) The neuromuscular maturation of the human infant. Hafner, New York

Meier H (Hrsg) (1987) Analgesie bei Kindern. Indikationen, Applikationsformen, Nebenwirkungen. Perimed, Erlangen

Mortier W (1988) Muskel- und Nervenerkrankungen. In: Pothmann R (Hrsg) Chronische Schmerzen im Kindesalter. Diagnose und Therapie. Hippokrates, Stuttgart, S 103–113

Owens ME (1984) Pain in infancy: Conceptual and methodological issues. Pain 20:213–230

Owens ME, Todt EH (1984) Pain in infancy: Neonatal reaction to a heel lance. Pain 20:77–86

Peiper A (1926) Untersuchungen über die Reaktionszeit im Säuglingsalter. II. Reaktionszeit auf Schmerzreiz. Monatsschr Kinderheilk 32:42–53
Pothmann R (Hrsg) (1988a) Chronische Schmerzen im Kindesalter. Diagnose und Therapie. Hippokrates, Stuttgart
Pothmann R (1988b) Schmerz und Schmerztherapie bei Kindern. Schmerz 2:3–8
Purcell-Jones G, Dormon F, Sumner E (1988) Paediatrics anaesthetist's perceptions of neonatal and infant pain. Pain 33:181–187
Ross DM, Ross SA (1988) Childhood pain. Current issues, research, and management. Urban & Schwarzenberg, Baltimore
Rowe M, Willis WD jr (eds) (1985) Development, organization, and processing in somatosensory pathways. Neurology and neurobiology, vol 14. Alan R. Liss, New York
Schechter NL, Allen DA, Hansen K (1986) Status of pediatric pain control: Comparison of hospital analgesic usage in children and adults. Pediatrics 77:11–15
Scott PJ, Ansell BM, Huskisson EC (1977) Measurement of pain in juvenile chronic polyarthritis. Ann Rheum Dis 36:186–187
Semba E, Shiosaka S, Hara Y et al. (1982) Ontogeny of the peptidergic system in the rat spinal cord: Immunohistochemical analysis. J Comp Neurol 208:54–66
Struppler A, Ochs G (1988) Pathophysiologie und Therapie der Zoster-Neuralgie. In: Lücking CH, Thoden U, Zimmermann M (Hrsg) Nervenschmerz. Schmerzstudien, Bd 7. Gustav Fischer, Stuttgart, S 92–104
Tal M, Sharav Y (1984) Sensations and reflex activity evoked by electric stimulation of developing teeth in children. Pain, Suppl 2:S28
Thompson KL, Varni JW (1986) Developmental cognitive-biobehavioral approach to pediatric pain assessment. Pain 25:283–296
Zimmermann M (1984) Physiologie von Nozizeption und Schmerz. In: Zimmermann M, Handwerker HO (Hrsg) Schmerz. Konzepte und ärztliches Handeln. Springer, Berlin Heidelberg New York Tokyo, S 1–43
Zimmermann M (1985) Behavioral investigations of pain in animals. In: Wegner RM (ed) 2nd European Symposium on Poultry Welfare. Federal Agricultural Research Centre, Braunschweig-Völkenrode, pp 28–38

Reifung der Schmerzschwelle

M. Sauer

Schmerz im Säuglingsalter ist ein bis in die frühen 70er Jahre hin ignoriertes Problem. Bis dahin galt die Meinung, sowohl die unvollständige Myelinisation beim Neugeborenen wie auch die kortikale Unreife schließen eine Schmerzwahrnehmung aus und man hat sich angemaßt, dem Früh- und Neugeborenen ein Schmerzerleben oder -empfinden abzusprechen mit der Überlegung, daß ihm ein Schmerzbewußtsein und ein Schmerzerinnern fehlen. Solche Vorstellung bildeten dann die Basis für operative Eingriffe am nichtanästhesierten Neugeborenen, dies mit der Begründung, daß Früh- und auch Reifgeborene bis zum 3. Monat keinerlei kortikale Hirnaktivität aufwiesen, und da sie folglich keine Erinnerung an Schmerzen hätten, wären sie nicht in der Lage, schmerzhafte von anderen Reizen zu unterscheiden. Es gibt hierfür in der Literatur zahlreiche Belege, wo z.B. für die Operation gastrointestinaler Mißbildungen lediglich ein Muskelrelaxans eingesetzt wurde. Nach Katz (1977) sei zur Zirkumzision während der ersten 2½ bis

3 Lebensmonate keine Anästhesie notwendig und um die unerwünschten Abwehrbewegungen des Kindes während des Eingriffes zu unterbinden, müsse man die Kinder fixieren. Merskey hat 1970 behauptet, daß die Zirkumzision um den 3. bis 4. Lebenstag keine oder nur eine geringe Spur beim Neugeborenen hinterläßt. Im Kontrast dazu beschreibt Poznanski 1976 sehr heftige Reaktionen beim Neugeborenen während der Zirkumzision mit totaler Körperbewegung und Schreien. Anand et al. berichten 1987 über eine kontrollierte Studie bei 20 Frühgeborenen während einer Ductusligatur. Dabei erhielten 10 Kinder Curare und etwas Lachgas, 10 andere bekamen zusätzlich Fentanyl. Mittels aufwendiger Messungen zahlreicher Stoffwechselparameter wie Katecholamin, Kortisol, Blutzucker und Laktatspiegel gelang den Autoren der Nachweis, daß der Gabe von Fentanyl der Vorzug zu geben sei, wegen geringerer autonomer Entgleisungen in der Fentanylgruppe und auch einer geringeren postoperativen Komplikationsrate. Diese Studie wurde mit Billigung der Ethik-Kommission der Universität Oxford und auch mit dem Einverständnis der Eltern durchgeführt. Eine Übersicht über solche Schmerzstudien beim Früh- und Neugeborenen ist 1987 von Lenard in München gegeben worden.

Der Begriff Schmerz ist in den letzten Jahren immer wieder neu definiert worden. Keine Definition ist allumfassend und wird dem komplexen Phänomen Schmerz gerecht. Es gibt die Definition der International Association for the Study of Pain (Merskey et al. 1979), danach ist der Schmerz eine unangenehme sensorische und emotionelle Erfahrung, die mit einer tatsächlichen oder potentiellen Schädigung von Gewebe assoziiert ist, oder als eine solche Schädigung beschrieben wird. Eine andere, sehr einleuchtende Definition bezeichnet den Schmerz als den komplexesten menschlichen Stressor, als ein multidimensionales Phänomen, welches physikalische Stimuli, autonome Veränderungen, sensorische Physiologie, kognitive Funktionen, affektive Zustände und Verhaltensphänomene beinhaltet. Hinzu kommt, daß der Schmerz eine subjektive Erfahrung ist und daß Schmerzerleben und die Schmerzreaktionen sehr individuell sind. Zu allem hinzu kommt beim kindlichen Schmerz der Entwicklungsaspekt, das macht die Beurteilung und Bewertung des kindlichen Schmerzes noch wesentlich komplizierter, was sicherlich zunächst auch ein Grund dafür war, dem Früh- und Neugeborenen ein Schmerzerleben abzusprechen. Die neurophysiologischen Parameter und Aspekte des Schmerzes lassen sich messen und teilweise auch quantifizieren. Diese Daten geben jedoch keinen Aufschluß über die emotionalen und kognitiven Aspekte des Schmerzes, welch letztere natürlich beim Früh- und Neugeborenen nicht bzw. kaum unmittelbar zu beurteilen sind.

Prechtl (1984) hat uns in den letzten Jahren aufgrund seiner exzellenten Studien des intrauterinen Bewegungsverhaltens des Feten zum Umdenken motiviert, in den Bewegungsweisen des Feten, die dann natürlich ins Neugeborenenalter hinüberreichen, von Beginn an komplexe, sich an das intrauterine Milieu hochadaptierende, motorische Fähigkeiten zu sehen und nicht reine Reizreaktionsmuster. Für die Bewertung und Beurteilung des Sensoriums, zu dem im weitesten Sinne sicherlich auch der Schmerz hinzugehört als einer nötigen Lebenserfahrung, fehlen uns noch solche Einblicke.

Ein einfaches oder auch aufwendiges neurophysiologisches Instrumentarium zur Erfassung des Schmerzgefühls beim Neugeborenen und Säugling existiert nicht.

Eine Darstellung der Reifung der neuroanatomischen Strukturen, der funktionellen Parameter und der neurobiochemischen Prozesse der an der Schmerzleitung und -wahrnehmung beteiligten nervösen Strukturen liegt von Anand u. Hickey (1987) vor. Der Reifungsvorgang dieser anatomisch-physiologischen Voraussetzungen korreliert aber nicht mit dem, was als Reizschwelle bezeichnet wird.
Die Autoren kommen zum Schluß, daß bis gegen Ende der Schwangerschaft beim menschlichen Fetus sowohl die subkortikalen wie die kortikalen Zentren für die Schmerzwahrnehmung als auch die schmerzleitenden Bahnen gut entwickelt und funktionsbereit sind sowie auch die entsprechenden neurochemischen Systeme. Beobachtungen der physiologischen Antworten auf schmerzhafte Reize zeigen schon individuelle Züge beim Neugeborenen und beweisen eindeutig auch schon ein Speicher- und Erinnerungsvermögen für Schmerzreize.

Im Gegensatz zum Erwachsenenalter verbieten sich beim Kind experimentelle Schmerzstudien, da für solche Untersuchungen der Konsens der Versuchspersonen nötig ist. Deshalb sind wir in der kindlichen Schmerzforschung auf die Beurteilung des sog. „klinischen Schmerzes" angewiesen, sei es im Rahmen ärztlicher oder zahnärztlicher Maßnahmen wie Impfungen, Blutentnahmen, Lumbalpunktionen, Knochenmarksaspirationen und ähnlichem. Dennoch gibt es einige Arbeiten, die sich mit experimentell erzeugtem Schmerz befassen, z.B. eine Untersuchung von MGraw aus dem Jahre 1945, auf die ich später noch einmal zurückkommen werde. In dieser Studie werden die entwicklungsbedingten Unterschiede im Verhalten von 75 Kindern vom Neugeborenenalter bis zum 4. Lebensjahr nach einem schmerzhaften Nadelstich dargestellt. Die Untersuchung ist weder quantitativ noch qualitativ standardisiert durchgeführt worden.
Eine weitere Studie stammt von Haslam (1969), der einen schmerzhaften Tibiadruck verwandte und die dadurch erzeugte Schmerzreaktion entwicklungsbedingt beobachtete. Eine tierexperimentelle Untersuchung zur Frage der Entwicklungsabhängigkeit der Schmerzschwelle stammt von Martini et al. aus dem Jahre 1984. In ihr wurde gezeigt, daß die analgetische Wirkung einer Morphingabe und die sog. streßinduzierte Analgesie gut korreliert sind mit der Beta-Endorphinkonzentration im Hypothalamus. Diese Beta-Endorphinkonzentration im Hypothalamus, der einzigen Hirnregion, in der dieses Neuropeptid synthetisiert wird, steigt bei Ratten zwischen dem 20. und 30. Lebenstag dramatisch an. Eine elektrophysiologische Studie der taktilen und nozizeptiven Hautreflexe bei Kindern stammt von Gatev et al. aus dem Jahre 1984.
Für die Darstellung der entwicklungsbedingten Aspekte des Schmerzerlebens möchte ich im folgenden das „Schmerzmodell" von Melzack u. Casey (1968) zugrunde legen (Abb. 1). Dieses Schema zeigt den peripheren Schmerzapparat mit den spezifischen und unspezifischen Nozizeptoren, den verschiedenen afferenten Eingängen über A-beta-, dünne A-delta- und die unmyelinisierten C-Fasern sowie den Schmerzapparat im Rückenmark mitsamt seinen schmerzverarbeitenden nervalen und humoralen Anteilen, einschließlich dem als „Gate-Controll"-System bezeichnetem Eigenapparat, weiter die zentralwärts leitenden Bahnen, aber auch die zentrifugal in der weißen Rückenmarksubstanz deszendierenden Fasern, die den spinalen Eingang modulieren. Dieser gesamte Komplex leitender Strukturen ist zumindest teilweise einer neurophysiologischen Exploration in einer experimentellen Schmerzstimulation zugänglich. Bis auf die eine schon erwähnte Studie von Gatev et al. (1984) über taktile und nozizeptive Hautreflexe bei Kindern im Alter zwischen 4 Wochen bis 3 Jahren, mit Darstellung des rei-

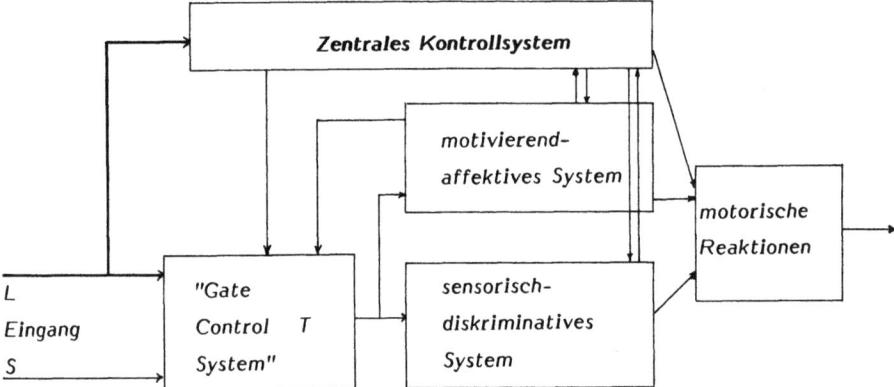

Abb. 1. Zentrales Kontrollsystem von Schmerzen. (Nach Melzack u. Casey 1968)

fungsabhängigen Entwicklungsganges verschiedener, rein spinaler sowie auch transkortikaler Reflexlatenzen, sind mir keine entsprechenden Entwicklungsstudien bekannt geworden. Die Autoren bezeichnen die 3 Reflexkomponenten erstens als die spinale taktile Antwort, die zweite als eine zerebrale taktile und die dritte als eine zerebrale nozizeptive Antwort. Solche Studien sind naturgemäß nicht wiederholbar, und die Autoren schreiben nichts über die Reaktionen ihrer kleinen Versuchspersonen. In bezug auf den Entwicklungsaspekt des Schmerzes und der Schmerzwahrnehmung ist diese Untersuchung auch wenig ergiebig.

Betrachten wir nun die weiteren, am Schmerz — seinem Erleben und seinen vielfältigen Reaktionen — beteiligten Systeme. Zunächst das sensorisch-diskriminative System, das motivierend affektive System und dann das zentrale Kontrollsystem und seine neuroanatomischen Strukturen (Abb. 2).

Das *sensorisch-diskriminative System* oder das lemniskale System besteht aus dem Vorderseitenstrang (Tractus spinothalamicus anterolateralis), der medialen

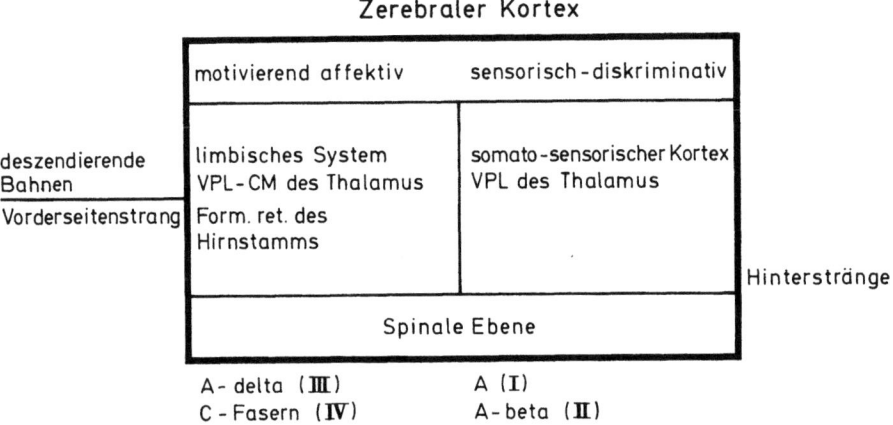

Abb. 2. Systeme und Reaktionen des Schmerzerlebens

Schleife, dann den somatotop organisierten Thalamuskernen (ventrokaudal und rostral medial), sodann den thalamokortikalen Fasern, einschließlich den Verbindungen zu den Assoziationsfeldern. Dieses System projiziert die Körperregionen nach zentral und erlaubt die Analyse der auf den Reiz folgenden Impulse bezüglich Raum, Zeit und Intensitätsmerkmalen, der durch den Reiz betroffenen Körpergebiete.

Zum *motivierend-affektiven System* gehören phylogenetisch ältere Schmerzfasern, Strukturen der Formatio reticularis des Hirnstamms, mediale intralaminäre Thalamuskerne sowie das limbische System. Es ist das extralemniskale System, ohne eine präzise topographische Projektion der Peripherie nach zentral; es ist für den sog. Weh-Charakter des Schmerzes verantwortlich, für das emotionale Erleben sowohl als auch für die autonomen Reaktionen und auch dafür, daß das Individuum sich dem schmerzerzeugenden Stimulus zuwendet oder sich von ihm zurückzieht.

Das *zentrale Kontrollsystem* ist ganz eng verknüpft mit dem sensorisch-diskriminativen System. Beide stehen unter neokortikalem Einfluß. Hier spielt sich die Bewußtwerdung des Schmerzes, die Erfahrung mit Schmerz, der symbolische Gehalt des Stimulus zum Schmerzempfinden und -verhalten ab, und von hier aus gelangen dann auch efferente Einflüsse bis hinab zum Rückenmarksniveau mit den entsprechenden motorischen Reaktionen.

Alle diese Systeme arbeiten natürlich bei der Schmerzerfahrung eng miteinander verflochten, und keine Neurophysiologie funktioniert ohne Neurotransmitter und Neuropeptide.

Das *sensorisch-diskriminative System* ist noch am ehesten als ein primäres Projektionssystem zu verstehen, d.h. mit einer wohl genetisch fixierten Zuordnung der Peripherie zum Zentralorgan analog dem visuellen System, wo im Rahmen der sensomotorischen Übung und Betätigung einmal zunehmend das Körperschema heranreift, sodann die zunehmende Wahrnehmung vom Inneren, Viszeralen nach außen hin zur Körperperipherie.

Zur Reifung des Körperschemas und auch zur affektiven Besetzung der Körperperipherie finden wir in der neurophysiologischen Literatur keine Aussagen. Interessant sind hier die Beobachtungen von Mahler et al. (1978) zur psychischen Geburt des Menschen, wo im Verlaufe der sog. symbiotischen Phase, etwa ab dem 2. Lebensmonat, eine unterschiedliche Perzeption von innen und außen beginnt. Die experimentelle Schmerzstudie von McGraw (1945) zeigt die entwicklungsabhängigen Differenzen wie folgt: unmittelbar nach der Geburt bis zum 10. Lebenstag entweder kaum eine Reaktion oder eine diffuse Gesamtkörperbewegung als Antwort auf den Nadelstich, wobei überhaupt nicht auf den Verhaltenszustand des Kindes eingegangen wird. Es wird aber auch schon beim Neugeborenen ein umschriebener Fluchtreflex auf den Reiz beschrieben. Die diffuse Ganzkörperbewegung als Antwort auf den Schmerzreiz nimmt dann während des 1. Monates zu, um sich dann wieder abzuschwächen; 6–12 Monate alte Kinder begannen zunehmend mehr ihre Gliedmaße vom Stimulus wegzuziehen, indem sie zusätzlich mehr und mehr die stimulierte Körperregion anschauten. Etwa mit 1 Jahr begannen die Kinder die schmerzhafte Stelle, nachdem die Nadel zurückgezogen war, zu berühren. Bis hierhin geht offenbar die Ausreifung des sensorisch-diskriminativen Systems. Die danach beschriebenen weiteren Entwicklungsaspekte auf

Tabelle 1. Schmerzverhaltensparameter bei Säuglingen

	bis 10. Lebenstag	1. Monat	2. Monat	6. bis 12. Monat	12. Monat und danach
Gesamt-Körperbewegungen	inkonstant, meist diffus global	zunehmend	abnehmend	zunehmend umschriebenes Zurückziehen. Die gereizte Stelle anschauen	nach Reizung Berühren der Stelle und später antezipatorisches Verhalten zum Schutz vor dem sich nähernden Schmerzreiz
	„Von Geburt an bestehen individuelle Unterschiede in der Reaktion auf schmerzhafte Stimuli"			2. bis 4. Monat vor/während und nach Impfung *während* Körperstarre / *nach* Rückzug der gereizten Extremität (Fluchtreflex) erst nach etwa 3 min Lösung der Körperstarre	
Mimik (MAX) Foto- oder Videoaufzeichnung	eindeutige Schmerzmimik beim Neugeborenen, abhängig vom Wachheitsgrad				
Schreimuster Tonband und spektographische Analyse	konstant nach Schmerzreiz und längerdauernd als nach Berührung				

diese Reizanordnung waren eindeutig antizipatorische Verhaltensweisen, um sich vor dem schmerzhaften Reiz, bei dessen Annäherung zu schützen, was natürlich in der Entwicklungsstrategie eine eindeutige Funktion des zentralen Kontrollsystems zeigt (Tabelle 1).

Die schwere Beeinträchtigung der Eigenkörperwahrnehmung sowie die gestörte Schmerzempfindung bei vielen Kindern mit autistischen Symptomen und auch später beim Psychotiker, können eher durch die Erkenntnisse von Mahler et al. (1978) oder der Wahrnehmungspsychologie erklärt werden, als durch eine auffällige neurophysiologische Entwicklung.

Meßmethoden über diesen Teil des Schmerzsystems sind beim Erwachsenen z.B. die somatosensorisch evozierten Potentiale, wobei insbesondere die sog. mittellatenzigen Schmerz-EP mit ihrem Maximum über dem Vertex die afferente Leitung über A-delta-Fasern widerspiegeln. Die Latenzen liegen in einem Bereich zwischen 200 und 400 ms. Die sie evozierenden Stimuli werden als erster, früher und stechender Schmerz empfunden, und der Stimulus kann nach Ort und Ausmaß lokalisiert werden. Da es sich auch hier um eine experimentelle Schmerzsituation handelt, verbieten sich solche Untersuchungen im Kindesalter.

Nun zum nächsten System, dem *motivierend-affektiven System* mit den extralemniskalen Leitungsstrukturen und den Verbindungen zu den Regulationszentren des autonomen Nervensystems sowie auch zum limbischen System. Dieser Teil des Schmerzsystems bewirkt, daß das Individuum sich dem schmerzerzeugenden Stimulus zuwendet oder sich vor ihm zurückzieht. Da das Neugeborene, der Säugling und das junge Kind hierzu selbst noch nicht in der Lage sind, betrachten wir hierhergehörig alle seine Äußerungen, die es der Umgebung, insbesondere der Mutter signalisiert, es zu schützen. Einer der üblichen, für die Schmerzbeurteilung gängigen Parameter ist der Gesichtsausdruck, die Mimik in all ihrer Differenziertheit. Schon Darwin (1872) unterstellt für den mimischen Gefühlsausdruck ein angeborenes, auf genetischer Basis sich entwickelndes Muster, unabhängig von der kulturellen Herkunft. Ekman u. Oster (1979) beschreiben eine rein empirische Unterscheidung zwischen dem Ausdruck für Schmerz und für Kummer beim Säugling und Boucher (1969) auch für den Erwachsenen. Während das Neugeborene in der ersten halben Stunde seines Lebens als Antwort auf einen Lanzettstich mimisch folgendes Muster zeigt: die Brauen abwärts und zusammengezogen, die Nasenwurzeln verbreitert und ausgebuchtet, die Augen fest geschlossen und den Mund wie zum Quadrat gewinkelt, ändert sich dieses Bild bis zum Erwachsenenalter insofern, daß dann für Schmerz folgendes Muster erscheint: die Augen sind weit geöffnet, das Platysma angespannt und die Mundwinkel nach abwärts und auswärts verzogen. Izard u. Dougherty (1982) haben zur Kategorisierung und Analyse der Mimik ein Kodiersystem entwickelt, welches entweder über Bandaufzeichnung oder anhand photographischer Dokumentation eine subtile Analyse mimischer Veränderungen erlaubt. In diesem Zusammenhang ist die äußerst interessante Untersuchung von Grunau u. Craig (1987) über den Schmerzausdruck beim Neugeborenen zu nennen, mit subtiler Analyse der Mimik und des Schreiens; das dabei benutzte Kodesystem für die Analyse der Mimik zeigt die Tabelle 2. Statistisch analysiert wurden die mimischen Veränderungen und auch

Tabelle 2. Neugeborenen-Gesichtscodesystem. (Nach Grunau u. Craig 1987)

	Beschreibung
Brauenwölben	Wölbung, Falten und vertikale Furchen über und zwischen den Brauen
Augenschließen	Festes Schließen der Lider, Wölbung der Fettpolster um das kindliche Auge herum
Nasolabialfurche	Hochziehen und Vertiefen der Nasolabialfalte
Lippenöffnen	Jede Trennung der Lippen
Mundanspannen (vertikal)	Abwärtsziehen des Unterkiefers, Straffung der Mundwinkel
Mundanspannen (horizontal)	
Lippenschürzen	Die Lippen scheinen einen „U"-Laut zu bilden
Zunge straffen	Die Zunge wird angehoben und gewölbt mit scharf gespannten Rändern, oft im Zusammenhang mit weitgeöffnetem Mund
Zittern des Kinns	Hochfrequentes Auf und Ab des Unterkiefers

das Schreimuster nach Bandaufzeichnung von Bild und Ton, und zwar auf folgende Situationen: Abreiben der Ferse vor Blutentnahme und Lanzettstich in die Ferse, dann die Abhängigkeit der Schmerzäußerungen in der Mimik und im Schreimuster vom Verhaltenszustand des Neugeborenen, also im Schlaf oder im ruhigen oder aktiven Wachsein. Eindeutig ist der Unterschied des Schmerzausdruckes, ob der Schmerzreiz im Schlaf oder im Wachsein erfolgt. Es erscheint wie eine Binsenwahrheit, aber der Schmerzausdruck beim Neugeborenen ist sehr stark auch eine Funktion des jeweiligen Verhaltenszustandes und spiegelt also nicht alleine nur die Gewebsverletzung wider. Die Unterschiede im mimischen Ausdruck und die Latenz der Gesichtsbewegungen und des Schreiens über die verschiedenen Verhaltenszustände können interpretiert werden als eine schon sehr differenzierte Fähigkeit zur Modulation in der Schmerzwahrnehmung. Wir gehen ja davon aus, daß das Lernen im Wahrnehmungs- und kognitiven Bereich an das wache Hirn geknüpft ist. Der in dieser Situation signifikante Unterschied im Gesichtsausdruck zwischen den verschiedenen Verhaltenszuständen bezog sich auf den Mundbereich, nämlich vertikales Anspannen des Mundes und Straffen der Zunge.

Eine weitere Schmerzäußerung, die auch schon in früheren Untersuchungen sehr genau analysiert worden ist, ist das Schreien des Neugeborenen. Die Bedeutung des kindlichen Schreiens als einem Sozialparameter hat schon viel Aufmerksamkeit erregt. Nach Wolff (1969) existieren drei Typen kindlichen Schreiens, nämlich der Hungerschrei, der Angstschrei und der Schmerzschrei, wobei der Schmerzschrei charakterisiert sein soll durch einen plötzlichen Beginn lauten Schreiens ohne lautliche Vorboten, einen initial langen Schrei und eine lange Periode des Atemanhaltens in Exspiration nach dem langen Schrei. Das Schreien des Neugeborenen folgt einem On-off-Vorgang, d.h. es gibt zunächst wenig Abstufung etwa entsprechend einem abgestuften Schmerzstimulus. Eine gänzlich andere Typisierung des Schreimusters nehmen Wasz-Hockert et al. (1968) vor. Sie beurteilen das Schreien nach der Länge und der Art der Phonation und unterscheiden einen phonierten, einen dysphonen und einen hyperphonen Schrei, was sich auch wieder spektographisch differenzieren läßt. Phoniert bedeutet harmonische Struktur, Symmetrie und Glätte, der phonierte Schrei gibt keinen Eindruck von dem Ausmaß an Unbehagen. Demgegenüber ist der dysphone Schrei charakterisiert durch Turbulenzen, hervorgerufen durch eine Überbeanspruchung des Larynx, und der hyperphone Schrei zeichnet sich eher durch ein pfeifendes Geräusch aus, verursacht durch Verspannung und Konstriktion des Stimmapparates. Der Schmerzschrei soll dann charakterisiert sein als dysphon oder hyperphoniert. Gerade über die Unterscheidbarkeit des Schreimusters beim Neugeborenen ist viel geschrieben worden. Eine reine Diskrimination verschiedener Schreitypen durch geschulte und nichtgeschulte Pflegepersonen, durch Männer, Frauen oder die Mütter, kommen zu unterschiedlichen, z.T. widersprüchlichen Ergebnissen. Danach sollen geschulte Pflegepersonen exakter differenzieren können zwischen dem Geburts-, dem Hunger- und dem Schmerz- oder dem Freudenschreien. Frauen sollen generell exakter sein als Männer in der Identifizierung verschiedener Schreitypen. Letztlich scheint es aber so, daß, basierend auf einer spektrographischen Analyse oder einer Analyse durch geschulte Zuhörer, die qualitativen Eigenschaften nicht differenzieren lassen zwischen Schmerzschrei

und anderem Schreien. Nach Murray (1979) erfüllt der Säuglingsschrei das soziobiologische Konzept eines sog. graduierten Signals. Diese nehmen an Intensität zu mit größer werdender Motivation auf seiten des Signalgebers. Dabei ist der Zweck eines abgestuften Signals abhängig einmal vom Zusammenhang, in welchem es entsteht, und zweitens vom Motivationszustand des Zuhörers. In Begriffen der Evolutionstheorie bedeutet das, daß für das Überleben der Spezies neonatale Sensibilität für Schmerz und eine hochentwickelte Befähigung zur Schmerzäußerung für die Pflegepersonen unumgänglich und wichtig sind.
Wichtige autonome Parameter in der Messung des kindlichen Schmerzes sind Puls, Atmung, Messung des palmaren Schwitzens, Bestimmung der Kortisol-/Kortisonspiegel, der transkutanen pO_2-Werte und der Endorphinkonzentrationen. Bei Durchsicht der Literatur existiert wohl kein einheitliches methodisches Vorgehen, so daß auch die mitgeteilten Ergebnisse z.T. divergieren. Wichtig ist, daß beim Säugling die Pulsfrequenz heruntergeht, wenn das Kind erwartet oder auch sich auf einen neuen Reiz hin orientiert, und daß sie ansteigt, als Antwort auf einen streßhaltigen oder schmerzhaften Stimulus. Jedoch läßt sich am Verhalten der Pulsfrequenz die Art des Reizes nicht ablesen. Pulsfrequenzänderungen beim Säugling sind sehr stark abhängig vom Verhaltenszustand auf der einen Seite und von der Intensität und auch Anstiegssteilheit des Stimulus auf der anderen Seite. Generell steigt die Pulsfrequenz beim Neugeborenen und Säugling nach schmerzhaften Prozeduren. Johnston u. Strada (1986) konnten das noch weiter differenzieren insofern, als unmittelbar nach Schmerzreizen, z.B. nach Injektionen, ein kurzer Abfall der Pulsfrequenz über etwa 6 s erfolgt, mit dann folgendem Anstieg. Andere Meßgrößen, wie das palmare Schwitzen sowie die Bestimmung der Kortisolspiegel während Schmerzreizen liefern ebenfalls keinen eindeutigen Zusammenhang zum Ausmaß und zur Intensität der jeweiligen Schmerzreize – solche waren Blutentnahmen, Impfungen oder auch vor und während einer Zirkumzision. Es läßt sich durch keine dieser Reaktionen alleine ablesen, ob sie abhängig sind vom Schmerzerleben, von einer generellen Arousal-Reaktion oder dann bei etwas älteren Säuglingen von zunehmend sich entwickelnder Angst. Gerade die Kortisolspiegel bei solchen klinischen Schmerzzuständen zeigen eher den Streß, was auch immer das heißt, an, als die eigentliche Schmerzerfahrung. Das Besänftigen des Neugeborenen durch seine Pflegeperson oder Mutter führt zu einer signifikanten Verminderung von Schmerzverhalten, reduziert aber nicht die Kortisolspiegel. Da nun eine Endorphinbestimmung möglich ist, sind vielleicht in Zukunft hierdurch weitere Einblicke in das Schmerzverhalten möglich.
In diesem Zusammenhang erscheint mit eine Arbeit von Maulsby aus dem Jahre 1971 bemerkenswert, die allerdings nicht unmittelbar mit Schmerz und Schmerzerleben beim Säugling zu tun hat. Es werden die EEG-Veränderungen bei einem 7 Monate alten Säugling während affektiver emotionaler Zuwendung von seiten der Mutter demonstriert, während derer das Kind eine starke Theta-Aktivierung und einen Abfall der Pulsfrequenz aufweist. Diese EEG-Veränderungen werden regelrecht als ein Korrelat aufgefaßt und als „hedonic hypersynchrony", also Lustpotentiale bezeichnet. Eine kortikale Verlangsamung und wohl auch Synchronisation tritt genauso beim Erwachsenen in tiefer Entspannung und Meditation, in der dann auch Schmerzen toleriert werden, auf. Es sei mir hier eine weitere

Anleihe bei Mahlers psychischer Geburt des Menschen (Mahler et al. 1978) erlaubt, wo mit dem Erwerb des freien Laufens das Kleinkind beginnt, sich auch körperlich von der Mutter zu lösen und im großen Ansturm motorischer Impulse so manchen Sturz hinnimmt, ohne Schmerzäußerung, dann aber auch aus geringfügigem Anlaß in heftiges Weinen ausbrechen kann, wenn, wie Mahler es nennt, es zu einem Stimmungsabfall kommt, d.h. wenn entweder äußerlich oder innerlich — über die Wahrnehmung oder auch über innere Gefühle — der Kontakt zur Mutter abbricht oder auch nur abzubrechen droht, wobei insgesamt ein inneres Potential an Vertrauen sicherlich ganz ausschlaggebend ist für die Schwelle, mit der das Kind auf Schmerzen reagiert.

Nun zum dritten Komplex, dem *zentralen Kontrollsystem,* d.h. also den kortikalen Anteilen an der Schmerzerfahrung, der Schmerzwahrnehmung. Neben der noch unvollständigen Myelinisation waren die Vorstellungen einer noch fehlenden kortikalen Aktivität beim Neugeborenen die Hauptgrundlage für die früheren Theorien über eine fehlende Schmerzwahrnehmung in diesem Alter mit der weiteren Begründung, daß ja auch ein Schmerzerinnern fehle.

Ich denke, daß es in den letzten Jahren eine Fülle von Evidenzen gibt, die sehr wohl auf eine schon sehr komplexe Aktivität des Kortex beim Neugeborenen hindeuten. Dafür sprechen sowohl die Beobachtungen von Lernvorgängen in den ersten Tagen und Wochen als reiner Gedächtnisleistung, als auch durch Konditionierung, dafür sprechen ferner die fein abgestuften Wahrnehmungsvorgänge, jeweils in Abhängigkeit von den verschiedenen von Prechtl (1984) differenzierten Verhaltenszuständen. Zudem denke ich, daß das gesamte Sensorium, zu dem ich in diesem Falle auch die Schmerzperzeption rechnen möchte, gleich zu Beginn ein komplexes System darstellt, analog zu dem was uns über die Motorik in den letzten Jahren gezeigt werden konnte. Es ließen sich noch eine ganze Reihe weiterer Beispiele für die schon vorhandene kortikale Aktivität beim Neugeborenen aufzeigen, z.B. die Frequenzentwicklung im EEG in Abhängigkeit von den verschiedenen Schlaf- und Wachheitsgraden sowie die Untersuchung evozierter Potentiale und ihre Besonderheiten im Neugeborenenalter. Kinder durchlaufen ganz distinkte Stadien im Verständnis für die verschiedenen Aspekte und Facetten des Schmerzes. Dabei gibt es eine hierarchische Sequenz von Gedanken und Wahrnehmungen, die sich qualitativ von dem unterscheidet, was wir beim Jugendlichen und Erwachsenen kennen. Die Entwicklung der Schmerzwahrnehmung läuft z.T. sehr parallel der Entwicklung des Konzeptes von Krankheit beim Kind, und für diese Konzepte spielt das Piagetsche Modell (1929) der kognitiven Entwicklung eine wichtige Rolle. In der ersten sensorimotorischen Periode von der Geburt bis zum 2. Lebensjahr spielen sich mit zunehmender Differenzierung Wahrnehmung und Motorik im ständigen Wechselspiel ab, als Grundlage für spätere intellektuelle Strukturen und Funktionen. Mit dem Beginn der Sprache entwickelt sich dann eine völlig andere Möglichkeit altersgemäß etwas über das individuelle Schmerzerleben zu erfahren. Die meisten 4- bis 5jährigen Kinder und fast alle über 6jährigen besitzen eine klare Vorstellung vom Wort „Schmerz" (Gaffney u. Dunne 1986). Die Kinder auf einem präoperationalen Niveau (5–7 Jahre) sagen, Schmerz ist ein böses Ding, ein Ding, das schmerzt. Die auf dem konkret operationalen Niveau (8–10 Jahre) sprechen von einem schmerzenden Gefühl, ein Gefühl, das böse ist, und die auf einer frühen formalen operationalen Stufe

(11–14 Jahre) sprechen von einem Angriff der Nerven, von etwas Physischem oder Psychologischem, welches einer Person wehtut.

Zur Beurteilung des kindlichen Schmerzes und der entwicklungsbedingten Schmerzäußerung und -verarbeitung des Kindes sind wir auf klinische Schmerzsituationen angewiesen, die, soweit sie nicht vermeidbar sind, uns etwas sagen können über das, was das Kind empfindet. Wir haben also in jedem Falle keinen definierten Schmerzreiz und müssen uns auf der anderen Seite überlegen, welche suffizienten aussagekräftigen Beobachtungskriterien oder z.B. physiologische Meßgrößen wir anwenden. Die meisten Schmerzzustände machen das globale Muster eines physiologischen Arousals, nämlich Blutdruckanstieg, Herzfrequenzzunahme, respiratorische Depression, Pupillendilatation (Tabelle 3).

Bei aller Unsicherheit in der Objektivierung der Schmerzerfahrung sollten wir aber auch dem Neugeborenen ein schon hochdifferenziertes, zentralnervöses Vermögen von Schmerzwahrnehmung zugestehen und einer Schmerzerinnerung vom ersten schmerzhaften Ereignis an.

Nach einer anderen Definition des Schmerzes handelt es sich um einen Trieb, der unbedingt danach strebt, sich wieder von seiner Verursachung zu befreien und damit einen schmerzfreien Zustand zu erreichen. Wenn wir das für den Hunger beim Neugeborenen akzeptieren, dann sollte das auch für den Schmerz gelten.

Nicht beantwortet ist bisher die Frage: Ist Schmerz wie andere sensorische Erfahrungen unbedingt notwendig? Melzack u. Scott (1957) haben beobachtet, daß Hunde, die in Isolation aufgezogen wurden, später keine Schmerzreaktionen zeigten, wenn ihre Schnauze in eine Flamme gesteckt wurde; d.h. Reize, wohl auch Schmerzreize sind nötig, damit in der frühen Entwicklung die Wahrnehmungsorgane besetzt werden. Eine hohe Besetzung der Wahrnehmungsorgane geht mit hoher Schmerzempfindlichkeit einher (Adler 1986). Die in früher Kindkeit erlebten Schmerzen werden in die Beziehung des Kleinkindes zu seinen Pflegepersonen integriert, Schmerzverhalten führt als Signal zur Zuwendung des sog. Objektes, und Zuwendung des Objektes und Abklingen der Schmerzen verbinden sich

Tabelle 3. Physiologische Meßgrößen beim Kind. (Aus McGrath 1987)

Alle physiologischen Meßgrößen spiegeln wider: Angst und Schmerz (Distreß)	
Palmar-Schweiß-Index	Meßgröße für prä- und postoperative Angst Anstieg mit dem Schmerzreiz (Arousal!), Dekrementverhalten
Pulsrate und Blutdruck	Distreßverhalten. Deutlicher Abfall bei Orientierungs- und Arousalreaktion, Anstieg bei Streß oder Schmerz. Nur zusammen mit anderen Meßgrößen für Schmerz relevant
Atmungsrate	Analog Puls
Kortisol/Kortison	Anstieg mit Distreß (Streß, Angst, Schmerz)
Endorphinimmunoreaktivität (im Liquor)	Korreliert mit beobachtetem und selbst berichtetem Schmerz
transkutanes pO_2	
Nicht ein einziger physiologischer Parameter ist eine reine Schmerzmeßgröße	

erlebnismäßig, so daß hier für das Kind für seine spätere Selbständigkeit ganz wesentliche Erfahrungen gemacht werden. Das normale Leben in gesunden Tagen hält für das sich entwickelnde Kind hinreichend genügend Schmerzerfahrungen bereit, um diesen Entwicklungsgang zu garantieren.

Auf dem Feld des kindlichen Schmerzes fehlen noch viele Erkenntnisse und Einsichten. Es bedarf einer Synopsis vielfältiger Theorien zur Entwicklung des Kindes. Eine Auflistung eines wünschenswerten multidisziplinären Teams zur Bewältigung dieser Vorhaben nach Owens (1984) schließt ein: Ärzte, Schwestern, Psychologen, Biologen, vor allem solche, die in neurophysiologischen, ethologischen und endokrinologischen Fragen geübt sind, Soziologen und Anthropologen. Vor allen Dingen sollten wir auch im deutschsprachigen Raum ein ausreichendes Instrumentarium entwickeln für die Erfassung des kindlichen Schmerzes. Denn nur darauf können sich Bewältigungsstrategien aufbauen lassen.

Literatur

Adler R (1986) Schmerz. In: Uexküll T von (Hrsg) Psychosomatische Medizin, 3. Aufl. Urban & Schwarzenberg, München
Anand KJS, Hickey PR (1987) Pain and its effects in the human neonate and fetus. N Engl J Med 317:1321–1329
Anand KJS, Sippell WG, Aysnley-Green A (1987) Randomised trial of high fentanyl anaesthesia in preterm neonates undergoing surgery effects on the stress response. Lancet I:243–248
Boucher JD (1969) Facial displays of fear, sadness and pain. Percept Mot Skills 28:239–242
Darwin C (1965) The expression of the emotions in man and animals. University of Chicago Press, Chicago, Ill. (orig. publ.: John Murray, London, 1872)
Ekman P, Oster H (1979) Facial expressions of emotion. Ann Rev Psychol 30:527–554
Gaffney A, Dunne EA (1986) Developmental aspects of childrens definitions of pain. Pain 26:105–117
Gatev V, Uzunova M, Stamatova L (1984) An electrophysiological study of tactile and nociceptive cutaneous reflexes in children. In: Rizzi R, Visentin M (eds) Pain. Piccin/Butterworths, London
Grunau RVE, Craig KD (1987) Pain expression in neonates: Facial action and cry. Pain 28:395–410
Haslam D (1969) Age and the perception of pain. Psychom Sci 15:86–87
Hoffman M (1975) Developmental synthesis of affect and cognition and its implications for altruistic motivation. Dev Psychol 11:607–622
Izard CE, Dougherty LM (1982) Two complementary systems for measuring facial expressions in infants and children. In: Izard CE (ed) Measuring emotions in infants and children. Cambridge University Press, Cambridge, pp 79–126
Johnston CC, Strada ME (1986) Acute pain response in infants: A multidimensional description. Pain 24:373–382
Katz J (1977) The question of circumcision. Int Surg 62:490–492
Lenard H-G (1987) zit. in: Können Feten Schmerzen fühlen? Fortschr Med 105:78–79
Mahler MS, Pine F, Bergman A (1978) Die psychische Geburt des Menschen. S. Fischer, Frankfurt a.M.
Martini A, Tirone F, Mantegazza P, Panerai AE (1984) Pain thresholds morphine and stress induced analgesia during development. In: Rizzi R, Visentin M (eds) Pain. Piccin/Butterworths, London
Maulsby RL (1971) An illustration of emotionally evoked theta rhythm in infancy: Hedonic hypersynchrony. Electroencephalogr Clin Neurophysiol 31:157–165
McGrath PA (1987) An assessment of children's pain: A review of behavioral, physiological and direct scaling techniques. Pain 31:147–176

McGraw MB (1945) The neuromuscular maturation of the human infant. Hafner, New York
Melzack R, Casey KL (1968) Sensory, motivational and central control determinants of pain: A new conceptual model. In: Kenshalo D (ed) The skin senses. Thomas, Springfield Ill., pp 423–439
Melzack R, Scott TT (1957) The effects of early experience on the response of pain. J Comp Physiol Psychol 50:155
Merskey H (1970) On the development of pain. Headache 10:116–123
Merskey H, Albe-Fessard DG, Bonica JJ et al. (1979) Pain terms: A list with definitions and notes on usage: Recommended by the IASP Subcommittee on Taxonomy. Pain 6:249–252
Murray AD (1979) Infant crying as an elicitor of parental behavior: An examination of two models. Psychol Bull 86:191–215
Owens ME (1984) Pain in infancy: Conceptual and methodological issues. Pain 20:213–230
Piaget J (1929) The child's conception of the world. Humanities, New York
Piaget J (1975) Entwicklung des Erkennens, Bd II. Klett, Stuttgart
Poznanski EO (1976) Children's reactions to pain: A psychiatrist's perspective. Clin Paediat 15:1114–1119
Prechtl HFR (1984) Entwicklungsneurologie des Kindes vor und nach der Geburt. In: Michaelis R (Hrsg) Entwicklungsneurologie. Kohlhammer, Stuttgart
Wasz-Hockert O, Lind J, Vuorenkoski V, Partanen T, Valanne E (1968) The infant cry: A spectographic and auditory analysis. Clin Dev Med 29:9–42
Wolff PH (1969) The natural history of crying and other vocalisations in early infancy. In: Foss B (ed) Determinants of infant behavior, vol IV. Methuen, London, pp 88–115

Klinische Schmerzmessung beim Kind, unter besonderer Berücksichtigung des kindlichen Kopfschmerzes

W. D. Gerber

Einleitung

Die Quantifizierung kindlicher Schmerzen im allgemeinen und kindlicher Kopfschmerzen im besonderen wird häufig nicht für praktikabel gehalten. Kinder vermögen noch schwerer als Erwachsene aufgrund ihrer oftmals ungenügenden sprachlichen Ausdrucksmöglichkeiten detaillierte Angaben zur Lokalisation, Intensität und Dauer von Schmerzen abzugeben. Dies führte leider zu der inzwischen widerlegten Annahme, daß Kinder seltener unter Kopfschmerzen leiden und diese auch weniger intensiv empfinden als Erwachsene (Eland u. Anderson 1977; Del-Bene 1982). Dabei zeigten bereits die Studien von Krupp u. Friedman (1953) sowie Bille (1962), daß Kinder häufig schon im frühen Kindesalter unter heftigsten Kopfschmerzattacken leiden (Hockaday 1984). Egermark-Eriksson (1982) fanden, daß vor dem 15. Lebensjahr 20–25% der Kinder an rezidivierenden und etwa 50% an gelegentlichen Kopfschmerzen leiden. Lediglich 6% der Kinder konsultieren wegen Kopfschmerzen den Arzt (Eggers 1984).

Für die Messung kindlicher Kopfschmerzen stehen im Grunde genommen ähnliche Verfahrensweisen zur Verfügung, die auch für die Schmerzmessung bei Erwachsenen zur Anwendung kommen. Allerdings hängt die Verwendung der verschiedenen Meßmethoden weitgehend vom Entwicklungsstand des Kindes bzw. von dessen kognitiver Funktionsfähigkeit ab. In der vorsprachlichen Entwicklungsphase der ersten Lebensjahre wird man sich vorwiegend auf die Beobachtung des kindlichen Verhaltens beschränken müssen. Auch im Kindergartenalter sind Schmerzmeßverfahren, die etwa Schmerzskalen einbeziehen, kaum anwendbar. Auch hier stehen Beobachtungsmethoden sowie projektive Verfahren (z.B. gemalte Bilder von Kindern) im Vordergrund. Doch erst mit dem Schulalter besteht, aufgrund entwicklungspsychologischer Reifungsprozesse für Kinder, die Möglichkeit, körperinnere Prozesse besser zu differenzieren. Erst in diesem Alter ist eine systematische Schmerzanamnese möglich.

Klinische Schmerzmessung im Kindesalter

Ausgehend von einem trimodalen Modell des Schmerzverhaltens wird Schmerz als eine Reaktion aufgefaßt, die auf 3 Ebenen des Organismus ablaufen kann (Birbaumer 1984):
— der subjektiv-verbalen Ebene, die sich sowohl in offenen Reaktionen (z.B. Klagen, Stöhnen) als auch in verdeckten Reaktionen (Gedanken, Gefühlen, Vorstellungen) äußert,
— der motorisch-verhaltensmäßigen Ebene (schmerzhafte Mimik, Einnahme einer bestimmten Körperhaltung) und
— der physiologischen Ebene (z.B. Erregung der Nozizeptoren, biochemische Prozesse).

Die klinische Schmerzmessung ist vorwiegend auf diese drei Ebenen des Schmerzverhaltens gerichtet.
Die subjektiv verbale Ebene wird durch folgende Methoden erfaßt:
— die Schmerzanamnese,
— Methoden zur Selbsteinschätzung,
— Schmerzfragebogen,
— Schmerztagebücher.

Eine gezielte *Schmerzanamnese* des Kindes kann frühestens mit Beginn des Schulalters erfolgen. Kindgerechte Fragen mit möglichst symbolisch anschaulichen Hinweisen und Beispielen sind dabei sehr wichtig. Neben Schmerzdauer, Schmerzcharakteristiken und Lokalisation sollte insbesondere auch auf evtl. schmerzauslösende Faktoren (z.B. Schule, Familie, Freizeit) geachtet werden. Besonders wichtig ist auch die Frage nach möglichen schmerzlindernden Faktoren (z.B. Spiel, Ablenkung und dergleichen). Die kindliche Kopfschmerzanamnese muß unbedingt ergänzt werden durch eine ausführliche Elternanamnese. Dabei muß die gesamte Vorgeschichte bzw. der Entwicklungsgang des Kindes, beginnend mit der Schwangerschaft, sowie die verschiedenen Entwicklungsphasen des Kindes, einbezogen werden. Im Hinblick auf eine verhaltensanalytische Schmerzanamnese müssen bei der Elternbefragung auch auf deren Umgehen und Reaktionen auf die Kopfschmerzen des Kindes besonders geachtet werden. Es empfiehlt sich, die Schmerzanamnese zunächst mit dem Kind allein und dann mit Eltern allein und schließlich mit Eltern und Kind gemeinsam durchzuführen. Gerade im letzteren Falle lassen sich Hinweise auf familiendynamische Aspekte und Beziehungen finden. Gerade bei Kopfschmerzkindern ist zu erwarten, daß die Art und Weise der Kommunikation zwischen Eltern und Kind als Hinweise auf evtl. Belastungsfaktoren angesehen werden können (Gerber 1986).

Auch die *Methoden zur Selbsteinschätzung* richten sich nach dem kindlichen Entwicklungsstand. Erst Schulkinder sind in der Regel in der Lage, vorgegebene Schmerzskalen zu verstehen und zu bearbeiten. Insbesondere kommen Methoden in Betracht, die eine möglichst rasche und nonverbale Einschätzung durch das Kind ermöglichen. In Anlehnung an die visuelle Analogskala (VAS, Wallenstein 1984) wurde zur Selbsteinschätzung der Schmerzstärke für Kinder die Smiley-Analog-Skala (SAS) entwickelt. Fünf Gesichter zeigen in unterschiedlicher Ausprägung Schmerzempfindungen. Die Kinder sollen dabei nur ihre jeweilige Schmerzempfindung ankreuzen. Untersuchungen von Pothmann (1984) zeigten, daß Kinder zwischen dem 5. und 7. Lebensjahr allgemein in der Lage waren, auch visuelle Analogskalen zu verwenden. Im Kleinkindalter lassen sich auch durch das Zeichnen von Bildern gute Hinweise auf das subjektive Empfinden des Kindes erhalten.

Die bei Erwachsenen häufig verwendeten *Kopfschmerz- und Schmerzfragebogen* (z.B. McGill-pain-questionaire, MPQ; Hoppe-Skala) können zur kindlichen Schmerzmessung in der Regel nicht verwendet werden. In Anlehnung an den McGill-pain-questionaire wurde von Thompson u. Varni (1986) ein mehrdimensionales Schmerzmeßinstrument für Kinder entwickelt. Der Fragebogen (Pediatric Pain Questionaire), der in Anlehnung an den MPQ entwickelt wurde, erfaßt neben der Schmerzstärke und Lokalisation auch die sensorischen, affektiven und evaluativen Schmerzqualitäten. Der Fragebogen wurde an einer größeren Zahl von Kinder mit rheumatischen Schmerzen meßtheoretisch geprüft.

Für die Messung kindlicher Schmerzen und Kopfschmerzen ist insbesondere das Führen eines kindgerechten *Tagebuches* von besonderer Bedeutung (Lykaitis 1985). Mit Hilfe des Kopfschmerztagebuches läßt sich z.B. eine genauere Einschätzung des Verlaufes der Kopfschmerzen bzw. deren spezifische Eigenart erkennen. Es muß jedoch darauf geachtet werden, daß die Tagebücher möglichst kindgerecht gestaltet sind und auch möglichst zügig vom Kind ausgefüllt werden können. Außerdem empfiehlt es sich, auch ein Elterntagebuch als weitere Verlaufsquelle heranzuziehen. Gegenüber den bereits genannten Schmerzmeßverfahren erlaubt das Führen von Tagebüchern sowohl für die Diagnostik und Therapieplanung als auch für den Therapieverlauf eine gute Einschätzung der Schmerzsymptomatik.

Die Messung der *motorisch-verhaltensmäßigen* Schmerzebene erfolgt vorwiegend aufgrund von Beobachtungsverfahren. Im Kleinkindalter wird sich die Beobachtung vorwiegend auf Schmerzäußerungen sowie Schmerzverhaltensweisen (z.B. Mimik, Gestik, Körperbewegungen) beziehen. Entsprechende Ratingskalen durch Außenbeurteiler (z.B. den Arzt) beziehen sich auf mimische, verbale und grobmotorische Schmerzäußerungen (Pothmann 1988). Die Provokation von motorischem Schmerzverhalten mit Hilfe apparativer Techniken (Tourniquet-Test, Druckalgometrie, elektrische Hautreizung, Zahnpulpareizung), die mit dem Begriff klinische Algesimetrie zusammengefaßt sind, spielen in der kindlichen Schmerzmessung u.a. aus ethischen Gründen keine Rolle.

Thompson u. Varni (1986) schlagen als optimale Schmerzmeßmethodik ein mehrdimensionales Verfahren vor, das folgende Komponenten enthält:
1. Schmerzselbstbeurteilung: Smiley-Analogskala, Schmerzthermometer, Farbteste, Zeichenverfahren und Schmerzfragebogen.
2. Verhaltensbeobachtung, Schmerz- und allgemeines psychosoziales Verhalten.
3. Physiologisch-medizinische Parameter: Analgetikaverbrauch, Muskel-Gelenke-Status, Blutdruck, Puls, Atemfrequenz.
4. Entwicklungstest (z.B. Hamburg-Wechsler-Intelligenztest für Kinder).

Zur Bedeutung psychophysiologischer Messungen am Beispiel des kindlichen Kopfschmerzes

Für einige Autoren sind Belastungen und Streß die wichtigsten auslösenden Faktoren für kindliche Kopfschmerzen (Bille 1984; Hockeday 1984). Untersuchungen von Gerber (1986) und Lykaitis (1985) zeigten, daß insbesondere Kinder im Alter zwischen 7 und 12 Jahren angaben, unter einem stirnbezogenen Kopfschmerz zu leiden (Spannungskopfschmerz), der deutlich belastungs(streß)abhängig war. Obwohl allgemein die Rolle psychischer Streßsituationen bei der Auslösung von Kopfschmerzanfällen auch im Kindesalter akzeptiert wird, fehlen bislang entsprechende psychophysiologische Grundlagenstudien mit Kindern. Im Hinblick auf Verfahren zur Schmerzmessung könnten psychophysiologische Untersuchungen, insbesondere auch aus therapeutischen Überlegungen, wertvolle Hinweise auf schmerzkorrelierende Variablen liefern. Im wesentlichen richtet sich die psychophysiologische Untersuchung auf einen Parameter (z.B. das EMG), der zunächst nur sekundär mit dem tatsächlichen Schmerzgeschehen korrespondiert. Dies bedeutet, daß die in den psychophysiologischen Untersuchungen eingeführten Belastungssituationen nicht per se mit einer Zunahme der Schmerzintensität korrespondieren müssen, jedoch ätiologisch zu einer Veränderung physiologischer Parameter führen sollten. Im folgenden soll über eine eigene psychophysiologische Pilotstudie berichtet werden.

Insgesamt 33 Kopfschmerzkinder im Alter zwischen 10 und 16 Jahren (14 Mädchen, 19 Jungen) wurden in einer psychophysiologischen Studie mit 22 kopfschmerzfreien Kindern im Alter zwischen 9 und 16 Jahren (12 Mädchen, 10 Jungen) verglichen. Als Stressoren wurden u.a. aversive Töne, ein Konzentrationstest (d2-Aufmerksamkeitsbelastungstest), eine Kopfrechenaufgabe sowie ein motorischer Reaktionstest (Wiener Reaktionsgerät) verwendet. Die Stressoren waren durch Pausensequenzen unterbrochen. Zu Beginn und am Ende des Experimentes wurden jeweils Grundlinien (Baseline) abgeleitet. Als psychophysiologisches Maß wurde die elektromyographische Aktivität des M. frontalis und des M. trapezius abgeleitet.

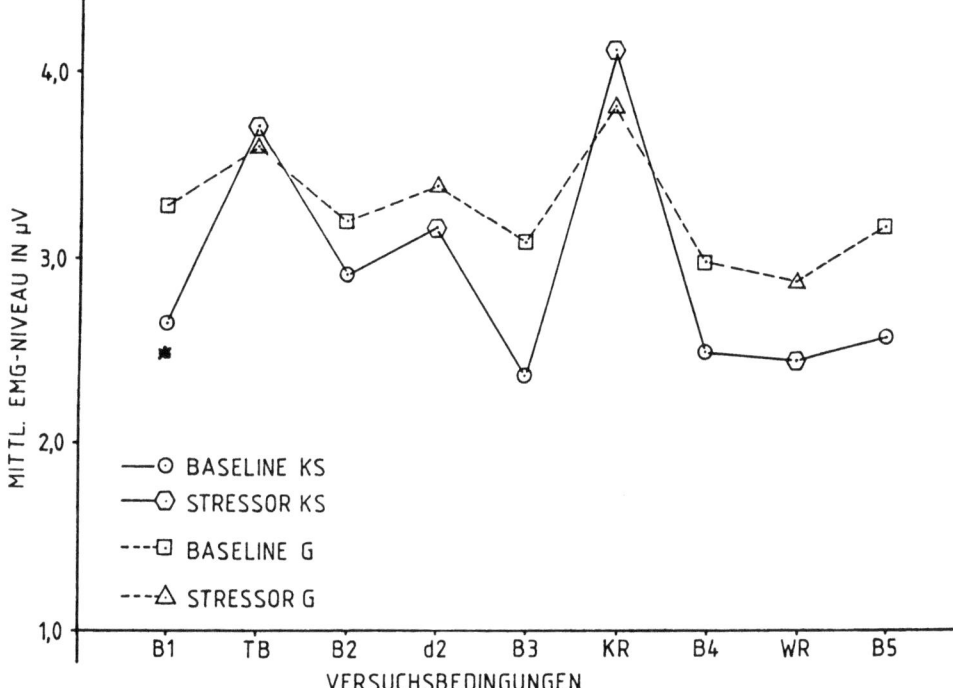

Abb. 1. Durchschnittliche EMG-Reaktion des M. frontalis in den einzelnen Versuchsphasen für Kopfschmerzkinder und gesunde Kinder. *KS* Kopfschmerzkinder, *G* gesunde Kinder; *B1* erste Baseline, *TB* Lärm vom Tonband, *B2–B5* weitere Baselines, *d2* Konzentrationstest, *KR* Kopfrechnen, *WR* Reaktionstest (* $p < 0{,}01$)

Abb. 1 zeigt das mittlere EMG-Niveau des M. frontalis von kopfschmerzkranken Kindern und Gesunden. Dabei zeigt sich, daß ein signifikanter Unterschied zwischen den Gruppen lediglich zur Baseline 1 gegeben ist. Dabei zeigt sich, daß die Kopfschmerzkinder durchweg niedrigere EMG-Werte hatten als die Gesunden. Eine nähere Analyse der Daten zeigte jedoch eine sehr unterschiedliche Reagibilität der beiden Gruppen auf verschiedene Stressoren (Abb. 2). Diese Abbildung zeigt graphisch die Veränderungswerte der beiden Gruppen für die einzelnen Versuchsphasen. Aus dieser Darstellung geht hervor, daß die Kopfschmerzkinder durch die eingesetzten Stressoren stärker erregbar waren als die gesunden Kinder. Dies betrifft insbesondere Lärmeinflüsse sowie kognitive Leistungsanforderungen (Kopfrechnen).

Die nähere Betrachtung verschiedener unabhängiger Variablen, wie Alter und Geschlecht, verdeutlichen, daß erhebliche Altersunterschiede bestehen. So zeigten insbesondere jünger Kinder wesentlich höhere EMG-Niveaus als ältere Kinder. Kinder im Alter zwischen 11;11–13;7 Jahre zeigten eine ausgesprochen starke Reagibilität auf Kopfrechenaufgaben. Sie unterschieden sich hierbei signifikant von Kindern gleichen Alters, die keine Kopfschmerzen hatten. Mädchen zeigten ebenfalls durchweg höhere EMG-Niveaus als Jungen. Mädchen mit Kopf-

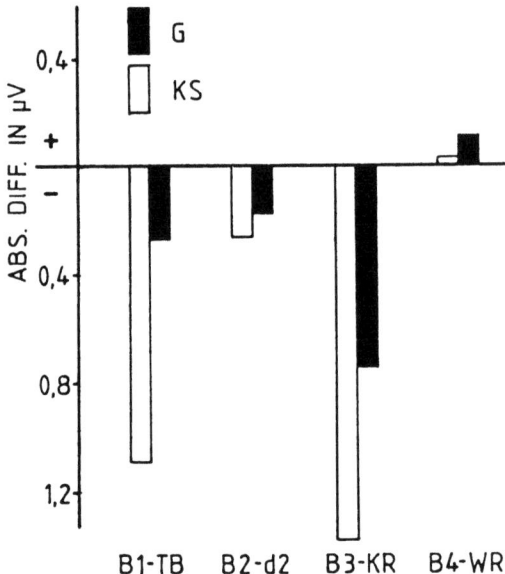

Abb. 2. Mittlere absolute Differenzwerte zwischen jedem Stressor und der jeweiligen vorangegangenen Baseline. *KS* Kopfschmerzkinder, *G* gesunde Kinder, *B* Baseline, *TB* Tonband, *d2* Konzentrationstest, *KR* Kopfrechnen, *WR* Reaktionstest

schmerzen zeigten insbesondere bei motorischen Aufgabenstellungen signifikant höhere EMG-Niveaus als die gesunde Vergleichsgruppe und die Gesamtgruppe. Die psychophysiologische Untersuchung erbrachte im wesentlichen keine eindeutige Bestätigung der Annahme einer erhöhten elektromyographischen Aktivität bei Kopfschmerzkindern gegenüber Gesunden. Auch zeigte sich keine Korrelation zwischen dem Ausmaß der Schmerzen und der EMG-Aktivität. Lediglich für verschiedene Altersgruppen sowie für das weibliche Geschlecht ergaben sich bei bestimmten Stressoren signifikante Unterschiede zu Gesunden. Mädchen zeigten eine höhere Streßreagibilität im Hinblick auf motorische Leistungstests im Alter zwischen 11 und 13 Jahren sowie beim Kopfrechnen höhere EMG-Werte. Die psychophysiologische Untersuchung kann somit nicht generell bei Kindern mit Kopfschmerzen erhöhte EMG-Werte erwarten lassen. Trotzdem scheint der Einsatz dieser Methode für die Frage einer Indikation von Entspannungstechniken und/oder Biofeedbacktherapie angezeigt. So könnten etwa jene Kinder mit erhöhten EMG-Werten einer Entspannungstherapie, Biofeedbacktherapie oder einem Streßbewältigungstraining zugeleitet werden. Es ist jedoch nicht davon auszugehen, daß die vom Kind benannten Schmerzlokalisationen per se mit einer entsprechend erhöhten EMG-Aktivität korrespondieren.

Die klinische Schmerzmeßmethodik kann insbesondere bei Kleinkindern bis zum Alter von 7 Jahren nur globale Bewertungen der Intensität und des Ausmaßes des Kopfschmerzsymptoms des Kindes geben. Erst bei fortgeschrittener Entwicklungsreifung und im Schulalter lassen sich etwas detailliertere Angaben über das Schmerzerleben von Kindern erhalten. Die Fremdanamnese der Eltern sollte bei der Bewertung des kindlichen Schmerzes nicht überbewertet werden. Wir konnten feststellen, daß die Angaben von Eltern in einem Kopfschmerztagebuch mit den Angaben des Kindes in dem von ihm selbst geführten Tagebuch nur mäßig korrelierten. Es zeigte sich in unseren Untersuchungen, daß Eltern häufig das Ausmaß und die Intensität des kindlichen Kopfschmerzes eher unterschätzen und gelegentlich sogar bagatellisieren.

Die systematische Erfassung des kindlichen Kopfschmerzes ist für die Diagnostik und Therapieplanung von entscheidender Bedeutung. Aus diesem Grunde sind eindimensionale Schmerzmeßverfahren (z.B Einmalbefragung) wenig geeignet. Mehrdimensionale Schmerzmeßverfahren im Sinne von Thompson u. Varni (1986) und auch gegebenenfalls die Einbeziehung psychophysiologischer Meßmethoden sind besonders indiziert.

Literatur

Bille B (1962) Migraine in school children. Acta Pediatr Scand 51(136):13–15
Bille B (1984) Migräne bei Kindern. MMW 126:1149–1151
Birbaumer N (1984) Psychologische Analyse und Behandlung von Schmerzzuständen. In: Zimmermann M, Handwerker O (Hrsg) Schmerz. Springer, Berlin Heidelberg New York Tokyo
Del-Bene E (1982) Multiple aspects of headache risk in children. In: Critchley M, Friedman AP, Gorini S, Sicuteri F (eds) Advances in Neurology, vol 33
Egermark-Eriksson J (1982) Prevalence of headache in swedish schoolchildren. A questionaire survey. Acta Paediatr Scand 71:135
Eggers C (1984) Der Kopfschmerz im Kindesalter. MMW 126:1930–1935
Eland HM, Anderson JE (1977) The experience of pain in children. In: Jacox AK (ed) Pain: A source book for nurses and other health professionals. Little, Brown, Boston
Gerber WD (1986) Verhaltensmedizin der Migräne. Edition Medizin, Weinheim
Gerber WD (1988) Verhaltenspädiatrische Aspekte der Migräne. In: Pothmann R (1988) (Hrsg) Chronische Schmerzen im Kindesalter. Hippokrates, Stuttgart
Hockeday JM (1984) Behandlung der Migräne im Kindesalter. MMW 126:1152–1153
Krupp GR, Friedman AP (1953) Migraine in children. Am J Dis Child 85:5–9
Lykaitis M (1985) Migräne im Kindesalter. Peter Lang, Frankfurt
Pothmann R (1984) Comparison of the visual analog scale (VAS) and a smiley analog scale (SAS) for the evaluation of pain in children. Proceedings Pain World Congress, Seattle. Raven Press, New York
Pothmann R (1988) Klinische Schmerzmessung. In: Pothmann R (Hrsg) Chronische Schmerzen im Kindesalter. Hippokrates, Stuttgart
Thompson KL, Varni JW (1986) A developmental cognitive-behavioral approach to pediatric pain assessment. Pain 25:283–296
Wallenstein SL (1984) Scaling clinical pain and pain relief. In: Bromm B (ed) Pain measurement in man. Neurophysiological correlates of pain. Elsevier, Amsterdam

Migräne

Pathophysiologische Aspekte der Migräne

K.-H. Grotemeyer, I. W. Husstedt, H. P. Schlake

Vorbemerkungen

Die vielfältigen Hypothesen zur Migräne (Amery 1984; Bakal 1975; Bes et al. 1986; Biggs u. Johnson 1984; Berde u. Fanchamps 1975; Bruyn 1984; Heyck 1982; Sargent et al. 1973; Saxena 1978; Wolff 1980) ergeben ein komplexes Bild der möglichen Pathophysiologie einer oder „der" Migräne. Eine Entscheidung bezüglich der Wertigkeit nachgewiesener Störungen im Rahmen der Pathophysiologie erscheint zunächst nicht möglich. Es stellt sich aus klinischer Sicht daher die Frage, ob die gemeine, die klassische Migräne und die „migraine accompagnée" unterschiedliche Krankheitsbilder darstellen (Hatchinski 1985; Olesen 1981b; Dalessio 1985; Wilkinson u. Blau 1985) oder ob sie als klinischer Ausdruck unterschiedlich schwerer Störungen bei einer im Grunde einheitlichen Pathophysiologie aufzufassen sind (Heyck 1956; Wolff 1980).
Klinische Beobachtungen lassen je nach Typ der Migräne zwei oder drei Phasen unterscheiden. Die gemeine Migräne ist durch die Vorphase und Schmerzphase gekennzeichnet, während bei der klassischen und komplizierten Migräne die Aura als dritte Phase zwischen der Vorphase und der Schmerzphase zu beobachten ist. Tabelle 1 zeigt schematisch die Phasen der verschiedenen Migräneformen.
In allen Phasen der Migräneattacke zeigen sich klinische Symptome, die auf eine Störung in den Bereichen des vegetativen Nervensystems und (auch) des Affektes hinweisen.

Tabelle 1. Abfolge klinischer Symptome bei verschiedenen Formen der Migräne (*A* Symptome aus dem affektiven Bereich, *V* Symptome aus dem vegetativen Bereich, *S* Skotom, *F* fokal neurologische Symptome, *Sch* Schmerz). (Aus Grotemeyer et al. 1988a)

Phase	Dauer	Gemeine Migräne	Klassische Migräne	Komplizierte Migräne
Vorphase	24–28 h	A, V	A, V	A, V
Aura	−0,5 h	–	A, V, S	A, V, F
Schmerzphase	6–18 h	A, V, Sch	A, V, Sch	A, V, (F), Sch

Die Vorphase „der Migräne" (Wilkinson 1986) ist klinisch geprägt von Symptomen wie Durst- oder Hungergefühl, Flüssigkeitsretention, viszerale Dilatation und Obstipation, gesteigerte oder verminderte Vigilanz, rastlose Aktivität, Schläfrigkeit, Depression, Euphorie – in seltenen Fällen können auch psychotische Episoden beobachtet werden.
In der Aura sind ähnliche Symptome zu beobachten. In der Schmerzphase finden sich auch Symptome wie Gesichtsblässe, Gesichtsrötung, kühle zyanotische Extremitäten, flacher Puls, Verstopftsein der Nase, vermehrte Schweißabsonde-

Tabelle 2. Mögliche Kontrollsysteme der zerebralen Perfusion

Schaltkreis	Kerngebiet
Noradrenerges System	Locus coeruleus
Dopaminerges System	nigrostriatales und mesolimbisches System
Serotoninerges System	Nucleus raphe
Cholinerges System	N. basalis Meynert

rung, Übelkeit, Erbrechen, Obstipation, Diarrhoe, Flüssigkeitsretention, vermehrte Diurese, Apathie und Depression.

Diese Symptome weisen auf Störungen im Bereich der vegetativen, endokrinen und affektiven Repräsentation hin.

Diese Gebiete werden durch unterschiedliche Neurotransmitter (Auer 1986; Baumbach et al. 1984, 1986; Bruyn 1982; Edvinsson et al. 1983; Itakura 1986; Kelly 1984; Lee 1986; McCulloch 1984; Owman et al. 1984; Sercombe et al. 1984; Sercombe u. Verrecchia 1986; Skinhoj u. Paulson 1969) charakterisiert (Tabelle 2). – Es ist somit vorstellbar, daß die klinischen Symptome Folgen einer Störung in der Neurotransmission und/oder des Stoffwechsels der Neurotransmitter und der Empfindlichkeit der Rezeptoren sein könnten.

Zerebrale Perfusion und Migräne

In der Auraphase finden sich bei der klassischen Migräne Flimmerskotome, bei der komplizierten Migräne oder Migraine accompagnée finden sich neurologische Herdsymptome unterschiedlicher Intensität wie z.B. Hemiplegie, motorische Aphasie, Hemihypästhesie. Der plötzliche Beginn der Symptome und ihr meist schnelles Abklingen ohne nachhaltige Ausfälle ließ bereits früh an Durchblutungsstörungen denken (Edmeads 1977).

Die Frage der zerebralen Perfusionsänderung während der Migräne ist in den letzten Jahren mittels Radioisotopen häufig nachgegangen worden (Edmeads 1977; Lauritzen et al. 1983; Lauritzen u. Olsen 1984; Marshall 1978; Norris 1975; Olesen et al. 1981a, 1982; Olsen et al. 1987) (Tabelle 3). Hier zeigt sich eine gewisse Übereinstimmung mit dem klassischen vaskulären Modell der Migräne (Heyck 1956; Wolf 1980).

Nur wenige experimentelle Untersuchungen befassen sich mit dem beschwerdefreien Intervall der Migräne. Insgesamt ergeben sich hier unauffällige Perfusionsverhältnisse (Sakai u. Meyer 1978; Simrad u. Pauson 1973). Lediglich Lauritzen u. Olesen (1984) berichten über einen minderperfundierten Bereich in der Inselregion 1 Woche nach Ausklingen einer Migräneattacke. In einer Pilotstudie mit ^{123}J-Amphetamin fanden wir lediglich bei einem von 5 Patienten mit vorwiegend klassischen Migräneanfällen eine intrakranielle Perfusionsunregelmäßigkeit. Hingegen fand sich eine solche Störung bei allen Patienten mit einer komplizierten Migräne (Schlake et al. 1987).

Tabelle 3. Besonderheiten der zerebralen Perfusion während eines Migräneanfalles

Jahr	Autor	Aura	Schmerzpatient
1969	Skinhoj	(−)	∕.
1971	O'Brian	(−)	∕.
1973	Skinhoj	(−)	(+)
1973	Simrad	CO_2-Regulation fehlt	
1975	Norris	(−)	(+)
1976	Mathew	(+)	(+)
1977	Edmeads	(+)(−)	∕.
1978	Sakai	∕.	(+)
1973	Simrad	CO_2-Regulation fehlt	
1981a	Olesen	∕.	(+)(−)
1983	Lauritzen	(−)	(−)
1987	Olesen	Ischämie	∕.

(+) vermehrter Blutfluß; (−) verminderter Blutfluß; ∕. keine Angaben

Diese Befunde lassen vermuten, daß bei der Migräne, insbesondere der komplizierten Migräne, bereits im Intervall Perfusionsstörungen vorhanden sein könnten. Diese wiederum könnten durch exogene oder endogene Faktoren im Rahmen einer Migräneattacke exazerbieren.

Nach heutigem Wissen ist die Regulation zerebraler Gefäße ein komplexes Geschehen. Alle der obengenannten Neurotransmitter (Tabelle 2), und wahrscheinlich noch weitere (Sercombe et al. 1984), sind hier beteiligt. Die hohen Anforderungen, die an dieses System gestellt werden, lassen sich daraus erkennen, daß das nur 2% des Körpergewichtes ausmachende Gehirn mit 15% des Herzminutenvolumens versorgt wird (Lübbers 1972). Dies sind 750 ml/min bei einem Fassungsvermögen des gesamten zerebralen Systems von nur 130 ml (Nylin et al. 1961). Mit dieser verfügbaren Blutmenge müssen alle Neurone ausreichend mit O_2 und Nährstoffen, vorwiegend Glukose, versorgt werden. Die elektrische Aktivität bricht bereits nach 10 s dauerndem O_2-Mangel zusammen. Die Überlebenszeit der Nervenzelle ohne Glukose beträgt 10 min (Mumenthaler 1986). Zwischen der maximalen und der geringsten noch mit dem Leben einer Nervenzelle zu vereinbarenden Perfusion sind viele unterschiedliche Größen der Perfusion denkbar. Neuere PET-Untersuchungen unterstreichen gerade diese fein abgestufte Funktion der Autoregulation, hier zeigt sich nur in gerade beanspruchten Gehirnbezirken eine deutliche Hyperfusion (Heiss et al. 1985).

Damit eine solche Perfusion möglich ist, wird der wesentliche Widerstand der Gefäße der zerebralen Autoregulation nicht im Kapillargebiet, wie z.B. im Muskel (Fronek u. Zwiefach 1975), sondern im Bereich der großen Gefäße, d.h. der Gefäße über 200 μm Durchmesser, ausgeübt (Kontos et al. 1978). Maßgeblich ist an dieser Regulation das noradrenerge System beteiligt (Auer 1986; Silverberg 1986; Reis 1984). Es ist einerseits einseitig organisiert, und es ist sogar der CO_2-Regulation der Gefäße übergeordnet (Baumbach u. Heistad 1983). Bereits 1973 beobachteten Simrad u. Pauson, daß im Migräneanfall eine CO_2-Regulation der zerebralen Gefäße offensichtlich unmöglich ist.

Experimentell konnte gezeigt werden, daß dieses noradrenerge System bei Stimulation in den großen Gefäßen eine Vasokonstriktion, in den kleinen Gefäßen aber eine Vasodilatation auslöst (Busija u. Heistadt 1984). Aber auch 5HT nimmt an der zerebralen Gefäßregulation teil (Edvinsson et al. 1983). Bei In-vivo-Studien zeigt sich an der A. carotis interna eine deutliche Vasokonstriktion (Grimson et al. 1969; Lance et al. 1978; Saxena 1972; Saxena u. de Vlaam-Schluter 1974; Spira et al. 1978), während im Bereich der A. carotis externa sowohl eine Zunahme (Saxena 1972; Saxena u. de Vlaam-Schluter 1974) als auch eine Abnahme (Mena u. Vidrio 1979; Vidrio u. Hong 1976) des Blutflusses beobachtet wurde. Allerdings ergab sich auch, daß Gefäßsegmente des gleichen Gefäßstammes unterschiedlich reagierten (Harper u. McKenzie 1977; Vanhoutte u. Cohen 1983). Weiterhin zeigte sich, daß die Wirkung von 5-HT nicht nur vom sympathischen Gefäßtonus abhängig ist (Vanhoutte 1978), sondern auch, daß geringe Mengen Serotonin eine Gefäßerweiterung durch Blockierung noradrenerger Gefäßrezeptoren bewirken, in höheren Konzentrationen diese aber stimulieren und eine Vasokonstriktion bewirken (Vanhoutte u. Cohen 1983).

In Übereinstimmung mit der halbseitigen Organisation des sympathischen Systems (Kontos et al. 1978) kommt es zumindest zu Beginn einer Migräneattacke in den meisten Fällen zu einer „typischen" halbseitigen Symptomatik (Olesen 1978).

Thrombozytenfunktion und Migräne

Eine Unterstützung dieser neuronal-vaskulär ausgerichteten Vorstellung zur Pathophysiologie ergibt sich aus den Ergebnissen der Untersuchungen an Thrombozyten bei Migränepatienten. Bei Patienten mit transitorisch-ischämischen Attacken kommt es im Rahmen der Ischämie zu einer vorübergehenden Steigerung der Plättchenreaktivität (Abb. 1). Ähnliche Phänomene lassen sich auch im

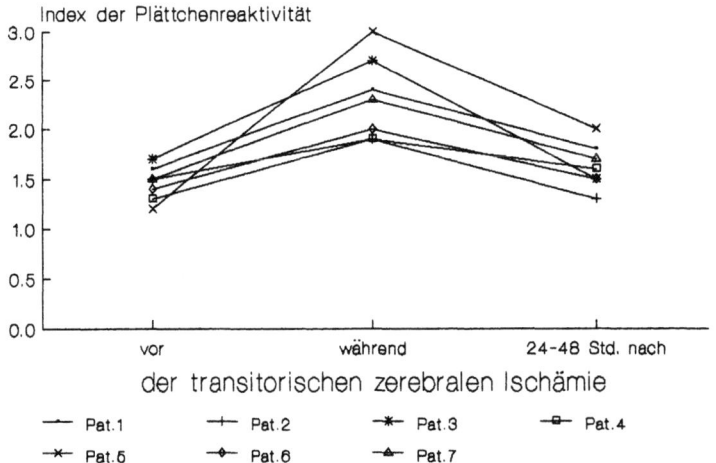

Abb. 1. Veränderung der Plättchenfunktion im Rahmen einer TIA. (Aus Grotemeyer 1988)

Pathophysiologische Aspekte der Migräne 39

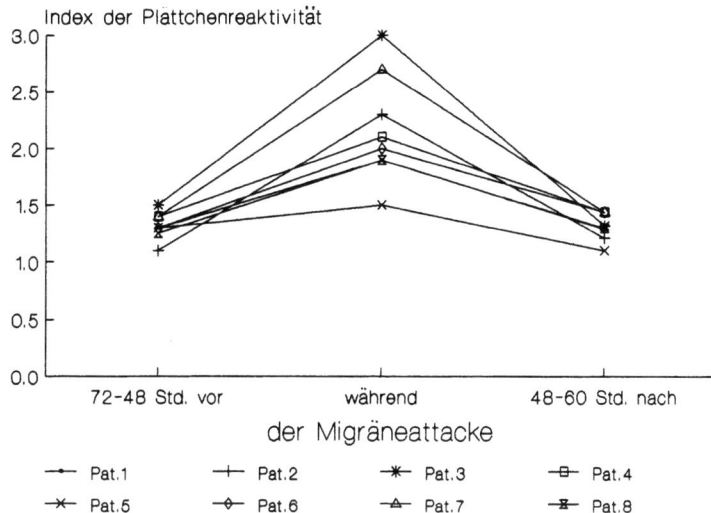

Abb. 2. Veränderung der Plättchenfunktion während einer Migräneattacke. (Aus Grotemeyer 1988)

Rahmen einer Migräneattacke beobachten (Abb. 2). Dies könnte bedeuten, daß in beiden Fällen eine Ischämie Ursache dieser Veränderung ist.

Die Veränderung der Thrombozytenfunktion im Intervall bei Migränepatienten ist weitgehend akzeptiert (Butinelli et al. 1985; Couch u. Hassanein 1977; Deshmukh u. Harper 1971; Gawel et al. 1979; Hannington et al. 1981; Jones et al. 1982). Eigene Untersuchungen (Abb. 3) (Grotemeyer 1988) zeigen, daß bezüglich der Plättchenreaktivität im Intervall geringere Werte als im Akutstadium erreicht werden und daß deutliche Unterschiede zwischen gemeiner, klassischer und komplizierter Migräne bestehen.

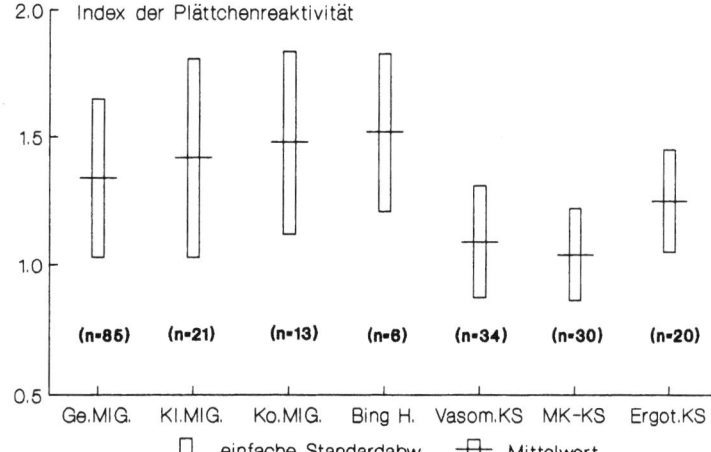

Abb. 3. Plättchenfunktion und Migränekopfschmerz im Intervall (Aus Grotemeyer 1988). *Ge.MIG* gemeine Migräne; *Kl.MIG* klassische Migräne; *Ko.MIG* komplizierte Migräne; *Bing H.* Bing-Horton-Syndrom; *Vasom.KS* vasomotorischer Kopfschmerz; (Cephalalgia vasomotorica Bing); *MK-KS* Muskelkontraktions-Kopfschmerz; *Ergot-KS* Ergotamin-Kopfschmerz

Aber nicht nur die Veränderung der Plättchenreaktivität, sondern auch die Veränderung des Serotonins hat Eingang in die Hypothese einer Pathophysiologie der Migräne gefunden (Anthony et al. 1969). Der 5HT-Anstieg im Plasma wird offensichtlich durch eine Veränderung der Thrombozyten im Zusammenhang mit der Migräneattacke bewirkt. Verantwortlich werden für diese Veränderung Plasmafaktoren (Bruyn 1982; Mück-Seler et al. 1982) gemacht, die sogar auch gesunde Thrombozyten aktivieren (Rolf 1983), aber im migränefreien Intervall nicht nachweisbar sein sollen. Dieses könnte wiederum auch bedeuten, daß sie den Thrombozyten selbst entstammen, die bei einer Aktivierung ihre selbst wieder plättchenaktivierenden Inhaltsstoffe freisetzen (White 1984). Eine sekundäre Aktivierung der Plättchen durch eine Perfusionsstörung erscheint möglich, zumal für zerebrale Ischämien wiederum bekannt ist, daß in den ischämischen Bereichen vermehrt radioaktiv markiertes Serotonin aus den Plättchen freigesetzt wird (Dougherty et al. 1981). Unterstützt wird eine solche Interpretation durch die Tatsache, daß die Plättchen wie die Nervenzellen nur durch Glukose und O_2 (Schneider et al. 1978) ihren sehr hohen Energiemetabolismus decken (Akkermann u. Verhoeven 1986). Dieser wiederum wird zum großen Teil zur Aufnahme und Einlagerung von Serotonin gegen ein sehr hohes Konzentrationsgefälle eingesetzt (Pletscher u. Laubscher 1980). – Damit wären die Phänomene der Plättchenreaktivität im Anfall und die Dynamik der Serotoninfreisetzung im Anfall ein unterschiedliches laborchemisch faßbares Phänomen einer Plättchenirritation.

Aus diesen Ergebnissen des 5HT-Anstieges im Rahmen des Migräneanfalls wurde letztlich geschlossen, daß eine Freisetzung von 5HT aus den Thrombozyten zu einer Erhöhung des freien Plasmaspiegels an 5HT führt, mit der Folge der Vasokonstriktion und dem Abbau des freien 5HT durch Monoaminoxidase, womit ein Mangel dieses Amins eintritt, verbunden mit einer Dilatation der Gefäße und einer Erhöhung der Permeabilität der Gefäße und der Entstehung einer sterilen Entzündung (Dalessio 1976), die ihrerseits wiederum ein Substrat des Migränekopfschmerzes darstellen könnte.

Modellhaft denkbar bleibt eine primäre Instabilität der zerebralen – transmittergesteuerten – Autoregulation mit sekundärer Involvierung der Thrombozyten. Mit einer solchen Annahme lassen sich die Ergebnisse der Perfusionsuntersuchungen im Intervall und die erhöhte Plättchenreaktivität im Intervall erklären (Abb. 4).

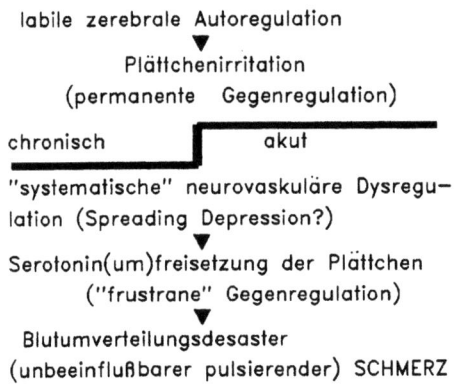

Abb. 4. Zerebrale Autoregulation und Plättchenfunktion im Rahmen des Migränegeschehens. (Aus Grotemeyer 1988)

Über eine exogen oder endogen mitverursachte Dekompensation dieses Systems wäre dann nicht nur die vermehrte Aktivierung der Thrombozyten im Anfall, sondern auch das Perfusionsdesaster in der Schmerzphase zu erklären, wobei dem Plättchenserotonin möglicherweise die Rolle eines humoralen Neuromodulators (Vidrio u. Hong 1976) zukäme (Abb. 5).
Mit einer solchen Hypothese lassen sich die Häufung der Migräne bei Frauen (Gerber et al. 1987), z.B. über die bekannten 5- HT-Rezeptorenschwankungen (Peters et al. 1980) − in Abhängigkeit vom Zyklus −, die an den Plättchen nachgewiesen wurden, z.B. ebensogut wie das häufigere Vorkommen der Migräne bei Kindern (Bille 1982) erklären.
Selbst die psychophysiologischen Modellvorstellungen zur Migräne (Gerber 1986; Knapp 1983) lassen sich mit dieser um die Neurotransmission erweiterten vaskulären Hypothese der Migräne in Einklang bringen.

Migränepathophysiologie und Migränetherapeutika

Beispielhaft sei hier die Wirkung der Akutmedikation genannt. Ergotamin wirkt als Serotoninagonist (Soyka 1984) „gefäßstabilisierend". Ist der Anfall aber fortgeschritten, wirkt Ergotamin nicht mehr − möglicherweise, weil in einem „Regulationsdesaster" keine Valenzen zur Stabilisierung des Systems mehr bestehen.
Die in der Migräne wirksamen „Analgetika" sind zugleich auch „Antipyretika". Antipyretika beeinflussen den Prostaglandinstoffwechselweg (Brune 1980). Aber nur die Substanzen, die den Prostaglandin-, nicht aber den Leukotrienabbauweg hemmen (Azetylsalizylsäure, Paracetamol), sind im Gegensatz zu Indometacin, das beide Stoffwechselwege hemmt, oder auch Kortison, das bereits in die Arachidonsäurebereitstellung eingreift, migränewirksam. Leukotriene entstehen vermehrt, wenn der Prostaglandinweg gehemmt wird (Engineer et al. 1978; Marcus 1978), sie sind stark gefäßwirksame Substanzen (Granström 1983). Damit wäre wiederum erklärbar, warum auch diese Substanzen nur zu Beginn eines Migräneanfalles Schmerz „lindern" und auch warum andere nieder- wie auch hochpotente zentralwirksame Analgetika − z.B. Morphinabkömmlinge − bei der Migräne letztlich unwirksam bleiben.
Auch die Migräneprophylaxe könnte unter Berücksichtigung der hier vorgestellten Hypothese ableitbar werden. Geht man von der Hypothese der labilen zerebralen Autoregulation aus, dann muß es möglich sein, das Katecholaminsystem, aber auch das Serotoninsystem, zu beeinflussen. Ferner müßte es möglich sein, den Serotoninspender, die Thrombozyten, zu stabilisieren und damit eine vermehrte Stabilität des Systems zu erreichen. Hier könnte z.B. die Aspirinprophylaxe in der Migräne anzusiedeln sein (Grotemeyer et al. 1984).
Der nächste Schritt, der sich ergäbe, wäre eine Antagonisierung, d.h. Blockierung der Serotoninrezeptoren, was auch als therapeutisches Konzept bisher in die Migräne eingegangen ist (Soyka 1984).
Der möglicherweise günstigste eingreifende Schritt wäre eine Stabilisierung des Katecholaminsystems, z.B. durch eine Veränderung der Rezeptorendichte. Solche Veränderungen einer sog. UP-Regulation mit Beta-Blockern ohne ISA an den Rezeptoren sind bereits beschrieben (Lima u. Turner 1983; Turner 1984) und

würden auch gut erklären, warum Beta-Blocker akut im Migräneanfall keine Effektivität zeigen, wohl aber nach langfristiger, hochdosierter Einnahme eine Migräneprophylaxe bewirken. Weiterhin wäre damit zu erklären, daß nach Absetzen der Beta-Blocker noch für eine gewisse Zeit eine migräneprophylaktische Wirkung stabil bleibt. Die weitgehende Normalisierung der Thrombozytenfunktion unter Metoprolol wie auch unter Flunarizin im Migräneintervall (Grotemeyer et al. 1988) mag eine solche Interpretation unterstreichen. Weder Metoprolol noch Flunarizin sind nämlich wie Azetylsalizylsäure primäre Aggregationshemmer.

Letztlich würde dieses bedeuten, daß Migräne keine Thrombozytenfunktionskrankheit ist, sondern die Thrombozyten „sekundär" mit in das Geschehen einbezogen werden. Damit steht dann nicht mehr so sehr der „Migräneanfall", sondern die Migränekrankheit als „funktionelle Schwäche" der zerebralen Autoregulation im Vordergrund des therapeutischen Handelns.

Literatur

Akkermann JWN, Verhoeven JM (1986) Energy metabolism and function. In: Homsen H (ed) Platelet responses and metabolisms, vol III. CRC Press, Florida, p 69

Amery WK (1984) Cerebral hypoxia and migraine. In: Amery WK, Van Nueten JM, Wauquir A (eds) The pharmacological basis of migraine therapy. Pitman, London, p 118

Anthony M, Hinterberger H, Lance JW (1969) The possible relationship of serotonin in the migraine syndrom. Res Clin Stud Headache 2:29

Auer LM (1986) Sympathetic control of pial vessels under in vivo conditions. In: Owman C, Hardebo JE (eds) Neural regulation of brain circulation. Elsevier, New York, p 497

Bakal DA (1975) Headache: A biopsychological perspective. Psycholog Bull 82(3):369

Baumbach GL, Heistad DD (1983) Effects of sympathetic stimulation and changes in arterial pressure on segmental resistance of cerebral vessels in rabbits and cats. Circ Res 52:527

Baumbach G, Busija D, Werber A, Heistad D (1984) Role of autonomic innervation in modification of cerebral vascular responses. In: MacKenzie ET et al. (eds) L.E.R.S., vol 2. Raven, New York, p 53

Baumbach GL, Mayhan WG, Heistad DD (1986) Protective effects of sympathetic nerves during hypertension. In: Owman C, Hardebo JE (eds) Neural regulation of brain circulation. Elsevier, New York, p 607

Berde B, Fanchamps A (1975) Bedeutung humoraler Mediatoren für Pathogenese und Behandlung der Migräne. MMW 117:1489

Bes A et al. (1986) Dopamin and migraine. In: MacKenzie ET et al. (eds) L.E.R.S., vol 2. Raven, New York, p 157

Biggs MJ, Johnson ES (1984) The autonomic nervous system and migraine pathogenesis. In: Amery WK, Van Nueten JM, Wauquier A (eds) The pharmacological basis of migraine therapy. Pitman, London, p 99

Bille B (1982) Migraine in children and its prognosis. Cephalalgia 1(2):71

Brune K (1980) Periphere Wirkung von Analgetika − Implikationen für die Schmerztherapie. In: Kocher R, Gross D, Kaeser HE (Hrsg) Nacken-Schulter-Arm-Syndrom. G. Fischer, Stuttgart

Bruyn GW (1982) Cerebral cortex and migraine. In: Critchley M et al. (eds) Advances in neurology, vol 33. Raven Press, New York, p 151

Bruyn GW (1984) The pathomechanism of migraine as basis for pharmacotherapy − A clinician's epilogue. In: Amery WK, Van Nueten JM, Wauquier A (eds) The pharmacological basis of migraine therapy. Pitman, London, p 297

Busija DW, Heistad DD (1984) Effects of unilateral and bilateral activation of sympathetic nerves on cerebral blood flow during hypercapnia. J Physiol (Lond) 347:35

Butinelli C, Lazarro MP, Lenzi GL, Paolucci ST, Principe M (1985) Correlation between migraine and circulation platelet aggregates. Cephalalgia 2:87

Couch JR, Hassanein RS (1976) Platelet hyperaggregability in migraine and relation of aggregability to clinical aspects of migraine. Neurology 26:348

Couch JR, Hassanein RS (1977) Platelet hyperaggregability in migraine. Neurology 27:843

Dalessio DJ (1976) The relationship of vasoactive substances to vascular permeability and their role in migraine. Res Clin Stud Headache 4:76

Dalessio DJ (1985) Is there a difference between classic and common migraine? Arch Neurol 42:275

Deshmukh VD, Harper AM (1971) Effect of serotonin on cerebral blood flow and external carotid artery in the baboon. In: Russel RWR (ed) Brain and blood flow. Pitman, London, p 136

Dougherty JH, Levy ED, Weksler BB (1981) Gesteigerte Blutplättchenfunktion bei cerebraler Ischämie. In: Breddin HK, Loew K, Überla K, Dorndorf W, Marx R (eds) Prophylaxe venöser, peripherer, kardialer und zerebraler Gefäßkrankheiten mit Acetylsalicylsäure. Schattauer, Stuttgart, p 143

Edmeads J (1977) Cerebral blood flow in migraine. Headache 17:148

Edvinsson L, Degeurce A, Duverger D, MacKenzie ET, Scratton B, Uddman R (1983) Coubling between cerebral blood flow and metabolism. A role for serotonin. In: MacKenzie ET et al. (ed) L.E.R.S., vol 2. Raven, New York, p 121

Engineer DM, Niederhauser U, Pieper PJ, Sirois P (1978) Release of mediators of anaphylaxis: Inhibition of prostaglandin synthesis and the inhibition of release of slow reacting substance of anaphylaxis and histamine. Br J Pharmacol 62:61

Fronek K, Zwiefach BW (1975) Microvascular pressure distribution in skeletal muscle and effect of vasodilatation. Am J Physiol 228:791

Gawel M, Burkitt M, Rose FC (1979) The platelet release reaction during migraine attacks. Headache 19:323

Gerber WD (1986) Verhaltensmedizin der Migräne. In: Dahme B, Koch U, Pöppel E (Hrsg) Psychologie der Medizin. Edition Medizin, VCH, Weinheim

Gerber WD, Diener HC, Scholz E (1987) Migräne in Forschung und Praxis. Edition Medizin, VCH, Weinheim, p 13

Granström E (1983) Biochemistry of prostaglandins thromboxanes and leucotrienes. In: Bonica J et al. (eds) Advances in pain research and therapy, vol 5. Raven Press, New York

Grimson BS, Robinson SC, Danford EI, Tindall GT, Greefield JC jr (1969) Effect of serotonin in internal and external carotid artery blood flow in the baboon. Am J Physiol 216:55

Grotemeyer KH (1988) Thrombozytenfunktion bei neurologischen Erkrankungen. Springer, Berlin Heidelberg New York Tokyo

Grotemeyer KH, Brune GG (1988a) Die Pathophysiologie der Migräne. In: Soyka D (Hrsg) Chronische Kopfschmerzen. Fischer, Stuttgart

Grotemeyer KH, Brune GG (1988b) Klinik und Differentialdiagnose des idiopathischen Kopfschmerzes. In: Grotemeyer KH, Brune GG (Hrsg) Der Migränekopfschmerz. Arcis, München

Grotemeyer KH, Husstedt IW, Schlake HP (1988) Platelet-function under migraine prophylaxis with metoprolol and flunarizin. Neurology 235:S74

Grotemeyer KH, Viand R, Beykirch K (1983) Thrombozytenfunktion bei vasomotorischem Kopfschmerz und Migränekopfschmerz. Dtsch Med Wochenschr 108:775

Grotemeyer KH, Viand R, Beykirch K (1984) Klinische und laborchemische Ergebnisse zur Prophylaxe der Migräne mit Azetylsalizylsäure. Med Welt 35:762

Hannington E, Jones RJ, Amess JAL, Wachowitz B (1981) Migraine: A platelet disorder. Lancet II:720

Harper AM, McKenzie ET (1977) Effects of 5-hydroxytryptamin on pial arteriolar calibre in anaesthetisized cats. J Am Physiol 271:735

Hatchinski V (1985) Common and classic migraine – one or two entities? Arch Neurol 42:277

Heiss WD, Beil C, Herholz K, Pawik G, Wagner R, Wienhard K (1985) Atlas der Positronen-Emissions-Tomographie des Gehirns. Springer, Berlin Heidelberg New York Tokyo

Heyck H (1956) Neue Beiträge zur Klinik und Pathogenese der Migräne. Thieme, Stuttgart

Heyck H (1982) Der Kopfschmerz, 5. Aufl. Thieme, Stuttgart

Itakura T (1986) Aminergic innervation of the cerebral veins shown by catecholamine histofluorescence, DBH immunohistochemistry, and electron microscopy. In: Owman C, Hardebo JE (eds) Neural regulation of brain circulation. Elsevier, New York, p 451

Jones RJ, Forsyte AM, Amess JAL (1982) Platelet aggregation in migraine patients during headache free intervall. In: Critchley M, Friedman AP, Gorini S, Sicuteri F (eds) Advances in neurology, vol 33. Raven, New York, p 275

Kelly PAT (1984) GABAergic influences on cerebral tissue perfusion. In: MacKenzie et al. (eds) L.E.R.S., vol 2. Raven, New York, p 175

Knapp TW (1983) Migräne. I: Symptomatologie und Ätiologie. Beltz, Weinheim

Kontos HA, Wei EP, Navari RM, Levasseur JE, Rosenblum WI, Patterson JL (1978) Responses of cerebral arteries and arterioles to acute hypotension and hypertension. Am J Physiol 234:H371–H383

Lance JW, Spira PJ, Lord GDA, Duckworth JW (1978) Evaluation of drugs applicable to treatment of migraine in cranial circulation of the monkey. Res Clin Stud Headache 21:13

Lauritzen M, Olsen J (1984) Regional cerebral blood flow during migraine attacks by Xenon-133 inhalation and emission tomography. Brain 107:447

Lauritzen M, Skyhoj Olsen T, Lassen NA, Paulson OB (1983) The regulation of regional cerebral blood flow during and between migraine attacks. Ann Neurol 14:569

Lee TJF (1986) Sympathetic and nonsympathetic transmitter mechanisms in cerebral vasodilation and constriction. In: Owman C, Hardebo JE (eds) Neural regulation of brain circulation. Elsevier, New York, p 285

Lima DR, Turner P (1983) Propanolol increases reduced beta-receptor function in severely anxious patients. Lancet II:444

Lübbers DW (1972) Physiologie der Gehirndurchblutung. In: Gänshirt H (Hrsg) Der Hirnkreislauf. Thieme, Stuttgart, S 214

Marcus AJ (1978) The role of lipids in platelet function: With particular reference to the arachidonic acid pathway. J Lipid Res 19:793

Marshall J (1978) Cerebral blood flow in migraine. In: Greene R (ed) Concepts in migraine research. Raven, New York, p 131

Mathew NT, Harstink F, Meyer JS (1976) Regional cerebral blood flow in the diagnosis of vascular headache. Headache 15:252

McCulloch J (1984) Role of dopamine in interactions among cerebral function, metabolism, and blood flow. In: MacKenzie et al. (eds) L.E.R.S., vol 2. Raven, New York, p 137

Mena MA, Vidrio H (1979) Reversal of serotonin vasodilatation in the dog external carotid bed by sympathetic denervation. J Cardiovasc Pharmacol 1:149

Mück-Seler D, Deanovic Z, Dupelj M (1982) Serotonin releasing factors in migrainous patients. In: Critchley M (ed) Advances in neurology, vol 33. Raven, New York, pp 257

Mumenthaler M (1986) Neurologie. Thieme, Stuttgart, S 64

Norris JW, Hachinski VC, Cooper PW (1975) Changes in cerebral blood flow during a migraine attack. Br Med J III:676

Nylin G, Hedlund S, Regnström O (1961) Studies of cerebral circulation with labelled erythrozytes in healthy man. Circ Res 9:664

O'Brian MD (1971) Cerebral blood changes in migraine. Headache 10:139

Olesen J (1978) Some clinical features of the acute migraine attack, an analysis of 750 patients. Headache 18:266

Olesen J (1987) Migraine and regional cerebral blood flow. Trends Neurosci 8:318

Olesen J, Larsen B, Lauritzen M (1981b) Focal hyperemia followed by spreading oligema and impaired activation of rCBF in classic migraine. Ann Neurol 9:344

Olesen J, Lauritzen M, Tfelt-Hansen P, Hendriksen L, Larsen B (1982) Spreading cerebral oligemia in classical and normal cerebral blood flow in common migraine. Headache 22:242

Olesen J, Tfelt-Hansen P, Hendriksen L, Larsen B (1981a) The common migraine attack may not be initiated by cerebral ischaemia. Lancet II:438

Olsen TS, Friberg L, Lassen NA (1987) Ischemia may be the primary cause of neurologic deficits in classic migraine. Arch Neurol 44:156

Owman C, Andersson J, Hanko J, Hardobo JE (1984) Neurotransmitter amines and peptides in the cerebrovascular bed. In: MacKenzie ET et al. (eds) L.E.R.S., vol 2. Raven, New York, p 11

Peters JR, Elliot JM, Graham-Smith DG (1980) The effect of oral contraceptives on platelet noradrenaline and 5-hydroxytryptamine receptors and aggregation. In: Turner P (ed) Clinical pharmacology and therapeutics. Macmillan, London, p 165

Pletscher A, Laubscher A (1980) Use and limitations of platelets as models for neurons: Amine release and shape change reaction. In: Rotman A, Meyer FA, Gitler C, Silberberg A (eds) Platelets cellular response mechanisms and their biological significance. Wiley & Sons, New York Chichester, p 267

Reis DJ (1984) Central neural control of circulation and metabolism. In. MacKenzie ET et al. (eds) L.E.R.S., vol 2. Raven, New York, p 91

Rolf LH, Schlake HP, Brune GG (1983) Plasmafaktoren und Migräne. In: Soyka D (Hrsg) Migräne. Enke, Stuttgart, S 79

Sakai F, Meyer JS (1978) Regional cerebral hemodynamics during migraine and cluster headache measured by the 133-Xe inhalation method. Headache 18:122

Sakai F, Meyer JS (1979) Abnormal cerebrovascular reactivity in patients with migraine and cluster headache. Headache 19:257

Sargent JD, Walters ED, Green EE (1973) Psychosomatic self-regulation of migraine headaches. Semin Psychiatry 5 (4):415

Saxena PR (1972) The effects of antimigraine drugs on the vascular responses by 5-hydroxytryptamine and related biogenic substances on external carotid bed of dogs: Possible pharmacological implications to their antimigraine action. Headache 12:44

Saxena PR (1978) Arteriovenous shunting and migraine. Res Clin Stud Headache 6:89

Saxena PR, de Vlaam-Schluter GM (1974) Role of some biogenic substances in migraine and relevant mechanism in antimigraine action of ergotamine studies in an experimental model for migraine. Headache 13:142

Schlake HP, Grotemeyer KH, Böttger I, Husstedt IW, Brune GG (1987) ^{123}J-Amphetamine-SPECT in classical migraine and migraine accompagnee. Neurosurg Rev 10:191

Schneider W, Reimers HJ, Morgenstern E (1978) Thrombozytenstoffwechsel. In: Breddin HK (Hrsg) Prostaglandine und Plättchenfunktion. Schattauer, Stuttgart, S 19

Sercombe R, Verrecchia C (1986) Role of vascular endothelium in modulating cerebrovascular effects of neurotransmitters. In: Ownman C, Hardebo JF (eds) Neural regulation of brain circulation. Elsevier, Amsterdam, p 27

Sercombe R, Lacombe P, Seylaz J (1984) Functional significance on the cerebrovascular reactivity to autonomic neurotransmitters. In: MacKenzie ET et al. (eds) L.E.R.S., vol 2. Raven, New York, p 65

Simrad D, Pauson OB (1973) Cerebral vasomotor paralysis during migraine attack. Arch Neurol 29:207

Silverberg GD (1986) Noradrenergic perivascular nerve control of the cerebral circulation. In: Owman C, Hardebo JF (eds) Neural regulation of brain circulation. Elsevier, New York, p 273

Skinhoj E (1973) Hemodynamic studies within the brain during migraine. Arch Neurol 29:95

Skinhoj E, Paulson OB (1969) Regional cerebral blood flow and internal carotid distribution during migraine attack. Br Med J III:569

Soyka D (1984) Kopfschmerz. In: Neuendoerfer B, Schimrigk K, Soyka D (Hrsg) Praktische Neurologie. Edition Medizin, Weinheim

Spira PJ, Mylecharane EJ, Misbach J, Duckworth JW, Lance JW (1978) Internal and external carotid vascular responses to vasoactive agents in monkey. Neurology 28:162

Turner P (1984) Beta-blocking drugs in migraine. Postgrad Med J 60(2):51

Vanhoutte PM (1978) Heterogeneity in vascular smooth muscle. In: Kaley G, Altura BM (eds) Microcirculation, vol II. Univ. Press, Baltimore, p 181

Vanhoutte PM, Cohen RA (1983) The elusory role of serotonin in vascular function and disease. Biochem Pharmacol 32(24):3671

Vidrio H, Hong E (1976) Vascular tone and reactivity to serotonin in the internal and external carotid vascular beds of the dog. J Pharmacol Exp Ther 197:49

White JG (1984) The ultrastructure and regulatory mechanism of blood platelets. In: Lasslo A (ed) Blood platelet function and medical chemistry, 15

Wilkinson M (1986) Clinical features of migraine. In: Clifford Rose F (ed) Handbook of clinical neurology, vol 4(48):117

Wilkinson M, Blau JN (1985) Are classical and common migraine different entities? Headache 29:211
Wolff HG (1980) Wolff's headache and other head pain. Oxford Univ. Press, Oxford

Symptomatik und Differentialdiagnose der komplizierten Migräne beim Kind

A. Ritz

Einleitung

In Abhängigkeit von unterschiedlichen diagnostischen Kriterien variieren die Angaben zur *Inzidenz* der Migräne von 1–2% [20] bis zu 15–20% für erwachsene Männer und 23–24% für erwachsene Frauen [89, 90]. Entsprechend den Ergebnissen von Bille [10] in seiner großen Studie unter 7- bis 15jährigen schwedischen Schulkindern ist für das Kindesalter eine Migränehäufigkeit von ca. 4% anzunehmen. Mit einer komplizierten Migräne muß andererseits nach Bodechtel [12] bei 3–4% aller Migränepatienten gerechnet werden.

Migräne ist eine *klinische Diagnose,* die – insbesondere im Kindesalter mit ihrem hier oft untypischen Beginn – der Bestätigung durch Verlaufsbeobachtung und Ausschluß anderer Erkrankungen bedarf. Genaue *diagnostische Kriterien* sind daher erforderlich, um diese Diagnose bei Kindern, evtl. auch bereits im Kleinkindesalter, stellen zu können.

Entsprechend den von Vahlquist u. Hackzell [85] sowie Bille [10] aufgestellten Kriterien nehmen wir das Vorliegen einer Migräne beim Kind dann an, wenn bei rezidivierenden, heftigen Kopfschmerzen mit Beschwerdefreiheit im Intervall zwei der folgenden vier Merkmale gegeben sind: Hemikranie, visuelle Aura, Übelkeit und/oder Erbrechen, Familiarität.

Symptomenabfolge und Symptomatik einzelner Migräneattacken können inter- und intraindividuell – auch im Kindesalter – sehr unterschiedlich sein, verschiedene Formen nebeneinander auftreten.

Gemäß der 1962 vom „Ad Hoc Committee on Classification of Headache" [1] empfohlenen *Klassifikation* der auch heute noch die meisten Autoren folgen [83] unterscheiden wir in:

1. einfache, gewöhnliche Migräne („common migraine") ohne visuelle Aura,
2. klassische (= ophthalmische) Migräne („classical migraine") mit visueller Aura und anderen flüchtigen neurologischen Funktionsstörungen. Hinzu kommt als
3. zwar seltenere, aber wichtige Gruppe die komplizierte Migräne („complicated migraine") mit ihren Untergruppen der ophthalmoplegischen, hemiplegischen und Basilarismigräne.

Bei diesen Sonderformen der Migräne kommen zu den typischen Symptomen der einfachen oder klassischen Migräne [10, 49, 50, 51, 70, 71, 75, 85] umschriebene, bestimmten Gefäßterritorien zuzuordnende neurologische Ausfalls- und Reizerscheinungen hinzu. Diese können vor, während oder nach dem Kopfschmerzanfall auftreten, überdauern diesen deutlich und sind meist − jedoch nicht immer [3, 13, 14, 19, 21, 25, 41, 60, 63, 84] − voll reversibel.

Patienten

Im Verlauf von 15 Jahren wurden am Zentrum der Kinderheilkunde Frankfurt/Main 502 Kinder und Jugendliche (291 Knaben, 211 Mädchen) wegen Migräne untersucht und behandelt. 423 (= 84,3%) hatten eine einfache und/oder klassische Migräne. Da beide Formen häufig beim gleichen Patienten nebeneinander auftraten, wurde diese 1. Gruppe nicht weiter unterteilt.
79 (= 15,7%) hatten eine komplizierte Migräne, und zwar 4 eine ophthalmoplegische, 59 eine hemiplegische und 16 eine Basilarismigräne.
Die Nachbeobachtungszeit bei unseren Patienten mit komplizierter Migräne betrug mindestens 3 Monate, maximal 15 Jahre, im Mittel ca. 3 Jahre.
Während in der 1. Gruppe − wie auch von anderen Autoren gefunden [44, 71, 85] − die Knaben mit 60% deutlich überwogen, fanden wir bei den Kindern mit komplizierter Migräne sowohl insgesamt, wie auch in den Untergruppen, eine nahezu gleiche Geschlechtsverteilung.
Die familiäre Belastung mit Migräne lag bei Kindern mit komplizierter Migräne mit 52% deutlich höher, als in der 1. Gruppe mit dort nur 40%, und war besonders hoch bei der ophthalmoplegischen Migräne (= 3 von 4 Fällen).
Auch hinsichtlich des Alters bei Erstmanifestation fand sich ein deutlicher Unterschied zwischen den beiden Gruppen. Während einfache und/oder klassische Migräneattacken in 77% vor dem Ende des 10. Lebensjahres begannen, trat die erste Attacke einer komplizierten Migräne insgesamt in 73%, bei der hemiplegischen Migräne in 78% erst jenseits des 10. Lebensjahres auf.
Ungefähr die Hälfte der Kinder mit komplizierter Migräne erlitten ebenfalls Attacken einfacher oder klassischer Migräne, die in 10 Fällen bereits seit vielen Jahren zuvor bestanden.

Ergebnisse und Diskussion

Anhand eines kleineren Kollektivs von insgesamt 66 Patienten mit komplizierter Migräne, die jeweils über viele Jahre nachbeobachtet wurden [76], sei nun detaillierter auf die drei Sonderformen der Migräne eingegangen.

1. Die ophthalmoplegische Migräne

Diese wurde erstmals 1860 von Gubler [40] beschrieben. Auf der Höhe oder erst nach dem Ende eines meist langdauernden Kopfschmerzanfalls tritt ipsilateral zum Kopfschmerz, falls dieser einseitig war, eine Parese des III. Hirnnerven, seltener auch des IV. und VI. Hirnnerven auf. Es kann sich dabei um eine komplette Ophthalmoplegia interna et externa handeln, mit Ausfall aller vom III. Hirnnerven versorgten Augenmuskeln, der Pupillenreaktion auf Licht und Konvergenz und des Levator palpebrae, oder auch nur um eine partielle, dann meist interne Ophthalmoplegie. Die Symptome bilden sich meist in Tagen bis Wochen vollständig zurück, können in seltenen Fällen aber auch auf Dauer bestehen bleiben [32, 74, 76, 93].

Nach den Angaben anderer Autoren tritt die erste Attacke meist im Kleinkindesoder bereits im Säuglingsalter auf [31, 33, 61, 68, 73, 78, 93]. Die 4 von uns behandelten Kinder mit ophthalmoplegischer Migräne waren demgegenüber bei Erstmanifestation dieses Migränetyps alle älter als 6 Jahre; 2 hatten bereits vorher Attacken einer klassischen Migräne gehabt; eine familiäre Migränebelastung lag bei 3 der Kinder vor.

Die Ophthalmoplegie trat ein- oder mehrfach im Anschluß an einen langdauernden — 3mal ipsilateralen, 1mal bifrontalen — Kopfschmerzanfall auf und persistierte über eine Nachbeobachtungszeit von 7 Jahren nur im 1. Fall, in dem bildgebende Verfahren Normalbefunde ergaben. Im 3. Fall, in dem die Karotisangiographie rechts ein kleines, aus der A. chorioidea anterior rechts gespeistes AV-Angiom ergab, bildete sich die zunächst über 3 Monate partiell persistierende Ophthalmoplegie zurück. Im weiteren 4jährigen Verlauf traten häufig klassische Migräneattacken mit rechtsfrontalen Kopfschmerzen auf, die jedoch nur 2mal von einer flüchtigen rechtsseitigen Ptose gefolgt waren. Trotzdem kann in diesem Fall nur von einer symptomatischen Form der ophthalmoplegischen Migräne die Rede sein.

Viele mögliche Ursachen dieser Migräneform, die stets nur Ausschlußdiagnose sein kann, wurden diskutiert [2, 7, 16, 32, 33, 43].

Pathophysiologisch am wahrscheinlichsten ist die Erklärung von Walsh u. O'Doherty [88]: Aufgrund der sehr engen Lagebeziehungen von A. carotis interna und III., IV. und VI. Hirnnerven im Bereich des Sinus cavernosus kann es auf der Höhe des Migräneanfalls durch ödematöse Wandverdickung der A. carotis zur Kompression vorwiegend des ihr nächstgelegenen III. Hirnnerven kommen. Sind darüber hinaus auch — selten! — der IV. und VI. Hirnnerv mitbetroffen, findet sich meist auch eine Beteiligung des 1. Trigeminusastes.

Bevor eine solche — funktionelle — Ätiologie angenommen werden darf, gilt es jedoch, in jedem Fall mit dem klinischen Erscheinungsbild einer ophthalmoplegischen Migräne — gleichgültig ob es sich um erstmaliges oder wiederholtes Auftreten handelt — andere mögliche, d.h. organische Ursachen auszuschließen.

Differentialdiagnostisch muß an 1. Stelle — wie bereits von Symonds [84] ausführlich dargelegt, von anderen Autoren seither immer wieder betont [39, 54, 68, 73, 81, 87] — an ein intrakranielles Aneurysma oder Angiom gedacht werden. Dies kann ausgehen vom intrakavernösen Anteil der A. carotis interna, aber auch vom Ramus communicans posterior, von der oberen Kleinhirnarterie oder der Basilarisspitze.

Da sich kleine Angiome und Aneurysmen auch bei Gabe von Kontrastmitteln dem computertomographischen Nachweis entziehen können [39], speziell in dem hier zur Diskussion stehenden Areal, sind wir entgegen der Ansicht von z.B.

Robertson u. Schnitzler [78] nicht der Meinung, daß hier ein negativer CT-Befund ausreiche. Die Kernspintomographie vermag bisher und wahrscheinlich auch in Zukunft zu dieser Fragestellung nichts wesentliches beizutragen. Es werden daher bis auf weiteres in allen Fällen von ophthalmoplegischer Migräne angiographische Untersuchungen unverzichtbar bleiben, wobei aus den dargelegten Gründen neben einer Karotisangiographie, auf der Seite der Ophthalmoplegie, meist auch eine Basilarisangiographie notwendig sein wird.

2. Die hemiplegische Migräne

Die zweite, zahlenmäßig auch in unserem Patientengut [76] überwiegende Form der komplizierten Migräne, die hemiplegische Migräne, wurde erstmals 1873 vom Liveing [59] erwähnt, 1910 ausführlich von Clarke [17] beschrieben. Seither ist zum sporadischen oder familiär gehäuften Auftreten dieses häufigsten Typs einer komplizierten Migräne eine Vielzahl von Publikationen erschienen [8, 13, 18, 22, 24, 27, 28, 36, 60, 62, 65, 66, 67, 71, 72, 79, 80, 91, 94, 95, 96].
Auch wir verstehen unter hemiplegischer Migräne die komplizierten Migräneattacken, bei denen dem Versorgungsgebiet der A. carotis interna, meist der A. cerebi media zuzuordnende neurologische Symptome auftreten, und zwar ein sensorisches, motorisches und bei Betroffensein der dominanten Hemisphäre auch sprachliches Defizit; wobei die neurologischen Symptome in der Prodromalphase der Kopfschmerzattacke beginnen und diese deutlich überdauern.
In weitgehender Übereinstimmung mit den Ergebnissen anderer Autoren, die ebenfalls ausschließlich über kindliche Patienten mit hemiplegischer Migräne berichteten [8, 22, 24, 27, 28, 80], stehen die bei 49 unserer Patienten (26 Knaben, 23 Mädchen) erhobenen Befunde.
Die Kopfschmerzen wurden von 22 Kindern als diffus, von 26 als halbseitig lokalisiert angegeben, davon 20mal kontralateral, 6mal ipsilateral zur neurologischen Symptomatik. Ungefähr bei der Hälfte der Kinder mit eindeutiger Hemikranie fand sich von Attacke zu Attacke ein Seitenwechsel der neurologischen Symptomatik. Nur in 1 Fall eines 13jährigen Knaben trat während einer sehr langdauernden Attacke einer hemiplegischen Migräne mit Verwirrtheitszustand ein Seitenwechsel der Hemikranie und der kontralateralen neurologischen Symptomatik (motorisches Defizit) auf. 1 Kind, das bei erheblicher familiärer Migränebelastung selbst seit Jahren an einer einfachen Migräne litt, hatte bei wiederholten Attacken einer hemiplegischen Migräne niemals Kopfschmerzen. Auf diese Variante einer „Migräne ohne Kopfschmerzen" haben bereits Whitty u. Oxon [92] sowie Barolin [5] und erneut 1978 Rau u. Vetterli [72] anhand 16 eigener Fälle hingewiesen. Die neurologischen Symptome dauerten i. allg. über viele Stunden an und persistierten bei 5 Kindern über mehrere Tage. Bleibende neurologische Ausfälle sahen wir bei unseren Patienten mit hemiplegischer Migräne jedoch nicht.
21 dieser Patienten (= 43%) hatten initial eine visuelle Aura, meist mit Flimmerskotom (10mal), seltener als hemianopische Störung (6mal) oder Erlebnis eines blinden Flecks, bzw. Schwarzsehens (5mal).

Unter den neurologischen Symptomen standen die sensiblen Störungen, die in 46 Fällen (= 94%) auftraten, an 1. Stelle. Sie wurden vorwiegend als Taubheitsgefühl oder Kribbelparästhesien empfunden, wobei beide Qualitäten z.T. als aufeinanderfolgend angegeben wurden. Nur zweimal bestand eine Hyp-, bzw. Anästhesie, einmal eine begleitende Hyperalgesie. Am zweithäufigsten waren dysphasische Störungen, die bei 30 Kindern (= 61%) auftraten, wobei expressive Sprachstörungen die sensorischen überwogen, globale Aphasien/Dysphasien sehr selten waren.

Motorische Störungen sahen wir bei 15 dieser Kinder (= 31%), und zwar vorwiegend in Form armbetonter Halbseitenlähmungen oder (8mal) als Monoparesen des Arms bzw. ausschließlich der Hand. Ein primäres oder ausschließliches Betroffensein des Beines wird von allen Autoren als ausgesprochene Seltenheit herausgestellt. Wir sahen nur bei 1 Kind seitenwechselnde Monoparesen der Beine.

16 Patienten (= 33%) hatten ausschließlich sensible Störungen. Bei allen übrigen fanden sich Symptomenkombinationen, wobei die Kombination sensibler mit dysphasischen Störungen in 18 Fällen (= 37%) überwog, gefolgt von der Kombination sensibel-motorisch-dysphasisch in 9 (= 18%) und sensibel-motorisch bzw. motorisch-dysphasisch in jeweils 3 Fällen (= 6%).

Bei Kombination von nur 2 Symptomengruppen traten die sensiblen Störungen stets, die motorischen meist vor den dysphasischen auf. In der Rückbildungsphase klangen i. allg. zunächst die dysphasischen, danach die sensiblen und zuletzt die motorischen Ausfälle ab.

Breiteten sich die neurologischen Symptome im Sinne eines „march" halbseitig aus, waren nahezu ausschließlich initial Hand oder Arm, sekundär das Gesicht und erst zuletzt das Bein betroffen. Wie auch von anderen Autoren [22, 27, 80] nur in Einzelfällen beobachtet, beobachteten auch wir nur 1 Kind, bei dem die Hemihypästhesie im Fuß begann, sich von dort aus aszendierend ausbreitete.

Zusatzbefunde:
Bei 6 Kindern wurde in der Vor-CT-Ära eine *Karotisangiographie* durchgeführt, die 2mal Normalbefunde ergab. Je 1mal fand sich: eine geringe Varikosis der Vv. fossae Sylvii; eine sicher langständige Engstellung der A. temporo-occipitalis; eine fragliche AV-Fistel im Bereich der V. ophthalmica superior, ohne eindeutige Darstellung der zuführenden Arterien; und im 4. Fall mit Hemikranie links und über 3 Tage andauernder kontralateraler sensibel-motorischer Störung und Dysphasie eine bogige Verlagerung der A. cerebri anterior nach rechts.

Bei 8 der 18 erst in letzten Jahren der Studie untersuchten Kindern, die jeweils an langdauernden Attacken hemiplegischer Migräne litten, wurde eine *Computertomographie* durchgeführt, die in 5 Fällen einen Normalbefund ergab. 2mal fand sich eine nicht mit der Migräne zu korrelierende leichte Ventrikelerweiterung. Im 8. Fall eines 12½jährigen Mädchens, das bei erheblicher familiärer Migränebelastung erst seit 3 Monaten rezidivierende Attacken einer hemiplegischen Migräne hatte, hatte eine − aus uns unbekannten Gründen − 6 Monate zuvor durchgeführte CT einen Normalbefund ergeben. Die neuerliche CT, durchgeführt nach mehreren Attacken einer hemiplegischen Migräne während 3 Monaten, ergab eine symmetrische Erweiterung der Hinterhörner, Trigona und des IV. Ventrikels, einen ebenfalls nicht typischen, nicht sicher mit der hemiplegischen Migräne zu korrelierenden Befund.

Bei unseren 3 Patienten mit auffälligen CT-Befunden stehen Konstanz und Wertigkeit dieser Befunde bestätigende Kontrolluntersuchungen bisher aus.

Hungerford et al. [48] haben aufgrund ihrer Ergebnisse bei Erwachsenen (53 Fälle) über pathologische CT-Befunde in 50% berichtet, darunter über generalisierte und fokale Hirnatrophien in mehr als 25%. Zu vergleichbaren Ergebnissen sind Cala u. Mastaglia [15] anhand ihrer Ergebnisse bei 46 ebenfalls seit Jahren an schwerer Migräne leidenden Patienten gekommen. Vergleichbare CT-Befunde im Langzeitverlauf kindlicher und jugendlicher Migränepatienten wurden bisher nicht berichtet.

Bei 34 unserer Patienten mit hemiplegischer Migräne wurde im Akutstadium, bei 40 im beschwerdefreien Intervall mindestens 1 EEG abgeleitet. Während bei den Kindern mit einfacher und klassischer Migräne nur in 13% ein Herd langsamer Wellen nachweisbar war, fanden wir einen solchen bei 27 (= 79%) der im Akutstadium untersuchten Kinder mit hemiplegischer Migräne, und zwar stets ipsilateral zur Seite der angegebenen Hemikranie bzw. kontralateral zu den objektiv erhebbaren neurologischen Symptomen. Diese oft sehr ausgeprägten Herdbefunde bildeten sich meist im Verlauf von Tagen, selten erst nach Wochen zurück, immer aber erst mit deutlicher zeitlicher Verzögerung gegenüber einer Rückbildung der neurologischen Symptomatik. Nur bei 2 der von uns beobachteten Kinder persistierte der Verlangsamungsherd im EEG über 2 bzw. 3 Monate. In vielen Publikationen wird auf die Häufigkeit solcher vorwiegend kontralateralen Verlangsamungsherde im EEG bei der hemiplegischen Migräne hingewiesen [5, 35, 36, 46, 49, 79, 84], die im Kindesalter häufiger und ausgeprägter sind, als bei Erwachsenen [8, 22, 23, 24, 27, 42, 80].

Differentialdiagnostisch muß bei ausschließlich sensorischem halbseitigen Defizit primär an *Jackson-Anfälle* gedacht werden. Die klinische Abgrenzung gelingt jedoch meist, wenn die insbesondere vom Barolin [4] und Poeck [69] herausgearbeiteten Kriterien beachtet werden:

Die Ausbreitung, der „march" des sensorischen Jackson-Anfalls dauert Sekunden, die des Migräneanfalls Minuten bis zu einer halben Stunde. Der Jackson-Anfall beginnt häufig in den Fingerspitzen, nicht selten auch im Fuß, der Migräneanfall eher im Bereich des Handgelenks [38, 84], nahezu nie im Fuß. Beim Migräneanfall, der zudem seitenwechselnd auftritt, werden meist nur Kribbelparästhesien angegeben; beim Jackson-Anfall, der stets auf der gleichen Seite auftritt, kommen oft ein verändertes Schmerz- und Temperaturempfinden, oder auch verändertes Lagegefühl hinzu [51]. Treten zusätzlich Zuckungen auf, handelt es sich nicht um einen Migräneanfall.

Wenn neurologische Herdsymptome und Herdbefunde im EEG den Kopfschmerzanfall um viele Tage überdauern, muß differentialdiagnostisch an 1. Stelle an einen *Gefäßprozeß* gedacht werden bzw. an eine Gefäßbeteiligung durch und/oder Einblutung in einen Tumor.

Zur weiteren Abklärung ist hier seit Jahren an 1. Stelle eine CT indiziert, die aber stets auch mit Enhancement durch i.v. Gabe eines Kontrastmittels erfolgen sollte.

– Über den Stellenwert der Kernspintomographie in der Differentialdiagnose der hemiplegischen Migräne liegen bisher noch keine Studien vor.

Die in früheren Jahren zur differentialdiagnostischen Abklärung hier ausschließlich zur Verfügung stehende Angiographie sollte heute möglichst vermieden bzw. auf ganz spezielle Fragestellungen begrenzt werden, da gerade bei Migränepatienten mit einer deutlich höheren Komplikationsrate zu rechnen ist. Viele Autoren berichten über heftige, auch komplizierte Migräneattacken, ausgelöst durch eine Karotisangiographie [11, 18, 31, 52, 91]. Auch wir [51] sahen bei einem 14jährigen Mädchen mit hemiplegischer Migräne 2 h nach glatt verlaufener Karotisangiographie einen für 3 h andauernden schwersten Verwirrtheitszustand. Das EEG war während dieser Episode vollkommen unauffällig.

3. Die Basilarismigräne

Die Basilarismigräne wurde erstmals 1961 von Bickerstaff [9] als eine bei weiblichen Adoleszenten auftretende Sonderform der Migräne beschrieben. Aus vielen Veröffentlichungen vergangener Jahre [u.a. 37, 45, 57] ergibt sich jedoch, daß diese Form auch im Kindesalter nicht selten ist und unter dem Bild der „alternierenden Hemiplegie" bereits beim Säugling und Kleinkind auftreten kann [47, 76, 86].

Die Basilarismigräne ist gekennzeichnet durch neurologische Symptome, die dem Versorgungsgebiet der A. basilaris oder Aa. cerebri posteriores zuzuordnen sind: bilaterale Seh- und Gefühlsstörungen, plötzliche Stand- oder Gangataxie, Drehschwindel, seitenwechselnde oder gekreuzte Lähmungen, kombiniert mit Ausfällen vorwiegend der Hirnnerven VI, VII und VIII, selten auch XII [14]. Die Kopfschmerzen sind vorwiegend okzipital lokalisiert. Häufiger als bei anderen Migräneformen treten begleitende Bewußtseinsstörungen auf.

9 unserer 13 hier detailliert vorgestellten kindlichen Patienten mit Basilarismigräne (6 Knaben, 7 Mädchen) hatten ebenfalls Attacken klassischer Migräne. In 7 Fällen lag eine familiäre Migränebelastung vor, jedoch in keinem Fall eine solche mit komplizierter Migräne. Bei 7 dieser Kinder traten Attacken einer Basilarismigräne während der Nachbeobachtungszeit mehrfach pro Jahr auf, die in 3 Fällen jeweils über mehrere Tage andauerten.

Die Kopfschmerzen, die 5mal als okzipital, 2mal als bifrontal und je 3mal als diffus bzw. halbseitig – davon 2mal von Attacke zu Attacke seitenwechselnd – angegeben wurden, folgten den neurologischen Symptomen meist erst nach einem längeren Intervall, waren gelegentlich von Nackensteife und Opisthotonus und bei 11 Kindern von Übelkeit und Erbrechen begleitet.

Visuelle Störungen, die bei 7 unserer Patienten zu Beginn der Attacke auftraten, betrafen stets beide Gesichtsfelder und zwar in Form beidseitiger Amaurose, waagerechter Gesichtsfeldverdunkelung von unten her, konzentrischer Gesichtsfeldeinschränkung, Scheuklappenblindheit, beidseitiger Flimmerskotome und homonymer Hemianopsie.

In ungefähr gleicher Häufigkeit von je ca. 50% traten bei diesen Kindern auf: Ataxie (7mal), z.T. begleitet von heftigem Schwindel (5mal), symmetrische Parästhesien der Hände, oder auch der Hände und Füße (7mal), gelegentlich kombiniert mit Taubheitsgefühl perioral oder im Bereich der Zunge sowie motorischer Schwäche der Beine, seltener des Rumpfes, die zu plötzlichem Tonusverlust ohne

Bewußtseinsverlust führte (6mal); seltener längerdauernde Paraparesen der Beine (3mal + 1mal alternierende Hemiplegien). Die Sprachstörungen (6mal) äußerten sich vorwiegend als Dysarthrie (5mal). Nur bei 1 Kind sahen wir jeweils dann, wenn die Attacke von einer linksseitigen Hemikranie begleitet war, eine passagere sensorische Dysphasie.

In unterschiedlicher Kombination mit den vorgenannten Symptomen fanden wir (4mal) Störungen des VI., VII. und VIII. Hirnnerven, die in 2 Fällen den N. abducens, 1mal den N. abducens + N. facialis, 1mal den N. vestibularis betrafen.

Eine Sonderstellung wegen der bei allen anderen Migräneformen a priori nicht gegebenen schlechten Prognose nimmt das Krankheitsbild der *alternierenden Hemiplegie* ein, das auch wir bei 1 Jungen über viele Jahre beobachteten.

Begleitende Hirnnervenstörungen und weitere dem Versorgungsgebiet der A. basilaris zuzuordnende Symptome sprechen dafür, daß es sich hierbei um eine altersabhängig spezifische Manifestationsform der Basilarismigräne handelt, obwohl migränetypische Symptome, z.B. Kopfschmerzen, meist erst im späteren Verlauf hinzutreten.

Verret u. Steele haben 1971 [86] erstmals über diese Sonderform der Basilarismigräne berichtet, die meist im Säuglingsalter beginnt und häufig zu bleibenden neurologischen Störungen und deutlicher Retardierung führt. Fast in allen Arbeiten der folgenden Jahre über die Basilarismigräne beim Kind finden sich Einzelfälle mit dem Bild der „alternierenden Hemiplegie" dargestellt [37, 45, 47]. Das Fehlen von Kopfschmerzen spricht bei sonst typischem Verlauf nicht gegen die Zuordnung dieses Krankheitsbildes zum Formenkreis der Basilarismigräne, da gerade bei komplizierter Migräne Kopfschmerzen fehlen können und speziell in der hier betroffenen Altersgruppe höchst selten sicher zu eruieren sind.

Bewußtseinsstörungen können bei allen Formen von Migräne auftreten. In großen, verschiedene Migräneformen umfassenden Kollektiven wird ihre Häufigkeit mit 12,5 bzw. 13% [4, 30] bis 18,5% [82] angegeben. Besonders häufig sind sie jedoch bei der kindlichen Basilarismigräne [45, 57], teils als nur kurze Synkopen imponierend, teils als langdauernde Verwirrtheitszustände auftretend. Emery [29], Gascon u. Barlow [34] sowie Lee u. Lance [58] haben jeweils über wenige Fälle berichtet, bei denen die Verwirrtheit ganz im Vordergrund stand oder gar bei der Mehrzahl der Attacken als einziges Symptom auftrat.

Im eigenen Gesamtpatientengut von 502 Kindern mit Migräne fanden wir Bewußtseinsstörungen bei der Basilarismigräne in 50% gegenüber 25,4% bei der hemiplegischen Migräne, aber nur in 3,1% bei der einfachen und klassischen Migräne. Ein Zusammenhang mit zerebralen Krampfanfällen konnte bei all diesen Kindern sicher ausgeschlossen werden.

Wie u.a. von Lapkin et al. [56] als für die Basilarismigräne typisch dargestellt, fanden auch wir bei unseren Patienten in den im Akutstadium abgeleiteten Elektroenzephalogrammen ausgeprägte, vorwiegend okzipital gelegene Delta-Wellenherde, die bei Kontrolle im Intervall jedoch in keinem Fall mehr nachweisbar waren.

Durch neuroradiologische Untersuchungen – in früheren Jahren durch Angiographie und/oder Pneumenzephalographie, späterhin durch Computertomographie – konnten bei allen unseren Patienten mit Basilarismigräne diesen Attacken zugrundeliegende hirnorganische Läsionen ausgeschlossen werden.

Differentialdiagnostisch muß bei der Basilarismigräne im Kindesalter – besonders dann, wenn langdauernde Bewußtseinsstörung, evtl. Nackensteife und Hirnnervenstörungen vorliegen – an folgende Erkrankungen gedacht werden:
1. ein Stealsyndrom bei Vorliegen einer Verbindung zwischen A. carotis und A. vertebralis, z.B. in Form einer A. primitiva des XII., IX. oder V. Hirnnerven, eine AV-Fistel oder AV-Malformation, die jeweils nur angiographisch ausgeschlossen werden können;
2. ein Gliom des Hirnstamms, das mit einseitiger Hörstörung und anfallsweisem Schwindel und Gleichgewichtsstörungen einhergehen kann;
3. eine Meningitis;
4. rezidivierende Subarachnoidalblutungen; und
5. anfallsweise auftretende hydrozephale Krisen bei angeborener Aquäduktstenose, deren typischer klinischer Befund jedoch Herdzeichen von seiten der oberen Vierhügel oder der Area praetectalis sind, und zwar eine vertikale Blickparese mit Pupillen- und Akkomodationsstörungen oder Nystagmus bzw. nystagmusähnliche, unwillkürliche, vorwiegend vertikale Bulbusbewegungen.

Darüber hinaus gilt es, den benignen paroxysmalen Schwindel [6, 26, 53], der vorwiegend bei Kleinkindern auftritt, von der Basilarismigräne abzugrenzen. Der akut auftretende, meist nur Minuten andauernde Drehschwindel sowie Gleichgewichtsstörungen können von Blässe und heftigem Erbrechen, gelegentlich auch von abruptem Tonusverlust begleitet sein. Es treten hierbei jedoch nie Bewußtseinsstörungen auf. Das EEG ist stets unauffällig. Typisch ist eine otologisch nachweisbare ein- oder doppelseitige kalorische Untererregbarkeit des Labyrinths, wohingegen Hörstörungen fehlen.

Abschließend sei noch kurz auf das bis heute kontrovers diskutierte Thema der Beziehung von *Migräne* und *Epilepsie* eingegangen.

Grundsätzlich ist bei zwei in der Gesamtbevölkerung derart häufigen Leiden, wie Migräne und Epilepsie, damit zu rechnen, daß auch beide nebeneinander beim gleichen Patienten auftreten können [51, 77].

Von unseren 502 Patienten mit Migräne hatten 22 (= 4,4%) auch zerebrale Krampfanfälle. Das gemeinsame Auftreten von Migräne und Epilepsie fand sich am häufigsten bei der Basilarismigräne mit 12,5%, gefolgt von der hemiplegischen Migräne mit 10,2% gegenüber nur 3,3% bei der einfachen und klassischen Migräne.

Bei 14 Kindern mit Grand-mal-Anfällen fand sich ebenso wie bei 2 Kindern mit Jackson-Anfällen nie ein zeitlicher Zusammenhang von Migräneattacke und Krampfanfällen. Bei 3 der 6 Kinder mit Adversivanfällen kam es nur 1- bis 2mal während der mehrjährigen Verläufe zu einem Krampfanfall in zeitlichem Zusammenhang mit einer Migräneattacke. Interessant ist der Zusammenhang bei 2 Kindern mit Adversivanfällen, die häufige Attacken klassischer Migräne erlitten. Beide hatten im EEG einen linksseitigen gemischten Krampfwellenherd. Adversivanfälle traten bei beiden nur bei linksseitiger Hemikranie – dann meist am Ende der Prodromalphase –, nie im Zusammenhang mit rechtsseitiger Hemikranie und nie ohne Migräneattacken auf. Neuroradiologische Untersuchungen ergaben auch bei diesen beiden Kindern Normalbefunde.

Wie Ninck [64] und viele andere Autoren sind auch wir der Ansicht, daß Migräne und Epilepsie streng voneinander zu trennende Krankheitsbilder sind, die auch, wenn sie beim gleichen Patienten auftreten, in der Regel keinen Kausalzusammenhang haben. Nur in seltenen Fällen – wie den beiden zuletzt geschilderten – kann die Ischämie der Prodromalphase des Migräneanfalls einen im betroffenen Gefäßterritorium gelegenen epileptogenen Fokus zur Entladung bringen. Der Migräneanfall führt dann sekundär zum Krampfanfall. Ebenso selten kann eine Makroläsion des Gehirns (Tumor, Angiom, Narbe u.a.m.) gemeinsame Ursache von Migräne und epileptischen Anfällen sein. Es handelt sich dann um eine symptomatische Migräne. Eine Rarität sind sicherlich im Kindesalter – obwohl von Landrieu et al. [55] beschrieben – epileptogene Foci, die durch ischämische, bleibende Hirnschädigung nach schwersten Migräneattacken entstanden sind.

Migräne ist auch im Kindesalter ein nicht seltenes, vielgestaltiges Krankheitsbild, das die Betroffenen häufig ihr ganzes Leben lang begleitet und belastet, und das andererseits den differentialdiagnostischen Spürsinn des betreuenden Arztes – speziell bei den hier dargestellten Formen der komplizierten Migräne – immer wieder herausgefordert.

Literatur

1. Ad Hoc Committee on Classification of Headache (1962) Arch Neurol 6:173–176
2. Alpers BJ, Yaskin HE (1951) Pathogenesis of ophthalmoplegic migraine. Arch Ophthalmol 45:555–566
3. Barolin GS (1964) Dauerschäden bei Migränen und anderen paroxysmalen Hirndurchblutungsstörungen. Wien Med Wochenschr 114:923–926
4. Barolin GS (1966) Migraines and epilepsies – a relationship? Epilepsia 7:53–66
5. Barolin GS (1966) Familiäre paroxysmale Halbseitenausfälle mit und ohne Kopfschmerzattacken. Schweiz Arch Neurol 99:15–28
6. Basser LS (1964) Benign paroxysmal vertigo of childhood. A variety of vestibular neuronitis. Brain 87:141–152
7. Bassoe P (1933) Migraine. JAMA 101:599–605
8. Beck U, Manz F (1972) Kindliche und juvenile fokale Migräne. Arch Psychiatr Nervenkr 215:407–416
9. Bickerstaff ER (1961) Basilar artery migraine. Lancet I:15–17
10. Bille B (1962) Migraine in school children. Acta Paediatr (Suppl 136) 51:1–151
11. Blau JN, Whitty CWM (1955) Familial hemiplegic migraine. Lancet I:1115
12. Bodechtel G (1974) Differentialdiagnose neurologischer Krankheitsbilder, 3. Aufl. Thieme, Stuttgart, S 985
13. Bradschaw P, Parsons M (1965) Hemiplegic migraine, a clinical study. Q J Med 34:65–85
14. Busby S, Green J, Haycook W, Kilgore MW (1978) Hemiatrophy of the tongue, a rare complication of the hemiplegic migraine. J Clin Psychiatry 39:166–167
15. Cala LA, Mastaglia FL (1976) Computerised axial tomography findings in patients with migrainous headaches. Br Med J II:149–150
16. Carroll JD (1975) Die ophthalmoplegische Migräne. MMW 117:1941–1942
17. Clarke JM (1910) On recurrent motor paralysis in migraine. Br Med J I:1534–1538
18. Codina A, Acarin PN, Miquel F, Noguera M (1971) Migraine hémiplegique familiale associée à un nystagmus. Rev Neurol (Paris) 124:526–530
19. Cohen RJ, Taylor JR (1979) Persistent neurologic sequelae of migraine: A case report. Neurology 29:1175–1177
20. Congdon PJ, Forsythe WI (1979) Migraine in childhood. Clin Pediatr 18:353–359
21. Connor RCR (1962) Complicated migraine – a study of permanent neurological and visual defects caused by migraine. Lancet II:1072–1075

22. Degen R, Degen HE, Palm D, Meiser W (1980) Die Migraine hémiplégique im Kindesalter. Dtsch Med Wochenschr 105:640–645
23. Degen R, Degen HE, Palm D, Meiser W (1980) Das EEG im Anfall der hemiplegischen Migräne bei Kindern. EEG EMG 11:128–134
24. Deonna T (1977) Le problème neurologique de la migraine accompagnée chez l'enfant. Pédiatrie 32:119–127
25. Dorfmann LJ, Marshall WH, Enzmann DR (1979) Cerebral infarction and migraine: Clinical and radiologic correlations. Neurology 29:317–322
26. Dunn DW, Snyder CH (1976) Benign paroxysmal vertigo of childhood. Am J Dis Child 130:1099–1100
27. Eggers C (1977) Akute Hemisyndrome im Kindesalter. Fortschr Neurol Psychiatr 45:168–186
28. Eggers C (1977) Die Migraine accompagnée im Kindesalter. Monatsschr Kinderheilkd 125:422–424
29. Emery ES (1977) Acute confusional state in children with migraine. Pediatrics 60:110–114
30. Fedorova ML (1978) Loss of consciousness in migraine. ZH Nevropatol Psykhiatr 78:35–41
31. Ford FR (1973) Diseases of the nervous system in infancy, childhood and adolescence, 6th edn. Thomas, Springfield, Ill., p 1393
32. Friedmann AP, Harter DH, Merritt HH (1961) Ophthalmoplegic migraine. Trans Am Neurol Assoc 86:169–172
33. Friedmann AP, Harter DH, Merritt HH (1962) Ophthalmoplegic migraine. Arch Neurol 7:320–327
34. Gascon G, Barlow C (1970) Juvenile migraine, presenting as an acute confusional state. Pediatrics 45:628–635
35. Gastaut JL, Giraud J, Saint-Jean M (1975) Expression électroencéphalographique des migraines hémiplégiques. Rev Electroencephalogr Neurophysiol Clin 5:23–28
36. Glista GG, Mellinger JF, Rooke ED (1975) Familial hemiplegic migraine. Mayo Clin Proc 50:307–311
37. Goldon GS, French JH (1975) Basilar artery migraine in young children. Pediatrics 56:722–726
38. Gowers WR (1909) Prodomes of migraine. Br Med J I:1400–1403
39. Grobe T (1979) Migraine accompagnée: Einsatz apparativer Zusatzuntersuchungen. Dtsch Med Wochenschr 104:897–898
40. Gubler M (1860) Des paralysies de la troisième paire droit, recidivant pour la troisième fois. Gaz Hôp (Paris) 33:65
41. Guest IA, Woolf AL (1964) Fatal infarction of brain in migraine. Br Med J I:225–226
42. Harding GFA, Debney LM, Maheshwari M (1977) EEG changes associated with hemiplegic migraine in childhood. J Electrophysiol Technol 3:90–101
43. Harrington DO, Flocks M (1953) Ophthalmoplegic migraine. Arch Ophthalmol 49:643–655
44. Heck W, Radtke H (1960) Migräne im Kindesalter. Kinderärztl Prax 28:555–560
45. Hockaday JM (1979) Basilar migraine in childhood. Dev Med Child Neurol 21:455–463
46. Hockaday JM, Whitty CWM (1969) Factors determining the electroencephalogram in migraine: A study of 560 patients, according to clinical type of migraine. Brain 92:769–788
47. Hosking GP, Gavanagh NP, Wilson J (1978) Alternating hemiplegia: Complicated migraine of infancy. Arch Dis Child 53:656–659
48. Hungerford GD, du Boulay GH, Zilkha KJ (1976) Computerised axial tomography in patients with severe migraine: A preliminary report. J Neurol Neurosurg Psychiatry 39:990–994
49. Jacobi G, Emrich R, Ritz A, Herranz-Fernandez J (1972) Kopfschmerzen beim Kind. Cephalea und Migräne, eine Gegenüberstellung klinischer und hirnelektrischer Befunde. Fortschr Med 90:199–204, 234
50. Jacobi G, Ritz A (1983) Migräne und vasomotorische Kopfschmerzen. Pädiat Prax 28:231–244
51. Jacobi G, Ritz A, Berger T (1981) Migräne beim Kind. Klinik, Differentialdiagnose und Therapie. Monatsschr Kinderheilkd 129:490–503

52. Janzen R, Tänzer A, Zschoke S, Dieckmann H (1972) Postangiographische Spätreaktionen der Hirngefäße bei Migräne-Kranken. Z Neurol 201:24–42
53. Koenigsberger MR, Chutorian AM, Gold AP, Schvey MS (1970) Benign paroxysmal vertigo of childhood. Neurology 20:1108–1113
54. Kuzemko JA, Young W (1967) Ophthalmoplegic migraine: A case report. Dev Med Child Neurol 9:427–429
55. Landrieu P, Evrard P, Lyon G (1979) Les convulsions d'origine migraineuse. Arch Fr Pediatr 36:498–501
56. Lapkin ML, French JH, Golden GS, Rowan AJ (1977) The electroencephalogram in childhood basilar artery migraine. Neurology 27:580–583
57. Lapkin ML, Golden GS (1978) Basilar artery migraine. Am J Dis Child 132:278–281
58. Lee C, Lance JW (1977) Migraine stupor. Headache 17:32–38
59. Liveing E (1873) On megrim, sick-headache, and some allied disorders. Churchill, London
60. Mallet R, Sterba S, Ribierre M, Labrune B (1968) Migraine hémiplégique familiale. Sem Hôp Paris 44:2215–2221
61. Miller NR (1977) Solitary oculomotor nerve palsy in childhood. Am J Ophthalmol 83:106–111
62. Müller D, Müller J (1977) Die familiäre hemiplegische Migräne. Z Ärztl Fortbild 71:763–767
63. Neligan P, Harriman DGF, Pearce J (1977) Respiratory arrest in familial hemiplegic migraine: A clinical and neuropathological study. Br Med J II:732–734
64. Ninck B (1970) Migraine and epilepsy. Eur Neurol 3:168–178
65. Ohta M, Araki S, Kuroiwa Y (1967) Familial occurence of migraine with a hemiplegic syndrome and cerebellar manifestations. Neurology 17:813–817
66. Parrish RM, Stevens H (1977) Familial hemiplegic migraine. Minn Med 60:709–715
67. Pearce JMS, Foster JB (1965) An investigation of complicated migraine. Neurology 15:333–340
68. Pelt WF van, Andermann F (1964) On the early onset of ophthalmoplegic migraine. Am J Dis Child 107:628–631
69. Poeck K (1972) Die Differentialdiagnose „Migraine accompagnée" und sensible Jackson-Anfälle. Dtsch Med Wochenschr 97:637–641
70. Prensky AL (1976) Migraine and migrainous variants in pediatric patients. Pediatr Clin North Am 23:461–471
71. Prensky AL, Sommer D (1979) Diagnosis and treatment of migraine in children. Neurology 29:506–510
72. Rau H, Vetterli A (1978) Über die kopfschmerzfreie Migränevariante. Arch Psychiatr Nervenkr 225:325–332
73. Raymond LA, Tew J, Fogelson MH (1977) Ophthalmoplegic migraine of early onset. J Pediatr 90:1035–1036
74. Renzi E de, Nichelli P (1977) Ophthalmoplegic migraine with persistent abducens nerve palsy. Eur Neurol 15:227–230
75. Ritz A (1988) Symptomatologie der Migräne. In: Pothmann R (Hrsg) Chronische Schmerzen im Kindesalter. Hippokrates, Stuttgart
76. Ritz A, Jacobi G, Emrich R (1981) Komplizierte Migräne beim Kind. Monatsschr Kinderheilkd 129:504–512
77. Ritz A, Jacobi G, Emrich R (1984) Migräne und Epilepsie im Kindesalter. In: Hallen O, Meyer-Wahl JG, Braun J (Hrsg) Epilepsie 82. Spät- und Residual-Epilepsien. Nebenwirkungen von Antikonvulsiva. Einhorn-Presse-Verlag, Reinbek, S 343–354
78. Robertson WG jr, Schnitzler ER (1978) Ophthalmoplegic migraine in infancy. Pediatrics 61:886–888
79. Rosenbaum HE (1960) Familial hemiplegic migraine. Neurology 10:164–170
80. Rossi LN, Mumenthaler M, Vassella F (1980) Complicated migraine (migraine accompagnée) in children. Clinical characteristics and course in 40 personal cases. Neuropädiatrie 11:27–35
81. Saffer D, Steingo B, Bill PLA (1977) The diagnosis and significance of isolated third nerve palsy in the african. Trop Geogr Med 29:155–158

82. Selby G, Lance JW (1960) Observations on 500 cases of migraine and allied vascular headache. J Neurol Neurosurg Psychiatry 23:23−32
83. Soyka D (1984) Klassifikation und Symptomatologie der Migräne. Fortschr Med 102:323−327
84. Symonds C (1951) Migrainous variants. Trans Med Soc Lond 67:237−250
85. Vahlquist B, Hackzell G (1949) Migraine of early onset. Acta Pediatr 38:622−636
86. Verret S, Steele JC (1971) Alternating hemiplegia in childhood: A report of eight patients with complicated migraine beginning in infancy. Pediatrics 47:675−680
87. Vukov JG (1975) Intracavernous aneurysm with isolated 6th nerve palsy. Ann Ophthalmol 7:1071−1074
88. Walsh JP, O'Doherty DS (1960) A possible explanation of the mechanism of ophthalmoplegic migraine. Neurology 10:1079−1084
89. Waters WE, O'Connor PJ (1971) Epidemiology of headache and migraine in women. J Neurol Neurosurg Psychiatry 34:613−616
90. Waters WE, O'Connor PJ (1975) Prevalence of migraine. J Neurol Neurosurg Psychiatry 38:613−616
91. Whitty CWM (1953) Familial hemiplegic migraine. J Neurol Neurosurg Psychiatry 16:172−177
92. Whitty CWM, Oxon DM (1967) Migraine without headache. Lancet II:283−285
93. Woody RC, Blaw ME (1986) Ophthalmoplegic migraine in infancy. Clin Pediatr 25:82−84
94. Young GF, Leon-Barth CA, Green J (1970) Familial hemiplegic migraine, retinal degeneration, deafness, and nystagmus. Arch Neurol 23:201−209
95. Zieburtz R (1968) Die Migraine accompagnée. Praxis 57:1326−1332
96. Zifkin B, Andermann E, Andermann F, Kirkham T (1980) An autosomal dominant syndrome of hemiplegic migraine, nystagmus and tremor. Ann Neurol 8:329−332

Aktuelle Aspekte in der Migränebehandlung

R. Pothmann

Einleitung

Die Beschäftigung mit Kopfschmerzen im Kindesalter ist noch ein sehr junges Gebiet. Die erste Beschreibung stammt von Wepfer, dem Schweizer Zeitgenossen Harveys, der Ende des 17. Jahrhunderts das Auftreten von Migräne bei jugendlichen Patienten erwähnt. Der Kinderarzt Day weist dann erst wieder 1877 auf Kopfschmerzen bei seinen Patienten hin. Von Valquist wissen wir seit 1949 über das Auftreten von kindlicher Migräne bei 1- bis 4jährigen Kleinkindern. Und bis vor wenigen Jahren lag keine einzige kontrollierte Untersuchung über die Behandlung kindlicher Schmerzen vor.

Die Definition und Einteilung kindlicher Kopfschmerzen orientiert sich an den Aussagen des Ad hoc Committees on Classification of Headache (1962) bzw. an den Vorschlägen zur Klassifikation und Diagnostik der International Headache Society (1987). Hinsichtlich der Migränedauer ist jedoch abzuweichen, weil diese bei Kindern meist nur 3 h (1−5 h) im Durchschnitt beträgt, im Einzelfall aber schon mehrere Tage betragen kann (Pothmann 1985, 1987, 1988a, b).

Die Häufigkeit von Kopfschmerzen im Kindesalter, und damit auch die Indikation für therapeutische Interventionen, scheint in den letzten Jahrzehnten zuzunehmen und schwankt je nach Alter zwischen 37% bei 7jährigen und 69% bei 14jährigen (Sillanpää 1983). Die Angaben zur Migräne liegen wesentlich niedriger und schwanken zwischen 3 und 7% – unabhängig von den Untersuchungen – relativ wenig (Goldstein u. Chen 1982).

Anamnese, Diagnostik und Dokumentation

Der therapeutische Wert einer am Anfang stehenden neurologischen Untersuchung mit EEG liegt im Ausschluß symptomatischer Kopfschmerzen, speziell eines Hirntumors und führt in der Regel schon zu einer erheblichen Entlastung in der Eltern-Kind-Interaktion.
Als nächster Schritt ist das Führen eines Schmerzkalenders bzw. -tagebuches angezeigt. Hierin sollten über mindestens 1 Monat die Kopfschmerzen nach Dauer, Schweregrad und Häufigkeit dokumentiert werden. Allein diese Maßnahme (baseline) ist erfahrungsgemäß mit einer Besserung und sogar Remission bei ca. 10% der Kinder verbunden.
Anamnestische Hinweise auf *Auslöser* einer Migräne sollten erfragt werden, um diese soweit wie möglich zu vermeiden. Dieses Vorgehen liegt für übermäßiges Fernsehen, Computer-„Sucht", sportliche Betätigung, aber auch einseitige Ernährung oder zu langen Schlaf nahe. Kinder mit niedrigem Blutdruck und orthostatischer Dysregulation profitieren von roborierenden Maßnahmen, wie Wechselduschen und Bürstenmassagen oder isometrischen Muskelübungen und Schwimmen mit Ausdauercharakter. Schulische Überforderung, ehrgeizige Arbeitshaltung, verspannter Arbeitsstil bzw. ängstliche Erwartungshaltung oder zeitliche Überforderung bei den Schulaufgaben bedürfen meistens einer näheren *psychologischen Abklärung* und Therapie.

Akutbehandlung

Die medikamentöse Anfallscoupierung ist bei Versagen der Allgemeinmaßnahmen als Therapie der Wahl anzusehen. Als oberstes Prinzip gilt der Einsatz von Monosubstanzen, um auf Dauer durch Mischanalgetika induzierte Kopfschmerzen oder eine Nephropathie zu vermeiden. In erster Linie sind periphere Analgetika wie *Paracetamol und Azetylsalizylsäure* zu bevorzugen. Bei frühzeitigem Erbrechen ist die rektale Applikationsform von Paracetamol möglich. Für eine optimale Wirkung ist vor allem eine ausreichend hohe und frühe Anwendung erforderlich, d.h. sofort nach Beginn der Kopfschmerzen: im Kindergartenalter 250 mg, ab Schulalter 500 mg einer der beiden Substanzen, bei nicht ausreichendem oder fehlendem Ansprechen als einmalig wiederholte Gabe nach einer halben bis einer Stunde.
Erst wenn der Erfolg ausbleibt, kommen bei der Migräne Mutterkornalkaloide in Betracht. In der Regel wird *Ergotamintartrat* (z.B. Cafergot) verwendet. Bei Zäpfchen ist jedoch vor häufigen Hypnotikabeimischungen zu warnen (Aus-

nahme: Celetil). Alternativ steht eine Spray-Zubereitung zur Verfügung (Ergotamin-Medihaler), die jedoch bei jüngeren Kindern auf Probleme in der Mitarbeit stößt und wegen des Substanzeigengeschmackes nicht immer geschätzt wird. Auch die sublinguale Anwendungsform (z.B. Ergosanol-SL) erfordert eine gewisse Kooperationsfähigkeit, um die Vorteile der schnelleren Resorption nutzen zu können. Auf die Gefahr eines ergotamin-induzierten Kopfschmerzes muß schon frühzeitig hingewiesen werden (Ziegler 1982; Gerber u. Langohr 1986). Nach eigenen Erfahrungen ist selten einmal schon die erste Gabe mit nachfolgenden tagelangen Kopfschmerzen behaftet. Als Nebenwirkungen sind periphere Durchblutungsstörungen bekannter, die mit einer Migräne-accompagnée-Symptomatik verwechselt werden können.

Durch frühzeitigen Einsatz von Analgetika oder Ergotamin läßt sich Erbrechen teilweise schon vermeiden. Gelingt dies nicht, kann auf bewährte *Antiemetika* wie Domperidon (Motilium) mit geringerem Risiko extrapyramidaler Bewegungsstörungen bei Kindern zurückgegriffen werden. Antiemetika allein sind in der Lage, etwa ein Drittel der Migräneanfälle zu coupieren.

Bei besonders schwerwiegenden Migräneanfällen mit Basilarissymptomatik oder komplizierter Verlaufsform kann eine *parenterale Therapie* notwendig werden. Hierzu eignet sich auch bei schon fortgeschrittenem Verlauf eine Mischung aus ½−1 Ampulle Azetylsalizylsäure (Aspisol 0,5 g) und Dihydroergotamin (Dihydergot 0,5−1 mg), die langsam im Liegen injiziert wird. Alternativ kommt bei fehlendem Ansprechen und schweren Fällen ausnahmsweise auch ½−1 Ampulle Metamizol (200 mg) i.v. in Betracht. Ggfs. kann eine Injektion von Furosemid (lasix) oder Dexamethason versucht werden. Das Kind sollte noch bis zum vollständigen Abklingen der Migränesymptomatik überwacht werden.

Zur *medikamentösen Akuttherapie* sind angezeigt:
- Azetylsalizylsäure,
- Paracetamol,
- Domperidon,
- Ergotamin.

Medikamentöse Prophylaxe

Speziell die Indikation für eine medikamentöse Therapie muß die Besonderheiten des Verlaufs der kindlichen Migräne berücksichtigen: Kinder unterscheiden sich durch eine durchschnittlich höhere Anfallsfrequenz von Erwachsenen. Außerdem kommt es in der Adoleszenz in 62% zu einer z.T. vorübergehenden, spontanen Remission für mindestens 2 Jahre, in ⅔ der Fälle besteht die Migräne jedoch im Erwachsenenalter fort (Bille 1981). Typischerweise treten schwere Verlaufsformen mit Hirninfarktbildung im Kindesalter noch nicht auf, jedoch wurden z.B. ophthalmoplegische Verlaufsformen mit irreversiblen Paresen in Einzelfällen sogar schon im Säuglingsalter beschrieben (Woody u. Blaw 1986).

Die Indikation zu einer medikamentösen Prophylaxe wird allgemein bei einer Anfallsfrequenz von mehr als 2 pro Monat im Zusammenhang mit einem hohen Leidensdruck, z.B. durch häufiges Schulversäumnis oder lange Anfallsdauer sowie bei regelmäßiger Analgetikaverwendung mit der Gefahr des Abusus gestellt. Die Kriterien sollten durch einen Migränekalender hinreichend belegt sein. Unter praktischen Gesichtspunkten kommen nur solche Substanzen in Frage, die oral über einen längeren Zeitraum von durchschnittlich einem Vierteljahr eingenommen werden können.

Dihydroergotamin

Dihydroergotamin (DHE) gehört zu den ältesten und zugleich gängigsten Migräneprophylaktika in der kinderärztlichen Praxis. Um so erstaunlicher ist die Tatsache, daß bisher noch keine kontrollierte Untersuchung über die Wirksamkeit vorliegt. Bei Untersuchungen an Erwachsenen mit einer retardierten Dihydroergotaminzubereitung wird über eine mehr als 60%ige Effektivität berichtet (Wörz 1986). In einer eigenen placebokontrollierten Doppelblindstudie an 36 Kindern ließ sich in üblicher Dosierung einer DHE-Tropflösung kein signifikanter Prophylaxeeffekt über einen Zeitraum von 3 Monaten erzielen. Hervorzuheben ist dabei allerdings die sehr gute Verträglichkeit der Substanz.

Azetylsalizylsäure, Kalziumeintrittsblocker

Kalziumeintrittsblocker mit hirnspezifischen Eigenschaften sind seit Beginn der 80er Jahre in die Prophylaxe der Migräne eingeführt (Wörz u. Drillisch 1983; Diamond u. Schenbaum 1983). Als wichtigste Substanz darf nach bisheriger Kenntnis Flunarizin (Sibelium) gelten (Peroutka 1984). Im Vergleich zu Pizotifen wies Flunarizin in kontrollierten Studien keinen signifikanten Unterschied auf, Nebenwirkungen wie Müdigkeit und Gewichtszunahme treten jedoch geringer in Erscheinung (Olesen 1986).
In einer eigenen doppelblind kontrollierten Studie an 30 Kindern zwischen 6 und 14 Jahren mit gewöhnlicher und klassischer Migräne wurde Sibelium im Vergleich zu niedrigdosierter Azetylsalizylsäure untersucht. Die Dosierung betrug für Kinder mit einem Körpergewicht von 20–39 kg eine Kapsel Sibelium zu 5 mg, ab 40 kg 2 Kapseln in einer Gabe abends. Die Thromboxan-A-hemmende Dosis von Azetylsalizylsäure (ASS) lag bei 2–3 mg/kg KG. Die monatliche Migränefrequenz reduzierte sich von durchschnittlich 8 auf 2 Anfälle. Auch die globale klinische Einschätzung belegte eine signifikante Besserung um 71%, darunter sind Anfallsfreiheit und eine Verminderung von Anfallsfrequenz und -schwere um mehr als die Hälfte zu verstehen. Die Ergebnisse bestätigten die Wirkung in einer vorausgegangenen placebokontrollierten Studie bei Kindern (Sorge u. Marano 1985). Die Anfallsdauer von durchschnittlich 3 h änderte sich während der 3monatigen Anwendung nicht (Pothmann 1987). Die Ergebnisse der ASS-Prophylaxe unterschieden sich nicht signifikant von der Flunarizinwirkung und schneiden im Vergleich zum Einsatz bei Erwachsenen günstiger ab (Grotemeyer et al. 1984).
Eine seltene Nebenwirkung von Flunarizin, wie leichte Müdigkeit, läßt sich durch späte abendliche Gabe vermeiden. Auf vereinzelte Gewichtszunahme sollte bei

entsprechender Disposition geachtet werden. Gastrointestinale Nebenwirkungen spielen im Gegensatz zu niedrigdosierter Azetylsalizylsäure keine Rolle. Auf die bei Erwachsenen bisher nicht beschriebene vereinzelte Zunahme nichtmigräneartiger Kopfschmerzen sollte bei beiden Substanzen geachtet werden.

Serotoninantagonisten

Der bekannteste Vertreter der Gruppe der Serotoninantagonisten ist das Pizotifen (Sandomigran). Die Substanz Pizotifen spielt in den angelsächsischen Ländern eine größere Rolle. Dort wurde auch kürzlich eine kontrollierte Untersuchung zur Wirksamkeit bei der kindlichen Migräne durchgeführt. Der Einsatz bei Kindern scheint danach jedoch noch nicht eindeutig untermauert (Gillies et al. 1986). Als limitierend für den breiten Einsatz in der Pädiatrie haben sich darüber hinaus Nebenwirkungen, wie Müdigkeit und Appetitzunahme, erwiesen. Die Dosisempfehlung trägt seit kurzem der Müdigkeit Rechnung und verlegt die Gabe von 1–2 Tabletten auf abends.

Beta-Blocker

Der Beta-Blocker Propranolol (z.B. Dociton) wurde in den skandinavischen Ländern durch Ludvigsson 1973 und Bille 1977 in die Prophylaxe der kindlichen Migräne eingeführt. Als mikränewirksam gilt neben Propranolol nur noch der beta$_1$-spezifische Blocker Metoprolol (Beloc). Eine Untersuchung von Scholz et al. (1987) zeigte bei Prophylaxe mit Metropolol einen leicht überlegenen Effekt im Vergleich zu Propranolol.
Für das Kindesalter fehlen bisher im deutschsprachigen Raum Untersuchungen, um die Wirksamkeit von Beta-Blockern zu belegen. Grundsätzlich können Beta-Blocker als besonders günstig hinsichtlich pathophysiologischem Ansatz, Langzeitverträglichkeit und Wirksamkeit eingestuft werden. Die Dosisempfehlungen lauten unabhängig vom Alter und der Substanz: 0,5–2 mg/kg KG. Eine gerade begonnene placebokontrollierte Studie soll den Stellenwert von Metoprolol im Vergleich zu Dihydroergotamin als Prophylaxemittel aufklären.

Verhaltenstherapie

Erfolgreiche psychotherapeutische Ansätze sind für das Kindesalter vor allem in einer Kombination von Entspannungsverfahren, wie der progressiven Muskelrelaxation nach Jacobsen, Biofeedback und einem Streßbewältigungstraining zu sehen. Dieses Verfahren ist unter dem Namen Konkordanztherapie bei Erwachsenen erfolgreich erprobt worden und zeichnet sich durch einen guten Langzeiteffekt aus (Gerber u. Haag 1982; Gerber 1986). Zeitlicher Aufwand (10–25 Sitzungen) und spezielle Ausbildung der Therapeuten begrenzen derzeit noch einen breiteren Einsatz.

Transkutane elektrische Nervenstimulation (TENS)

Transkutane elektrische Nervenstimulation ist, gemessen am apparativen, finanziellen und zeitlichen Aufwand, eine Reservemethode zur Akuttherapie und Prophylaxe der Migräne. Die erste Beschreibung geht auf eine Untersuchung von Appenzeller u. Atkinson (1975) zurück, die bei 35 Patienten z.T. auch im Anfall eine Schmerzlinderung erzielten, 6 Patienten blieben über ein ¾ Jahr beschwerdefrei. Eigene Erfahrungen bei 34 erwachsenen Migränepatienten zeigten nach einer Probetherapie über 1 Monat in etwa der Hälfte der Fälle ein klinisch befriedigendes Ansprechen. Nach 1 Jahr lag die Erfolgsrate unter fortgesetzter Therapie bei einem Drittel der Ausgangszahl (Goepel et al. 1985). Damit liegt die Effizienz der TENS bei Migräne unter derjenigen für Akupunktur (Fox u. Melzack 1976), und z.T. unterhalb bekannter Raten bei anderen – vor allem muskuloskeletalen – TENS-Indikationen (Melzack 1975; Eriksson u. Sjölund 1979). Eigene Ergebnisse bei 15 Kindern mit durchschnittlich kürzerer Vorgeschichte lassen zwar eine kurzfristige klinische Besserung bei 9 Patienten in den ersten 2 Monaten erkennen, die Methode war jedoch längerfristig nur für einzelne gut motivierte Kinder im Alter über 10 Jahre geeignet. Der grundsätzliche Vorteil der Methode liegt in der Unabhängigkeit vom Therapeuten (und von Medikamenten), ein Teil der Wirkung läßt sich somit möglicherweise im Sinne der „Locus of Control"-Theorie als Unterstützung der Emanzipation bei der Schmerzbewältigung des Patienten verstehen.

Akupunktur

Akupunktur kann in der Migränetherapie als eine alternative Möglichkeit bei entsprechend motivierten Kindern und Eltern eingesetzt werden, vor allem wenn Vorbehalte gegenüber einer pharmakologischen Prophylaxe bestehen oder Nebenwirkungen aufgetreten sind. Die Indikationsstellung ist nach aller Erfahrung aber in erster Linie durch die kleine Zahl verfügbarer qualifizierter Therapeuten eingegrenzt. Daneben ist die Methode zeitlich aufwendig, so daß ihre Anwendung auf naturheilkundlich ausgerichtete (Kinder-)Ärzte ohne Abrechnungsmöglichkeit über die Krankenkasse oder auf wenige spezielle pädiatrische Schmerzambulanzen beschränkt ist.
Wenn die Entscheidung zur Akupunktur getroffen ist, muß die Zustimmung des Kindes gewonnen werden. Häufig ist der Einstieg über die *Soft-Laserreizung* hilfreich (Pothmann 1983). Ist diese Möglichkeit nicht gegeben, kann mit sehr dünnen Nadeln nahezu schmerzfrei an wenigen Punkten behandelt werden. Typischerweise gehen die vegetativen Begleiterscheinungen, wie Übelkeit und Erbrechen, zuerst zurück. Nach 3–7 Sitzungen in 2–6 Wochen nehmen dann auch Frequenz und Schweregrad der Migräne ab. In einer eigenen Untersuchung zur Wirksamkeit von Akupunktur bei einer gemischten Gruppe von Kindern und Erwachsenen waren die Ergebnisse der Kinder besser. Unter Ausschöpfung der verschiedenen Akupunkturreizmethoden ließ sich eine Besserung bei 69% der Patienten erzielen (Kriterium: mindestens 50%ige Anfallsreduktion; Pothmann 1984). Damit schneidet die Akupunktur mittelfristig ähnlich gut wie viele medikamen-

töse Prophylaxestrategien ab, zumal wenn man bedenkt, daß die meisten der Patienten nicht erfolgreich medikamentös vorbehandelt waren.

Diät

Obwohl das Problem der *Nahrungsmittelintoleranz* seit der Erstbeschreibung durch Hippokrates (570–460 v. Chr.) bekannt ist, kann das Ausmaß dieses Problems immer noch nicht genau abgeschätzt werden (Wilson 1983; Hofer u. Wüthrich 1985). Die hieraus erwachsenden Möglichkeiten einer diätetischen Behandlung der Migräne dürften sich allerdings auf möglicherweise 2% der Migränepatienten beschränken (Soyka 1984; Wood 1986). Kinder mit einer zugrundeliegenden Nahrungsmittelunverträglichkeit leiden typischerweise an sehr häufigen und schweren Anfällen (Egger et al. 1983). Ein ursächlicher Zusammenhang kann bei medikamentöser Therapieresistenz und rascher Rezidivneigung vermutet werden. Häufig bestehen zusätzliche Auffälligkeiten, wie gastrointestinale Beschwerden, (hyperkinetische) Verhaltensstörungen, Schmerzen in Armen und Beinen, atopische Erscheinungsformen wie Asthma oder Ekzem, und sogar zerebrale Krampfanfälle (Egger et al. 1983).

Eine *oligoantigene Diät* bestehend aus einer Fleischsorte (Lamm oder Huhn), einem Kohlenhydrat (Reis oder Kartoffel), Früchten (Banane oder Apfel), einem Gemüse, Wasser und Vitaminen, führte über 4 Wochen bei 88 von 99 Kindern, die die Diät duchhielten, in 93% zu einer vollständigen Ausheilung. Gleichzeitig kam es zu einer signifikanten Reduktion der assoziierten Beschwerden. Die zugrundeliegenden unverträglichen Nahrungsmittel werden durch wöchentliche Wiedereinführung einzelner Nahrungsbestandteile identifiziert. Die meisten Kindern reagieren auf mehrere Stoffe mit erneutem Auftreten der früheren Symptome.

Die häufigsten „Antigene" sind: Konservierungsstoffe und Lebensmittelfarbstoffe, die sich u.a. in vielen bunten Süßigkeiten befinden. Weitere Auslöser in abnehmender Frequenz: Kuhmilch, Eier, Schokolade, Weizenmehl, Käse, Tomaten, Fisch, Schweinefleisch, Rindfleisch, Mais und Soya (Egger et al. 1983). Andere diagnostische Methoden und Labortests, wie IgE-Bestimmung, RAST- oder Prick-Test waren als Suchverfahren nicht geeignet. Schwierig bleibt die Motivation zur Durchführung der strengen Diät. Sie ist deshalb in erster Linie bei therapieresistenten Verläufen zu überlegen. Die prophylaktische Gabe des Mastzellstabilisators Natrium-Chromoglycicum hilft die Auswirkungen von Diätfehlern zu lindern (Egger et al. 1983; Monro et al. 1984; Dahl u. Zetterstrom 1978).

Zur *Prophylaxe der Migräne* sind geeignet:
- Beta-Blocker (Metoprolol, Propranolol),
- Kalciumantagonisten (Flunarizin),
- Low-dose-Azetylsalizylsäure,
  Dihydroergotamin?,
  Serotoninantagonisten (Pizotifen)?,
- Verhaltenstherapie,
- Akupunktur, transkutane elektrische Nervenstimulation (TENS)?,
- Diät.

Therapie der Spannungskopfschmerzen

Bei Kindern hat sich nach eigener Erfahrung im Gegensatz zu Erwachsenen die transkutane elektrische Nervenstimulation (TENS) in letzter Zeit als Methode der Wahl herauskristallisiert (Pothmann 1988a, b). Das therapeutische Ansprechen liegt bei etwa 80%, wobei in der Regel Kopfschmerzfreiheit resultiert. Ausschlaggebend ist der konsequente Einsatz zu Hause, und zwar 2- bis 3mal eine halbe Stunde am Tag im Bereich der Nackenmuskulatur, unter Ausschöpfung langsamer, sog. akupunkturähnlicher Frequenzen um 2 Hz. Ähnliche Resultate sind auch bei Kopfschmerzen nach Schleudertrauma der Halswirbelsäule zu erwarten.
Alternativ kommt bei Jugendlichen zur Anhebung der Schmerzschwelle ein Antidepressivum (z.B. Amitriptylin) niedrig dosiert über ca. 3 Monate in Frage (5–10 mg abends).
Nach Ausschluß offenkundiger psychologischer Ursachen sind auch bewährte Relaxationsmethoden, Biofeedback und operante Strategien effektiv einsetzbar. Die Effektivität soll in einer laufenden Untersuchung genauer erforscht werden.

Zusammenfassung

Die Akuttherapie der Migräne konzentriert sich üblicherweise neben der Reizabschirmung auf analgetische Monosubstanzen wie Azetylsalizylsäure oder Paracetamol, evtl. zusammen mit einem Antiemetikum, erst bei Therapieresistenz wird auf Ergotaminpräparate zurückgegriffen. Durch kontrollierte Studien abgesicherte Prophylaxeverfahren liegen für das Kindesalter bisher kaum vor. Als erste Substanz wurde für den Beta-Blocker Propranolol der Nachweis erbracht. Eine weitere Optimierung ist durch Einsatz der spezifischen beta$_1$-blockierenden Substanz Metoprolol analog zu Ergebnissen bei Erwachsenen zu erwarten. Neuere Ergebnisse weisen auf die signifikante Wirksamkeit des Kalziumantagonisten Flunarizin und niedrigdosierter Azetylsalizylsäure hin. Für das in Kinderarztpraxen häufig verwandte Dihydroergotamin ist die Überlegenheit gegenüber Placebo zumindest in der Tropfenform bislang nicht nachgewiesen. Die sehr gute Verträglichkeit von Dihydroergotamin während eines Einnahmezeitraums von 3 Monaten läßt die Substanz jedoch zu Beginn eines gestuften Prophylaxeregimes als geeignet erscheinen.
Falls das medikamentöse Vorgehen nicht erfolgreich war, kommt bei älteren und kooperativen Kindern Akupunktur als Reserveverfahren in Betracht. Vasokonstriktionstraining befindet sich noch in der Erprobung, Verhaltenstherapie und Hypnose haben sich bereits ansatzweise bewährt.
Die Prognose der spontan verlaufenden kindlichen Migräne muß von einem Fortbestehen bzw. Rezidiv im Erwachsenenalter bei etwa 60% der Kinder ausgehen. Trotz mittelfristig über Monate bis Jahre anhaltender guter therapeutischer Ergebnisse von über 70% ist eine Änderung der Langzeitprognose bislang noch nicht bekannt.
In der Behandlung der Spannungskopfschmerzen hat sich in letzter Zeit der Einsatz der transkutanen elektrischen Nervenstimulation mit kompletter Remission

in ca. ¾ der Fälle bewährt. In therapieresistenten Fällen ist eine Kombination von Verhaltenstherapie und Entspannungsverfahren indiziert. Als medikamentöse Strategie kommt bei älteren Jugendlichen auch niedrigdosiertes Amitriptylin in Betracht.

Literatur

Appenzeller O, Atkinson R (1975) Transkutane Nervenreizung zur Behandlung der Migräne und anderer Kopfschmerzen. MMW 49:1953–1954
Barlow CF (1984) Headaches and migraine in childhood. Clinics in developmental medicine, vol 91. Lippincott, Philadelphia
Bille B (1962) Migraine in school children. Acta Paediat 51 (Suppl 136):13–151
Bille B (1981) Migraine in childhood and its prognosis. Cephalalgia 1:71–75
Bille B, Ludwigsson J, Sanner G (1977) Prophylaxis of migraine in children. Headache 17:61–63
Dahl R, Zetterstrom O (1978) The effect of orally administered sodium cromoglycate on symptoms of food allergy. Clin Allergy 7:109–115
Diamond S, Schenbaum H (1983) Flunarizine, a calcium channel blocker, in the prophylactic treatment of migraine. Headache 23:38–42
Egger J, Carter CM, Wilson J, Turner MW (1983) Is migraine food allergy? Lancet 8355:865–869
Eriksson MBE, Sjölund B (1979) Transcutane Nervenstimulierung für Schmerzlinderung. Fischer, Heidelberg
Fox EJ, Melzack R (1976) Transcutaneous electrical stimulation and acupuncture: Comparison of treatment for low-back pain. Pain 2:141–148
Gerber WD (1986) Verhaltensmedizin der Migräne. In: Dahme B, Koch U, Pöppel E (Hrsg) Psychologie in der Medizin. Edition Medizin VCH, Weinheim
Gerber WD, Haag G (1982) Migräne. Springer, Berlin Heidelberg New York Tokyo
Gerber WD, Langohr HD (1986) Dihydroergotamin vs. Fluranizin vs. Metoprolol vs. Propranolol vs. Nifedipin – eine vergleichende empirische Studie. Migräneforum München
Gillies D, Sills M, Forsythe I (1986) Pizotifen (Sanimgran) in childhood migraine. A doubleblind controlled trial. Eur Neurol 25:132–135
Goepel R, Buhl R, Pothmann R (1985) Transcutane Nervenstimulation bei Migräne-Patienten. Fortschr Med 103:865–868
Goldstein M, Chen TC (1982) The epidemiology of disabling headache. Adv Neurol 33:377–390
Grotemeyer KH, Viand R, Beykirch K (1984) Klinische und laborchemische Ergebnisse zur Prophylaxe der Migräne mit Azetylsalizylsäure. Med Welt 23:762–767
Hofer T, Wüthrich B (1985) Nahrungsmittelallergien. II. Häufigkeit der Organmanifestationen und der allergie-auslösenden Nahrungsmittel. Schweiz Med Wochenschr 115:1437–1442
Ludvigsson J (1973) Propranolol in treatment of migraine in children. Lancet II:799
Melzack R (1975) Prolonged relief of pain by brief intense transcutaneous somatic stimulation. Pain 1:357–373
Monro J, Carini C, Brostoff J (1984) Migraine is a food-allergic disease. Lancet 8405:719–721
Olesen J (1986) Role of calcium entry blockers in the prophylaxis of migraine. Eur Neurol 25 (Suppl 1):72–79
Olness K, MacDonald JT, Uden L (1987) Comparison of self-hypnosis and propranolol in the treatment of juvenile classic migraine. Pediatrics 79:593–597
Peroutka SJ (1984) Relative potency and selectivity of calcium antagonists used in the treatment of migraine. Headache 24:55–58
Pothmann R (1983) Grenzen der Laseranwendung in der Akupunktur. Akupunktur Theorie Praxis 11:33–47
Pothmann R (1984) Migränetherapie mit Akupunktur und Moxibustion. In: Bischko J (Hrsg.) Weltkongreß für Wissenschaftliche Akupunktur. Haug, Heidelberg
Pothmann R (1985) Migränetherapie im Kindesalter. Fortschr Med 103:663

Pothmann R (1987) Migräneprophylaxe mit Flunarizin und Azetylsalizylsäure. Monatsschr Kinderheilk 135:646–649
Pothmann R (1988a) Migränetherapie. In: Pothmann R (Hrsg) Chronische Schmerzen im Kindesalter. Hippokrates, Stuttgart
Pothmann R (1988b) Transkutane elektrische Nervenstimulation bei Kindern. (In Vorbereitung)
Scholz E, Gerber WD, Diener HC, Langohr HD, Reinecke M (1987) Dihydroergotamine vs. flunarizine vs. nifedipine metropolol vs. propranolol: A comparative study based on time series analysis. In: Clifford Rose F (ed) Current problems in neurology. Advances in headache research, vol 4. John Libbey, London, pp 139–146
Sillanpää M (1983) Changes in the prevalence of migraine and other headaches during the first seven school years. Headache 23:15
Sorge F, Marano E (1985) Flunarizine vs. placebo in childhood migraine. A double blind study. Cephalgia 5 (Suppl 2):145–148
Soyka D (1984) Kopfschmerz. Edition Medizin, Weinheim, S 35–137
Weber RB, Reinmuth OM (1972) The treatment of migraine with propranolol. Neurology 22:366–369
Wilson J (1983) Migraine in childhood. Medical Education Services, Oxford
Wörz R (1986) Ergebnisse einer multizentrischen Studie an 643 Patienten mit einfacher oder klassischer Migräne. Migräneforum München
Wörz R, Drillisch C (1983) Migräneprophylaxe durch einen Kalziumeintrittsblocker. Ergebnisse einer Doppelblindstudie Flunarizin vs. Pizotifen. MMW 125:711–714
Wood CBS (1986) How common is food allergy? Acta Paediatr Scand (Suppl) 323:76–83
Woody RC, Blaw ME (1986) Ophthalmoplegic migraine in infancy. Clin Pediatr 25:82–84
Wüthrich (1985) Nahrungsmittelallergien. I: Zur Pathogenese, Klinik und Diagnostik. Schweiz Med Wochenschr 115, 41:1428–1436
Ziegler A (1982) Medikamentöse Therapie. In: Gerber WD, Haag G (Hrsg) Migräne. Springer, Berlin Heidelberg New York Tokyo

Schmerzen bei Nerven- und Muskelerkrankungen

Schmerzen bei Nerven- und Muskelerkrankungen: Klinik, Differentialdiagnostik und Therapie

W. Mortier

Einleitung

Affektionen des peripheren Neurons können mit Schmerzen einhergehen. Qualitativ sind diffuse Schmerzempfindungen (bohrend, ziehend, brennend), „Muskelkater" mit Schwere-, Druck- und Steifheitsgefühl sowie Muskelkrämpfe zu unterscheiden. Unter Muskelkrampf wird eine vorübergehende, unwillkürliche und mit Schmerzen verbundene Muskelkontraktion bzw. -kontraktur verstanden. Die Schmerzauslösung im Skelettmuskel erfolgt mechanisch (Ödem, Infiltration), chemisch (Gewebsmediatoren wie Bradykinin, Serotonin, Histamin) und bei Ischämie (Azidose) über spezielle Nozizeptoren. Die Reize werden afferent über Nervenfasern der Gruppe III und IV dem Gehirn zugeleitet [2, 4]. Schmerzen außerhalb der motorischen Einheit sind differentialdiagnostisch abzutrennen (s. Tabelle 1).

Tabelle 1 Ursachen von Myalgien und Nervenschmerzen:

I. Störungen außerhalb der motorischen Einheit
1. Zentralnervös, pyramidal, extrapyramidal
2. Osteopathien
3. Arthralgien und Tendinopathien
4. Psychogen

II. Störungen der motorischen Einheit
1. Vorderhornzellschädigung
2. Radikulo-Polyneuropathien(-Neuritiden)
3. Neuromuskuläre Überleitung
4. Myopathien

Klinik

Innerhalb der motorischen Einheit kommen zahlreiche Krankheitsbilder in Frage, und zwar von der Vorderhornzelle bis zu den Muskelfasern (Tabelle 1). Eine genaue *Anamnese* ist wichtig und weiterführend. Sind die Schmerzen akut oder chronisch, lokal oder generalisiert, bei Tag oder Nacht, in Ruhe oder nach Belastung, familiär gehäuft, anhaltend oder episodisch, von welchem Charakter und ggf. von welchen Symptomen begleitet? Begleitsymptome und Schmerzlokalisation lassen Krankheiten wie Poliomyelitis im präparalytischen Stadium mit hohem Fieber oder Störungen der neuromuskulären Transmission bei fehlender Medikation mit Cholinesterasehemmern ausschließen. „Brennende Füße" bzw.

sternal oder thorakal betonte Schmerzen sind hinweisend auf eine akute Porphyrie, ein Myxödem und Tarsaltunnelsyndrom bzw. eine Coxsackie-Infektion oder Thalliumpolyneuropathie. *Nächtlich betonte Schmerzen* müssen von harmlosen Reizerscheinungen nach täglicher Belastung und Krankheitsbildern des rheumatischen Formenkreises abgegrenzt werden (s. Tabelle 2).

Tabelle 2. Myalgien – nachts betont:

– Polyneuropathien	– nephrogen (Urämie)
	– Kollagenosen
	– toxisch (Vincristin, INH, Furantoin)
– Brachialgia paraesthetica nocturna	
	– Karpaltunnelsyndrom
Cave:	– Tägliche normale Belastung
	– Erkrankungen des rheumat. Formenkreises

Die *klinische Untersuchung* ergibt weitere Anhaltspunkte: Fieber, Infektzeichen, Hautveränderungen, Bewegungseinschränkungen bzw. -schmerzen, Muskelschwäche und -atrophie, Reflexstörungen und eine mögliche besondere Druckempfindlichkeit der Muskulatur. Letztere wird besonders bei Myositiden (Polymyositis, Dermatomyositis und andere Kollagenkrankheiten) oder toxischen Polyneuropathien (INH, Gold, Vincristin) beobachtet. Eine endgültige Diagnose wird bei Krankheitsbildern mit Muskel- und Nervenschmerzen oft erst durch *spezielle Laboruntersuchungen* erreicht: Serologie (Antikörper verschiedener Art, Komplement, Immunkomplexe), Bakterienkultur, Nachweis von Toxinen, Medikamenten und Stoffwechselmetabolite in Blut und Urin, Bestimmung von Laktat und Pyruvat in Blut, Urin und Liquor, Ketonkörpernachweis beim Hungertest (Blut, Urin), Toleranzteste (Glukose, Alanin, Pyruvat), ischämischer Arbeitstest mit Laktat- und Ammoniakbestimmung, radiologische Techniken, einschließlich Computer- und Magnetresonanztomogramm, Elektrodiagnostik und Muskelexzision mit histologischer, histochemischer, elektronenmikroskopischer und biochemischer Auswertung. Eine sorgfältige Anamnese und Untersuchung sollte beim Einsatz richtiger Spezialmethoden die Diagnose und evtl. die Therapie ermöglichen. Dies soll an drei Beispielen mit radikulären Schmerzen, einer isolierten Nervenläsion und Myopathie verdeutlicht werden.

Beispiel 1: Ein 12jähriges Mädchen klagt über heftige Schmerzen im Hand- und Armbereich, betont nachts und morgens, dabei besteht das Gefühl von Fingerschwellungen 4 Monate nach einer erlittenen distalen Radiusfraktur. Ein maximaler Druckschmerzpunkt findet sich volar am Handgelenk. Die Verdachtsdiagnose eines *Karpaltunnelsyndroms* kann durch eine Überprüfung der Nervenleitgeschwindigkeit im proximalen und distalen N. medianus bestätigt werden. Ein operativer Eingriff läßt die Beschwerden verschwinden. Diese Nervenläsion ist im Kindesalter zwar sehr selten, doch vom Schmerzcharakter und der Lokalisation her charakteristisch. Mögliche verschiedene Grundkrankheiten sind zu beachten, um differentialdiagnostische Irrwege zu vermeiden [8, 9] (s. Tabelle 3).

Beispiel 2: Ein trainierter Jugendlicher ist sportaktiv, wandert mehrere Stunden und empfindet plötzlich krampfartige Wadenschmerzen, die mehrere Stunden anhalten. Am nächsten Morgen

Tabelle 3. Karpaltunnelsyndrom

- Z.n. Radiusfrakturen
- Rheumatische Arthritis
- Sehnenscheidenentzündung
- Mukopolysaccharidose
- Hypothyreose, Akromegalie
- Familiär, Kongenital
- Idiopathisch
- Lepra (Orient-Patienten)

bemerkt er einen dunklen Urin, fühlt sich aber sonst beschwerdefrei. Bei wiederholten körperlichen Anstrengungen treten die Symptome erneut auf. *Schmerzen* bei neuromuskulären Erkrankungen sind häufig *belastungsabhängig*, wobei bestimmte Krankheitsbilder dominieren [3, 5, 7] (s. Tabelle 4).

Tabelle 4. Schmerzen – bei/nach Körperbelastung

ompressionssyndrome	– bes. Arm- u. Beinplexus, Rücken
Muskeldystrophie	– Becker- u. Gürtelform
Metabol. Myopathien	– Glykogenosen, Lipidmyopathien, Purinstoffwechsel, Mitochondriopathien
Strukturmyopathie	– Central-Core-Myopathie
Myotonia congenita	– bes. bei Kälte
Rhabdomyolyse	– tox. traumat., ischäm., familiär
Hpothyreose	– hypokaliämische Parese

Unser Jugendlicher muß metabolischen Myopathien oder der allgemeinen Rhabdomyolyse-Gruppe zugeordnet werden. Andere Krankheiten mit belastungsabhängigen Myalgien zeigen keine Myoglobinurie. Ein ischämischer Arbeitstest ergibt einen normalen Anstieg von Laktat und Ammoniak, was eine Glyko(geno)lysestörung unwahrscheinlich macht und einen Myoadenylatdeaminase-Mangel ausschließt. Ein jetzt vermuteter Carnitinpalmityl-Transferase-Mangel wird im Hungertest mit einer verminderten Ketonkörperbildung bestätigt und biochemisch in der Skelettmuskulatur gesichert. Der bekannte autosomal rezessive Erbgang ermöglicht eine verläßliche genetische Beratung; therapeutisch werden diätetische mittelkettige Fettsäuren, die ohne Carnitinpalmityl-Transferasen ins Mitochondrium gelangen, und häufigere kleinere Kohlenhydratmahlzeiten angeboten. Infekte können bei diesem Krankheitsbild zur Symptommanifestation führen, was differentialdiagnostisch anderen infektinduzierten Rhabdomyolysen gegenüber beachtet werden muß.

Beispiel 3: Ein Kleinkind klagt plötzlich über heftige, brennende Schmerzen im hinteren Schulterbereich links. Die Untersuchung ergibt eine Schmerzverteilung und Mißempfindung in mehreren Dermatomen. Trotz des Fehlens eines Erythema migrans muß 10 Tage nach einem bemerkten Zeckenbiß eine *Radikuloneuritis* durch Borrelien angenommen werden. Neben symptomatischer Behandlung sind Penicillingaben gegen die ursächlichen Spirochäten notwendig. Die negative Serologie gegen Borrelien darf im Akutstadium von dieser Behandlung nicht abhalten. Antikörper entwickeln sich erst innerhalb von 4–8 Wochen [1, 6, 9]. Diese *belastungsunabhängigen Myalgien* müssen von anderen ätiologischen Möglichkeiten abgetrennt werden (s. Tabelle 5). Anamnese, Begleitsymptome und entsprechende Untersuchungen erlauben auch hierbei eine sichere Diagnose.

Tabelle 5. Belastungsunabhängige Myalgien

– Myositis	– Viren, Bakterien, Parasiten
– Narkosen	– nach maligner Hyperthermie
	nach Suxamethonium
– Intoxikation	– Amphetamin, Phenoxycarbonsäuren,
	H_1-Antagonisten, Clofibrinsäure, Vincristin,
	E-Aminocapronsäure, Dichlorphenoxyessig, Heroin,
	Schlangengifte
– Polyneuropathien,	– nephrogen, Kollagenosen,
Polyneuritiden	toxisch, Malabsorption, Infektion
– Poliomyelitis	–

Zusammenfassung

Auftretende Schmerzen unterschiedlichen Charakters müssen u.a. an Muskel- und Nervenaffektionen denken lassen. Eine exakte Anamnese mit Hinweisen auf eine Tag/Nacht- bzw. Belastungsabhängigkeit und -unabhängigkeit ist neben einer sorgfältigen Untersuchung und adäquaten Labormaßnahmen entscheidend. Eine sichere Diagnose ermöglicht häufig auch eine gezielte Therapie und damit Minderung oder Beseitigung der Schmerzzustände [3, 6, 7].

Literatur

1. Ackermann R (1986) Erythema-migrans-Borreliose und Frühsommer-Meningoenzephalitis. Dtsch Ärztebl 24:1765–1774
2. Andres KH, Düring M von, Schmidt RF (1985) Sensory innervation of the achilles tendon by group III and IV afferent fibers. Anat Embryol (Berl) 172:145–156
3. Kunze K (1987) Muskelschmerzen bei Erkrankungen des peripheren Nervensystems. Internist 28:644–651
4. Layzer RB (1986) Muscle pain, cramps, and fatigue. In: Engel AG, Banker BQ (eds) Myology. McGraw-Hill, New York
5. Mortier W (1987) Diagnosis of neuromuscular disorders in childhood. In: Harkess JW, Hughes SPF, Schulitz KP (eds), Neuromuscular disorders in childhood. Semin Orthop 2:140–150
6. Mortier W (1988) Muskel- und Nervenerkrankungen. In: Pothmann R (Hrsg) Chronische Schmerzen im Kindesalter. Hippokrates, Stuttgart
7. Pongratz DE, Burg D, Reimers CD, Karabensch F, Naegele M, Hübner G (1987) Muskelschmerzen. Klinische, radiologische, neurophysiologische und bioptische Diagnostik. Internist 28:572–579
8. Sainio K, Merikanto J, Larsen TA (1987) Carpal tunnel syndrome in childhood. Dev Med Child Neurol 29:794–797
9. Schaad UB, Flüeler U, Schaub H et al. (1986) Durch Ixodes-ricinus-Spirochäten (Borrelia burgdorferi) verursachte Krankheitsbilder (Lyme-Krankheit) bei pädiatrischen Patienten in der Schweiz. Schweiz Med Wochenschr 116:1426–1430
10. Stevens JC, Sun S, Beard CM, Fallon O, Kurland LT (1988) Carpal tunnel syndrome in Rochester, Minnesota, 1961 to 1980. Neurology 38:134–138

Krebsschmerzen

Schmerzen bei krebskranken Kindern und Jugendlichen

U. Göbel, D. Schwamborn, H. Jürgens, U. Kischlat, R. Pothmann

Einleitung

Bei Erwachsenen sind Schmerzen eine häufige Begleiterscheinung von Tumorerkrankungen, besonders in der Terminalphase [16]. Diese und ähnliche Feststellungen verknüpfen den Schmerz schicksalhaft mit dem Tumorleiden und der fatalen Prognose fortgeschrittener therapieresistenter Erkrankungen [2, 4, 12, 18]. Gilt diese Aussage auch für die Krebserkrankungen des Kindes- und Jugendalters? Berechtigt ist diese Frage, da heute etwa zwei Drittel der bösartigen Erkrankungen mit anhaltendem Erfolg behandelt werden können [6].

Bösartige Erkrankungen im Kindes- und Jugendalter

Jährlich erkranken in der Bundesrepublik Deutschland 1500–1800 Kinder und Jugendliche an einer bösartigen Erkrankung. Die Diagnosen des Mainzer Tumorregisters [10] zeigen (Tabelle 1), daß die bei Erwachsenen so häufigen Karzinome nur einen verschwindend geringen Bruchteil ausmachen. Vorherrschend sind Leukämien und Lymphome, Hirntumoren, embryonale Tumoren und Sarkome.

Tabelle 1. Bösartige Erkrankungen im Kindes- und Jugendalter 1980–1987 (nur Patienten unter 15 Jahren). Daten des Kindertumorregisters. (Nach Kaatsch u. Michaelis [10])

Erkrankungen	absolut	[%]
Leukämien	3187	36
Lymphome	990	11
Histiozytosen	300	3
ZNS-Tumoren	1519	17
Neuroblastome	657	7
Wilms-Tumoren	554	7
Osteosarkome	290	3
Ewing-Sarkome	197	2
Weichteilsarkome	580	7
Keimzelltumoren	321	4
Sonstige	288	3

Die 2-Jahres-Remissionsraten verschiedener Erkrankungen (Abb. 1) zeigen in Abhängigkeit von den therapeutischen Möglichkeiten einen Anstieg von Jahrzehnt zu Jahrzehnt.

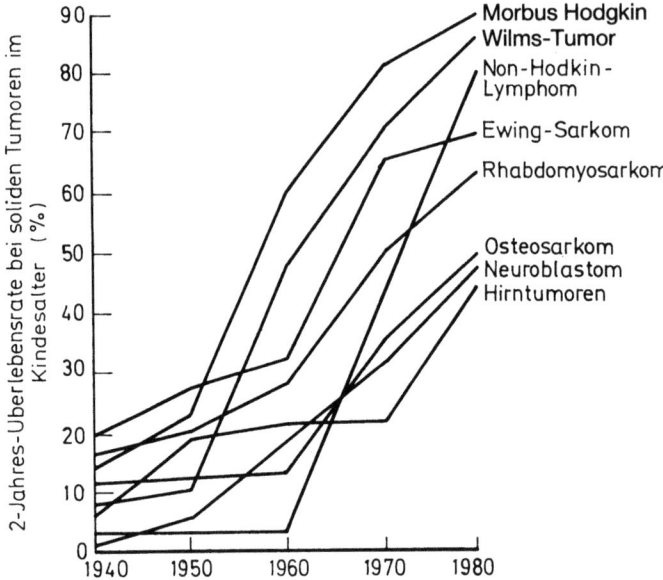

Abb. 1. Zweijahrsüberlebensraten von Kindern mit unterschiedlichen bösartigen Erkrankungen unter Berücksichtigung der medizinischen Entwicklung (zit. nach Göbel et al. [6]). Bis 1950: Erfolge durch Operation und Bestrahlung; ab 1950: zusätzlicher Einsatz von Zytostatika; ab 1960: Entwicklung von festen Therapieprotokollen; ab 1970: Kombinationstherapie; ab 1980: hochdosierte Zytostatikatherapie

Krebsschmerzen bei Kindern?

Die eingangs gestellte Frage ist daher zu modifizieren und zu unterteilen:
1. Haben Kinder und Jugendliche zum Zeitpunkt der Diagnose oder eines Rezidivs Schmerzen?
2. Sind die Schmerzen bei Kindern und Jugendlichen — wenn sie in nennenswertem Umfang vorkommen — tumor- oder therapiebedingt?

Schmerzen zum Zeitpunkt der Diagnose oder eines Rezidivs

Mit diesem Thema hat sich Frau Massimo [11] intensiv auseinandergesetzt: Von 814 italienischen Kindern, die während eines Jahrzehnts beobachtet wurden, sind die Schmerzinzidenzen nach Diagnosen geordnet angegeben (Tabelle 2). Auffallend sind die hohen Schmerzinzidenzen vor allem bei den Knochentumoren, so daß sie bei diesen Erkrankungen zu den Leitsymptomen zählen [8]. Bei dieser Aufstellung klagten etwa 60% der Kinder über Schmerzen zum Zeitpunkt der Erstdiagnose, im Rezidiv gar 89%. Dieser hohe Prozentsatz entspricht dem Ausmaß finaler Krebsschmerzen im Erwachsenenalter [2, 4, 12]. Als generelle Einschränkung muß angeführt werden, daß die Schmerzbeurteilung erschwert ist, da es sich um ein subjektives Ereignis handelt. Unterschiedliche Skalen helfen bei der Graduierung des Schmerzes; sie können aber erst bei Kindern ab 6 Jahren eingesetzt werden [1, 5, 13, 14]. Bei Kleinkindern wird aufgrund des Verhaltens und

Tabelle 2. Schmerzinzidenz bei bösartigen Erkrankungen im Kindes- und Jugendalter. (Zit. nach Massimo [11])

Erkrankungen	[%]
Ewing-Sarkom	89
Astrozytom	83
Osteosarkom	80
Medulloblastom	75
Non-Hodgkin-Lymphom	68
Leukämie	65
Rhabdomyosarkom	63
Neuroblastom	38
Hodgkin-Lymphom	24
Retinoblastom	20

des Gesichtsausdrucks der Schmerz beurteilt [1, 5, 13]. Typisch ist z.B. das „nicht mehr Gehen wollen" bei Kleinkindern mit akuter lymphoblastischer Leukämie. Aber wie unterschiedlich Kleinkinder im Vergleich zu Erwachsenen mit Schmerzzuständen umgehen können, zeigt das postoperative Verhalten. So ist es bei Kleinkindern häufig schwierig, die postoperative Bettruhe einzuhalten, während ältere Patienten nach dem gleichen operativen Eingriff nur mit großem Einsatz mobilisiert werden können. Wegen diese Besonderheiten ist es kein Zufall, daß Frau Massimo eine positive Korrelation zwischen der Schmerzinzidenz und dem zunehmenden Alter der Patienten feststellte [11].

Schmerzinzidenzen unter Berücksichtigung des Therapieverlaufs

Sehr viel detaillierter erfolgen die Angaben zur Abhängigkeit der Schmerzinzidenz in Abhängigkeit von der Behandlung und dem Therapieverlauf in der Untersuchung durch Miser et al. [13], so daß die wichtigsten Informationen hierzu referiert werden sollen:

Es wurden 60 stationär behandelte Kinder und Jugendliche und 79 ambulant betreute Patienten mit bösartigen Erkrankungen innerhalb eines Beobachtungsjahres einmal bzw. auch zweimal befragt bzw. beurteilt. Das mediane Alter betrug 16 Jahre. Stationär behandelte klagten doppelt so häufig über Schmerzen wie ambulant betreute Patienten (s. folgende Übersicht).

Häufigkeit von Schmerzen bei Kindern und Jugendlichen mit bösartigen Erkrankungen. (Zit. nach Miser et al. [13])

während stationärer Behandlung bei	54%
während ambulanter Behandlung bei	26%

46% der stationären Patienten mit Schmerzen und
26% der ambulanten Patienten mit Schmerzen waren im Rezidiv der Erkrankung

Stichprobe: 139 Patienten, 356 Beurteilungen

Offensichtlich hängt dieser auffällige Unterschied mit dem Allgemeinzustand der Patienten zusammen, nicht jedoch mit dem Status des Tumorleidens, da die Schmerzinzidenz bei Rezidivpatienten nicht höher lag als bei der Gesamtgruppe. Dies läßt darauf schließen, daß therapieabhängige Schmerzzustände bei Patienten in Erstbehandlung wie bei der Rezidivtherapie von großer Bedeutung sein müssen.

Auch diesem Punkt geht Miser et al. [13] in der gleichen Untersuchung nach (s. untenstehende Übersicht): Nur 46% der Schmerzzustände können durch das Krebsleiden erklärt werden, während bei 54% die Therapie ganz oder doch teilweise als Schmerzursache anzusehen ist – ein Tatbestand, der im Rahmen der lebenserhaltenden Therapie oft als unabwendbare Begleiterscheinung viel zu häufig bagatellisiert und zu wenig beachtet wird.

Ursachen der Schmerzen bei Kindern und Jugendliche mit bösartigen Erkrankungen. (Zit. nach Miser et al. [13])

46% durch den Tumor allein
14% durch den Tumor und die Therapie
40% nur durch die Therapie

Schmerzursachen

Bei den *Tumorschmerzen* liegen die Knochenschmerzen an erster Stelle, verursacht durch primäre Knochentumoren oder metastatische Infiltrate (Tabelle 3). An zweiter Stelle – mit deutlichem Abstand – folgen die Weichteilinfiltrate. Die erkennbare Kompression von Nerven oder des Rückenmarks wird nur bei 5% gefunden. Mehrere Schmerzursachen – hierzu gehören auch Schmerzen bei Darmobstruktionen – bestehen bei 11% der Patienten.

Tabelle 3. Tumorbedingte Schmerzursachen bei Kindern und Jugendlichen mit bösartigen Erkrankungen. (Zit. nach Miser et al. [13])

Schmerzursachen	[%]
Invasion von Knochen	68
Invasion von Weichteilen	16
Nerven-/Rückenmarkkompression	5
mehrere Ursachen	11

Unter den *therapiebedingten Schmerzen* (s. untenstehende Übersicht) führen bei weitem die Schleimhautulzerationen, die in ihrer Häufigkeit von dem Therapieregime und der Dosierung der Zytostatika abhängen. Ganz charakteristisch als Verursacher sind hierfür Methotrexat und die Anthracycline, häufig in ihrer Wirkung verstärkt durch Herpesinfektionen. Ähnlich verhält es sich mit der Strahlen-

> *Therapiebedingte Schmerzursachen bei Kindern und Jugendlichen mit bösartigen Erkrankungen.* (Zit. nach Miser et al. [13]):
>
> – Schleimhautulzerationen
> – Strahlendermatitis
> – Neuropathie durch Zytostatika
> – Phantomschmerz nach Amputation
> – postoperative Schmerzen
> – Kopf-/Rückenschmerzen nach Lumbalpunktion
> – Bauchschmerzen nach anhaltendem Erbrechen

dermatitis. Strahlensensibilisierende Zytostatika sind Methotrexat, Anthracycline, Cisplatin und vor allem Actinomycin D, die in hoher Dosis nicht parallel zu einer konventionellen Bestrahlung verabreicht werden sollen. Entscheidend neben der zeitlichen Abfolge zwischen Zytostatikatherapie und Bestrahlung ist jedoch die Strahlendosis, sowohl was die Einzelfraktion wie die kumulative Dosis betrifft. So wird z.Z. im Rahmen der Weichteilsarkomstudie und der Ewing-Sarkomstudie die tumorvernichtende Wirkung einer akzelerierten und fraktionierten Bestrahlung parallel zur Chemotherapie geprüft, ohne daß es bisher zu nennenswerten Schmerzereignissen gekommen ist.

Anhaltende Kopf- und Rückenschmerzen geben vor allem Kinder mit akuter lymphoblastischer Leukämie nach der intrathekalen Applikation von Methotrexat oder Cytosin-Arabinosid an. Nach Untersuchungen aus dem Memorial Sloan Kettering Cancer Center [7] entstanden bei etwa 11% der Punktionen danach anhaltende Schmerzen. Auffällig bei dieser Untersuchung war, daß Kinder mit einer Pleozytose infolge Meningiosis leucaemica seltener Schmerzen nach der Lumbalpunktion hatten, als die Kinder mit normalem Liquorbefund.

Schmerzhafte Neuropathien sind nach Gabe von Vinca-Alkaloiden wie Vincristin, Vinblastin und Vindesin immer zu erwarten, besonders bei längerer Anwendung, gelegentlich treten auch schmerzhafte Neuropathien nach VM 26 und VP 16 auf.

Schmerzen nach Operationen können als besonders beeinträchtigend empfunden werden, da bei einer schon längerdauernden Therapie die Leidensschwelle häufig erniedrigt ist. Ebenso kann eine allgemeine Schwäche infolge des Tumorleidens die Schmerzempfindung verstärken.

Bauchschmerzen nach anhaltendem Erbrechen infolge der Zytostatikatherapie dürfen nicht unterschätzt werden, da sie noch über Tage nachwirken können.

Schmerzverstärkende Situationen und psychosoziale Zuwendung

Physische Ursachen sind nur ein Teil der Schmerzen, wie dies Twycross u. Lack [17] in einem Schema zusammenfaßten (Abb. 2). Ärger, Ängste und Depressionen sind bei Kindern und Jugendlichen genauso wichtige Schmerzverstärker wie bei Erwachsenen, auch wenn die Ursachen des Ärgers, der Angst oder der

82 U. Göbel et al.

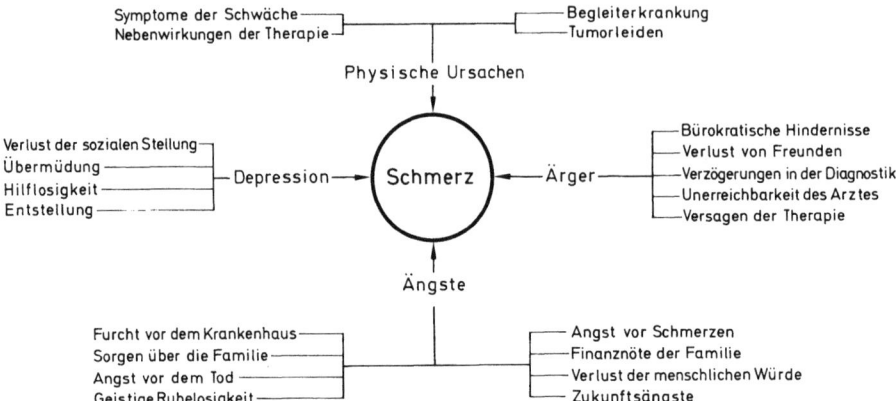

Abb. 2. Einflüsse auf die Schmerzempfindung bei bösartigen Erkrankungen. (Mod. nach Twycross u. Lack [17])

Depression anders gewichtet sein mögen [9]. Besonders bei Kleinkindern sind Ängste vor der möglichen Trennung von zu Hause und vor allem der Mutter sowie der Schmerz und die Depression nach erfolgter Trennung die wesentlichen Schmerzverstärker. Deshalb haben auf diesem Sektor sehr frühzeitig die Bemühungen eingesetzt, um bei Kindern eine Schmerzlinderung zu erreichen. Ganztägige Besuchszeit, Mitaufnahme einer Begleitperson aus medizinischen Gründen als Regelleistung sowie seit 1986 das „psychosoziale Modellprogramm des Bundesministeriums für Arbeit und Soziales zur besseren Versorgung krebskranker Kinder und Jugendlicher", durch das psychosoziale Mitarbeiter eingestellt werden konnten, sind Beispiele für die Aktivitäten, schmerzverstärkende Ursachen abzubauen. Erst nachdem die insgesamt sehr wirkungsvollen Möglichkeiten der Schmerzminderung durch psychosoziale Zuwendung eingesetzt wurden, sollte die medikamentöse Schmerzbekämpfung einsetzen. Diese Empfehlung resultiert weniger aus der Einstellung, Medikamente einsparen zu wollen, als vielmehr aus der Beobachtung, daß besonders Jugendliche häufig Medikationen mit sedierender oder gar narkotisierender Komponente ablehnen.

Jeder langfristig angelegten medikamentösen Schmerztherapie ist eine eingehende Diagnostik voranzustellen, da das Symptom Schmerz auch bei bösartigen Erkrankungen sehr unterschiedliche Ursachen haben kann.

Beispiele unterschiedlicher Schmerzzustände

Häufig ist die Ursache der Schmerzen nicht einfach zu diagnostizieren. Deshalb sollen einige Fallbeispiele mit selteneren Schmerzsituationen die Wertigkeit der zur Verfügung stehenden Untersuchungsverfahren aufzeigen.

Fall 1: Bei einem knapp 2jährigen Mädchen bestand seit einigen Wochen eine schmerzhafte Bewegungseinschränkung des linken Unterarmes mit deutlich zunehmender Tendenz. Ursache war ein Rhabdomyosarkom mit Druck auf den Plexus brachialis, das erst durch ein Röntgenbild des Thorax während eines akuten Infektes diagnostiziert wurde (Abb. 3).

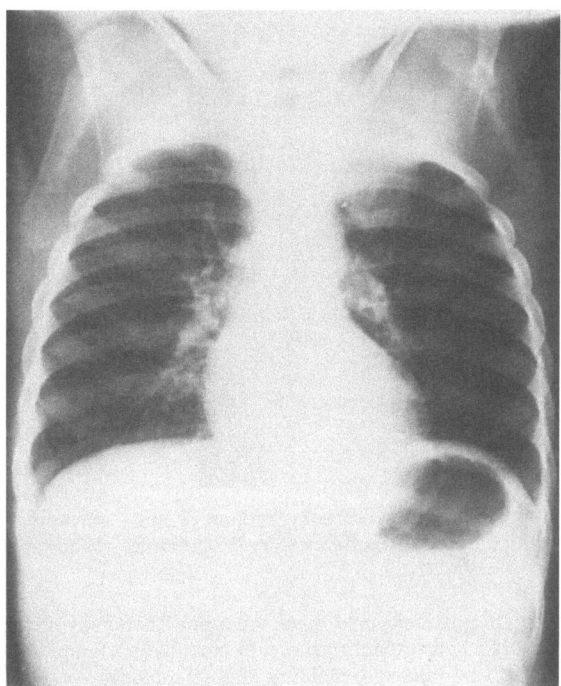

Abb. 3. Intrathorakales Rhabdomyosarkom mit Druck auf den Plexus brachialis und schmerzhafte Bewegungseinschränkung des linken Unterarmes

Fall 2: Ein 15jähriger Patient klagte mehrere Wochen über dumpfe Schmerzen im Oberkiefer, die zuerst als entzündlich bedingt angesehen wurden. Erst nachdem die innere und äußere Weichteilschwellung ein extremes Ausmaß angenommen hatten (Abb. 4a und 4b), wurde der Patient mit den Untersuchungsbefunden einer beschleunigten Blutsenkung und Leukozytose in der Klinik vorgestellt. Auch hier wurde die Diagnose eines Rhabdomyosarkoms mit infiltrativer Knochenschädigung als Schmerzursache diagnostiziert.

Fall 3 und Fall 4: In diesen beiden Fällen bestanden starke, z.T. messerstichartige Rückenschmerzen. Die Röntgenbilder der Wirbelsäulen stammen von einem 10jährigen Mädchen mit

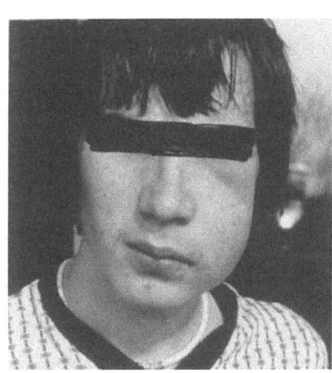
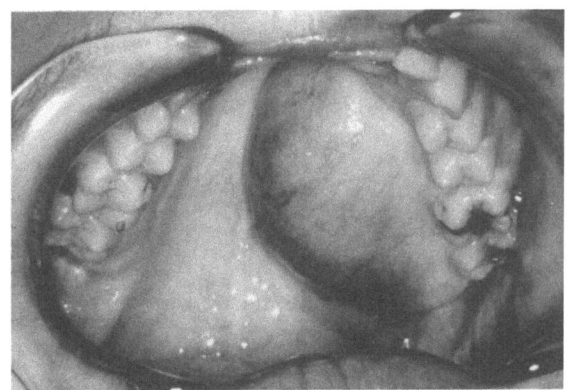

Abb. 4a. Rhabdomyosarkom des Gesichtsschädels

Abb. 4b. Rhabdomyosarkom des Gesichtsschädels mit Vorwachsen in die Mundhöhle

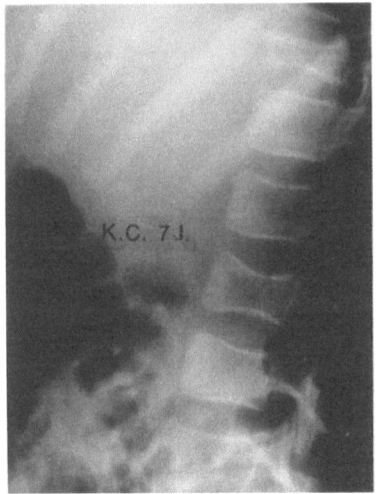
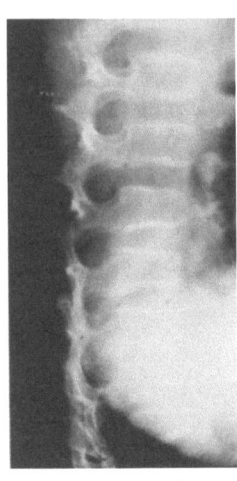

Abb. 5. Rhabdomyosarkom Stadium IV mit multiplen Herden im Bereich der Wirbelsäule

Abb. 6. Wirbelsäule bei einem Mädchen nach Mehrfachrezidiv einer akuten lymphoblastischen Leukämie und schwerem Pseudocushing infolge der langdauernden Glukokortikoidtherapie

zum Diagnosezeitpunkt disseminiertem Rhabdomyosarkom (Abb. 5) und von einem 14jährigen Mädchen mit Mehrfachrezidiv einer akuten lymphoblastischen Leukämie (Abb. 6). Osteoporose und Fischwirbelbildung sind unabhängig von der Diagnose stark ausgeprägt. Bei den leukämiekranken Mädchen ist eine Unterscheidung zwischen einer durch Glukokortikoide bedingten fortgeschrittenen Osteoporose im Rahmen der mehrjährigen Rezidivtherapie oder leukämisch bedingter Destruktionen aufgrund des Röntgenbildes nicht möglich.

Fall 5: Dieses torpide aussehende und schlecht heilende Ulkus entstand nach paravenöser Injektion von Vincristin in die Kubitalvene (Abb. 7). Schmerzen traten schon direkt bei der Injektion auf und ließen erst mit Ausbildung des Ulkus nach.

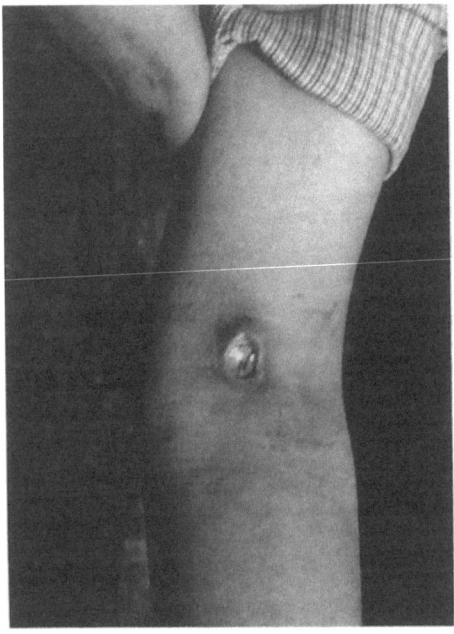

Abb. 7. Ulkus nach paravenöser Injektion von Vincristin

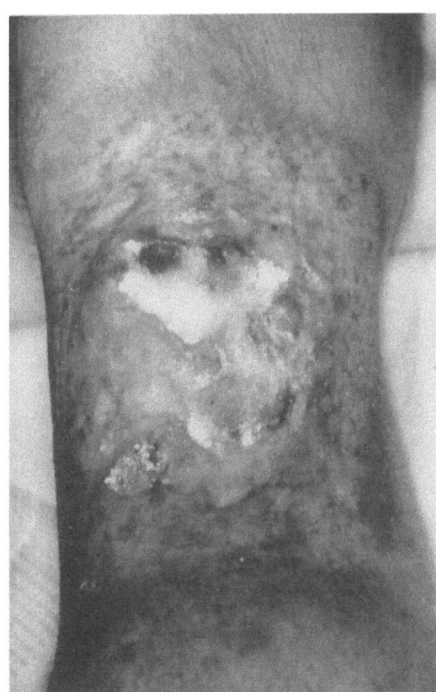

Abb. 8. Strahlenfibrose des Unterschenkels nach Adriblastintherapie mit zentraler Nekrose

Fall 6: Die ausgedehnte Strahlenfibrose mit dem zentralen Strahlenulkus am Unterschenkel eines 16jährigen Jungen mit Osteosarkom entstand nach Adriblastintherapie und Lokalbestrahlung mit 60 Gy (Abb. 8). Da hier die Schmerzen zunehmend stärker wurden und Osteosarkome als wenig strahlensensibel gelten, wurde aus dem Ulkusbereich eine Probeexzision entnommen, die ein Lokalrezidiv ergab. In diesem Fall führten die Schmerzen zur Diagnose des Lokalrezidivs und ermöglichten so die lebenserhaltende Rezidivtherapie.

Abschließend sollen drei Beispiele auf die Heterogenität von Hüftschmerzen bei krebskranken Kindern und Jugendlichen aufmerksam machen.

Fall 7: Ein 14jähriger Junge mit rezidiviertem Nasopharynxkarzinom klagte über Schmerzen im rechten Hüftgelenk. Wegen einer abdominal tastbaren Resistenz wurde eine Lymphographie (Abb. 9a) durchgeführt, die große Tumormassen zeigte. Da diese nicht in räumlicher Nähe zum lumbalen Nervenplexus gelagert waren, erschienen sie als Schmerzursache wenig plausibel. Die Klärung der Beckenschmerzen brachte erst das Skelettszintigramm mit einer diffusen Knocheninfiltration der rechten Beckenhälfte (Abb. 9b).

Fall 8: Bei diesem 10jährigen Jungen mit sehr langandauernden Schmerzen im rechten Hüftgelenk (Abb. 10a) bestanden eine starke BSG-Beschleunigung, eine leichte hypochrome Anämie und eine deutliche Akute-Phasen-Reaktion. Diese Befunde wurden zuerst als Monarthritis gedeutet und besserten sich auf Gabe von Azetylsalizylsäure hin deutlich. Zwei Jahre später zeigte das Becken eine diffuse Strukturauflockerung (Abb. 10b), die die ursprüngliche Diagnose in Frage stellte. Die nunmehr angefertigte Messung der Katecholaminausscheidung im 24-h-Urin ergab die endgültige Diagnose eines Neuroblastoms. Der Primärherd konnte trotz intensiver Bemühungen bei diesem Krankheitsfall damals (1979) nicht gefunden werden.

Fall 9: Heute kann dagegen mit eindeutiger Genauigkeit und geringer Belastung das Neuroblastom mit Hilfe von Methyljodbenzylguanin, einem Strukturanalogen von Noradrenalin, diagnostiziert werden. Das Szintigramm mit Methyljodbenzylguanin bei einem 5jährigen Kind

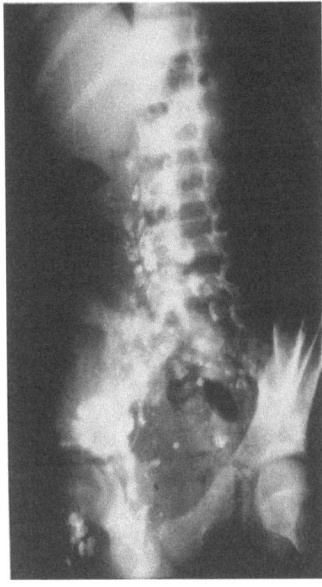 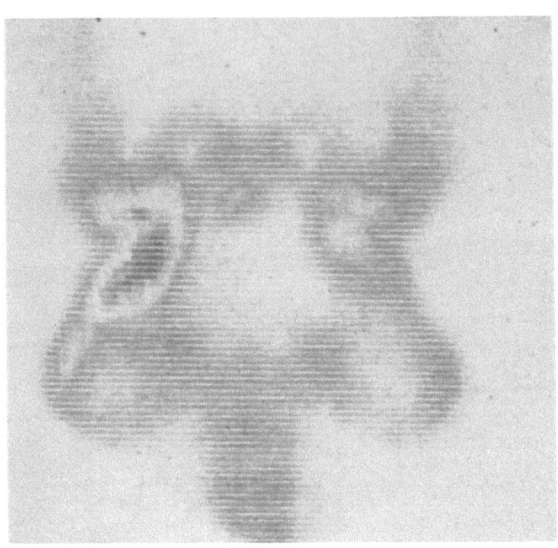

Abb. 9a. Lymphknotenmetastasen im Iliakalbereich nach rezidiviertem Nasopharynxkarzinom

Abb. 9b. Skelettszintigramm bei diffuser Knocheninfiltration bei dem rezidivierten Nasopharynxkarzinom

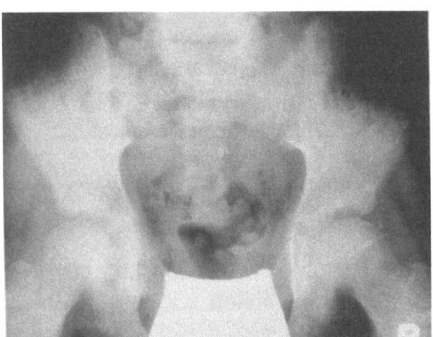 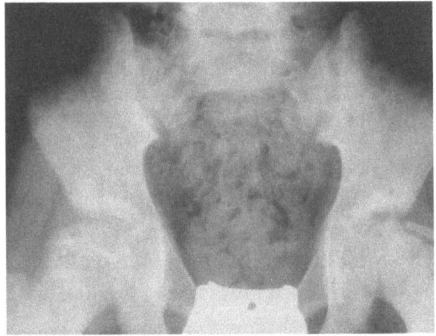

Abb. 10a. Beckenübersichtsaufnahme bei einem Patienten mit noch unerkanntem Neuroblastom und Schmerzen im rechten Hüftgelenk

Abb. 10b. 2 Jahre später läßt die Kontrolle der Beckenübersichtsaufnahme eine diffuse Strukturauflockerung erkennen

(Abb. 11), das sich vor Schmerzen nicht mehr zu bewegen wagte, wies multiple Knochenherde auf. Mit diesem Untersuchungsverfahren konnte bei einem anderen 3jährigen Mädchen mit zunehmenden Beinschmerzen bei Unterbauchtumor die Diagnose eines Neuroblastoms gestellt werden, obwohl die 24-h-Katecholaminausscheidung nicht pathologisch erhöht war.

Fall 10: Zuletzt das Beispiel einer wahrscheinlich iatrogenen Spätfolge nach erfolgreicher Behandlung der Grunderkrankung. Ein 17jähriges Mädchen klagte 3 Monate nach Ende der Therapie wegen akuter myeloischer Leukämie über anhaltende Schmerzen in der Hüfte links. Die Beckenübersichtsaufnahme war unauffällig (Abb. 12a). Das Kernspintomogramm zeigte dagegen eine diffuse Strukturänderung des Femurkopfes (Abb. 12b). Erst 3 Monate später war röntgenologisch die beginnende Femurkopfnekrose erkennbar (Abb. 12c), die weitere 15 Monate danach ihr Vollbild (Abb. 12d) erreicht hatte.

Schmerzen bei krebskranken Kindern und Jugendlichen 87

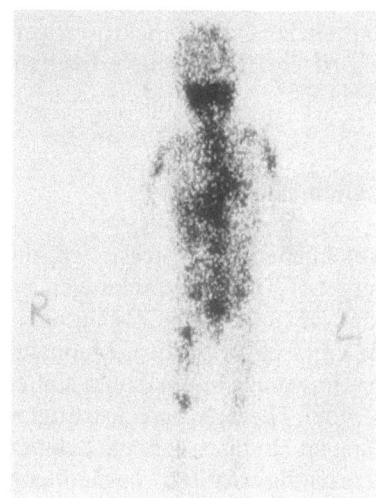

Abb. 11. Szintigramm mit Methyl-Jod-Benzylguanin bei einem Kind mit metastasiertem Neuroblastom und multiplen Knochenherden

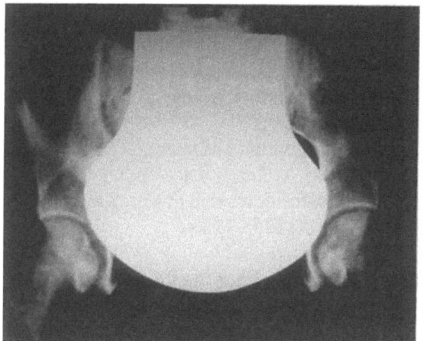 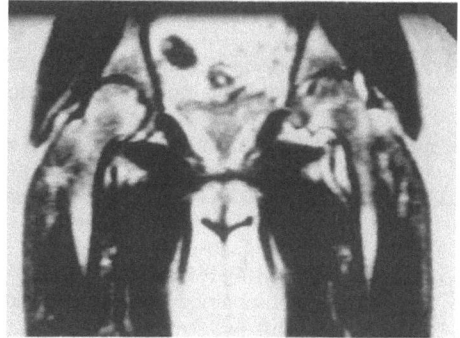

Abb. 12a. Beckenübersichtsaufnahme 3 Monate nach Therapieende wegen akuter myeloischer Leukämie

Abb. 12b. Die Kernspintomographie zum gleichen Zeitpunkt mit diffuser Strukturänderung des linken Femurkopfes

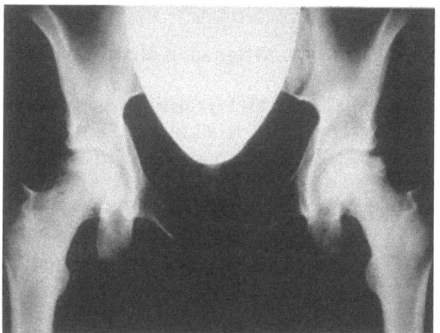 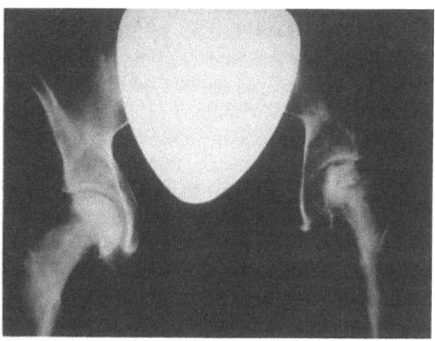

Abb. 12c. Kontrolle der Beckenübersichtsaufnahme 3 Monate später mit beginnender Femurkopfnekrose

Abb. 12d. Kontrolle der Beckenübersichtsaufnahme 15 Monate später mit voll ausgeprägter Femurkopfnekrose

Aseptische Knochennekrosen werden bei Kindern nach Abschluß der wegen ihrer bösartigen Erkrankung erforderlichen Therapie zunehmend häufiger diagnostiziert [3].

Schlußbemerkungen

Abschließend ist festzustellen, daß Schmerzen eine regelmäßige Begleiterscheinung bei Tumorerkrankungen im Kindes- und Jugendalter sind. Zahlenmäßig häufiger treten sie im Zusammenhang mit der erforderlichen Therapie auf, so daß im Konzept supportiver Maßnahmen eine andere Gewichtung vorzunehmen ist. Psychosoziale Maßnahmen sollten von Anfang an im Konzept der schmerzlindernden Therapie berücksichtigt werden, ferner sollte eine adäquate Therapieplanung im Hinblick auf eine Schmerzprophylaxe vorgenommen werden. Die trotzdem häufig erforderliche medikamentöse Schmerztherapie im engeren Sinn erhält so ihren adäquaten Stellenwert auch im Kindes- und Jugendalter.

Literatur

1. Aradine CR, Beyer JE, Tompkins JM (1988) Children's pain perception before and after analgesia: A study of instrument construct validity and related issues. J Pediatr Nurs 3:11–23
2. Brescia FJ (1987) An overview of pain and symptom management in advanced cancer. Pain 2:7–11
3. Engel IA, Straus DJ, Lacher M, Lane J, Smith J (1981) Osteonecrosis in patients with malignant lymphoma: A review of twenty-five cases. Cancer 48:1245–1250
4. Foley KM (1987) Cancer pain syndromes. Pain 2:13–17
5. Gauvain-Piquard A, Rodary C, Rezvani A, Lemerle J (1987) Pain in children aged 2–6 years: A new observational rating scale elaborated in a pediatric oncology unit – preliminary report. Pain 31:177–188
6. Göbel U, Jürgens H, Schwamborn D, Wahn V (1988) Hochdosierte Chemotherapie: Grundlagen, Indikationen, Komplikationen. Klin Pädiat 200:1–7
7. Haghbin M (1977) Antimetabolites in the prophylaxis and treatment of central nervous system leukemia. Cancer Treat Rep 61:661–666
8. Jürgens H, Donaldson SS, Göbel U (1986) Ewing's sarcoma. In: Voute PA, Barrett A, Bloom HJG, Lemerle J, Neidhardt MK (eds) Cancer in children. Springer, Berlin Heidelberg New York Tokyo, pp 300–315
9. Jürgens H, Kischlat U (1988) Schmerztherapie bei Kindern. Symposium über Praktische Schmerztherapie in der Onkologie, 11. 6. 88 in Düsseldorf
10. Kaatsch P, Michaelis J (1988) Jahresbericht 1987 des Kinderkrebsregisters Mainz 1987. Institut für Medizinische Statistik und Dokumentation der Universität Mainz
11. Massimo L (1988) zit. nach Pothmann R: Krebsschmerzen. In: Chronische Schmerzen im Kindesalter: Diagnose und Therapie. Hippokrates, Stuttgart, S 179
12. Matthiessen H von, Grote B, Kiwit J, Schoppe W-D (1987) Therapie tumorbedingter Schmerzen. Dtsch Ärztebl 84:1578–1582
13. Miser AW, Dothage JA, Wesley RA, Miser JS (1987) The prevalence of pain in a pediatric and young adult cancer population. Pain 29:73–83
14. Pothmann R (1988) Klinische Schmerzmessung. In: Pothmann R (Hrsg) Chronische Schmerzen im Kindesalter. Hippokrates, Stuttgart
15. Pothmann R, Göbel U (1986) Schmerzdiagnostik und -therapie in der Kinderonkologie. Klin Pädiat 198:479–483
16. Tigges FJ (1984) Schmerzmittel bei Tumorerkrankungen. Therapiewoche 34:3713–3720

17. Twycross RG, Lack SA (1983) Symptom control in far advanced cancer. Pain Relief. Pitman, London
18. Zimmermann M (1985) Wie Schmerz entsteht und sich lindern läßt. Diagnostik 18:13–17

Behandlung von Schmerzen bei krebskranken Kindern

N. Kuhn

Die Schmerzäußerung eines krebskranken Kindes ist in jedem Fall ernstzunehmen, und es ist ihr nachzugehen. Erfahrungsgemäß sind vorgetäuschte Beschwerden bei diesem Krankenkollektiv äußerst selten [10]. Auch fühlen Kinder Schmerzen nicht weniger als Erwachsene, da eine komplette Myelinisierung für die Überleitung schmerzhafter Impulse nicht erforderlich ist [14]. Im Gegenteil, einige Studien belegen sogar, daß je jünger ein Kind ist, desto empfindlicher reagiert es auf Schmerzen [2].
Grundvoraussetzung einer optimalen Schmerztherapie ist die sorgfältige Erhebung der *Schmerzanamnese,* bei der nach Ätiologie, Lokalisation, Intensität und Charakter des Schmerzes gefragt werden sollte sowie nach der bisherigen Analgetikatherapie. Hier sind Fragen nach Wirkstoff, Dosis, Wirkung und Nebenwirkungen der bisher verwandten Medikamente wichtig. Weiterhin sind die psychische Verfassung sowie Grunderkrankung und spezifische Krebstherapie zu berücksichtigen.
Im allgemeinen führt im Anfangsstadium der Erkrankung die primäre Tumorbehandlung durch Zytostatika, operative Eingriffe und Bestrahlung rasch zu einer deutlichen Schmerzminderung, so daß nach Beginn der Tumortherapie im weiteren Verlauf der Erkrankung therapie- und diagnostikbedingte Schmerzen häufiger sind als tumorbedingte [8].

Prophylaktische Maßnahmen

Gerade bei therapie- und diagnostikbedingten Schmerzzuständen lassen sich durch prophylaktische Maßnahmen eine Reihe schmerzauslösender Situationen weitgehend vermeiden: Angst kann Schmerzen überdimensional verstärken. So ist es vor allem wichtig, eine *angstfreie Atmosphäre* zu schaffen. Hierzu gehört, daß eine Vertrauensperson, in der Regel ein Elternteil, die Möglichkeit hat, immer beim Kind zu bleiben, denn Trennungsangst ist Trennungsschmerz. Auch unser ärztliches Verhalten ist entscheidend. Ein ruhiges, sicheres Auftreten mit Freundlichkeit und subjektiver Zuwendung zum Kind nehmen Angstgefühle und wirken somit schmerzreduzierend.
Es ist wichtig, die Kinder in altersentsprechender Weise auf die geplanten Eingriffe vorzubereiten, die dann so schonend wie möglich durchgeführt werden müs-

sen. Die Angst vor einer aversiven Prozedur steigt mit jeder Negativerfahrung, so daß dann jede folgende Prozedur als noch schmerzhafter empfunden wird [3]. Nach Untersuchungen von McGrath et al. [5] sind z.B. Knochenmarkpunktionen für Dreiviertel der Kinder mit schweren Schmerzen verbunden, und selbst Venenpunktionen oder Fingerpickse werden von einer Reihe der Patienten als äußerst schmerzvoll empfunden. Ein *implantierbares Kathetersystem* (z.B. Broviac-Katheter, Port-a-Cath) erleichtert Blutentnahmen und Medikamentenapplikationen und erspart dem Kind somit Schmerzen durch wiederholte und z.T. frustrane Punktionen. Entsprechend soll die Implantation eines *Omayareservoirs* immer dann erwogen werden, wenn regelmäßig und häufig Lumbalpunktionen anfallen. Schmerzhafte Eingriffe wie Lumbalpunktionen oder Knochenmarkpunktionen sollten insbesondere bei Kleinkindern in *Sedierung und Analgesie* durchgeführt werden. Bewährt hat sich z.b. die Kombination von Dolantin und Neurocil (je 0,5–1 mg/kg KG). Die Kinder erreichen innerhalb weniger Minuten eine ausreichende Schlaftiefe und haben eine retrograde Amnesie für den Eingriff. Gute Erfahrungen wurden auch über die Anwendung von Midazolam berichtet [11]. Die in der Praxis gebräuchlichsten Sedativa Diazepam und Chloralhydrat erzielen meist nur eine unzureichende Schlaftiefe und erweisen sich deshalb als nicht geeignet zur alleinigen Sedierung bei schmerzhaften Eingriffen. Zur Vorbereitung von Lumbal- oder Knochenmarkpunktionen bestehen auch gute Erfahrungen mit einem gelhaltigen Lokalanästhetikum unter eine Okklusivpflaster, das ca. 1 h einwirken muß. Ebenso wirkungsvoll, aber ohne Vorbereitungszeit anzuwenden, ist die Applikation einer Lokalanästhesie mit Hilfe einer Impfpistole. Eine weitere Möglichkeit bei Lumbalpunktionen bei älteren Kindern ist der Einsatz der transkutanen elektrischen Nervenstimulation (TENS).

Auch *psychotherapeutische Verfahren,* wie verschiedene Entspannungstechniken oder Hypnose, werden mit unterschiedlichem Erfolg zur Vorbereitung auf schmerzhafte Eingriffe eingesetzt, wobei die Hypnose den nicht hypnotischen Verfahren überlegen ist [16]. Die hypnotischen Verfahren sind jedoch i.allg. nur bei Kindern über 5 Jahren effektiv.

Medikamentöse Therapie

Bei der Behandlung von Schmerzzuständen bei Kindern stehen medikamentöse Maßnahmen im Vordergrund. Hierbei sind die unterschiedlichen *Behandlungsprinzipien für akute und chronische Schmerzen* zu beachten. Das Ziel bei akuten Schmerzen ist die Schmerzlinderung, bei chronischen Schmerzen hingegen die Vermeidung von Schmerzen. Deshalb sollte die Medikamentenapplikation bei chronischen Schmerzen in fest fixierten Zeitabständen regelmäßig als prophylaktische Gabe durchgeführt werden, also keine Medikation nach Bedarf, im Gegensatz zur Akutbehandlung. Die Wirkungsdauer der angewandten Substanzen sollte bei chronischen Schmerzen solange wie möglich sein. Die Dosis muß bei chronischen Schmerzen individuell ermittelt werden. Eine Sedierung ist meistens unerwünscht. Zusätzlich zur analgetischen Therapie kann eine adjuvante Behandlung sinnvoll sein, die entweder eine spezifische Schmerzwirkung hat oder Begleitsymptome mildert.

Auch bei Kindern ist die Anwendung des von der WHO erarbeiteten *Stufenplanes zur Analgesie* zu empfehlen:

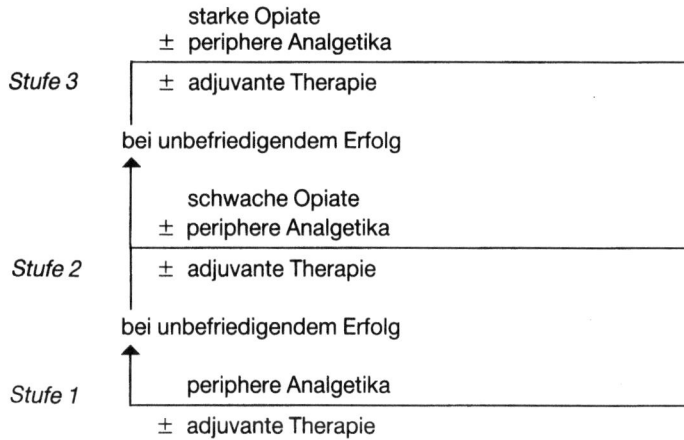

Auf der ersten Stufe der Schmerztherapie stehen die *peripher wirkenden Analgetika,* die am Ort der Schmerzentstehung durch Hemmung der Prostaglandinsynthese wirken. Hierzu zählen in erster Linie antipyretische und nichtsteroide Analgetika. Die für das Kindesalter wichtigsten Substanzen sind Paracetamol, Azetylsalizylsäure und Metamizol. Ihr gemeinsames Merkmal ist die kurze Halbwertszeit, weshalb die Dosisintervalle zwischen 3 und maximal 4 h liegen sollten. Im allgemeinen wird in der Pädiatrie *Paracetamol* wegen der praktisch fehlenden Nebenwirkungen bevorzugt. Nur bei Überdosierung wirkt es hepatotoxisch. Bei der Anwendung von *Aspirin* ist wegen seiner Wirkung auf die Thrombozytenfunktion Vorsicht geboten, da onkologische Patienten häufig eine therapieinduzierte Thrombozytopenie haben und damit Blutungsprobleme. *Metamizol* kann wegen der Gefahr der Agranulozytose sowie bei parenteraler Anwendung der Gefahr des anaphylaktischen Schocks nicht als Mittel der ersten Wahl empfohlen werden.
Bei nichtbefriedigender Wirkung peripherer Analgetika kommen sog. *schwache Opiate* in Betracht. Die Dosierung dieser Substanzen ist individuell festzulegen. Wegen ihrer geringen Nebenwirkungen werden im Kindesalger vor allem *Tilidin* (Valoron) und *Tramadol* (Tramal) angewendet. Diese Medikamente rufen selten Nebenwirkungen wie Übelkeit, Erbrechen oder Benommenheit hervor. Auch *Codein* gehört in die Gruppe der schwachen Opiate. Mit der Entwicklung des *Dihydrocodeins* steht seit kurzem auch ein Medikament mit Langzeitwirkung aus dieser Gruppe zur Verfügung.
Bei schweren Schmerzen, vor allem im Terminalstadium, müssen *starke Opiate* verabreicht werden. Die Angst vor psychischer Abhängigkeit ist bei Tumorpatienten unbegründet, insbesondere bei regelmäßiger, gleichmäßiger Gabe, die Peaks der Serumspiegel vermeidet. So spielt auch die Gefahr der Atemdepression bei Tumorpatienten i.allg. keine Rolle. Opiattypische Nebenwirkungen wie Übelkeit, Erbrechen, zentrale Dämpfung werden meist nur in den ersten Behandlungstagen beobachtet. Hingegen tritt eine Toleranzentwicklung für Obstipation oder

Miosis nicht ein. Diese Nebenwirkungen müssen entsprechend behandelt werden [15].

Bevorzugt angewendet im Kindesalter werden Buprenorphin (Temgesic) und Morphin in retardierter Form (MST), die beide den Vorzug einer langen Halbwertszeit und der oralen Applikationsform haben.

Bei *Buprenorphin* ist die geringe obstipierende und atemdepressive Wirkung hervorzuheben. Als einzige Nebenwirkung wird über leichte Sedierung und Übelkeit berichtet, die jedoch i.allg. nach einigen Tagen nicht mehr beobachtet wird. Der Nachteil dieser Substanz bei oraler Anwendung liegt in der sublingualen Applikationsform, die von jüngeren Kindern häufig nicht akzeptiert wird. Hier muß dann auf die parenterale Applikationsform übergegangen werden. Über eine gute bis sehr gute klinische Wirksamkeit dieser Substanz bei Kindern wurde berichtet [12].

Positive Erfahrungen bestehen auch bei der Anwendung von *MST retard* Tabletten, die auch von jüngeren Kindern problemlos genommen werden [1]. Ein weiterer Vorteil dieser Substanz ist die lange Wirksamkeitsdauer, so daß man in der Regel mit zwei Gaben pro Tag auskommt und damit auch der Nachtschlaf nicht durch Schmerzen bzw. Medikamenteneinnahme gestört ist. Ausgehend von einer Initialdosis von 1 mg/kg KG zweimal täglich muß die Dosierung individuell gesteigert werden. Bei fast allen Kindern kann so Schmerzfreiheit erzielt werden. Obstipation und initiale Müdigkeit sind häufige Nebenwirkungen.

Muß zur Beherrschung sehr starker Schmerzen die orale Morphindosis so stark erhöht werden, daß schwere Nebenwirkungen auftreten, so sollte auf eine parenterale Morphinzufuhr ausgewichen werden, da die Nebenwirkungen i.allg. geringer sind. Es empfiehlt sich die kontinuierliche Infusion von *Morphinsulfat*, die intravenös oder subkutan erfolgen kann. Auch hier muß die Dosis bis zum Erreichen von Schmerzfreiheit austitriert werden (Median 0,04–0,07 mg/kg KG/h [6, 7]. Unter diesen Dosen wurden nur milde und leicht kontrollierbare Nebenwirkungen beobachtet, wie milde Obstipation oder Schläfrigkeit.

Adjuvante Therapie

Neben Analgetikagaben ist häufig der Einsatz adjuvanter Medikamente sinnvoll: *Kortikosteroide* wirken stimmungsaufhellend und antiemetisch. Ihre entzündungshemmenden Eigenschaften eignen sich vor allem bei Schmerzen im Zusammenhang mit Nerven- und Rückenmarkkompressionen, Kopfschmerzen im Rahmen eines erhöhten Hirndruckes oder Knochenschmerzen. Der analgetische Effekt von *Antikonvulsiva* wie Carbamazepin läßt sich vor allem bei neuralgischen Schmerzformen benutzen. Gelegentlich kann der Einsatz von *Muskelrelaxanzien* die Wirkung von Analgetika unterstützen, wenn es sich z.B. um pseudoradikuläre Schmerzen mit schmerzhaften Muskelverspannungen handelt. *Antidepressiva* sind indiziert zur Bekämpfung depressiver Zustände, unter denen ca. ein Viertel aller Krebspatienten leiden. Die anxiolytische Wirkung der *Neuroleptika* läßt sich nutzen, um die sich aufschaukelnde Spirale von Angst und Schmerzen zu dämpfen. Neurocil oder Haloperidol sind hier bewährte Medikamente.

Weitere Methoden zur Analgesie

Insgesamt lassen sich 80–90% aller kindlichen Krebsschmerzen medikamentös beherrschen [9, 14]. Als weitere Möglichkeit bei schweren tumorbedingten Schmerzzuständen läßt sich zur Schmerzminderung eine *palliative Chemotherapie*, z.B. mit Endoxan, oder eine *palliative Strahlentherapie* einsetzen. Als *anästhesiologische Verfahren* sind epidurale Dauerkatheter und Grenzstrangblockaden zu erwähnen. *Neurochirurgische Verfahren* wie eine Rhizotomie oder unilaterale Chordotomie stehen aufgrund der Invasivität des Verfahrens an letzter Stelle [13].

Neben der geschilderten somatischen Therapie nimmt die *psychologische Betreuung* einen hohen Stellenwert ein. Entspannungsübungen und Selbsthypnose können den Effekt der pharmakologischen Therapie verstärken. Auch persönliche Zuwendung und Ablenkung können zu einer verbesserten Schmerzkontrolle führen. Es gibt jedoch keine sicheren Hinweise dafür, daß psychologische Strategien alleine mehr oder weniger effektiv sind als pharmakologische. Der Gebrauch beider Methoden zusammen ist sicher am effektivsten [4].

Derzeitiger Stand der Schmerztherapie in der Kinderonkologie

Das Ziel der Behandlung von Schmerzen bei Kindern mit malignen Erkrankungen ist nicht die Schmerzreduktion, sondern die Schmerzfreiheit, auf die jedes Kind Anspruch hat. Diesem Anspruch stellt man sich heute in den kinderonkologischen Zentren, in denen krebskranke Kinder in der BRD fast ausschließlich behandelt werden. Prophylaktische Maßnahmen wie eine weitestgehend ambulante Behandlung bzw. bei notwendiger stationärer Therapie die Möglichkeit der ständigen Anwesenheit eines Elternteiles sind selbstverständlich. Ebenso ist eine Verwendung von implantierbaren Kathetersystemen allgemein üblich. In Kombination mit mobilen Infusionspumpen ist so eine kontinuierliche parenterale Medikamentenapplikation im Rahmen einer ambulanten Behandlung, auch im Finalstadium, möglich. Dem hohen Stellenwert einer psychologischen Betreuung wird dadurch Rechnung getragen, daß sich in allen Behandlungszentren ein psychosozialer Dienst etabliert hat sowie eine Arbeitsgruppe für psychosoziale Frage in der Deutschen Gesellschaft für Pädiatrische Onkologie (GPO). Eine weitere Arbeitsgruppe der GPO beschäftigt sich speziell mit Problemen der Schmerztherapie bei Kindern. Das Ziel dieser Arbeitsgruppe ist die Erarbeitung von standardisierten und objektiven Meßmethoden zur Quantifizierung der Schmerzintensität sowie die Erarbeitung von Therapiekonzepten entsprechend den dargestellten Behandlungsprinzipien, die eine bestmögliche Lebensqualität des Kindes zum Ziel haben.

Literatur

1. Goldman A, Bowman A (1987) Oral sustained release morphine tablets (MST) for analgesia in children with malignant disease. Paper to be presented at the 1987 Meeting of Children's Hospice International, London

2. Haslam DR (1969) Age and the perception of pain. Psychonom Sci 15:86
3. Katz ER, Kellermann J, Siegel SE (1980) Distress behavior in children with cancer undergoing medical procedures: Developmental considerations. J Consult Clin Psychol 48:356
4. McGrath P, Unruh A (1987) Pain in children and adolescents. Elsevier, Amsterdam, p 249
5. McGrath P, Hsu E, Capelli M, Luke B, Goodman JT, Dunn-Geier J (1988) Pain in pediatric oncology: A survey. 1st Intern. Symp. on Pediatric Pain, Seattle 1988
6. Miser AW, Miser JS, Clark BS (1980) Continuous intravenous infusion of morphine sulfate for control of severe pain in children with terminal malignancy. J Pediatr 96:930
7. Miser AW, Davis DM, Hughes CS et al. (1983) Continuous subcutaneous infusion of morphine in children with cancer. Am J Dis Child 137:383
8. Miser AW, McCalla J, Dothage JA, Wesley M, Miser JS (1987) Pain as a presenting symptom in children and young adults with newly diagnosed malignancy. Pain 29:85
9. Miser AW, Dothage JA, Wesley RA, Miser JS (1987) The prevalence of pain in pediatric and young adult cancer population. Pain 29:73
10. Miser AW (1988) The treatment of cancer pain in children. 1st Intern. Symp. on Pediatric Pain, Seattle 1988
11. Otte J, Stewens J, Tegtmeyer FK (1987) Midazolam zur Sedierung von Kindern bei schmerzhaften Eingriffen. Monatsschr Kinderheilk 135:487
12. Pothmann R, Schwammborn D, Andras A, Ebell W, Jürgens J (1984) Buprenorphine: Longterm results in therapy of tumour pain in childhood. In: Rizzi R, Visentin M (eds) Pain. Piccin/Butterworths, Padua London
13. Pothmann R, Göbel U (1986) Schmerzdiagnostik und Therapie in der Kinderonkologie. Klin Pädiat 198:479
14. Ventafridda V, Rogers A, Valera L (1984) Pain in the child with cancer. In: Rizzi R, Visentin M (eds) Pain. Piccin/Butterworths, Padua London
15. Zech D, Schug SA, Horch M (1988) Therapiekompendium Tumorschmerz. Perimed, Erlangen
16. Zeltzer L, Le Baron S (1982) Hypnosis and nonhypnotic techniques for reduction of pain and anxiety during painful procedures in children and adolescents with cancer. J Pediatr 101:1032

Therapieverfahren

Transkutane elektrische Nervenstimulation (TENS)

M. Gessler

Die TENS ist eine nichtinvasive Methode zur Schmerzlinderung, bei der elektrische Impulse über Oberflächenelektroden durch die Haut hindurch direkt an das schmerzende Areal oder die versorgenden Nervenstämme appliziert werden und dadurch Systeme aktivieren, welche hemmenden Einfluß auf die Schmerzübermittlung ausüben, d.h. die Schmerzkontrolle aktivieren.

Geschichtliches

Die Möglichkeiten der Schmerzlinderung durch elektrische Reizung war bereits im Altertum bekannt. Erste Berichte über Versuche, die „natürliche Elektrizität" von See- und Süßwasserfischen zur Behandlung von Arthritis und Kopfschmerzen einzusetzen, finden sich bereits 46 n. Chr., und zwar hat man Patienten mit Gichtproblemen, Knie- und Beinschmerzen, im seichten Meerwasser auf „elektrische" Fische, z.B. Zitterrochen, gestellt und solange von deren elektrischen Schlägen traktieren lassen, bis das schmerzende Körperteil pelzig und taub war [6]. Man kann die Weiterentwicklung dieser Methode durch das Altertum hindurch bis in die Neuzeit verfolgen. In den USA wurden z.B. im 19. Jahrhundert „elektrische Schmerzapparate" auch auf Jahrmärkten zur Zahnschmerzbehandlung und Lokalanästhesie bei operativen Eingriffen vorgestellt.
Um die Jahrhundertwende wurde das Verfahren durch medikamentöse Therapien verdrängt.
Erst nach der Veröffentlichung der sog. „Gate-Control-Theorie" des Schmerzes hat die Erforschung der Elektrostimulation neue Impulse und wissenschaftliches Interesse [9] erfahren.
Eine zusätzliche Verbreitung hat sie dann durch die Entwicklung der Elektronik in den 60er und 70er Jahren erfahren; es konnten kleine, handliche Geräte „walkman-artig" konstruiert werden. Seit Mitte der 70er Jahre ist das Verfahren auch in der BRD eingeführt und wird in fast allen schmerztherapeutischen Einrichtungen verwendet.
Die genauen Wirkmechanismen der TENS und deren Lokalisation im schmerzverarbeitenden System sind ungeklärt. Die „Gate-Control-Theorie" besagt einfach ausgedrückt:
Durch nichtschmerzhafte Reizung myelinisierter, dicker, afferenter Fasern der Haut wird (gewöhnlich im Rückenmark) die Schmerzreizleitung über nichtmyelinisierte dünne C-Fasern aus dieser Körperregion gehemmt. Daraus resultiert die Möglichkeit der Stimulation peripherer Nerven zur Aktivierung der Schmerzkontrolle, ähnlich dem Gegenirritationsmechanismus [7], den Kinder natürlicherweise zu nutzen wissen, indem sie schmerzende Hautstellen reiben.
Zusätzlich sollen zentrale schmerzkontrollierende Systeme aktiviert werden, die deszendierend hemmend auf die spinale Schaltstelle einwirken, wobei Endor-

phine, also körpereigene Opiate und andere Neurotransmitter wie Serotonin eine wesentliche Rolle spielen [12]. Dieser Kontrollmechanismus ist jedoch vorwiegend auf die niederfrequente (2 Hz) Stimulation beschränkt und läßt sich placebokontrolliert durch Gabe von Naxolon antagonisieren.

Die Zahl der auf dem Markt befindlichen Geräte nimmt ständig zu und ist nahezu unübersehbar geworden. Sie unterscheiden sich im wesentlichen durch ihre Ausstattung, Handlichkeit und im Preis.

Die akku- oder batteriebetriebenen Stimulationsgeräte liefern meist etwa folgende variable Stimulationsparameter:

Impulsarten: Rechteck- oder Dreieckimpulse, wobei es auf die kurze Anstiegszeit im Bereich von ca. 10–20 µs ankommt.

Gewöhnlich bieten die Geräte gleichstomneutrale, d.h. besonders bei Dauerstimulation elektrolytisch unbedenkliche Impulse.

Impulsdauer: Die üblichen Impulsbreiten liegen zwischen 100 und 250 µs.

Intensität: Je nach Elektrodengröße, Übergangswiderstand, Impulsart und Frequenz leisten die Geräte bis zu 80 mA, stufenlos regelbar.

Frequenzbereiche: Abhängig von der Stimulationstechnik genügen im Normalfall 2–100 Hz. In Einzelfällen werden auch 100–200 Hz eingesetzt [4].

Stimulationsarten:
a) „Konventionell" mit fixen Frequenzen ab 20–200 Hz kontinuierlich.
b) „Akupunktur-ähnlich" von 2–10 Hz (dieses Verfahren wird mit Endorphinausschüttung verbunden und heißt in Anlehnung an die Nadelstimulation „akupunktur-ähnliche" TENS).
c) „Burst-artig" mit Impulszügen, als Kombination beider vorgenannter Verfahren, indem z.B. die kontinuierliche Frequenz von 70 Hz im Rhythmus von 3 Hz gepulst abgegeben wird.
d) Durch ständiges automatisches oder manuelles Verändern der Reizparameter, besonders der Frequenz und Amplitude, kann „Adaption" der stimulierten Fasern an die konstante Reizung verhindert oder verzögert werden.

Prinzipiell kann jeder Arzt dieses Verfahren anwenden. Vor Therapiebeginn sollten dem Patienten das Vorgehen, die Stimulationstechnik und die Grundlagen der Therapie erklärt werden.

Kenntnis der anatomischen Nervenläufe ist Voraussetzung für aussichtsreiche TENS-Behandlungen. Deswegen legt der Arzt die entsprechenden Punkte im schmerzenden Areal bzw. der zu stimulierenden Nerven fest. Evtl. erforderliche Anpassungen erfolgen in der anschließenden Testphase. Danach können die Kinder, aber immer unter Aufsicht, die Therapie selbst durchführen.

Einkanal-Stimulation

Die TENS-Wirkung ist am effektivsten, wenn *zwei Elektroden* über dem Verlauf des Nerven angebracht sind, in dessen sensiblem Versorgungsgebiet der Schmerz besteht. Die stimulationsbedingten Parästhesien sollten möglichst im betreffenden schmerzenden Gebiet empfunden werden. Falls – z.B. über wenig innerviertem Gebiet – keine deutliche Stimulationssensation verspürt wird, müssen die Elektroden so lange verändert werden, bis Schmerzlinderung eintritt.

Zweikanal-Stimulation

Zusätzlich können Elektroden paravertebral beidseitig in Höhe des entsprechenden Segments plaziert werden. Die Kombination dieser beiden Möglichkeiten bringt oftmals eine Verbesserung des analgetischen Effekts, falls erforderlich.
Die sog. *interferente Anlagetechnik* mit sich überkreuzendem Stromfluß zweier voneinander unabhängiger, „galvanisch getrennter" Kanäle, wird häufig – besonders bei Gelenkschmerzen – gewählt.
Die Elektrodenplazierung über den sog. *Triggerpunkten* und *Headschen Zonen* bzw. *Dermatomen* hat sich ebenfalls bewährt. Nachdem besondere *Akupunkturpunkte* neuroanatomisch oft über dem Verlauf peripherer Nerven liegen, werden folglich auch diese zur Elektrodenanlage genommen. Bei Anlage über peripheren Nerven wird die *Anode* (+) kranial zur *Kathode* (–) plaziert. In der Regel legt man die aktive Elektrode (Kathode) über die schmerzhafte Stelle. Da die Reizung unter der Kathode oft stärker empfunden wird, gleicht man diesen Unterschied durch eine um ca. 30% größerflächige Kathodenelektrode wieder aus.
Für die Übertragung der Stromimpulse sind folgende Elektrodenarten erhältlich:
a) Hochflexible, dünne Leitgummi- und Silikonplatten, die mit Leitgel o.ä. Übertragermedien hautseitig zu versehen sind, bevor sie dann mit Pflastermaterial oder Verband fixiert werden.
b) Platten (wie oben), die mittels klebefähigem Leitmedium (Gel oder Karayapads) selbsthaftend fixiert werden können.
c) Selbsthaftende Einmalelektroden, die zwar kostspielig, aber hygienisch und zeitsparend sind.
d) Selbsthaftende, mehrmals verwendbare Elektroden erleichtern das Plazieren und sind ideal für Langzeitstimulationen zuhause, also Heimtherapie.

Praktische Anwendung

Die optimale Intensität der Stimulation wird durch Befragen der Kinder ermittelt. Sie wird so eingestellt, daß sie zwar deutlich als Kribbeln, aber nicht als unangenehm oder gar schmerzhaft empfunden wird.
Die Stimulationsdauer ist individuell sehr unterschiedlich. Oftmals genügt eine Dauer von 2mal 20 min pro Tag. Andere Kinder empfinden nur während der Stimulation Schmerzlinderung, weshalb sie oft ganztägig behandelt werden müssen. Im allgemeinen tritt der schmerzlindernde Effekt ungefähr 5 min nach Beginn der TENS ein.
Folgende Reizmuster führen i.allg. zu guten Therapieresultaten: Grundfrequenzen zwischen 50 und 100 Hz mit Bursts zwischen 2 und 4 Hz. Üblicherweise wird zuerst mit der höherfrequenten Stimulation begonnen. Wenn diese nicht den gewünschten Erfolg erzielt, wird mit langsamen Wellen weiterstimuliert.
Bei akuten Schmerzen führen nur die hohen Frequenzen zum Erfolg.

Indikation

TENS wird im Kindesalter sowohl bei akuten als auch bei chronischen Schmerzen angewendet. Besonders bewährt hat sich die Methode bei Dauerschmerzen, aber auch bei akuten Schmerzen und ähnlichen Indikationen (Juckreiz) können gute Ergebnisse erzielt werden. So z.B. bei schmerzhaften Muskelverspannungen bei
- Spannungskopfschmerz,
- HWS-Syndrom,
- Schulter-Arm-Schmerzen,
- Gelenkschmerzen,
- Kreuzschmerzen,
- Wurzelreizsyndromen;

peripher lokalisierten Schmerzsyndromen nach peripheren Nervenläsionen wie z.B.
- Ischialgien,
- Brachialgien,
- Neuralgien,
- Phantomschmerzen;

akuten Schmerzsyndromen wie z.B.
- postoperativen Schmerzen,
- Narbenschmerzen,
- schmerzhaften Brüchen, z.B. der Rippen;

peripheren Durchblutungsstörungen und auch Morbus Sudeck sowie sympathischen Reflexdystrophien.
Erfolge auch bei
- Juckreiz,
- Zahnschmerz.

Klinische Erfahrungen bei Kindern

Die Verwendung transkutaner elektrischer Nervenstimulation bei Kindern befindet sich immer noch in den Anfängen. Der Stellenwert der Methode ist gleichermaßen durch das relativ kleine Indikationsspektrum wie auch die altersbedingte Kooperationsfähigkeit von Kindern gekennzeichnet. Andererseits wird die Methode durch das „walkman"-artige Äußere von den Kindern als bekannt und gut aufgenommen. Sie kann ab dem 5. Lebensjahr eingesetzt werden.
Bisher wurde TENS bei Kindern v.a. an schmerztherapeutisch besonders interessierten Abteilungen angewandt. Eine der ersten pädiatrischen Indikationen entstand in der Kinderonkologie: Schmerzen bei rezidivierenden Lumbalpunktionen [10]. Die Problematik bei der Leukämie, durch wiederholte Lumbalpunktionen ein ZNS-Rezidiv ausschließen zu müssen, stößt bei Kindern häufig auf nicht unerheblichen und zunehmenden Widerstand. Der angstbesetzte Schmerzlernprozeß spielt dabei die ausschlaggebende Rolle. Hier bot sich ein Verfahren wie TENS an, das potentiell in der Lage ist, Schmerzkontrolle durch aktive Mitarbeit zu erreichen.

Pothmann berichtet von insgesamt 31 Kindern, die einer Lumbalpunktion oder einer intrathekalen Injektion unterzogen wurden. Die Schmerzkontrolle war nach eigener oder Arzt/Schwester-Beurteilung klinisch befriedigend. Entscheidungskriterium für eine erfolgreiche Einschätzung waren keine oder nur geringe Schmerzreaktion von max. ⅔ auf der Schmerz-Gesicht-Analog-Skala (smileyscale). Der jüngste Patient war 4,9 Jahre alt, das Durchschnittsalter lag bei 12,7 Jahren. Ein intraindividueller Vergleich von TENS mit Lokalanästhesie bzw. fehlender Schmerzprophylaxe zeigte einen signifikanten Vorteil für das elektrische Stimulationsverfahren auf.

Schmerzen des Bewegungsapparates spielen trotz ihrer grundsätzlichen Bedeutung für das Kindesalter keine so große Rolle wie bei Erwachsenen, weil schmerzhafte, entzündliche, rheumatische und degenerative Erkrankungen von Muskeln, Sehnen, Bändern und Gelenken noch wesentlich seltener auftreten. Eine symptomatische Schmerztherapie mit TENS bei rheumatoider Arthritis [8] oder hämophiliebedingter Gelenkblutung [11] kann jedoch eine sinnvolle ergänzende Maßnahme darstellen. Schmerzen, Lumboischialgien, akuter Tortikollis, HWS-Syndrom nach Schleudertrauma, Chondropathia patellae sprechen im Vergleich zum Erwachsenen günstiger an und können weitgehend gelindert werden.

Nervenschmerzen sind im Kindesalter ausgesprochen selten. Selbst häufiger zu beobachtende Armplexusläsionen unter der Geburt führen im Gegensatz zu gelegentlich schwersten Schmerzen bei Entstehung im Erwachsenenalter fast nie zu Beschwerden. Auch scheint die kurze Lerngeschichte im Rahmen von Amputationen dafür verantwortlich zu sein, daß im Kindesalter nur ausnahmsweise Stumpf- oder Phantomschmerzen beobachtet werden. Hier kommt TENS als Verfahren der ersten Wahl in Betracht. In der Regel reichen zwei Elektroden im Bereich des Stumpfendes, z.B. medial und lateral fixiert.

Werden z.B. Elektroden im schmerzenden Gebiet wegen einer begleitenden Berührungsempfindlichkeit (Hyperästhesie) nicht toleriert, können – insbesondere bei sensiblem Defizit im schmerzenden Areal – die Elektroden kranial und kaudal bzw. auch *kontralateral* der betreffenden Segmente angebracht werden [3]. Bei Kindern mit Phantomschmerzen nach Amputation können durch spezielle Stimulationstechniken gelegentlich gute Erfolge erzielt werden, v.a. wenn Phantomglieder in krampfartiger Beugestellung empfunden werden.

Diese Flexionen können durch gezielte Stimulation von Streckerstrukturen gelöst werden. Dazu wird die Elektrodenposition am Stumpf so lange variiert, bis im Bereich der antagonistisch wirkenden Streckerstrukturen Stimulationsempfindungen mit Entkrampfung und Schmerzlinderung geäußert werden [2].

Als weitere Indikation bieten sich traumatische Läsionen peripherer Nerven, Tunnelsyndrome im Initialstadium oder zur Überbrückung bis zur chirurgischen Behandlung unter engmaschiger elektrophysiologischer Kontrolle, polyneuropathische Schmerzen, v.a. im distalen Bereich der unteren Extremitäten, und die Tendovaginitis an. Bei diesem Indikationsspektrum liegen wegen der geringen Fallzahl für das Kindesalter zwar noch keine systematischen Untersuchungsergebnisse vor, jedoch kann aufgrund von Einzelerfahrungen und bei Erwachsenen TENS hier auch bei Kindern eingesetzt werden [5].

Auch bei Migräne ist TENS, gemessen am apparativen, finanziellen und zeitlichen Aufwand zumindest eine Alternativmethode, sowohl zur Akuttherapie als auch zur Prophylaxe. Ergebnisse bei 15 Kindern mit durchschnittlich kürzerer Vorgeschichte lassen zwar eine kurzfristige klinische Besserung bei 9 Patienten in den ersten 2 Monaten erkennen, die Methode war jedoch längerfristig nur für einzelne, gut motivierte Kinder über 10 Jahre geeignet [10].

Spannungskopfschmerzen und HWS-Syndrome, auch nach Schleudertrauma, scheinen derzeitig die wichtigste Indikation für TENS im Kindesalter. Wenn die Methode wirkt, geht sie überwiegend mit vollständiger Remission innerhalb von einigen Wochen einher. Die Anwendung auch langsamer Stimulationsfrequenzen (2 Hz) mit subokzipitaler Applikation ist dabei obligat.

Auch bei *Narbenschmerzen* kann TENS helfen, insbesondere, wenn eine Linderung bereits durch manuelles Reiben im Narbenbereich eintritt, wie es Kinder natürlicherweise automatisch durchführen. Dieses Reiben kann grundsätzlich als prognostisch günstig bezeichnet werden. Die Elektroden sind dann direkt in diesem Bereich anzulegen.

Viszerale Tumorschmerzen stellen ebenso wie bei Erwachsenen keine Indikation dar, weil die analgetische Wirkung in der Regel nicht befriedigend ist.

Methode

Generell führen wir wenigstens drei (auch bis zu 10) Teststimulationen in der Praxis bzw. Klinik durch, um optimale Reizpunkte und Parameter zu ermitteln bzw. die Wirksamkeit der Therapie feststellen zu können.
Die Behandlung dauert in der Regel wenige Wochen bis Monate, die tägliche Anwendung beträgt optimalerweise 3mal ½−1 h. Stimulationszeit, Schmerzdauer und -stärke sollten während der Therapie in einem Schmerzkalender dokumentiert werden.
Zur Dokumentation und gleichzeitigen Überwachung des Therapieverlaufs empfiehlt sich eine Dokumentationskarte, um die Elektrodenplazierung, Dauer der Stimulation sowie evtl. zusätzliche Medikamente zu notieren.
Die Schmerzstärke wird mit Hilfe einer 4teiligen visuellen Schmerz-Gesicht-Analog-Skala (SGAS) erfaßt:
0 = keine Schmerzlinderung, bis
3 = Schmerzfreiheit (mit Zeitangaben).

Als Erfolgskriterium der TENS gilt die deutliche Reduktion der Skalenwerte um 1 S-G-A-S-Skalenwert bzw. bei fehlender Vergleichsmöglichkeit und einmaliger Anwendung im Rahmen eines ärztlichen Eingriffes ein niedriger Skalenwert von max. 1−2 SGAS.
Diese Dokumentation kann auch während der Heimbehandlung fortgeschrieben werden, wofür den Kindern bzw. ihren Betreuern entsprechende Vordrucke zur Verfügung zu stellen sind.
Wenn über wenigstens 2 Wochen konstant positive Erfahrungen mit dieser Therapie vom Behandler dokumentiert wurden, können die Geräte mit nach Hause genommen, ggf. sogar rezeptiert werden.

Der anhaltende Therapieerfolg und die ordnungsgemäße Anwendung des Gerätes sollten regelmäßig kontrolliert werden, und zwar erstmals nach 4 Wochen, dann nach 3 Monate, 6 Monaten und später in Jahresfrist, falls erforderlich. Nur so kann ein längerfristiger Erfolg gesichert werden.
Als reibungsloses Rezeptierverfahren hat sich gerade bei Kindern das Mietmodell bewährt, dies um so mehr, als ein größerer Teil der Kinder auch nach Stimulationsende schmerzfrei bleibt und somit das Gerät nicht mehr benötigt, d.h. zurückgeben kann.
Nebenwirkungen im eigentlichen Sinne, d.h. regelmäßig auftretende Begleiterscheinungen, sind nicht bekannt. Jedoch können durch fachunkundige Handhabung lokale Hautirritationen unter den Elektroden (z.B. bei Verwendung unzureichend leitender oder aggressiver Elektrodenpaste) oder allergische Reaktionen gegen das verwendete Befestigungspflaster auftreten. Leichte Rötungen können auch auf deutlich verbesserte Durchblutung im stimulierten Areal hinweisen.
TENS ist ein bedenkenlos anwendbares Verfahren mit sehr hohem Wirkungsgrad. Über die Erfolgsquoten können, wie bei allen therapeutischen Maßnahmen, keine Vorhersagen getroffen werden. Diese Methode muß deshalb bei jedem Kind erprobt werden.
Nach den ersten Anwendungen berichten etwa 80% der Kinder über positive Ergebnisse. Dies steht in krassem Gegensatz zu erwachsenen Patienten, wo sich der Prozentsatz bei längerer Anwendung (ca. 12 Monate) bei etwa 10% einpendelt. Vorteilhaft ist, daß die TENS keinerlei Nebenwirkungen erzeugt und als adjuvante Maßnahme bei jeder Art von Schmerzen eingesetzt werden und Analgetika einsparen kann.
Zudem besitzt die Methode bei der Anwendung bei Kindern einen ablenkenden Effekt.

Prognose

Allgemein gilt die TENS als ein symptomatisches Therapieverfahren, soweit man es bei chronischen Schmerzen einsetzt [1, 5]. Durchschnittlich kann bei Erwachsenen mit einem klinisch befriedigendem Ansprechen bei ca. 50−60% der angegebenen Indikationen während der ersten 3 Monate gerechnet werden. Anschließend läßt die initiale Wirkung im Laufe eines Jahres bei Erwachsenen nach [1]. Insgesamt wird TENS langzeitmäßig von 30−40% der Patienten weiterverwendet. Therapieabbrüche werden allgemein nicht mit einer Heilung gleichgesetzt. In diesem Punkt sind die bisherigen Erfahrungen bei Kindern und Jugendlichen deutlich besser, in der Regel ist eine Langzeitbehandlung über 3 Monate eher als Ausnahme anzusehen. Dieser Umstand ist z.T. auf die grundsätzlich bessere Prognose bei kürzerem Krankheitsverlauf und Schmerzlernprozeß, zum anderen aber auch auf den durchschnittlich geringeren Chronifizierungsgrad der zugrundeliegenden Erkrankung und des morphologischen Substrates zurückzuführen. Bei sorgfältiger Auswahl der Indikation ist der Einsatz von TENS im Schulkindalter meist mit deutlicher Schmerzminderung und oft mit Aussicht auf Heilung verbunden.

Literatur

1. Eriksson MBE, Sjölund BH (1979) Transcutane Nervenstimulation zur Schmerzlinderung. E. Fischer, Heidelberg
2. Gessler M, Struppler A, Oettinger B (1981) Treatment of phantom pain by transcutaneous stimulation (TNS) of the stump, the limb contralateral to the stump, and the other extremities. In: Siegfried J, Zimmermann M (eds) Phantom and stump pain. Springer, Berlin Heidelberg New York, pp 93–98
3. Gessler M, Struppler A (1984) Kontralaterale und bilaterale Schmerztherapie mit transkutaner elektrischer Nervenstimulation (TENS). In: Gross D, Schmitt E, Thomalske G (Hrsg) Schmerzkonferenz. Gustav Fischer, Stuttgart
4. Hiedl P, Struppler A, Gessler M (1979) TNS-evoked long loop effects. Appl Neurophysiol 42:153
5. Jencker FL (1980) Nervenblockaden auf pharmakologischem und auf elektrischem Weg, 3. Aufl. Springer, Wien New York
6. Kane K, Taub A (1975) A history of local analgesia. Pain 1:125
7. Keidel W (1963) Physiologie der Hautsinne. In: Marchionini A (Hrsg) Handbuch der Haut- und Geschlechtskrankheiten, Ergänzungswerk I/3. Springer, Berlin Heidelberg New York, S 157–281
8. Mannheimer C, Carlsson C-A (1979) The analgesic effect of transcutaneous electrical nerve stimulation (TNS) in patients with rheumatoid arthritis. A comparative study of different pulse patterns. Pain 6:329–334
9. Melzack R, Wall PD (1965) Pain mechanisms: A new theory. Science 150:971–979
10. Pothmann R, Göbel U (1986) Schmerzdiagnostik und -therapie in der Kinderonkologie. Klin Pädiat 196:479–463
11. Roche P, Gijsberg K, Belch JJF, Forbes CD (1985) Modification of haemophiliac haemorrhage pain by transcutaneous electrical nerve stimulation. Pain 21:43–48
12. Zieglgänsberger W, Gessler M, Rust M, Struppler A (1981) Neurophysiologische Grundlagen der spinalen Opiatanalgesie. Anaesthesist 30:343–346

Thema I: Neurokutane Syndrome

Neurokutane Syndrome: Klassifikation und neuere Entwicklungen

R. Happle

Auf dem Gebiet der neurokutanen Syndrome kann die Zusammenarbeit zwischen dem Neuropädiater und dem Dermatologen für die frühzeitige Stellung einer korrekten Diagnose bedeutsam sein. Zur Klassifikation dieser Syndrome hat sich der Begriff der „Phakomatosen" als untauglich erwiesen, weil er nicht definiert werden kann, und weil vollkommen heterogene Krankheitsbilder unter dieser Bezeichnung subsumiert worden sind [3].

Sinnvoll erscheint eine formalgenetische Klassifikation entsprechend den Erbgängen nach Mendel. Als eine ergänzende Kategorie sind neuerdings die Letalmutationen, die im Mosaik überleben, hinzugekommen (s. folgende Übersicht).

Formalgenetische Klassifikation der neurokutanen Syndrome mit Nennung typischer Beispiele

1. *Autosomal dominante Phänotypen*
   Neurofibromatose
   Tuberöse Sklerose
   Basalzellnävus-Syndrom

2. *Autosomal rezessive Phänotypen*
   Trichothiodystrophie vom Amisch-Typ (Amish-Brittle-Hair-Syndrom)
   Tay-Syndrom

3. *X-chromosomal dominante Phänotypen mit Letalwirkung für männliche Embryonen*
   Incontinentia pigmenti
   Oro-fazio-digitales Syndrom
   CHILD-Syndrom

4. *X-chromosomal rezessive Phänotypen*
   Menkes-Syndrom
   Dystrophia bullosa hereditaria, Typus maculatus

5. *Nichterbliche Mosaikphänotypen, denen eine Letalmutation zugrundeliegt*
   Schimmelpenning-Feuerstein-Mims-Syndrom
   Proteus-Syndrom
   Delleman-Oorthuys-Syndrom
   Sturge-Weber-Syndrom
   Neurokutane Melanose
   Hypomelanosis Ito (?)

108 R. Happle

Autosomal dominante Phänotypen

Die wichtigsten autosomal dominant vererbten Phänotypen sind die *Neurofibromatose* und die *tuberöse Sklerose,* die beide in einem anderen Beitrag besprochen werden [5].

Ein drittes neurokutanes Syndrom mit autosomal dominanter Vererbung ist das *Basalzellnävus-Syndrom* [1, 4]. In betroffenen Familien können Genträger schon bei der Geburt an dem besonders großen Hirnschädel erkannt werden (Abb. 1). Für den Kinderarzt ist es wichtig zu wissen, daß die typischen palmoplantaren Grübchen auch schon beim Säugling vorhanden sein können (Abb. 2).

Was die ZNS-Anomalien (s. untenstehende Übersicht) betrifft, so ist die Agenesie des Corpus callosum sehr selten. Häufiger wird ein frühzeitig auftretendes Medulloblastom beobachtet [12]. Bekanntlich wird zur Behandlung des Medulloblastoms die Kleinhirnregion und die gesamte Rückenmarksregion bestrahlt. Werden Kinder mit Basalzellnävus-Syndrom entsprechend behandelt, dann entwickeln sich oft schon ein halbes Jahr danach im Bereich des Strahlenfeldes über dem Hinterkopf und über der Wirbelsäule multiple Nävobasaliome. Solche Beobachtungen beweisen, daß die Nävobasaliome bei diesem Syndrom besonders leicht durch Röntgenstrahlen induzierbar sind.

ZNS-Anomalien beim Basalzellnävus-Syndrom
- Intrazerebrale Verkalkungen
- Hydrocephalus internus
- Agenesie des Corpus callosum
- Medulloblastom

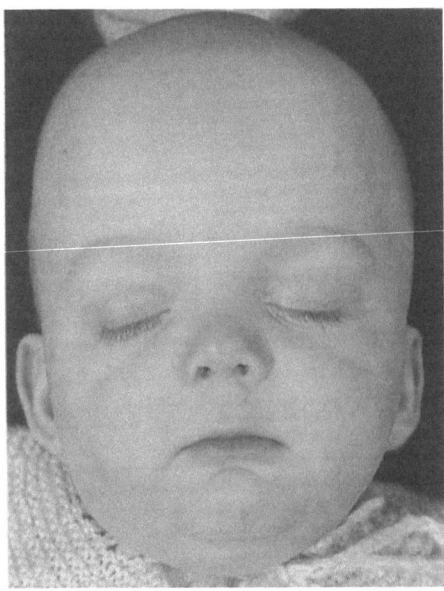

Abb. 1. Makrozephalie bei einem Knaben mit Basalzellnävus-Syndrom

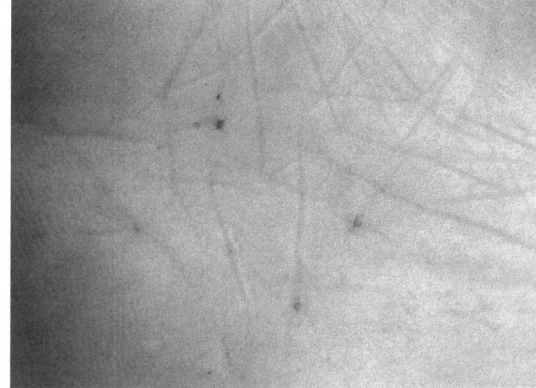

Abb. 2. Palmare Grübchen als Kennzeichen des Basalzellnävus-Syndroms. Die Grübchen lassen sich mit Bleistiftstaub deutlicher darstellen

Autosomal rezessive Phänotypen

Typische Beispiele aus dieser Gruppe sind die verschiedenen Formen der Trichothiodystrophie. Diese Krankheitsgruppe ist ein interessanter Aspekt der möglichen Kooperation zwischen Neuropädiatern und Dermatologen. Bei Kindern mit geistiger Retardierung und verzögerter Sprachentwicklung sollte der Kinderarzt sorgfältig das Kopfhaar untersuchen und evtl. den Dermatologen zu Rate ziehen. Das Haar ist auffallend brüchig und schütter (Abb. 3). Die mikroskopische Untersuchung der Haarschäfte im polarisierten Licht zeigt eine charakteristische Querbänderung (Abb. 4). Hierbei handelt es sich nicht um eine Pigmentstörung, sondern um ein Brechungsphänomen, hervorgerufen durch eine Stauchung der Fibrillen, da dem Haar die zystinreichen Matrixproteine fehlen.

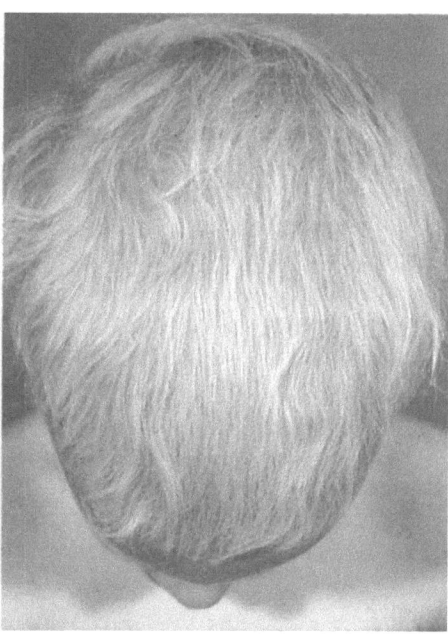

Abb. 3. Schütterer Haarwuchs bei einem Knaben mit Trichothiodystrophie vom Amisch-Typ

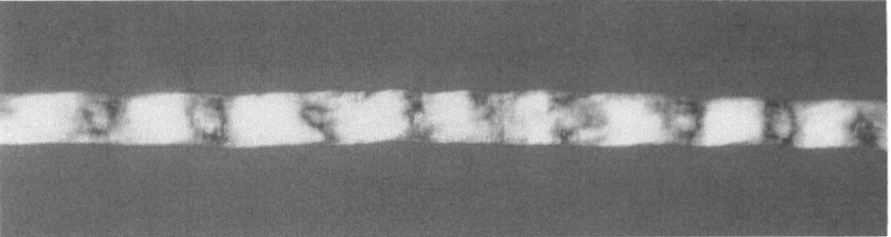

Abb. 4. Trichothiodystrophie. Charakteristische Querbänderung des Haarschaftes im polarisierten Licht

Die Trichothiodystrophie stellt keine Entität dar. Der *Amisch-Typ (Amish-Brittle-Hair-Syndrom)* ist nicht mit einer Ichthyosis assoziiert, während beim *Tay-Syndrom* eine kongenitale Ichthyosis vorhanden ist [10]. Das Tay-Syndrom wird zusammen mit anderen autosomal rezessiv erblichen „Neuroichthyosen" in einem speziellen Beitrag besprochen [14].

X-chromosomal dominante Phänotypen mit Letalwirkung für männliche Embryonen

Manche neurokutanen Syndrome treten nahezu ausschließlich bei Mädchen auf, da der zugrundeliegende X-chromosomale Gendefekt einen Letalfaktor für männliche Embryonen darstellt.

Incontinentia pigmenti

Das bekannteste Beispiel ist die Incontinentia pigmenti (Abb. 5). Die Mädchen überleben, weil sie durch den Lyon-Effekt ein Mosaik aufbauen können. In weiblichen Körperzellen wird zu einem frühen Zeitpunkt der Embryogenese eines der beiden X-Chromosomen inaktiviert, und diese Entscheidung bleibt dann in allen Tochterzellen beibehalten. Durch die X-Inaktivierung entstehen bei der Incontinentia pigmenti zwei funktionell verschiedene Zellpopulationen, eine phänotypisch kranke und eine phänotypisch gesunde. Die X-Inaktivierung tritt auf, bevor sich im Bereich der Neuralleiste die primordialen Zellen anordnen, um in transversaler Richtung auszuwandern und die Haut zu bilden (Abb. 6). Hieraus erklärt sich das eigenartige Streifenmuster der Incontinentia pigmenti [6]. Die phänotypisch kranken Hautstreifen werden gebildet durch das klonale Auswachsen einer Zellpopulation, in der das mutationstragende X-Chromosom aktiv ist, und die dazwischenliegenden normalen Hautstreifen visualisieren das klonale Auswachsen einer Zellpopulation, in der das normale X-Chromosom aktiv bleibt.

Wenn die Hautanomalien der Incontinentia pigmenti ein X-Inaktivierungsmuster darstellen, dann muß man annehmen, daß die neurologischen Anomalien ebenfalls ein funktionelles X-chromosomales Mosaik widerspiegeln. Der Genetiker Rott hat erstmals den Versuch unternommen, mit Hilfe von Computertomogram-

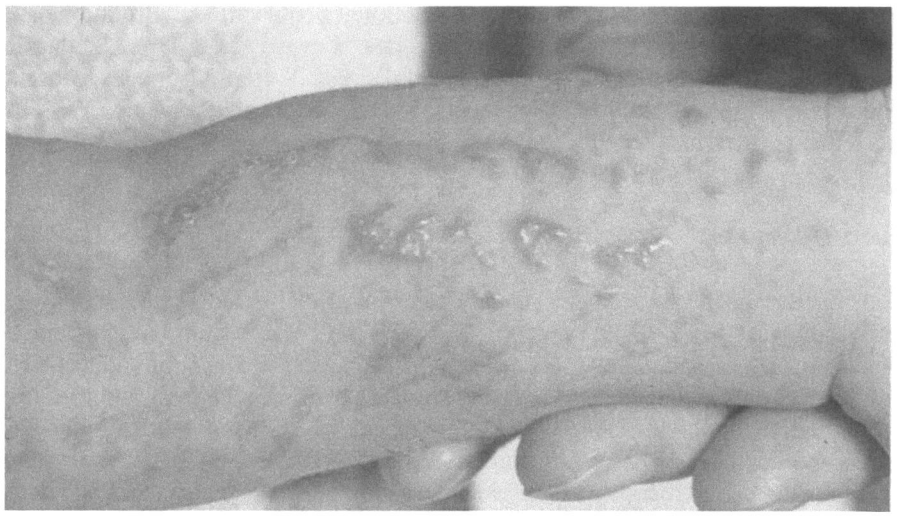

Abb. 5. Incontinentia pigmenti im Bläschenstadium. Die Streifen visualisieren ein funktionelles X-chromosomales Mosaik

Abb. 6a, b. Erklärung des streifenförmigen Mosaikmusters bei Incontinentia pigmenti: **a** Entlang dem Primitivstreifen ordnen sich Vorläuferzellen an, um transversal auszuwachsen und die Haut zu bilden. **b** Die transversale Proliferation interferiert mit dem Längenwachstum und der zunehmenden Beugung des Embryos, woraus das Springbrunnenmuster der Blaschko-Linien resultiert. (Aus Happle [8])

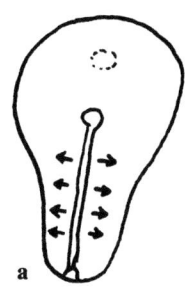
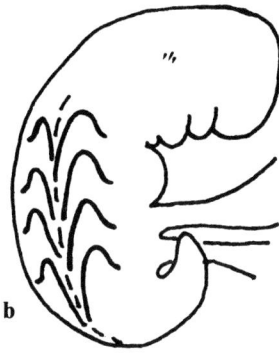

men bei Patientinnen mit Incontinentia pigmenti das X-Inaktivierungsmuster des menschlichen Zentralnervensystems aufzuklären [13].

Oro-fazio-digitales Syndrom

Ein zweiter neurokutaner Phänotyp, der nur bei Mädchen vorkommt, weil sich die zugrundeliegende X-chromosomale Mutation für männliche Embryonen letal auswirkt, ist das oro-fazio-digitale Syndrom. Typische Symptome sind verkürzte Oberlippe, Zungenlappung, Frenula im Cavum oris, multiple Milien und eine ausgeprägte Hypotrichose. Was die Hypotrichose betrifft, so konnten wir auch bei diesem Syndrom ein Streifenmuster im Sinne eines funktionellen X-chromosomalen Mosaiks am behaarten Kopf nachweisen [6].

Es liegt auf der Hand, daß die bei dieser Krankheit beobachteten Hirnanomalien (Aplasie der Balkenstrahlen, Agenesie des Corpus callosum, subdurale Hygrome, zahlreiche Heterotypien) ebenfalls ein X-chromosomales Mosaik widerspiegeln. Von seiten der Neuropädiatrie ist dies Problem meines Wissens noch nicht erforscht worden.

CHILD-Syndrom

Ein dritter X-chromosomaler Gendefekt mit Letalwirkung für männliche Embryonen ist das CHILD-Syndrom [9]. Das Wort CHILD steht für „congenital hemidysplasia with ichthyosiform nevus and limb defects". Die Krankheit ist charakterisiert durch einen streng halbseitigen ichthyosiformen Nävus und ipsilaterale Gliedmaßendefekte (Abb. 7). Weitere ipsilaterale Organdefekte können das Herz und die Nieren betreffen, außerdem sind verschiedene ZNS-Anomalien (s. untenstehende Übersicht) beschrieben worden (Abb. 8). Auch hier handelt es sich um ein funktionelles X-chromosomales Mosaik. Die Ausprägung des Syndroms ist sehr variabel; sie hängt offenbar davon ab, wie groß zufälligerweise der Anteil jener Zellen ist, in denen das mutationstragende X-Chromosom aktiv bleibt. Die weitere Untersuchung dieser Krankheit kann ebenfalls einen Beitrag

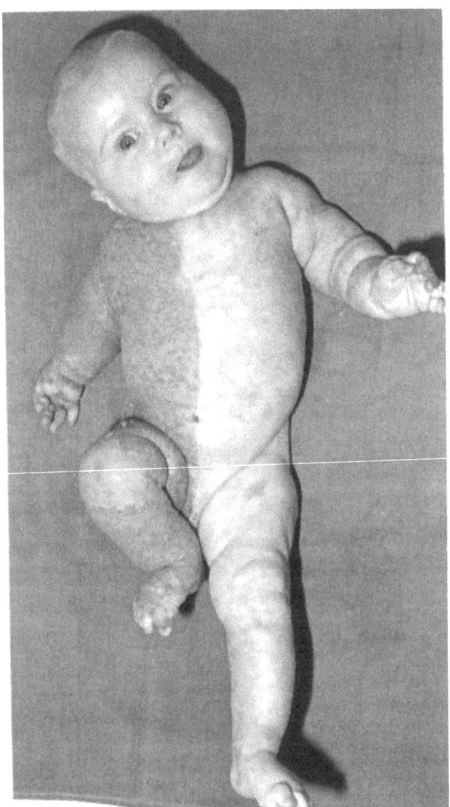

Abb. 7. CHILD-Syndrom

Ipsilaterale ZNS-Anomalien beim CHILD-Syndrom
- Hypoplasie der Hemisphäre
- Hypoplasie der Hirnnerven
- EEG-Anomalien
- Verminderte Tastempfindung
- Verminderte Temperaturempfindung

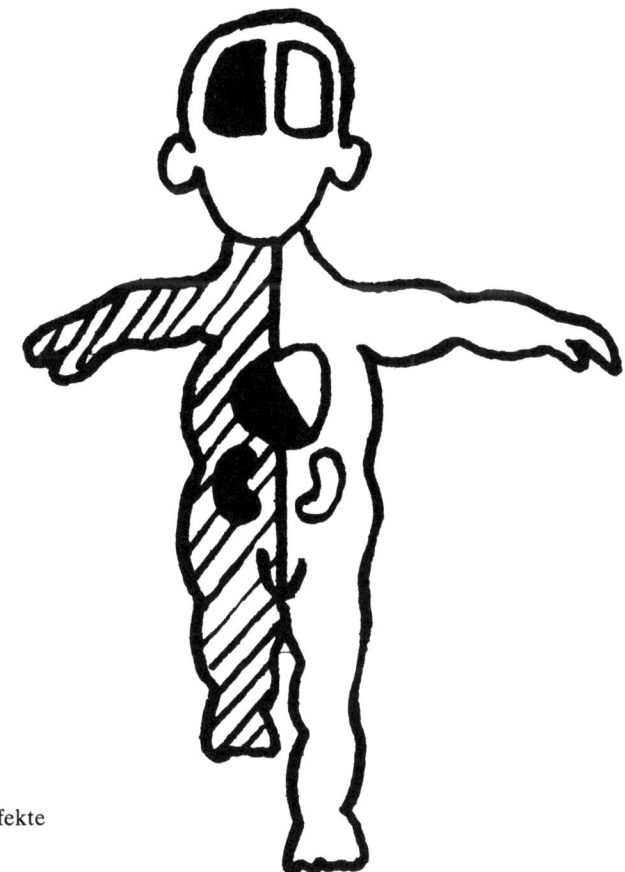

Abb. 8. Ipsilaterale Organdefekte beim CHILD-Syndrom

leisten zur Beschreibung der X-Inaktivierungsmuster, die im Zentralnervensystem des Menschen auftreten.

X-chromosomal rezessive Phänotypen

Das *Menkes-Syndrom* (Abb. 9) wird verursacht durch einen X-chromosomalen Gendefekt, der den Kupferstoffwechsel betrifft. Die zentralnervösen Defekte sind so schwer, daß die Knaben das Kleinkindalter nicht überleben. Die mikroskopische Untersuchung der Haare zeigt unregelmäßige Windungen (Abb. 10) und

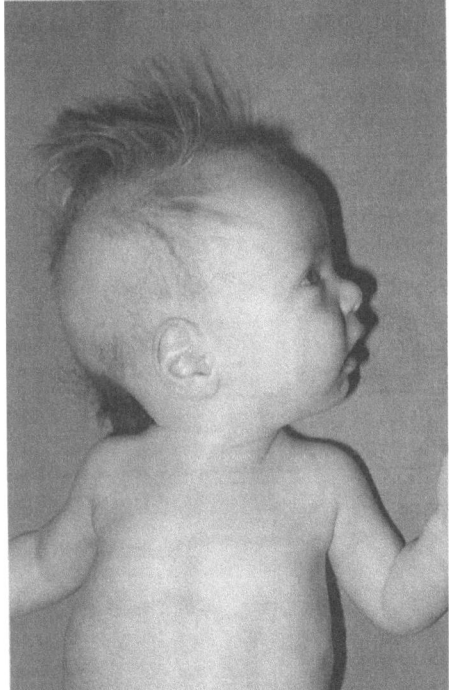

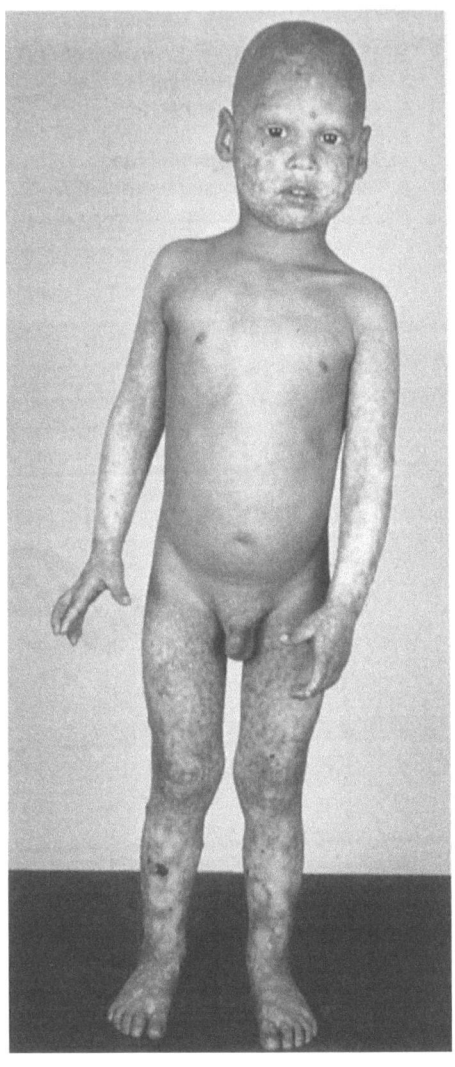

Abb. 9. Menkes-Syndrom. Wirr stehendes, brüchiges Haupthaar (Beobachtung K. D. Bachmann, Universitäts-Kinderklinik Münster)

Abb. 11. Dystrophia bullosa hereditaria, Typus maculatus (Beobachtung H. M. G. Doeglas, Dermatologische Klinik der Universität Groningen)

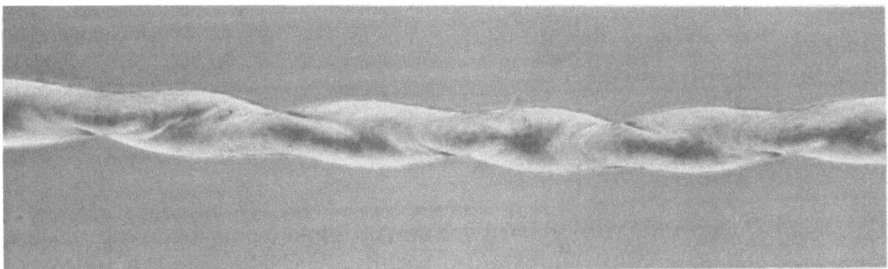

Abb. 10. Menkes-Syndrom. Charakteristische Torsionen eines Haarschaftes (Phasenkontrastaufnahme)

Abknickungen („kinky hair disease"). Bei Konduktorinnen findet man eine Mischung aus normalen und defekten Haarschäften als Manifestation eines funktionellen X-chromosomalen Mosaiks. Die Haut der Knaben ist kaum pigmentiert. Dies unterstreicht die Bedeutung des Kupferstoffwechsels für die Melaninsynthese.

Ein zweites Beispiel ist die *Dystrophia bullosa hereditaria, Typus maculatus* (Abb. 11). Eine diffuse netzförmige Pigmentierung der Haut ist kombiniert mit Hypotrichose, Mikrozephalie und erheblicher geistiger Retardierung. Die Krankheit ist bisher nur in einer einzigen, aus Amsterdam stammenden Familie beobachtet worden [11].

Nichterbliche Mosaikphänotypen, denen eine Letalmutation zugrundeliegt

Das Konzept der Letalmutationen, die im Mosaik überleben, bietet eine Erklärung für einige neurokutane Syndrome, die nur sporadisch auftreten [7].

Schimmelpenning-Feuerstein-Mims-Syndrom

Bei diesem Phänotyp zeigen die Hautanomalien, die einem Naevus sebaceus entsprechen, immer eine streifenförmige mosaikartige Verteilung (Abb. 12). Niemals ist beobachtet worden, daß diese Hautveränderung in diffuser Weise das

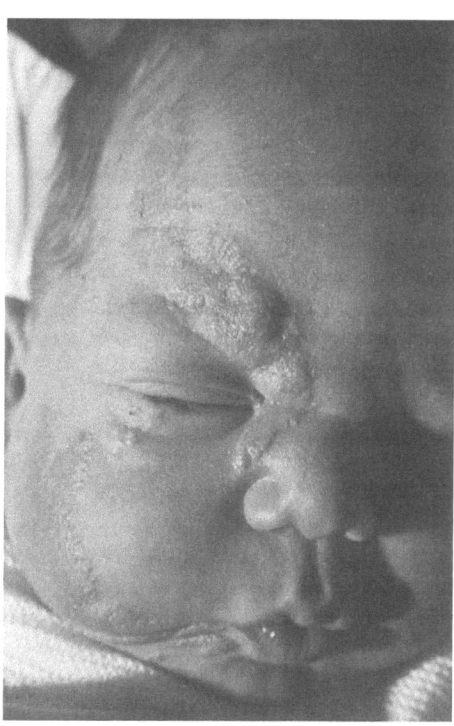

Abb. 12. Schimmelpenning-Feuerstein-Mims-Syndrom

gesamte Integument befällt. Offenbar wäre ein solcher Organismus nicht lebensfähig. Die zugrundeliegende Mutation kann sehr wohl in Keimzellen vorhanden sein und in eine Zygote gelangen, aber diese Zygote kann nicht überleben, da sie nicht mehr aus einem Mosaik besteht und die Hirnentwicklung zu schwer geschädigt wird. Damit haben wir erstmals eine Erklärung dafür, warum das Schimmelpenning-Feuerstein-Mims-Syndrom sich grundsätzlich als Mosaikphänotyp manifestiert, und warum es niemals familiär auftritt [7].

Proteus-Syndrom

Das Proteus-Syndrom ist durch eine Hemihypertrophie mit Makrodaktylie und asymmetrischer Makrozephalie sowie durch subkutane mesodermale Hamartome charakterisiert [16]. Mehrfach sind auch zerebrale Anomalien beschrieben worden, insbesondere geistige Retardierung und Epilepsie [15]. Außerdem beobachtet man bei diesem Syndrom einen systematisierten papillomatösen Epidermalnävus, dessen Verteilung dem in Abb. 6 gezeigten Muster entspricht. Als Ursache dieses Mosaikphänotyps ist deshalb eine letale Mutation vermutet worden [7].

Delleman-Oorthuys-Syndrom

Dasselbe Konzept gilt wahrscheinlich auch für das Delleman-Oorthuys-Syndrom (Abb. 13), das durch eine meist einseitige Orbitalzyste und periorbitale Hautanhängsel gekennzeichnet ist [7] (s. untenstehende Übersicht). Die Kinder leiden an einer Porenzephalie in asymmetrischer, mosaikartiger Verteilung. Alle bisher beschriebenen Fälle sind sporadisch [2].

Symptomatik des Delleman-Oorthuys-Syndroms
- Orbitalzyste
- Porenzephalie
- Periorbitale Hautanhängsel
- Fokale Aplasien der Haut

Sturge-Weber-Syndrom

Das Konzept der Letalmutationen, die sich im Mosaik manifestieren, ist auch anwendbar auf das Sturge-Weber-Syndrom (Abb. 14). Auch dieses Syndrom tritt nur sporadisch auf. Es können große Teile der Haut befallen sein, niemals aber ist das gesamte Integument in diffuser Weise betroffen. Offenbar wird auch hier die Embryogenese des Zentralnervensystems entscheidend geschädigt, sofern die Mutation schon in der Zygote vorhanden ist.

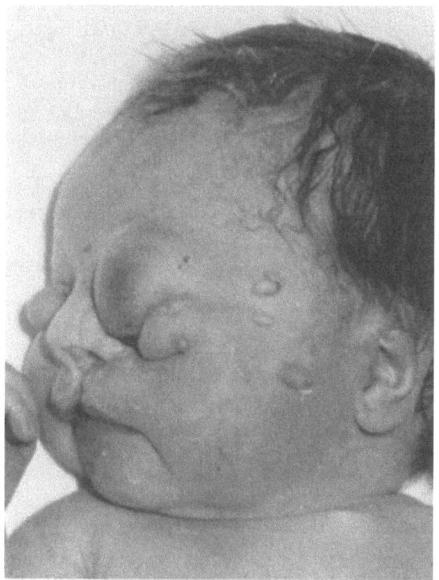 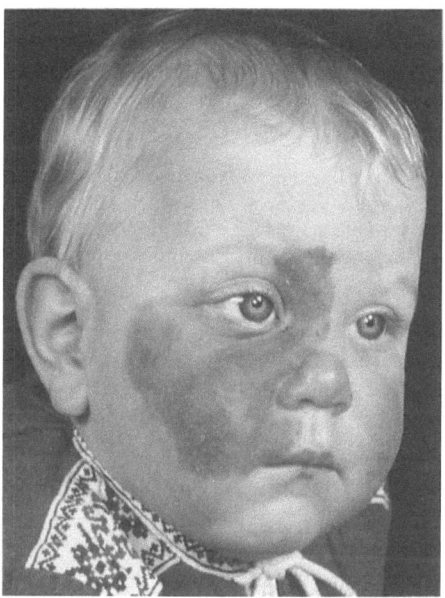

Abb. 13. Delleman-Oorthuys-Syndrom (Beobachtung J. W. Delleman, Interuniversitair Oogheelkundig Instituut, Amsterdam)

Abb. 14. Sturge-Weber-Syndrom. Niemals ist das gesamte Integument in diffuser Weise betroffen

Neurokutane Melanose

Dieselbe Erklärung gilt wahrscheinlich auch für die neurokutane Melanose, denn auch diese Krankheit ist grundsätzlich nicht erblich, und niemals ist das gesamte Integument in diffuser Weise befallen [7].

Hypomelanosis Ito

Möglicherweise liegt auch der Hypomelanosis Ito in der Mehrzahl der Fälle eine Letalmutation zugrunde, die sich nur als Mosaikphänotyp manifestieren kann und deshalb grundsätzlich sporadisch auftritt. Offenbar ist dieser Phänotyp jedoch heterogen, und es ist noch nicht sicher, ob das vorgeschlagene ätiologische Konzept für alle Beobachtungen gilt.

Literatur

1. Codish SD, Kraszeski J, Pratt K (1973) CNS developmental anomaly in the basal cell nevus syndrome: Another congenital neurocutaneous syndrome? Neuropädiatrie 4:338–343
2. Delleman JW, Oorthuys JWE, Bleeker-Wagemakers EM, Ter Haar BGA, Ferguson JW (1984) Orbital cyst in addition to congenital cerebral and focal dermal malformations: A new entity. Clin Genet 25:470–472

3. Gomez MR (1987) Neurocutaneous diseases. A practical approach. Butterworths, Boston
4. Gorlin RJ (1987) Nevoid basal cell carcinoma syndrome. In: Gomez MR (ed) Neurocutaneous diseases. A practical approach. Butterworths, Boston, pp 67–79
5. Haneke E (1989) Neurofibromatose und tuberöse Sklerose. (In diesem Buch, S 118)
6. Happle R (1985) Lyonization and the lines of Blaschko. Hum Genet 70:200–206
7. Happle R (1987) Lethal genes surviving by mosaicism: A possible explanation for sporadic birth defects involving the skin. J Am Acad Dermatol 16:899–906
8. Happle R (1987) The lines of Blaschko: A developmental pattern visualizing functional X-chromosome mosaicism. In: Wuepper KD, Gedde-Dahl T (eds) Biology of heritable skin diseases. Karger, Basel, pp 5–18
9. Happle R, Koch H, Lenz W (1980) The CHILD syndrome. Congenital hemidysplasia with ichthyosiform erythroderma and limb defects. Eur J Pediatr 143:27–33
10. Happle R, Traupe H, Gröbe H, Bonsmann G (1984) The Tay syndrome (congenital ichthyosis with trichothiodystrophy). Eur J Pediatr 141:147–152
11. Hassing JH, Doeglas HMG (1980) Dystrophia bullosa hereditaria, typus maculatus (Mendes da Costa-van der Valk): A rare genodermatosis. Br J Dermatol 102:474–476
12. Neblett CR, Waltz TA, Anderson DE (1971) Neurological involvement in the nevoid basal cell carcinoma syndrome. J Neurosurg 35:577–584
13. Rott HD, Koniszewski G (1987) L'analogie des lignes de Blaschko à l'oeil. J Genet Hum 35:19–27
14. Traupe H (1989) Die Neuroichthyosen: Eine genetisch heterogene Krankheitsgruppe mit Modellcharakter für neurokutane Syndrome. (In diesem Buch, S 130)
15. Wiedemann HR, Burgio GR (1986) Encephalocraniocutaneous lipomatosis and Proteus syndrome. Am J Med Genet 25:403–404
16. Wiedemann HR, Burgio GR, Aldenhoff P, Kunze J, Kaufmann HJ, Schirf E (1983) The Proteus syndrome: Partial gigantism of the hand and/or feet, nevi, hemihypertrophy, subcutaneous tumors, macrocephaly or other skull anomalies and possible accelerated growth and visceral affections. Eur J Pediatr 140:5–12

Neurofibromatose und tuberöse Sklerose

E. Haneke

Neurofibromatose (NF) und tuberöse Sklerose (TS) sind dominant erbliche Phakomatosen mit hoher Penetranz und sehr variabler Expressivität. Spontanmutationen sind relativ häufig. Neben Veränderungen an Haut und Nervensystem können praktisch alle anderen Gewebe und Organsysteme betroffen sein. Eine Korrelation zwischen Schwere der Hauterscheinungen und der übrigen Organbeteiligung besteht nicht. Sieht man von diesen Gemeinsamkeiten ab, gibt es keine weiteren Beziehungen zwischen diesen beiden Phakomatosen.

Die *Neurofibromatosen* sind eine Gruppe klinisch und genetisch definierter Erkrankungen ektodermaler und neuroektodermaler Zellen mit Auswirkung und evtl. Beteiligung auf viele andere Körperstrukturen [39, 40, 42]. Gemeinsamer Nenner sind Neurofibrome und Café-au-lait-Flecken (CLF), die jedoch in sehr unterschiedlicher Anzahl, Form, Größe und Ausprägung auch innerhalb der einzelnen NF-Formen auftreten können (Tabelle 1).

Tabelle 1. Klassifikation der Neurofibromatosen [nach 49]

Typ	Riccardi Eichner (1986)	Mc Kusnick dominant [31]	Vererbung	Häufigkeit und	chromosomaler Defekt
Periphere NF v. Recklinghausen	NF 1	16220	AD	1:3000– 1:5000	Chromosom 17q
Zentrale NF	NF 2	10100	AD	1:40000– 1:50000	Chromosom 22q
gemischt periphere und zentrale NF	NF 3	16226	AD		
NF-Variante	NF 4	16227	AD		
Segmentale NF	NF 5	–	nicht erblich	sehr selten	
Nur Café-au-lait-Flecken	NF 6	–	AD		
Spätmanifeste NF	NF 7	–	nicht erblich		
Nicht weiter Klassifizierbare NF	NF-NOS				
NF-Phäochromozytom-Dünndarmcarcinoid-Syndrom	–	16224	AD (?)		
Gastrointestinale NF	NF-NOS	16226	AD		Translokation von Chromosom 12 und 14 (?)
NF-Noonan-Syndrom	–	16226	DD		

Die *Neurofibromatosis von Recklinghausen* (NF 1, McKusick 16220) ist mit einer Häufigkeit von etwa 1:3000 bis 1:5000 die bei weitem häufigste Phakomatose überhaupt. In Deutschland muß mit etwa 20000 Kranken gerechnet werden [29]. Die ungeheuer unterschiedliche Schwere der Ausprägung macht jedoch eine genaue Erfassung aller NF-Patienten sehr schwierig. Die Spontanmutationsrate wird auf bis zu etwa 50% geschätzt; es gibt jedoch immer wieder einmal obligate Gencarrier, die keine klinisch erkennbaren NF-Symptome aufweisen und deren erkrankte Kinder fälschlicherweise als Neumutation angesehen werden, wenn Großeltern und weitere Verwandte nicht genau untersucht wurden.

Die NF von Recklinghausen wird meist im 1. Lebensjahr manifest. Die CLF sind z.T. angeboren oder treten schon im 1. Lebensjahr auf und nehmen dann an Zahl und Größe zu. Mehr als 6 CLF – bei präpubertären Kindern mit einem Durchmesser über 5 mm, bei postpubertären Patienten über 15 mm – sind praktisch beweisend für eine NF. Wenn es auch zahlreiche Fälle gibt, bei denen weniger als 6 CLF vorhanden sind [13], handelt es sich bei mehr als 6 CLF jedoch praktisch immer um eine NF. Die CLF sind hellbraun bis milchkaffeefarben, relativ regelmäßig und scharf begrenzt, regellos angeordnet. CLF sind im Gesicht selten.

Innerhalb eines Mongolenflecks sind sie von einem hellen Saum umgeben, der CLF liegt dann gewissermaßen in einer Aussparung des Mongolenflecks (Riccardi, persönl. Mitteilung). Pigmentierungen, jedoch u.U. dunkler als typische CLF, finden sich gelegentlich auch an Handtellern und Fußsohlen, darunter können kleine Neurofibrome mit dickwandigen Blutgefäßen liegen [59]. CLF enthalten keine Nävuszellen. Elektronenmikroskopisch sind Riesenmelanosomen typisch [28]. Die multiplen Neurofibrome treten i.allg. erst im Schulkindalter auf, sie vermehren und vergrößern sich besonders in der Pubertät und auch in der Schwangerschaft. Neurofibrome treten praktisch nicht prätibial und an der Glans penis auf, sie sind oft besonders dicht an der Brustwarze gelagert. Sie sind hautfarben, oft livid, manchmal auch hellbraun und haben eine charakteristischerweise sehr weiche Konsistenz. Da sie meist das ganze Corium durchsetzen, lassen sie sich leicht in die Haut eindrücken (Klingenknopf-Phänomen). Histologisch sind sie unscharf gegen das umgebende Gewebe begrenzt, bestehen aus spindeligen Zellen und zarten Kollagenfasern und enthalten meist reichlich Mastzellen. Immunhistochemisch läßt sich Protein S-100 in den Tumorzellen nachweisen, was ihre neuroektodermale Herkunft beweist.

Beginnen Neurofibrome zu wachsen, jucken sie meist. Die Größe der Neurofibrome ist unabhängig von ihrem Alter. Traumatisierung scheint wichtig für die Neurofibromentstehung zu sein. Neurofibrome wachsen so lange, wie Juckreiz besteht [39]. Plexiforme Neurome, die sog. Wammentumoren, sind oft bereits angeboren. Sie können riesige Ausmaße annehmen und neben kosmetischer auch zu funktioneller Beeinträchtigung führen. Die Haut über den plexiformen Neuromen ist stets dunkler, oft so braun wie die CLF.

Reicht die Pigmentierung an oder über die Mittellinie, sind die plexiformen Neurome fast immer mit Wirbelsäulen- und/oder Rückenmarksanomalien assoziiert. Auch Haarwirbel über der Wirbelsäule sind als Hinweis auf eine darunterliegende Mißbildung anzusehen, die später z.B. zur Skoliose führen kann. Sehr charakteristisch sind intertriginös kleine helle Pigmentierungen, die in der Farbintensität etwa den CLF entsprechen. Dieses Freckling kann überall auftreten, wo Haut an Haut reibt. Seltener sind hypopigmentierte Flecken, die bei Lokalisation auf dem behaarten Kopf mit einer Poliosis (umschriebenes Weißwerden der Haare) vergesellschaftet sein können. Die leicht eingesunkenen, etwas weicheren pseudoatrophischen Flecken beruhen auf einer Verringerung von Kollagenfasern und Ersatz durch neuroides Gewebe aus Schwann-Zellen und Axonen [58]. Die bedeckende Epidermis und die Hautanhangsgebilde sind unauffällig, in der tiefen Dermis und Subkutis ist kein Neurofibromgewebe nachweisbar. Besonders am Stamm treten – meist postpubertär – blaurote Flecken auf, die auf Glasspateldruck verschwinden. Sie sind weich und etwa 30 mm im Durchmesser. Histologisch ist die Epidermis normal, im Papillarkörper und oberen Corium liegen vermehrt dickwandige, weitlumige Blutgefäße, darunter typisches Neurofibromgewebe [58]. Mundschleimhautsymptome sollen bei 4–7% vorkommen. Am häufigsten sind Neurofibrome, besonders der Zunge, vergrößerte fungiforme Papillen, intraossale zystenartige Aufhellungen, erweiterter unterer Alveolarkanal und vergrößerte Mandibularforamina [52].

Die neurologische Symptomatik ist von überragender Bedeutung. Neurofibrome gehen von peripheren Gliazellen und Bindegewebszellen, Neurilemmome nur

von peripheren Gliazellen aus. Sie können überall im Zentralnervensystem, peripher und auch in autonomen Nerven auftreten und zu Hirndrucksymptomatik, Kopfschmerzen, Krampfanfällen, geistiger Retardation, gestörter Kortexentwicklung führen. Optikusgliome sind besonders häufig und rufen Sehstörungen, bei Chiasmabefall u.U. auch ein dienzephales Syndrom mit Kachexie hervor. In 5–10% treten ZNS-Tumoren auf, neben den erwähnten Gliomen besonders Meningiome des Rückenmarks, Angiome und unterschiedliche Hamartome. Mißempfindungen, Sensibilitätsstörungen, Paresen und Schmerzen sind vorzugsweise durch Neurofibrome peripherer Nerven bedingt. Lernschwierigkeiten, Kommunikationsstörungen, Sprach- und Sprechprobleme sind sehr häufig [8]. Darüber hinaus werden Koordinationsstörungen, Angstzustände, vegetative Störungen und Depressionen beobachtet [29]. Zu beachten sind bei allen NF-Patienten auch psychologische Probleme, die sich aus der kosmetischen Entstellung, dem Wissen um das höhere Krebsrisiko und die Beeinträchtigung der Kontaktaufnahme im täglichen Leben ergeben.
Besonders charakteristische Augensymptome sind die als Lisch-Knötchen bezeichneten Irishamartome, die bei einem Drittel der Kinder im Vorschulalter, bei über drei Viertel im Schulalter und bei fast 100% nach der Pubertät zu beobachten sind [11, 54]. Die Anzahl der Lisch-Knötchen steigt mit dem Alter. Sie sind meist bilateral, rundlich erhaben, scharf begrenzt, hellgelblich bis braun. In blauen und grünen Irides sind sie als bräunliche, in dunkelbraunen Augen als eher helle Knötchen bei Spaltlampenuntersuchung zu erkennen. Sie enthalten zahlreiche Melanozyten [36] und sind wahrscheinlich identisch mit den Chorioidea-Hamartomen. Sie sind nicht verantwortlich für das NF-assoziierte Glaukom [14]. Neurofibrome der Lider können zur mechanischen Sehbehinderung, Neurofibrome in der Orbita zu Exophthalmus und Doppelbildern, Gliome der Sehbahnen zur Erblindung führen. Deshalb wird für alle jungen NF-Patienten ein Computer- oder Kernspintomogramm empfohlen, selbst wenn der Visus (noch) nicht beeinträchtigt ist [39].
Unter den Knochenveränderungen sind Wirbelsäulenanomalien am häufigsten. In ca. 80% handelt es sich um eine Skoliose oder kurzbogige Kyphoskoliose, die zur Rückenmarksüberdehnung mit neurologischen Ausfällen führen kann. Pseudarthrosen sind selten, dann jedoch meist in der Tibia lokalisiert. Eine Dysplasie der Keilbeinflügel kann Ursache eines pulsierenden Exophthalmus mit Optikusschädigung werden. Die Knochendefekte sind nicht durch intra- oder parossäre Neurofibrome bedingt. Makrozephalie und Hypertelorismus werden ebenfalls sehr häufig beobachtet. Es besteht dabei keine Beziehung zu Hydrozephalus, Hirntumoren, Intelligenzdefekten, Krämpfen oder EEG-Veränderungen. Die Körpergröße liegt durchschnittlich bei der 25. Perzentile [39].
Der Befall innerer Organe macht eher selten Beschwerden. Hypertonie durch Nierenarterienstenose, bedingt durch Neurofibrome in oder an der Arterie, Phäochromozytom, evtl. auch durch Noradrenalinfreisetzung aus zervikalen Neurofibromen, kommt in etwa 3% vor. Obstipation wird bei 10% der Kinder und Erwachsenen beobachtet und ist durch eine Dysplasie oder Disorganisation des Auerbach-Plexus und der Tunica muscularis bedingt [10, 39], kann aber auch durch in das Lumen hineinragende Neurofibrome verursacht werden; dann werden auch gastrointestinale Blutungen beobachtet. Neurofibrome in Leber, Niere,

Blase, Retroperitoneum führen zu Blutungen, Organfunktionsstörungen, Ureterkompression usw. Unabhängig von der Potenz zur malignen Entartung der Neurofibrome besteht bei NF-Patienten und deren Verwandten ein erhöhtes Malignomrisiko, insbesondere für Wilms-Tumoren, myeloische Leukämie, xanthomatöse Leukämie [25], Rhabdomyosarkom, Phäochromozytom, Magen- und Mammakarzinom sowie multiple primäre Neoplasmen [29, 53]. Die Überlebenszeit ist bei schwerer Ausprägung der NF bei Frauen am kürzesten, bei Männern etwas günstiger.

Endokrinologische Störungen sind eher selten, sieht man von der relativ häufigen Kombination mit Phäochromozytomen ab. Ob es gerechtfertigt ist, aus der Kombination von NF, Phäochromozytom und Duodenalkarzinom ein eigenes Syndrom abzuleiten (multiple endokrine Neoplasie Typ IIIa; McKusick 16224), ist fraglich [9]. Häufig scheint eine Verzögerung der Pubertät zu sein [1].

Die NF wird als Risikofaktor für eine Schwangerschaft angesehen [2, 35]. Während der Schwangerschaft kommt es gewöhnlich zu einem starken Wachstumsschub der Neurofibrome; Präklampsie und Hypertonie sind die wichtigsten Komplikationen. Frauen mit schwerer NF sollten wegen der möglichen Schwangerschaftskomplikationen nicht konzipieren. Jede NF-Patientin, die schwanger werden möchte, muß auf das 50%ige Risiko der Vererbung für jedes Kind hingewiesen werden. Die Schwere der NF beim Kind hängt nicht davon ab, ob sie von Mutter oder Vater vererbt wurde [43].

Komplikationen der NF sind äußerst vielgestaltig. Sie können direkte oder indirekte Folge von Neurofibromen in allen Organen, von Blutungen oder Beeinträchtigung von Gefäßen lebenswichtiger Organe sein. Neurofibrosarkome sollen bei etwa 6% (1,5–21%) der NF-Patienten entstehen, oft bereits in sehr jungem Alter. Wichtige Symptome sind Schmerzen und schnelles Wachstum [33, 39, 60]; rasche Vergrößerung kann aber auch auf Einblutung beruhen [47]. Chirurgische Eingriffe fördern die maligne Degeneration offensichtlich nicht [33].

Der Verlauf der NF ist unvorhersehbar, aber stets progredient. Insbesondere CLF und Neurofibrome nehmen zu, wobei sich einzelne sehr rasch vergrößern können, während andere stationär bleiben. Pruritus besteht über Neurofibromen oder nach starkem Trauma, wo sich unter Juckreiz ein neues Neurofibrom entnwickelt. Der Pruritus wird durch Wärme intensiviert und korreliert mit Anzahl und Größe der Neurofibrome. Offensichtlich sind die Mastzellen von pathogenetischer Bedeutung. Ob kutane Neurofibrome maligne entarten oder Neurofibrosarkome de novo entstehen, ist nicht eindeutig geklärt. Jährlich sollte eine gründliche Untersuchung durch einen NF-erfahrenen Arzt erfolgen [34].

Zur Diagnostik der NF 1 gehören eingehende Familien- und Eigenanamnese, Haut-, Augen-, neurologischer, orthopädischer, radiologischer, audiometrischer und psychologischer Befund, Sonographie und Differentialblutbild. Spezifische Laboruntersuchungen existieren nicht, sie müssen entsprechend der klinischen Symptomatik durchgeführt werden.

Eine NF gilt als sicher, wenn zwei oder mehr diagnostische Kriterien erfüllt sind [34]: 1. mehr als 5 CLF mit einem Durchmesser über 5 mm präpubertär, über 15 mm postpubertär, 2. zwei oder mehr Neurofibrome oder ein plexiformes Neurofibrom, 3. Optikusgliom, 4. intertriginöse Sprenkelung, 5. zwei oder mehr

Lisch-Knötchen, 6. distinkte Knochenveränderungen, 7. NF 1 bei einem Verwandten 1. Grades.

Eine kausale Therapie der NF 1 gibt es nicht. Störende Neurofibrome und Wammentumoren können exzidiert werden, auch Dermabrasion führt zu kosmetisch akzeptablen Ergebnissen [18]. Für die Behandlung von CLF eignen sich ebenfalls oberflächliche Dermabrasion, Kryotherapie und Laserbehandlung, insbesondere mit dem Farbstofflaser. Der Juckreiz kann mit Ketotifen bekämpft werden; 2−4 mg/kg KG verhindern offensichtlich auch effektiv das Wachstum neuer Neurofibrome [41]. Neurofibrome, die sich schnell vergrößern, sind sarkomverdächtig und sollten radikal exzidiert werden [60]. Bei Wirbelsäulendeformation ist eine orthopädisch-neurochirurgische Stabilisierung erforderlich. Bei Hypertonie ist nach Nierenarterienstenose und Phäochromozytom zu suchen, um sie gegebenenfalls behandeln zu können. Krampfanfälle erfordern Antiepileptika. Hirntumoren werden stereotaktisch operiert oder bestrahlt; insbesondere bei Chiasmagliomen sind damit gute Erfolge erzielt worden. Psychosoziale Hilfen sollten den Patienten und ihren Familien zur Verfügung stehen.

Die sog. *zentrale Neurofibromatose* oder *NF mit bilateralen Akustikusneurinomen (NF 2)* ist mindestens 10mal seltener als die „klassische" NF 1; ihre Häufigkeit wird auf etwa 1:50000 geschätzt. Sie wird autosomal dominant vererbt mit einer Penetranz von über 95%. Jedes Kind eines Elternteils mit NF 2 hat ein 50%iges Risiko, auch an NF 2 zu erkranken. Genetisch handelt es sich um einen monogenen Defekt auf dem langen Arm des Chromosoms 22.

Die Symptomatik beginnt oft schon im 2. Lebensjahrzehnt mit einem meist zunächst einseitigen Hörverlust und Gleichgewichtsstörungen. Fazialisschwäche, Sensibilitätsveränderungen, Kopfschmerzen und Sehstörungen können hinzukommen. CLF und kutane Neurofibrome sind wesentlich seltener als bei der NF 1, intertriginöse Sprenkelung fast die Ausnahme. Die Neurofibrome haben einen Durchmesser von unter 20 mm, ihre Oberfläche ist häufig rauh und behaart. Histologisch lassen sie sich nicht von denen der NF 1 unterscheiden. Prämature Linsentrübung und subkapsuläre Katarakt können bereits vor den Akustikusneurinomen auftreten, letztere sind i.allg. eigentlich vestibuläre Schwannome. ZNS-Tumoren sind häufig, insbesondere Schwannzell-, meningiale und gliale Tumoren. Die Gliome sind mit Ausnahme der im Hirnstamm gewöhnlich nur von geringem Malignitätsgrad. Wie bei der NF 1 ist auch das Wachstumsverhalten der Tumoren bei der NF 2 nicht vorhersehbar [24, 27].

Die Akustikusneurinome wachsen besonders während und kurz nach der Pubertät sowie während einer Schwangerschaft [27].

Diagnostische Kriterien der NF 2 sind [34]:
1. bilaterale Tumoren des VIII. Hirnnerven, die mit entsprechenden bildgebenden Verfahren wie Computertomogramm oder Kernspintomogramm sichtbar gemacht werden können, oder
2. ein Verwandter 1. Grades mit NF 2 bzw. zwei der folgenden Kriterien: Neurofibrome, Meningiom, Gliom, Schwannom oder juvenile subkapsuläre Katarakt.

Die Untersuchung bei Verdacht auf NF 2 muß eine möglichst umfassende Familienanamnese mit Einbeziehung der Eltern, Großeltern, Onkel, Tanten und deren Kindern beinhalten. Die Eigenanamnese soll sich auf Symptome wie Hörverlust, Tinnitus, Benommenheit, Schwindel, Taumeln, Kopfschmerzen und Krampfanfälle konzentrieren. Bei der körperlichen Untersuchung soll nach CLF und Neurofibromen gesucht werden. Die neurologische Untersuchung muß Balance, Koordination und Hirnnerven überprüfen. Spezifische audiometrische Untersuchungen mit evozierten Hirnstammpotentialen und Tests der Vestibularisfunktion sollen möglichst frühzeitig eine Beteiligung des N. acusticus aufdekken. NMR-Tomographie ist dem CT bei der Aufdeckung der Akustikusneurinome, aber auch der relativ häufigen Halsmarktumoren, überlegen [27].

Der Verlauf der NF 2 ist nicht vorhersehbar. Hauptrisiko ist der Verlust des Gehörs und des Gleichgewichtes. Tauchen, Bergsteigen sowie alle Sportarten und beruflichen Tätigkeiten, die Anforderungen an das Gleichgewicht stellen, verbieten sich für NF-2-Kranke. Jährliche Untersuchungen sind dringend zu empfehlen. Psychosoziale Hilfen für Patienten und ihre Familien sind wichtig.

Besonders problematisch ist die Beratung der Patienten bezüglich der Therapie der Akustikusneurinome. Da die Gefahr der Verletzung des N. acusticus bei kleinen Tumoren am geringsten ist, ist die frühzeitige Operation anzustreben. Die Entfernung eines wachsenden Tumores sollte versucht werden, solange noch ein bilaterales Hören möglich ist. Ließ sich bei der Entfernung des ersten Akustikusneurinoms das Gehör nicht erhalten, sollte der zweite Tumor engmaschig kontrolliert und bei Gefahr der Nervenschädigung subtotal – unter Erhaltung des N. acusticus – operiert werden [34].

Spezifische Laboruntersuchungen gibt es bisher nicht. Möglicherweise erlaubt der nachgewiesene Defekt im Chromosom 22 später einmal eine Pränataldiagnostik mittels DNS-Hybridisierung.

Als *Neurofibromatosis 3* wird eine NF mit den diagnostischen Kriterien der NF 1 und NF 2 bezeichnet.

Die *Neurofibromatosis 4* ist eine atypische NF(-Variante) mit diffusen CLF, Neurofibromen und variabler Familienanamnese.

Die *segmentale Neurofibromatose (NF 5)* ist konnatal, aber vermutlich nicht erblich. Es wird angenommen, daß sie auf einer postzygotischen somatischen Mutation beruht. Sie ist gewöhnlich unilateral, oft auf ein Dermatom beschränkt. Außer CLF und Neurofibromen, evtl. lokalisierter intertriginöser Sprenkelung, finden sich keine weiteren Symptome. Die Erkrankung wird oft erst im 3. Lebensjahrzehnt manifest. Bisher wurden kaum mehr als 30 Fälle beschrieben [15, 30], trotzdem existiert schon eine weitere Subklassifizierung in 4 Untertypen [44]:
1. Häufigste Variante mit unilateralen, lokalisierten Hautveränderungen ohne NF-Familienanamnese.
2. Lokalisierte Fälle mit Beteiligung tieferliegender Strukturen.
3. Hereditäre segmentale NF.
4. Bilaterale segmentale (lokalisierte) NF.

Die *Neurofibromatosis 6* ist durch multiple CLF, Fehlen von kutanen Neurofibromen und nicht sicher identifiziertem Vererbungsmechanismus charakterisiert.

Nur wenn über mehrere Generationen ausschließlich Café-au-lait-Flecken auftreten, ist man berechtigt, von einer NF 6 zu sprechen.
Die gastrointestinale NF [19, 26] weist über Generationen nur Neurofibrome im Intestinaltrakt auf, andere NF-Symptome fehlen. Bei 4 von 5 Betroffenen einer Familie wurde eine reziproke Translokation zwischen den Chromosomen 12 und 14 (12q13 → 14q13) gefunden [56].
Überdurchschnittlich häufig wurde die Kombination eines *Noonan-Syndroms* mit NF beobachtet [32].
Interessante Fortschritte wurden in jüngster Zeit bei der Erforschung der Pathogenese gemacht. Der zweifarbige Mädchenfisch (bicolor damselfish, Pomacentridae) entwickelt in bestimmten Regionen vor Key West und Florida unregelmäßig verteilte Neurofibrome, über denen sich eine Hypopigmentierung ausbildet. Die Verteilung der erkrankten Fische läßt an eine infektiöse Ursache oder zumindestens exogene Mitverursachung denken (Riccardi, persönl. Mitteilung). Mäuse, die mit dem tat-Gen des humanen T-lymphotropen Virus I (HTLV I) transfiziert wurden, entwickeln Tumoren, die sich wie die humanen Neurofibrome aus Nervenscheiden peripherer Nerven entwickeln und aus Perineuralzellen und Fibroblasten bestehen. Kultivierte Tumorzellen lassen sich auf Nacktmäuse transplantieren und induzieren Neurofibrome, die weiterhin das tat-Gen produzieren. Diese Neurofibrome werden auch vererbt und treten wie die menschlichen bei der NF 1 besonders auch an traumatisierten Stellen auf [20]. Der chromosomale Defekt bewirkt eine Instabilität gegenüber Röntgenbestrahlung, und γ-Strahlen induzieren vermehrten Schwester-Chromatid-Austausch [16, 17]. NF-Patienten sind daher möglicherweise besonders prädisponiert zur Entwicklung maligner Tumoren bereits bei geringer Röntgenexposition [48].
Da einerseits das NF-2-Gen auf dem langen Arm des Chromosoms 22 lokalisiert ist, andererseits bei Akustikusneurinomen, Neurofibromen und Meningiom bei NF 2 ein Defekt dieser Chromosomenregion festgestellt wurde, wird angenommen, daß der NF-2-Locus möglicherweise ein Tumorsuppressorgen kodiert [46, 50, 51].
Die *tuberöse Sklerose* (M. Bourneville-Pringle, Epiloia) ist eine autosomal dominante, durch ein einzelnes Gen determinierte neurokutane Erkrankung mit hoher Penetranz und sehr variabler Expressivität. Die Neumutationsrate beträgt bis zu 50%. Erkrankungen über mehrere Generationen sind jedoch eher selten, da die Fertilität reduziert ist. Die Häufigkeit wird auf etwa 1–5 pro 100000 geschätzt. Alle Rassen sind ohne Geschlechtsbevorzugung betroffen. Der Gendefekt wurde auf dem langen Arm des Chromosoms 9 in der Region 9q34 in der Nachbarschaft der Gene für das AB0-Blutgruppensystem, die Adenylatkinase 1 und das Onkogen C-abl lokalisiert. Interessanterweise ergibt die Translokation des C-abl auf das Chromosom 22 das Philadelphia-Chromosom der chronischen myeloischen Leukämie [5].
Pathogenetisch scheint fast allen Veränderungen bei der TS eine Hyperplasie von Zellen des (Neuro-)Ektoderms und Mesoderms zugrundezuliegen, die als Folge eines Mangels an Wachstumshemmfaktoren interpretiert wird. Innerhalb der Herde sind die Zellen in Größe und Anzahl abnorm, dennoch ist eine maligne Entartung selten.

Die Trias von charakteristischen Hautveränderungen, Oligophrenie und Epilepsie ist diagnostisch wegweisend, jedoch sind leichte Fälle und Formes frustes häufig und oft schwer zu diagnostizieren.

Hautveränderungen kommen in etwa 70% vor. Am häufigsten sind die fälschlicherweise als Adenoma sebaceum bezeichneten Angiofibrome, die gewöhnlich erst im Schulkindalter auftreten. Es handelt sich um zentrofazial lokalisierte, andeutungsweise schmetterlingsförmig angeordnete, gelblich-rote, relativ derbe, dicht stehende Knötchen, die langsam an Zahl und Größe zunehmen und konfluieren. Vorzugslokalisation sind Nasolabialfalten, angrenzende Nasenpartie und Kinn. Frühestes Zeichen der TS an der Haut sind blattförmige, helle Flecken, die bei zwei Dritteln der Kinder vorhanden sind und sich im Wood-Licht leichter finden lassen. In diesen hellen Flecken ist die Melanozytenzahl zwar normal, doch ihre Tyrosinaseaktivität ist reduziert und die Melanisierung defekt. Sind solche hypopigmentierten Flecken auf dem behaarten Kopf lokalisiert, können sie umschriebene helle Haarbüschel (Poliosis) hervorrufen. Auch Naevi anaemici können Hypopigmentierungen vortäuschen. Gelegentlich kommen Café-au-lait-artige Pigmentflecken vor.

Später können Fibrome in verschiedenster Lokalisation auftreten: sog. Pflastersteinnävi (Shagreen patches) vorzugsweise in der Lumbosakralregion, fleckförmige bis elephantiastische sklerodermatische Hautverdickungen im Kopfbereich, periunguale Fibrome (Koenen-Tumoren) [23] in etwa 50%, Fibrome an Gingiva, Gaumen, Zunge, Wangenschleimhaut in etwa 10%, Ösophagus- und Rektumfibrome. Periaxillär und am Hals sind oft weiche gestielte Fibrome zu beobachten, die etwas dunkler pigmentiert sein können. Charakteristisch sind auch Zahnschmelzgrübchen, die bei bis zu 70% der TS-Patienten gefunden wurden [38, 55].

Geistige Retardation wird bei 60–70% beobachtet, macht sich meist schon früh bemerkbar und ist nach der Kindheit kaum noch progressiv.

Epilepise tritt bei fast allen Patienten mit geistiger Retardierung, bei etwa 70% der Patienten mit normaler Intelligenz auf, oft bereits im Säuglingsalter. Sie ist daher häufig erstes Symptom der TS überhaupt. Die Anfälle können herdförmig beginnen und sich später generalisieren, sie können als Petit-mal- oder Grandmal-Anfälle auftreten. EEG-Anomalien sind häufig auch bei TS-Patienten ohne Anfallsanamnese. Zwischen Schwere der Haut- und Hirnbeteiligung besteht keine Korrelation. Psychotische Episoden werden öfter beobachtet [4].

Neuropathologisch finden sich im Hirn tuberosklerotische Knoten in Kortex, Basalganglien und Ventrikelwand, die sich im Kernspintomogramm und Computertomogramm gut darstellen lassen. Daneben sieht man häufig asymptomatische intrazerebrale Verkalkungen [45]. Gliome treten vorzugsweise in der striothalamischen Region auf. Intrakranielle maligne Tumoren kommen vor, sind jedoch selten.

Retinaphakome, kleine, rundliche, linsenförmige Tumoren neben der Makula oder weiße Streifen entlang den Gefäßen, werden in 10–50% beobachtet. Selten sind Pigmentverschiebung, Skotome und Amaurose.

Nierenhamartome kommen in ca. 50% vor; meist handelt es sich um Angiomyofibrolipome [3, 22]. Seltener sind (bilaterale) Nierenkarzinome [57].

Besonders charakteristisch für die TS sind die kongenitalen Rhabdomyome des Herzens, die durch eine abnorme vorzeitige Differenzierung des embryonalen

Myokards zu Purkinje-Zellen entstehen [12]. Sie können so groß werden, daß sie mittels fetaler Echokardiographie erkennbar werden und eine Pränataldiagnostik ermöglichen [37]. Kolonhamartome wurden bereits in jungem Alter gefunden, endoskopisch handelt es sich dabei um Polypen [6]. Hamartome kommen weiterhin in Leber, Schilddrüse, Hoden und Lunge, Knochenzysten in den Phalangen vor [1].

Die Therapie der TS ist rein symptomatisch. Die Angiofibrome im Gesicht lassen sich durch hochtourige Dermabrasion sehr gut und praktisch narbenlos entfernen, sie rezidivieren jedoch. Der Patient muß darauf und auf die Möglichkeit der wiederholten Entfernung hingewiesen werden. Eine ausgezeichnete Alternative ist auch die Lasertherapie. Die Koenen-Tumoren können exzidiert werden, die lumbosakralen Pflastersteinnävi sind für eine komplette Exzision jedoch oft zu groß. Die Epilepsie verlangt meist eine hochdosierte Phenytointherapie. Die sich im Schulkindalter langsam entwickelnden Gingivafibrome werden dann gelegentlich fälschlicherweise als Phenytoin-induzierte Gingivahyperplasie angesehen. Hochgradige geistige Retardation kann eine Heimunterbringung erforderlich machen. Regelmäßige ärztliche Konsultationen und psychosoziale Hilfen sind zu empfehlen.

Wegen der zahlreichen Fälle von Formes frustes, die den Patienten selbst unbekannt sind, ist besonders auf die weniger bekannten weißen Flecken [21] und die zentrofazialen Angiofibrome zu achten, die wegen ihres Auftretens um die Pubertät herum gelegentlich als Akne fehlgedeutet werden. Die Erkennung der leichten Fälle ist von so großer Bedeutung, weil die Kinder an sehr schwerer TS erkranken können [7].

Literatur

1. Arzt L, Fuhs H (1935) Gutartige Neubildungen der Haut. In: Arzt L, Zieler K (Hrsg) Die Haut- und Geschlechtskrankheiten, Bd II. Urban & Schwarzenberg, Berlin, S 975–1164
2. Blickstein I, Lancet M, Shoham Z (1988) The obstetric perspective of neurofibromatosis. Am J Obstet Gynecol 158:385–388
3. Blute ML, Malek RS, Segura JW (1988) Angiomyolipoma: Clinical metamorphosis and concepts for management. J Urol 139:20–24
4. Clarke DJ, Buckley ME, Burns BH (1987) Epilepsy and psychosis – Ask the family. Br J Psychiatry 150:702–703
5. Connor JM, Pirrit LA, Yates JRW, Fryer AE, Ferguson-Smith MA (1987) Linkage of the tuberous sclerosis locus to a DNA polymorphism detected by v-abl. J Med Genet 24:544–546
6. Devroede G, Lemieux B, Massé S, Lamarche J, Herman PS (1988) Colonic hamartomas in tuberous sclerosis. Gastroenterology 94:182–188
7. Dickerson WW (1951) Familial occurrence of tuberous sclerosis. Arch Neurol Psychiatry 65:683–702
8. Eliason MJ (1988) Neuropsychological patterns: Neurofibromatosis compared to developmental learning disorders. Neurofibromatosis 1:17–25
9. Ellis IH (1983) Multiple endocrine neoplasia associated with von Recklinghausen's disease. Br Med J 287:1883–1884
10. Feinstat T, Tesluk H, Schuffler MD et al. (1984) Megacolon and neurofibromatosis: A neuronal intestinal dysplasia. Gastroenterology 86:1573–1579
11. Flüeler U, Boltshauser E, Kilchhofer A (1986) Iris hamartomata as diagnostic criterion in neurofibromatosis. Neuropediatrics 17:183–185
12. Gomez MR (1979) Tuberous sclerosis. Raven Press, New York

13. Goodman RM, Tiron A, Katznelson AB-M, Zehavi C, Romano A, Levine G (1988) The myth of six café-au-lait spots in the peripheral form of neurofibromatosis. Neurofibromatosis 1:54
14. Grant WM, Walton DS (1968) Distinctive gonioscopic findings in glaucoma due to neurofibromatosis. Arch Ophthalmol 79:127–134
15. Gretzula JC, Weber PJ, McGregor JM, Weber M (1988) Multiple papules in a localized area. Arch Dermatol 124:1101–1106
16. Hafez M, Abd El-Nabi SM, El-Wehedi G, Al-Tonbary Y (1986) Enhanced response to the induction of sister chromatid exchange by gamma radiation in neurofibromatosis. Cancer 57:1937–1940
17. Hafez M, Charaf L, Abd El-Nabi SM, El-Wehedy G (1985) Evidence of chromosomal instability in neurofibromatosis. Cancer 55:2434–2436
18. Hanke WC, Conner AC, Reed JA (1987) Facial dermabrasion for neurofibromas. J Dermatol Surg Oncol 13:631–637
19. Heimann R, Verhest A, Verschraegen J, Grosjean W, Draps JP, Hecht F (1988) Hereditary intestinal neurofibromatosis, I. Neurofibromatosis 1:26–32
20. Hindrichs SH, Nerenberg M, Reynolds RK, Khoury G, Jay G (1987) A transgenic mouse model for human neurofibromatosis. Science 237:1340–1343
21. Jung EG (1979) Die tuberöse Hirnsklerose, Früherkennung durch weiße Flecke. Aktuel Dermatol 5:113–114
22. Kelemen J, Balogh E (1977) Die radiologischen Beziehungen des Sclerosis tuberosa-Symptomenkomplexes (Pringle-Bourneville'sches Syndrom). Z Hautkr 52:791–803
23. Koenen J (1931) Een familiare, hereditaire vorm van tubereuse sclerose. Ned T Geneesk 75:731–738
24. Korf BR (1988) The neurofibromatoses. What do we know about them? Postgrad Med 83:79–88
25. Laroche L, Leverger G, Verola O, Schaison G, Boiron M, Puissant A (1985) Xantholeucémie associée à une neurofibromatose de Von Recklinghausen (NFR). Ann Dermatol Venereol 112:731–732
26. Lipton S, Zuckerbrod M (1966) Familial enteric neurofibromatosis. Med Times 94:544–548
27. Martuza RL, Eldridge R (1988) Neurofibromatosis 2 (bilateral acoustic neurofibromatosis). N Engl J Med 318:684–688
28. Martuza RL, Philippe I, Fitzpatrick TB, Zwaan J, Seki Y, Lederman J (1985) Melanin macroglobus as a cellular marker of neurofibromatosis: A quantitative study. J Invest Dermatol 85:347–350
29. Mautner V-F, Umnus-Schnelle S, Köppen J, Heise U (1988) Diagnose der von Recklinghausenschen Neurofibromatose. Dtsch Med Wochenschr 113:1149–1151
30. McFadden JP, Logan R, Griffiths WAD (1988) Segmental neurofibromatosis and pruritus. Clin Exp Dermatol 13:265–268
31. McKusick VA (1986) Catalogs of autosomal dominant, autosomal recessive, and X-linked phenotypes, 7th edn. Johns Hopkins Univ. Press, Baltimore, pp 522–523
32. Mendez HMM (1985) The neurofibromatosis – Noonan syndrome. Am J Med Genet 21:471–476
33. Moulin G, Lombard E (1987) Incidence de la dégenerescence des tumeurs nerveuses cutanées dans la maladie de Recklinghausen. Ann Dermatol Venereol 114:807–811
34. National Institutes of Health Consensus Development Conference (1988) Neurofibromatosis. Conference Statement. Arch Neurol 45:575–578
35. Öney T, Weitzel H (1987) Morbus Recklinghausen und Schwangerschaft. Z Geburtshilfe Perinatol 191:162–165
36. Perry HD, Font RL (1982) Iris nodules in von Recklinghausen's neurofibromatosis. Arch Ophthalmol 100:1635–1640
37. Platt LD, Devore GR, Horenstein J, Pavlova Z, Kovacs B, Falk RE (1987) Prenatal diagnosis of tuberous sclerosis: The use of fetal echocardiography. Prenatal Diagn 7:407–411
38. Requena Caballero L, Liron de Robles J, Requena Caballero C, Sánchez Yus E, Hernández Moro B (1987) Tooth pits: An early sign of tuberous sclerosis. Acta Dermatol Venereol 67:457–459

39. Riccardi VM (1981) Von Recklinghausen neurofibromatosis. N Engl J Med 305:1617–1627
40. Riccardi VM (1984) Neurofibromatosis heterogeneity. J Am Acad Dermatol 10:518–519
41. Riccardi VM (1987) Mast-cell stabilization to decrease neurofibroma growth: A preliminary experience with ketotifen. Arch Dermatol 123:1011–1016
42. Riccardi VM, Eichner JE (1986) Neurofibromatosis. Phenotype, natural history, and pathogenesis. Johns Hopkins Univ Press, Baltimore
43. Riccardi VM, Wald JS (1987) Discounting an adverse maternal effect on severity of neurofibromatosis. Pediatrics 79:386–393
44. Roth PR, Martines R, James WD (1987) Segmental neurofibromatosis. Arch Dermatol 123:917–920
45. Rott H-D, Huk W, Müller E (1982) Zerebrale Verkalkungen ohne Krampfanfälle bei einem Patienten mit tuberöser Sklerose. Nervenarzt 53:54–55
46. Rouleau GA, Wertelecki W, Haines JL et al. (1987) Genetic linkage of bilateral acoustic neurofibromatosis to a DNA marker on chromosome 22. Nature 329:246–248
47. Sawada Y (1987) Hemorrhage into a plexiform neurofibroma induced by trauma: A rare complication of von Recklinghausen's disease. J Dermatol (Tokyo) 14:378–381
48. Sayed AK, Bernhardt B, Perez-Atayde AR, Bannerman RB (1987) Malignant schwannoma in siblings with neurofibromatosis. Cancer 59:829–835
49. Schnyder UW (1989) Hereditäre Tumoren. Hautarzt 40 (Suppl VIII) 47–48
50. Seizinger BR, Martuza RL, Gusella JF (1986) Loss of genes on chromosome 22 in tumorigenesis of human acoustic neuroma. Nature 322:644–647
51. Seizinger BR, Rouleau G, Ozelius LJ et al. (1987) Common pathogenetic mechanism for three tumor types in bilateral acoustic neurofibromatosis. Science 236:317–319
52. Shapiro SD, Abramovitch K, Dis ML van et al. (1984) Neurofibromatosis: Oral and radiographic manifestations. Oral Surg 58:493–498
53. Sörensen SA, Mulvihill JJ, Nielsen A (1986) Long-term follow-up of von Recklinghausen neurofibromatosis. N Engl J Med 314:1010–1015
54. Toonstra J, Dandrieu MR, Ippel PF, Delleman JW, Rupert PHJM jr, Huitema HB (1987) Are Lisch nodules an ocular marker of the neurofibromatosis gene in otherwise unaffected family members? Dermatologica 174:232–235
55. Vakilzadeh F, Happle R (1980) Grübchenförmige Schmelzdefekte bei tuberöser Sklerose. Hautarzt 31:336–337
56. Verhest A, Heimann R, Verschraegen J, Vamos E, Hecht F (1988) Hereditary intestinal neurofibromatosis, II. Neurofibromatosis 1:33–36
57. Weinblatt ME, Kahn E, Kochen J (1987) Renal cell carcinoma in patients with tuberous sclerosis. Pediatrics 80:898–903
58. Westerhof W, Konrad K (1982) Blue-red macules and pseudoatrophic macules. Additional cutaneous signs in neurofibromatosis. Arch Dermatol 118:577–581
59. Yesudian P, Premalatha S, Thambia AS (1984) Palmar melanotic macules. A sign of neurofibromatosis. Int J Dermatol 23:468–471
60. Zoller WG, Henze K, Welter HF, Thetter O, Goebel F-D (1985) Neurofibromatose und Entwicklung eines Neurofibrosarkoms unter dem klinischen Bild einer Baker-Zyste. Dtsch Med Wochenschr 110:1125–1127

Die Neuroichthyosen: Eine genetisch heterogene Krankheitsgruppe mit Modellcharakter für neurokutane Syndrome*[1]

H. Traupe

Einleitung

Die Neuroichthyosen sind seltene Erkrankungen. Die genaue Einordnung eines Krankheitsfalles kann deshalb sowohl dem Dermatologen als auch dem Neuropädiater Kopfzerbrechen bereiten. Ziel dieser kurzen Übersicht ist es, Klinik und genetische Vielfalt der Neuroichthyosen darzustellen und ihren Modellcharakter für andere neurokutane Syndrome herauszuarbeiten.

Ichthyosen sind monogen vererbte Verhornungsstörungen der Haut, bei denen am gesamten Hautorgan eine klinisch sichtbare Schuppung besteht [18]. Per definitionem sind Ichthyosen somit generalisierte Verhornungsstörungen und werden von lokalisierten Keratosen, wie z.B. von der großen Gruppe der Palmoplantarkeratosen und von den Erythrokeratodermien, unterschieden.

Erworbene Verhornungsstörungen, die zu einer universellen Schuppung der Haut führen (z.B. im Rahmen eines M. Hodgkin) sollten als *ichthyosiforme Dermatosen* bezeichnet werden [18].

Eine Reihe von Ichthyosen gehen mit einer neurologischen Symptomatik einher und können zu Recht als Neuroichthyosen aufgefaßt werden. Der Begriff „*Neuroichthyose*" wurde früher weitgehend mit dem sog. „*Rud-Syndrom*" gleichgesetzt. Die Bezeichnung Rud-Syndrom sollte aber heute nicht mehr verwandt werden, da dieses Syndrom von Anfang an unscharf definiert war und sich inzwischen in eine Vielzahl verschiedener Erkrankungen aufgelöst hat (Tabelle 1) [13, 18, 21]. Als „Kernsymptomatik" des sog. Rud-Syndroms galt früher die Assoziation von Ichthyosis vulgaris mit Hypogonadismus, Epilepsie und geistiger Retardierung. Dieser Assoziation dürfte in den meisten Fällen ein assoziierter Steroidsulfatasemangel zugrunde gelegen haben [18, 21].

Assoziierter Steroidsulfatasemangel

Die Klinik des assoziierten Steroidsulfatasemangels bietet ein buntes Bild. Obligat liegt eine X-chromosomal rezessive Ichthyosis vor, und die Mehrzahl aller Patienten weist außerdem einen Hypogonadismus auf [18, 21]. Dabei kann dieser Hypogonadismus sowohl hypergonadotrop als auch hypogonadotrop sein; in letz-

---

* Herrn Professor Dr. med. E. Macher zu seinem 65. Geburtstag gewidmet
[1] Der Autor wird von der Deutschen Forschungsgemeinschaft (Heisenberg-Programm Tr 228/1-1) unterstützt

Tabelle 2. Neuroichthyosen als Modelle neurokutaner Syndrome

Verknüpfung zwischen kutaner und neurologischer Symptomatik	Molekularer Mechanismus	Beispiele
Addition unterschiedlicher Symptome *ohne* sachlogischen Zusammenhang	A: Deletionsmutation mit Ausschaltung mehrerer benachbarter Gene („contiguous gene syndrome")	Assoziierter Steroidsulfatasemangel
	B: Beschleunigter Abbau verschiedener Enzyme (Wegfall eines unspezifischen Hemmers?)	Multipler Sulfatasemangel
Addition unterschiedlicher Symptome *mit* sachlogischem Zusammenhang	A: Pleiotrope Genwirkung eines spezifischen Defektes im Lipidstoffwechsel von Haut und Nerven	α-Phytansäure-Oxidase-Mangel bei Refsum-Syndrom, Defekt der Fettalkohol-Oxidation bei Sjögren-Larssn-Syndrom
	B: Pleiotrope Genwirkung eines spezifischen Defektes im Proteinstoffwechsel von Haut und Nerven	Zystineinbau-Störung bei Tay-Syndrom

terem Falle ist er häufig mit einer Anosmie assoziiert im Sinne eines Kallmann-Syndroms. Weitere häufige Störungen sind eine meist milde, mentale Retardierung und epileptische Anfälle. Auch die Assoziation mit einem horizontalen Nystagmus sowie mit Spiegelbewegungen der Hände und Füße wurde beobachtet [16]. Eine unilaterale Nierenaplasie wurde ebenfalls als Begleitsymptomatik mitgeteilt [16]. Die Diagnose eines assoziierten Steroidsulfatasemangels läßt sich klinisch leicht stellen, wenn man die X-chromosomal rezessive Ichthyosis als solche erkennen kann. Klinisch ist die X-chromosomal rezessive Ichthyosis in der Regel durch eine große, gelbbraune, rhombische Schuppung gekennzeichnet (Abb. 1). Dabei können die Beugen mitbetroffen sein. Etwa bei einem Drittel der Patienten ist die Schuppung nicht dunkelbraun, sondern hell [19].
Wegweisend für die Diagnose eines assoziierten Steroidsulfatasemangels ist neben der obligaten Ichthyose der zumeist angetroffene Hypogonadismus, der sehr ausgeprägt sein kann (Abb. 1b). Bemerkenswerterweise liegt bei ca. 20% auch der Patienten mit einem einfachen Steroidsulfatasemangel ein Kryptorchismus vor, ohne daß aber bei diesen Patienten andere Zeichen für einen assoziierten Steroidsulfatasemangel gefunden werden könnten [19, 20].
Die Ursache des assoziierten Steroidsulfatasemangels ist eine Deletion des Steroidsulfatase-Gens und benachbarter Gene als Folge eines fehlerhaften Austausches chromosomalen Materials zwischen X- und Y-Chromosom während der Meiose [1, 25]. Bekanntlich gibt es auf dem kurzen Arm des X-Chromosoms einen Abschnitt, der regelmäßig während der Meiose ein Crossing over von Genen mit

homologen Sequenzen auf dem Y-Chromosom aufweist. Die Gene und DNA-Polymorphismen in dieser Region werden als pseudoautosomal bezeichnet, da sie aufgrund des häufigen Crossing over einen autosomalen Erbgang vortäuschen und nicht auf Anhieb als X-chromosomale oder Y-chromosomale Gene zu erkennen sind [14].
Bei der Maus liegt das Gen für die Steroidsulfatase noch in diesem pseudoautosomalen Bereich, beim Menschen liegt das STS-Gen genau unterhalb der pseudoau-

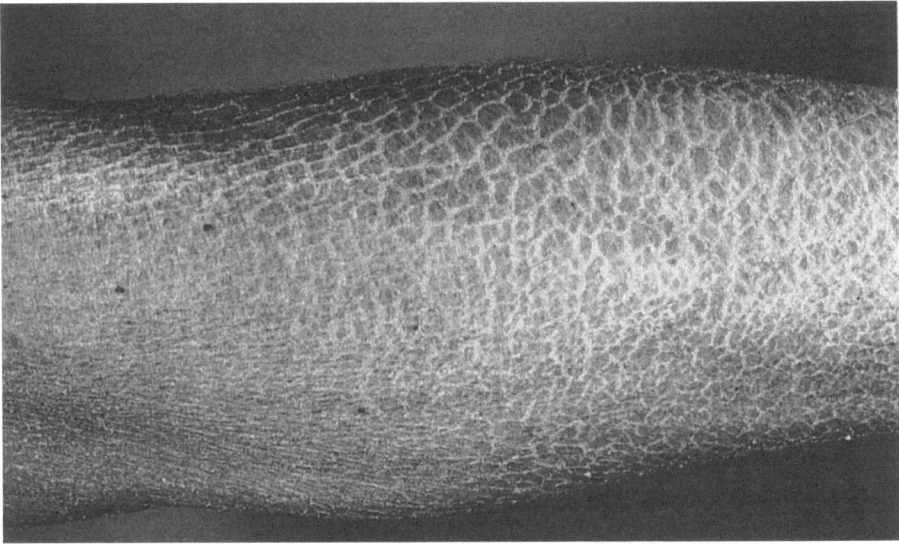

a

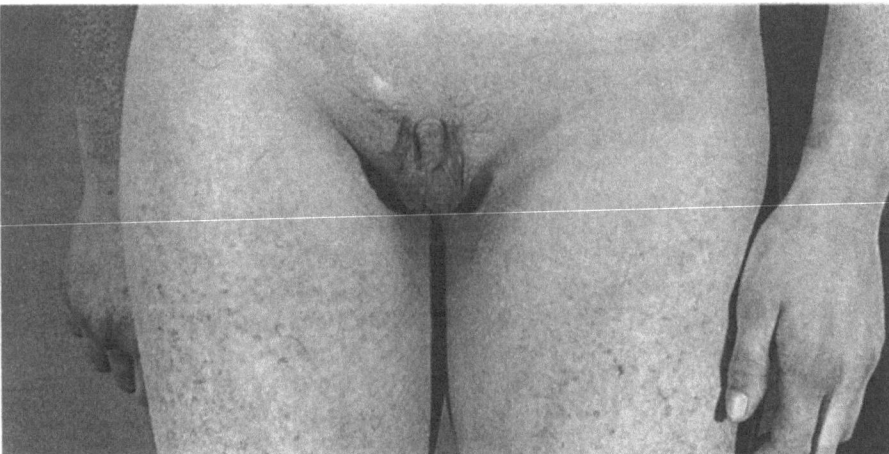

b
Abb. 1a, b. Assoziierter Steroidsulfatasemangel. **a** Typischer Aspekt der X-chromosomal rezessiven Ichthyosis mit großen rhombischen dunkelbraunen Schuppen (aus [19]); **b** ausgeprägter Hypogenitalismus bei einem 21 Jahre alten Patienten (aus [18])

tosomalen Region. Die enge Nachbarschaft zur pseudoautosomalen Region dürfte erklären, warum so häufig ein fehlerhafter Austausch zwischen dem X-Chromosom und dem Y-Chromosom zu einer Deletion des Steroidsulfatase-Gens führt. Mehr als 90% aller Mutationen des Steroidsulfatase-Gens beruhen auf einem solchen fehlerhaften X/Y-Austausch [1, 25]. Der Unterschied zwischen einem einfachen und dem assoziierten Steroidsulfatasemangel besteht aus molekularbiologischer Sicht lediglich in der Größe der Deletion, d.h. beim assoziierten Steroidsulfatasemangel werden mehrere benachbarte Gene betroffen oder in ihrer Funktion gestört.

Multipler Sulfatasemangel

Der multiple Sulfatasemangel ist ein Krankheitsbild, das auf den ersten Blick eine Reihe von Gemeinsamkeiten mit dem assoziierten Steroidsulfatasemangel zu haben scheint. Es handelt sich beim multiplen Sulfatasemangel um ein sehr schweres neurodegeneratives Leiden, das in der Regel in der frühen Kindheit tödlich verläuft [3, 10]. Im Vordergrund steht die neurologische Symptomatik, die der metachromatischen Leukodystrophie entspricht und durch den Arylsulfatase-A-Mangel hervorgerufen wird. Präfinal haben die Kinder das Laufen wieder verlernt, können nicht mehr sprechen, sind häufig blind und müssen in der Regel mit Hilfe einer Magensonde ernährt werden. Die durch den Arylsulfatase-B-Mangel hervorgerufenen Symptome einer Mukopolysaccharidose, also insbesondere Knochenveränderungen und die Hepatosplenomegalie, sind von untergeordneter Bedeutung. Die Hautveränderungen werden beim multiplen Sulfatasemangel durch einen Steroidsulfatasemangel hervorgerufen. Sie sind aber sehr viel leichter als bei dem klassischen Steroidsulfatasemangel, da bei den meisten Kindern noch eine erhebliche Restaktivität der Steroidsulfatase vorliegt [3, 18].

Die Pathogenese des multiplen Sulfatasemangels war lange Zeit ein großes Rätsel, da die Gene für die verschiedenen involvierten Sulfatasen unterschiedlichen Chromosomen zugeordnet werden konnten. Eine Zeitlang hat man deshalb mit dem Gedanken gespielt, einen übergeordneten Regulatorgendefekt anzunehmen. Die Konstellation, daß bei ein und demselben autosomal rezessiven Leiden völlig verschiedene Enzyme ausfallen, ist wohl einzigartig. Die Lösung des Rätsels ist aber einfacher als zunächst gedacht. Der Erkrankung liegt ein Gen zugrunde, das zu einem beschleunigten Abbau der verschiedenen regulär synthetisierten Sulfatasen führt [6]. Im Unterschied zu den einfachen Sulfatasedefizienzen ist der multiple Sulfatasemangel zudem auch noch in hohem Maße pH-abhängig, d.h. bei einem pH-Wert von mehr als 7,4 werden die verschiedenen Sulfatasen nicht abgebaut, während bei einem pH unter 7 der multiple Sulfatasemangel nachzuweisen ist [3].

Refsum-Syndrom

Das klassische Refsum-Syndrom beginnt häufig erst im Erwachsenenalter, obwohl gelegentlich auch Kinder mit der klassischen Form des Refsum-Syndroms gesehen werden [11]. Erste klinische Symptome sind eine Nachtblindheit und eine Einschränkung des Gesichtsfeldes. Ursache dafür ist eine Retinitis pigmentosa. Außerdem entwickelt sich später eine Taubheit sowie eine zerebellare Ataxie. Die Diagnose des Refsum-Syndroms wird leider bei vielen Patienten zu spät gestellt, und sie haben häufig eine wahre Odyssee hinter sich. Wird die Diagnose gänzlich verfehlt, so kommt es letztendlich zu schwerwiegenden Muskelschwächen und Herzrhythmusstörungen, häufig mit letalem Ausgang.

Auch beim Refsum-Syndrom steht die kutane Symptomatik im Hintergrund. Die Kenntnis der Hautveränderungen sollte aber bei Vorhandensein der übrigen Symptome sofort an die Diagnose Refsum-Syndrom denken lassen. Die Hautveränderungen ähneln in hohem Maße der autosomal dominanten Ichthyosis vulgaris (Abb. 2a). Die Schuppung ist fein und hell, wobei z.T. noch eine zarte Fältelung auffällt, die die Haut „welk" aussehen läßt. Teilweise bestehen auch Eczema craquelé-artige Hautveränderungen. Die Akzentuierung der Handfurchen (Abb. 2b), die gemeinhin als typisches Zeichen der autosomal dominanten Ichthyosis vulgaris angesehen wird, kann zu einer vorschnellen Fehldiagnose führen. Diese „Ichthyosishand" ist aber nicht spezifisch für die autosomal dominante Ichthyosis vulgaris und wird nicht nur beim Refsum-Syndrom, sondern auch bei einigen anderen Ichthyosen beobachtet [18].

Als Ursache des Refsum-Syndroms wurde vor mehr als 20 Jahren von Klenk u. Kahlke [7] die Speicherung von Phytansäure identifiziert. Inzwischen weiß man, daß das Refsum-Syndrom biochemisch heterogen sein kann und unterscheidet den klassischen Typ, bei dem eine primäre und isolierte Störung der Phytansäureoxidase vorliegt von einem juvenilen Typ, bei der die Phytansäureoxidase im Rahmen eines übergeordneten Defektes der Peroxisomen gestört ist [11]. Die gespeicherte Phytansäure wird vom Menschen nicht selbst gebildet, sondern ist exogenen Ursprungs. Dies ermöglicht eine diätätische Behandlung des Refsum-Syndroms. Dabei müssen Milchprodukte und grünes Gemüse vermieden werden, da Phytol eine Seitenkette des Chrorophyllmoleküls darstellt und sich in Milchprodukten anreichert. Wenn man eine solche Diät einleitet, muß man darauf achten, daß die Patienten nicht an Gewicht verlieren, da es sonst zu einer reaktiven Freisetzung der Phytansäure aus dem Fettgewebe kommt und die neurologische Symptomatik sich noch verstärken kann. In einer solchen Situation empfiehlt sich die Plasmaphorese als Therapie der Wahl [4].

Sjögren-Larsson-Syndrom

Klinisch ist das Sjögren-Larsson-Syndrom durch eine schwere mentale Retardierung, spastische Paresen vom Little-Typ (häufig auch Tetraspastik) sowie durch glänzende Ablagerungen in der Retina gekennzeichnet [8]. Außerdem liegt eine kongenitale Ichthyose vor, die nicht mit einer Erythrodermie einhergeht und deshalb leicht von der Ichthyose bei der Neutralfettspeicherkrankheit unterschieden werden kann. Typisch für das Sjögren-Larsson-Syndrom ist die Vergrößerung des Hautreliefs, die als keratotische Lichenifikation bezeichnet wird (Abb. 3). Hingegen ist die eigentliche Schuppung der Haut sehr gering. Häufig liegt eine gelb- bis dunkelbraune Hautfarbe vor. Die charakteristischen Hautveränderungen erlau-

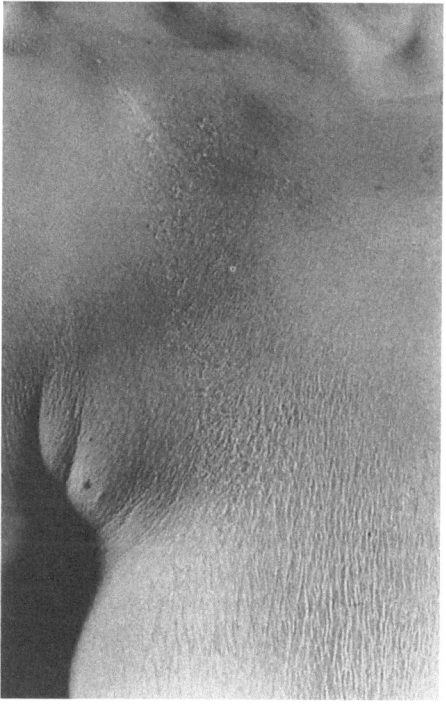
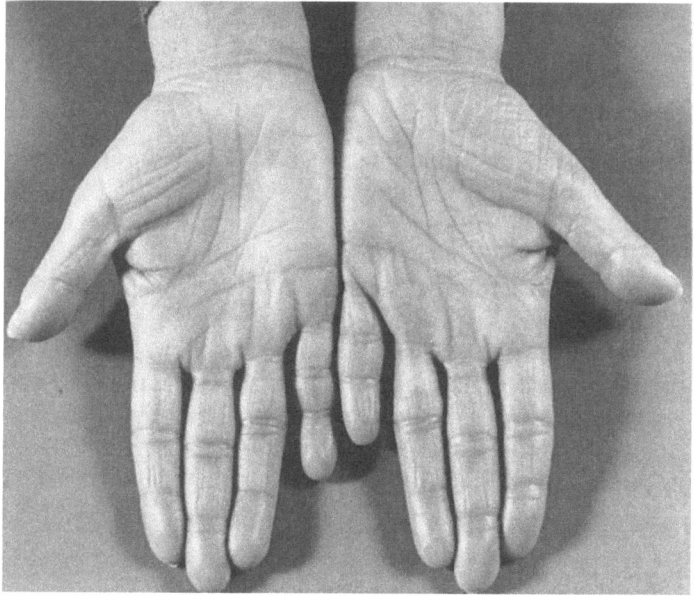

Abb. 2a, b. Refsum-Syndrom. **a** Feine, helle Schuppung mit atrophischer Fältelung der Haut, die „welk" aussieht; **b** die Akzentuierung der Handfurchen („Ichthyosishand") verleitet zur vorschnellen Fehldiagnose einer Ichthyosis vulgaris. (Aus [18])

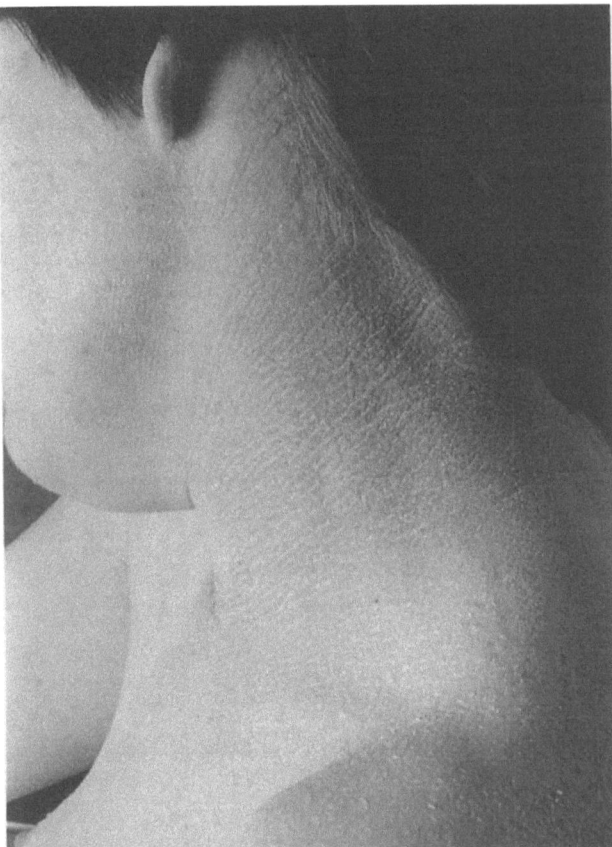

Abb. 3. Sjögren-Larsson-Syndrom. Typischer Aspekt mit keratotischer Lichenifikation und gleichzeitig relativ feiner Schuppung. (Aus [18])

ben die Verdachtsdiagnose eines Sjögren-Larsson-Syndroms auch vor dem Eintreten der übrigen Symptome, wie z.B. der Epilepsie, der epileptischen Krampfanfälle oder der Entwicklung einer Tetraspastik.
Rizzo et al. [12] teilten vor kurzem mit, daß sie bei mehreren Patienten mit Sjögren-Larsson-Syndrom in Fibroblastenkulturen einen Defekt der Fettalkoholoxidation identifizieren konnten. Es handelt sich dabei um einen Fettalkohol-Nikotinamid-Adenin-Dinukleotid-Oxireduktasemangel (FANADO-Mangel). Dieses Enzym spielt eine Schlüsselrolle im Fettalkoholzyklus. Ein Block führt zur Akkumulation von Fettalkoholen wie z.B. Hexadekanol. In Keratinozyten und Nervenzellen werden Fettalkohole in Lipide eingebaut, die essentiell für normale Zellmembranfunktionen sind. Eine Störung im Fettalkoholzyklus führt deshalb zu einem veränderten Aufbau des Stratum corneum und der Nervenscheiden.

Tay-Syndrom

1971 grenzte Tay aus dem Sammeltopf der Neuroichthyosen das jetzt nach ihm benannte Tay-Syndrom ab [17]. Klinisch geht das Tay-Syndrom mit einer zumeist

Die Neuroichthyosen: Eine genetisch heterogene Krankheitsgruppe   137

milden mentalen und statomotorischen Retardierung einher, typisch ist weiterhin die progeroide Fazies. Häufig liegt zudem ein Hypogonadismus vor, bei Jungen insbesondere Kryptorchismus. Die Kinder neigen zu Infekten [5, 17]. An der Haut fällt eine kongenitale Ichthyosis auf, die mit großen gelbbraunen Schuppen den ganzen Körper bedeckt (Abb. 4a). Das Kopfhaar ist brüchig und schütter (Abb. 4b). Die klinische Verdachtsdiagnose des Tay-Syndroms läßt sich anhand

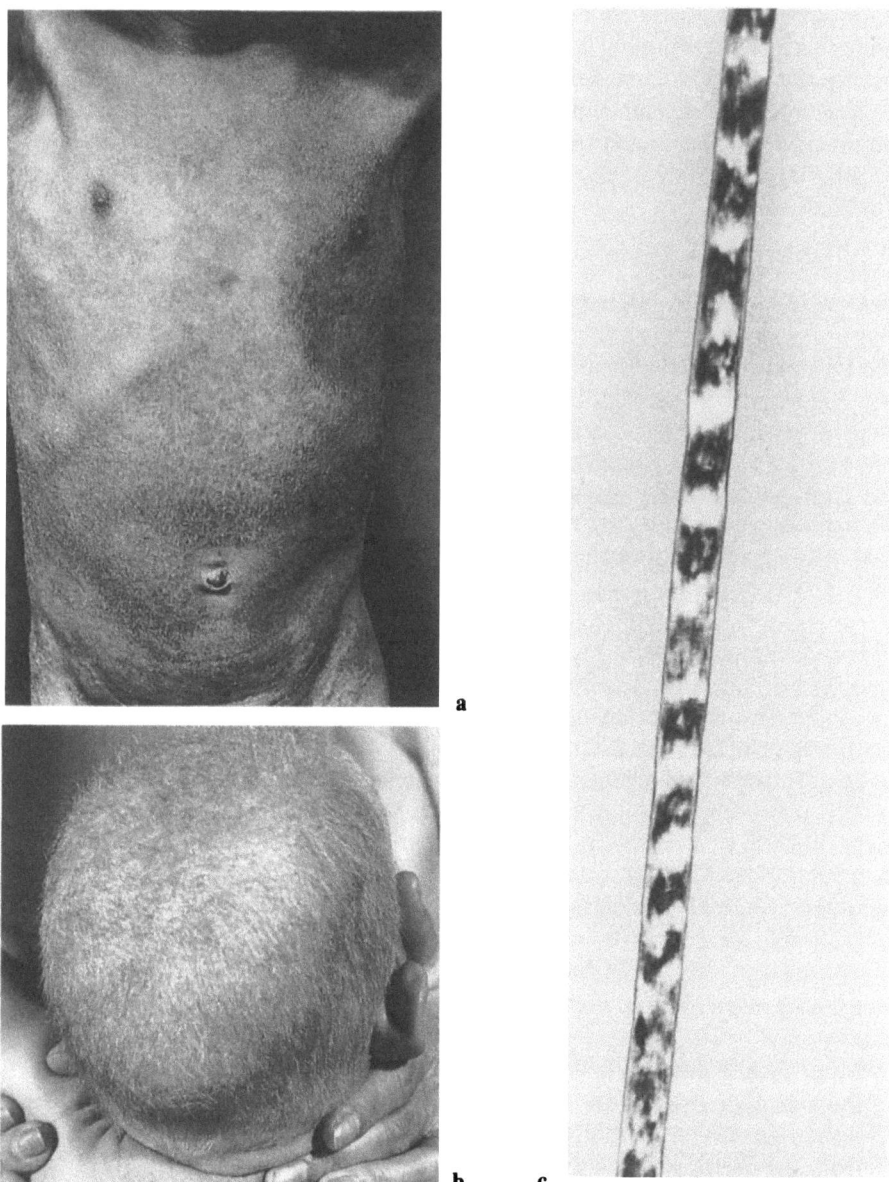

Abb. 4a–c. Tay-Syndrom. **a** Kongenitale Ichthyose; **b** brüchiges, schütteres Kopfhaar; **c** Polarisationsmikroskopie eines Haares mit Tigerschwanzmuster (abwechselnd helle und dunkle Abschnitte). Beobachtung von R. Happle, jetzt Nijmegen, aus [5])

einer polarisationsmikroskopischen Untersuchung von Haarschäften sehr rasch verifizieren. Bei dieser Untersuchung zeigt ein Großteil der Haare ein typisches Tigerschwanzmuster mit alternierend dunklen und hellen Zonen. Diese Bänderung in helle und dunkle Abschnitte beruht nicht auf einer verschiedenen Pigmentierung, denn die Position dieser Banden kann durch ein Verschieben des Polarisationsfilters verändert werden.

Die säulenchromatographische Aminosäurenanalyse von Haaren und Nägeln ergibt einen herabgesetzten Zystingehalt. Diese schwefelhaltige Aminosäure spielt durch die Ausbildung von Disulfidbrücken eine große Rolle bei der Stabilisierung der verschiedenen Keratinfilamente der Haare und Nägel. Ein genereller Zystinmangel läßt sich im Blut der Patienten aber nicht nachweisen, so daß es sich um eine isolierte Einbaustörung in die Keratine handelt. Es liegt auch keineswegs ein absoluter Zystinmangel vor, sondern eine Erniedrigung auf ca. 60–50% des Normalwertes.

Neutralfettspeicherkrankheit (Dorfman-Syndrom)

Die Neutralfettspeicherkrankheit wurde 1974 von Dorfman et al. als eigenständige Entität und Systemlipidose erkannt [2]. Die neurologische Symptomatik ist ausgesprochen variabel. Die Erkrankung wird normalerweise durch eine Muskelschwäche, Taubheit, Gleichgewichtsstörungen und Nystagmus gekennzeichnet. Die Expressivität dieser Beschwerden kann aber sehr schwanken, und Patienten mit praktisch fehlender Allgemeinsymptomatik sind beschrieben worden [22, 24]. Von seiten der Haut handelt es sich um eine erythrodermische Form der kongenitalen Ichthyosen (kongenitale ichthyotische Erythrodermie). Die Erkrankung wurde bislang ausschließlich bei Patienten beobachtet, deren Vorfahren aus dem Mittelmeerraum stammen [2, 22, 24].

Ursache des Dorfman-Syndroms ist die Speicherung von Neutralfetten in Form von Vakuolen, die intrazytoplasmatisch liegen. Der biochemische Basisdefekt, der zur Speicherung der Neutralfette führt, ist bislang noch unbekannt. Die Diagnose „Neutralfettspeicherkrankheit" läßt sich leicht stellen, wenn man in einem normal gefärbten Blutausstrich gezielt nach Lipidvakuolen in den Granulozyten sucht. Wichtig ist aber dabei, daß man im Zeitalter der Laborautomatisierung die Beurteilung des Blutbildes nicht wie üblich einem Computer überläßt, sondern selbst nach diesen Veränderungen sucht.

Neuroichthyosen als Modelle neurokutaner Syndrome

Die Neuroichthyosen stellen eine vergleichsweise kleine Sondergruppe innerhalb der großen Gruppe der neurokutanen Syndrome dar, die heute ca. 50 verschiedene genetische Entitäten umfaßt. Diese große Zahl genetischer Erkrankungen, bei denen gleichzeitig neurologische und kutane Veränderungen bestehen, unterstreicht, daß Haut und Nerven etwas miteinander zu tun haben. Früher hat man geglaubt, daß diese Zusammenhänge entwicklungsgeschichtlich bedingt sind.

Die *Keimblatt-Theorie* hat zu dem jetzt glücklicherweise wieder verlassenen Begriff der *Phakomatosen* geführt. Eine Zeitlang wurden praktisch alle neurokutanen Syndrome unter dem Sammelbegriff *Phakomatose* geführt. Der Keimblatt-Theorie liegt die Annahme zugrunde, daß die Veränderungen an Haut und Nerven als entwicklungsgeschichtlich angelegte Hamartome gedeutet werden können. Dabei müßten eine Reihe von Stammzellen frühzeitig so determiniert sein, daß sich aus ihnen später verschiedenartige Hamartome an Haut, Knochen und Nerven entwickeln. Auch für die beiden „klassischen Phakomatosen", der Neurofibromatose Recklinghausen und der tuberösen Sklerose, ist diese Deutung wenig wahrscheinlich. Für die ganz große Mehrzahl der neurokutanen Syndrome trägt das Keimblatt/Phakomatosenkonzept nicht. Krankheiten, die so verschieden sind wie die Incontinentia pigmenti und die Neurofibromatose, lassen sich womöglich auch nicht durch ein gemeinsames Konzept erklären.

Die Neuroichthyosen stellen innerhalb der Gruppe der neurokutanen Syndrome diejenigen Krankheiten dar, die am weitesten biochemisch aufgeklärt bzw. auf dem Wege der Aufklärung sind. Es läßt sich deshalb an den Neuroichthyosen beispielhaft aufzeigen, wie die pathogenetische Verknüpfung zwischen Haut und Nerven beschaffen sein kann (Tabelle 2). Die vielleicht verblüffendste Erkenntnis dabei ist, daß es für zwei Neuroichthyosen keinen eigentlich sachlogischen Zusammenhang gibt. Das bunte klinische Bild des assoziierten Steroidsulfatasemangels beruht nicht auf gemeinsamen Strukturen von Haut und Nerven, sondern auf der wohl eher zufälligen Anordnung verschiedener Gene in derselben Region des kurzen Armes des X-Chromosoms. Wir haben es mit einer Deletionsmutation zu tun, die klinisch dann zu einer Addition unterschiedlicher Symptome führen muß.

Ich halte es für möglich, daß solche Deletionsmutationen einer Reihe von anderen neurokutanen Syndromen, wie z.B. der Incontinentia pigmenti und der Hypomelanosis Ito zugrundeliegen. Ein weiterer Mechanismus, der zu einer recht willkürlichen Addition kutaner und neurologischer Phänomene führt, läßt sich am Beispiel des multiplen Sulfatasemangels erkennen. Obwohl der eigentliche biochemische Defekt bei dieser Erkrankung noch nicht aufgeklärt ist, weiß man inzwischen, daß verschiedene Sulfatasen angegriffen und beschleunigt abgebaut werden. Denkbar ist der Wegfall eines unspezifischen Hemmers einer oder mehrerer Proteasen. Eine solche Konstellation führt dann dazu, daß klinisch ein Mischbild aus ganz verschiedenen, ansonsten eigenständigen Krankheiten entstehen muß. Wir können somit zwei verschiedene Mechanismen unterscheiden, die klinisch komplexe Syndrome hervorrufen.

Bei einigen Neuroichthyosen läßt sich die Verknüpfung von kutaner und neurologischer Symptomatik befriedigend erklären. Es steht fest, daß die Akkumulation von Phytansäure und die damit verbundenen Veränderungen der normalen Lipidzusammensetzung in Nervenscheiden und im Stratum corneum der Haut die neurokutane Symptomatik des Refsum-Syndroms verursacht. Analoge Überlegungen gelten sehr wahrscheinlich auch für das Sjögren-Larsson-Syndrom und für die Neutralfettspeicherkrankheit. Wir haben es mit einer pleiotropen Genwirkung zu tun, wobei die Pleiotropie darauf beruht, daß Stratum corneum und Nervenscheiden beide Membranstrukturen darstellen, für deren Aufbau Lipide von größter Bedeutung sind. Es ist geradezu zu erwarten, daß eine generalisierte Störung des

Tabelle 1. Heterogenie der Neuroichtyhosen

Diagnose	Vererbung	Kutane Symptomatik	Neurologische Symptomatik	Weitere Assoziationen	Biochemie
Assoziierter Steroidsulfatasemangel	X-chromosomale Deletionsmutation	X-chromosomal rezessive Ichthyosis (zumeist große dunkelbraune Schuppung)	Nicht obligat: Krampfanfälle; geistige Retardierung; Anosmie; Nystagmus	Kallmann-Syndrom (Hypogonadismus!); Kryptorchismus; Nierenaplasie	Steroidsulfatasemangel und Beeinträchtigung weiterer benachbarter Gene
Multipler Sulfatasemangel	Autosomal rezessiv	Feine milde Schuppung	Metachromatische Leukodystrophie	Mukopolysaccharidose	Beschleunigter Abbau verschiedener Sulfatasen
Neutralfettspeicherkrankheit (Dorfman-Syndrom)	Autosomal rezessiv	Kongenitale ichthyotische Erythrodermie	Nicht obligat: Ataxie; Muskelschwäche; Nystagmus; Schwerhörigkeit	Hepatosplenomegalie	Speicherung von Neutralfetten in Form von Lipidvakuolen
Refsum-Syndrom	Autosomal rezessiv	Feine, milde Schuppung	Zerebellare Ataxie; Anosmie	Nachtblindheit (Retinitis pigmentosa); Herzrhythmusstörungen	Defekt der α-Phytansäureoxidase
Sjögren-Larsson-Syndrom	Autosomal rezessiv	Kongenitale Ichthyosis mit keratotoischer Lichenifikation	Tetraspastik bzw. Paresen vom Little-Typ; geistige Retardierung	Glänzende Ablagerungen in der Retina	Vermuteter Defekt der Fettalkoholoxidation
Tay-Syndrom	Autosomal rezessiv	Kongenitale Ichthyose; brüchige und schüttere Haare	Geistige Retardierung; psychomotorischer Entwicklungsrückstand	Progeroide Fazies; Neigung zu Infekten, Kryptorchismus	Herabgesetzter Zystingehalt der Keratine (Trichothiodystrophie)

Lipidstoffwechsels zu einer Auswirkung im Nervensystem und an der Haut führen muß. Eine ganze Reihe von Ichthyosen konnte inzwischen als Ausdruck einer Lipidstoffwechselstörung erkannt werden [9, 18, 23, 24].

Das Stratum corneum wird heute als eine Struktur aufgefaßt, die im wesentlichen aus zwei Komponenten besteht: dem innerhalb der toten Korneozyten gelegenen Zytoskelett (Keratine), die als Stützproteine sozusagen die „Ziegel" darstellen, und den dazwischenliegenden, nicht weniger bedeutsamen Lipidlamellen, die man als „Mörtel" betrachten kann. Veränderungen im Zytoskelett liegen sehr wahrscheinlich beim Tay-Syndrom vor, das durch einen herabgesetzten Gehalt an zystinhaltigen Aminosäuren in den Zytokeratinen der Haare gekennzeichnet ist. Über Veränderungen der Keratine in der eigentlichen Haut ist bei dieser Erkrankung leider bislang wenig bekannt. Trotzdem darf man postulieren, daß die Hautveränderungen sich auf einen spezifischen Defekt im Proteinstoffwechsel des Zytoskeletts der Epidermis zurückführen lassen und so ebenfalls zu einem geänderten Aufbau des Stratum corneum führen. Sehr wahrscheinlich können analoge Veränderungen im Proteinstoffwechsel der Nerven ebenfalls zu Störungen der Zellmembranfunktion der Nervenscheiden führen und so die neurologische Symptomatik dieses Krankheitsbildes erklären.

Wie bereits angesprochen, steht für die ganz große Mehrzahl der neurokutanen Syndrome eine befriedigende Erklärung bislang aus. Die am Beispiel der Neuroichthyosen aufgezeigten pathogenetischen Mechanismen dürften sehr wahrscheinlich auch bei anderen neurokutanen Syndromen eine Rolle spielen. Insofern haben die Neuroichthyosen Modellcharakter für die ganze Gruppe der neurokutanen Syndrome schlechthin. Mit der fortschreitenden biochemischen Ergründung der neurokutanen Syndrome werden in der Zukunft wahrscheinlich noch weitere pathogenetische Beziehungen erkannt werden.

Literatur

1. Ballabio A, Carrozzo R, Parenti G et al. (1989) Molecular heterogeneity of steroid sulfatase deficiency: A multicenter study on 57 unrelated patients, at DNA and protein levels. Genomics 4:36–40
2. Dorfman ML, Hershko C, Eisenberg S, Sagher F (1974) Ichthyosiform dermatosis with systemic lipidosis. Arch Dermatol 110:261–266
3. Fluharty AL, Stevens RL, De la Flor SD, Shapiro LJ, Kihara H (1979) Arylsulfatase A modulation with pH in multiple sulfatase deficiency disorder fibroblasts. Am J Hum Genet 30:249–255
4. Gibberd FB, Billimoria JD, Page NGR, Retsas S (1979) Heredopathia atactica polyneuritiformis (Refsum's disease) treated by diet and plasma exchange. Lancet I:575–578
5. Happle R, Traupe H, Gröbe H, Bonsmann G (1984) The Tay syndrome (congenital ichthyosis with trichothiodystrophy). Eur J Pediatr 141:147–152
6. Horwitz AL, Warshawsky L, King J, Burns GC (1986) Rapid degradation of steroid sulfatase in multiple sulfatase deficiency. Biochem Biophys Res Commun 135:389–396
7. Klenk F, Kahlke W (1963) Über das Vorkommen der 3,7,11,15-Tetramethylhexadecansäure (Phytansäure) in den Cholesterinestern und anderen Lipoidfraktionen der Organe bei einem Krankheitsfall unbekannter Genese (Verdacht auf Refsum-Syndrom). Hoppe Seyler Z Physiol Chem 333:133
8. Liden S, Jagell S (1984) The Sjögren-Larsson syndrome. Int J Dermatol 23:247–253

9. Melnik B (1989) Epidermal lipids and the biochemistry of keratinization. In: Traupe H (ed) The ichthyoses: A guide to clinical diagnosis, genetic counseling and therapy. Springer, Berlin Heidelberg New York Tokyo
10. Rampini S, Isler W, Baerlocher K, Bischoff A, Ulrich J, Plüss HJ (1970) Die Kombination von metachromatischer Leukodystrophie und Mucopolysaccharidose als selbständiges Krankheitsbild (Mukosulfatidose). Helv Pediatr Acta 25:436–461
11. Refsum S, Stokke O (1987) Refsum's disease. In: Gomez MR (ed) Neurocutaneous diseases: A practical approach. Butterworth, Boston, pp 225–235
12. Rizzo WB, Dammann AL, Craft DA (1988) Sjögren-Larsson syndrome. Impaired fatty alcohol oxidation in cultured fibroblasts due to deficient fatty alcohol nicotinamide adenine dinucleotide oxireductase activity. J Clin Invest 81:738–744
13. Ruiz-Maldonado R (1987) Neuroichthyosis: In: Gomez MR (ed) Neurocutaneous diseases: A practical approach. Butterworth, Boston, pp 214–218
14. Simmler MC, Rouyer F, Vergnaud G, Nyström-Lahti M, Ngo KY, De la Chapelle A, Weissenbach J (1985) Pseudoautosomal DNA sequences in the pairing region of the human sex chromosomes. Nature 317:692–697
15. Sjögren T, Larsson T (1957) Oligophrenia in combination with congenital ichthyosis and spastic disorders. A clinical and genetic study. Acta Psychiatr Scand 32 (Suppl 113):1–113
16. Sunohara N, Sakuragawa N, Sotoyoshi E, Tanae A, Shapiro LJ (1986) A new syndrome of anosmia, ichthyosis, hypogonadism and various neurological manifestations with deficiency of steroid sulfatase and arylsulfatase C. Ann Neurol 19:174–181
17. Tay CH (1971) Ichthyosiform erythroderma, hair shaft abnormalities and mental and growth retardation. A new recessive disorder. Arch Dermatol 104:4–13
18. Traupe H (1989) The ichthyoses: A guide to clinical diagnosis, genetic, counseling and therapy. Springer, Berlin Heidelberg New York Tokyo
19. Traupe H, Happle R (1983) Clinical spectrum of steroid sulfatase deficiency: X-linked recessive ichthyosis, birth complications and cryptorchidism. Eur J Pediatr 140:19–21
20. Traupe H, Happle R (1986) Mechanisms in the association of cryptorchidism and X-linked recessive ichthyosis. Dermatologica 172:327–328
21. Traupe H, Müller-Migl CR, Kolde G, Happle R, Kövary PM, Hameister HH; Ropers HH (1984) Ichthyosis vulgaris and hypogonadism: Evidence for different genotypes by lipoprotein electrophoresis and steroid sulfatase testing. Clin Genet 25:42–51
22. Venencie PY, Armengaud D, Foldès C, Vieillefond A, Coulombel L, Hadchouel M (1988) Ichthyosis and neutral lipid storage disease (Dorfman-Chanarin syndrome). Pediatr Dermatol 5:173–177
23. Williams ML (1986) A new look at the ichthyoses: Disorders of lipid metabolism. Pediatr Dermatol 3:476–486
24. Williams ML, Koch TK, O'Donnell JJ, Frost PH, Epstein LB, Grizzard WS, Epstein CJ (1985) Ichthyosis and neutral lipid storage disease. Am J Med Genet 20:711–726
25. Yen PH, Allen E, Marsh B, Mohandas T, Wang N, Taggert RT, Shapiro LJ (1987) Cloning and expression of steroid sulfatase cDNA and frequent occurrence of deletions in STS deficiency: Implications for X-Y interchange. Cell 49:443–454

Die Stuttgarter Neurofibromatose-Studie: Erfahrungen an 72 Kindern mit Morbus Recklinghausen

B. Köhler

Gemessen an der Häufigkeit der Neurofibromatose (1:3000) sind die Kenntnisse über Symptomatologie und Verlauf dieses häufigsten neurokutanen Syndroms gering.
Um zu einem verbesserten Verständnis der breitgefächerten klinischen, vor allem neurologischen und ossären Veränderungen und Komplikationen bei Neurofibromatose im Kindesalter beizutragen, wurden an der Kinderklinik des Olgahospitals Stuttgart über 15 Jahre alle Kinder mit den Zeichen einer Neurofibromatose vielschichtig untersucht, dokumentiert und ihre Langzeitentwicklung verfolgt.
Die Patienten wurden einer der Neurofibromatoseformen, wie sie Riccardi (1982) definiert hat, zugeordnet. Zudem erfolgte eine Unterteilung in Schweregrade 1–4 (s. folgende Übersicht), um Veränderungen innerhalb der einzelnen Patientengruppen im Verlaufe der bis zu 14 Jahre langen Beobachtungszeit festzuhalten.
Insgesamt handelte es sich um 72 Kinder, 40 Jungen und 32 Mädchen mit einem Durchschnittsalter von 6 Jahren bei der initialen Untersuchung. Über 40 Kinder hatten eine positive Familienanamnese hinsichtlich Neurofibromatose (23 mütter-

---

Neurofibromatose – *Schweregrade* –

Grad 1 (minimal)
Café-au-lait-Flecken
einfache Neurofibrome
Lisch-Knötchen
Körpergröße 25.–50. Perzentile
geistig normal
Krampfanfälle, kontrollierbar

Grad 2 (leicht)
Café-au-lait-Flecken/Neurofibrome
Plexiforme Neurofibrome
Größenabweichung 3.–25. Perzentile
relative Makrokranie
geringe Skelettveränderungen
(z.B. leichte Skoliose, Asymmetrien)
Störung der Psychomotorik
Störung der Sprachentwicklung
latente zerebrale Krampfbereitschaft,
Dysrhythmie (EEG)
leichte Ventrikelasymmetrien,
-erweiterungen (CT)
Obstipation
Hautjucken

Grad 3 (mittelschwer)
Café-au-lait-Flecken/Neurofibrome
deutliche Skelettveränderungen
geistige Retardierung
mäßiger Hydrozephalus (CT)
neurologische Ausfallserscheinungen

Hpyertension/Herzfehler (?)
Pubertätsentwicklungsstörung

Grad 4 (schwer)
Café-au-lait-Flecken
entstellende Neurofibrome
deutlicher Hydrozephalus, komplexe
Fehlbildung (CT)
Tumoren Sehnerv, Gehirn, Viszera etc.
Pseudarthrose
schwere Skoliose
MMC
deutliche geistige Retardierung
Krampfanfälle, schwer kontrollierbar

licher-, 17 väterlicherseits). In Familien mit positiver Neurofibromatose-Vorgeschichte lag die Malignomrate doppelt so hoch wie in den nichtbelasteten Familien (21:10).
Bis auf 2 Kinder entsprachen alle dem Neurofibromatose-Typ I (sog. klassischer M. Recklinghausen), 1 Kind mit multiplen ZNS-Tumoren dem sog. Mischtyp (Typ III) und 1 Junge dem Typ V, der sog. segmentalen Form (nach Riccardi).
Bei der initialen körperlichen Untersuchung lag die Körpergröße bei 62,5% unterhalb der 51. Perzentile, in über 37% gar unterhalb der 25. Perzentile. Hinsichtlich der Größenentwicklung ergab sich bei 10 Kindern ein signifikantes Abweichen von der primären Wachstumsperzentilenkurve mit absteigender Tendenz.
71 Patienten (98,6%) wiesen unterschiedlich große, typische Café-au-lait-Flecken auf. 30%, in der Regel ältere Kinder, zeigten eine axilläre oder inguinale Sprenkelung, 18% eine Vitiligo, 8% Lipome.
Kutane oder subkutane Neurofibrome (37,5%) fanden sich vornehmlich erst ab dem Schulalter, im Gegensatz zu plexiformen Neurofibromen (9,7%), welche zumeist schon seit der Geburt vorhanden waren und nicht selten von Tierfellnaevi (5,5%) überlagert wurden.
Über die Hälfte der Kinder hatte bereits primär oder im Verlauf der Beobachtung sichtbar ossäre Veränderungen: an der Wirbelsäule in 51,4%, zumeist in Form einer Skoliose (30,4%) oder Kyphose (13,8%).
Sechsmal fanden sich angeborene deutliche Unterschenkelverbiegungen vornehmlich in anterolateraler Ausdehnung. Bedeutend seltener waren Hypertrophien oder Verschmächtigungen bzw. Extremitätenhypertrophien (jeweils 4,1%).
Bei 4 Patienten imponierte eine Trichterbrust, einmal eine Hühnerbrust.
86% der Neurofibromatosepatienten hatte bereits initial einen Kopfumfang oberhalb der 50. Perzenteile mit Betonung des biparietalen Durchmessers, ohne daß Zeichen eines erhöhten intrakraniellen Druckes nachweisbar waren.
Hinsichtlich der Augenbefunde registrierten wir in 10% einen Hypertelorismus, bei 9 Patienten (12,5%) eine Protrusio bzw. Proptosis bulbi. Die sog. Lisch-Knötchen, d.h. Irishamartome (54,8%) nahmen, wie schon früher andere Autoren gezeigt haben, parallel zum Alter zu (Flueler et al. 1986; Lewis u. Riccardi 1981).
3 Patienten wiesen Heterochromien bzw. Heterochromasien der Iris auf.
Einen Überblick über den psychomotorischen Entwicklungsstand der Kinder anläßlich der Erstuntersuchung gibt Tabelle 1. Es wird deutlich, daß mehr als zwei Drittel der Neurofibromatosepatienten Störungen der Psychomotorik aufwiesen.
8 Kinder hatten zerebrale Krampfanfälle. In 4 Fällen handelte es sich um sog. Okkasionskrämpfe, bei 4 Patienten um Epilepsien (fokal oder generalisiert).
Nur in einem guten Drittel der insgesamt 64 elektroenzephalographisch untersuchten Kinder war bei der Erstuntersuchung ein Normalbefund zu erheben. Über 45 zeigten Allgemeinveränderungen in Form einer leichten bis mittelschweren Verlangsamung oder einer sehr typischen, bilateral betonten Dysrhythmie (in 25%). Fokale Verlangsamungen fanden sich in 10% und hypersynchrone Aktivität in über 40%, doppelt so häufig generalisiert wie fokal.
Bei der Computertomographie des Schädels (n = 45) registrierten wir Auffälligkeiten in mehr als der Hälfte der untersuchten Kinder, entweder in Form nicht-

Tabelle 1. Psychomotorischer Entwicklungsstand

	Zahl	%	
Störung der Motorik, insgesamt (n = 72)	49	68	
nur im Bereich der Grobmotorik	11	15,2	
nur im Bereich der Feinmotorik	7	9,7	
Grob- *und* Feinmotorik	31	43,0	
Geistige Retardierung, insgesamt (n = 72)	15	20,8	
leicht retardiert	9	13,0	
mäßig retardiert	4	5,6	8,4
deutlich retardiert	2	2,8	
Störung der Sprachentwicklung, insgesamt (n = 63)	24	38,1	
globale Störung (Wortschatz und Aussprache)	15	23,8	
gestörte Sprechmotorik (Dyslalie, Stammeln, Pressen, Heiserkeit)	8	12,7	
Dysgrammatismus	1	1,6	

neoplastischer Veränderungen (42,1%) mit Ventrikelasymmetrien, mäßig bis deutlichen Ventrikelerweiterungen (50,5%) bzw. komplexen Hirnfehlbildungen oder in Form neoplastischer Veränderungen in 22,2% (7 Sehbahngliome, 2 Hemisphärentumoren, 1 Rankenneurinom), wobei 4 der Tumorpatienten vorher klinisch keine verdächtigen Befunde gezeigt hatten. (Siehe hierzu auch den CT- und MRT-Befund beim Morbus Recklinghausen, S. 465.)

Einen großen Raum nahm die systematische röntgenologische Untersuchung des Skelettsystems ein. Über die Hälfte der Patienten hatte eine Makrokranie, 46% eine unterschiedlich ausgeprägte Skoliose, welche während der Verlaufsbeobachtungen zunahm. 24,6% zeigten Schlußdefekte bei L_4 bis S_1, 21,7% Keilwirbel (vor allem im Bereich Th_5 bis Th_8), 39,1% Exkavationen (sog. Scalloping) der Wirbelkörper zumeist posterior mit Schwerpunkt im $L_{3/4}$-Bereich. Die Röntgenuntersuchung der Extremitäten ergab in 20% Hypoplasien oder Verschmächtigungen, in 11% Verbiegungen der Unterschenkel mit oder ohne Pseudoarthrose und im gleichen Prozentsatz (11%) Zysten im Extremitätenbereich. Eine gesicherte Relation zwischen der Schwere der ossären Deformitäten, den Hautveränderungen und den ZNS-Komplikationen war nicht gegeben (Köhler u. Hauke 1988).

Die bei der initialen Beurteilung erreichten Schweregrade der Neurofibromatose – 8% minimal, 49% leichte, 17% mittelschwere und 26% schwere Form – änderten sich zwar hinsichtlich der psychomotorischen und vor allem sprachlichen Entwicklung in wenigen Fällen positiv. Die Verbesserung auf einzelnen Gebieten wurde aber zumeist wieder aufgehoben durch Verschlechterungen in anderen Bereichen, so daß am Ende der 1- bis 14jährigen Beobachtungszeit nur noch 36,8% dem Schweregrad 2, dafür aber 26,3% dem Schweregrad 3 und 36,8% dem Schweregrad 4 zugeordnet werden mußten, vornehmlich wegen folgender Komplikationen: zunehmende geistige Retardierung, Krampfanfälle, Pubertätsentwicklungsstörungen, Hirntumoren, Skolioseverschlechterung und Pseudoarthrosefolgen.

Von 48 schulpflichtigen Kindern mit Neurofibromatose konnten inzwischen 18,8% weiterführende Schulen, die überwiegende Zahl aber nur die Grund-/Hauptschule (60,4%) oder eine Sonderschule (20,8%) besuchen.

Aus unseren bisherigen Langzeituntersuchungen wird deutlich, daß die Neurofibromatose ein sehr komplexes, variables und − auch nicht in seiner vermeintlich „peripheren leichten Form" − ein keinesfalls so günstiges Krankheitsbild darstellt, wie bisher angenommen.

Literatur

Flueler U, Boltshauser E, Kilchhofer A (1986) Iris hamartoma as diagnostic criterion in neurofibromatosis. Neuropediatrics 17:183−185

Köhler B, Hauke H (1988) Osseous manifestations of neurofibromatosis in children. In: Heuck FHW (Hrsg) Fortschritte der Osteologie in Diagnostik und Therapie. Springer, Berlin Heidelberg New York Tokyo

Lewis RA, Riccardi VM (1981) Von Recklinghausen neurofibromatosis: Prevalence of iris hamartoma. Ophthalmology 88:348−354

Riccardi VM (1982) The multiple forms of neurofibromatosis. Pediatr Rev 3:293−299

Hirntumoren bei Kindern mit Neurofibromatose*

E. Boltshauser, H. Hochstrasser, W. Wichmann, A. Valavanis

Einleitung

In einer prospektiven Studie haben Lewis et al. in einem Kollektiv von 217 Patienten mit Neurofibromatose 1 (NF 1) bei 15% einen Sehbahntumor festgestellt [4]. Zwei Drittel dieser Tumoren waren klinisch nicht symptomatisch. Wir haben im eigenen Patientengut diese erstaunlich hohe Häufigkeit von Sehbahn- und anderen Hirntumoren überprüft. Einzelheiten und neuroradiologische Abbildungen werden an anderer Stelle publiziert [3].

Patientengut

Von Januar 1971 bis Dezember 1987 wurde am Kinderspital Zürich bei 133 Kindern die Diagnose NF 1 gestellt (bei familiären Fällen wurde nur der Indexfall

---

* Arbeit mit Unterstützung des Schweizerischen Nationalfonds zur Förderung der wissenschaftlichen Forschung

gezählt). Die hier berücksichtigten Patienten erfüllen die von der National Institutes of Health Consensus Development Conference festgelegten Kriterien für Neurofibromatose 1 [5]. In dieser Studie wurden 18 Jahre als oberes Alterslimit festgelegt. Es handelt sich um eine vorwiegend retrospektive Untersuchung. Die neuroradiologischen Abklärungen haben sich im Verlauf der Beobachtungsdauer stark gewandelt (von Pneumoenzephalographie und Angiographie zu Computertomographie und Magnetresonanz-Imaging (MRI)). CT und MRI wurden nicht routinemäßig, sondern nur bei entsprechenden klinischen Verdachtsmomenten veranlaßt.

Resultate

Die wesentlichen Befunde sind in Tabelle 1 zusammengefaßt. Bei 20 Kindern (15%) wurde ein Sehbahntumor gefunden. Das Durchschnittsalter bei Diagnosestellung betrug 6,8 Jahre, das Durchschnittsalter am Ende der Studie (Dezember 1987) war 14,5 Jahre. 9 Tumoren wurden biopsiert, histologisch handelte es sich ausschließlich um Grad-1-Astrozytome. 4 Tumoren dehnten sich eindeutig retrochiasmatisch aus. Im Verlauf der Beobachtungsperiode ist lediglich ein Kind an einem malignen Temporallappengliom gestorben, während Sehbahntumoren bei einzelnen Kindern zu ein- oder beidseitigem Visusverlust (aber nicht zum Exitus) geführt haben.

Tabelle 1. Hirntumoren bei NF 1: Häufigkeit/Lokalisation

Lokalisation	Anzahl	%
Sehbahn	15	11
Sehbahn + 2. Tumor[a]	5	4
Tumor außerhalb Sehbahn[b]	4	3
Total	24	18

[a] Hirnstamm (2), Kleinhirn (2), Basalganglien (1)
[b] Hirnstamm (2), Hirn + Kleinhirn (1), Temporallappen (1)

Diskussion

Aufgrund unserer Beobachtung ziehen wir folgende Schlußfolgerungen:
- Bei NF 1 stellen Sehbahntumoren die weitaus häufigsten intrakraniellen Tumoren dar, sie lassen sich meist bereits in der ersten Dekade nachweisen. Ihre Häufigkeit liegt, wie in anderen Studien bestätigt, bei wenigstens 10% [1, 2]. Ein Teil der Sehbahntumoren ist bei Diagnosestellung klinisch asymptomatisch.
- In zunehmendem Maß wird die retrochiasmatische Ausdehnung von Sehbahntumoren registriert.
- Wir haben bei 5 Kindern (4%) zwei topographisch verschiedene Tumore gefunden. Dieser Aspekt muß weiter untersucht werden.

– Die MRI (mit T2-gewichteten Sequenzen) ist der Computertomographie bei der Diagnosestellung von Tumoren der Sehbahn und der hinteren Schädelgrube diagnostisch überlegen.

Literatur

1. Blatt J, Jaffe R, Deutsch M et al. (1986) Neurofibromatosis and childhood tumors. Cancer 57:1125–1129
2. Gray J, Swaiman KF (1987) Brain tumors in children with neurofibromatosis: Computed tomography and magnetic resonance imaging. Pediatr Neurol 3:335–341
3. Hochstrasser H, Boltshauser E, Valavanis A (1988) Brain tumors in children with von Recklinghausen neurofibromatosis. Neurofibromatosis 1:233–239
4. Lewis RA, Riccardi VM, Gerson LP et al. (1984) Von Recklinghausen neurofibromatosis: Incidence of optic gliomata. Ophthalmology 91:929–935
5. National Institutes of Health Consensus Development Conference Statement (1988) Neurofibromatosis 1988. Neurofibromatosis 1:172–178

Neuropsychiatrische Befunde bei Neurofibromatose

M. Linder, R. Frank

Einleitung

Chronische körperliche Erkrankungen weisen eine erhöhte Inzidenz für psychiatrische Erkrankungen auf. Dies gilt um so mehr, wenn das ZNS betroffen sein kann, wie bei der Neurofibromatose (NF).
Der Befall des ZNS durch Tumoren und zerebrale Anfälle beeinträchtigt die Hirnfunktionen. Bei der NF wird durch den Befall von Haut und Stützapparat das äußere Aussehen entstellt. Der Beginn dieser Veränderungen fällt meist in die Zeit der Pubertät oder Adoleszenz, einer Zeit mit entwicklungsbedingter Identitäts- und Selbstwertproblematik. Das häufige Auftreten von Tumoren stellt für die Patienten und ihre Familien eine ständige, latente Bedrohung dar (Sörensen et al. 1986). Zudem stehen die betroffenen Familien unter der Belastung der genetischen Ätiologie der Erkrankung. Diese Überlegungen begründen die Annahme, daß auch für die NF die Inzidenz psychiatrischer Erkrankungen erhöht ist. In der Literatur findet man nur wenige Angaben über Häufigkeit und Art psychischer Störungen und Erkrankungen bei der NF (Köhler 1988; Eliason 1988; Riccardi u. Eichner 1986; Schut et al. 1986). Es werden deshalb die Krankengeschichten von 6 Patienten mit NF unter besonderer Beachtung der neuropsychiatrischen Befunde dargestellt.

Patienten und Methodik

6 Patienten mit NF, die wegen psychiatrischer Probleme in die Klinik kamen, wurden eingehend neurologisch, psychiatrisch und psychologisch untersucht. Aufnahmegründe waren Suizidalität, Aggressivität, Zwangssymptome, Leistungsversagen und eine exogene Psychose.

Beispielhaft soll die Krankengeschichte einer 17jährigen nach schwerem Suizidversuch mit einem depressiven Syndrom dargestellt werden.
Die körperliche Untersuchung ergab multiple Café-au-lait-Flecken und Fibrome, Haltungsschwäche, hyperpigmentierte Haut, breites, flaches Gesicht, breite Nasenwurzel. Neurologisch leichte Anfälligkeiten in Koordination, Grob- und Feinmotorik.
Psychisch wirkte sie depressiv und verstimmt, suizidal, mit großer Selbstunsicherheit und Versagensängsten. Die Intelligenz war normal. Niedrige Leistungen in Viso- und Graphomotorik waren deutliche Hinweise auf Teilleistungsstörungen. EEG und kraniales CT waren unauffällig. Die Entwicklung in Motorik und Sprache verlief verzögert.
Es lag keine familiäre Belastung mit NF vor. Die Diagnose war der Familie seit 10 Jahren bekannt, ohne wirklich zur Kenntnis genommen worden zu sein. Die Mutter meinte öfters, sie werde die Sorge nie los, daß ihr das Mädchen mit diesen Auffälligkeiten untergeschoben worden sei. Die Patientin litt sehr unter ihrem Aussehen, der unbestimmten Bedrohung durch die Erkrankung und dieser Einstellung der Familie. Wie alleingelassen sie damit war, wird deutlich an der Geschichte, die sie zu Tafel 7 des thematischen Apperzeptionstests (Murray 1943), eines projektiven Tests, erzählt: „Die Tochter ist krank, die Mutter erfährt vom Arzt die Krankheit und daß die Tochter nicht mehr lange leben werde. Sie soll es aber der Tochter nicht sagen. So stirbt das Mädchen, obwohl sie es nicht weiß, im Ungewissen."

Ergebnisse

Die Tabelle 1 gibt einen Überblick über die erhobenen Befunde. Die Patienten sind nach Alter und Geschlecht aufgeführt. Die ZNS-Befunde bestanden bei dem 8jährigen in einer fokalen, sekundär generalisierten Epilepsie, bei der 15jährigen in einem Optikusgliom. Bei der 19jährigen bestand ein leichter Hydrozephalus mit Aplasie des Kleinhirnwurmes. Bei einem Patienten, der die Diagnostik abbrach, konnten einige Befunde nicht erhoben werden.

Tabelle 1. Befunde bei Neurofibromatose

Alter (in Jahren)	8	9	15	17	18	19
Geschlecht	m	w	w	w	m	w
ZNS-Beteiligung	+	−	+	−	?	+
neuropsychologische Befunde:						
neurologische Auffälligkeiten	+	+	−	+	?	+
Teilleistungsstörung	+	+	+	+	?	+
normale Intelligenz	+	+	++	+	+	+
psychosoziale Befunde:						
mangelnde Krankheitsbewältigung	+	+	+	+	+	−
mangelnde soziale Integration	+	+	−	+	−	+

Erläuterung s. Text
? = keine Befunde erhoben

4 von 5 Patienten zeigten leichte neurologische Auffälligkeiten bei der Prüfung von Fein- und Grobmotorik sowie Koordination. Bei allen Patienten bestanden multiple Teilleistungsstörungen in Motorik, Sprache, Konzentration, figuraler Perzeption sowie Lese- und Rechtschreibschwäche oder Rechenschwäche. Die Intelligenz war bei allen Patienten in oder über dem Normbereich.

Bei fast allen Patienten bestanden in den Familien erhebliche chronische Konflikte, unter denen die Patienten sehr litten. Nur bei einem Patienten fanden sich Ansätze für eine Auseinandersetzung mit der Krankheit. Im übrigen wurde die Krankheit verleugnet und ignoriert. 4 von 6 Patienten waren in Schule, Freundeskeis und Beruf durch Leistungsversagen und Kontaktstörungen nicht ausreichend integriert.

Diskussion

Die Entstehung psychischer Störungen bei chronischen Krankheiten können durch ein mehrdimensionales Bedingungsgefüge erklärt werden, bestehend aus den Krankheitsbedingungen, der Entwicklungsdimension und der Reaktion der Familie und der Umwelt, die die zentralen Determinanten der psychosozialen Adaptation darstellen (Steinhausen 1988).

Als spezifische Krankheitsbedingungen sind die körperlichen und neuropsychologischen Auffälligkeiten und die ungewisse Prognose zu nennen, mit denen sich der in der Reifung befindliche Patient auseinandersetzen muß.

Bei allen untersuchten Patienten fanden sich im kognitiven Bereich multiple Teilleistungsstörungen bei normaler Intelligenz, die bisher nicht diagnostiziert waren. Erhebliche Schulschwierigkeiten und nachfolgend emotionale Entwicklungsprobleme resultierten daraus. Im Gegensatz zu den bei Schut et al. (1986) zitierten Autoren fand sich bei unseren Patienten keine intellektuelle Minderbegabung. Teilleistungsstörungen waren jedoch die Regel, worin Übereinstimmung mit anderen Autoren besteht (Köhler 1988; Riccardi u. Eichner 1986; Eliason 1988). Dies legt die Vermutung nahe, daß es sich dabei um ein krankheitsspezifisches Merkmal handelt, das durch eine differenzierte neuropsychologische Untersuchung diagnostiziert werden muß.

Die betroffenen Familien waren durch chronische Konflikte belastet. Der Tatsache der Erkrankung ihres Kindes standen die Eltern meist hilflos gegenüber. Gefühle der Angst, Schuld, Ablehnung und Verärgerung, die im Zusammenhang mit dem Erleben der Krankheit stehen, konnten oft nur durch Verdrängung bewältigt werden. Dazu kam meist eine große Unkenntnis über die Erkrankung. Für die betroffenen Kinder und Jugendlichen konnten die Eltern so wenig Hilfe für eine positive Auseinandersetzung mit der Krankheit geben.

Die dargestellten Bedingungsfaktoren für die psychosoziale Adaptation stehen miteinander in enger Wechselwirkung. Nur eine eingehende neurologische, psychiatrische und psychologische Diagnostik kann sie lokalisieren und in ihrer Bedeutung für die psychiatrische Störung oder mangelnde psychosoziale Adaptation einschätzen. Die Hinweise aus der Literatur und aus unseren Ergebnissen auf die erhöhte Inzidenz von Teilleistungsstörungen und psychiatrischen Erkrankungen bei Patienten auch mit leichter Ausprägung der NF sollten Anlaß dazu geben, frühzeitig eine kinder- und jugendpsychiatrische Diagnostik einzuleiten, um rechtzeitig geeignete Hilfen anbieten zu können (Amaya 1988).

Literatur

Amaya M, Burlingame W von (1988) Training child psychiatrists and child mental health professionals to serve chronically mentally ill youth. In: John GL (ed) Chronic mental illness in children and adolescents. American Psychiatric Press, Washington D.C., pp 161–176
Eliason M (1988) Neuropsychological patterns: Neurofibromatosis compared to developmental disorders. Neurofibromatosis 1:17–25
Köhler H (1988) Die Stuttgarter Neurofibromatose-Studie. 14. Jahrestagung der Gesellschaft für Neuropädiatrie 1988
Riccardi VM, Eichner JE (1986) Neurofibromatosis: Phenotype, natural history and pathogenesis. Johns Hopkins Press, Baltimore, pp 157–161
Murray HA (1943) Thematic Apperception Test Manual. Harvard Univ. Press, Cambridge
Sörensen SA, John MD, Mulvihill J, Nielsen A (1986) Long term follow-up of Von Recklinghausen neurofibromatosis. N Engl J Med 314:1010–1015
Schut L, Duhaime AC, Rorke L, Bruce DA, Sutton LN (1986) Von Recklinghausens disease. In: Hoffmann HI, Epstein F (eds) Disorders of the developing nervous system. Blackwell, Boston, pp 591–605
Steinhausen HC (1988) Lehrbuch der Kinder- und Jugendpsychiatrie. Urban & Schwarzenberg, München, S 185–202

Langzeituntersuchungen bei Patienten mit tuberöser Hirnsklerose

F. Aksu, C. E. Petersen

Die tuberöse Hirnsklerose ist eine autosomal dominant vererbte Erkrankung und weist im klinischen Erscheinungsbild große Variationen auf [2, 3, 4]. Die wichtigsten diagnostischen Kriterien gehen aus der Tabelle 1 hervor [4]. Für die aus dia-

Tabelle 1. Diagnostische Kriterien der tuberösen Sklerose. (Mod. nach [4])

Primäre Kriterien[a]	Sekundäre Kriterien[b]
Adenoma sebaceum	BNS-Krämpfe
Subunguale Fibrome	Naevi depigmentosi
Kortikale Tubera	Shagreen patches
Subependymale Hamartome	Bilaterale renale Angiomyolipome oder Zyste
Multiple retinale Hamartome	Einziges retinales Hamartom
	Kardiale Rhabdomyome

[a] Für die Diagnose ist nur ein Kriterium erforderlich
[b] Für die Diagnose sind mindestens zwei Kriterien erforderlich

gnostischen, prognostischen und genetischen Gründen wichtige Frühdiagnose spielen die Familienanamnese, die hypopigmentierten Hautflecken, die ätiologisch ungeklärten kardialen Rhythmusstörungen sowie Anfallsleiden im Säuglingsalter und die kraniellen, kernspintomographischen Befunde eine erhebliche Rolle [1, 5–9]. Besonders wichtig scheint uns aber die Beratung der Eltern eines solchen Patienten bezüglich der Langzeitprognose.

Unter Berücksichtigung dieser Problematik wird im folgenden die mehr als 20jährige Verlaufsbeobachtung von 2 Patienten mit tuberöser Sklerose beschrieben, bei denen sich die zerebralen Krampfanfälle im Säuglingsalter manifestiert hatten. Dabei wurden folgende Kriterien berücksichtigt: klinische Symptome, Art der Epilepsie, EEG-Befunde, Art und Dauer der antikonvulsiven Therapie, neuroradiologische Befunde sowie stato- und psychomotorische Entwicklung.

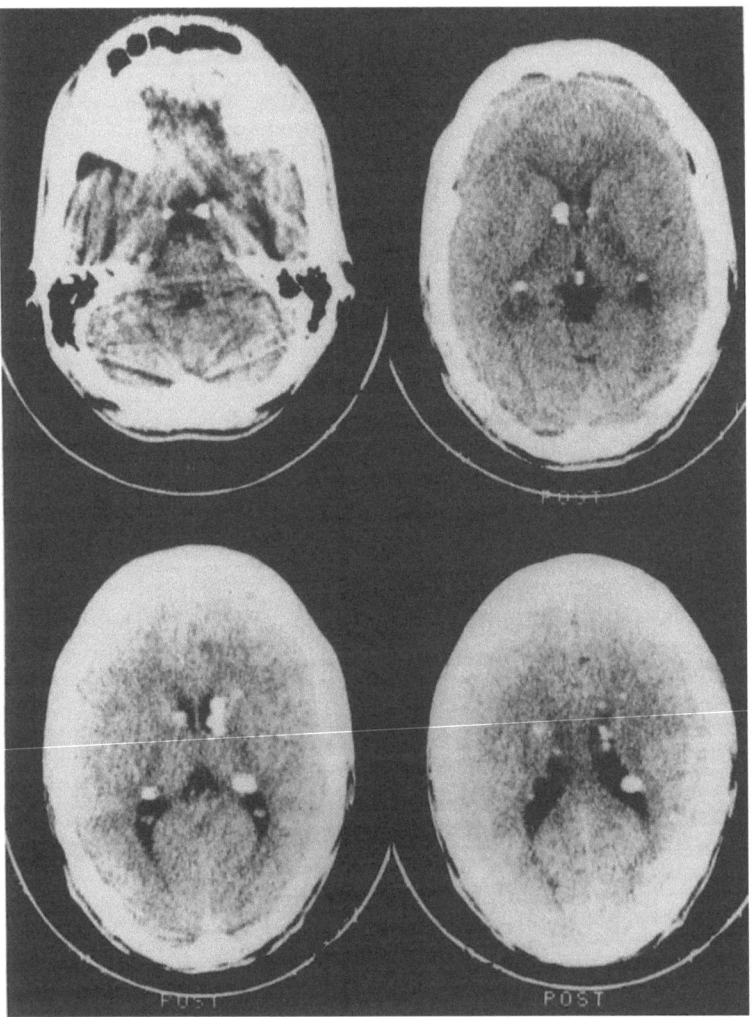

Abb. 1. Subependymale Verkalkungen in der kraniellen Computertomographie des Patienten R. S.

Patienten

Patient 1: R. S., geb. 24. 9. 1965, männlich: Bei diesem Patienten traten im 3. Lebensmonat Blick-Nick-Salaam-Krämpfe auf, woraufhin er sofort mit Dexamethason und Primidon eingestellt wurde. Eine Hypsarrhythmie ließ sich im EEG nicht nachweisen. Eine Diskrepanz, die bei tuberöser Hirnsklerose häufig beobachtet wird [2]. Stato- und psychomotorische Entwicklung verliefen zunächst normal. Unter der antikonvulsiven Therapie sistierten die BNS-Krämpfe rasch.

Im weiteren Verlauf traten sie nicht mehr auf. Erst nach Absetzen der Therapie mit Dexamethason war ein Spitzenherd im EEG nachzuweisen. Im Alter von 1½ Jahren fielen bei dem Patienten eine Gangunsicherheit und eine verzögerte Sprachentwicklung auf.

Wegen einer beinbetonten, spastischen Bewegungsstörung und Sprachentwicklungsverzögerung wurden im Alter von 2 Jahren heilpädagogische Maßnahmen eingeleitet. Unter der Therapie mit Primidon blieb der Patient zwischen dem 2. und 4. Lebensjahr anfallsfrei. Mit 4 Jahren traten Komplex-Partialanfälle auf, die mit zusätzlicher Gabe von Carbamazepin beherrscht werden konnten.

Da der Patient im weiteren Verlauf anfallsfrei war, wurde die antikonvulsive Therapie im 8. Lebensjahr abgesetzt. Er blieb zwischen dem 9. und 11. Lebensjahr weiterhin anfallsfrei. Im präpubertären Alter traten erneut Komplex-Partialanfälle auf, die eine antikonvulsive Therapie erforderlich machten. Hervorzuheben ist hierbei, daß es zu einem Anfallsrezidiv in einer Phase kam, in der die kutanen Symptome, wie Adenoma sebaceum und Shagreen patches sich erstmals manifestierten. Die daraufhin durchgeführte CCT-Untersuchung wies typische subependymale Verkalkungen auf (Abb. 1).

Im weiteren Verlauf standen die Dämmerattacken im Vordergrund der klinischen Symptomatik. Der Patient wird noch mit Carbamazepin antikonvulsiv behandelt. Weitere Organmanifestationen wurden erfreulicherweise nicht beobachtet.

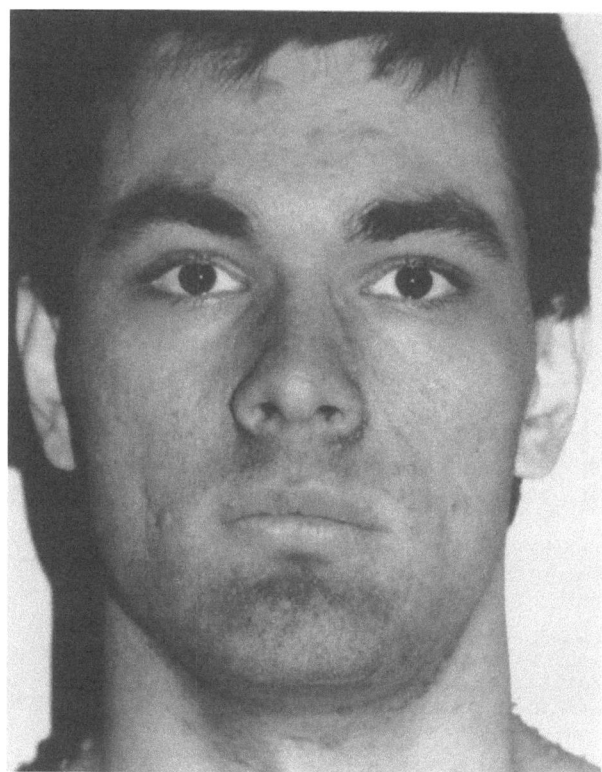

Abb. 2. Patient mit tuberöser Sklerose im Alter von 23 Jahren: Man beachte vor allem die multiplen, erhabenen Plaques im Stirnbereich und Adenoma sebaceum im Gesicht

Der jetzt 23jährige Patient (Abb. 2) besuchte eine Sonderschule für Lernbehinderte, machte aber mit einer konsequent durchgeführten Förderung einen Hauptschulabschluß nach. Eine Lehre gelang ihm nicht. Die aktuellen IQ-Werte: im verbalen Bereich 81; Handlungs-IQ 64 und Gesamt-IQ 69.

Patient 2: U. H., geb. 28. 8. 1968, weiblich: Bei dieser Patientin kam es erstmals im Alter von 11 Monaten zu einem neunstündigen Grand-mal-Anfall im Fieber mit postiktaler Hemiparese rechts. Die antikonvulsive Einstellung erfolgte mit Primidon. Im weiteren Verlauf blieb sie anfallsfrei, war jedoch stets unruhig, zappelig und nervös. Erst mit 5½ Jahren erfolgte die Diagnose einer tuberösen Hirnsklerose mit typischen kutanen Symptomen (Naevi depigmentosi, Adenoma sebaceum und Shagreen patches). Neuroradiologisch waren typische subependymale Verkalkungen nachzuweisen (Abb. 3).

Wie bei dem ersten Patienten standen auch bei ihr die Komplex-Partialanfälle im Vordergrund der klinischen Symptomatik. Sie mußte seit dem 11. Lebensmonat ununterbrochen mit verschiedenen Antikonvulsiva (Primidon, Phenobarbital, Diphenylhydantoin und Carbamazepin)

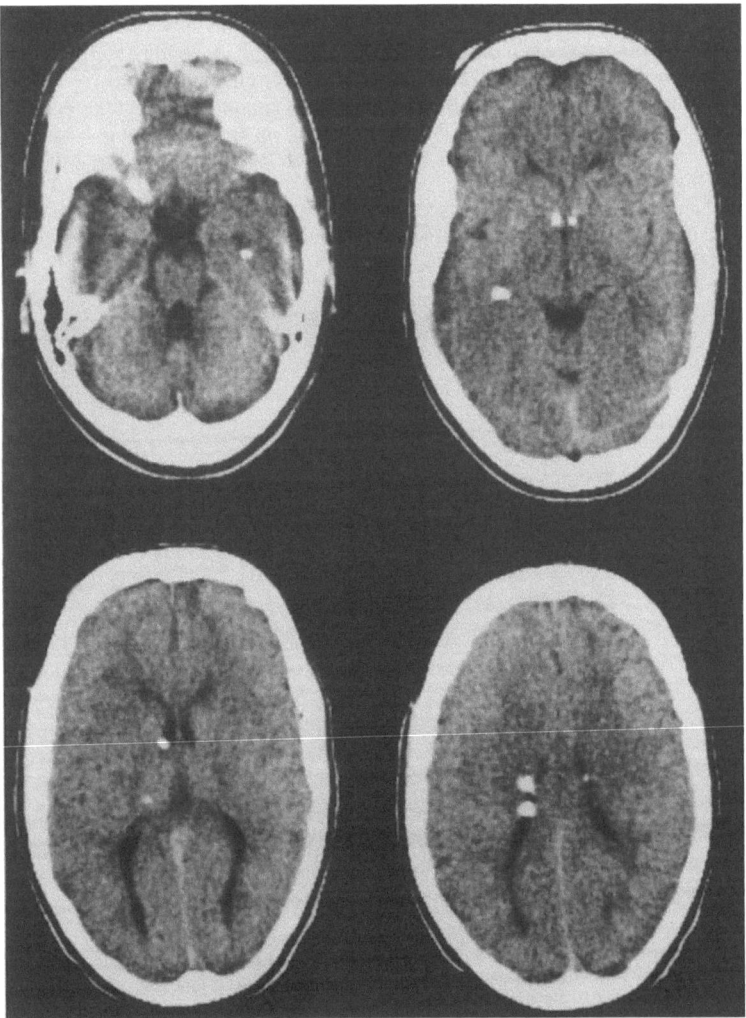

Abb. 3. Subependymale Verkalkungen in der kraniellen Computertomographie der Patientin U. H.

behandelt werden. Die längste anfallsfreie Phase betrug 2 Jahre und 7 Monate. Das EEG war im Verlauf allgemeinverändert und wies herdförmige, hypersynchrone Aktivität auf. Während des gesamten Verlaufes wurden auch bei ihr keine weiteren Organmanifestationen beobachtet. Die derzeitige antikonvulsive Therapie erfolgt mit Phenobarbital und Carbamazepin.
Die Patientin ist jetzt 20 Jahre alt (Abb. 4) und besuchte eine Sonderschule für geistig Behinderte. Die aktuellen IQ-Werte befinden sich im Bereich der Debilität (IQ:60−70). Sie besucht z.Z. eine beschützende Werkstatt. Mit 18 Jahren erfolgte die Sterilisation der Patientin, da sie inzwischen einen festen Freund hat.

Diskussion

Zerebrale Anfälle waren bei beiden Patienten Initialsymptom der Erkrankung. Wenngleich unter antikonvulsiver Therapie eine deutliche Besserung auftrat, erwies sich der Verlauf des Anfallsgeschehens insgesamt als therapieresistent. Bemerkenswert war dabei die unterschiedliche Manifestationsform der Epilepsie bei gleicher Ätiologie und topischer Affektion des zentralen Nervensystems. Klinische Befunde, EEG und CCT-Merkmale erlauben keine prognostisch sicheren

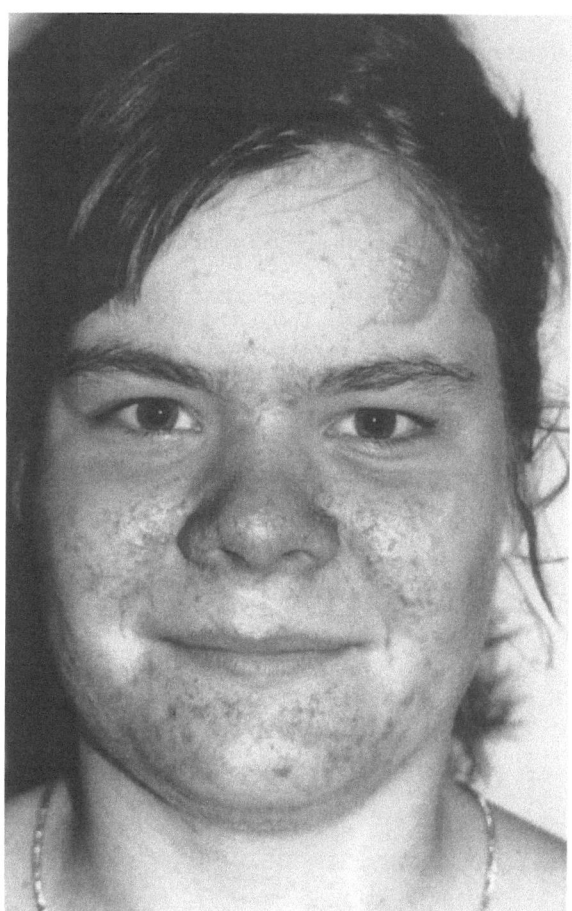

Abb. 4. Patientin mit tuberöser Sklerose im Alter von 20 Jahren: Man beachte ausgeprägte Adenoma sebaceum im Gesicht und ein großes, erhabenes Plaque im linken Stirnbereich

Aussagen über den Epilepsieverlauf. Weitere Organmanifestationen wurden während des gesamten Verlaufes nicht beobachtet.
Beide Patienten wiesen eine mentale Retardierung im Bereich der Debilität auf. Der erste Patient mit BNS-Anfällen machte jedoch mit einer konsequent durchgeführten Förderung einen Hauptschulabschluß nach. Über den positiven Effekt der gleich bei der BNS-Anfallsmanifestierung eingesetzten Dexamethason-Therapie kann aufgrund der Einzelbeobachtun keine sichere Aussage gemacht werden. Die berufliche Eingliederung der Patienten stellte sich besonders problematisch dar. Sie besuchen z.Z. eine beschützende Werkstatt.

Schlußfolgerung

Retrospektive Analysen ähnlicher Patienten sind in einem größeren Kollektiv erforderlich, um prognostische Kriterien bzw. den Effekt der einzelnen Antikonvulsiva auf das vorliegende Anfallsleiden bei tuberöser Hirnsklerose herausfinden zu können.

Literatur

1. Fritsch G, Beitzke A, Sager WD (1980) Tuberöse Hirnsklerose: Erstmanifestation als cardiale Rhythmusstörung bei einem Neugeborenen. Pädiat Pädol 15:137–147
2. Fritsch G, Spiel G, Oppolzer A, Schneider G (1984) Tuberöse Hirnsklerose: Klinische und computertomographische Befunde im Säuglings- und Kindesalter. Monatsschr Kinderheilkd 132:222–229
3. Fryer AE, Osborne JP (1980) Tuberous sclerosis – a clinical appraisal. Pediatr Rev Commun 1:239–255
4. Gomez MR (1979) Tuberous sclerosis. Raven Press, New York
5. Haglund M, Bergvall U, Theorell K, Troell S (1981) Infantile spasm and tuberous sclerosis. Acta Paediatr Scand 70:751–753
6. Heidl G, Heyne K (1975) Kasuistischer Beitrag zur tuberösen Hirnsklerose mit kardialer Symptomatik. Dtsch Gesundheitswes 30:145–149
7. Hunt A (1983) Tuberous sclerosis: A survey of 97 cases. III: Family aspects. Dev Med Child Neurol 25:353–357
8. Meinecke P (1980) Frühdiagnose der tuberösen Sklerose durch Anamnese und Inspektion. Pädiat Prax 23:439–443
9. Terwey B, Doose H (1987) Tuberous sclerosis: Magnetic imaging of the brain. Neuropediatrics 18:67–69

MR-Tomographie bei Säuglingen mit Phakomatosen

F. Staudt, N. Obletter

Einleitung

Patienten mit neurokutanen Syndromen wie dem Sturge-Weber-Syndrom und der tuberösen Sklerose zeigen i. allg. die ersten neurologischen Symptome bereits im 1. Lebensjahr. Typische Hautveränderungen legen häufig die Diagnose nahe. Neben einzelnen Berichten über sonographische (Franek u. Werner 1984) und/ oder computertomographische Untersuchungen (Legge et al. 1984) gibt es bisher nur wenig Informationen über entsprechende MRT-Befunde im frühen Kindesalter. Es soll daher über entsprechende Erfahrungen bei drei Säuglingen berichtet werden.

Früher wurden intrakranielle Verkalkungen als entscheidend für die Diagnosestellung angesehen. Sie sind mit der Röntgenaufnahme des Schädels und v. a. mit der kranialen Computertomographie gut erkennbar. Sie treten aber häufig erst nach dem 1. Lebensjahr auf. So bekommen andere Veränderungen eine größere Bedeutung, seit sie mit bildgebenden Methoden dargestellt werden können. Fast alle bisherigen Berichte über MR-tomographische Befunde bei Phakomatosen stammen von älteren Patienten (Terwey u. Doose 1987; Dörnemann et al. 1986; Gerard u. Weisberg 1987).

Kasuistik

Patient 1: Das Kind fiel nach anfänglich unauffälliger Entwicklung mit 5½ Monaten wegen BNS-Krämpfen auf. An der Haut fanden sich stecknadel- bis münzgroße Depigmentierungen (sog. white spots). Im Alter von 6 Monaten waren in der MR-Tomographie die intraventrikulär gelegenen Tuberome gut erkennbar. Außerdem bestanden fleckige diffuse Signalanhebung in den Marklagern. Wenige Monate später waren die Veränderungen noch deutlicher. Im T_1-betonten Bild waren im Ventrikellumen wieder die Tuberome zu sehen (Abb. 1). Bei den signalarmen Aussparungen in den Seitenventrikeln des T_2-betonten Bildes handelte es sich ebenfalls um Tuberome mit beginnender Verkalkung (Abb. 2). Auch die fleckigen diffusen Signalanhebungen im Parenchym waren jetzt noch ausgeprägter.

Patient 2: Bei diesem Kind traten die BNS-Anfälle bereits im 3. Lebensmonat auf. Auch hier fanden sich „white spots", die in den Wochen davor deutlicher hervorgetreten waren. Auch hier bestätigte die MRT die tuberöse Sklerose. Im T_1-gewichteten Bild fielen v. a. die von den Ventrikelwänden in das Lumen ragenden, isodensen Erhabenheiten auf, die den typischen Tubera entsprachen. Im T_2-betonten Bild waren im Bereich der im T_1-betonten Mode signalgebenden Tubera signalhypointensive Areale erkennbar, die als Verkalkungen gedeutet wurden. Das T_1-gewichtete Bild zeigte im Parenchym multiple, unscharf begrenzte, rundliche signalarme Areale. Sie waren besonders ausgeprägt temporal rechts, frontal links und v. a. parieto-okzipital links. An denselben Stellen waren im T_2-betonten Bild ausgeprägte Signalvermehrungen zu erkennen. Dieselben Veränderungen zeigte das T_1-gewichtete, koronale Schnittbild.

Patient 3: Dieses Kind war bereits als Neugeborenes wegen eines Naevus flammeus über der rechten Stirn aufgefallen. Mit 4 Monaten trat ein einseitiger Krampfanfall auf. Auch hier lag die Diagnose, nämlich ein Sturge-Weber-Syndrom, bereits aufgrund dieser Befunde nahe. Im

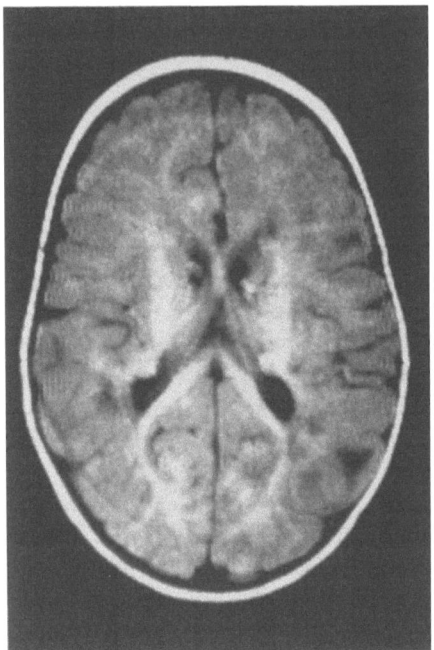 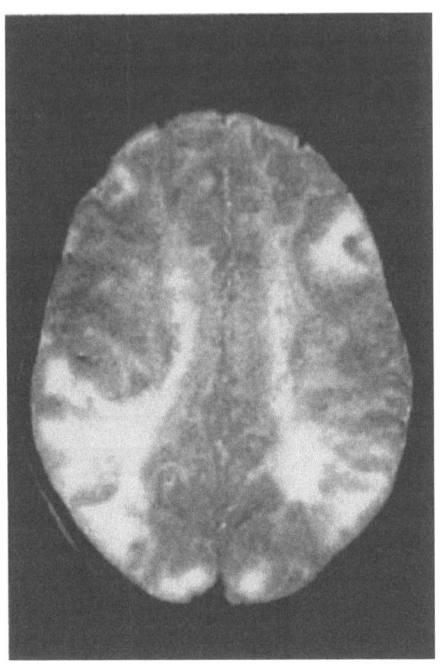

Abb. 1. MRT eines 6 Monate alten Säuglings (Patient 1) mit tuberöser Sklerose; T_1-betontes Bild: In das Ventrikellumen ragende Signalanhebungen, die Tuberomen entsprechen, signalarme Areale im Parenchym

Abb. 2. MRT eines 6 Monate alten Säuglings (Patient 1) mit tuberöser Sklerose (T_2-betontes Bild); signalarme Aussparungen in den Seitenventrikeln (Tuberome mit beginnender Verkalkung), diffuse fleckige Signalanhebungen im Parenchym

MRT war der rechte Frontallappen deutlich volumenvermindert. Der äußere Liquorraum war erweitert, die Hirnwindungen vergröbert. Es waren Relikte eines schmalen Subduralhämatoms erkennbar. Besonders auffallend war die fast völlig fehlende Signalintensität sowohl im T_1- als auch im T_2-Bild, insbesondere in den frontalen Zweidritteln der rechten Hemisphäre.

Diskussion

Die Magnetresonanz-Tomographie zeigt bei den beschriebenen Patienten mit tuberöser Sklerose Befunde, deren Ausprägung die schwerwiegenden neurologischen Symptome verständlich macht. Im Vordergrund stehen die Parenchymveränderungen. Dabei kommt dem Vergleich der T_1- mit den T_2-gewichteten Bildern eine besondere Bedeutung zu. Treten in den T_2-gewichteten Bildern (Abb. 2) multifokal erhöhte Signalintensitäten auf, so zeigt sich die Störung der normalen kortikalen Architektur als erniedrigtes T_1-Signal (Abb. 1). Sie sind Ausdruck einer erheblichen Myelinisierungsstörung und einer Gliazellproliferation. Vergleichende Untersuchungen haben gezeigt, daß diese parenchymalen Veränderungen im CT weniger deutlich ausgeprägt und damit weniger gut erkennbar sind als in der MRT (Dörnemann et al. 1986). Pathognomonisch sind subependymale Knoten, die in das Ventrikellumen ragen und Tuberomen entsprechen. Sie sind sowohl im T_1- als auch im T_2-gewichteten Bild gut erkennbar (Abb. 1 und 2). Auch verkalkte Tuberome können mit Hilfe der MRT erkannt werden. Im T_2-gewichteten Bild findet sich ein signalschwaches Zentrum, das von einer Zone erhöhter Signalintensität umsäumt ist. Damit sollte die Suche nach den typischen Verkalkungen kein Anlaß sein, der CT gegenüber der MRT den Vorzug zu geben (Higer et al. 1987), zumal sie als Folgeerscheinungen der Erkrankung betrachtet werden müssen, wie zusätzliche Veränderungen, etwa Tumore, v.a. Riesenzellastrozytome, ein Hydrocephalus occlusus oder ein zerebraler Infarkt durch zerebrovaskuläre Komplikationen.

Das Sturge-Weber-Syndrom gibt eine einmalige Möglichkeit, die Gehirnreifung in einer normalen und einer kranken Gehirnhälfte zu vergleichen und dies in einer Altersstufe, wo bisher nur wenig Informationen vorliegen. Im Hirnparenchym kommt es zu atrophischen Veränderungen. Beim hier vorgestellten Patienten liegt die Atrophie der betroffenen Hirnhemisphäre ungewöhnlicherweise frontal. Sowohl die geschrumpfte Gyrierung als auch die vergrößerten Sulci und das oberflächliche leptomeningeale Angiom kommen deutlich zur Darstellung.

Beim Sturge-Weber-Syndrom erscheinen die intrazerebralen Verkalkungen für die Diagnose weniger wichtig, auch wenn sie bei unserem Patienten bereits im Säuglingsalter gut erkennbar waren.

Bei Phakomatosen im Säuglingsalter bringt die MRT die wesentlichen Befunde, um die Erkrankung und den zerebralen Befall erkennen zu können. Zusammen mit Naidich u. Zimmermann (1987) meinen wir daher, daß sie bei dieser Fragestellung die Methode der Wahl ist. Sowohl die graue als auch die weiße Substanz werden gut dargestellt. Ohne Auflösungsverlust werden drei Ebenen abgebildet. Die Untersuchung erfolgt ohne Strahlenbelastung und kann damit ohne Gefahr für den Patienten wiederholt werden. Die MRT bietet eine Möglichkeit der In-vivo-Pathologie zu einem sehr frühen Zeitpunkt und erlaubt, das Ausmaß der Erkrankung und ihre zeitliche Entwicklung festzuhalten.

Literatur

Dörnemann H, Petsch R, Braitinger S et al. (1986) Vergleichende Darstellung der tuberösen Hirnsklerose im Computertomogramm und im Kernspintomogramm. Fortschr Röntgenstr 144(5):614–616
Franek A, Werner S (1984) Hirnsonographischer Befund bei tuberöser Hirnsklerose. Monatsschr Kinderheilkd 132:534–538
Gerard G, Weisberg L (1987) Tuberous sclerosis: CT-findings and differential diagnosis. Comput Radiol 11:189–192
Higer HP, Just M, Vahldieck G, Gutjahr P, Pfauenstiel P (1987) MRT bei Neurofibromatose und tuberöser Sklerose. Fortschr Röntgenstr 147:64–68
Legge M, Sauerbrei E, MacDonald A (1984) Intracranial tuberous sclerosis in infancy. Radiologie 153:667–668
Naidich TP, Zimmerman RA (1987) Common congenital malformations of the brain. In: Brant-Zawadzki M, Norman D (eds) Magnetic resonance imaging of the central nervous system. Raven Press, New York, pp 131–150
Terwey B, Doose H (1987) Tuberous sclerosis: Magnetic imaging of the brain. Neuropediatrics 18:67–69

Ataxia teleangiectatica (Louis-Bar) – Möglichkeiten früher Diagnostik

I. Krägeloh-Mann, M. Hadam, H. Kahle, R. Dopfer, V. Griebel, R. Michaelis

Die Ataxia teleangiectatica (AT) wird zu den neurokutanen Syndromen bzw. Phakomatosen gerechnet, obwohl sie streng genommen eine Multisystemerkrankung darstellt. Betroffen ist u.a. wesentlich und meist lebensbegrenzend das immunologische System.

Es handelt sich um eine autosomal rezessive Erkrankung. Die Notwendigkeit einer genetischen Beratung macht eine frühe Diagnosestellung wünschenswert, da speziell in diesem Fall auch evtl. Konsequenzen für eine pränatale Diagnostik und Therapie entstehen.

Das *obligate Symptom* Ataxie beginnt früh (meist nach Erlernen des freien Gehens), ist allein jedoch noch nicht spezifisch [1, 2, 3]. Die in Kombination spezifischen Teleangiektasien treten i. allg. erst 2–3 Jahre später auf [1, 2].

Die zusätzlichen *fakultativen, aber häufigen klinischen Symptome* sind meist noch deutlich später festzustellen (Choreoathetose, mentale Retardierung, hormonelle Störungen, Neoplasien in der 2. Lebensdekade; Nystagmus, Dysarthrie, okuläre Dyspraxie im Vorschulalter).

Lediglich die im Verlauf schweren Infektionen im Bereich des Respirationstraktes zeigen sich meist relativ früh, aber auch hier ist der Zeitpunkt des Auftretens variabel (1.–10. Lj.) [1]. Zur Stellung einer frühen Diagnose hilfreicher ist dagegen ein *wahrscheinlich obligat auffälliger Laborparameter: das Alpha$_1$-Fetoprotein (AFP)*, von dem in der Literatur angegeben wird, daß es bei sämtlichen untersuchten Patienten mit AT erhöht war [3, 4, 5].

Sichere Normalwerte gibt es jedoch erst nach dem 10.–12. Lebensmonat:
> 10. Mon. < 20 ng/ml,
> 12. Mon. < 10 ng/ml.

Davor schwanken die Angaben stark. Zum Zeitpunkt der Geburt ist das AFP sehr hoch (um 70 000 ng/ml) und fällt danach rasch ab. In diesem Zusammenhang ist jedoch wichtig zu erwähnen, daß die in der Literatur dargestellten Patienten alle Werte über 40 ng/ml zeigten [4, 5].

Wir stellen 3 Kinder vor, die zum jetzigen Zeitpunkt 4 Jahre (Pat. 1), 3 Jahre (Pat. 2) und 9 Monate (Pat. 3, Schwester von Pat. 2) alt sind, und bei denen die Diagnose einer AT gestellt werden mußte (bzw. sehr wahrscheinlich anzunehmen ist – Pat. 3).

Die ersten beiden lernten im normalen Zeitraum frei gehen und fielen dabei durch eine ausgeprägte Stand- und Gangataxie auf sowie durch eine leichte Dysmetrie beim Greifen. Beide zeigten eine Hypomimie und ein Trielen. Teleangiektasien beginnen jetzt bei beiden im Bereich der Konjunktiven auffällig zu werden.

Keines der Kinder zeigte jedoch weitere neurologische Auffälligkeiten oder gehäufte Infekte. Das dritte Kind ist bis zum heutigen Zeitpunkt noch klinisch unauffällig.

Die Alpha$_1$-Fetoproteinwerte waren bei den ersten beiden deutlich erhöht (Pat. 1: 77 bzw. 79 ng/ml; Pat. 2: 43 bzw. 42 ng/ml), beim dritten wahrscheinlich ebenfalls, es fehlen jedoch sichere Normwerte (mit 1 Mon. 400 ng/ml, mit 3 Mon. 139 ng/ml).
Zur weiteren Abklärung können *folgende häufige, jedoch fakultativen Laborparameter* herangezogen werden:
1. *Abnorm erhöhte Chromosomenbrüchigkeit* (bei unseren Patienten nicht nachweisbar).
2. *Erhöhte Strahlenempfindlichkeit von Fibroblasten und Lymphozyten* (bei unseren Patienten nicht überprüft).
3. *Immunologische Parameter;* Angaben dazu in der Literatur findet man häufig bezüglich der Immunglobuline (Ausdruck der B-Zellfunktion), z.T. auch bezüglich einer globalen T-Zell-Funktion (PHA-Test), kaum jedoch bezüglich T-Lymphozyten-Subklassen. Die meisten Ergebnisse stammen von älteren Patienten, der Beginn der Störung ist unklar, sicher ist, daß sie mit dem Alter zunimmt [1, 2].

Unsere Patienten zeigten *ausgeprägte Auffälligkeiten* sowohl im Bereich der *Immunglobuline* (IgA war bei allen deutlich erniedrigt oder nicht nachweisbar, IgG lag noch im Normbereich, Pat. 2 und 3 zeigten jedoch erniedrigte Subklassen) als auch im Bereich der *T-Zellfunktion* (PHA-Quotient erniedrigt bei Pat. 2) und besonders im Bereich der *T-Zelldifferenzierung* – sehr auffällig war ein relativer Mangel an reifen, funktionsfähigen T-Zellen und entsprechend ein deutlicher Überschuß an unreifen T-Zellen (NK-Zellen); diese Befunde waren bei Pat. 2 und 3 deutlicher ausgeprägt als bei Pat. 1. Beim dritten Kind war das immunologische Muster praktisch identisch dem des Bruders (jeweils zu 2 verschiedenen Zeitpunkten gemessen, die Mutter zeigte ein unauffälliges Muster), so daß angenommen werden muß, daß sie ebenfalls eine AT entwickeln wird.

Schlußfolgerung

1. Das Alpha$_1$-Fetoprotein ist ein wertvoller, da höchstwahrscheinlich obligater Marker für die Ataxia teleangiectatica, allerdings fehlen sichere Normwerte im ersten Lebensjahr. Zudem muß unterstrichen werden, daß die Werte wahrscheinlich deutlich erhöht sein müssen (>40 ng/ml), um die Diagnose zu stützen.
2. Immunologische Parameter sind schon früh im Verlauf der Erkrankung (vor Beginn klinischer Symptome) ein wichtiger Parameter. Allerdings ist noch unklar, ob sie als obligat angesehen werden können.

Bei unseren Patienten wurden neben Immunoglobulinmängeln und Hinweisen für T-Zell-Funktionsstörungen Befunde erhoben, die für eine T-Zell-Differenzierungsstörung sprechen.
Eine frühe Diagnose hat hier auch therapeutische Konsequenzen (Immunoglobulinsubstitution und frühe Antibiotikagabe bei Infekten).

Literatur

1. Ammann AJ (1987) Immunodeficiency with ataxia telangiectasia. In: Stites DP, Stobo JD, Wells JV (eds) Basic and clinical immunology. Lange Medical Publ, Los Altos, CA, pp 336–337
2. Harding AE (1984) Ataxia telangiectasia. In: Harding AE (ed) The hereditary ataxias and related disorders. Churchill Livingstone, Edinburgh, pp 45–52
3. Paller AS (1987) Ataxia telangiectasia. Neurol Clin 5:447–450
4. Simons MJ, Hosking CS (1974) AFP and ataxia telangiectasia. Lancet I:1234
5. Waldmann TA, McIntire KR (1972) Serum-alpha-fetoprotein levels in patients with ataxia telangiectasia. Lancet II:1112–1115

Das Schimmelpenning-Feuerstein-Mims-Syndrom

H. Bode, M. Sauer

Einleitung

Der lineare Naevus sebaceus oder Talgdrüsennävus ist eine relativ häufige Störung. 1957 publizierten Schimmelpenning, 1962 Feuerstein u. Mims über Patienten mit der Trias: *linearer Naevus sebaceus, zerebrale Anfälle und mentale Retardierung* [2, 11]. Das Spektrum dieser selteneren und komplexere Störung erwies sich in der Folgezeit als weiter. Eine Literaturübersicht über die englischsprachige Literatur berichtet 1987 von 22 Fällen des sog. *linearen Naevus-sebaceus-Syndroms* [10]. Im deutschen Schrifttum existieren nur wenige Kasuistiken [6, 11, 12]. Man spricht hier vom *Schimmelpenning-Feuerstein-Mims-Syndrom*. Wir stellen ein weiteres eindrucksvolles Beispiel dieses unter Pädiatern noch wenig bekannten neurokutanen Syndroms vor.

Kasuistik

Ö. B., geb. 8. 8. 1984, weiblich, ist das fünfte Kind gesunder türkischer Eltern. Schwangerschaft, Geburt und postnatale Adaptation waren problemlos. Als Säugling wurde das Kind mehrfach auswärts hospitalisiert, wobei bereits die Hautveränderungen auffielen. Außerdem wurde ein Oberlidkolobom verschlossen, ein Lidwinkelchoristom und ein papillomatöser Gaumentumor entfernt. Es bestand eine statomotorische Retardierung. Im EKG fand man ventrikuläre und supraventrikuläre Extrasystolen.
Wir sahen das Kind erstmals im Alter von 3 Jahren. Neben Minderwuchs (Länge 86 cm) und leichter Dystrophie (Gewicht 9,6 kg) bestanden eine linkskonvexe Gesichtsskoliose, eine prominente Stirn, antimongoloide Lidachsen, eine Sattelnase und Zahnhypoplasien. Es fielen multiple Hautveränderungen und eine Protrusio bulbi links auf.
An der *Haut* sah man: Am Hals streifige, dunkel pigmentierte, verruköse Veränderungen; ähnliche, flächenhafte Veränderungen rechts an der Wange und hinter dem Ohr sowie links am Ohrläppchen und retroaurikulär. Am behaarten Kopf in der Mittellinie und parietal bestanden

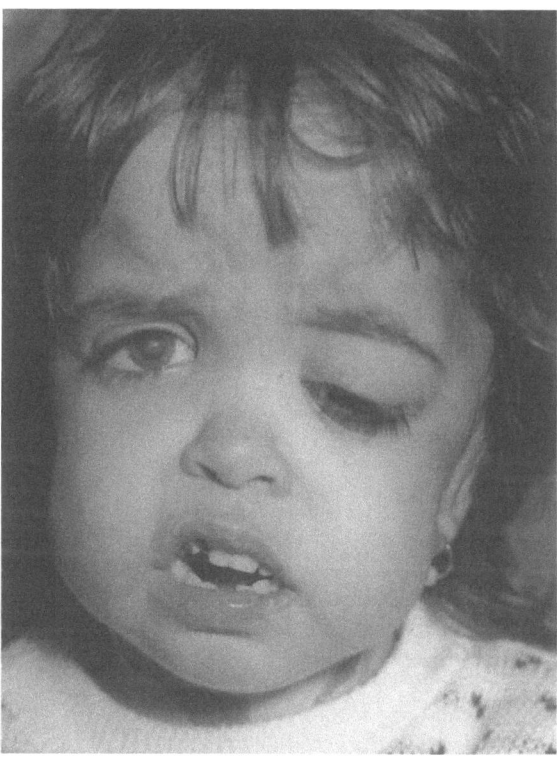

Abb. 1. Hautveränderungen beim Schimmelpenning-Feuerstein-Mims-Syndrom

mehrere streifige, gelblich-braune Nävi mit Alopezie. Charakteristisch war ein gelblich-oranger, leicht erhabener Nävus, der von der Stirn über die Nasenwurzel bis auf die Nasenspitze zog (Abb. 1). Weiter fanden wir Pigmentnävi auf dem Rücken.
Rechts auf der Zunge war ein Pigmentfleck. Am harten und weichen Gaumen sowie der Uvula haftete ein großer, fleischroter Tumor. Das linke *Auge* zeigte gegenüber rechts einen leicht vergrößerten Bulbus, eine verkleinerte Iris und Pupille sowie eine Hornhauttrübung. Es war weitgehend von einem Pterygium verdeckt. Man fand Synechien zwischen Iris und Linse, eine Papillenmißbildung und eine praktisch aufgehobene Sehfähigkeit.
Rechts lag eine zentrale Hornhauttrübung und ein weniger ausgeprägtes Pterygium vor.
Es bestand eine muskuläre Hypotonie und eine Skoliose.
Das Kind zeigte keine umschriebenen neurologischen Auffälligkeiten, war jedoch im Denver-Entwicklungstest um 1½ Jahre *retardiert*. Die Chromosomenanalyse war normal, das Knochenalter um 9 Monate retardiert, im 24-h-EKG fand man sehr häufige supraventrikuläre *Extrasystolen,* die 5 Monate später nicht mehr nachweisbar waren. Das Schlaf-EEG zeigte einen leichten *Herd* links präzentral, keine hypersynchrone Aktivität.
Im Computertomogramm fand man eine *Kalottenasymmetrie,* eine *Hemisphärenvergrößerung* links und verschiedene *Substanzdefekte* (Abb. 2).
Die Befunde blieben während der 15monatigen Beobachtungszeit unverändert.

Diskussion

Das Schimmelpenning-Feuerstein-Mims-Syndrom oder lineares Naevus-sebaceus-Syndrom ist durch die Trias: *linearer Naevus sebaceus, zerebrale Anfälle und*

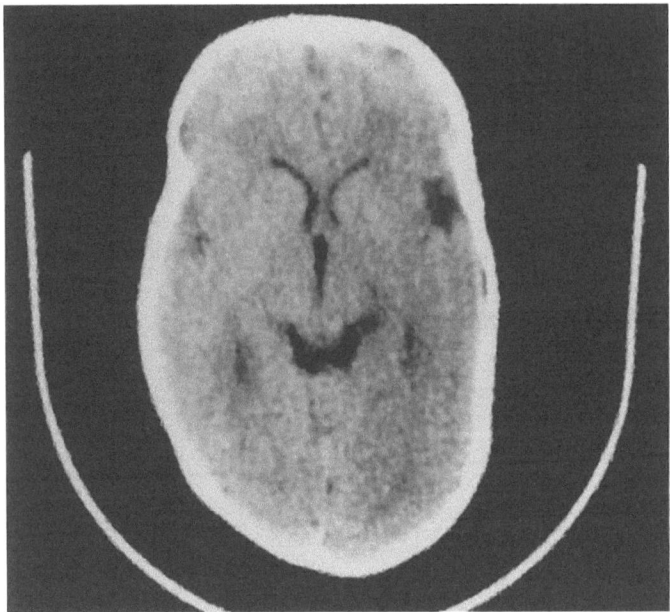

Abb. 2. Kraniales Computertomogramm: Kalottenasymmetrie, Hemisphärenvergrößerung links, Substanzdefekte

mentale Retardierung gekennzeichnet [2, 11]. Wie bei anderen neurokutanen Syndromen ist das Spektrum der Symptome weit gespannt.
Die typische *Hautläsion* ist meist schon bei Geburt sichtbar [2]: Ein organgefarbener, etwas erhabener haarloser Nävus, der linear über Stirn und Nase bis zum Kinn reichen kann. Noch häufiger sind Veränderungen am behaarten Kopf, die meist mit Alopezie einhergehen. Lineare und nichtlineare Nävi findet man auch an allen anderen Körperregionen und der Mundschleimhaut, meist uni-, seltener bilateral. Mit den Jahren dunkeln die Nävi und werden verrukös [2, 6, 8–10].
Histologisch sieht man eine Hyperkeratose und Akanthose, eine im Verlauf zunehmende Pigmenteinlagerung sowie in der Zahl vermehrte, hyperplastische Talgdrüsen [1, 8, 9].
Bei Erwachsenen mit ausschließlichem Hautbefall fand man in 15–20% meist benigne Hauttumoren [1, 7].
Wiederholt werden Zahnhypoplasien beschrieben [8] sowie Gesichtsdysplasien (Sattelnase, antimongoloide Lidachsen) [6].
Zusätzliche *neurologische Störungen* grenzen das lineare Naevus-sebaceus-Syndrom von dem nach Jadassohn benannten linearen Talgdrüsennävus ab. Die meisten Patienten entwickeln Krämpfe, die alle im ersten Lebensjahr beginnen [5, 8]. Gut die Hälfte der Kinder sind mental retardiert, überwiegend schwer [6–8, 10]. Weiter werden Paresen, Tonus- und Sehstörungen gefunden [6, 10]. Einzelfälle zeigen eine Vergrößerung von Orbita, Schädel oder Seitenventrikel auf der Seite der Hautveränderungen sowie intrakranielle Gefäßanomalien [6–10].

Häufig ist das *Auge* betroffen. Man findet Dermoide oder Lipodermoide von Konjunktiva oder Kornea; Kolobome von Iris, Chorioidea, Retina oder N. otpicus [8, 9].

Neben ektodermalen Strukturen kann auch das mesodermale Gewebe befallen sein, so wird von Knochenbeteiligung [5], von Herzfehlern [8], Reizleitungsstörungen [5] und Gefäßanomalien [8] sowie Nieren- [5] und Lebertumoren [9] berichtet. Die Diagnose des linearen Naevus-sebaceus-Syndroms ist anhand der typischen linearen Hautveränderungen in der Mittellinie nicht schwierig.

Differentialdiagnostisch muß die *tuberöse Sklerose* ausgeschlossen werden [5, 7]. Sie zeigt eine ähnliche Trias mit Adenoma sebaceum, Epilepsie und Retardierung und kann ebenfalls zahlreiche weitere Organe befallen. Neben dem Erbmodus unterscheidet sie sich im Manifestationsalter, in Lokalisation, Morphe und Histologie der Nävi [7], Anfallsmuster und Augenbeteiligung [5]. Weiter muß die *enzephalokraniokutane Lipomatosis* (unilaterale, haarlose, lipomatöse Kopfhauttumore, Schädelprotuberanz, papulomatöse Bindegewebsnävi im Gesicht, Choristome am Auge, ipsilaterale Hemisphärenhypoplasien mit Ventrikelerweiterung und Porenzephalie) [3] vom Schimmelpenning-Feuerstein-Mims-Syndrom abgegrenzt werden. Allerdings gibt es offenbar Übergangsformen [12].

Die Therapie des Schimmelpenning-Feuerstein-Mims-Syndroms ist symptomatisch und individuell, wegen der Entartungsgefahr sollte eine prophylaktische Nävusexzision erwogen werden [1]. Die Überlebensprognose ist mit seltenen Ausnahmen [9] gut, die mentale Retardierung nicht progredient [10].

Die Ursache des Schimmelpenning-Feuerstein-Mims-Syndroms ist unbekannt. Die Annahme einer autosomal dominanten Letalmutation, die im Mosaikverbund überlebt, könnte das bislang ausschließlich sporadische Auftreten erklären [4, 10]. Es tritt bei allen Rassen und ohne Geschlechtsdisposition auf [6]. Die Hautveränderungen werden als Hamartome gedeutet [5, 10]. ZNS-Veränderungen findet man überwiegend auf der Seite der Nävi. Sie werden wie die Augenveränderungen als Folge einer Störung von Wachstum, Replikation oder Migration angesehen [10].

Literatur

1. Bianchine JW (1970) The nevus sebaceus of Jadassohn. Am J Dis Child 120:223–228
2. Feuerstein RC, Mims LC (1962) Linear nevus sebaceus with convulsions and mental retardation. Am J Dis Child 104:675–679
3. Fishman MA, Chang CSC, Miller J (1978) Encephalocraniocutaneous lipomatosis. Pediatrics 61:580–582
4. Happle R (1988) Neurokutane Syndrome – Klassifikation und neuere Entwicklungen. Vortrag 14. Jahrestagung der Gesellschaft für Neuropädiatrie, München 1988
5. Lansky LL, Funderburk S, Cuppage FE, Schimke RN, Diehl AM (1972) Linear nevus sebaceus syndrome. Am J Dis Child 123:587–590
6. Leiber B (1979) Schimmelpenning-Feuerstein-Mims-Syndrom. Monatsschr Kinderheilkd 127:585–587
7. Lovejoy FH, Boyle WE (1973) Linear nevus sebaceus syndrome: Report of two cases and a review of the literature. Pediatrics 52:382–387
8. Marden PM, Venters HD (1966) A new neurocutaneous syndrome. Am J Dis Child 112:79–81

9. Mollica F, Pavone L, Nuciforo G (1974) Linear sebaceous nevus syndrome in a newborn. Am J Dis Child 128:868–871
10. Prensky AL (1987) Linear sebaceous nevus. In: Gomez MR (ed) Neurocutaneous diseases. Butterworths, Boston
11. Schimmelpenning GW (1957) Klinischer Beitrag zur Symptomatologie der Phakomatosen. ROEFO 87:716–720
12. Schlack HG, Skopnik H (1985) Encephalocraniocutane Lipomatose und linearer Naevus sebaceus. Monatsschr Kinderheilkd 133:235–237

Drei Fälle von Hypomelanosis Ito mit Verlaufskontrolle

V. Griebel, I. Krägeloh-Mann, M. Buchwald-Saal, M. Schöning, R. Michaelis

Die Hypomelanosis Ito (H.I.) gehört in die große Gruppe der neurokutanen Syndrome. Sie ist nach dem japanischen Dermatologen Ito benannt und wird auch als Incontinentia pigmenti achromians oder Ito-Syndrom bezeichnet. Es sind bisher knapp 50 Fälle in der Weltliteratur beschrieben worden.

Für das Krankheitsbild typisch sind die Hauterscheinungen in Form von Depigmentierungen (Abb. 1). Sie sind gemäß den Blaschko-Linien angeordnet und bilden an den Extremitäten bizarre Längsstreifen, am Rumpf Wirbel. Meist ist der Stamm betroffen, seltener Arme und Beine, noch seltener das Gesicht. Die Hautauffälligkeiten werden zumeist bei der Geburt oder in der Kindheit bemerkt und nehmen im Verlauf zu, um dann stationär zu bleiben. Sie sind besonders auf heller Haut oft nur mit Hilfe der Wood-Lampe erkennbar. Bullöse oder warzige Alterationen wie beim Bloch-Sulzberger-Syndrom treten weder vor den kutanen Manifestationen auf, noch parallel dazu.

Neben den Hauterscheinungen gibt es in ca. 70% der Fälle assoziierte, nichtkutane Anomalien. Man findet auf neurologischem Gebiet psychomotorische Retardierung, Anfallsleiden und Muskelhypotonie sowie an den Augen Strabismus, Nystagmus und Fundusveränderungen. Das Gesicht wird als „grobes Gesicht" bezeichnet, mit Hypertelorismus, auffälligen Zahnformen und Ohrmuscheldysplasien. Am Skelett können Bein- oder Armlängendifferenz sowie eine Skoliose imponieren.

Im folgenden berichten wir über drei Patienten mit H.I.: Zwei Mädchen (4, 15 Jahre) und ein Junge (4 Jahre). Die Diagnose wurde bei dem 15jährigen Mädchen im Alter von 13 Jahren gestellt, bei den anderen Fällen im Alter von 1–2 Jahren. Neben der klinischen Untersuchung wurden Schädel-Computertomographie und -Kernspintomographie, Skeletröntgen, Abdomensonographie, augenärztliche Untersuchung, EEG und Chromosomenuntersuchungen durchgeführt sowie der Verlauf über mehrere Jahre kontrolliert.

Die Familienanamnese war in allen Fällen unauffällig. Eine Patientin zeigte schon von Geburt an die typischen kutanen Merkmale in Verbindung mit psychomotorischer Retardierung,

Drei Fälle von Hypomelanosis Ito mit Verlaufskontrolle 167

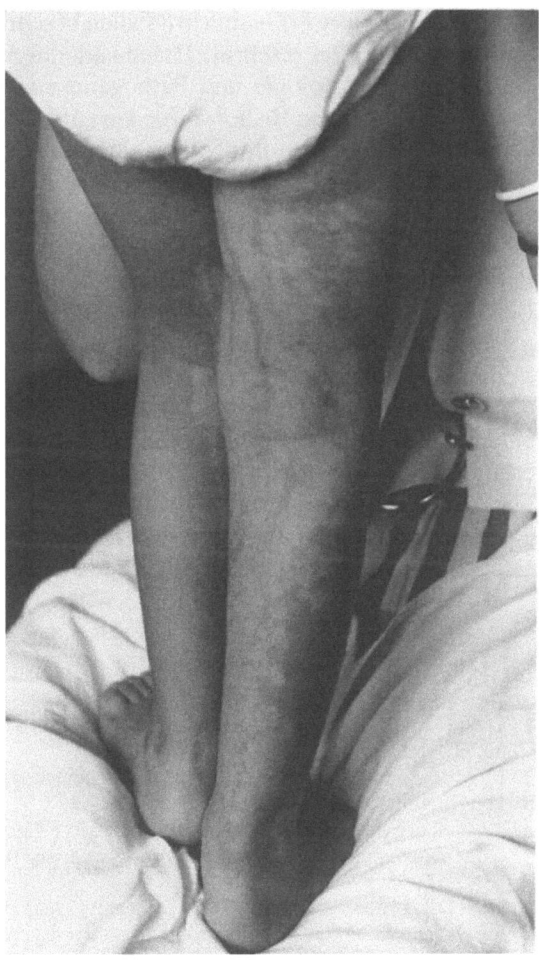

Abb. 1. Typische streifige Depigmentierungen an den Beinen bei Hypmelanosis Ito

Anfallsleiden sowie Hemihypertrophie. Bei der Verlaufsbeobachtung fiel die rückläufige Tendenz der Hemihypertrophie bzw. der Beinlängendifferenz auf, während alle anderen Symptome in dieser Studie konstant oder progredient waren. Das 15jährige Mädchen zeigte seit dem 1. Lebensjahr unklare neurologische Symptome. Mit 6 Jahren wurden erstmals Depigmentierungen an rechtem Bein und Thorax entdeckt und zunächst als Vitiligo beschrieben. Bei Zunahme der Hauterscheinungen gelang die Zuordnung zum Syndrom der H.I. Noch schwieriger gestaltete sich die Diagnosefindung bei dem 4jährigen Jungen. Eine Symptomenkonstellation von Makrozephalie mit Hydrozephalus, Muskelhypotonie, psychomotorischer Retardierung, Anfallsleiden und kombinierter Schwerhörigkeit sowie zeitweise grenzwertig großer Leber und Milz wies zunächst in Richtung einer früh einsetzenden neurodegenerativen Erkrankung. Bei konstant negativen Stoffwechselergebnissen sicherten erst die im 2. Lebensjahr aufgetretenen charakteristischen Hautveränderungen die Diagnose.

In der Weltliteratur finden sich 48 Fälle von H.I. (Geschlecht: 14 männlich, 34 weiblich; Rasse: 15 schwarz, 15 weiß, 7 japanisch, 6 sonstige, 5 nicht beschrieben) [1, 3].
Pathologische Hirnmorphologien (subkortikale Atrophie, Porenzephalie und Heterotopien) – gesichert durch Schädel-Computertomographie und in einem

Fall durch Autopsie [4] – sind in 8 Fällen beschrieben worden. Allerdings ist nicht bei allen Fällen eine zerebrale Diagnostik durchgeführt worden.

Die Frage der Ätiologie und Pathogenese ist noch unklar. Hinweise auf eine exogene Noxe fehlen. Bisher wurde ein autosomal-dominanter Erbgang mit unregelmäßiger Penetranz und schwankender Expressivität angenommen. Diese Annahme wird durch die Ergebnisse der Literaturanalyse (in 8 der 48 Fälle sind ähnliche Hautveränderungen bei Familienangehörigen beobachtet worden, verschiedene Chromosomenanomalien wurden gefunden, jedoch nicht in unserem Patientengut) weder unterstützt, noch widerlegt [2].

Bei 15 der 48 publizierten Fälle sind die Depigmentierungen ohne sonstige Symptome beschrieben worden. Abgesehen von den Hauterscheinungen tritt am häufigsten eine psychomotorische Retardierung auf. Am zweithäufigsten findet man ein Anfallsleiden (meist tonisch-klonisch) oder nur ein pathologisches EEG. Bei einem Drittel sind Augenbefunde wie Strabismus und Fundusveränderungen erkennbar.

Für die Klinik insbesondere relevant ist die Tatsache, daß die assoziierten, nichtkutanen Symptome häufig *vor* den für die H.I. typischen Depigmentierungen erscheinen und die Diagnose dadurch in eine falsche Richtung lenken können.

Literatur

1. David T (1981) Hypomelanosis of Ito: A neurocutaneous syndrome. Arch Dis Child 56:798–800
2. Miller CA, Parker WD jr (1985) Hypomelanosis of Ito: Association with a chromosomal abnormality. Neurology 35(4):607–610
3. Rosemberg S, Arita FN, Campos C, Alfonso F (1984) Hypomelanosis of Ito. Case report with involvement of the central nervous system and review of the literature. Neuropediatrics 15(1):52–55
4. Ross DL, Liwnicz BH, Chun RW, Gilbert E (1982) Hypomelanosis of Ito (incontinentia pigmenti achromians) – a clinicpathologic study: Macrocephaly and gray matter heterotopias. Neurology 32(9):1013–1016

Magnetoelektrische Stimulation von motorischem Kortex und Nervenwurzeln im Kindesalter

V. Hömberg, K. Müller, H. G. Lenard

Einleitung

Untersuchungen mit faradischer bzw. galvanischer Stimulation des motorischen Kortex haben wesentlich zum Verständnis der somatotopischen Organisation des motorischen Kortex beigetragen (Ferrier 1875; Foerster 1927; Penfield u. Boldrey 1937). Eine Anwendung direkter kortikaler Stimulation in der klinischen Neurophysiologie wurde aber erst möglich, nachdem Merton u. Morton (1980) einen elektrischen Stimulator vorstellten, der es ermöglichte, beim intakten Schädel transkraniell direkt den motorischen Kortex zu stimulieren. Eine breitere Anwendung dieser Methodik und insbesondere ihre Anwendung im Kindesalter war aber noch dadurch begrenzt, daß die Untersuchung relativ schmerzhaft war. Ein wesentlicher Durchbruch wurde Mitte der 80er Jahre durch die Entwicklung magnetoelektrischer Stimulatoren erzielt (Barker et al. 1985). Dabei wird durch Erzeugung eines kurzen gepulsten Magnetfeldes ohne störende schmerzhafte Irritationen der Haut, in einigen Zentimetern Tiefe, ein ausreichend hochenergetisches elektrisches Feld erzeugt, das ausreicht, den motorischen Kortex oder periphere Nervenabschnitte bzw. Nervenwurzeln zu stimulieren. Sowohl die elektrische wie die magnetoelektrische Stimulationsmethode sind seither bei Erwachsenen in klinischen Studien an Patienten mit Entmarkungserkrankungen (Cowan et al. 1984; Ingram u. Swash 1988), mit zerebrovaskulären Läsionen (Berardelli et al. 1987; Hömberg 1989; Hömberg et al. 1989), bei zervikalen Myelopathien (Abbruzzese et al. 1988) und anderen spinalen Läsionen (Thompson et al. 1987), bei degenerativen motoneuronalen Erkrankungen (Ingram u. Swash 1987) sowie bei extrapyramidal-motorischen Erkrankungen (Dick et al. 1985; Thompson et al. 1986; Hömberg u. Lange 1989) eingesetzt worden. Die Methodik erlaubt eine zuverlässige Schätzung der Intaktheit der kortikospinalen efferenten Leitungssysteme. Da die Methodik schmerzfrei ist und nach bisher vorliegenden, auch tierexperimentellen Ergebnissen (Eyre et al. 1988) als unbedenklich angesehen werden kann, lag es nahe, diese Technik auch bei Kindern einzusetzen, um einmal zuverlässige Daten über die Reifung der kortikospinalen efferenten Systeme zu gewinnen und zum anderen, Störungen der kortikospinalen Efferenzen im Kindesalter quantitativ zu erfassen. Erste Ergebnisse bei normalen Kindern wurden kürzlich publiziert (Koh u. Eyre 1988).

Methoden

Bei liegenden Patienten werden konventionelle EMG-Oberflächenelektroden auf Thenar und den M. abductor hallucis beidseits aufgeklebt. Stimuliert wird mit einem Cadwell MES10 Stimulator (max. Magnetfeldstärke 2 Tesla, Pulsdauer 70 µs, Spulendurchmesser 9,5 cm). In einem standardisierten Untersuchungsgang wird die Magnetspule zunächst am Vertex aufgesetzt und beginnend mit einer Intensität von 40% der Maximalfeldstärke in aufsteigenden Schritten von 10% die Schwelle bestimmt, von der ab die kortikale Stimulation ein klares Muskelantwortpotential in einem Zielmuskel ergibt. Bei der vollen Magnetfeldintensität von 2 Tesla wird dann die Latenz und die Amplitude des evozierten Potentials im Zielmuskel bestimmt. Anschließend wird die Spule zur Stimulation der zervikalen bzw. lumbalen Nervenwurzeln spinal in der Mittellinie im unteren Zervikalbzw. mittleren Lumbalbereich aufgesetzt und bei 2 Tesla Intensität die Latenz zwischen Nervenwurzel und Zielmuskel bestimmt. Die Differenz zwischen der Latenz nach kortikaler und radikulärer Stimulation ergibt die zentrale Leitungszeit (ZLZ), d.h. die Leitungszeit im oberen motorischen Neuron. Die Gesamtdauer der Untersuchung beträgt etwa 5 min und ist für die kleinen Patienten praktisch völlig schmerzfrei.

170 V. Hömberg et al.

Resultate und Diskussion

Die Abb. 1A zeigt EMG-Antworten nach kortikaler bzw. zervikaler und lumbaler Stimulation am Thenar und M. abductor hallucis bei einem 4jährigen und 9,5jährigen normalen Kind. Während beim 4jährigen Kind auch normalerweise vom Vertex zur unteren Extremität noch keine Reizantworten evozierbar sind, gelingt dies nach unserer Erfahrung zum Thenar schon bei Säuglingen etwa ab dem 3. Monat. Hingegen sind sichere Reizantworten zum M. abductor hallucis

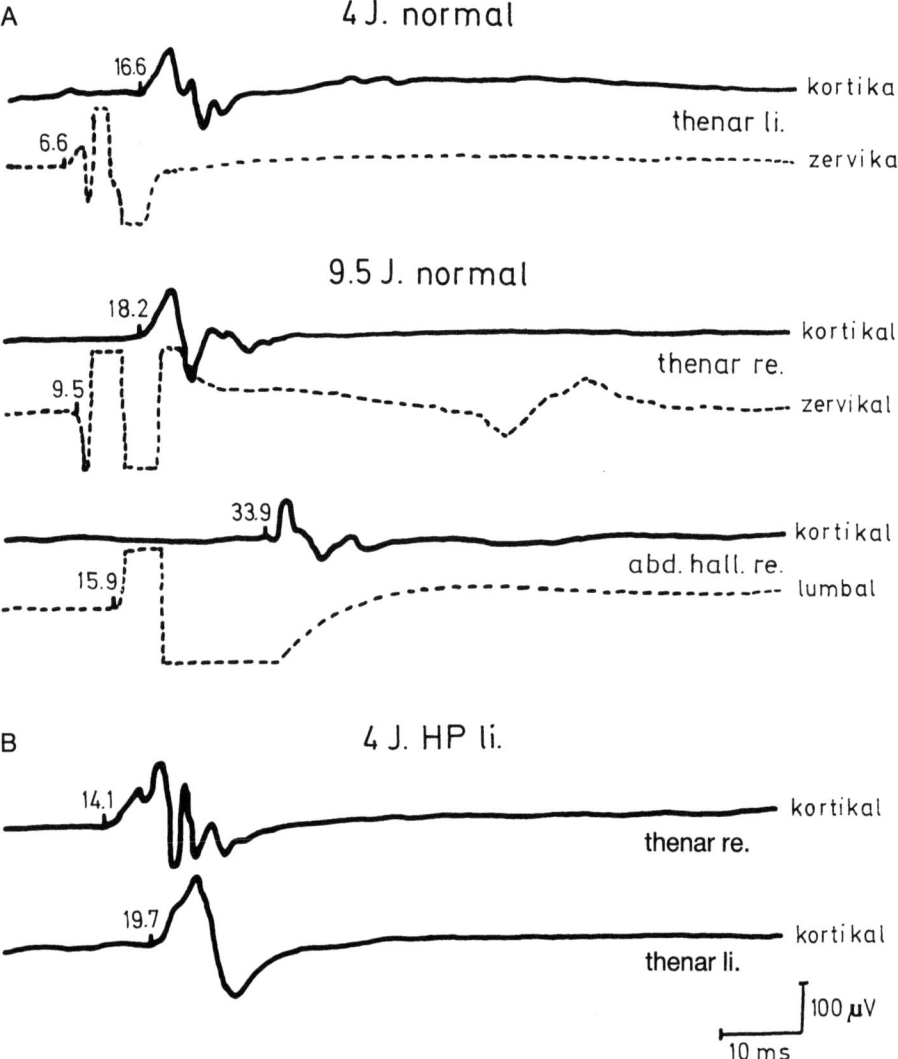

Abb. 1A, B. A Registrierbeispiele von Reizantworten am Thenar bzw. M. abductor hallucis nach kortikaler *(durchgezogene Linien)* bzw. zervikaler Magnetstimulation. **B** Bei einem 4jährigen Kind mit linksseitiger Hemiparese zeigt sich nach Stimulation am Vertex eine deutliche Verzögerung der Reizantwort zum linken Thenar

Magnetoelektrische Stimulation von motorischem Kortex 171

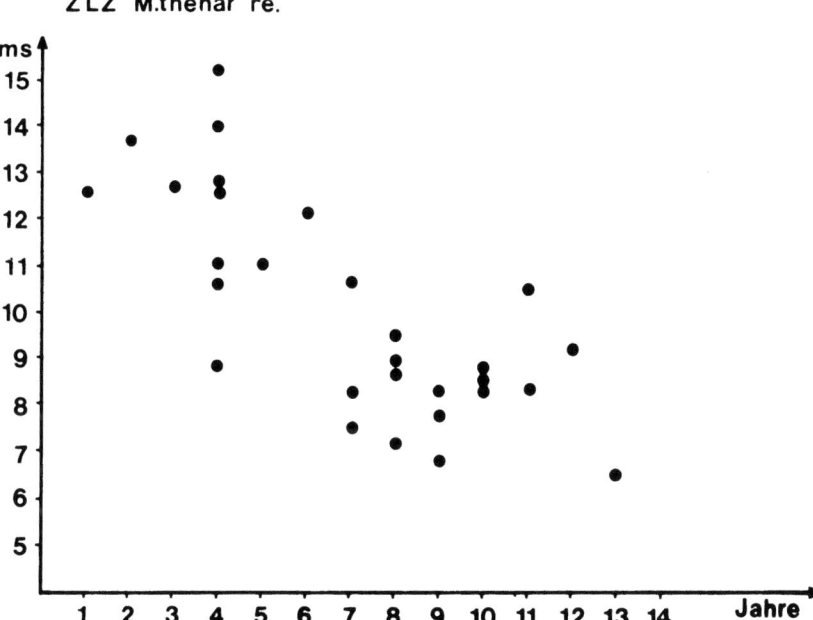

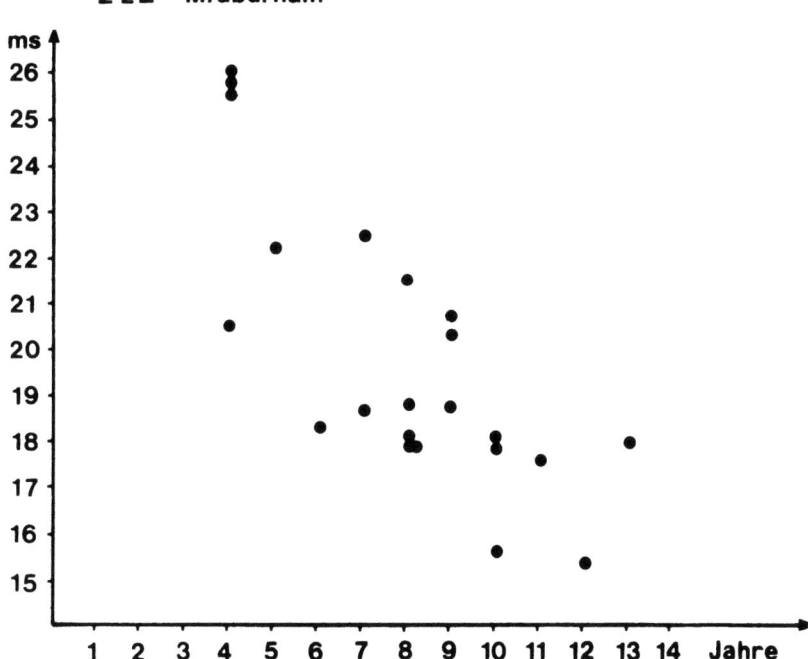

Abb. 2. Reifung der zentralen Leitungszeiten (errechnet aus der Latenzdifferenz nach kortikaler bzw. lumbaler Reizung). Es ist klar erkennbar, daß noch bis jenseits des 10. Lebensjahres eine Abnahme der zentralen Leitungszeiten im Sinne einer zunehmenden Reifung der Pyramidenbahnen stattfindet

meist est nach dem 4.–5. Lebensjahr evozierbar, da offenbar die Schwellen des motorischen Kortex zu diesen Zielmuskeln noch zu hoch sind. Die Abb. 2 zeigt die Reifung der zentralen Leitungszeiten zum Thenar bzw. M. abductor hallucis an einer Population normaler Kinder. Es ist klar erkennbar, daß bis zum Alter von etwa 10 Jahren eine stetige Abnahme der zentralen Leitungszeiten zu verzeichnen ist. Dies entspricht der zunehmenden Ummarkung der schnellsten kortikospinalen efferenten Fasern und ermöglicht erstmals beim Menschen detaillierte quantitative Untersuchungen zur Beschreibung der Reifung der „Pyramidenbahn". Die Erfassung der tatsächlichen zentralen Leitungszeiten ermöglicht dabei insbesondere auch eine Differenzierung von der Reifung der Leitungsverhältnisse im unteren motorischen Neuron.

Die Abb. 1B zeigt den typischen Befund bei einer kindlichen „pyramidalen" Hemiparese, in diesem Fall nach einem embolisch bedingten kapsulären Insult. Es zeigt sich ein deutlicher Unterschied der Latenzen zur nichtbetroffenen rechten im Verleich zur hemiparetischen linken oberen Extremität. In unserem Labor wurde diese Technik bisher an etwa 40 Kindern mit verschiedenen zentralmotorischen Störungen eingesetzt. Bei degenerativen extrapyramidal-motorischen Erkrankungen, einschließlich verschiedener Dystonieformen im Kindesalter, sind die Latenzen nach Kortexstimulation immer normal. Daher ermöglicht diese Methodik, den relativen Beitrag kortikospinaler in Abgrenzung von extrapyramidal absteigenden Fasern bei der Pathophysiologie klinisch oft schwer differenzierbarer motorischer Störungsmuster zu bestimmen.

Über die Erfassung gestörter kortikospinaler Efferenzen in der Klinik hinaus wird diese Technik auch im experimentellen Einsatz Beiträge zum grundlegenden Verständnis motorischer Kontrollmechanismen leisten können. Dies zeigt sich z.B. an der Störbarkeit motorischer Programme durch Kortexstimulation. Über die Stimulation motorischer bzw. prämotorischer Areale hinaus ist es mit der Methodik auch möglich, den primär visuellen Kortex zu stimulieren, da Area 17 ebenfalls eine im Vergleich zu Assoziationskortexarealen niedrige Reizschwelle aufweist. Eine Verbindung der Magnetstimulation mit psychophysischen Techniken (z.B. Amassian 1988) erlaubte es bereits, die Beeinflussung von Wahrnehmungsschwellen durch zu verschiedenen Zeitpunkten gesetzte Störreize über dem visuellen Kortex zu beschreiben.

Zusammenfassend stellt die magnetische Kortexstimulation als sicher und schmerzlos handhabbares Verfahren eine wesentliche Bereicherung des Repertoires der klinischen Neurophysiologie, insbesondere auch im Kindesalter dar. Sie wird sicherlich dazu beitragen helfen, früher und sicherer eine differentielle Eingrenzung zentralmotorischer Störungen im Kindesalter zu leisten. Darüber hinaus ermöglicht die Methode ebenfalls eine schmerzlose Stimulation proximaler Abschnitte des peripheren Nervensystems, die gerade auch im Kindesalter eine Vielzahl interessanter Anwendungen haben wird.

Literatur

Abbruzzese G, Dall'agata D, Morena M et al. (1988) Electrical stimulation of the motor tracts in cervical sponylosis. J Neurol Neurosurg Psychiatry 51:796–802

Amassian VE, Cracco JB, Cracco RQ, Eberle L, Maccabee PJ, Rudell A (1989) Suppression of human visual perception with the magnetic coil over occipital cortex. J Physiol 398:409

Barker AT, Freeston IL, Jalinous R, Merton PA, Morton HB (1985) Magnetic stimulation of the human brain. J Physiol 369:3

Berardelli A, Inghilleri M, Manfredi M, Zamponi A, Cecconi V, Dolce G (1987) Cortical and cervical stimulation after hemispheric infarction. J Neurol Neurosurg Psychiatry 50:861–865

Cowan JMA, Dick JPR, Day BL, Rothwell JC, Thompson PD, Marsden CD (1984) Abnormalities in central motor pathway conduction in multiple sclerosis. Lancet II:304–307

Dick JPR, Cowan JMA, Day BL, Berardelli A, Kachi T, Rothwell JC, Marsden CD (1985) The corticomotoneurone connection is normal in Parkinson's disease. Nature 310:407–409

Eyre JA, Flecknall PA, Kenyon BR, Koh THHG, Miller S (1988) Effects of electromagnetic stimulation of the brain on cortical activity, cortical blood flow, blood pressure and heart rate in the cat. J Physiol (Lond) 396:154

Ferrier D (1875) Experiments on the brain of monkeys. Proc R Soc Lond 23:409–430

Foerster O (1927) Schlaffe und spastische Lähmung. In: Bethe A, Bergmann G von, Embden G, Ellinger A (Hrsg) Handbuch der normalen und pathologischen Physiologie, Bd 10. Springer, Berlin

Hömberg V (1989) Rehabilitation bei zerebrovaskulären Erkrankungen. In: Gellmers HJ et al. (Hrsg) Zerebrale Ischämien. Springer, Berlin Heidelberg New York

Hömberg V, Lange H (1989) Central motor conduction to hand and leg muscles in Huntington's disease. (Manuskript in Vorbereitung)

Hömberg V, Stephan KM, Netz J (1989) Corticospinal efferent activity in chronic upper motor neuron syndrome: Patterns of abnormalities and prognostic value. (Manuskript in Vorbereitung)

Ingram DA, Swash M (1987) Central motor conduction is abnormal in motor neuron disease. J Neurol Neurosurg Psychiatry 50:159–166

Ingram DA, Thompson AJ, Swash M (1988) Central motor conduction in multiple sclerosis: Evaluation of abnormalities revealed by transcutaneous magnetic stimulation of the brain. J Neurol Neurosurg Psychiatry 51:487–494

Koh THHG, Eyre JA (1988) Maturation of corticospinal tracts assessed by electromagnetic stimulation of the motor cortex. Arch Dis Child 63:1347–1352

Merton PA, Morton HB (1980) Stimulation of the cerebral cortex in the intact human subject. Nature 285:227

Penfield W, Boldrey E (1937) Somatic motor and sensory representation in the cerebral cortex of man as studied by electrical stimulation. Brain 60:389–443

Thompson PD, Dick JPR, Day BL, Rothwell JC, Berardelli A, Kachi T, Marsden CD (1986) Electrophysiology of the corticomotoneurone pathways in patients with movements disorders. Mov Disord 1:113–118

Thompson PD, Dick JPR, Asselman et al. (1987) Examination of motor function in lesions of the spinal cord by stimulation of the motor cortex. Ann Neurol 21:389–396

Riesenaxon-Neuropathie

K. Stollhoff, H. H. Goebel, M. Albani

Einleitung

Neuropathien mit Riesenaxonen sind als unterscheidbare erworbene und genetische Erkrankungen sowohl beim Menschen als auch beim Tier beschrieben. Morphologisch findet man eine distale betonte Auftreibung der Axonen durch Akkumulation von Neurofilamenten, die zu der Bezeichnung „Riesenaxon" führte. Bisher wurde bei der autosomal rezessiven Form der Riesenaxon-Neuropathie der Befall des zentralen Nervensystems nur durch die klinischen Befunde und durch die histologische Untersuchung des Gehirns post mortem belegt. Wir konnten zeigen, daß relativ früh im Verlauf der Erkrankung mit bildgebenden Verfahren (CCT, NMR) ein Befall des zentralen Nervensystems als morphologisches Korrelat der klinischen Symptomatik nachgewiesen werden kann.

Fallbericht

Mohammed wurde uns im Alter von 10 Jahren wegen progredienter Gangstörung vorgestellt. In der Familienanamnese ist zu bemerken, daß die Eltern 1. Grades miteinander verwandt sind. Eine 11jährige Schwester des Knaben ist klinisch unauffällig. Mohammed hatte sich bis zum Alter von 5 Jahren unauffällig entwickelt.
Bei der Aufnahme fanden wir einen 10jährigen Jungen in gutem Allgemein- und Ernährungszustand; auffällig waren die kurzen, krausen Haare, die übrigen Familienmitglieder hatten glatte Haare. Laufen war nur mit Mühe möglich, das Gangbild war geprägt durch ataktisch-dysmetrische Bewegungen mit Steppergang und Zirkumduktion. Es bestand eine schwere, distal betonte Muskelatrophie vor allem an den unteren Extremitäten mit nichtauslösbaren Muskeldehnungsreflexen und herabgesetztem Muskeltonus. An den oberen Extremitäten fanden sich eine Dyskinesie, eine Dysmetrie und ein Intentionstremor. Die Augenmotilität und die Gesichtsmotorik waren unbeeinträchtigt, bis auf einen horizontalen Nystagmus. Eine Prüfung des intellektuellen Entwicklungsstandes ergab ein erhebliches Leistungsdefizit. Es fielen vor allem ein Mangel an planvollem Vorgehen und eine Störung in der visuomotorischen Koordination auf. Die allgemeine Denkfähigkeit entprach der eines etwa 7 Jahre alten Kindes, rechnerisches Denken, Zahlen nachsprechen und visuelle Wahrnehmung waren altersentsprechend.

Laborbefunde

Das EEG zeigte diffuse Beta-Aktivierung und eine Verlangsamung 1. Grades. Im CCT und im NMR fanden sich gleichermaßen gliöse Veränderungen periventrikulär und im Kleinhirnmarklager (Abb. 1).
Die sensible und motorische Nervenleitgeschwindigkeit war an allen Extremitäten stark vermindert bzw. nicht meßbar.
Blutbild, Elektrolyte, GOT, GPT, Aminosäuren, organische Säuren, lysosomale Enzyme, inklusive Liquor cerebro spinalis, waren unauffällig.
Die Nervenbiopsie brachte die Diagnose der Akkumulation der Mikrofilamente in den Axonen, die teilweise entmarkt waren. Das Axoplasma war vollständig mit Neurofilamenten gefüllt; die übrigen Organellen, einschließlich der Mikrotubuli, waren entweder nicht nachweisbar oder verlagert. Eine Akkumulation von Mikrofilamenten konnte auch in den Fibroblasten der Hautbiopsie nachgewiesen werden (Abb. 2).

Diskussion

Die rezessiv vererbliche Form der Riesenaxon- Neuropathie wurde zuerst 1972 von Berg et al. [1] bei einem Mädchen beschrieben. Klinisch ähnelte das Krank-

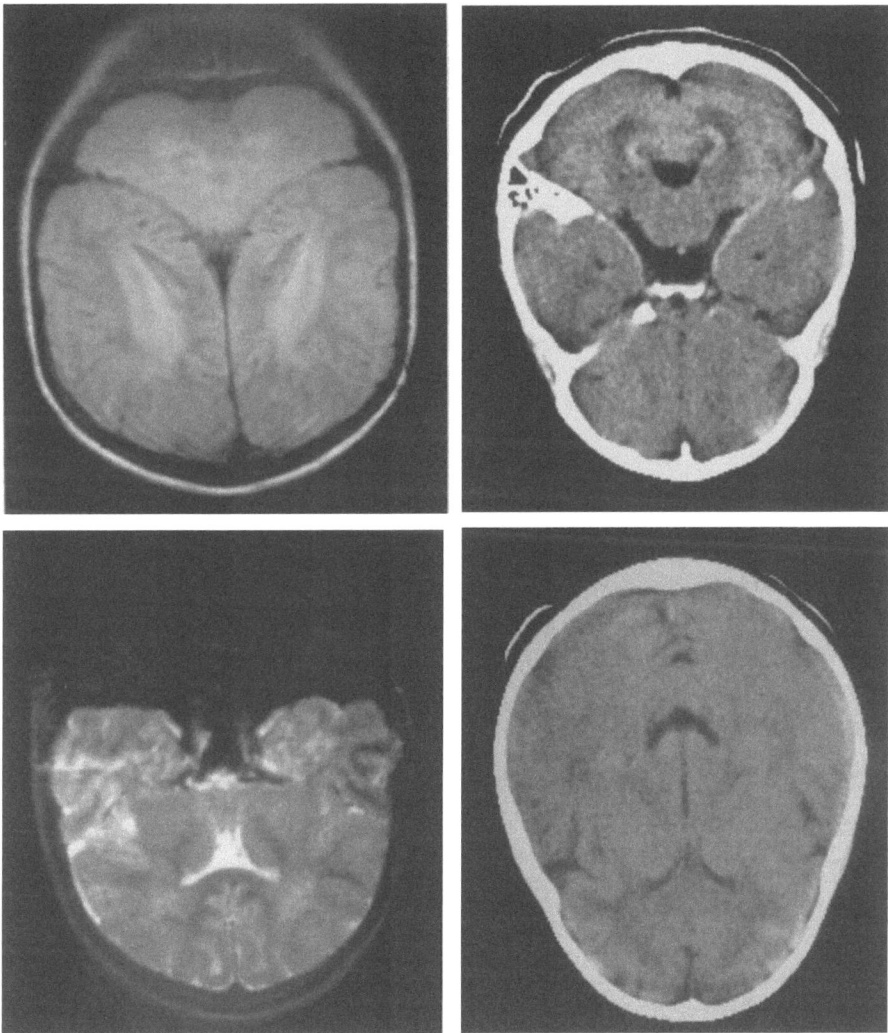

Abb. 1. Gliöse Veränderungen periventrikulär und des Kleinhirnmarklagers im CCT und im NMR

heitsbild einer Friedreich-Ataxie. Es wurde immer wieder ein abnormer Haarwuchs mit sog. „kinky hairs" beschrieben. Die Krankheitssymptome beginnen üblicherweise im ersten Lebensjahrzehnt. Der Verlauf ist rasch progredient und führt zunächst bei noch weitgehend intakten mentalen Fähigkeiten schnell zum Rollstuhldasein.

Klinisch finden sich Zeichen einer peripheren Neuropathie und einer zerebellären Ataxie, die Intelligenz ist meist als unbeeinträchtigt beschrieben [2]. Bei unserem Patienten war jedoch parallel zu den neurologischen Befunden eine deutliche Minderung kognitiver Fähigkeiten vorhanden und deutete auf eine sich bereits

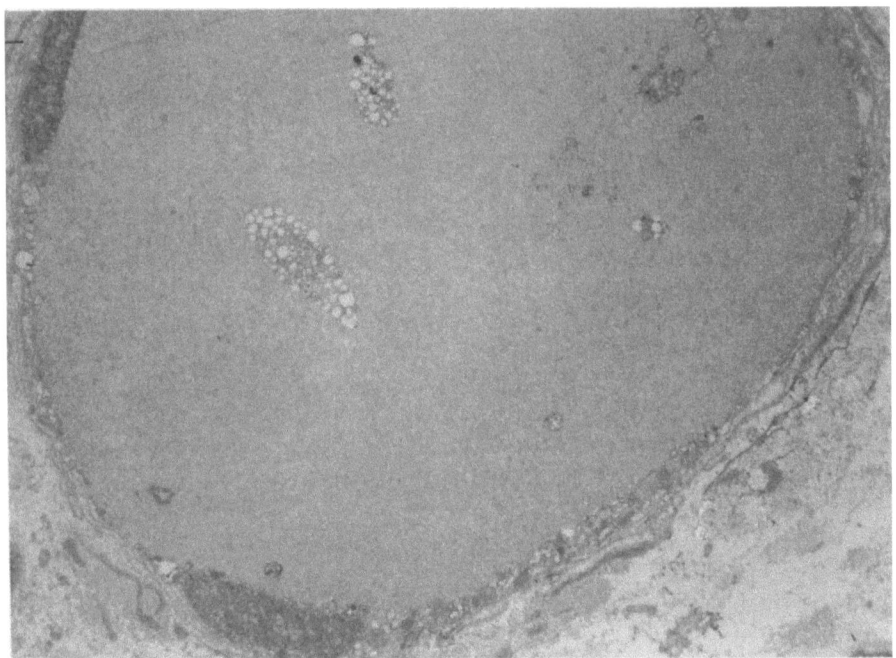

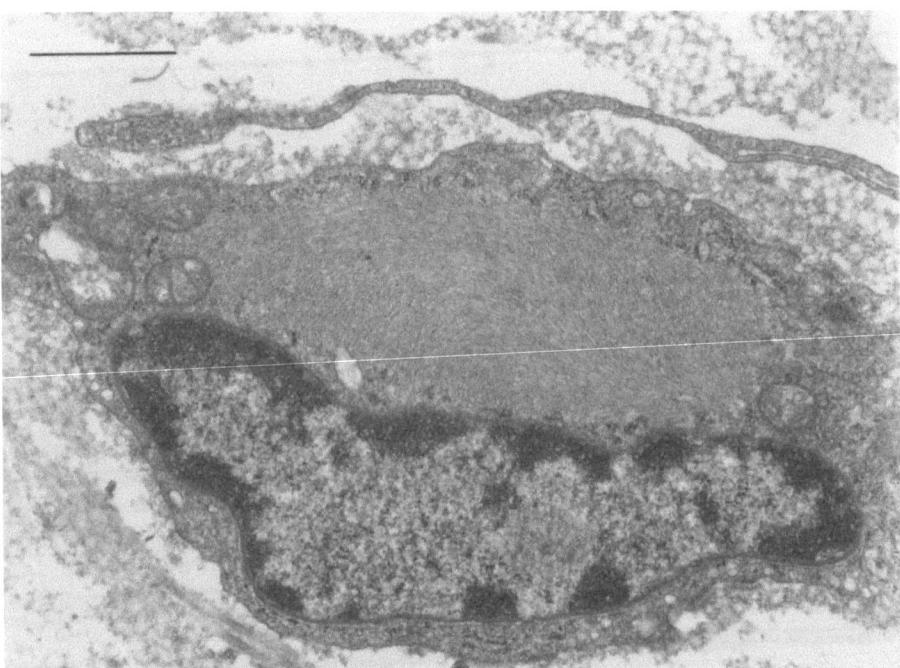

Abb. 2. Akkumulation von Mikrofilamenten im marklosen Axon und Fibroblast

früh manifestierende Beteiligung des zentralen Nervensystems hin. Die von uns beschriebenen Veränderungen, nachweisbar in den bildgebenden Verfahren CCT und NMR), vor allem periventrikulär und im Kleinhirnmarklager entsprechen sowohl dem klinischen, dem neurologischen und dem neuropsychologischen Befund als auch den bei Gehirnautopsien beschriebenen Veränderungen [6] und dürfen damit als pathognomonisch angesehen werden. Die Diagnose wird bioptisch gesichert durch Nachweis der typischen Riesenaxone mit Mikrofilamentanhäufung. Sie kann aber auch allein durch die Hautbiopsie gestellt werden, da die Mikrofilamentanhäufung ubiquitär auftritt und auch in Endothelzellen, Langerhans-Zellen, Melanozyten und dem Zytoplasma der Fibroblasten zu finden ist [4].
Bei Autopsien des Gehirns [3] fanden sich Neurofilamentanhäufungen in Astrozyten und Neuronen mit Gliose der weißen Substanz vor allem periventrikulär und frontoparietal, im Corpus callosum, N. opticus, im Tractus corticospinalis, in den Pedunculi cerebri, den Columnae posteriores sowie eine olivo-zerebelläre Degeneration.
Es liegt demnach eine Erkrankung vor mit ubiquitärer Akkumulation mikrofilamentärer Elemente in Zellen, die sowohl vom Neuroektoderm (Neuronen, Astrozyten, Endothelialzellen, Melanozyten) als auch vom Mesoderm (Langerhans-Zellen) abstammen.
Auch bei Hunden wurde eine genetisch bedingte, autosomal rezessive „Canin giant axonal"-Neuropathie beschrieben [3]. Das elektronenmikroskopische Bild des Nerven entspricht dem der Riesenaxon-Neuropathie des Menschen. Biochemische Untersuchungen der akkumulierten Neurofilamente bei Hunden zeigen, daß eine normale Proteinzusammensetzung vorliegt [4].
Durch toxische Substanzen (Hexabarbon, Methyl-N, Butylketon, Hexandion [5]) kann eine Riesenaxon-Neuropathie, die ebenfalls peripheres *und* zentrales Nervensystem betrifft, ausgelöst werden. Nach Exposition von 2,5-Hexandion bei Ratten wurde eine Riesenaxon-Neuropathie beobachtet mit Beschleunigung des Slow-axonal-Transportes. Als Arbeitshypothese wird hier eine Störung im Slow-axonal-Transportmechanismus angenommen, die zu einem Ungleichgewicht zwischen mikrofibrillärem An- und Abtransport und damit zur Anhäufung mikrofibrillärer Elemente am distalen Nervenende führt. Damit lassen diese Tiermodelle vermuten, daß auch beim Menschen eine Akzeleration des Slow-axonal-Transportes der Mikrofilamente bei normaler Proteinzusammensetzung vorliegt, wodurch das morphologische Bild einer distal betonten unregelmäßigen Schwellung des Neurons hervorgerufen wird. Die klinischen und neurophysiologischen Befunde, zusammen mit den hier zum ersten Mal beschriebenen Veränderungen im CCT und NMR wiesen auf die Diagnose hin. Da eine Hautbiopsie mit Untersuchung an Fibroblasten zur Diagnose dieser seltenen Erkrankung führt, ist eine Nervenbiopsie vermeidbar.

Literatur

1. Berg B, Rosenberg S, Asbury A (1972) Giant axonal neuropathy. Pediatrics 49:894–899
2. Boltshauser E, Bischoff A, Isler W (1977) Giant axonal neuropathy. J Neurol Sci 31:269–278

3. Griffiths IR, Duncan ID (1979) The central nervous system in canine giant axonal neuropathy. Acta Neuropathol 46:169–172
4. Julien JP, Wemushynski WE, Duncan ID, Griffiths IR (1981) Giant axonal neuropathy: Neurofilament isolated from diseased dogs have a normal polypeptide composition. Exp. Neurology 72, 619–627
5. Monaco S, Autilio-Gambetti L, Zabel D (1985) Giant axonal neuropathy. Proc Natl Acad Sci USA 82:920–924
6. Pfeiffer J, Schlote W, Bischoff AS, Boltshauser E, Miller G (1977) Generalised giant axonal neuropathy. Acta Neuropathol 40:213–218
7. Takabe Y, Koide N (1981) Giant axonal neuropathy report of two siblings with endocrinological and histological studies. Neuropediatrics 12:392–404

Reifung der Set-Abhängigkeit standstabilisierender Reflexe im Kindesalter

K. Müller, V. Hömberg, P. Coppenrath, H. G. Lenard

Im Gegensatz zu mono- und oligosynaptischen spinalen Reflexen, bei denen es eine enge Koppelung zwischen den physikalischen Charakteristika des Eingangs und der muskulären Antwort gibt, eröffnen „transzerebral" verschaltete Reflexe dem ZNS die Möglichkeit, je nach Kontexterfordernissen, modulierend auf die Muskelantwort einzuwirken. Seit den Arbeiten von Nashner (1976, 1977) sowie Nashner u. Cordo (1981) hat die Untersuchung von Standreflexen auf der kippbaren Plattform ein fruchtbares Paradigma zum Studium solcher synergistischen Muskelantworten dargestellt.
Bei diesen Untersuchungen steht der Proband aufrecht auf einer Plattform, die in unregelmäßigen Abständen rasch über eine Amplitude von 4° mit einer Geschwindigkeit von 50° pro Sekunde in Zehaufwärtsrichtung gekippt wird. Aus der durch die Plattformkippung induzierten Destabilisierung resultiert eine wohlorganisierte Abfolge von Reflexantworten in der Unterschenkel- und Oberschenkelmuskulatur: Im gedehnten M. triceps surae kommt es zunächst zu einer spinalen Reflexantwort mit kurzer Latenz (SL), die ebenfalls im Triceps surae von einer zweiten Antwort mittlerer Latenz (ML) gefolgt wird. Mit deutlich späterer Latenz kommt es im entdehnten M. tibialis anterior zu einer maßgeblich die Stabilität sichernden Antwort (LL). Untersuchungen von Haas (1986) in Tübingen zeigten, daß bereits bei Kleinkindern die prinzipiell gleiche Abfolge solcher Stabilisierungsreaktionen wie beim Erwachsenen existieren. Wir haben uns in der folgenden Studie für die Reifung der Abhängigkeit dieser Reaktionen vom posturalen Ausgangszustand interessiert. Diese Kontextabhängigkeit bzw. Formbarkeit der Reflexantwort – entsprechend einer Instruktion – wird nach Konzepten von Hammond (1956) und später Evarts u. Tanji (1974) als „Set" bezeichnet.
Wir untersuchten 70 Kinder im Alter zwischen 15 Monaten und 10 Jahren. Drei verschiedene posturale „Sets" wurden folgendermaßen definiert und sind schematisch im oberen Teil von Abb. 1 verdeutlicht:

Reifung der Set-Abhängigkeit standstabilisierender Reflexe im Kindesalter   179

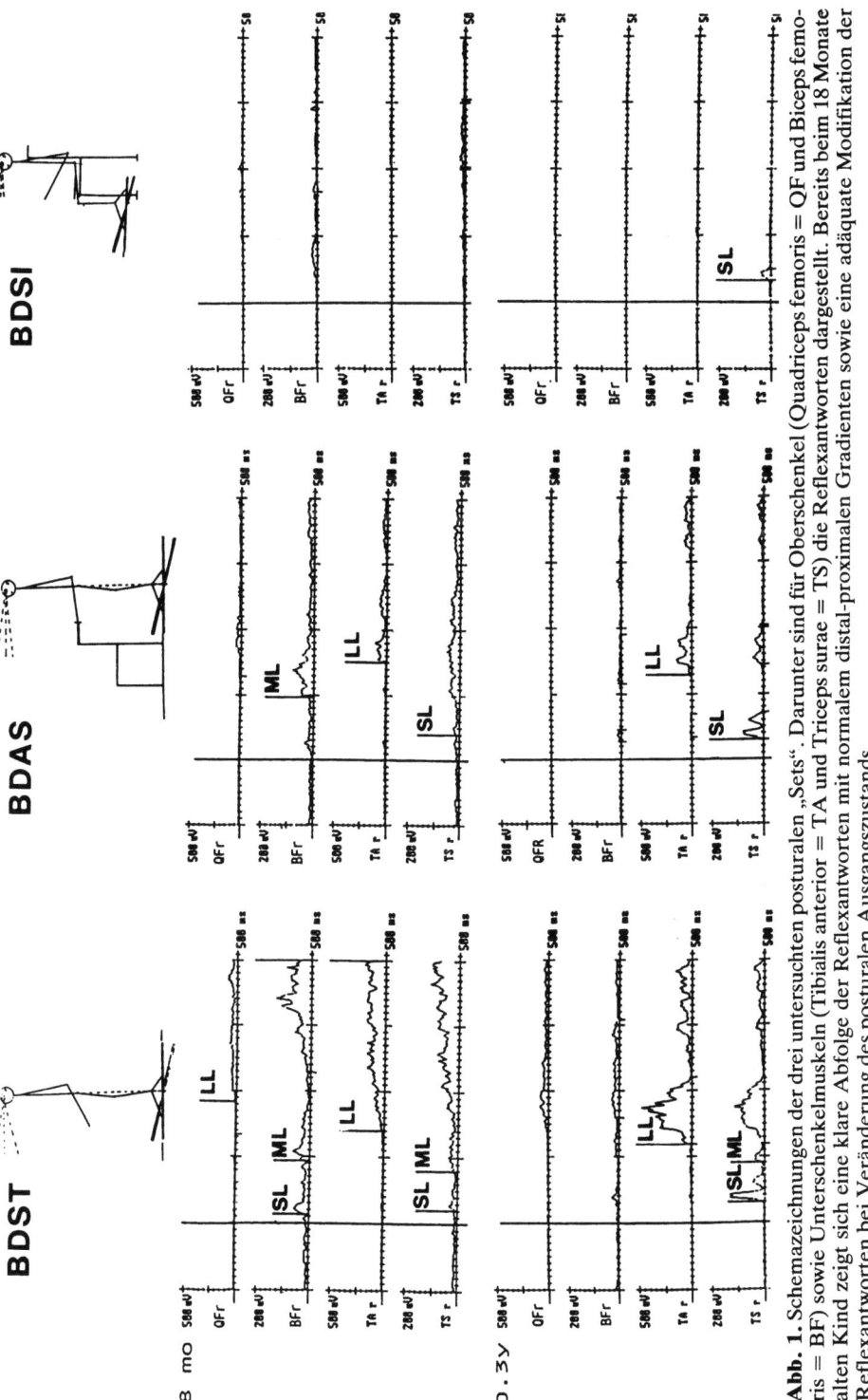

Abb. 1. Schemazeichnungen der drei untersuchten posturalen „Sets". Darunter sind für Oberschenkel (Quadriceps femoris = QF und Biceps femoris = BF) sowie Unterschenkelmuskeln (Tibialis anterior = TA und Triceps surae = TS) die Reflexantworten dargestellt. Bereits beim 18 Monate alten Kind zeigt sich eine klare Abfolge der Reflexantworten mit normalem distal-proximalen Gradienten sowie eine adäquate Modifikation der Reflexantworten bei Veränderung des posturalen Ausgangszustands

1. Bei bilateraler Destabilisation (BDST) mit offenen Augen standen die Kinder mit beiden Beinen auf der Plattform, die in unregelmäßigen Abständen gekippt wurde.
2. In der Bedingung bilaterale assistierte Destabilisation (BDAS) berührten sie mit den ausgestreckten Händen einen vor ihnen stehenden Stuhl zur zusätzlichen posturalen Stabilisierung durch die obere Extremität.
3. Bei bilateraler Destabilisation im Sitzen (BDSI) saßen die Kinder vor der Plattform, mit dem Sprunggelenkswinkel unverändert zu den Vorbedingungen, um damit, abgesehen von der Gewichtsentlastung, den Reflexeingang über das Sprunggelenk unverändert zu belassen, während die Notwendigkeit einer Haltungsadjustierung entfiel.

Ergebnisse und Diskussion

Die Abb. 1 zeigt neben Strichzeichnungen der drei verschiedenen Sets exemplarisch die Reflexantworten der Unter- und Oberschenkelmuskulatur bei zwei Kindern im Alter von 18 Monaten bzw. 10 Jahren. Für BDST findet sich unabhängig vom Alter eine klare identische Abfolge der Reflexantworten.
In BDAS zeigt sich schon beim Kind von 15 Monaten eine deutliche Amplitudenminderung, insbesondere für die ML- und LL-Reflexantworten. Offenbar kommt es schon sehr früh zu einer adäquaten Modulation der Reflexantworten in Abhängigkeit von den posturalen Ausgangsnotwendigkeiten.
In BDSI schließlich sind bereits im Alter von 15 Monaten die Reflexantworten nahezu völlig fehlend, bis auf die spinale SL-Komponente.
Eine Analyse der Altersabhängigkeit der Latenzen von SL, ML und LL ergibt für die SL-Komponente einen Latenzanstieg mit zunehmendem Alter, der nach Korrektur auf Körpergröße abflacht. Daraus folgt, daß die Latenzvariation im wesentlichen abhängig ist von gegenläufigen Trends, gegeben durch Veränderung der Körperdimensionen einerseits und der Reifung der peripheren Leitgeschwindigkeit andererseits. Ein deutlicher Abfall der Latenz mit zunehmendem Alter findet sich hingegen für die ML- und noch ausgeprägter für die LL-Komponente. Dieser Abfall wird noch deutlicher, wenn für die Körperlänge korrigiert wird. Dies entspricht den von Haas et al. (1986) beobachteten Befunden und kann durch Reifung der schnellen efferenten Systeme und der zentralnervösen Verarbeitungszeiten für die Verschaltung der Reflexantworten interpretiert werden.
Die Abb. 2 zeigt im gruppenstatistischen Vergleich zwischen Kindern verschiedener Altersgruppen die Maximal- und integrierten Amplituden der Reflexantworten bei den verschiedenen posturalen Ausgangsbedingungen. Es zeigt sich ein deutlicher Effekt mit Abnahme der Amplituden dieser Reflexe entsprechend dem posturalen Set (in BDAS und BDSI gegenüber BDST). Diese Amplitudenregulation findet sich in gleicher Weise bei Kindern aller Altersgruppen.
Bereits Nashner hatte gezeigt, daß es in der Reflexregulation zu einem zeitlich von distal nach proximal versetzten Gradienten der Muskelaktivierung kommt. Beim Stehen auf der Plattform zeigt die Sprunggelenkmuskulatur früher standkontrollierende Synergismen als die Oberschenkelmuskulatur. Dieser Latenzgradient sowie ein konstantes Verhältnis zwischen distaler und proximaler Amplitude für

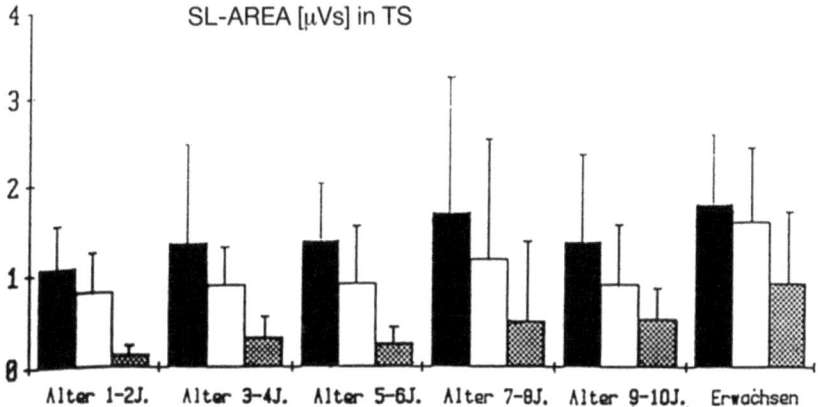

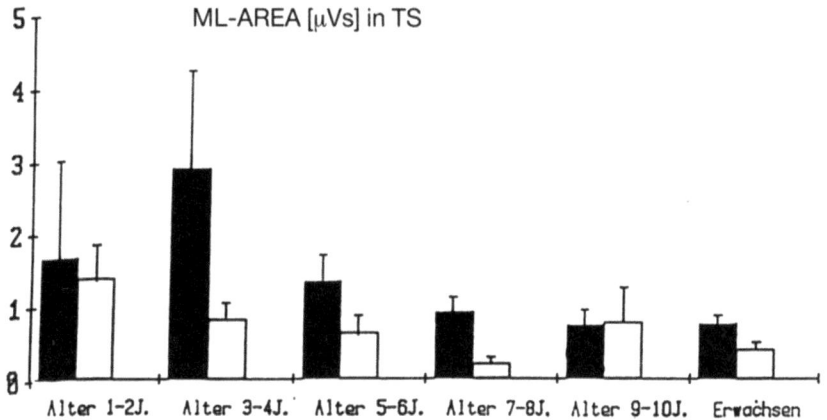

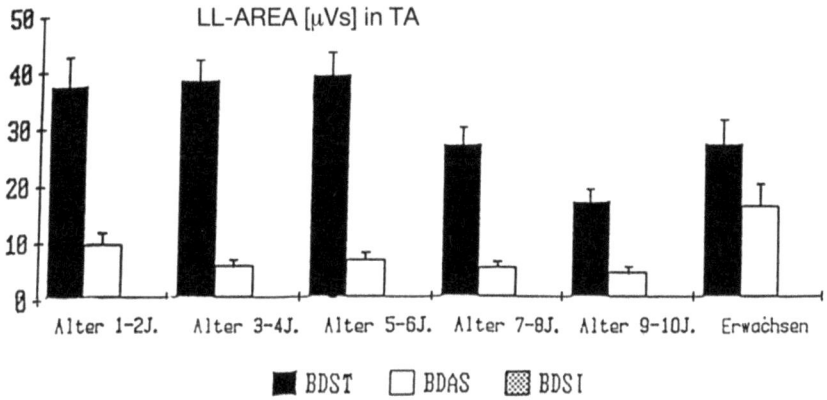

Abb. 2. Gruppenmittel der integrierten kurzlatenzigen *(SL)*, mittellatenzigen *(ML)* und langlatenzigen *(LL)* Reflexantworten bei Gruppen von Kindern verschiedenen Alters in den drei posturalen Ausgangspositionen. In allen Altersgruppen zeigt sich eine gleichartige Abnahme der Reflexamplituden BDAS und BDSI. In BDSI fehlen die Reflexantworten in allen Altersgruppen vollständig für ML und LL

die LL-Reaktion läßt sich ebenfalls für alle untersuchten Altersgruppen nachweisen.

Aus den Befunden kann geschlossen werden, daß nicht nur die Abfolge der einzelnen Muskelantworten um Sprunggelenk und Kniegelenk, sondern auch die adäquate Regulation in Abhängigkeit vom posturalen Ausgangszustand, neben der distal-proximalen Organisation dieser Reflexsynergismen bereits beim Kleinkind voll ausgebildet ist.

Literatur

Evarts EV, Tanji J (1974) Gating of motor cortex reflexes by prior instruction. Brain Res 71:479−494

Haas G, Diener HC, Bacher M, Dichgans J (1986) Development of postural control in children: Short-, medium-, and long-latency EMG responses of leg muscles after perturbation of stance. Exp Brain Res 64:127−132

Hammond PH (1956) The influence of prior instruction to the subject on an apparently involuntary neuro-muscular response. J Physiol 132:17−18

Nashner LM (1976) Adapting reflexes controlling the human posture. Exp Brain Res 26:59−72

Nashner LM (1977) Fixed patterns of rapid postural responses among leg muscles during stance. Exp Brain Res 30:13−24

Nashner LM, Cordo PJ (1981) Relation of automatic postural responses and reaction-time voluntary movements of human leg muscles. Exp Brain Res 48:395−405

Kinesiologische EMG-Untersuchung bei der Zerebralparese − Reflexlokomotion nach Vojta

H. Bauer, A. van de Lint, R. Soerjanto, V. Vojta

Einleitung

Die Reflexlokomotion nach Vojta als Rehabilitationsmaßnahme in der Behandlung der Zerebralparese ist unter der Einwirkung verschiedener Reflexzonen reproduzierbar und wiederholt genau beschrieben (1987).

Velé et al. haben 1962 und 1967 die Auswirkung der Fazilitierung an Kindern mit infantilen Zerebralparesen elektromyographisch untersucht. Der Rückgang der spastischen Irradiation wurde parallel zur objektiven klinischen Befundverbesserung dokumentiert.

Methodik

Für die gesamte polymyographische kinesiologische Ableitung des Reflexkriechens nach Vojta wären etwa 20 Ableitkanäle erforderlich, technisch und computermäßig standen nur 12 EMG-Kanäle zur Verfügung. Mit Oberflächenelektroden und Differentialverstärker wurde deshalb nur von den oberen Extremitäten abgeleitet. Die Auswahl der Muskeln entspricht der kinesiologischen Analyse, an denen der deutlichste Unterschied zwischen normalem und pathologischem Muskelspiel zu erwarten ist:

1. Gesichtsseite

a) M. pectoralis major (Adduktion, Innenrotation),
b) M. infraspinam und M. teres minor (Außenrotation),
c) M. delta posterior (Abduktion),
d) M. latissimus dorsi (Innenrotation und Adduktion),
e) M. triceps brachii (Extension),
f) M. biceps brachii (Flexion),
g) M. trapezius superior und Nackenstrecker (Extension),
h) M. rhomboideus major und M. trapezius inferior (Schulterblatt-Adduktion).

2. Hinterhauptsseite

a) M. pectoralis major,
b) M. infraspinam und M. teres minor,
c) M. delta pars spinalis (Abduktion),
d) M. rhomboideus und M. trapezius inferior.

Simultan wurde von vier Hauptzonen örtlich und zeitlich summiert sowie propriozeptiv aktiviert. Dabei wurde keine direkte phasische Bewegung zugelassen.

Ergebnisse

1. *Erwachsene Normalperson.* Bei der oben beschriebenen propriozeptiven Stimulation kommt es zu einem idealen ausgeglichenen Synergismus zwischen M. triceps brachii und M. biceps brachii bei guter Schulterblatt-Adduktion und ausgewogener Innen- und Außenrotation des Gesichtsarmes. Am Hinterhauptsarm kommt es überwiegend zu einer Außenrotation und Abduktionsaktivität bei gesicherter und fast maximaler Aktivität der Schulterblatt-Adduktion.
Die Intensität der Innervation bei einer Normalperson bleibt in allen Muskeln durchgehend gleich. Im Smoothed-rectified-EMG (SR-EMG), Flächenintegral in mV · s, konnte bei einer jeweiligen Meßzeit von 10 s und bei einer Stimulationsdauer von 1 min nachgewiesen werden, daß kein Wechsel der Aktivität zwischen den einzelnen Muskeln stattfindet.
2. *Spastische Diparese.* Die Ausgewogenheit des Muskelspiels ist bei einem Kind mit einer spastischen Diparese nicht festzustellen. Eine ausreichende Aktivierung der Schulterblatt-Adduktion, also im Schlüsselgelenk, läßt sich am Gesichts- und Hinterhauptsarm nachweisen. Entsprechend dem Mangel der Abduktion und Außenrotation bei einer spastischen Zerebralparese kommt es selten zu einer ausgewogenen, meist wechselnden Aktivierung zwischen Innen- und Außenrotatoren, selten auch zur Halteaktivität zwischen M. triceps

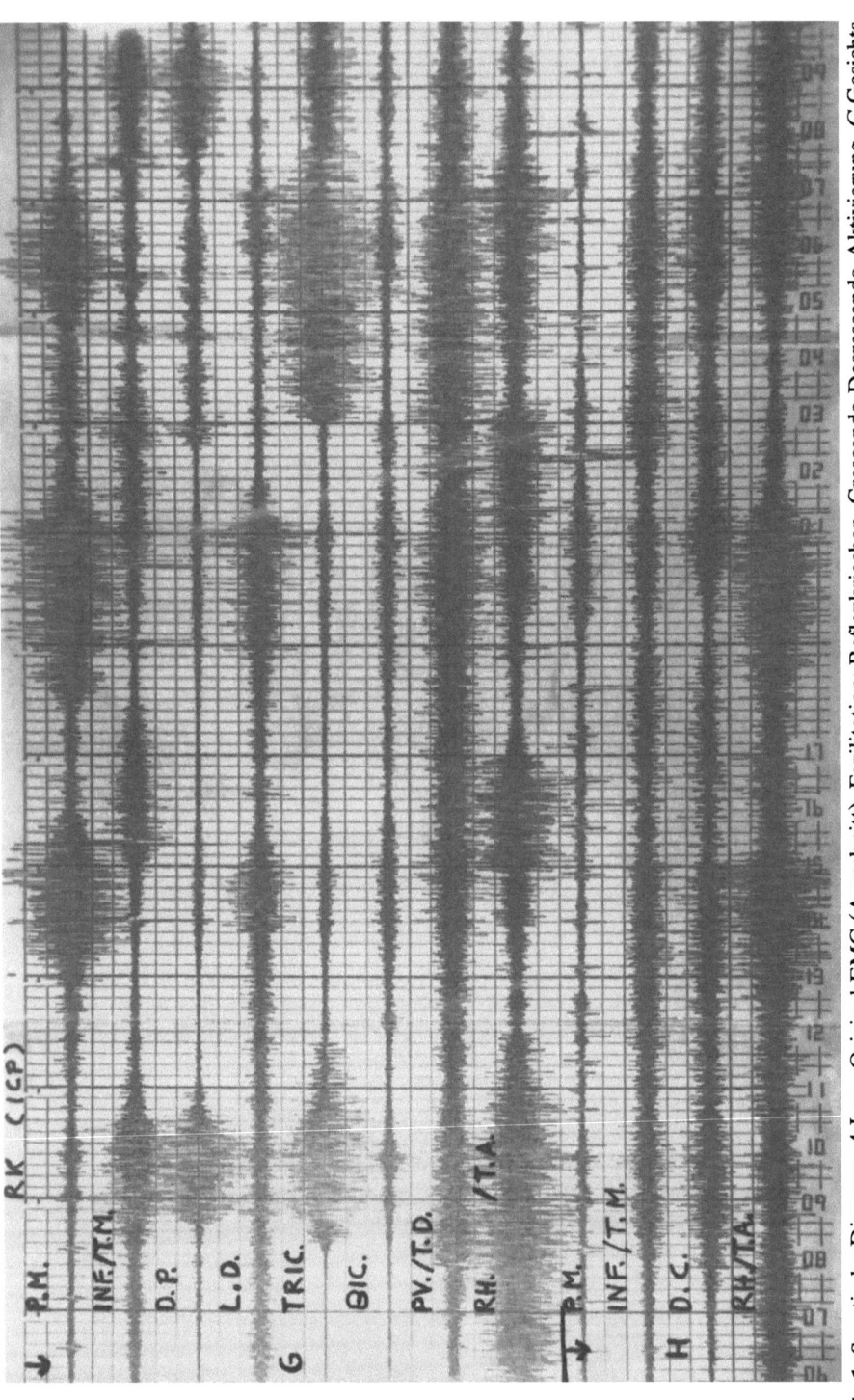

Abb. 1. Spastische Diparese, 4 J. w., Original-EMG (Ausschnitt). Fazilitation: Reflexkriechen, Crescendo-Decrescendo-Aktivierung. *G* Gesichtsseite, *H* Hinterhauptsseite, *RK* Reflexkriechen, *ICP* infantile Zerebralparese, *PM* M. pectoralis major, *INF/TM* M. infraspiram/teres minor, *D.P.* M. deltoideus, Pars cervicospinalis, *L.D.* M. latissimus dorsi, *TRIC.* M. triceps brachii, *BIC.* M. biceps brachii, *PV./T.D.* Mm. paravertebrales/trapezius descendens, *RH./T.A.* Mm. rhomboidei/trapezius ascendens, *D.C.* M. deltoideus, Pars cervicospinalis

brachii und M. biceps brachii. Das angestrebte Muskelspiel kommt immer nur in bestimmten Crescendo-Decrescendo-Aktivierungen kurzfristig für 1–2 s zustande (Abb. 1).

Im SR-EMG (Smoothed-rectified-EMG) ist bei einem längeren Fazilitierungsverlauf über fast 6 min ein rhythmischer Prozeß nachweisbar (Abb. 2):
Die Rhomboidalmuskulatur an der Gesichtsseite zeigt dabei, beginnend aus einem relativ niederen Aktivitätsniveau, eine erhebliche Innervationsfazilitation, die zwar wieder absinkt, aber auf einem sehr viel höheren Niveau verbleibt als andere Synergisten und Antagonisten. Dieses höhere Niveau entspricht dann der Haltefunktion des Schultergürtels.
Am Hinterhauptsarm erreicht der M. deltoideus nach Erreichen eines Aktivitätsgipfels ein relativ hohes Fazilitationsniveau. Die Infraspinalmuskulatur bleibt an beiden Armen (im Sinne der Außenrotation) wesentlich aktivierter als der jeweilige größere innenrotatorische Gegenspieler M. pectoralis major.
Die Sicherung der Schulterblatt-Adduktion, die Flexion in der transversalen Ebene in gesicherter Abduktion und die Außenrotation des Armes sind jedoch die entscheidenden Mängel in der Spontanmotorik der spastischen Zerebralparese.
Die pathologische Spontanmotorik bei der Zerebralparese wird beherrscht von überschießender Innenrotation des Oberarms und dem Mangel der Außenrotation sowie dem Mangel der Schrittführung des Armes nach vorne in der gesicher-

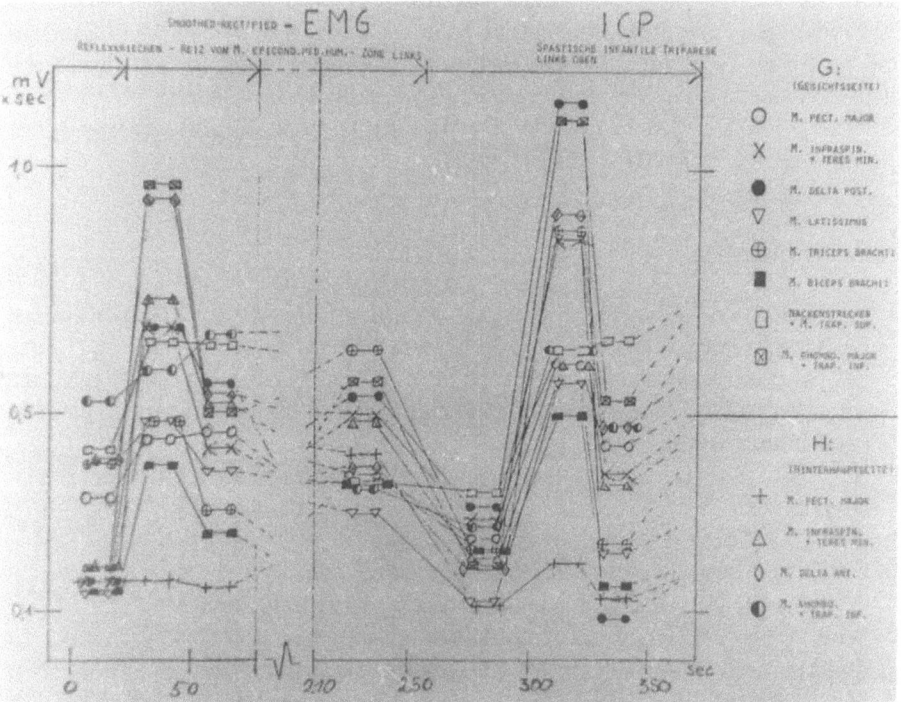

Abb. 2. Spastische Triparese links oben, 4 J. w. Darstellung der Muskelspiele im Schultergürtel beim Reflexkriechen (Erläuterung s. Text)

ten Abduktion. In der dosierten propriozeptiven Stimulation kann nachgewiesen werden, daß diese Kennmuskeln, wenn auch in einer Rhythmik, in ihrer Funktion aktiviert werden können.

Wichtig ist, darauf hinzuweisen, daß das Verhältnis der einzelnen Muskeln zueinander in dieser rhythmischen Crescendo-Decrescendo-Aktivierung sowohl im unteren Niveau der EMG-Aktivität als auch auf dem Höchstpunkt der Aktivität dem erwünschten Muskelspiel fast entspricht (Abb. 2).

In einer weiteren Studie wurden 5 gesunde Kinder und 5 Kinder mit einer spastischen Diparese verglichen. Die Verteilung der Ableitmuskeln wurde nur geringfügig verändert (7 auf der Gesichtsseite, 5 auf der Hinterhauptsseite) (van Os 1987). Bei jedem Kind wurden 320 s Stimulationszeit angesetzt und eine jeweilige Computerrechnerzeit bezieht 10 s der Aktivierung ein. Bei den 5 gesunden Kindern zeigte sich nicht dieselbe Ausgewogenheit des Synergismus in den einzelnen Muskelgruppen wie bei einer erwachsenen Normalperson. Die Synergismusaktivität zeigt eine größere Streuung. Bei den 5 Kindern mit spastischer Diparese kam es erneut zum Nachweis von deutlicheren Crescendo-Decrescendo-Überaktivitäten. Das Aktivierungsniveau (gemessen an den Amplituden) bei den zerebralparetischen Kindern liegt etwas höher. Deutliche signifikante Unterschiede ergaben sich gegenüber den gesunden Kindern im Synergismus der Innen- und Außenrotatoren sowie bei der Aktivierung des M. trapezius auf der Gesichtsseite und des M. delta posterior auf der Hinterhauptsseite. In allen anderen Muskelgruppen ergaben sich gegenüber den gesunden Kindern keine signifikanten Unterschiede (Abb. 3).

Es konnte somit nachgewiesen werden, daß bei den zerebralparetischen Kindern mit spastischer Diparese der Synergismus der Haltefunktionen in der propriozeptiven Aktivierung dem des gesunden Kindes deutlich angeglichen werden kann. Ein Mangel in der Aktivierung bleiben weiterhin die Außenrotatoren und − mit Einschränkung − die Abduktionsfähigkeit.

Zusammenfassung

1. Unter der Aktivierung mit der Vojta-Therapie können elektromyographisch bei Kindern mit spastischer Zerebralparese Teilmuster und komplette Muster des Muskelspiels nachgewiesen werden, die dem normalen Muskelspiel entsprechen und in der Spontanmotorik der spastischen Kinder primär nicht in Erscheinung treten.
2. Ihre Aktivierung erscheint nicht sofort und ist nicht immer vollständig. Sie ist abhängig von der räumlichen und zeitlichen Summation.
3. Die Aktivierung scheint rhythmisch zu sein.
4. Der Synergismus der einzelnen Muskeln zueinander nähert sich in jedem Fazilitationsabschnitt dem normalen Muster eines Muskelspiels an.
5. Eine exakte Erklärung der Rhythmik ist derzeit neurophysiologisch nicht zu finden. Zu vermuten ist, daß eine definierte Erregbarkeit der motorischen Regulationskreise nachweisbar ist. Erst Longitudinalstudien können den Nachweis antreten, daß die Glättung des Muskelspiels evtl. einhergeht mit einer Harmonisierung dieser motorischen Regulationsebenen.

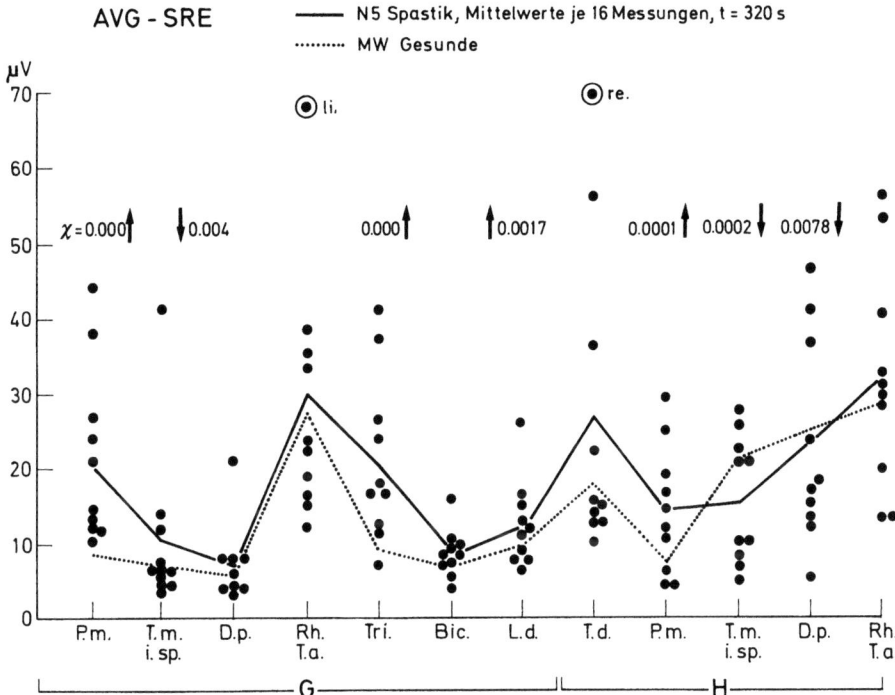

Abb. 3. Vergleich der Muskelspiele von gesunden Kindern und Kindern mit spastischer Diparese. χ Signifikanz-Unterschied zur mittleren Aktivität, *AVG-SRE* average smoothed rectified EMG, ⊙ *li* Arm: Hinterhauptsseite (Rechtshänder), ⊙ *re* Arm: Hinterhauptsseite (Linkshänder). Weitere Erläuterung s. Text; Abkürzungen der Muskeln s. Abb. 1 und 2. Weitere Signifikanzberechnungen: K3 D.p. 0,3003; K4 Rh./T.a. 0,088; K7 L.d. 0,8227; K8 T.d. 0,2608; K12 Rh./T.a. 0,3987

Literatur

Os N van (1987) Onderzoek naar de Vojta-trainingsmethode − een pilotstudie − met het MFA-apparat als Meetinstrument. Diplomarbeit, Faculteit der Geneeskunde, Rijksuniversiteit Leiden

Velé F, Vojta V, Ackermannová B (1962) Reflex loosening of spasticity in spastic infantile syndrome. Czech. EMG Committee Meeting, Hradec Králové [ref. in Electromyography 2:311 (1962), Abstracts]

Velé F, Vojta V, Ackermannová B (1967) EMG − Evaluation of special treatment technique used in children with signs of spasticity in cerebral palsy. 2nd. Int. Symposium of Cerebral Palsy, Prag (Abstracts)

Vojta V (1987) Die zerebralen Bewegungsstörungen im Säuglingsalter, 5. Aufl. Enke, Stuttgart

Benigne hereditäre Chorea: Klinisch-neurophysiologische Untersuchungen

K. Müller, V. Hömberg, H. G. Lenard

Einleitung

Für nichtprogrediente hereditäre extrapyramidal-motorische Bewegungsstörungen im Kindesalter existieren eine Reihe unterschiedlicher Krankheitsbezeichnungen, wie z.B. benigne hereditäre Chorea, essentielle Myoklonie oder myoklonische Dystonie (z.B. Kurlan et al. 1987; Lange et al. 1987; Quinn et al. 1988). Während diese Entitäten rein klinisch definiert sind und große Überlappungen aufweisen, fehlen auf neurophysiologischen Daten basierende Definitionsansätze. Im folgenden werden am Beispiel von zwei Familien mit einer solchen Erkrankung neben dem klinischen Spektrum neurophysiologische Untersuchungen vorgestellt, die mit Ergebnissen von Patienten mit M. Huntington als Beispiel einer degenerativen Erkrankung der Basalganglien verglichen werden.

Kasuistik

Familie 1: In der Elterngeneration ist die 38jährige Mutter betroffen. Bei ihr sind nur choreoathetoide Bewegungen der Arme, Hände und Finger auffällig. Die gleichen klinischen Symptome wurden bei ihrer bereits verstorbenen Mutter beschrieben.
In der Kindergeneration sind drei von sechs Geschwistern im Alter zwischen 15 Monaten und 15 Jahren erkrankt. Die Erkrankung manifestierte sich beim jüngsten Geschwisterkind im Alter von 1 Jahr, der 13- und der 15jährige Bruder fielen mit etwa 2 Jahren durch eine statomotorische Retardierung, die wahrscheinlich schon durch die Hyperkinesen bedingt war, auf.
Bei allen Patienten stehen klinisch choreatiforme Bewegungen der Extremitäten, des Rumpfes und des Kopfbereiches im Vordergrund. Die Symptomatik verläuft nicht progredient, sondern tendiert eher zur Besserung mit zunehmendem Alter.

Familie 2: In der Elterngeneration fanden sich nur diskrete Auffälligkeiten in Form von bei bestimmten Bewegungen oder nach Erschrecken einschießenden raschen unwillkürlichen Hyperkinesen beim 42jährigen Vater und seinem 49jährigen Bruder. Bei der 15jährigen Tochter bestehen deutliche Hyperkinesen seit dem 2. Lebensjahr in Form von choreatiformen Bewegungen der Extremitäten, des Rumpfes und des Kopfes. Zusätzlich sind beim Gehen eine dystone Haltung des linken Beines sowie myokloniforme Hyperkinesen im Bereich des Schultergürtels sowie der linken Extremitäten zu beobachten. Ein 18jähriger Bruder ist gesund.

Befunde

EMG-Registrierungen verschiedener proximaler und distaler Muskelgruppen bei Mitgliedern aus Familie 1 und Familie 2 ergaben, daß lediglich in Familie 2 (Abb. 1) gehäuft bilateral synchrone, kurze, myokloniforme EMG-Bursts auftraten, während das EMG-Muster in Familie 1 nicht unterscheidbar von der Vielgestaltigkeit der Muster von Hyperkinesen bei der Chorea Huntington war (Hefter et al. 1987). Hier treten neben raschen myokloniformen Entladungen von unter

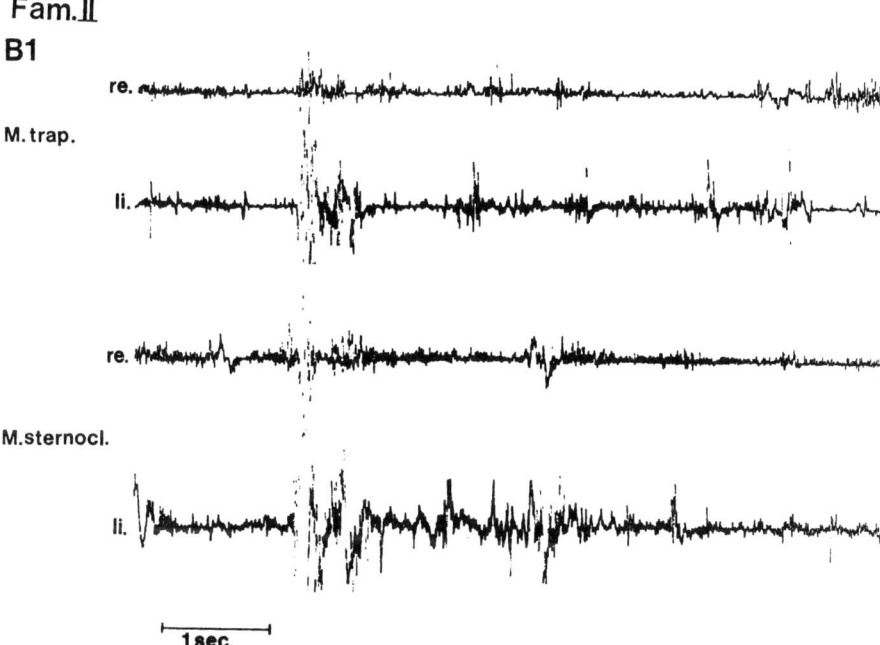

Abb. 1. Polygraphische EMG-Oberflächenregistrierung von symmetrischen Muskelgruppen (M. trapezius rechts und links bzw. M. sternocleidomastoideus rechts und links) bei der Tochter aus Familie 2. Es finden sich irreguläre Bursts verschiedener Dauer, wobei aber eine vermehrte symmetrische Kopplung auffällt

100 ms Dauer in irregulärer Folge auch längerdauernde EMG-Entladungen bis hin zu Sekunden andauernden „dystonen" Mustern auf.
Schnellstmögliche isometrische Zeigefingerextensionen gegen ein Kraftaufnehmersystem haben sich als eine sehr sensitive Untersuchungstechnik in der Charakterisierung gestörter Willkürmotorik bei extrapyramidal-motorischen Erkrankungen erwiesen (z.B. Hefter et al. 1987).

Beim normalen Probanden zeigen die Kontraktionszeiten für diese Fingerbewegungen relativ schnelle Kraftanstiege. Weiterhin besteht eine Invarianz zwischen Kontraktionsamplitude und Kontraktionszeit, d.h. kleine Kontraktionen können in der gleichen Zeit durchgeführt werden wie große. Bei den klinisch betroffenen Mitgliedern der Familie 1 zeigt sich sowohl eine Bewegungsverlangsamung wie eine Störung dieser Zeitgleichheit, unabhängig von der Kontraktionsamplitude (Abb. 2). Die pathologischen Befunde konnten in etwas weniger starker Ausprägung auch für Mitglieder der 2. Familie erhoben werden. Ähnlich findet sich auch beim M. Huntington eine Bewegungsverlangsamung sowie eine Störung der Isochronie (Hefter et al. 1987).
Verschiedene schnellstmögliche Willkürbewegungen (repetitives Klopfen, Zielbewegungen, schnelles Umstecken von Stiften) wurden mit Hilfe der *motorischen Leistungsserie* (Schoppe et al. 1974) gemessen. Bei allen betroffenen Familienmit-

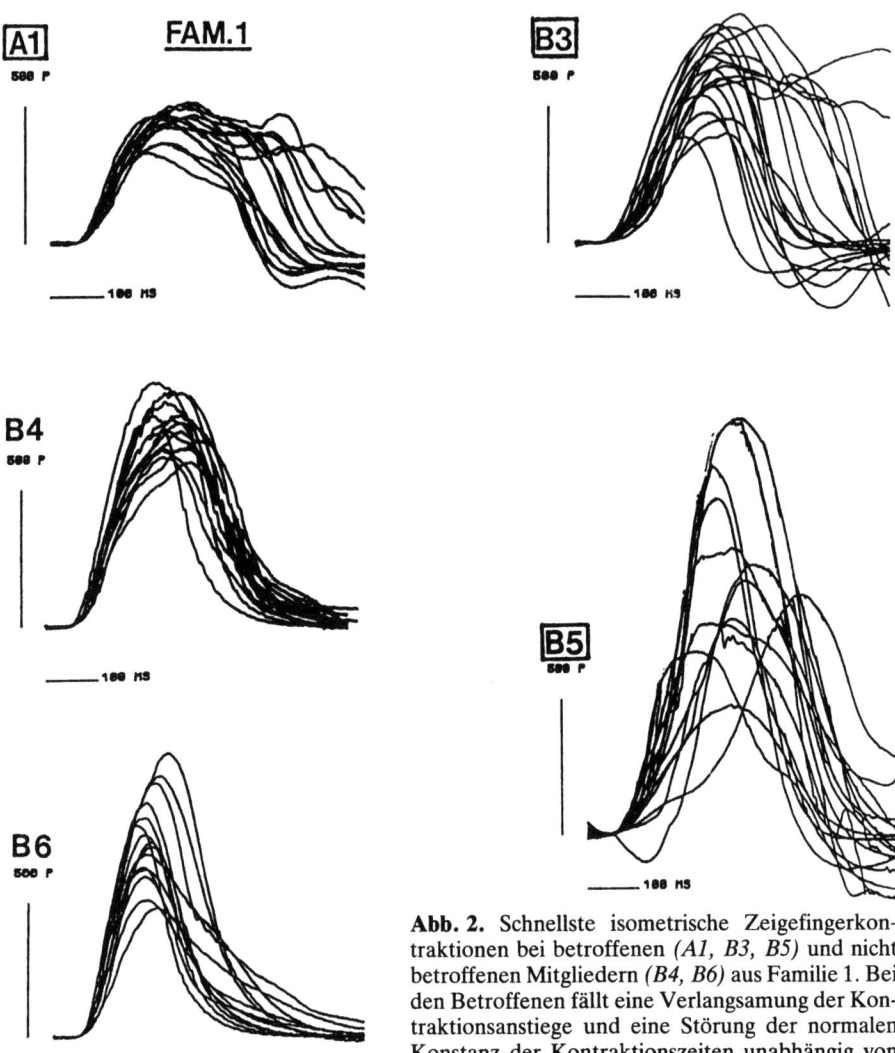

Abb. 2. Schnellste isometrische Zeigefingerkontraktionen bei betroffenen *(A1, B3, B5)* und nicht betroffenen Mitgliedern *(B4, B6)* aus Familie 1. Bei den Betroffenen fällt eine Verlangsamung der Kontraktionsanstiege und eine Störung der normalen Konstanz der Kontraktionszeiten unabhängig von der Kontraktionsamplitude auf

gliedern zeigen sich gegenüber altersnormierten Kontrollkollektiven verlangsamte Willkürbewegungszeiten.

Die Registrierungen der *Augenbewegungen* (schnellste 80°-Sakkaden, horizontale Folgebewegungen) sind für die betroffenen Mitglieder beider Familien unauffällig. Im Gegensatz dazu sind beim Huntington-Patienten die maximal sakkadischen Geschwindigkeiten deutlich verlangsamt, und es zeigen sich deutlich sakkadierte Folgebewegungen (Beenen et al. 1986).

Mit Hilfe der beweglichen Plattform wurden durch rasche Zehaufwärtskippung ausgelöste *Standreflexe* gemessen (vgl. zur Methodik Müller et al., in diesem Band, S. 178). Bei Huntington-Patienten zeigt sich oft eine deutliche Verspätung der wahrscheinlich transzerebral verschalteten LL-Komponente. Dies ließ sich

auch bei der Mutter der Familie 1 nachweisen, während ansonsten das Gesamtmuster wie auch die Zeiten der Standreflexe bei beiden Familien unauffällig sind.
Die *magnetoelektrische Kortexstimulation* (zur Methode s. Hömberg et al., in diesem Band, S. 168) für Mitglieder aus beiden Familien zeigt, daß wie bei allen extrapyramidal-motorischen Erkrankungen normale kortikospinal efferente Leitungszeiten vorhanden sind. Bezüglich der afferenten Leitung sind die Latenzen der primären kortikalen Komponenten der *somatosensibel evozierten* Potentiale sowohl beim M. Huntington als auch bei unseren Familien unauffällig. Ein signifikanter Befund bei Huntington-Patienten ist aber eine deutliche Amplitudenreduzierung der primären N20-P25-Komponenten (z.B. Hömberg u. Hennerici 1987). Bei beiden untersuchten Familien unserer Studie waren diese Komponenten unauffällig. Auch für *visuell evozierte Potentiale* finden sich in einem relativ hohen Prozentsatz bei Huntington-Patienten reduzierte Potentialamplituden für den primären P100-Komplex nach Schachbrettstimulation (Hennerici et al. 1985), während bei den Mitgliedern der Familie 1 diese Untersuchungen unauffällig waren.
Psychometrische Untersuchungen ergaben bei allen Mitgliedern von Familie 1 und Familie 2, bis auf die Mutter in Familie 1, bei der sprachliche Probleme bestanden, durchgehend unauffällige Ergebnisse.
Auch das Muster der klinisch-neurophysiologischen Untersuchungsergebnisse gestattet keine sichere Differenzierung zwischen den klinisch nicht ganz identischen Krankheitsbildern im Vergleich beider Familien. Die klinische Diagnose der ersten Familie ist die der klassischen benignen hereditären Chorea (Haerer et al. 1967). Die klinische Präsentation bei der 2. Familie, insbesondere unterstützt durch die EMG-Polygraphie, könnte eher an einen benignen essentiellen Myoklonus oder eine myoklonische Dystonie denken lassen. Bei betroffenen Mitgliedern beider Familien, wie bei praktisch allen Basalganglienerkrankungen, findet sich eine deutliche Verlangsamung von Willkürbewegungen. Der wesentliche Unterschied bei beiden Familien zum M. Huntington besteht darin, daß keine Demenz vorliegt und die primären afferenten Systeme intakt sind. Beim M. Huntington geht die Pathologie immer über die Basalganglien hinaus und betrifft insbesondere Projektions- und Assoziationsareale des Kortex.
Die Ergebnisse der Untersuchung zeigen, daß trotz der auch in der Literatur wiederholt zitierten großen klinischen Variabilität der hereditären nichtprogredienten extrapyramidal-motorischen Bewegungsstörungen sich klinisch-neurophysiologisch keine signifikanten Unterschiede ergeben. Uns scheint es daher — wie auch von Kurlan et al. (1987) angeregt — gerechtfertigt, beide Familien in eine unitäre Gruppe hereditärer Choreoathetosen ohne wesentliche Progredienz einzugruppieren und diese Erkrankungen als Teil eines Spektrums verschieden ausgeprägter Hyperkinesen mit Willkürmotorikverlangsamung anzusehen, denen möglicherweise der gleiche genetische Defekt zugrundeliegt.

Literatur

Beenen N, Büttner U, Lange HW (1986) The diagnostic value of eye movement recordings in patients with Huntington's disease and their offspring. Electroencephalogr Clin Neurophysiol 63:119—127

Haerer AF, Currier RD, Jackson JF (1967) Hereditary nonprogressive chorea of early onset. N Engl J Med 276:1220–1224
Hefter H, Hömberg V, Lange HW, Freund H-J (1987) Impairment of rapid movement in Huntington's disease. Brain 110:585–612
Hennerici M, Hömberg V, Lange HW (1985) Evoked potential in patients with Huntington's disease and their offspring. II: Visual evoked potentials. Electroencephalogr Clin Neurophysiol 62:167–176
Hömberg V, Hennerici M (1987) Visual and somatosensory evoked potential mapping in Huntington's disease. In: Blum Th, Barber C (eds) Evoked potentials, vol III. Butterworths, London, pp 441–445
Kurlan R, Behr J, Shoulson I (1987) Hereditary myoclonus and chorea: The spectrum of hereditary nonprogressive hyperkinetic movement disorders. Mov Disord 2:301–306
Lange HW, Aulich A, Hefter H, Hömberg V, Noth J, Podoll K, Strauss W (1987) Benign hereditary chorea. A neuroradiologic, physiologic and psychometric investigation. In: Benecke R, Conrad B, Marsden CD (eds) Motor disturbances I. Academic Press, New York
Quinn NP, Rothwell JC, Thompson PD, Marsden CD (1988) Hereditary myoclonic dystonia, hereditary torsion dystonia and hereditary essential myoclonus: An area of confusion. Adv Neurol 50:391–401
Schoppe U (1974) Das MLS-Gerät: Ein neuer Testapparat zur Messung feinmotorischer Leistungen. Diagnostica 20:43–46

Fehldiagnose „hypotone Zerebralparese" bei der kongenitalen Form der myotonen Dystrophie

H. Kahle, M. Buchwald-Saal, I. Krägeloh-Mann, G. Haas

Das Krankheitsbild der kongenitalen myotonen Dystrophie wird oft verkannt und als hypotone Zerebralparese fehldiagnostiziert.
Die Neugeborenen fallen durch praktisch fehlende Spontanmotorik bei schwerster Muskelhypotonie und -schwäche auf. Atemstörungen führen z.T. zu schwerer perinataler Asphyxie und machen Reanimation und künstliche Beatmung erforderlich. Durch den zu schwachen oder sogar fehlenden Saugreflex mit Schluckstörungen ist Sondenernährung nötig. Hydramnion und geringe Kindsbewegungen kennzeichnen die Schwangerschaft. Äußerlich fallen Fußdeformitäten, meist Klumpfüße, sowie das schlaffe Gesicht mit dreiecksförmigem Mund auf.
Nach 6–8 Wochen sind die Atem- und Schluckstörungen meist überwunden, und es kommt zur sehr verzögerten motorischen Entwicklung. Die geistige Entwicklung ist meist retardiert. Ein Leitsymptom der Krankheit, die Myotonie, entwickelt sich erst im 3.–11. Lebensjahr. Muskeleigenreflexe, CK, EMG und NLG sind normal, die Biopsie zeigt lediglich unspezifische Veränderungen, so daß die übliche Myopathiediagnostik versagt.
Deshalb ist im 1. Lebensjahr die Diagnose nur über die Untersuchung der Mutter möglich. Sie ist immer im prä- oder beginnenden klinischen Stadium der adulten Form der myotonen Dystrophie erkrankt und sich ihrer Krankheit meist nicht

bewußt. Die Mütter haben eine myopathische Fazies, geringe Mimik, verwaschene Sprache, Antriebsschwäche und Müdigkeit, Myotonie im Bereich der Hände. Die Bestätigung erfolgt durch das EMG mit dem Nachweis der myotonen Entladungen. Eine Biopsie ist nicht erforderlich.
Bei Unkenntnis dieses Krankheitsbildes wird die Hypotonie, Atem- und Trinkschwäche als Folge und nicht als Ursache für die perinatale Asphyxie erklärt, und es kommt in sehr vielen Fällen zur Fehldiagnose „hypotone Zerebralparese".
In unserer Klinik sind 6 Patienten mit einer kongenitalen Form der myotonen Dystrophie bekannt, davon zeigten alle die für diese Erkrankung typischen Stigmata und Probleme (s. Abb. 1):
1. Perinatale Asphyxie verschiedenen Ausmaßes von Adaptationsstörungen bis Reanimation und künstlicher Beatmung.
2. Muskelhypotonie und -schwäche, bis zu völlig fehlender Spontanmotorik.
3. Fehlender oder schwacher Saugreflex mit Trinkschwäche und erforderlicher Sondenernährung.

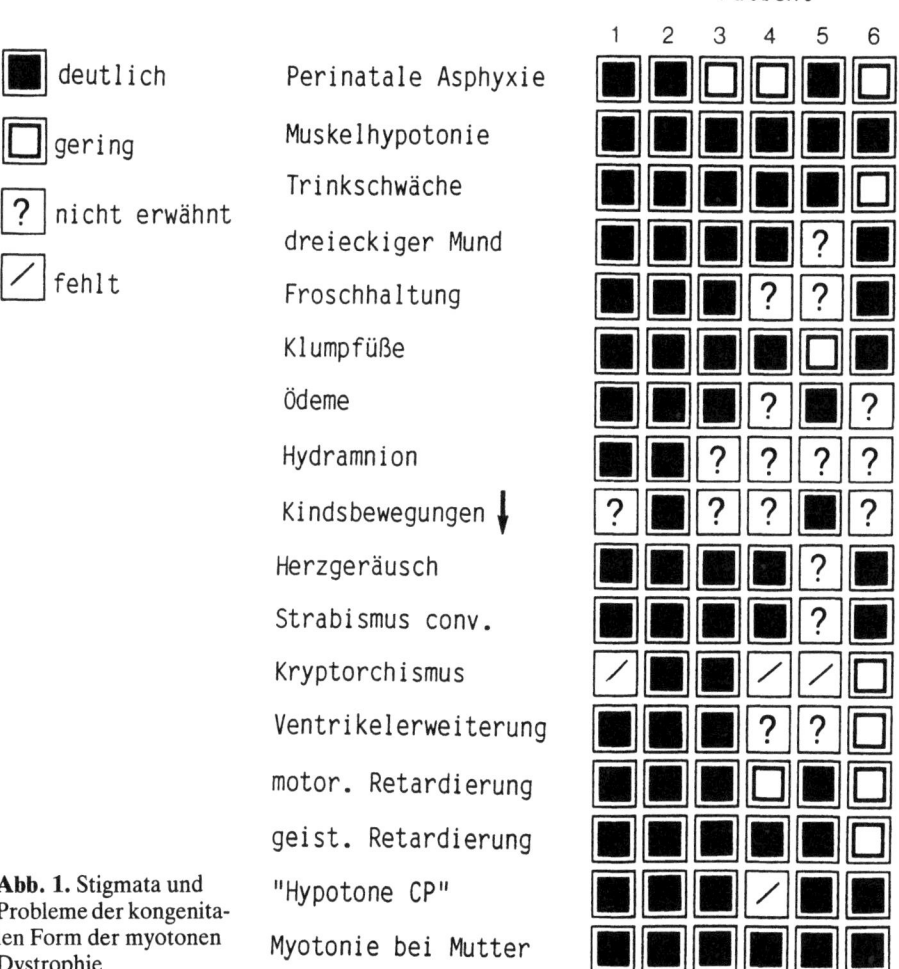

Abb. 1. Stigmata und Probleme der kongenitalen Form der myotonen Dystrophie

4. Offener Mund mit zeltförmiger Oberlippe und schlaffem Gesicht.
5. Froschhaltung der Beine und Fußdeformitäten, meist Klumpfüße.
6. Ödeme bei Geburt und in den ersten Lebenstagen.
7. Bei fast allen Kindern war ein Herzgeräusch hörbar, sie hatten EKG-Veränderungen mit rechtsventrikulärer Hypertrophie.
8. Zusätzlich bestand in fast allen Fällen ein Strabismus convergens.
9. Die männlichen Patienten hatten einen ein- oder beidseitigen Hodenhochstand.
10. Im Schädel-CT zeigten alle untersuchten Patienten eine Ventrikelerweiterung verschiedenen Ausmaßes, ein Kind hat einen ventilversorgten Hydrozephalus.
11. Die motorische Entwicklung war bei allen Patienten verzögert, die älteren Patienten lernten im Alter zwischen 2 und 3 Jahren laufen.
12. Die geistige Entwicklung ist in praktisch allen Fällen beeinträchtigt.
13. Bei praktisch allen war die Diagnose Zerebralparese oder hypotone Zerebralparese zu finden. Bei allen unserer Patienten wurde die richtige Diagnose spät gestellt, meist mit 1 Jahr, die späteste mit 7½ Jahren.
14. Bei allen Müttern zeigten sich erste Symptome der adulten Form, eine Mutter hatte bereits eine beginnende Katarakt.

Das EMG war in allen Fällen pathologisch, mit charakteristischen myotonen Entladungen, und somit diagnostischer Beweis für die Erkrankung des Kindes.
Der weitere Krankheitsverlauf der Kinder mit kongenitaler myotoner Dystrophie ist nach anfänglich positiver, zwar verzögerter motorischer Entwicklung, entsprechend dem Verlauf der adulten Form. Es kommt zu zunehmender distaler Muskelschwäche, Myotonie, kardialen und endokrinen Problemen. Die geistige Retardierung ist nicht progredient.
Aufgrund des dominanten Erbganges ist mit 50% kranken Kindern verschiedenen Schweregrads zu rechnen. Bei Vererbung über die Väter kommt es nicht zur kongenitalen Form. Ursächlich für die pränatale Erkrankung von Erbträgern wird ein materner intrauteriner Faktor angenommen, der bei erkrankter Mutter in ca. 6% zur kongenitalen myotonen Dystrophie führt. Hat eine Mutter bereits ein Kind mit der kongenitalen Form, liegt das Risiko, nochmal ein so schwer geschädigtes Kind zu bekommen, bei ca. 30%. Deshalb ist eine frühzeitige Diagnose von besonderer Wichtigkeit, und die Diagnose „hypotone Zerebralparese" ist eine u.U. folgenschwere Fehldiagnose.
Eine pränatale Diagnostik ist durch Kopplungsuntersuchungen mit molekulargenetischen Methoden möglich. Zur Untersuchung sind jedoch immer die genetischen Veränderungen von zwei Betroffenen einer Familie erforderlich.

Literatur

Bartlett RJ (1987) A new probe for the diagnosis of myotonic muscular dystrophy. Science 235:1648
Glanz A, Frazer FC (1984) Risk estimates for neonatal myotonic dystrophy. J Med Genet 21:186

Harper PS (1975) Congenital myotonic dystrophy in Britain. I. Clinical aspects. Arch Dis Child 50:505
Harper PS (1975) Congenital myotonic dystrophy in Britain. II. Genetic basis. Arch Dis Child 50:514
Regev R (1987) Cerebral ventricular dilation in congenital myotonic dystrophy. J Pediatr 111:372

Zur Differentialdiagnose der psychogenen Gangstörung im Kindesalter

F. Aksu, H.-J. Christen, G. Andersen, C. E. Petersen, F. Hanefeld

Einleitung

Die psychogene Gangstörung ist dadurch gekennzeichnet, daß eine seelische Problematik sich in körperlichen Symptomen äußert [2, 3]. In der Abklärung einer organischen Ursache der Gangstörung kann es leicht zu einer psychogenen Überlagerung mit Verhaltensauffälligkeiten kommen, auch wenn ihr ursächlich eine neurologische Erkrankung zugrundeliegt [1, 3]. Nicht selten enden die diagnostischen Bemühungen dann voreilig mit der Feststellung einer Konversionsneurose. Im folgenden werden 5 Patientinnen mit einer organischen Erkrankung (Tabelle 1) vorgestellt, bei denen primär an eine psychogene Gangstörung gedacht wurde.

Patient	m/w	Geburtsjahr	Zeitraum zwischen dem Beginn der Symptomatik und der Diagnose	Diagnose (Histologie)
1. M. M.	w	1969	1 Jahr	Ependymom
2. J. W.	w	1975	4 Monate	Neurinom
3. M. M.	w	1975	4 Monate	Ganglioneurom
4. F. Sch.	w	1984	1 Jahr	Ganglioneurom
5. T. Sch.	w	1972	5 Jahre	Tethered-cord-Syndrom

Kasuistik

Patient 1, M. M., geb. 2. 3. 1969, weiblich: Im Frühjahr 1984 klagte die Patientin über wechselnde Rückenbeschwerden, die zunächst mit einem Trauma beim Trampolinspringen in Verbindung gebracht worden waren. Die auswärtige Diagnostik (neurologische und gynäkologische Untersuchung, Oberbauchsonographie, die Röntgenaufnahmen der BWS und LWS und

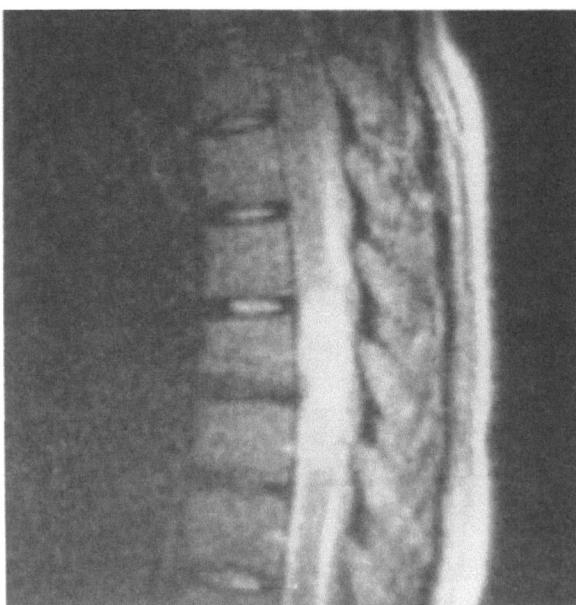

Abb. 1. Extramedulläre Raumforderung in Höhe von Th_{7-9}, die eine Längsausdehnung von ca. 4,5–5 cm hat. (Röntgeninstitut Oldenburg, Priv.-Doz. Dr. Terwey)

Knochenszintigramm) hatten keine pathologischen Befund ergeben. Da die Beschwerden im Verlauf persistierten, wurde die Patientin im September 1984 in die Psychosomatische Abteilung mit Verdacht auf eine Konversionsneurose eingewiesen. Erstmals im Januar 1985 klagte die Patientin über eine zunehmende Schwäche im rechten Bein. Beim Gehen mußte sie sich oft an der Wand abstützen, da sie schon hingefallen war. An den Unterschenkeln hatte sie eine herabgesetzte Empfindung. Die neurologische Untersuchung ergab zu diesem Zeitpunkt ein inkomplettes motorisches und sensibles Querschnittsyndrom ab Th_{10}. Die daraufhin durchgeführte Kernspintomographie der BWS und LWS zeigte eine extramedulläre Raumforderung in Höhe von Th_{7-9} (Abb. 1). Histologisch handelte es sich um ein Ependymom.

Patient 2, J. W., geb. 8. 6. 1975, weiblich: Im August 1987 klagte die Patientin über Schmerzen im Bereich der rechten Glutalregion mit Ausstrahlung in das rechte Bein. Die Vorstellung bei einem Orthopäden erbrachte keine Erklärung für die vorliegenden Beschwerden. Im November 1987 erfolgte ein 2wöchiger Aufenthalt in einem auswärtigen Krankenhaus, wo an eine radikuläre Irritation L_5/S_1 rechts gedacht wurde. EMG, Schädel-CT, Becken-CT und Knochenszintigramm ergaben keinen pathologischen Befund. Daraufhin wurde die Patientin in die Uni-Kinderklinik Bochum verlegt. Bei der Sensibilitätsprüfung bestand eine Gefühlsstörung, vor allem im Sinne einer Hyperalgesie unterhalb Th_{10} beidseits. Die daraufhin durchgeführte Kernspintomographie der BWS und LWS wies einen intraspinalen Tumor in Höhe von BWS 12 auf (Abb. 2). Histologisch handelte es sich hierbei um ein Neurinom.

Patient 3, M. M. , geb. 28. 7. 1982, weiblich: Im August 1987 trat bei der Patientin eine Gangstörung mit Nachziehen des linken Beines und Humpeln auf. Darüber hinaus fanden sich vermehrter Harndrang mit nächtlichem Einnässen und Durchblutungsstörungen der Beine. Trotz einer Behandlung mit Eusaprim kam es zu keiner Besserung des Harnverhaltens. Darüber hinaus wurde sie mit Diazepam therapiert. Wegen der Persistenz der Beschwerden wurde die Patientin im November 1987 in der Poliklinik für Neuropädiatrie Lübeck vorgestellt. Bei der neurologischen Untersuchung bestanden keine Ausfälle, bei der Palpation des Abdomens fand sich jedoch eine Raumforderung im rechten Oberbauch. Die Abdomensonographie zeigte einen 7,5 × 6,2 cm runden bis ovalen Tumor zwischen Leberhinterwand und Niere. Das Computertomogramm des Abdomens und des Spinalkanals ergab einen sanduhrförmigen Tumor mit einer Ausdehnung in den Spinalkanal über das Foramen $L_{1/2}$ rechts (Abb. 3). Histologisch handelte es sich hierbei um ein Ganglioneurom.

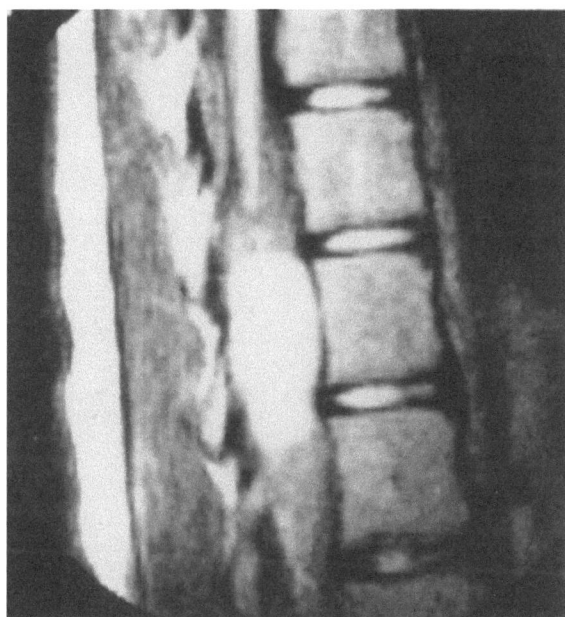

Abb. 2. Genau auf der Höhe des Conus medullaris liegender spinaler Tumor von ca. 3 cm Längsausdehnung mit homogenem Signalverhalten in allen Sequenzen. (Gesellschaft für Diagnose und Forschung Herdecke, Dr. M. Scherer)

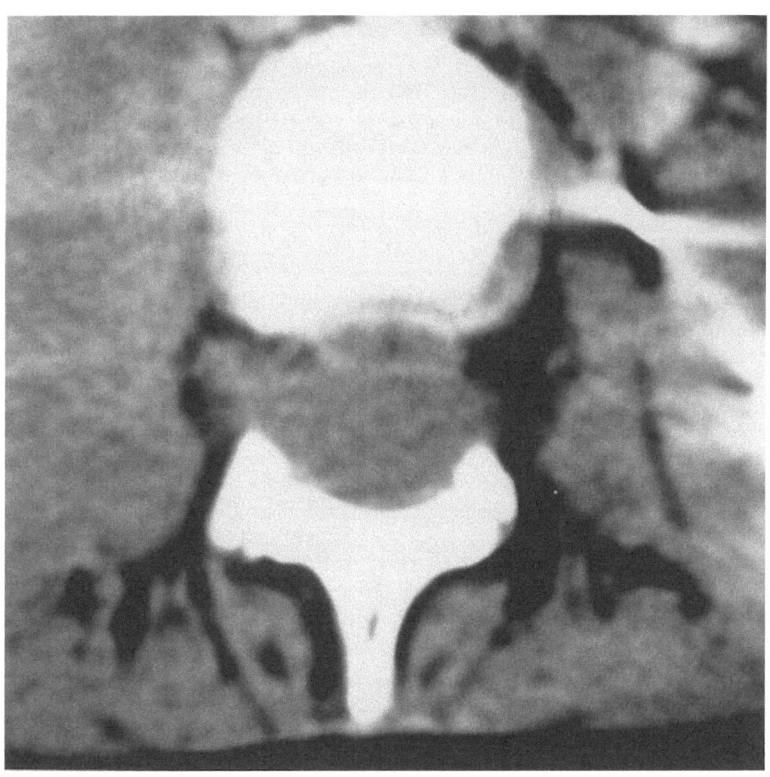

Abb. 3. Sanduhrförmiger Tumor mit einer Ausdehnung in den Spinalkanal über das Foramen $L_{1/2}$ rechts. (Institut für Radiologie der MUL, Prof. Dr. H.-D. Weiß)

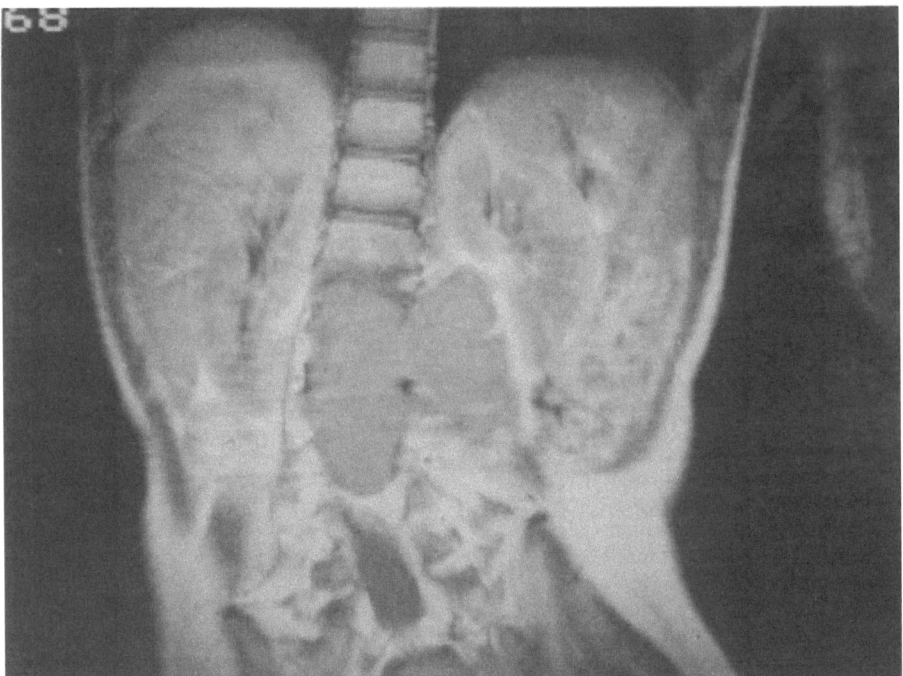

Abb. 4. Ausgedehnte, intraspinal und paravertebral linksgelegene Raumforderung, die sich einerseits intraspinal auf eine Länge von ca. 6 Wirbelkörpern zwischen der Deckplatte Th_{10} nach kaudal bis in Höhe der Grundplatte L_3 und andererseits durch zwei deutlich erweiterte Zwischenwirbellöcher nach paravertebral links mit einer Ausdehnung von ca. 6 × 5 × 3 cm erstreckt. (Radiologische Klinik der Stadt Wuppertal, Priv.-Doz. Dr. B. M. Cramer)

Patient 4, F. Sch., geb. 24. 6. 1984, weiblich: Im Oktober 1986 trat bei deser Patientin eine Gangstörung mit Nachziehen des rechten Beines und nächtlichen Schmerzen auf. Die daraufhin durchgeführte Röntgenaufnahme des Beckens und der Oberschenkel zeigte eine Zyste im proximalen Femur links. Danach erfolgten mehrmalige Vorstellungen der Patientin in der allgemeinpädiatrischen Sprechstunde Lübeck und in einer auswärtigen Uni-Kinderklinik. Die neurologischen Untersuchungen ergaben jeweils keine pathologischen Befunde. Im Dezember 1986 erfolgte eine operative Ausräumung einer aneurysmatischen Knochenzyste des linken Femurs. Nach einer kurzen postoperativen Immobilisation wurde die Patientin im Februar 1987 unter krankengymnastischer Behandlung langsam mobilisiert. Im Verlauf war das Gehen nur mit Unterstützung möglich, der Gang war unsicher und tapsig, das rechte Bein wurde dabei immer geschont. Darüber hinaus traten erhebliche nächtliche Schmerzen auf. Im Juni 1987 erfolgte ein kurzer stationärer Aufenthalt der Patientin in der Lübecker Neuropädiatrischen Klinik wo keine Ursache für die Beschwerdesymptomatik gefunden werden konnte. Differentialdiagnostisch wurde an eine psychogene Gangstörung bei Zustand nach Operation gedacht. Im Rahmen eines stationären Aufenthaltes in der Städt. Kinderklinik Wuppertal im November 1987 wurde bei ihr kernspintomographisch eine ausgedehnte, intraspinal und paravertebral links gelegene Raumforderung (Abb. 4) diagnostiziert. Histologisch handelte es sich hierbei um ein Ganglioneurom.

Patient 5, T. Sch., geb. 31. 5. 1972, weiblich: Seit 1983/84 entwickelte sich zunehmend ein Klumpfuß zunächst links, später in geringem Ausmaß auch rechts. In den folgenden Jahren hatte die Patientin zunehmend Schwierigkeiten, den Fuß anzuheben, auch fiel hier eine zuneh-

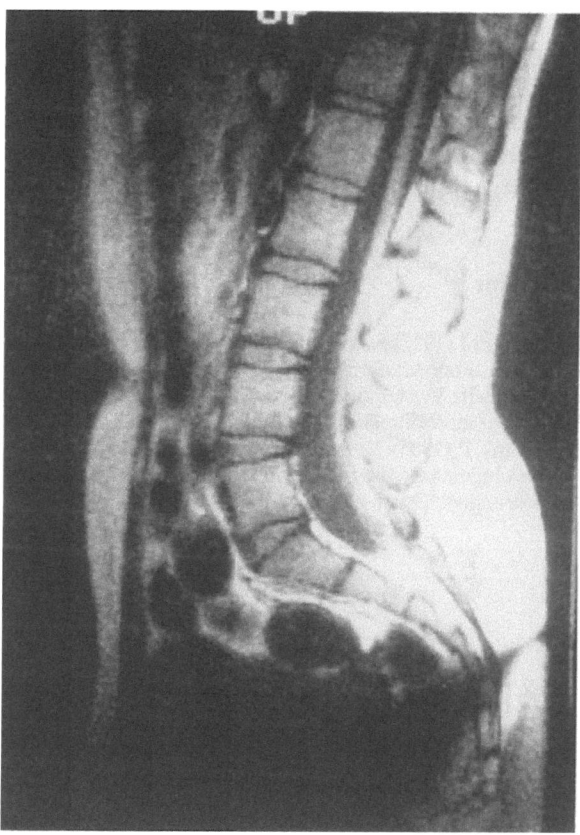

Abb. 5. Tethered-cord-Syndrom mit fixiertem Rückenmark im Sakralbereich bei erweitertem Wirbelkanal und lipomhaltiger Formation im Sakralkanal S_2/S_3 und Sacralporus. (Radiologische Univ.-Klinik Göttingen)

mende Verschmächtigung des gesamten linken Beines auf. Therapeutisch wurden der Patientin orthopädische Schuhe verschrieben, ansonsten wurde den Eltern zu einem abwartenden Verhalten geraten. Wegen der Persistenz der Beschwerden wurde sie erstmals im Oktober 1987 in der Neuropädiatrischen Poliklinik der Uni-Kinderklinik Göttingen vorgestellt. Bei der Untersuchung fielen als Besonderheiten auf: Sakralporus mit Hypertrichose in Höhe L_5/S_1, deutliche Hypotrophie des gesamten linken Beines, Hohl-, Knick- und Spreizfußstellung links, angedeuteter Hohlfuß rechts, Parese der Zehenheber und der Plantarflexion links, Myoklonien und Faszikulationen im linken Fuß, Hypästhesie und reduziertes Vibrationsempfinden links. Die daraufhin durchgeführte Kernspintomographie des Spinalkanals zeigte ein Tethered-cord-Syndrom mit fixiertem Rückenmark im Sakralbereich bei erweitertem Wirbelkanal und lipomhaltiger Formation im Sakralkanal S_2/S_3 (Abb. 5).

Schlußfolgerung

Anhand der vorgestellten Beispiele möchten wir zusammenfassend auf folgende Problempunkte hinweisen:
1. Voruntersuchungen ersetzen keine ausführliche Anamnese und sorgfältige neurologische Untersuchung, auch wenn modernste diagnostische Methoden benutzt wurden.

2. Die Diagnose einer neurologischen Erkrankung, insbesondere bei Kindern, erschließt sich häufig nicht auf den ersten Blick, sondern erfordert beharrliche Verlaufsuntersuchungen.
3. Intension der vorgestellten Problemfälle war nicht im nachhinein ein besseres Wissen hervorzubringen, sondern die grundsätzliche Problematik voreiliger Diagnosen am Beispiel „psychogene Gangstörung" zu illustrieren.

Literatur

1. Dauner I (1977) Klinik und Therapie psychogener Gangstörungen bei Kindern und Jugendlichen. Prax Kinderpsychol Kinderpsychiat 26:203–208
2. Dubowitz V, Hersov L (1976) Management of children with non-organic (hysterical) disorders of motor function. Dev Med Child Neurol 18:358–368
3. Strunk P (1985) Konversionssyndrome. In: Remschmidt H, Schmidt MH (Hrsg) Kinder- und Jugendpsychiatrie in Klinik und Praxis, Bd III: Alterstypische, reaktive und neurotische Störungen. Thieme, Stuttgart, S 148–157

Artikulationsstörungen und andere orofaziale Dysfunktionen zentral bewegungsgestörter Kinder in der Therapie nach Castillo-Morales

G. J. Limbrock, H. Scheying, I. Beisker, G. Schröder

Seit 1982 werden im norddeutschen Raum Kinder mit zentralen Bewegungsstörungen mit der orofazialen Regulationstherapie nach Castillo-Morales behandelt. Durch die jährlichen Kurse in Hamburg und Pelzerhaken ist Prof. Castillo-Morales selbst an dieser Zusammenarbeit beteiligt.
Diese Arbeit stellt erste Behandlungsergebnisse vor.
Indikation zur orofazialen Regulationstherapie sind sensomotorische Funktionsstörungen im Mundbereich wie Speichelträufeln, Saug-, Schluck- und Kaustörungen sowie alle Bewegungsstörungen von Zunge und Lippen – und damit indirekt auch die Artikulationsstörungen.
Da die Vorstellung der Kinder oft aus unrealistischen Erwartungen erfolgte, auch die Sprachentwicklung zu verbessern, soll neben den anderen Parametern auf die Artikulationsstörungen besonders eingegangen werden. Sie können sich als positiver Nebeneffekt bei Therapieerfolgen verbessern. Sie sind aber allein keine Indikation zur orofazialen Regulationstherapie, sondern nur in Verbindung mit deutlichen Bewegungsstörungen von Zunge, Lippen oder Velum.
Eine Ausnahme bilden einzelne Patienten aus Oldenburg, bei denen im Rahmen der logopädischen Therapie kurzfristig auch Gaumenplatten verwendet wurden, wenn die klassische Logopädie nicht erfolgreich war.

Die Auswahl der Patienten, die in Behandlung genommen wurden, war einerseits durch die unterschiedlichen Motive für die Vorstellung mitbestimmt. Andererseits wurden leichte oder auch sehr schwere Störungen nicht bzw. zunächst nicht in Behandlung genommen, um z.b. eine Überempfindlichkeit im Mundbereich vorher abzubauen oder schwere pathologische Reaktionen, wie Kieferextension oder Beißreaktion, vorher zu inhibieren.

Die manuelle orofaziale Regulationstherapie von Castillo-Morales ist vor allem für die zentral bewegungsgestörten Kinder unabdingbar. Z.B. werden in der Basisübung mit der Kopfdrehung und der Rückführung zur Mittellinie, teils gegen Widerstand, und begleitet von Schlucken oder Phonation, vielfältige sensorische und motorische Effekte im orofazialen Komplex erzielt.

Ein weiteres Therapieelement sind die motorischen Punkte im Gesicht, die Teil der neuromotorischen Entwicklungstherapie für hypotone Kinder sind (Castillo-Morales 1978).

Für diese Arbeit wurden retrospektiv die klinischen Befunde von 94 Patienten analysiert, von denen etwa 80% im Werner-Otto-Institut Hamburg und je ca. 10% in den Kinderzentren Oldenburg und Pelzerhaken behandelt wurden. Alle Untersuchungen erfolgten durch denselben Neuropädiater.

In die Studie wurden nur die Patienten aufgenommen, die außer mit der manuellen orofazialen Regulationstherapie auch mit Gaumenplatten behandelt wurden. In einigen Fällen setzten wir im Verlauf auch ein anderes funktionskieferorthopädisches Gerät ein, nämlich die in Hamburg neuentwickelte Mundvorhofspange (Limbrock et al. 1987).

Es handelte sich um 21 Kinder mit mittelschwerer bis schwerer Tetraparese, einschließlich der Diparesen im Tetrasyndrom, 19 hypotone Syndrome einschließlich der Ataxien (4), 14 gemischte und 4 reine Athetosen, 8 Hemiparesen, 22 leichte Zerebralparesen mit überwiegenden mentalen Problemen und 5 Kinder mit Moebius-Syndrom.

68 Patienten wurden mehr als 3mal untersucht, so daß längere Verlaufsbeobachtungen möglich waren; diese werden hier vorgestellt.

Einen Überblick über die Altersverteilung gibt Abb. 1. Die Behandlungsdauer lag durchschnittlich bei 25 Monaten, maximal betrug sie 3–4 Jahre bei 5 Kindern. Frei laufen konnten zwei Drittel der Patienten; geistig normal waren ein Drittel, lernbehindert und geistig behindert je ein weiteres Drittel.

Eine habituelle Mundatmung bei freier Nasenpassage hatten 67 der 68 Kinder, bei keinem war ein spontaner Lippenschluß zu beobachten. Im ersten Behandlungsabschnitt besserten sich diese Symptome bei ca. 60%, im Verlauf bei 80–90%.

Weitere typische orofaziale Dysfunktionen der zentral bewegungsgestörten Kinder sind das Speichelträufeln und die Einschränkungen der Zungenbewegungen, sowohl der willkürlichen wie auch der unwillkürlichen, z.B. beim Kauen.

In den Abb. 2a und 2b ist die Häufigkeit der Symptome aufgetragen, die durchschnittlich bei zwei Drittel der Fälle lag. Die stärkste Ausprägung wiesen die Tetraparesen auf. Mit Ausnahme des Speichelflusses waren die Symptome bei den schwerer körperlich oder geistig behinderten Kindern ausgeprägter.

Die ersten in Abb. 2 aufgeführten Symptome sind klinisch recht eindeutig zu beobachtende Kriterien, während die Angaben zur Artikulation und zu den Labial-, Dental- und Palatinallauten mit der Einschränkung wiedergegeben wer-

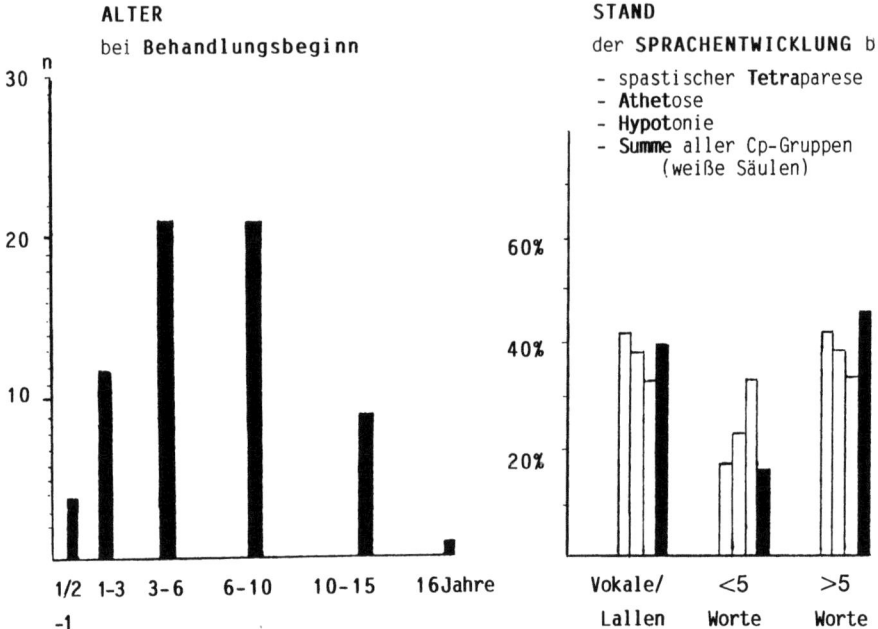

Abb. 1. Orofaziale Regulationstherapie bei 68 CP-Kindern

den, daß die Befunde nicht vom Phoniater und nur selten von der Logopädin, sondern ebenfalls vom Neuropädiater erhoben wurden. Die Angaben stellen also nur einen groben Raster dar.

Charakteristisch für die Schwere der Behinderungen unserer Patienten ist auch der Sprachentwicklungsstand, der in der Abb. 1 neben dem Alter aufgetragen ist: Nur knapp 50% sprachen mehr als 5 Worte, aber drei Viertel waren älter als 3 Jahre.

Die Daten über die Verbesserungen der orofazialen Dysfunktionen (Abb. 2) müssen mit der Einschränkung versehen werden, daß es sich nicht um objektive Messungen, z.B. der Menge des Speichelflusses oder des Ausmaßes und der Kraft der Zungenbewegungen handeln kann. Die Beobachtungen des Untersuchers werden zwar von den Berichten der Therapeuten und der Eltern jeweils untermauert, unterliegen aber selbstverständlich der Gefahr subjektiver Fehleinschätzung. Daß sie jedoch zumindest einen kausalen Therapieeffekt in die richtige Richtung anzeigen, geht aus der Tatsache hervor, daß Unterbrechungen der Plattenbehandlung aus äußeren Gründen immer zu Verschlechterungen der Symptome führten. Außerdem nahm die Verbesserungsrate jeweils vom ersten Behandlungsabschnitt zum Gesamtverlauf hin zu: im Durchschnitt von 50% auf über 75%.

Wie bei der Symptomhäufigkeit sind auch die Verbesserungsraten in der Regel höher bei stärker ausgeprägten körperlichen oder geistigen Behinderungen (Abb. 2).

Auf den Speichelfluß und den Zungenstoß wirkten die Gaumenplatten mit mittlerem Stimulationsknopf am besten, während auf die Zungenlateralisation, das

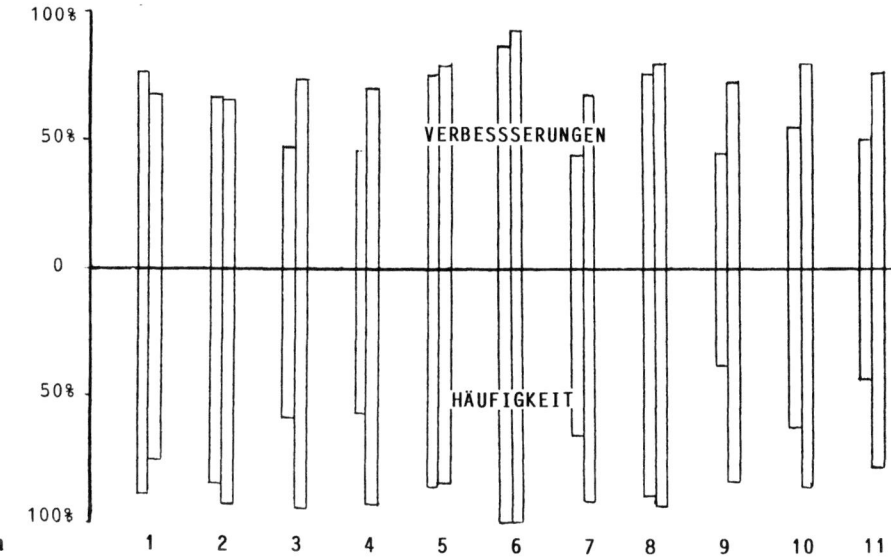

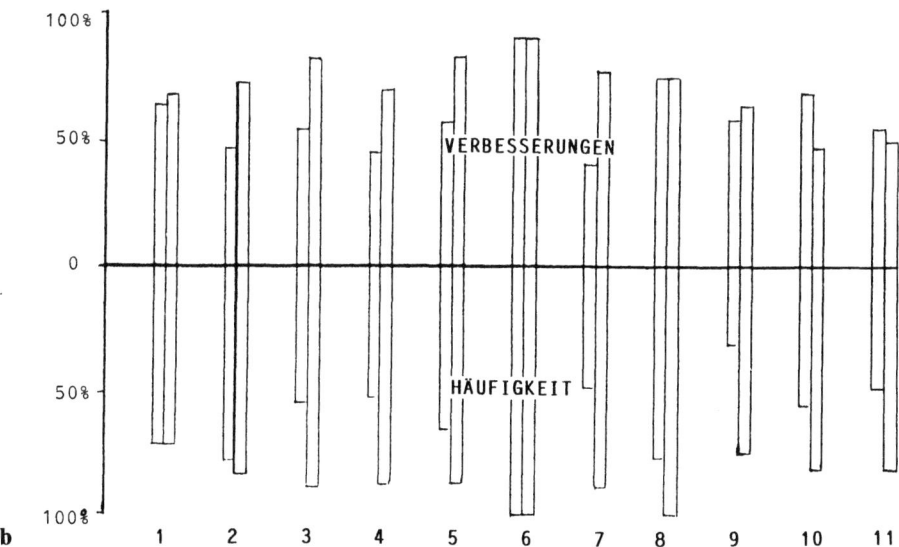

Abb. 2a, b. a Orofaziale Dysfunktionen bei 68 CP-Kindern, die laufen können (linke Säule) bzw. nicht laufen können (rechte Säule) **b** Orofaziale Dysfunktionen bei 68 CP-Kindern, die geistig normal (linke Säule) bzw. geistig behindert sind (rechte Säule)

1 Speichelfluß, *2* Schluckstörung, *3* eingeschränkte willkürliche und *4* unwillkürliche Zungenlateralisation, *5* Kaustörung, *6* fehlender Lippenschluß, *7* Zungenstoß, *8* Störung der Artikulation, *9* der Labiallaute, *10* der Dentallaute und *11* der Palatinallaute

Kauen und die Artikulationsstörungen am besten die Seitstimulationen mit Knopf oder Leiste wirkten, am wenigsten die seitliche pendelnde Perle.

Gerade bei der Artikulation lassen sich die Therapieeffekte schlecht von der Spontanentwicklung abgrenzen. Ein positiver Hinweis ist, daß auch die über 6 Jahre alten Patienten eine Verbesserung ihrer Aussprache in drei Viertel der Fälle zeigten. Eine enge Korrelation fand sich zwischen Artikulationsstörung und pathologischen Zungenbewegungen. 74% der Patienten mit Zungenstoß hatten eine Artikulationsstörung, 13% waren anarthrisch, zusammen also 87%. Gestörte Palatinallaute wiesen 62% und gestörte Dentallaute 88% auf. Die Verbesserungsraten verliefen parallel zum Zungenstoß.

Zusammenfassend kann festgestellt werden, daß sich mit der orofazialen Regulationstherapie nach Castillo-Morales die orofazialen Dysfunktionen zentral bewegungsgestörter Kinder wie Speichelträufeln, Kau- und Schluckstörungen nennenswert verbessern lassen, wenn in einem Team aus Kieferorthopäden, Therapeuten und Neuropädiater eine vorsichtige Patientenauswahl und engmaschige Therapiekontrolle gewährleistet sind.

Sprachstörungen stellen keine Indikation dar. Die Deutlichkeit der Aussprache verbessert sich aber häufig als positiver Nebeneffekt der Therapie.

Literatur

Castillo-Morales R (1978) Neuromotorische Entwicklungstherapie durch frühzeitige Stimulierung von motorischen Punkten. Documenta Paediatrica 7, Lübeck 1978

Castillo-Morales R, Crotti E, Avalle C, Limbrock GJ (1982) Orofaziale Regulation beim Down-Syndrom durch Gaumenplatte. Sozialpädiatrie 1:10−17

Fischer-Brandies H, Avalle C, Limbrock GJ (1987) Therapy of orofacial dysfunctions in cerebral palsy according to Castillo-Morales: First results of a new treatment concept. Eur J Orthop 9:139−143

Haberfellner H, Richter M (1985) Zur apparativen Therapie orofazialer Dyskinesien bei zerebral bewegungsgestörten Patienten. Fortschr Kieferorthop 46:224−232

Limbrock GJ, Castillo-Morales R (1986) Orofaziale Regulationstherapie nach Castillo-Morales. In: Springer L, Kattenbeck G (Hrsg) Interdisziplinäre Reihe zur Theorie und Praxis der Logopädie, Bd. 4. tuduv München, S 109−149

Limbrock GJ, Hoyer H, Hesse A (1987) Die Mundvorhofspange − eine Ergänzung zur Therapie sensomotorischer Störungen im Mundbereich. Kinderarzt 3:373−376

Thema II: Epilepsien und psychiatrische Störungen

Die epileptische Demenz im Entwicklungsalter
(Kindliche Epilepsien und Demenz – was hat das miteinander zu tun?)

H. E. Boenigk

Vorbemerkung

Der Begriff *Demenz* bedarf zunächst einer exakten Definition, er wird im allgemeinen Sprachgebrauch unterschiedlich verstanden: Einerseits wird mit ihm der Zustand eines mentalen Defizits beschrieben, das durch eine abgelaufene zerebrale Läsion entstanden ist. Zum anderen bezeichnet er korrekter einen fortschreitenden mentalen Abbauprozeß. Das Adjektiv *epileptisch* im Thema dieser Übersicht postuliert eine Kausalität zwischen Epilepsie und dementieller Entwicklung, eine These, die es zu überprüfen gilt.
Es kann an dieser Stelle keine vollständige Literaturübersicht gegeben werden, das würde den Rahmen dieses Beitrages sprengen. Einige wenige exemplarische Arbeiten sollen die verschiedenen Teilaspekte der anstehenden Frage belegen.

Einleitung

Lutz, ein Schweizer Kinderpsychiater, beschreibt noch 1972 pauschal verallgemeinernd bei Kindern mit Epilepsien "den Abbau der elementaren und zusammengesetzten Funktionen, die Charakterverformung, den Persönlichkeitszerfall, ... den Verlust der freien Lebendigkeit im Umgang mit der Gedankenwelt, ... schemahaftes perseverierendes und schwer eingeengtes Denken, Unfähigkeit zu konzisem Ausdruck, schwere Beeinträchtigung der sozialen Anpassungsfähigkeit".
Alte Vorurteile, die sich bis in jüngste Zeit erhalten haben?
Viele Kollegen sprechen auch heute noch gegenüber Betroffenen und Angehörigen von Hirnschäden durch jeden Anfall und zeichnen so die zwangsläufige Entwicklung in die Demenz, wie Eltern unserer Patienten immer wieder berichten.
Gastaut schreibt in dem 1975 erschienenen Wörterbuch der Epilepsie unter dem Stichwort *epileptische Demenz:* "Eine unkorrekte, früher für jeden Zustand von Demenz nach wiederholten epileptischen Anfällen benutzte Bezeichnung" und erklärt: "Die Bezeichnung ist unkorrekt, da anatomische, klinische und neurophysiologische Untersuchungen nachweisen ließen, daß epileptische Entladungen zwar epileptische Anfälle, aber keine Läsionen verursachen, selbst wenn sie lange Zeit häufig auftreten, und daß sie somit auch zu keinem geistigen Abbau führen".
Das ist Wasser auf die Mühlen sozialpädiatrischen Wunschdenkens!
Wenn das so vorbehaltlos stimmt, ist die Frage nach der Kausalität zwischen Epilepsie und Demenz bereits beantwortet. Allerdings fährt er fort: "Dagegen ist wohl bekannt, daß
1. gewisse epileptische Herde sich infolge ischämischer Mikroläsionen der Nachbarschaft progressiv ausbreiten und daß gewisse partielle, unilaterale oder generalisierte Formen von Status epilepticus mit Gehirnödem einhergehen,

eine Hippocampus-Herniation mit ischämischen Läsionen der Umgebung und sogar diffuse ischämische oder zytotoxische Gehirnläsionen bewirken; jede von diesen Läsionen kann bisweilen den Geisteszustand des Kranken verschlechtern.
2. Gewisse progressive Gehirnerkrankungen, besonders die degenerativen, können sowohl zu epileptischen Anfällen, wie zu progressiven geistigen Störungen führen, die manchmal in einer Demenz enden. In beiden Fällen ist die Demenz aber nicht auf die wiederholten epileptischen Anfälle zurückzuführen, sondern auf eine zunehmende epileptogene Gehirnläsion oder eine fortschreitende epileptogene Enzephalopathie. Deshalb sollte die Bezeichnung *epileptische Demenz* aufgegeben werden".

In diesen kurzen Sätzen zeigen Worte wie *gewisse, bisweilen, kann, können* mangelnde Präzision und lassen das Gefühl von Unsicherheit zurück: Gibt es nicht doch so etwas wie eine epileptische Demenz? Es gibt sie, sicher nicht generell, aber wenn ja, wovon abhängig? Welche epileptischen Syndrome oder Anfallstypen bewirken dementielle Prozesse? Spielen Manifestationsalter, Anfallsfrequenz oder -dauer eine Rolle? Was hat die antiepileptische Medikation für einen Stellenwert? Wie sind psychosoziale Probleme einzuordnen?

Im folgenden sollen all diese einzelnen Faktoren systematisch beleuchtet werden, um die Frage nach der Existenz einer epileptischen Demenz und ihrer Verursachung exakter zu beantworten.

Nicht eingegangen wird auf die verschiedenen Typen progredienter degenerativer und neurometabolischer Erkrankungen, die neben epileptischen Anfällen immer auch dementielle Prozesse als Kernphänomene zeigen. Die Grundkrankheit bewirkt hier die fortschreitende mentale Retardierung. Auch prolongierte konvulsive epileptische Staten stehen nicht zur Debatte. In ihrer Folge können — abhängig von ihrer Dauer und dadurch bedingtem Energiemangel — organische Läsionen und neue mentale Defekte entstehen.

Epileptische Syndrome

Ein eindeutiges Modell epileptischer Demenz bietet das ESES-Syndrom, das Patry et al. 1971 erstmals beschrieben. Es zeigt im Non-rem-Schlaf durchgehende Spike-wave-Aktivität (S-w-A) von mehr als 80%, und dies Nacht für Nacht; es beginnt im Kleinkind- oder Schulalter und sistiert spontan präpubertär oder in der Pubertät. Anfälle im Wachen sind selten und meist gut therapierbar. Die S-w-A im Schlaf ist nach bisherigen Erkenntnissen therapeutisch unbeeinflußbar. Anfälle werden dabei nicht gesehen, insbesondere keine tonischen, die Ausschlußkriterium und damit wichtige differentialdiagnostische Abgrenzung gegenüber dem Lennox-Gastaut-Syndrom darstellen. Tassinari et al. (1982) und Morikawa (1985, 1987) haben durch Beschreibung größerer Gruppen von Kindern die Eigenständigkeit des Syndroms nochmals unterstrichen. Holthausen berichtete (auf der 14. Jahrestagung der Gesellschaft für Neuropädiatrie 1988) über eine kleine Gruppe von Kindern mit diesem Syndrom, die wir aktuell in einer multizentrischen Studie verfolgen. Das Bemerkenswerte an dieser Erkrankung ist die Tatsache, daß es sich um einen nichtkonvulsiven Status hirnelektrischer hypersyn-

chroner Aktivität im Non-rem-Schlaf handelt, der im Verlauf eine massive dementielle Entwicklung der Kinder bewirkt, die nach dem spontanen Sistieren nicht oder nur unzureichend wieder aufgeholt werden kann.
Mit diesem Syndrom ist der Beweis geliefert, daß es eine rein epileptisch, durch S-w-A ohne begleitende Anfälle bedingte Demenz gibt. Die Tatsache, daß die gelegentlich auftretenden Anfälle am Tag und das Wach-EEG therapeutisch gut beeinflußbar sind, läßt Spekulationen über andere Mechanismen der Verursachung nicht mehr zu. Eine pathogenetische Erklärung gibt es nicht. Die Kinder wirken am Tag nicht unausgeschlafen, nicht einmal die, bei denen die S-w-A auch den Rem-Schlaf beherrscht. Es gibt allenfalls eine Beziehung zwischen der Manifestationsdauer des Syndroms und dem Ausmaß der mentalen Retardierung bzw. der Aufholbarkeit des mentalen Defizits. Für diese These stehen aber systematische Beweise noch aus.
Mentale und kognitive Störungen bei Kindern mit Epilepsie sind keine Seltenheit. In aller Regel beruhen sie auf hirnorganischen residualen Läsionen, die auch für die Genese der verschiedenen symptomatischen Epilepsiesyndrome mitverantwortlich sind. Die hohe Rate geistig behinderter Kinder bei symptomatischem West-Syndrom (WS) oder Lennox-Gastaut-Syndrom (LGS) wird dadurch verständlich. Bei verschiedenen Untersuchern (Kellaway 1959; Jeavons u. Bower 1964; Lacy u. Penry 1976; Matsumoto et al. 1981 [zu WS], Gastaut et al. 1966; Chevrie u. Aicardi 1972; Ohtahara et al. 1976; Markland 1977; Blume et al. 1973, 1986 [zu LGS]) differieren aber entsprechende Zahlenangaben vermutlich wohl schon deshalb, da nicht immer eindeutig nach symptomatischer und idiopathischer Ätiologie gegliedert wird, und zusätzliche Faktoren wie Erkrankungsalter und -verlauf, Therapie etc. eindeutige Gruppierungen und Interpretationen kaum zulassen.
Ganz unübersichtlich wird die Literatur hinsichtlich der Kausalitätsfrage zwischen Epilepsie und dementieller Entwicklung. Zwei Arbeiten seien exemplarisch zitiert: Ellenberg et al. (1986) untersuchten 98 Kinder mit Anfällen und ihre nicht anfallskranken Geschwister im Alter von 7 Jahren. Signifikante IQ-Differenzen fanden sich nicht. Mentale Retardierungen waren bei epileptischen Kindern zwar häufiger, allerdings lediglich bei solchen, die bereits vor Auftreten von Anfällen neurologische Abnormitäten aufwiesen. 62 Kinder wurden im Alter von 4 und 7 Jahren getestet, bei denen der erste Anfall innerhalb dieses Intervalls auftrat. Ihr Gesamt-IQ differierte nicht mit einer gleich großen unepileptischen Vergleichsgruppe. Die Autoren räumen ein, daß der Vergleich von Gesamt-IQ's Differenzen in bestimmten Untertests nicht ausschließt. Der Mangel dieser Untersuchung liegt wiederum in der nicht vorhandenen Klassifizierung der Epilepsietypen und der Nichtberücksichtigung antiepileptischer Therapien.
Loiseau et al. (1980) prüften bei 200 epileptischen Patienten ohne definierte zerebrale Läsion im Alter von mehr als 15 Jahren mit verschiedenen Tests die Gedächtnisleistung. Ein Vergleich erfolgte entsprechend Alter und Ausbildung mit 100 Personen der Normalbevölkerung. Es fand sich eine signifikant schlechtere Gedächtnisleistung der Anfallskranken, wobei die Autoren betonen, daß sie die Gründe dafür nicht eruieren können und keine der berücksichtigten Parameter *Epilepsietyp, Anfallshäufigkeit, Dauer der Erkrankung* und *Medikation* allein für dieses Ergebnis verantwortlich gemacht werden können.

Zahlreiche weitere Studien leiden unter ähnlichen Mängeln, indem entweder die Gruppen untersuchter Patienten zu klein oder uneinheitlich sind bzw. die Fülle verschiedenster Einflußgrößen nicht mituntersucht wurden oder eindeutige Interpretationen unmöglich machen.
An drei Gruppen relativ häufiger epileptischer Syndrome des Kindesalters kann die Problematik klarer Aussagemöglichkeiten über die Zusammenhangsfrage von Demenz und Epilepsie deutlich werden:

1. Benigne idiopathische fokale Epilepsie mit zentrotemporalen „sharp waves" (Rolandi)

Diese mit 15–20% häufigste Epilepsieform des Kindesalters betrifft überwiegend unbehinderte Kinder zwischen 3 und 13 Jahren mit einem Manifestationsgipfel zwischen dem 5. und 10. Lebensjahr (Lerman 1985). Die gute Prognose unabhängig von Anfallsfrequenz und -art und unabhängig von Therapie oder Nichtbehandlung ist allgemein bekannt (Loiseau et al. 1988). Die Anfälle sistieren in aller Regel mit der Pubertät. Im EEG finden sich fokale „sharp waves", teils mit wechselnder Lokalisation und unterschiedlichen Ausbreitungs- und Generalisierungstendenzen, die durch den Schlaf aktiviert werden und manchmal statusartige fokale oder multifokale Bilder zeigen. Trotz dieser allnächtlichen Veränderungen entwickeln sich die betroffenen Kinder normal weiter und zeigen keinerlei mentale Leistungseinbußen. Im Vergleich mit dem ESES-Syndrom und dem Landau-Kleffner-Syndrom (Übersicht bei Beaumanoir 1985) scheint die mentale Retardierung abhängig von der Lokalisation epileptischer Aktivität, weniger von der Intensität.

2. Idiopathische Absence-Epilepsie des Schulkindes = Pyknolepsie

So willkürlich im Einzelfall die Abgrenzung gegenüber frühkindlichen und juvenilen Absencen sein mag, scheint auch die Gruppe der Absence- Epilepsien des Schulkindes nicht ganz einheitlich zu sein, was Entstehung, Verlauf und Prognose betrifft. Bei einem Drittel verschwinden die Anfälle auch spontan mit der Pubertät, ein weiteres erleidet zusätzlich große tonisch-klonische Anfälle, bei einem Drittel persistieren die Absencen bis ins Erwachsenenalter. Allein diese unterschiedlichen Verläufe belegen die uneinheitliche Genese dieses Syndroms. Dieterich aus der Arbeitsgruppe von Doose hat zusammen mit Fichsel (1985a, b) Langzeitstudien über Patienten mit Absence-Epilepsien vorgelegt. Auch ihre sorgfältig analysierten Ergebnisse zeigen, daß eine einheitliche Bewertung schon aufgrund unterschiedlicher therapeutischer Regimes über diesen langen Beobachtungszeitraum mit unterschiedlichen Resultaten unmöglich ist. Deutlich wird, daß die Prognose um so schlechter ist, je therapieresistenter die Epilepsie ist bzw. je häufiger tonisch-klonische Anfälle im Verlauf hinzukommen oder von Beginn an mit aufgetreten sind.
Gastaut et al. (1986) haben in einer Langzeitstudie 26 Patienten mit idiopathischen Absence-Epilepsien und persistierenden Absencen über das 30. Lebensjahr

hinaus bis zum 61. Lebensjahr mit 20- bis 37jähriger Dauer verfolgt. 92% entwikkelten "grand maux", typische S-w-Komplexe wurden bei 84% gefunden. Mehr als ein Drittel – meist Frauen – wies psychomotorische Defizite auf, die nicht mit der Dauer oder der Schwere der Epilepsien korreliert werden konnten.
Es stellt sich die Frage, welche Faktoren für mentale Probleme im Verlauf von Absence-Epilepsien verantwortlich zu machen sind: Unbeeinflußbare Absencen und interiktual auftretende generalisierte S-w-A als Ursachen kognitiver Störungen, begleitende „grand maux" ohne einleuchtend erklärbaren Mechanismus für mentalen Abbau, iatrogen medikamentös induzierte kognitive Minderleistungen oder psychosoziale Faktoren wegen öffentlich auftretenden Anfällen und entsprechender Umweltreaktion und Gegenreaktion? Klar wird, daß auch hier Untersuchungen an eindeutig definierten Gruppen mit gleichartigem Verlauf und gleichartiger Therapie fehlen.

3. Frühkindliche generalisierte Epilepsie mit myoklonisch-astatischen Anfällen (Doose) und Lennox-Gastaut-Syndrom

Besprochen werden hier zwei Syndrome, die aber m.E. unscharf voneinander abgrenzbar sind bzw. im Alltag nicht genügend differenziert betrachtet werden. Zum einen sind Kinder betroffen, die aus voller Gesundheit bei vorher unauffälliger Entwicklung ohne nachweisbare zerebrale Läsion erkranken, meist gut therapierbar sind und bei erreichter Anfallsfreiheit keinen dementiellen Verlauf zeigen. Dies ist definitionsgemäß die idiopathische Form der generalisierten Epilepsie mit myoklonisch-astatischen Anfällen der frühen Kindheit, die wir vereinfachend auch Doose-Syndrom (DS) nennen können.
Demgegenüber steht das Bild des klassischen symptomatischen Lennox-Gastaut-Syndroms mit zerebraler Läsion und/oder vorausgehendem West-Syndrom oder/und febrilen oder afebrilen „grand maux", und persistierender motorischer und mentaler Retardierung.
Aus dem klinischen Alltag sind aber auch zahlreiche Kinder bekannt, die primär mit diesem Doose-Syndrom erkranken und im Verlauf zunehmend therapieresistent werden, tonische Anfälle im Schlaf bekommen, mental sich nicht weiterentwickeln und das Bild eines Lennox-Gastaut-Syndroms bieten. Doose (1979, 1985) betont, daß im Verlauf einer solchen primär gutartigen Erkrankung immer auch eine Entwicklung in die „maligne" Verlaufsform möglich ist und Kriterien für eine sichere Voraussage nicht existieren.
Auch hier zeichnet sich ein Bild epileptischer Demenz ab, das nicht ohne weiteres erklärbar ist: Es erfolgt nicht nur ein Entwicklungsstillstand, sondern eine dementielle Entwicklung: motorische, mentale und soziale erworbene Fähigkeiten werden verloren und pendeln sich auf einem niedrigeren Niveau ein. Die Ursachen des Epilepsieverlaufs und des mentalen Abbauprozesses sind unklar. Hat letzterer mit der Häufigkeit der Anfälle, den massiven EEG-Veränderungen im Wachen und besonders im Schlaf zu tun, spielen medikamentöse Beeinträchtigungen bei therapieresistenter Epilepsie eine Rolle, wirken auch hier psychosoziale Faktoren mit? Fragen, die bisher nicht schlüssig beantwortet sind.

Stenzel und Panteli (1983) haben als erste Untersuchungen über das sog. Spät-LGS vorgelegt. Sie beschreiben maligne verlaufende Epilepsien der zweiten Lebensdekade, die denen des LGS ähneln. Alle Patienten zeigen dementielle Verläufe, das gemeinsame Merkmal der Kasuistiken ist das Auftreten tonischer Anfälle, besonders im Schlaf. Dehnerdt (1983) hat die Verläufe von Kindern und Jugendlichen mit tonischen Anfällen analysiert. Die überwiegende Mehrzahl seiner Gruppe zeigt eine dementielle Entwicklung in Abhängigkeit von tonischen Anfällen und massiven Poly-spike-Serien im Leichtschlaf.
Es drängt sich der Vergleich zu den ESES-Patienten auf: Spielt die Intensität hypersynchroner Muster im Schlaf die entscheidende Rolle? Dem widerspricht die ungehinderte Entwicklung der „Rolandi"-Kinder.

Elektroenzephalogramm

Bei den vorliegenden Untersuchungen fehlt in aller Regel eine eindeutige Korrelation mit dem EEG. Es ist leicht vorstellbar, daß testpsychologische Untersuchungen durch fokale oder generalisierte hypersynchrone Entladungen erheblich beeinflußt werden können. Studien gruppieren überwiegend nach Qualität und (selten auch) Quantität von interiktualen EEG-Veränderungen und beschreiben zu selten Leistungsresultate mit simultanen EEG-Befunden. Insofern sind Ergebnisse wie die von Stores u. Hart (1976) zwar interessant, wenn sie bei 17 Kindern mit fokalen Epilepsien und entsprechenden EEG-Veränderungen größere Probleme beim Lesen fanden als bei 17 Kindern mit generalisierten Epilepsien und 17 entsprechend ausgesuchten gesunden Vergleichskindern, aber auch diese Testergebnisse sind ohne Kenntnis des aktuellen EEG während der Untersuchung nicht eindeutig aussagefähig.
Es muß allerdings betont werden, daß erst der technische Fortschritt der letzten Zeit Langzeitaufzeichnungen mit exakten tageszeitlichen Zuordnungen erlaubt. Binnie et al. haben 1987 an 91 Patienten kognitive Minderleistungen bei 50% während generalisierter und fokaler subklinischer Veränderungen gefunden und Unterschiede im Erkennen und sprachlicher Reproduktion mit links- und rechtsseitigen Foci korreliert. Siebelink et al. (1988) untersuchten 21 Kinder mit einer Kurzversion des Rakit-Intelligenztests und fanden bei denen, die während der Aufgaben paroxysmale epileptische Entladungen hatten, deutliche Leistungsunterschiede gegenüber gesunden Vergleichskindern, besonders im Bereich des verbalen Kurzzeitgedächtnisses. Martinius (1989) gibt eine umfassende Übersicht des derzeitigen Kenntnisstandes der Beeinflussung von Aufmerksamkeit, Wahrnehmung und ihrer Verarbeitung durch paroxysmale EEG-Veränderungen.
Theoretisch ist gut verständlich, daß häufige – auch kurze Entladungen – Wahrnehmungsprobleme, Merkfähigkeits- und Gedächtnisstörungen bewirken und so zu Entwicklungsstillstand und nicht mehr aufholbarem Lerndefizit führen können. Darüber hinaus können dauernde Entladungen ein vorhandenes Intelligenzpotential blockieren und eine Pseudodemenz bewirken. Niemand weiß, was Kinder mit einem sog. Spike-wave-variant-Status zu leisten vermögen, wenn das EEG normal wäre. Einzelfälle, bei denen wir therapeutisch einen solchen langanhalten-

den Status durchbrechen können, zeigen oft erstaunliche Aufholtendenzen intellektueller Leistungen. Inwieweit tierexperimentell nachgewiesene Kindling-Phänomene besonders im Hinblick auf das epileptogen sehr empfindliche limbische System ohne weiteres auf Kinder übertragen werden können und Kindling Epilepsien sich ausbreitend selbst erhalten läßt, ist nicht mit hinreichender Sicherheit geklärt.

Manifestationsalter

Aus einer Reihe von Studien ist bekannt, daß früh einsetzende Erkrankungen meist mit häufigeren mentalen Defekten verbunden sind als spätere Erstmanifestationen. Bourgeois et al. (1983) fanden z.B. bei jährlichen Intelligenzmessungen an epileptischen Kindern, daß deutlichere Retardierungen signifikant mit niedrigerem Erkrankungsalter korrelierten. Das mag einerseits an den unterschiedlichen altersgebundenen kindlichen Syndromen mit verschiedener Ätiologie liegen, unter denen nicht genügend gut differenziert wird. Andererseits ist es verständlich nach den obigen Ausführungen, daß aktive Epilepsien gleich welcher Art in früheren Entwicklungsstadien mehr blockieren können als später.

Epilepsiedauer

Ähnliche Ergebnisse gelten für die Beziehung zwischen Dauer der Epilepsien und mentaler Retardierung, und es besteht kein großer Unterschied in der Demenzentwicklung zwischen Gruppen mit idiopathischer und symptomatischer Erkrankung, wie z.B. Lennox schon 1942 beschrieb.

Gesamtzahl von Anfällen

Über Beziehungen zwischen Anfallsfrequenz und besonders Anfallsdauer bzw. Anfallsdauersumme gibt es keine verläßlichen Untersuchungsergebnisse, die diese Faktoren als Verursacher mentaler Retardierungen verantwortlich machen können (z.B. Niemann et al. 1985). Eine außergewöhnliche Kasuistik läßt einen Zusammenhang in dieser Hinsicht fragwürdig erscheinen:

Ein 14jähriges geistig behindertes Mädchen mit teilreseziertem Oligodendrogliom erlitt im Rahmen einer akuten Hirndruckkrise einen epileptischen Status mit ca. 9 000 sekundär generalisierten tonisch-klonischen Anfällen unterschiedlicher Intensität und Dauer innerhalb von 5 Wochen. Die Anfälle waren medikamentös nicht beeinflußbar, der Status sistierte spontan. Erstaunlicherweise fand sich anschließend lediglich eine leichte Verschlechterung ihrer bestehenden Hemiparese, keine mentale Leistungseinbuße. Die Pat. hat noch mehr als ein Jahr gelebt und ist dann im Rahmen einer erneuten Entgleisung verstorben.

Zumindest zeigt dieser Einzelfall, daß auch massive Anfallsstaten über Wochen nicht zu einer mentalen Leistungseinbuße führen müssen. Vorliegende Studien lassen wiederum die Schwierigkeit der Berücksichtigung aller Einflußgrößen erkennen.

Antiepileptische Medikation

Blank (1989) hat in einer kritischen Übersicht mehr als 100 Studien aus den letzten 30 Jahren zu Psychopathologie und Leistungsverhalten unter Antikonvulsiva bei Kindern analysiert. Er bestätigt, daß gerade Substanzen mit Wirkung auf Vigilanz und kognitive Leistungen zu erheblichen intellektuellen Einbußen führen können. Das gilt insbesondere für Phenobarbital, Primidon und Benzodiazepine, aber auch für Phenytoin und Succinimide, eingeschränkt für Valproat. Lediglich unter Carbamazepin werden keine Leistungsminderungen gefunden. Die Problematik der Beurteilung dieses Schrifttums zu diesem Thema liegt in der oft nicht genannten Korrelation mit Serumkonzentrationen der geprüften Substanzen, der unterschiedlichen Epilepsiesyndrome, ihrer Verläufe und EEG-Veränderungen, und all den Faktoren, die wie bei allen anderen Teilfragen auch nur unzureichend geprüft werden können, das Gesamtbild aber entscheidend beeinflussen. Deutlich zeigt Blank (1989) die Schwierigkeiten objektiver Beurteilung durch Nichtmeßbarkeit der verschiedenen pharmakologischen, krankheitsspezifischen und Persönlichkeitsvariablen und ihrer Einflüsse untereinander. Eine isolierte Betrachtung einzelner Variablen ist durch ihre komplexe Verflechtung untereinander nicht möglich. Schon die Beziehung zweier Größen macht dies deutlich: Eine erzielte Besserung der Epilepsie verdeckt u.U. eine ebenso erzeugte medikamentöse Leistungsbeeinträchtigung. Die Beziehung zwischen Epilepsie und Demenz ist dann nur eine indirekte, über die notwendige Medikation bewirkte.

Psychosoziale Aspekte

Noch viel komplexer wird diese Analyse, wenn psychosoziale Aspekte kindlicher Epilepsien in unsere Überlegungen einbezogen werden. Es soll hier keine Vertiefung in Details erfolgen, nur betont werden, daß vielfältige Störungen in der Auseinandersetzung um die Krankheit zwischen Kind, Eltern, Geschwistern, Nachbarn, Lehrern und der gesamten sozialen Umgebung nicht mehr meßbare emotionale Faktoren bedingen, die ihrerseits den Krankheitsverlauf und mentale Leistungen prägen können. Zahlreiche Publikationen zeigen die Probleme im Umgang mit epileptischen Kindern in Familie, Kindergarten und Schule. Wenige Studien belegen Interpretationen mit exakten Untersuchungsergebnissen. Es bleibt aber eine Tatsache, daß Kinder vom Augenblick des ersten Anfalls an *Sonderkinder* werden mit ihren besonderen Interaktions- und Beziehungsgefügen.

Eine einzige Untersuchung sei exemplarisch genannt: Pazzaglia u. Pazzaglia (1976) fanden unter 13 000 Schulkindern 0,3% mit Epilepsien im Alter zwischen 6 und 14 Jahren. Nur die Hälfte von ihnen wies eine normale Schulkarriere auf, wofür ursächlich nicht nur eine verminderte Leistung, sondern auch die Ablehnung durch Mitschüler und deren Eltern sowie die Unsicherheit der Lehrer im Umgang mit den epileptischen Kindern bzw. ihren Anfällen verantwortlich gemacht werden konnte.

Eine kurze Kasuistik soll eine einzelne solche "epileptische Sozialkarriere" beleuchten:

Paul, ein 10jähriger normalbegabter Junge bekam nicht eine Epilepsie, wohl aber vom Schicksal (bzw. von einem inkompetenten Kollegen) eine Epilepsiediagnose einschließlich einer niedrigdosierten antiepileptischen Therapie mit Carbamazepin. Mit dieser Diagnose entwickelten sich massive psychische Probleme einschließlich psychogener Anfälle, parallel deutliche Leistungseinbrüche in der Schule. Die Umschulung in eine Sonderschule drohte, kurz bevor wir den Jungen entepileptisieren konnten. Heute besucht er die Höhere Handelsschule mit guten Leistungen.

Nicht eine Epilepsie, sondern lediglich ihr Etikett verursachte hier die Pseudodemenz. Solche Beispiele stellen erneut die Hypothese einer rein epileptisch bedingten Demenz in Frage und bestätigen die letztlich unauflösbare Komplexität dieses Themas.

Fazit

Der Kausalzusammenhang zwischen Demenz und Epilepsie im Entwicklungsalter ist unklar. Die intensive Beschäftigung mit dieser Thematik macht Unruhe und Unsicherheit, läßt erkennen, daß die Frage nicht einfach mit *ja* oder *nein* zu beantworten ist. Es gibt eine epileptisch bedingte Demenz, aber nicht generell. Die Ursachen sind vielfältig, Variationen vielgestaltig. Miteinander verflochtene Einflußfaktoren lassen sich nicht klar entwirren. Konsequente Diagnostik und korrekte, sorgfältig überwachte Therapien sowie frühzeitige psychosoziale Beratung und Begleitung der betroffenen Kinder und ihrer Angehörigen lassen unnötige pseudodementielle Entwicklungen verhindern. Die Schärfung unserer Wahrnehmung für diese Problematik, eine vorurteilslose Betrachtungsweise und verantwortungsvoller Umgang mit Familien in der Beratung zu diesen Fragen sind die Grundlage hierfür.

Literatur

Beaumanoir A (1985) The Landau-Kleffner syndrome. In: Roger J, Dravet C, Bureau M, Dreifuss FE, Wolf P (eds) Epileptic syndromes in infancy, childhood and adolescence. John Libbey, London

Binnie CD, Kasteleijn-Nolst Trenite DGA, Smit AM, Wilkins AJ (1987) Interactions of epileptiform EEG discharges and cognition. Epilepsy Res 1:239–245

Blank R (1989) Psychopathologie und Leistungsverhalten unter Antikonvulsiva bei Kindern und Jugendlichen. Z Kinder Jugendpsychiat 17 (im Druck)

Blume WT (1986) Lennox-Gastaut syndrome. In: Lüders H, Lesser RP (eds) Epilepsy, electroclinical syndromes. Springer, Berlin Heidelberg New York Tokyo

Blume WT, David RB, Gomez MR (1973) Generalized sharp and slow wave complexes. Associated clinical features and long-term follow-up. Brain 96:289–306

Bourgeois BFD, Prensky AL, Palkes HS, Talent BK, Busch SG (1983) Intelligence in epilepsy: A prospective study in children. Ann Neurol 14:438–444

Chevrie JJ, Aicardi J (1972) Childhood epileptic encephalopathy with slow spike-wave. A statistical study of 80 cases. Epilepsia 13:259–271

Dehnerdt M (1983) Verläufe bei Jugendlichen und Erwachsenen mit nächtlichen tonischen Anfällen. In: Remscheidt H, Rentz R, Jungmann J (Hrsg) Epilepsie 1981. Thieme, Stuttgart

Dieterich E, Baier WK, Doose H, Tuxhorn I, Fichsel H (1985a) Longterm follow-up of childhood epilepsy with absences. I. Epilepsy with absences at onset. Neuropediatrics 16:149–154

Dieterich E, Doose H, Baier WK, Fichsel H (1985b) Longterm follow-up of childhood epilepsy with absences. II. Absence-epilepsy with initial grand mal. Neuropediatrics 16:155–158

Doose H (1979) Myoklonisch-astatisches Petit mal. In: Doose H, Kruse R, Lipinski C, Scheffner D, Weinmann H-M (Hrsg) Beiträge zur Klassifikation und medikamentösen Therapie epileptischer Anfälle. Desitin, Hamburg

Doose H (1985) Myoclonic astatic epilepsy of early childhood. In: Roger J, Dravet C, Bureau M, Dreifuss F, Wolf P (eds) Epileptic syndromes in infancy, childhood and adolescence. John Libbey, London

Ellenberg JH, Hirtz DG, Nelson KB (1986) Do seizures in children cause intellectual deterioration? N Engl J Med 314:1085–1088

Gastaut H (1975) Wörterbuch der Epilepsie. Deutsche Übersetzung und Bearbeitung von J. Kugler. Hippokrates, Stuttgart

Gastaut H, Roger J, Soulayrol R et al. (1966) Childhood epileptic encephalopathy with diffuse spike-waves (otherwise known as „petit mal variant") or Lennox syndrome. Epilepsia 7:139–179

Gastaut H, Zifkin BG, Mariani E, Puig JS (1986) The long-term course of primary generalized epilepsy with persisting absences. Neurology 36:1021–1028

Holthausen H, Boenigk HE, Laub M, Nolte R, Schiel W (1989) Electrical status epilepticus during sleep (ESES) – ein eigenständiges altersgebundenes epileptisches Syndrom? (Vortrag gehalten auf der 14. Jahrestagung der Gesellschaft für Neuropädiatrie 1988 in München)

Jeavons PM, Bower BD (1964) Infantile spasms: A review of the literature and a study of 112 cases. In: Clin Dev Med, vol 15. Spastics Society and Heinemann, London

Kellaway P (1959) Neurologic status of patients with hypsarrhythmia. In: Gibbs FA (ed) Molecules and mental health. Lippincott, Philadelphia

Lacy JR, Penry JK (1976) Infantile spasms. Raven Press, New York

Lennox WG (1942) Brain injury, drugs, and environment as causes of mental decay in epilepsy. Am J Psychiatry 99:174–180

Lerman P (1985) Benign partial epilepsy with centro-temporal spikes. In: Roger J, Dravet C, Bureau M, Dreifuss FE, Wolf P (eds) Epileptic syndromes in infancy, childhood and adolescence. John Libbey, London

Loiseau P, Duche S, Cordova S, Dartigues JF, Cohadon S (1988) Prognosis of benign childhood epilepsy with centrotemporal spikes: A follow-up study of 168 patients. Epilepsia 29:229–235

Loiseau P, Strube E, Broustet D, Battallochi S, Gomeni C, Morselli PL (1980) Evaluation of memory function in a population of epileptic patients and matched controls. Acta Neurol Scand 62 (Suppl):58–61

Lutz J (1972) Psychiatrische Aspekte der kindlichen Epilepsie. In: Rossi E (Hrsg) Epilepsie im Kindesalter, In: Pädiat. Fortbildk. Praxis, Bol 26. Karger, Basel

Markland ON (1977) Slow spike-wave activity in EEG and associated clinical features: Often called „Lennox" or „Lennox-Gastaur" syndrome. Neurology 27:746–757

Martinius J (1989) Cognitive correlates of abnormal EEG wave forms. In: Rothenberger A (ed) Brain and behavior in child psychiatry. Springer, Berlin Heidelberg New York Tokyo

Matsumoto A, Watanabe K, Negoro T, Sugiura M, Iwase K, Hara K, Miyazaki S (1981) Long-term prognosis after infantile spasms: A statistical study of prognostic factors in 200 cases. Dev Med Child Neurol 23:51–65

Morikawa T (1987) Clinical relevance of continuous spike-waves during slow wave sleep of „Electrical Status Epilepticus Sleep (ESES)". 17th Epilepsy International Congress, Jerusalem

Morikawa T, Seino M, Osawa T, Yagi K (1985) Five children with continuous spike-wave discharges during sleep. In: Roger J, Dravet C, Bureau M, Dreifuss FE, Wolf P (eds) Epileptic syndromes in infancy, childhood and adolescence. John Libbey, London

Niemann H, Boenigk HE, Schmidt RC, Ettlinger G (1985) Cognitive development in epilepsy. The relative influence of epileptic activity and of brain damage. Eur Arch Psychiatr Neurol Sci 234:399–403

Ohtahara S, Yamatogi Y, Ohtsuka Y (1976) Prognosis of the Lennox syndrome: Long-term clinical and electroencephalographic follow-up study, especially with special reference to relationship with the West syndrome. Folia Psychiatr Neurol Jpn 30:275–287

Patry G, Lyagoubi S, Tassinari CA (1971) Subclinical „electrical status epilepticus" induced by sleep in children. Arch Neurol 24:242–252

Pazzaglia P, Frank-Pazzaglia L (1976) Record in grade school of pupils with epilepsy: An epidemiological study. Epilepsia 17:361–366

Siebelink BM, Bakker DJ, Binnie CD, Kasteleijn-Nolst Trenite DGA (1988) Psychological effects of subclinical epileptiform EEG discharges in children. II. General intelligence tests. Epilepsy Res 2:117–121

Stenzel E, Panteli C (1983) Lennox-Gastaut-Syndrom des 2. Lebensjahrzehnts. In: Remschmidt H, Rentz R, Jungmann J (Hrsg): Epilepsie 1981. Thieme, Stuttgart

Stores G, Hart J (1976) Reading skills of children with generalized or focal epilepsy attending ordinary school. Dev Med Child Neurol 18:705–716

Tassinari CA, Bureau M, Dravet C, Roger J, Daniele-Natale O (1982) Electrical status epilepticus during sleep in children (ESES). In: Sterman MB, Shouse MN, Passouant P (eds) Sleep and epilepsy. Academic Press, London

Epilepsie und interiktale Psychose in der Adoleszenz

A. Rothenberger

Allgemeines zu Epilepsie und psychischen Störungen

Hinsichtlich der Häufigkeit von psychischen Auffälligkeiten bei Kindern mit einer Epilepsie gehen die Angaben in der Literatur beträchtlich auseinander. Von Remschmidt (1973) wurden Zahlen zwischen 15 und 60% genannt. Doose (1988) sprach von etwa 40%; Oka et al. (1983) von 11%. Im Vergleich dazu sei erwähnt, daß in der Denkschrift der Deutschen Gesellschaft für Kinder- und Jugendpsychiatrie für unausgelesene Populationen des ländlichen Bereiches für Kinder im Alter von 3–13 Jahren bei 18% kinderpsychiatrische Auffälligkeiten vorliegen sollen. Unter anderem darf daraus abgeleitet werden, daß im großen und ganzen Kinder mit einer Epilepsie, vor allem die mit zusätzlichen Behinderungen und vielen zerebralen Anfällen, häufiger zu psychischen Auffälligkeiten neigen als Kinder ohne eine solche Störung.

Die von den verschiedenen Autoren beschriebenen Störungsbilder weichen erheblich voneinander ab. Es wurden neurotische Störungen, aggressive Verhaltensauffälligkeiten, Angst- und Depressionszustände, erethisch-hyperkinetische Syndrome, auffällige Persönlichkeitsmerkmale und Intelligenzabbau berichtet. Äußerst selten wurde bei Jugendlichen im Zusammenhang mit einer Epilepsie eine Psychose, insbesondere eine interiktale Psychose, erwähnt (Tabelle 1), so daß über die Ansammlung von Fallbeschreibungen hinaus kaum generalisierbare Erkenntnisse vorliegen. Es sieht am ehesten so aus, daß die interiktalen Psychosen in der Adoleszenz bezüglich Psychopathologie und Verlauf den interiktalen Psychosen Erwachsener ähneln.

Die interiktalen Psychosen (abzugrenzen von einer Aura continua, Sengoku et al. 1985; sowie von Psychosen bei interiktalen Enzephalitiden) gehen erfahrungsgemäß mit einem erhaltenen klaren Bewußtsein einher. Sie zeigen am häufigsten

Tabelle 1. Häufigkeit von Psychosen in einer Inanspruchnahmepopulation epileptischer Patienten

Autor	Gesamtkollektiv [n]	Psychosen Alle [n]	Jugendliche [n]
Slater u. Beard (1963)	?	69	11
Bruens (1973)	511	29	10
Oka et al. (1983)	2267	4	4
Wolf (1986)	611	30	?

paranoid-halluzinatorische Symptome und weniger oft affektiv-depressive psychopathologische Merkmale. Es erscheint bei affektiv-depressiven Bildern so zu sein, daß sie eher intermittierend auftreten und immer wiederkommen, während die paranoiden psychotischen Bilder einen mehr chronischen Verlauf aufweisen sollen (Bolwig 1986; Trimble 1982).

Spektrum der Psychopathologie anhand von Fallbeispielen

Drei Fallbeispiele, die Rarität einer interiktalen manisch-depressiven Psychose bei einer Jugendlichen eingeschlossen, sollen verdeutlichen, daß beide Typen interiktaler Psychosen bei Jugendlichen mit einer Epilepsie zwar verschiedene Hintergründe haben können, aber bezüglich der psychopathologischen Ausdrucksweisen vom psychiatrischen Bild einer Psychose bei Patienten ohne Epilepsie kaum zu unterscheiden sind.

Fallbeschreibung 1 (nach Müller und Endler 1978). Bei dem 19jährigen Jugendlichen lag ein zerebrales Anfallsleiden vor, wohl auf dem Boden einer frühkindlichen Hirnschädigung und familiärer Disposition. Die Anfälle wurden seit dem 9. Lebensmonat registriert. Es kam zu Anpassungs- und Leistungsschwierigkeiten während der Schulzeit. Allmählich entwickelte sich eine psychische Auffälligkeit mit vermehrter Reizbarkeit und Aggressivität. Die Anfälle wechselten in ihrer Häufigkeit, wochenlang war der Knabe anfallsfrei. Seit dem 17. Lebensjahr drei psychotische Episoden von mehreren Tagen Dauer mit ausgeprägter paranoider Symptomatik (Geheimdienstaufträge, Agententätigkeit, Beobachtung und „Verhaftung" von Personen in der Öffentlichkeit). Dabei war eine erregt-gespannte Psychomotorik und eine starke Affektlabilität zu beobachten. Man reduzierte die antiepileptische Medikation und gab Neuroleptika. Vor dem Auftreten der ersten psychotischen Episode war es hirnelektrisch im Vergleich zu früher zu einer nahezu altersgerechten Ausreifung ohne epileptiforme Potentiale gekommen. Während der zweiten paranoiden Phase fanden sich im EEG eine Verlangsamung der Hintergrundaktivität und Paroxysmen bilateral mit 4–5 pro Sekunde Spike-wave-Komplexen frontopräzentral mit diffuser Ausbreitung.

Fallbeschreibung 2 (nach Slater und Beard 1963). Das Mädchen, das große Anfälle seit dem Säuglingsalter hatte, geriet im Alter von 17 Jahren in einen psychotischen Zustand, der sich sehr rasch im Verlauf von wenigen Tagen entwickelte. Zuerst machte sie verrückte und unpassende Bemerkungen. Dann zeigte sie bizarres Verhalten in der Form, daß sie den ganzen Morgen mit einer Zeitung vor sich da saß, in der sie scheinbar zu lesen schien. Sie konnte aber Fragen bezüglich der aufgeschlagenen Seite nicht beantworten, noch nicht einmal, was die Schlagzeilen betraf. Sie hielt dann ihre Augen geschlossen, ihren Mund starr in einem krampfhaft fixierten

Lächeln. Nachts fand man sie nackt in kniend-betender Haltung. Offenbar war sie in dieser Haltung schon lange verblieben, denn der Körper war sehr kalt. In der Klinik verhielt sie sich negativistisch und machte einen katatonen stuporösen Eindruck. Manchmal konnte sie etwas essen, wenn man ihr das Brot in die Hand gab, ein anderes Mal mußte man ihr das Brot sogar in den Mund schieben. Sie mußte zur Toilette gebracht werden, konnte aber mit Unterstützung gehen. Wenn man sie zu intensiv anfaßte, so wurde sie aggressiv. EEG-Untersuchungen zeigten einen Fokus im rechten temporalen Bereich. Therapeutisch mußte schlußendlich ein neurochirurgischer Eingriff in Form einer Lobektomie durchgeführt werden, der eine mäßige Besserung ihres Verhaltens erbrachte.

Fallbeschreibung 3 (eigene Beobachtung). Das Mädchen war zum Zeitpunkt der stationären Behandlung in unserer Klinik 17 Jahre alt. Die Geburt verlief auffällig (Steißlage, Geburtsgewicht 2000 g, Asphyxie, obere Armplexusparese rechts). Die Meilensteine der psychomotorischen Entwicklung wurden im üblichen Zeitrahmen erreicht. Auch konnte ein regelrechter Hauptschulabschluß erzielt werden. Bald danach wurden Leistungs- und Verhaltensauffälligkeiten sichtbar (Versagen bei einer Aufnahmeprüfung, Auftreten einer anorektischen Symptomatik, Weglaufen mit nachfolgendem Kinderheimaufenthalt).
Während dieses Zeitraumes (etwa 3 Jahre vor der stationären Aufnahme) wurden immer wieder phasenhafte krasse und für den Außenstehenden unerklärbare Stimmungswechsel bei dem Mädchen beobachtet. Eine solche krasse Änderung im Wesen und Verhalten des jungen Mädchens im Verlauf einer Sommerfreizeit führte dann zur stationären Aufnahme. Das Mädchen, das früher sehr aktiv, extrem redselig und sehr distanzschwach gewesen sei, habe sich nun zunehmend zurückgezogen, sich fast wie in Trance bewegt, sei kaum ansprechbar gewesen, habe sehr wenig und leise geredet, sei in der gesamten Motorik verlangsamt gewesen. Man konnte sich den plötzlichen Stimmungsumschwung nicht erklären. Über Absicht und Ziel des in dieser Phase stattgehabten Weglaufens konnte das Mädchen keine Angaben machen. Für psychosomotorische Anfälle gab es keine sicheren Hinweise. Während der ersten Zeit ihres stationären Aufenthaltes war das Mädchen weiterhin schweigsam sowie depressiv verstimmt, quälte sich mit Selbstvorwürfen und konnte sich als Person nicht akzeptieren. Sie wirkte darüber hinaus oft desorientiert, abwesend, plötzlich in Handlungen innehaltend, ging zu einem Ort und wußte nicht mehr, was sie dort wollte. Es wurde an Absencen gedacht. EEG-Untersuchungen zeigten einen vermehrt dysrhythmischen Kurvenverlauf, sehr viele biphasische steilere Elemente mit langsamer negativer Nachschwankung und Paroxysmen in Form von 3–4 pro Sekunde Spike-wave-Komplexen bilateral synchron generalisiert auftretend. Schließlich kam es nach dem morgendlichen Erwachen zu einem einmaligen großen zerebralen Anfall. So wurde neben der Behandlung mit Lithium und einem Neuroleptikum eine antikonvulsive Therapie mit Carbamazepin eingeleitet.
Die psychopathologische Symptomatik stand in keinem erkennbaren Zusammenhang mit den EEG-Veränderungen. Auch der große zerebrale Anfall war hier ohne Einfluß. Schon vor diesem Ereignis wurde eine erneute Veränderung im Wesen des Mädchens deutlich, die sich danach ungebrochen fortsetzte. Sie magerte immer mehr ab, weil sie heimlich erbrach, sie sprach plötzlich viel und schnell, war nachts stundenlang wach, wollte sich dann ununterbrochen unterhalten. Sie steigerte sich in eine zunehmende motorische Unruhe hinein, rannte ohne Ziel umher, die Schlaflosigkeit nahm zu. Das stark agierende Verhalten wurde durch eine als quälend erlebte Ambivalenz, stereotyp sich wiederholende Selbstvorwürfe und Bestrafungswünsche sowie kaum einzugrenzender Distanzschwäche kompliziert. Diese manische Phase ging allmählich über in eine Phase, in der wieder vermehrt Eigensteuerung und konstruktive Teilnahme am Therapieangebot der Klinik möglich waren.
Eine ausführliche apparative und laborchemische Abklärung konnte weder den Hintergrund der psychischen noch der epileptischen Störung weiter erhellen. EEG-Kontrollen unter antikonvulsiver Medikation ergaben eine leichte Befundbesserung mit wechselndem Auftreten von epileptiformen Potentialen. Klinisch wurden im weiteren Verlauf keine Absence und keine psychomotorischen oder generalisierten zerebralen Anfälle beobachtet, während psychopathologisch erneut phasenhaft starke affektive Schwankungen vorkamen.

Psychopathologie in Studien von Gruppen

Die bei den ersten beiden Jugendlichen berichteten Symptome beschreiben ein Spektrum von psychopathologischen Merkmalen, die der Diagnose einer Schizophrenie sehr nahekommen. Die psychopathologische Symptomatik bei Epilepsiepatienten mit schizophrenieformen Psychosen, wie sie in der Untersuchung von Slater u. Beard (1963) beschrieben wurde (Tabelle 2), zeigt klar, daß Wahneinfälle bei 67 der 69 Patienten zu beobachten waren, Halluzinationen bei 52, katatone Störungen bei 40, Denkstörungen bei 31, Affektstörungen bei 34 und ein hebephrenes Bild bei 12 Patienten.

Deutlich wird auch, daß Affektstörungen mit Depressivität zwar bei 33 der 69 Patienten vorkamen, daß es sich dabei aber nicht um eine endogene depressive oder manische Psychose bzw. eine Zyklothymie handelte. Die Ausnahmestellung der Fallbeschreibung der dritten Jugendlichen wird u.a. durch eine Äußerung von Janz deutlich. Janz (vgl. Penin 1973, S. 78) erwähnte, daß er trotz eines großen Erfahrungsschatzes bisher nur einen einzigen Fall einer Kombination einer Epilepsie mit einer Zyklothymie kenne. Wolf (1986) merkte an, daß von den 37 ihm bekannten psychotischen Epilepsiepatienten zwei mit vitaler depressiver Psychose und zwei mit manischen Episoden beobachtet werden konnten. Die manische Störung war sehr ausgeprägt und beinhaltete Ideenflucht, unkontrolliertes expansives Verhalten, Größenwahn, Beziehungswahn sowie einen Selbstmordversuch. Darüber hinaus wurden in einer Studie Dalbys (1971, zit. in Robertson 1986) 93 Patienten mit einer psychomotorischen Epilepsie untersucht, von denen

Tabelle 2. Psychopathologische Symptomatik bei Epilepsiepatienten mit schizophrenieformen Psychosen (n = 69*). (Nach Slater u. Beard 1963)

Wahneinfälle	67
Halluzinationen	52
– auditorisch	46
– visuell	16
– sonstige	15
Katatone Störungen	40
– impulsiv bizarr	13
– Immobilität	19
– Manirismen	34
– negativistisch	5
Denkstörungen	31
Affektstörungen	34
– Depressivität	33
– Irritierbarkeit	34
– Aggressivität	34
– Exaltiertheit	12
– Verflachung	28
Hebephrenes Bild	12

* Manche Patienten wiesen mehrere Störungen gleichzeitig auf. 11 Patienten (15%) waren zwischen 12 und 18 Jahren alt

54 psychiatrisch auffällig waren. Davon zeigten 18 eine periodische Depression mit endogenen Merkmalen, und lediglich 2 Patienten ließen Episoden einer manischen Psychose erkennen. Nach Robertson darf davon ausgegangen werden, daß zwar etwa 20% der interiktalen Psychosen als endogene depressive Psychosen diagnostiziert werden können, daß aber manische bzw. zyklothyme Formen hohen Seltenheitswert besitzen.

Beziehungen zwischen Epilepsie und interiktaler Psychose

Psychopathologie

Wenn die Beziehung zwischen Epilepsie und Psychose hinterfragt werden soll, so muß man zuerst überlegen, ob sich das psychopathologische Syndrom der interiktalen Psychose von dem der schizophrenen bzw. endogen-depressiven Psychose bei Patienten ohne Epilepsie unterscheidet. Aus den bisherigen Untersuchungen läßt sich herauslesen, daß hier auf der klinisch-symptomatologischen Ebene kein wesentlicher Unterschied besteht, was auch darin deutlich wird, daß die meisten interiktalen Psychosen sich zwanglos in die heutigen Klassifikationsschemata der Psychosen allgemein einordnen lassen (Trimble u. Perez 1982).

Epilepsieform und interiktale Psychose

Damit kommen wir zu einem zweiten Punkt, der fragt, ob eine bestimmte Epilepsieform bei Psychosen überwiegt, und zwar eventuell die sog. Temporallappenepilepsie. Verschiedene Untersuchungen aus jüngster Zeit (Stevens 1986; Ramani u. Gumnit 1982; Sengoku et al. 1985) sprechen dafür, daß Patienten mit einer Temporallappenepilepsie genauso häufig psychotische Störungen entwickeln wie Patienten mit einer generalisierten Epilepsie.

Intervall zwischen Beginn der Epilepsie und Beginn der Psychose

Slater u. Beard (1963) berechneten in ihrem Kollektiv, daß die Psychose im Durchschnitt etwa 14 Jahre nach Beginn der Epilepsie eintrat. Die Autoren interpretierten dies so, daß die Dauer der Epilepsie wahrscheinlich ein wesentlicher Faktor sei, der zur Psychose führt. Es gab keine eindeutige Beziehung zwischen der Häufigkeit der Anfälle und dem Beginn der Psychose, lediglich in einigen Fällen schien eine umgekehrte Beziehung zu bestehen, d.h. psychotische Symptome traten erst dann auf, als die Anfallshäufigkeit zurückging.
Schaut man sich die Einzeldaten von Slater u. Beard (1963) sowie die Informationen von Bruens (1973) an, so wird klar, daß der Abstand zwischen Beginn der Epilepsie und dem Beginn der Psychose doch derart variabel ist, daß von einem konstanten Intervall nicht gesprochen werden kann. Auch die ähnliche Altersverteilung für den Beginn der Psychosen bei epileptischen und nichtepileptischen Patienten weist darauf hin, daß schizophrene Psychosen, die bei Personen mit

einer Epilepsie auftreten, wohl auf ähnliche prädisponierende Faktoren zurückzuführen sind wie die schizophrenen Psychosen von Patienten, die keine Epilepsie gehabt haben (Stevens 1982).

Anfallsfrequenz und EEG-Aktivität während der Psychose

Von verschiedenen Autoren (u.a. Müller u. Endler 1978; Bruens 1973; Wolf 1973) wurde berichtet, daß während einer interiktalen Psychose Anfälle möglich sind, ohne das psychopathologische Bild zu beeinflussen; Anfälle könnten aber auch ausbleiben oder auch die interiktalen Psychosen beenden. Was EEG-Veränderungen anbetrifft, so ist das Bild ebenfalls sehr reichhaltig. Es reicht von der Normalisierung des EEG (der sog. forcierten Normalisierung nach Landolt) bis hin zu ungebrochenen Spike- und Wave-Entladungen elektrischer Hirnaktivität, abgeleitet von der Kopfhaut. Dennoch wird bei Betrachtung der forcierten Normalisierung am ehesten ein Zusammenhang von Epilepsie und Psychose deutlich und das Konzept des Antagonismus zwischen beiden Störungen zu einem interessanten Diskussionsgegenstand.

Dem Zustand der Anfallsfreiheit und Abwesenheit epileptischer Potentiale im Oberflächen-EEG braucht keineswegs ein Zustand verminderter oder sogar zum Stillstand gekommener epileptischer Erregung zu entsprechen. Das Erregungsniveau kann durchaus unverändert oder sogar höher angestaut sein als sonst. Bei höherer Entladungsschwelle wäre es möglich, daß sich die Erregung auf Funktionskreise ausbreitet, die sonst an den epileptischen Abläufen nicht oder nur in zweiter Linie beteiligt sind. Die Normalisierung im Oberflächen-EEG wäre dann nur das Zeichen einer Änderung der Propagationsrichtung der epileptischen Entladung. Über die Art der betroffenen Funktionskreise sind Vermutungen möglich. Es wird sich am ehesten um Anteile des limbischen und des retikulären Systems handeln, deren Funktionsstörungen mit Schizophrenien in Verbindung gebracht werden. Diese Sichtweise, die bedeutet, daß die sog. alternativen Psychosen (d.h. bei einem Patienten tritt entweder nur die Epilepsie oder nur die Psychose zu einem bestimmten Zeitpunkt auf) grundsätzlich eine Auffälligkeit sind, die durch die epileptische Aktivität hervorgerufen wurde, hat seit diesen Überlegungen von Wolf (1973) durch stereoelektroenzephalographische Untersuchungen Unterstützung gefunden (Heath 1982; Wieser 1979).

Die forcierte Normalisierung ist eine seltene Komplikation der Epilepsie, findet sich nur bei 1% aller Patienten mit Epilepsie und ist nur für etwa 15% der Psychosen bei Epilepsie verantwortlich zu machen. Am häufigsten tritt sie unter der Gabe von Antikonvulsiva auf. Hier spielt ein hoher Blutspiegel von Ethosuximid eine besondere Rolle (Wolf 1986).

Umgang mit psychischen Störungen bei Epilepsie

Der Umgang mit psychischen Störungen bei Epilepsie besteht heute zum großen Teil in ihrer Prävention (s. Penin 1987). Das gilt auch für interiktale Psychosen bei Adoleszenten. So sind z.B. bestimmte präpsychotische Symptome (Schlafstörungen, Unruhe, Angst, depressive Reaktionslage) und ein deutlich gebesserter EEG-Befund kritische Indikatoren für eine beginnende Alternativpsychose. In solchen Fällen ist sorgfältige Beobachtung, frühe Kontrolle der Schlafstörungen mittels Tranquilizern, ggf. eine Behandlungsstrategie wie bei manifesten Psychosen erforderlich; d.h. die Zugabe von Psychopharmaka ist gefragt. Erst wenn dadurch keine Schlafvertiefung und Beruhigung eintritt, sollte die antiepileptische Medikation überdacht werden.

Sind Psychosen mit einer Häufung von Anfällen korreliert, so ist Anfallsfreiheit hier die beste Prävention, auch wenn die Anfälle das psychopathologische Bild akut nicht beeinflussen müssen. Sucht man nach psychologischen und sozialen Faktoren, die das Risiko erhöhen, im Verlauf einer Epilepsie eine Psychose zu erleiden, so stößt man auf pathogenetisch wirkende, ungünstige psychosoziale Gegebenheiten in Familie und Beruf, ohne zu wissen, auf welche Art und Weise gerade diese Faktoren das Auftreten von Psychosen begünstigen. Man darf aber durchaus die von der Betreuung psychotischer Jugendlicher bekannte Erfahrung heranziehen, die besagt, daß ungünstige und übermäßig enge emotionale Beziehungen in der Familie des Erkrankten wesentlich zum Wiederaufflammen der Störung beitragen können. Bekanntlich können Spannungen und Streß, ökonomische und soziale Frustrationen, unregelmäßige Arbeit und Mahlzeiten sowie Mangel an Schlaf die Anfallshäufigkeit negativ beeinflussen. Hier findet der betreuende Arzt gerade beim jugendlichen Patienten mit Epilepsie ein wichtiges Feld, um segensreich wirken zu können. Weiterhin muß daran gedacht werden, daß die uns zur Verfügung stehenden psychotherapeutischen Möglichkeiten für den psychisch gestörten Patienten mit einer Epilepsie nutzbar gemacht werden, um den multifaktoriellen Hintergrund des uns entgegentretenden Störungsbildes besser erfaßbar, verstehbar und damit chancenreicher behandelbar machen zu können.

Literatur

Bolwig TG (1986) Classification of psychiatric disturbances in epilepsy. In: Trimple MR, Bolwig TG (eds) Aspects of epilepsy and psychiatry. Wiley, Chichester, pp 1–8
Bruens JH (1973) Zur Frage der kausalen Beziehung zwischen Psychose und Epilepsie. In: Penin H (Hrsg) Psychische Störungen bei Epilepsie. Schattauer, Stuttgart, S 67–74
Deutsche Gesellschaft für Kinder- und Jugendpsychiatrie (1984) Denkschrift zur Lage der Kinder- und Jugendpsychiatrie in der Bundesrepublik Deutschland
Doose H (1988) Epilepsien im Kindes- und Jugendalter. Desitin Arzneimittel/Severin, Hamburg/Flensburg
Heath RG (1982) Psychoses and epilepsy: Similarities and differences in the anatomic physiologic substrate. In: Koella WP, Trimble MR (eds) Temporal lobe epilepsy, mania and schizophrenia and the limbic system. Karger, Basel, pp 106–116
Müller E, Endler S (1978) Episodische Psychosen bei Jugendlichen mit einer Epilepsie unter Berücksichtigung hirnelektrischer Befunde. Psychiat Neurol Med Psychol 30:28–35
Oka E, Yamatogi Y, Ichiba M et al. (1983) Psychotic symptoms in childhood epilepsy – An elektroencephalographic study. Folia Psychiatr Neurol Jpn 37:239–244
Penin H (Hrsg) (1973) Psychische Störungen bei Epilepsie. Schattauer, Stuttgart
Penin H (1987) Prävention und Behandlung von Epilepsie: Nervenheilkunde 6:274–278
Ramani V, Gumnit RJ (1982) Intensive monitoring of interictal psychosis in epilepsy. Ann Neurol 11:613–622

Remschmidt H (1973) Testpsychologische und experimentelle Untersuchungen zur Psychopathologie der Epilepsien. In: Penin H (Hrsg) Psychische Störungen bei Epilepsie. Schattauer, Stuttgart, S 135–156
Robertson MM (1986) Ictal and interictal depression in patients with epilepsy. In: Trimble MR, Bolwig TG (eds) Aspects of epilepsy and psychiatry. Wiley, Chichester, pp 213–234
Sengoku A, Inoue Y, Seino M (1985) Episodic psychotic states in temporal lobe epilepsy: An investigation on their physiopathogenesis. Folia Psychiatr Neurol Jpn 39:279–286
Slater E, Beard AW (1963) The schizophrenia-like psychoses of epilepsy. Br J Psychiatry 109:95–150
Stevens JR (1982) Risk factors for psychopathology in individuals with epilepsy. In: Koella WP, Trimble MR (eds) Temporal lobe epilepsy, mania, and schizophrenia and the limbic system. Karger, Basel, pp 56–80
Stevens JR (1986) Epilepsy and psychosis: Neuropathological studies of six cases. In: Trimble MR, Bolwig WT (eds) Aspects of epilepsy and psychiatry. Wiley, Chichester, pp 117–146
Trimble MR (1982) Phenomenology of epileptic psychoses: A historical introduction to changing concepts. In: Koella WP, Trimble MR (eds) Temporal lobe epilepsy, mania, and schizophrenia and the limbic system. Karger, Basel, pp 1–11
Trimble MR, Perez M (1982) The phenomenology of the chronic psychoses of epilepsy. In: Koella WP, Trimble MR (eds) Temporal lobe epilepsy, mania, and schizophrenia and the limbic system. Karger, Basel, pp 98–105
Wieser HG (1979) Psychische Anfälle und deren stereoelektroenzephalographisches Korrelat. Z EEG EMG 10:197–206
Wolf P (1973) Zur Pathophysiologie epileptischer Psychosen. In: Penin H (Hrsg) Psychische Störungen bei Epilepsie. Schattauer, Stuttgart, S 51–65
Wolf P (1986) Forced normalization. In: Trimble MR, Bolwig TG (eds) Aspects of epilepsy and psychiatry. Wiley, Chichester, pp 101–115

Psychische Symptome neurologischer Erkrankungen im Kindesalter

G. Lehmkuhl

In seinem Editorial „Child Neurology and Child Psychiatry" weist Bax (1984) auf die häufig enge Beziehung zwischen neurologischen und psychiatrischen Symptomen im Kindesalter hin und bedauert, daß sowohl Neuropädiater als auch Kinderpsychiater diesen Tatbestand zu wenig in ihre diagnostischen und therapeutischen Überlegungen einbeziehen: Die notwendigen fachübergreifenden Verbindungen würden dadurch erschwert, daß die Kinderpsychiater ihren neuropädiatrischen Kollegen einen mechanistischen und vereinfachenden Umgang mit Verhaltensauffälligkeiten vorhielten, während diese umgekehrt ihre pragmatischen Sichtweisen im Vergleich zu den theoretischen psychologischen Konstrukten als effektiver einschätzen.

Rutter (1977, 1981) faßt die empirischen Untersuchungen über die Auswirkungen zerebraler Läsionen auf das Verhalten dahingehend zusammen, daß Kinder mit einer Hirnschädigung ein deutlich erhöhtes Risiko für Verhaltensauffälligkeiten

besitzen. Obwohl den organischen Ursachen hierbei eine kausale Bedeutung zukommt, sind sowohl diese direkten als auch vielfältige indirekte Faktoren bei der Entstehung, Art und Ausprägung von Verhaltensstörungen zu beachten. Die früher als typisch angesehenen psychopathologischen Folgen einer Hirnschädigung, mit der Symptomatik eines umschriebenen Syndroms, hielten einer empirischen Überprüfung nicht stand (Brown et al. 1981; Lehmkuhl u. Thoma 1987), so daß viele der behaupteten eindeutigen Beziehungen zwischen Verhalten und zerebraler Funktionsstörung nicht zutreffen.
Boll (1983) nennt diese wissenschaftlich nichtfundierten Feststellungen über die Folgen von Hirnschädigungen „Mythen", die sich wie folgt zusammenfassen lassen:
Zerebrale Funktionsstörungen führen zu
– charakteristischen Verhaltensstörungen;
– einer typischen Störung der motorischen Aktivität, d.h. vermehrten motorischen Unruhe;
– umschriebenen kognitiven Defiziten, die sich besonders im visuomotorischen Bereich zeigen.

Diese behaupteten Beziehungen zwischen einer Hirnschädigung und Verhaltensauffälligkeiten wurden überwiegend aus Einzelfallbeschreibungen abgeleitet, d.h. dem klinischen Eindruck, und konnten in größeren Stichproben nicht nachgewiesen werden.
Da die Verbindung von *bestimmten* psychopathologischen Symptomen mit *bestimmten* somatischen Erkrankungen nur bedingt zutrifft, stellt sich die Frage, wie eine Integration von neurologischen und psychiatrischen Krankheitskonzepten möglich ist. Die von Pincus u. Rubinow (1985) entwickelten theoretischen Modellvorstellungen über Beziehungen von neurologischen und psychiatrischen Symptomen erlauben eine bessere Annäherung an unser Thema: Generell unterscheiden Pincus u. Rubinow (1985) Interaktionsmodelle, in denen die psychiatrischen und somatischen Bedingungen entweder in einem unabhängigen oder in einem kausalen Zusammenhang stehen. So können neurologische Erkrankungen im Kindesalter, die das zentrale Nervensystem nicht betreffen, durch indirekte Faktoren zu psychischen Symptomen führen. Die Folgen einer zentralnervösen Erkrankung führen häufig kausal zu Verhaltensstörungen, wobei jedoch deren Art und Ausprägung von weiteren intervenierenden Variablen abhängt, wie z.B. Intelligenz, kognitive Fähigkeiten, prämorbide Persönlichkeitsmerkmale und psychosoziale Belastungen der Familie (Rosenbloom 1986; Thursfield 1986). Aus diesen Gründen erweiterten Pincus u. Rubinow (1985) ihr Modell um intervenierende Variablen, die sowohl physiologische als auch adaptive Mechanismen beinhalten. Therapeutische Interventionen können demnach auf direktem aber auch indirektem Weg zur Veränderung der psychischen Symptomatik führen und sollten möglichst die verschiedenen Ansatzpunkte mit einbeziehen.
Ein weiteres Beispiel für das komplexe Zusammenwirken verschiedener biologischer und sozialer Komponenten stellt das Drei-Faktoren- Modell der psychopathologischen Symptomatik bei geistiger Behinderung von Matson dar (Matson 1985; Frame u. Matson 1987). Die Schwere und Chronizität der Störung werden hierbei sowohl von biologischen, sozialen, psychologischen und kognitiven Fakto-

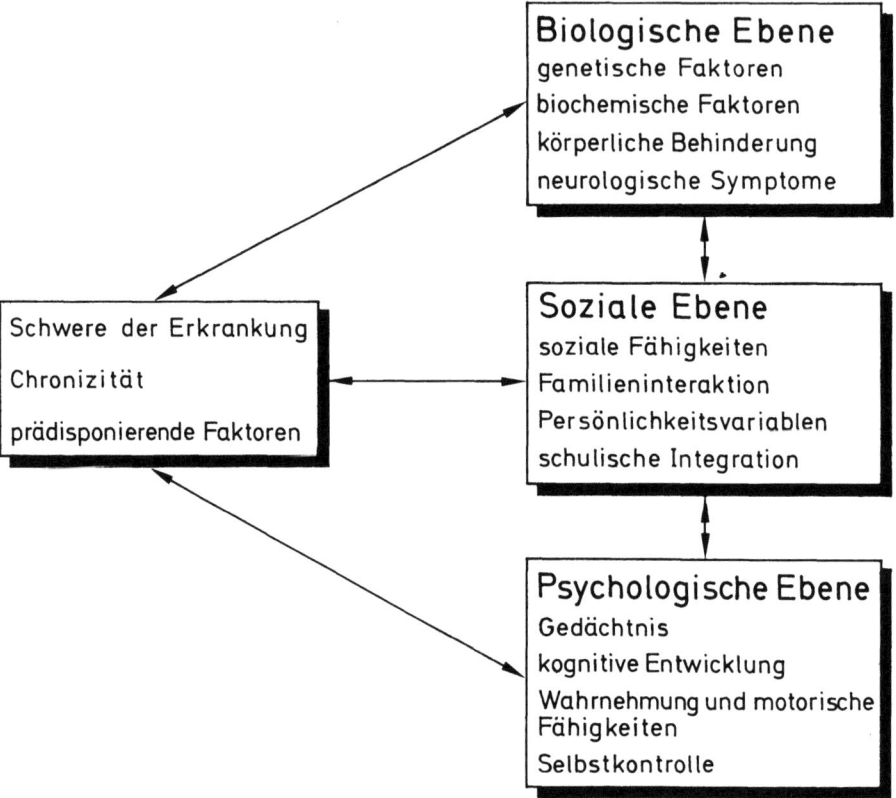

Abb. 1. Drei-Faktoren-Modell der psychopathologischen Symptomatik bei geistiger Behinderung. (Nach Matson 1985)

ren determiniert, die nicht unabhängig voneinander sind und sich wechselseitig beeinflussen (Abb. 1).

Hieraus leitet sich die Schlußfolgerung ab, daß keine linearen, monokausalen Beziehungen zwischen neurologischen Erkrankungen und psychischen Symptomen bestehen, sondern nur komplexe, multifaktorielle Modelle die Zusammenhänge abzubilden vermögen. Um diese vielfältigen Variablen in ihrer Bedeutung erkennen zu können, werden aus systematischen Überlegungen die Auswirkungen allgemeiner krankheitsunspezifischer Faktoren neurologischer Erkrankungen auf das Verhalten getrennt von den krankheitsspezifischen Folgezuständen dargestellt.

Allgemeine krankheitsunspezifische Faktoren

Ätiologie, Symptomatik und Verlauf neurologischer Erkrankungen stellen wichtige allgemeine Faktoren dar, die sich auf die Entstehung und Ausprägung psychischer Symptome im Kindesalter auswirken (s. folgende Übersicht).

Auswirkungen allgemeiner Faktoren neurologischer Krankheiten auf das Verhalten

1. Art der neurologischen Schädigung
   Zentralnervensystem
   periphere Läsion
2. Zeitpunkt der Entstehung
   angeboren
   erworben
      Alter bei Erkrankung
3. Verlauf der Erkrankung
   akut
   chronisch

Zunächst ist es entscheidend, ob das zentrale Nervensystem mitbetroffen ist oder ob es sich um eine periphere neurologische Erkrankung handelt. Das Risiko für Verhaltensstörungen ist bei einer Hirnschädigung signifikant höher als bei peripheren Nervenerkrankungen (Seidel et al. 1975; Abb. 2). Ein weiterer wichtiger Aspekt betrifft den Schädigungszeitpunkt. Handelt es sich um eine angeborene Störung mit den damit verbundenen Einschränkungen für die weitere Entwicklung oder um eine später aufgetretene. Hierbei kommt dem Lebensalter bei Erkrankungsbeginn eine entscheidende Bedeutung zu. Nach Schneider (1979) läßt sich der Einfluß des Schädigungsalters wie folgt zusammenfassen: Frühere Läsionen sind leichter zu kompensieren, jedoch können sehr unterschiedliche und umfassende kognitive Einschränkungen und Verhaltensauffälligkeiten mit ihnen verbunden sein. Eine später erworbene Hirnschädigung führt mehr zu spezifischen, umschriebenen Ausfällen, die sich jedoch weniger gut zurückbilden. Als weitere wichtige Variable wirkt sich der Verlauf neurologischer Symptome auf das Verhalten aus. Das Auftreten einer Epilepsie oder das Vorliegen ausgeprägter neurologischer Restsymptome erhöhen die Wahrscheinlichkeit, daß sich psychische Auffälligkeiten entwickeln. Rutter (1977) konnte bei Kindern mit einer Zerebralparese feststellen, daß psychische Symptome im Zusammenhang mit

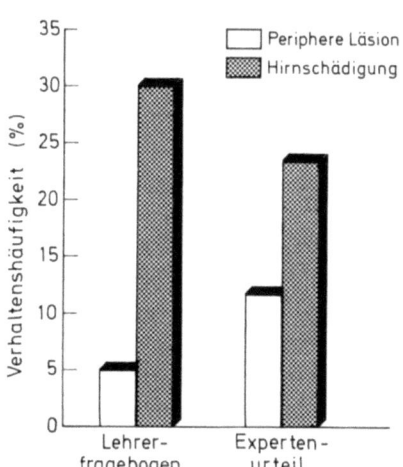

Abb. 2. Beziehung zwischen Hirnschädigung und psychiatrischer Auffälligkeit. (Nach Seidel et al. 1975)

einer Epilepsie häufiger auftraten. Er folgert daraus, daß eine vorhandene physiologische zerebrale Funktionsstörung eine größere Auswirkung auf das Verhalten besitzt als ein aufgetretener Funktionsverlust nach einer Hirnschädigung.
Die Einflußfaktoren von Hirnschädigungen auf das Verhalten betreffen vor allem die Schwere der organischen Erkrankung, d.h. wie ausgeprägt sind die somatisch bedingten Folgezustände (s. folgende Übersicht).

Einflußfaktoren von Hirnschädigungen auf das Verhalten

1. Schwere
2. Lokalisation
3. Ätiologie
4. Aktuelle neurologische Symptomatik (z.B. Epilepsie, Parese)
5. Alter
6. Ausmaß der Behinderung

Der Lokalisation kommt insofern eine Rolle zu, daß diffuse Läsionen vermehrt zu globalen Ausfällen und entsprechend häufiger zu Verhaltensänderungen führen. Ein umschriebenes Stirnhirnsyndrom wie von Kleinpeter (1979) beschrieben, stellt hingegen eine Ausnahme dar, und es muß offen bleiben, ob es sich im Kindesalter tatsächlich psychopathologisch von anderen Störungen abgrenzen läßt. Bei der Ätiologie ist zu beachten, ob es sich um angeborene Mißbildungen handelt, traumatische, entzündliche oder tumorös bedingte zerebrale Läsionen. Die Frage ist dabei weniger, ob die jeweiligen Ursachen zu unterschiedlichen Verhaltensveränderungen führen, sondern wie sich der krankheitsspezifische Verlauf der Erkrankung auf die psychische Symptomatik auswirkt. Während frühere Untersuchungen darauf hinweisen, daß bei jüngeren Kindern nach Hirnschädigung häufiger Verhaltensauffälligkeiten auftreten als bei älteren, konnte dies in neueren empirischen Arbeiten nicht bestätigt werden (Rutter 1977, 1981). Die aktuelle neurologische Symptomatik und vorhandene körperliche Behinderungen erhöhen ebenfalls das Risiko für Entstehung und Aufrechterhaltung von Verhaltensstörungen.
Die bisher aufgeführten Faktoren hängen mehr oder weniger direkt mit der neurologischen Grunderkrankung und ihren Auswirkungen auf das Verhalten zusammen. Rutter (1981) kommt aufgrund eigener Untersuchungen und Angaben der Literatur zu der Feststellung, daß viele verschiedene Mechanismen, direkte, aber auch indirekte, das Auftreten von psychiatrischen Störungen nach einer zerebralen Schädigung bewirken. Diese intervenierenden Variablen beeinflussen die Art und Ausprägung der Verhaltensauffälligkeit entscheidend. Da es sich um sehr verschiedene und individuell abhängige Einflußfaktoren handelt, liegt hierin ein wesentlicher Grund, warum nicht von den typischen Folgen einer Hirnschädigung im Kindesalter ausgegangen werden kann.
Kognitive Leistungen, Fähigkeiten der Krankheitsbewältigung und Selbstkontrolle spielen hierbei für die Entstehung von Verhaltensänderungen ebenso eine wichtige Rolle wie das psychosoziale Umfeld und die prämorbiden Persönlichkeitsmerkmale. Krankenhausaufenthalte und die Nebenwirkungen von Medika-

menten können sich auf die sozialen Kontakte des Kindes negativ auswirken und hierdurch sekundär psychische Symptome bedingen (s. folgende Übersicht).

Verhaltensauffälligkeiten indirekt beeinflussende Variablen bei neurologischen Erkrankungen

1. Krankenhausaufenthalte
2. Medikamente
3. intellektuelle Begabung
   kognitive Leistungen
4. Krankheitsbewältigung (Coping)
   Kind
   Eltern
5. psychosoziale Belastungen
6. prämorbide Persönlichkeit

In einem zweiten Schritt sollen nun die Auswirkungen spezifischer neurologischer Erkrankungen auf das Verhalten dargestellt werden.

Verhaltensauffälligkeiten bei bestimmten neurologischen Erkrankungen

Schädel-Hirn-Trauma

Psychiatrische Störungen treten häufig bei Kindern nach einem schweren Schädel-Hirn-Trauma auf. Hierbei sind verschiedene Faktoren in ihrem Einfluß auf das Verhalten bedeutsam. Die Traumaschwere wirkt sich besonders negativ aus. Eigene Untersuchungen bestätigen die Ergebnisse von Shaffer et al. (1975) sowie Brown et al. (1981), daß dem Alter keine signifikante Bedeutung zukommt. Hingegen waren bei Kindern mit einer manifesten neurologischen Symptomatik signifikant häufiger psychische Auffälligkeiten vorhanden. Es ist zu beachten, daß die Verhaltensstörungen in einer zeitlichen Latenz zum Trauma auftreten können und auch noch nach einigen Jahren auf die Hirnschädigung zurückzuführen sind. Einen weiteren wesentlichen Faktor für das Auftreten einer psychiatrischen Symptomatik stellt die psychosoziale Belastung dar. Bei einer vergleichbar schweren Hirnschädigung erhöhte sich der Anteil verhaltensauffälliger Kinder signifikant, wenn eine hohe soziale Belastung vorlag (Abb. 3). Der Verlauf posttraumatischer Verhaltensauffälligkeiten erwies sich nach Brown et al. (1981) als sehr variabel: Einige Kinder zeigen bleibende emotionale Defizite, bei anderen kommt es zu einer raschen Besserung, in einer weiteren Gruppe treten die psychischen Symptome erst nach einem zeitlichen Abstand zum Trauma auf. Die meisten Autoren fanden keine spezifischen Muster von Verhaltensstörungen in Abhängigkeit vom Schädigungsalter und der Traumaschwere. Rutter (1981, 1982, 1984) faßt die Befunde der Literatur dahingehend zusammen, daß Kinder mit Hirnläsionen eine große Vielfalt von Symptomen zeigen, jedoch keine charakteristischen Verhaltensauffälligkeiten existieren. Die Symptome bei Kindern mit Hirnschädigungen,

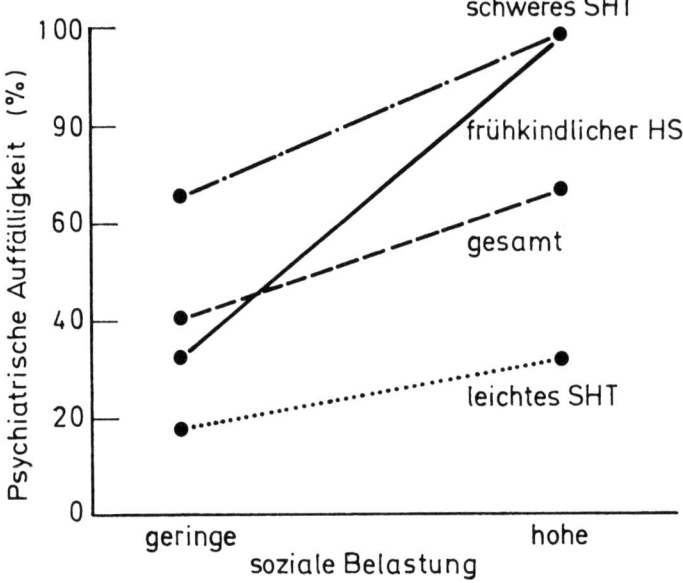

Abb. 3. Beziehung zwischen der sozialen Belastung und psychischer Auffälligkeit. (Nach Lehmkuhl 1986, 1987)

die sowohl angeboren als auch erworben sein können, entsprechen dabei dem Symptomspektrum von psychisch auffälligen Kindern ohne Hirnschädigung.

Die zuvor dargestellten allgemeinen Einflußfaktoren auf die Ausprägung und Entstehung von Verhaltensveränderungen nach einer Hirnschädigung verdeutlichen, warum sie nicht zu einer einheitlichen psychopathologischen Symptomatik führt. Die Untersuchung von Brown et al. (1981) sowie eigene Ergebnisse veranschaulichen, daß es „die" typischen Verhaltensänderungen nach einer Hirnschädigung nicht gibt. Sie legen nahe, von der festen Vorstellung einer „hirnorganischen Wesensänderung" Abschied zu nehmen (Lehmkuhl 1986; Lehmkuhl u. Thoma 1987).

Chromosomale Erkrankungen und metabolische Störungen

Beispielhaft für chromosomal bedingte Erkrankungen soll auf Ergebnisse von Patienten mit Down- bzw. Turner-Syndrom eingegangen werden. In beiden Gruppen zeigt sich abhängig von der intellektuellen Begabung eine heterogene Symptomatik. Baron (1978) sowie Silverstein (1964) konnten bei Kindern mit Down-Syndrom keine spezifischen Temperamentsunterschiede gegenüber nichtmongoloiden Kontrollkindern feststellen. Angaben zur Prävalenz von Verhaltensauffälligkeiten schwanken erheblich und bewegen sich zwischen der Häufigkeit in einer altersentsprechenden Zufallsstichprobe und einem deutlich erhöhten Risiko. Die Angaben können durch unterschiedliche Stichprobenzusammensetzungen bedingt sein, da Kinder mit niedriger Intelligenz und außerfamiliärer

Unterbringung häufiger psychiatrisch auffällig sind als in der Familie lebende und gut geförderte Kinder (Graham 1984).

Bei Jugendlichen mit einem Turner-Syndrom kommt es zu einer deutlichen Beeinträchtigung ihrer psychosozialen Entwicklung. Während spezifische neuropsychologische Ausfälle in der räumlichen Wahrnehmung festgestellt werden konnten, gibt es keine entsprechenden Hinweise für den Verhaltensbereich.

Als Beispiele für die Auswirkungen metabolischer Störungen auf das Verhalten sollen die Phenylketonurie und das Lesch-Nyhan-Syndrom angeführt werden. Eine unbehandelte Phenylketonurie führt zu einer schweren geistigen Retardierung, Anfällen und ausgeprägten Verhaltensstörungen, die z.T. einer autistischen Symptomatik entsprechen (Graham 1984). Obwohl die intellektuelle Entwicklung der behandelten Kinder weitgehend normal verläuft, kommt es bei ihnen in 40% zu psychischen Störungen (Stevenson et al. 1979). Während die Mädchen mit einem IQ unter 70 in ihrem Verhalten besonders auffällig sind, stehen die psychischen Störungen bei den Jungen mit der Begabungsstruktur in keinem signifikanten Zusammenhang. Bei ihnen sollen vor allem neurotische Verhaltensauffälligkeiten häufiger auftreten.

Kinder mit einem Lesch-Nyhan-Syndrom können eine beträchtlich wechselnde neurologische Symptomatik entwickeln, mit einer überwiegenden Chorea-Athetose der oberen Extremitäten und Spastizität der unteren, bei unterschiedlich ausgeprägter psychischer Retardierung. Das Verhalten ist geprägt durch selbstdestruktive Handlungen. Die Kinder können ihr eigenes Verhalten nicht erklären und erleben es als unwillkürlich, nicht unter ihrer Kontrolle stehend (Nyhan 1976; Anderson et al. 1978).

Entzündliche Erkrankungen des Zentralnervensystems

Bach Matthes u. Radermecker (1973) ist eines der konstantesten klinischen Zeichen für eine akute entzündliche Hirnerkrankung das Auftreten eines hirnorganischen Psychosyndroms mit Veränderung der Bewußtseinslage, motorischer Unruhe und psychotischen Symptomen. Nicht selten ist ein Wechsel zwischen Agitiertheit und stumpfer Apathie vorhanden. Subakute Enzephalitiden können von vieldeutigen Verhaltensstörungen und Persönlichkeitsveränderungen begleitet sein. Levy (1959) beschrieb ein postenzephalitisches Syndrom, das durch hyperaktives und sozial auffälliges Verhalten gekennzeichnet sein soll. Die Ergebnisse hielten jedoch einer kritischen Überprüfung nicht stand, so daß nicht von einem umschriebenen Krankheitsbild nach entzündlichen Erkrankungen des Nervensystems ausgegangen werden kann. Koskiniemi et al. (1983) untersuchten den Verlauf von Kindern nach einer Mumpsenzephalitis. Von 41 Kindern waren nach 9 Monaten noch bei 7 verschiedenartige Verhaltensstörungen vorhanden. In einem Fall war eine exogene Psychose aufgetreten, die sich zurückgebildet hatte.

Mißbildungen des Zentralnervensystems

Die Auswirkungen von Mißbildungen des Zentralnervensystems sollen beispielhaft an der psychischen Situation von Kindern mit einer Spina bifida bzw. einem

Hydrozephalus dargestellt werden. Die Ausprägung der Spina bifida und die begleitenden Mißbildungen wirkten sich sowohl auf die medizinische Prognose als auch auf die spätere psychische Stabilität aus. Es besteht eine enge Beziehung zwischen den psychischen Entwicklungsstand im Alter von 18 Monaten und der psychosozialen Adaptation im Alter von 5 Jahren, d.h. die weiteren Entwicklungsschritte sind abhängig von einer möglichst frühzeitigen Versorgung und Förderung. Dorner (1976) befragte 46 Jugendliche im Alter zwischen 13 und 19 Jahren mit einer Spina bifida und fand, daß sich 85% von ihnen depressiv und unglücklich fühlten. Ein Viertel der Mädchen berichtete über Suizidgedanken, und die Mehrheit war mit ihrer sozialen Situation unzufrieden.

In einer Studie von Connell u. McConnel (1981) über die psychischen Folgen eines im Kindesalter operierten Hydrozephalus ließen sich in 44% psychiatrische Störungen feststellen. Die Autoren vermuten, daß diese Störungen nicht auf neurologische Faktoren zurückzuführen sind, sondern daß die Einstellung des Kindes zu seiner Behinderung und die Haltung der für das Kind wichtigen Bezugspersonen ihm gegenüber eine entscheidende Rolle bei der Entstehung und Ausprägung der Verhaltensauffälligkeiten spielen. Da es sich hauptsächlich um neurotische Symptome handelt, wird eine frühzeitige therapeutische Betreuung als notwendig angesehen.

Neuromuskuläre Erkrankungen

Die Angaben über kognitive Defizite bei Kindern mit einer progressiven Muskeldystrophie schwanken zwischen 20 und 70%. Es ist nicht belegt, ob diese Retardierung ursächlich auf die Erkrankung zurückzuführen oder als Folge der veränderten Kommunikationsmöglichkeiten anzusehen ist. Allen u. Rodgin (1960) sowie Knights et al. (1973) bringen die neuropsychologischen Ausfälle mit den negativen Folgen und Einschränkungen der Muskelerkrankung, d.h. der verringerten Mobilität, den sekundären emotionalen Schwierigkeiten und der sozialen Isolation in Zusammenhang. Fitzpatrick et al. (1986) fanden bei 23 Jungen mit einer progressiven Muskeldystrophie gegenüber einer körperlich gesunden Kontrollgruppe signifikant häufiger schwere depressive Verstimmungen, wobei ältere Patienten stärker gefährdet waren als jüngere.

Hirntumoren

Die meisten zerebralen Neoplasmen im Kindesalter sind aufgrund ihrer neurologischen Symptomatik mit Kopfschmerzen, Erbrechen, Schwindel, Sehstörungen, Ataxie, Paresen sowie zerebralen Anfällen frühzeitig zu erkennen. Häufig treten psychische Störungen als erste Symptome bereits vor den neurologischen Ausfällen auf. Baron (1978) weist darauf hin, daß vor allem Neoplasmen der hinteren Schädelgrube lange Zeit ohne fokale Zeichen bleiben können und die häufig als erstes Symptom auftretenden Verhaltensveränderungen fälschlicherweise psychoreaktiv gedeutet werden (Lehmkuhl u. Kohlmeyer 1987). Die Symptomatik bei Ponstumoren ist hierbei durch Persönlichkeitsveränderungen, Rückzug,

Apathie und später aggressivem und hyperaktivem Verhalten gekennzeichnet (Lassman u. Arjona 1967).
Prugh (1983) berichtet ebenfalls über sehr allgemeine Verhaltensveränderungen wie Verlangsamung, Rückzug oder aggressive Durchbrüche als erste Zeiten eines Hirntumors. Stimmungsschwankungen sowie eine erhöhte Impulsivität wurden von mehreren Autoren, z.B. Corboz (1958), als frühe unspezifische Symptome bei einem intrazerebralen Neoplasma berichtet.
Flick u. Michel (1986) berichten über den Rehabilitationsverlauf von 11 jugendlichen Patienten mit einem Kraniopharyngeom. Alle Patienten zeigten in der neuropsychologischen Diagnostik bei gut erhaltener Intelligenz Beeinträchtigungen bezüglich Tempo und Ausdauer. In 8 der 11 Fälle waren Verhaltensauffälligkeiten vorhanden, wobei es nicht gelang, psychoorganisch von psychoreaktiv bedingten Faktoren zu trennen. Weniger die medizinischen Komplikationen als vielmehr die neuropsychologischen Ausfälle und die Verhaltensauffälligkeiten führten dazu, daß sich nur 2 Patienten auf dem prämorbiden schulischen bzw. beruflichen Niveau halten konnten.

Differentialdiagnostische Abgrenzung und zusammenfassende Diskussion

Graham (1984) weist darauf hin, daß neurologische Erkrankungen als psychiatrische Störungen imponieren können und häufig erst viel später die organischen Ursachen erkannt und nachgewiesen werden. So beschrieben Rivinius et al. (1975) 12 Patienten, bei denen innerhalb eines Jahres in einer neuropädiatrischen Klinik unterschiedliche psychiatrische Diagnosen wie Konversionssyndrom, Psychose, Sozialstörung und Angstsyndrom gestellt wurden. Die später festgestellten tatsächlich zugrundeliegenden neurologischen Ursachen waren ebenso vielfältig und bestanden in Hirntumoren, einer subakuten sklerosierenden Panenzephalitis und einer metachromatischen Dystrophie.
Um bei psychogen wirkenden Symptomen eine organische Ursache nicht zu übersehen, sollten deshalb bei der Diagnostik und Beurteilung folgende Gesichtspunkte beachtet werden:
− Psychische Symptome, die bei Erkrankungen des Zentralnervensystems auftreten, sind unspezifisch. Sie werden deshalb häufig falsch interpretiert und oft erst retrospektiv als erste Zeichen einer neurologischen Erkrankung erkannt.
− Es genügt bei körperlichen Beschwerden wie Kopfschmerzen und Erbrechen im Kindes- und Jugendalter nicht, diese psychodynamisch zu erklären, da Faktoren wie Schulbelastung, familiärer Streit, Kontaktstörungen usw. häufig sind und jedes Kind psychosozialen Belastungen ausgesetzt ist.
− Eine neurologische Untersuchung ist vor allem dann notwendig und sollte wiederholt und durch andere Untersuchungsmethoden wie EEG und CT ergänzt werden, wenn sich in der Umwelt des Kindes nichts Wesentliches geändert hat und dennoch neue, verstärkte und/oder chronische Beschwerden vorhanden sind.
− Organische Erkrankungen sind fast immer von reaktiven Komponenten begleitet, da die vom Patienten erlebten Veränderungen seiner Leistungsfähigkeit sowie psychischen Befindlichkeit von ihm reaktiv verarbeitet werden müssen.

Aus diesen Gründen ist eine sorgfältige Klärung psychogen wirkender Symptome im Kindes- und Jugendalter notwendig, um hirnorganische Prozesse nicht zu übersehen, deren psychopathologische Begleitzeichen sich vielfältig und unspezifisch äußern können.

Vor einfachen Regeln, mit denen angeblich organische von funktionellen Symptomen und Erkrankungen unterschieden werden können, sei gewarnt. Es gilt, mehr über den Verlauf und die klinische Symptomatik der verschiedenen neurologischen und psychiatrischen Erkrankungen des Kindesalters zu lernen, die Bedeutung intervenierender Variablen im Einzelfall zu erkennen und sich nicht vorschnell mit psychodynamischen Erklärungen zufrieden zu geben.

Literatur

Allen JE, Rodgin DEW (1960) Mental retardation and association with progressive muscular dystrophy. Am Dis Childh 110:208

Anderson L, Dancis J, Alpert M (1978) Behavioral contigencies and self-mutilation in Lesch-Nyhan disease. J Consult Clin Psychol 46:529–536

Baron JS (1978) Neuropsychological assessment of neurological conditions. In: Magrab PR (ed) Psychological management of pediatric problems, vol II. University Park Press, Baltimore

Bax M (1984) Child neurology and child psychiatry. Dev Med Child Neurol 26:1–2

Boll TJ (1983) Neuropsychological assessment of the child: Myths, current status, and future prospects. In: Walter EC, Roberts MC (eds) Handbook of clinical child psychology. Wiley, New York

Boll TJ, Barth JT (1981) Neuropsychology of brain damage in children. In: Filskov SB, Boll TJ (eds) Handbook of clinical neuropsychology. Wiley, New York

Brown G, Chadwick O, Shaffer D, Rutter M, Traub MA (1981) A prospective study of children with head injuries: III. Psychiatric sequelae. Psychol Med 11:63–78

Chadwick O (1985) Psychological sequelae of head injury children. Dev Med Child Neurol 27:72–75

Connell HM, McConnel TS (1981) Psychiatric sequelae in children treated operatively for hydrocephalus in infancy. Dev Med Child Neurol 23:505–517

Corboz RJ (1958) Die Psychiatrie der Hirntumoren bei Kindern und Jugendlichen. Springer, Wien

Dorner S (1976) Adolescents with spina bifida. Arch Dis Childh 51:439–444

Fitzpatrick C, Barry C, Garvey C (1986) Psychiatric disorder among boys with Duchenne muscular dystrophy. Dev Med Child Neurol 28:589–595

Flick T, Michel M (1986) Rehabilitation jugendlicher Kraniopharyngeom-Patienten. Rehabilitation 25:45–52

Frame C, Matson J (1987) Handbook of assessment in childhood psychopathology. Plenum, New York

Graham P (1984) Specific medical syndromes. In: Rutter M (ed) Developmental neuropsychiatry. Livingstone, Edinburgh, pp 68–82

Kleinpeter U (1979) Folgezustände nach Schädel-Hirn-Traumen im Kindesalter und deren Begutachtung. VEB Thieme, Leipzig

Knights RM, Hinton GG, Drader D (1973) Changes in intellectual ability with Duchenne muscular dystrophy. Res Bull, vol 8. Departm Psychol, Ottawa 1973

Koskiniemi M, Donner M, Pettay O (1983) Clinical appearance and outcome in mumps encephalitis in children. Acta Paediatr Scand 72:603–609

Lassman L, Arjona VE (1967) Pontine gliomas of childhood. Lancet I:913–915

Lehmkuhl G (1986) Kognitive, neuropsychologische, psychopathologische und klinische Befunde bei 12- bis 14jährigen Kindern nach unterschiedlich schweren und lang zurückliegenden Schädel-Hirn-Traumen. Habilitationsschrift, Universität Heidelberg 1986

Lehmkuhl G, Kohlmeyer K (1987) Wie spezifisch sind psychopathologische Symptome bei Kindern mit Hirntumoren? – Kasuistik eines Patienten mit einem Astrocytom. Päd Prax 35:597–603

Lehmkuhl G, Thoma W (1987) Langfristige Verhaltens- und Leistungsänderungen nach einem Schädel-Hirn-Trauma im Kindesalter. Monatsschr Kinderheilkd 135:402–405

Levy S (1959) Post-encephalic behavior disorder – a forgotten entity: A report of 100 cases. Am J Psychiatry 115:1062–1067

Matson JL (1985) Biosocial theory of psychopathology: A three-by-three factor model. In: Applied research in mental retardation, vol 6. Pergamon, New York

Matthes A, Radermecker J (1973) Virusenzephalitiden (-enzephalomyelitiden, -enzephalomeningitiden) und Enzephalopathien. In: Matthes A, Kruse R (Hrsg) Neuropädiatrie. Thieme Stuttgart

Nyhan WL (1976) Behavior in the Lesch-Nyhan syndrome. J Autism Child Schizophr 6:235–252

Pincus HA, Rubinow DR (1985) Research at the interface of psychiatry and medicine. In: Pincus HA, Pardes H (eds) The integration of neuroscience and psychiatry, Amer Psychiatric Press, Washington DC

Prugh DG (1983) The psychosocial aspects of pediatrics. Lea & Febiger, Philadelphia

Rivinius T, Jamison D, Graham P (1975) Childhood organic neurological disease presenting as psychiatric disorder. Arch Dis Childh 50:115–117

Rosenbloom L (1986) Adolescents with chronic neurological disease. In: McKinley I, Tizard P (eds) Neurologically handicapped children: Treatment and management. Blackwell, Oxford

Rutter M (1977) Brain damage syndromes in childhood: Concepts and findings. J Child Psychol Psychiatry 18:1–21

Rutter M (1981) Psychological sequelae of brain damage in children. Am J Psychiatry 138:1533–1544

Rutter M (1982) Developmental neuropsychiatry: Concepts, issues, and problems. J Clin Neuropsychol 4:91–115

Rutter M, Chadwick O, Shaffer D (1984) Head injury. In: Rutter M (ed) Developmental neuropsychiatry. Livingstone, Edinburgh

Rutter M, Graham P, Yule W (1970) A neuropsychiatric study in childhood. Heinemann, London

Schneider GE (1979) Is it really better to have your brain lesions early? A revision of the „Kennard Principle". Neuropsychologia 17:557–583

Seidel UP, Chadwick O, Rutter M (1975) Psychological disorders in cripped children: A comparative study of children with and without brain damage. Dev Med Child Neurol 17:563–573

Shaffer D, Chadwick O, Rutter M (1975) Psychiatric outcome of localized head injury in children. Ciba Foundation Symposium. Elsevier, Amsterdam

Silverstein AB (1964) An empirical test of the mongloid stereotype. Am J Ment Defic 68:493–497

Stevenson J, Hawcroft J, Lobascher M, Smith J, Wolff OH, Graham P (1979) Behavioural deviance in children with early treated phenylketonuria. Arch Dis Childh 54:14–18

Thursfield D (1986) Emotional and behavioural disorders in children with neurological disorders. In: McKinley I, Tizard P (eds) Neurologically handicapped children: Treatment and management. Blackwell, Oxford

Anfallskranke Jugendliche in der Jugendpsychiatrie

J. Martinius, M. Pfeiffer

Neben Motorik und Wahrnehmung wird auch Verhalten vom zentralen Nervensystem bereitgestellt und gesteuert, Verhalten allerdings in komplexer Weise. Erkrankungen des Gehirns haben je nach Lokalisation mehr neurologische Ausfälle oder Störungen des Verhaltens zur Folge, nicht selten beides. Die Epilepsien bieten während des Auftretens von Anfällen vielfältige Beispiele für ein lokalisationsbezogenes Kontinuum zwischen einer Begrenzung der Symptomatik auf motorische Äußerungen und eine Ausbreitung auf die Verhaltensebene. Dem Anfallsintervall hingegen ist diese Beziehung wegen ihrer Abhängigkeit von weniger gut erfaßbaren inneren und äußeren Einflüssen undeutlich. Gleichwohl steht der allgemeine Zusammenhang von Epilepsie und psychischen Störungen außer Zweifel.

Im folgenden soll über eine Population von Klinikpatienten berichtet werden. Uns ist bewußt, daß ein solcher Bericht einem modernen Forschungsverständnis wenig entgegenkommt, das durch *epidemiologische* Untersuchungen und vor allem durch *Verlaufsuntersuchungen* bestimmt wird. Wenn dennoch ein solcher Bericht gegeben wird, dann aus der Erkenntnis, daß die Versorgung anfallskranker Jugendlicher noch Lücken aufweist und daß klinische Befunde dazu beitragen können, solche Lücken zu schließen. Außerdem besteht ein merkwürdiger Mangel an epidemiologischen Daten über anfallskranke Jugendliche. Solche Daten zu erarbeiten, wäre ein nächster Schritt. Schließlich gewinnt die Untersuchung von Klinikpopulationen an Wert, wenn sie vergleichend vorgenommen wird.

Die Versorgung anfallskranker *Kinder* geschieht ganz überwiegend durch Kinderheilkunde und Neuropädiatrie. Bei Jugendlichen ist dies nicht mehr durchgehend der Fall. Die Grenzen des Übergangs zur Neurologie und zur Psychiatrie sind fließend. Anfallskranke Kinder sind in ihrem Verhalten häufig auffällig; die Prävalenz schwankt je nach Publikation zwischen 20 und 80% (Rutter 1983). Anfallskranke Kinder sind häufig auf psychische Auffälligkeiten untersucht worden, Jugendliche selten und wenn, dann als Teil von Erwachsenenpopulationen.

Von den psychisch gestörten, im Verhalten auffälligen anfallskranken Kindern und Jugendlichen kommt wiederum nur ein Teil in die Kinder- und Jugendpsychiatrie. Berichtet haben darüber z.B. Lehmkuhl et al. (1985). Unter anderem durch diese Publikation ist klargeworden, daß es sich bei den in der Psychiatrie auftauchenden anfallskranken Kindern um eine hochausgelesene Gruppe handelt. Das Spektrum der bei ihnen anzutreffenden psychischen Störungen ist weit; bei Kindern stehen im Vordergrund Leistungsschwächen und expansive Störungen des Verhaltens, während emotionale Störungen eher in den Hintergrund treten. Bei Jugendlichen zeichnet sich ein einheitliches Spektrum noch nicht ab.

Psychische Auffälligkeiten bei anfallskranken Kinder werden auf verschiedene Ursachen zurückgeführt; sie finden sich auf mehreren Ebenen und wirken mit individueller Gewichtung aufeinander und zusammen. Zu nennen sind:

1. Hirnschädigungen und -funktionsstörungen, exogener oder genetisch dispositioneller Art;
2. Entwicklungsstand bei Erkrankungsbeginn;
3. Art und Zahl der Anfälle;
4. antiepileptisch medikamentöse Therapie;
5. psychische und soziale Einflüsse.

Eigene Untersuchung

Vor der Frage nach den nur mit großem Aufwand und auch dann allenfalls bedingt erfaßbaren Ursachen stellten wir zunächst die bescheidenere Frage nach den psychopathologischen Befunden, die auf der *beschreibenden* Ebene angegangen werden kann.[1] Untersucht wurden 30 Jugendliche, davon ⅔ männlich, die in einem Zeitraum von 4 Jahren in die Heckscher-Klinik stationär aufgenommen worden waren. Einweisung und Aufnahme erfolgten nicht primär wegen der Epilepsie, *sondern wegen auffälligen Verhaltens*. Um gleichwohl spezifische Eigenschaften dieser Gruppe erkennen zu können, wurde eine nach Alter und Geschlecht parallelisierte Gruppe von 30 allgemein-psychiatrisch erkrankten, stationär behandelten Jugendlichen gebildet. Eine gleichgroße Gruppe kinderpsychiatrisch stationär behandelter anfallskranker Kinder wurde ebenfalls analysiert. Die dabei gewonnenen Daten wurden teilweise zum Vergleich herangezogen.

Zur Orientierung einige epileptologische Daten:
1. Der Erkrankungsbeginn für das Anfallsleiden fiel bei ⅓ der jugendlichen Patienten vor das 5. Lebensjahr, überwiegend aber in den Altersbereich 10 Jahre und älter. Im Schnitt bestand die Epilepsie seit 6 Jahren.
2. Es fanden sich mehr sekundäre als primäre Epilepsien.
3. Die Anfallsarten entsprachen nach Form und Verteilung bei unseren Jugendlichen nicht denen von Kindern, weder in der eigenen Klinik, noch den epidemiologisch an Kindern gewonnenen Daten (Tabelle 1). Bei Jugendlichen fin-

Tabelle 1. Häufigkeitsverteilung von Anfallsformen, festgestellt bei psychiatrisch auffälligen anfallskranken Kindern und Jugendlichen und bei einer epidemiologischen Vergleichsgruppe. Jugendliche unterscheiden sich bedeutsam, vor allem durch die Häufung partiell komplexer Anfälle

Anfallsformen	Kinder [%]	Jugendliche [%]	epidemol. Daten[a] [%]
Grand mal	76	63	68
partiell kompl.	20	40	17
partiell elem.	6	3	16
nichtkonvulsiv generalisiert	20	7	13

[a] Nach Doose u. Sitepu (1983)
$p < 0{,}001$

---

[1] Die Ergebnisse der Untersuchung entstammen im wesentlichen der Dissertation von M. Pfeiffer

det sich eine Häufung partieller Anfälle mit komplexer Symptomatik. Bei dem Vergleich der beiden Kindergruppen läßt sich immerhin ableiten, daß dort unsere Stichprobe repräsentativ zu sein scheint, bei den Jugendlichen muß diese Frage offen bleiben.
4. Obwohl die Jugendlichen wegen psychischer Probleme in die Klinik kamen, war die Epilepsie ebenfalls ein Problem. Die meisten der Patienten litten unter häufigen Anfällen (2 und mehr Anfälle pro Woche).
5. Bei 80% der anfallskranken Jugendlichen sahen wir mit Blick auf die Epilepsie und auf die psychopathologische Symptomatik die Notwendigkeit zu Änderungen der laufenden medikamentös-antikonvulsiven Behandlung, und zwar in Form eines Medikamentenwechsels, vorzugsweise eines Ersatzes von Barbituraten durch andere Substanzen.

Zur Psychopathologie und zu den sozialen Bedingungen

Unter Anfallskranken ist stets mit einem nicht geringen Anteil von Mäßig- bis Minderbegabten zu rechnen. Epidemiologische Untersuchungen haben dies belegt (Doose u. Sitepu 1983). Aus der Verteilung läßt sich ein wichtiges Maß für die Repräsentativität ableiten (Tabelle 2). Die Gruppierungen bei unseren anfallskranken Kindern und Jugendlichen entsprachen den epidemiologischen Daten, gleichzeitig unterscheiden sie sich bedeutsam von den Befunden bei allgemein-psychiatrischen Patienten.

Tabelle 2. Häufigkeit der in den Untersuchungsgruppen angetroffenen Intelligenzmaße. Bei den Anfallskranken finden sich häufiger Grenzbegabungen und Minderbegabungen

| Intelligenz-Maße | Anfallskranke | | Kontrollen |
IQ	Kinder [%]	Jugendliche [%]	(Jugendl.) [%]
>85	27	46	66
84–50	60	34	34
<50	13	20	0

χ^2-Quadrat = 14,5, df 4; p < 0,01

Unserer Vorhersage entsprechend stellten sich aber auch die psychiatrischen Diagnosen als deutlich verschieden heraus (Abb. 1). Wie aus der Darstellung erkennbar wird, haben die diagnostischen Profile der beiden Vergleichsgruppen unterschiedliche Schwerpunkte. Anfallskranke Jugendliche erhielten häufiger die Diagnosen:
– Spezifische psychische Störungen nach Hirnschädigungen (ICD 310).
– Störungen des Sozialverhaltens (ICD 312).
– Hyperkinetische Syndrome (ICD 314).

Unter den anfallskranken Jugendlichen war auch eine Patientin mit einer paranoiden Psychose. Ebenfalls häufiger erhielten die Anfallskranken *keine* Diagnose auf

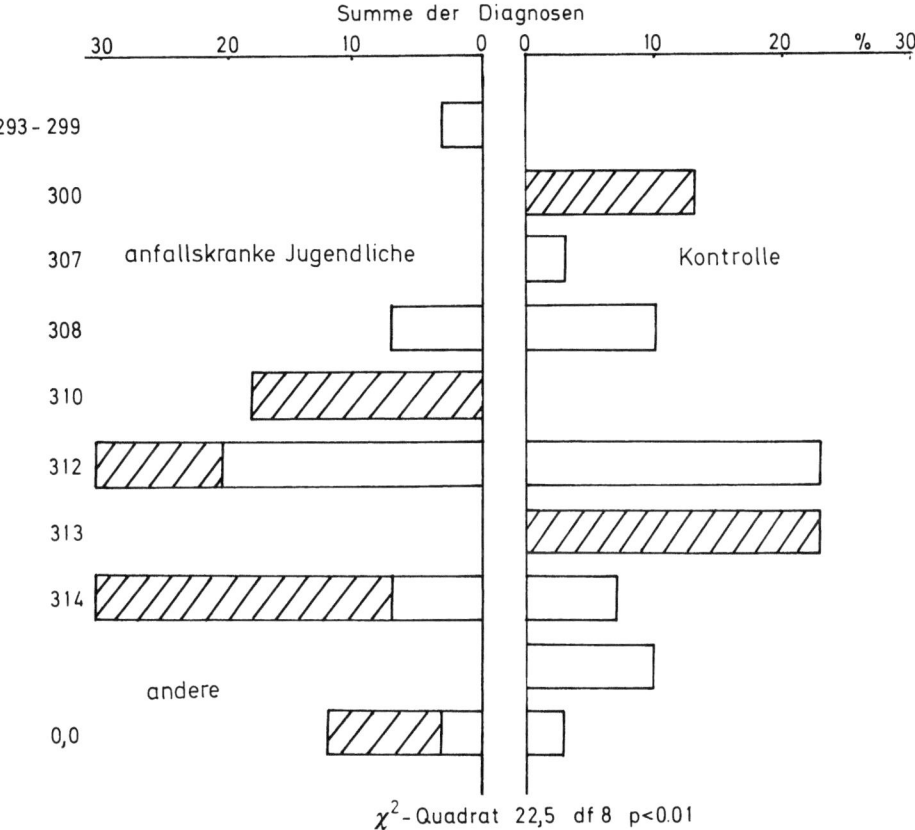

Abb. 1. Gruppenvergleich der psychiatrischen Diagnosen nach dem multiaxialen Klassifikationsschema. In der Gruppe anfallskranker Jugendlicher fällt eine Häufung „organischer" Diagnosen auf (ICD 310, 312 und 314), während psychogene Störungen in der Kontrollgruppe überwiegen (ICD 300 und 313)

der ersten Achse, stattdessen aber die Diagnose „Teilleistungsschwäche", die auf der zweiten Klassifikationsachse unter „umschriebene Entwicklungsrückstände" zu klassifizieren sind.

Demgegenüber erhielten die allgemein-psychiatrischen Patienten häufiger die Diagnosen:
„Neurotische Störungen" (ICD 300) und „spezifische emotionale Störungen" (ICD 313).

Der deutlichste Unterschied ließ sich aber bereits aus dem *Einweisungsgrund* erkennen: 63% der anfallskranken Jugendlichen kamen wegen aggressiver Verhaltensweisen, speziell raptusartiger aggressiver Durchbrüche, während dies bei nur 27% der Vergleichsgruppe der Fall war.

Ein pathogenetisch wichtiger, wenn auch nicht der einzige oder notwendigerweise überwiegende Faktor für die Entstehung psychopathologischer Auffälligkeiten bei Anfallskranken ist die Lebenssituation. Die große Mehrzahl der Jugendlichen

240 J. Martinius, M. Pfeiffer

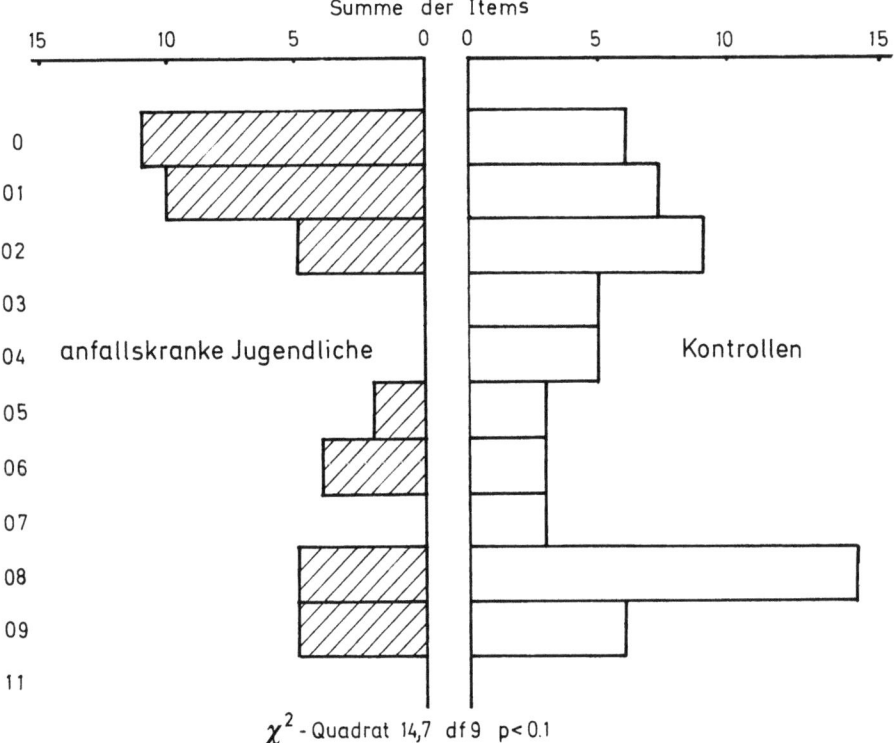

Abb. 2. Gruppenvergleich der aktuellen abnormen psychosozialen Umstände. In der Tendenz zeigen die Profile unterschiedliche Schwerpunkte. Bei den anfallskranken Jugendlichen finden sich häufiger keine bedeutsamen abnormen psychosozialen Umstände (Ziffer 00), während in der Kontrollgruppe der allgemein-psychiatrischen Patienten eine Häufung abnormer familiärer Verhältnisse (Ziffer 09) auffällt

beider Vergleichsgruppen (85%) lebten noch bei ihren Eltern oder einem alleinerziehenden Elternteil, 15% im Heim. Der Sozialstatus der Familien anfallskranker Jugendlicher war eher etwas besser, als der der Vergleichsgruppe. Interessant ist in diesem Zusammenhang ein Blick auf die psychosozialen Umstände, die auf der Achse V des multiaxialen Klassifikationsschemas klassifiziert werden (Abb. 2). Die Verteilungen sind zwar nicht bedeutsam unterschiedlich, immerhin ist aber die Tendenz erkennbar, daß abnorme psychosoziale, speziell familiäre Einflüsse bei anfallskranken Jugendlichen weniger aktuell zu sein scheinen, als bei einer allgemein-psychiatrischen Gruppe von Jugendlichen. Bemerkenswert und bedeutsam ist aber wohl, daß mehr anfallskranke Jugendliche Probleme mit dem Erreichen eines schulischen Abschlusses und mit dem Beginn einer beruflichen Laufbahn hatten. Diese Situation im Zusammenhang mit dem andauernden Leben in der Familie, enttäuschten Erwartungen, Ablösungsproblemen und einer deutlichen, organisch begründeten Disposition, kann mühelos die Neigung zu aggressiven Reaktionen erklären. All dies zusammengenommen belastet außerdem den Behandlungserfolg und die Prognose (Tabelle 3).

Tabelle 3. Gruppenvergleich der Häufigkeiten für Aufnahmeanlaß, Behandlungserfolg und Prognoseeinschätzung. Der hohe Anteil aggressiver Verhaltensweisen als Aufnahmegrund in der Epilepsiegruppe ist evident

	Epilepsiegruppe [%]	Kontrollgruppe [%]
Aufnahme wegen aggressiven Verhaltens	63	27
Gebessert	63	80
Prognoseeinschätzung günstig	47	73

Aus den Befunden lassen sich einige Merkmale hervorheben, die teils für anfallskranke Jugendliche in direktem Zusammenhang mit der Epilepsie hervortreten, teils aber erst aus dem Vergleich mit allgemein-psychiatrischen Patienten der gleichen Altersstufe erkennbar werden (s. folgende Übersicht).

Dominierende Charakteristika:

– Grand-mal- und/oder partielle Epilepsie (Anfälle mit komplexer Symptomatik)
– Anfallskontrolle mäßig
– Intelligenz häufig unterdurchschnittlich
– Soziale Anpassungsstörungen
  Organische Psychoyndrome
– Probleme mit der beruflichen Bildung und Eingliederung

Die am häufigsten anzutreffende Anfallsform sind partielle Anfälle mit komplexer Symptomatik, meist in Kombination mit Grand-mal-Anfällen. Obwohl die Einweisung in die Psychiatrie nicht wegen der Epilepsie erfolgt, stellt auch dieser Bereich diagnostische und therapeutische Anforderungen in Form von Revisionen der antikonvulsiv-medikamentösen Einstellung. Die bei der speziellen Gruppe anzutreffende Begabung liegt häufig im unteren Grenzbereich, soziale Anpassungsstörungen sind das vordergründige Problem, organische Psychosyndrome an ihrer Pathogenese wesentlich beteiligt. Überspitzt ausgedrückt, bietet die Gruppe anfallskranker Jugendlicher eine Symptomenkonstellation, in der sich so ziemlich alle Vorurteile bestätigen, die gegen Anfallskranke existieren. Dieses Ergebnis findet durchaus Entsprechungen in den wenigen Publikationen, die über psychisch auffällige anfallskranke Jugendliche bisher erschienen sind (Ounsted u. Lindsay 1981; Taylor 1987).

Diskussion

Unsere Ergebnisse zeichnen ein anderes Bild, als es der ähnlich angelegten Untersuchung von Lehmkuhl et al. (1985) an anfallskranken Kindern zu entnehmen ist.

Der Unterschied läßt sich nicht allein aus den unterschiedlichen Altersgruppen erklären. Zwar wird deutlich, daß die Entwicklung vom Kindesalter zur Adoleszenz sich in einem Wandel des Anfallsspektrums niederschlägt: partielle Epilepsien mit komplexer Symptomatik nehmen zu Lasten anderer Anfallsformen zu. Sie mögen überdies unter psychiatrisch stationär behandelten Anfallskranken überrepräsentiert sein. Hauptsächlich erklärt sich der Unterschied zwischen der Mannheimer und Münchener Klinikpopulation jedoch aus der Tatsache, daß die Münchener Klinik ein Versorgungskrankenhaus ist und deshalb stationäre Aufnahmen nicht selektiv erfolgen. Die gute Übereinstimmung mit den epidemiologischen Daten legen diesen Schluß nahe.

Ein kurzer Bericht gibt natürlich nur einen Teil des Ganzen wieder. Es gibt manches andere an Einflüssen auf die geistig-seelische Existenz und an Ausdrucksweisen dieser Existenz bei anfallskranken Jugendlichen. Sie haben fast ausnahmslos Probleme mit der Ablösung von der Familie und umgekehrt die Familie mit dem „Loslassen" ihrer erwachsen werdenden Kinder. Im Zusammenhang mit Erkrankung und Abhängigkeit kann sich ein gesundes Selbstwertgefühl nicht entwickeln. Die Folge sind falsch angesetzte Erwartungen, Ansprüche und Forderungen, die die Jugendlichen selbst haben und stellen und denen sie sich ausgesetzt sehen, mit der Konsequenz wiederum von Gehemmtheiten, Rückzug und Depression, aber auch in Form mangelnder Belastungstoleranz und schließlich auch nach außen gekehrter Aggressivität.

Es gibt eben zu jedem psychischen Symptom mehrere Erklärungen. Die im Vordergrund der Symptomatik stehenden Störungen des Sozialverhaltens sind nicht einfach organisch bestimmt; die organische Disposition erzeugt aber offensichtlich bei dieser Patientengruppe eine besondere Anfälligkeit für dieses Verhalten. Wir meinen deshalb, daß diesen Jugendlichen nicht damit gedient ist, wenn therapeutische und rehabilitative Planungen und Maßnahmen aus einem verständlichen, aber doch falschen Wunschdenken heraus oberhalb der Realität angesetzt werden. Sehr wichtig kann ein Zeitgewinn sein, der es dem Jugendlichen und seiner Familie ermöglicht, die notwendigen seelischen und sozialen Orientierungsprozesse der Adoleszenz nachzuvollziehen und z.B. die berufliche Eingliederung erst mit einer vergleichsweise spät gewonnen Stabilität zu erreichen. Eine stationäre jugendpsychiatrische Behandlung kann der geeignete Weg sein, soziale Fähigkeiten einzuüben und Lernprozesse nachzuholen. Nicht nur die Jugendlichen und ihre Eltern, auch die Behandelnden stehen in dem Spannungsfeld oder gar in dem Konflikt zwischen Erwartungen und Hoffnungen auf der einen und der Verpflichtung zu Wirklichkeitsnähe auf der anderen Seite. Die in die Psychiatrie kommenden anfallskranken Jugendlichen sind mit ihren Problemen eine Herausforderung an die Fähigkeit, die Hoffnung nicht aufzugeben. Ihre Probleme verpflichten und gleichzeitig zu realitätsbezogenem Handeln.

Literatur

Corbett JA, Trimble M, Nicol T (1985) Behavioural and cognitive impairments in children with epilepsy: The long-term effects of anticonvulsant therapy. J Am Acad Child Psychiatry 24:17–23

Doose H, Sitepu B (1983) Childhood epilepsy in a German city. Neuropediatrics 14:220–224

Lehmkuhl G, Detzner M, Poustka F (1985) Epilepsie, antikonvulsive Behandlung und kinderpsychiatrische Auffälligkeit. Z Kinder Jugendpsychiat 13:199–211
Ounsted C, Lindsay J (1981) The long-term outcome of temporal lobe epilepsy in childhood. In: Reynolds EH, Trimble MR (eds) Epilepsy and psychiatry. Churchill Livingstone, Edinburgh
Rutter M (Hrsg) (1983) Behavioural syndromes of brain dysfunction in childhood. Guilford Press, New York
Tayler DC (1987) Epilepsie in der Adoleszenz: Organstörung, Krankheit, Lebenssituation. In: Martinius J (Hrsg) Jugendpsychiatrie. MMV Medizin, München

„Terror-fits" und interiktale Verhaltensstörungen

J.-P. Ernst, I. Tuxhorn

Einleitung

Angst ist ein geläufiges Symptom komplexer Partialanfälle und leitet diese häufig ein. Angst, Furcht und Schrecken als einziges oder führendes Merkmal epileptischer Anfälle sind dagegen selten. Diese Anfälle mit affektiver Symptomatik, wie sie Dalla Bernardina et al. [2] 1980 beschrieben, sind häufig von erheblichen interiktalen Verhaltensauffälligkeiten begleitet. Die Tatsache, daß zwar zahlreiche, z.T. detaillierte Publikationen über Angstanfälle existieren (vgl. z.B. [5]), aber nur wenige Berichte über begleitende interiktale Verhaltensstörungen, ist für uns Anlaß zu der folgenden Fallschilderung.

Kasuistik

Bei Katrin, einem heute 13jährigen Mädchen aus gesunder Familie, traten im Alter von 18 Monaten nach bis dahin unauffälliger Entwicklung erstmals Anfälle mit Zwinkern des linken Auges und unkoordiniertem Schlagen mit Armen und Beinen ohne sichere Bewußtseinstrübung auf. Im 3. Lebensjahr wurden – zunächst nur nachts – sehr dramatisch anmutende anfallsartige Zustände registriert: Das Kind schrie plötzlich gellend auf, strampelte wild, schlug unkontrolliert mit den Armen und klammerte sich schreiend an seine Eltern. Nach 10–20 s schlief es ruhig weiter. In Phasen von Anfallshäufungen war Katrin äußerst verhaltensauffällig, unberechenbar, beging Diebstähle und lief von zuhause fort. Deswegen wurde sie mit 8 Jahren erstmals kinderpsychiatrisch untersucht. Zu diesem Zeitpunkt traten nachts bis zu 26 Anfälle der geschilderten Art auf. Die turbulenten Bewegungsstürme hatten mehrfach zu erheblichen Verletzungen geführt. Das EEG zeigte damals einen Sharp-wave-Fokus zentro-temporal rechts, und es wurde deshalb eine Therapie mit Carbamazepin eingeleitet. Darunter bildeten sich die Anfälle rasch zurück. Absetzen aufgrund einer Allergie führte zum Anfallsrezidiv, Primidon brachte nur eine vorübergehende Beruhigung.
Wir sahen Katrin erstmals im Alter von 10 Jahren wegen einer massiven Anfallshäufung. Bei der Aufnahmeuntersuchung fielen multiple ausgedehnte Hautabschürfungen an Armen und Beinen auf, die während der Anfälle entstanden waren. Der übrige intern-neurologische Status war regelrecht. Im EEG zeigten sich kleine „sharp waves" präzentro- temporal rechts. Mehrfach nächtlich beobachteten wir die beschriebenen Anfälle. Im übrigen imponierten im Anfalls-

intervall — und das ist der hier besonders interessierende Punkt — extreme Verhaltensauffälligkeiten: Katrin beschimpfte ihre Mutter, Mitpatienten und Pflegepersonal in unflätiger Weise, urinierte in ihr Zimmer, schmierte mit Kot, zerstörte wahllos Gegenstände und randalierte, so daß sie innerhalb eines abgeschlossenen Raumes von einer Pflegeperson kontinuierlich überwacht werden mußte. Unter einer einschleichenden Therapie mit Carbamazepin sistierten die Anfälle innerhalb von 3 Tagen, und zugleich bildeten sich die zuvor beobachteten massiven psychischen Auffälligkeiten vollständig zurück. Während eines Auslaßversuches kam es zum Wiederauftreten der Anfälle. Heute ist Katrin unter einer kontinuierlichen Carbamazepin-Behandlung seit 3 Jahren erscheinungsfrei, psychisch völlig unauffällig und sozial gut integriert.

Diskussion

Verhaltensstörungen im Rahmen von Epilepsien haben verschiedene Ursachen. Neben den relativ häufigen reaktiven Störungen ist die sog. „hirnorganische Wesensänderung" zu nennen, für die sicher eine multifaktorielle Genese anzunehmen ist. Zu nennen sind ferner Veränderungen im psychischen Befinden unmittelbar vor und nach Anfällen mit vermehrter Reizbarkeit, Verwirrtheit oder Störung des Bewußtseins und des Antriebs. Die Symptomatik ist in diesen Fällen meist nur von kurzer Dauer. Neben einer eingeschränkten Bewußtseinslage gehören Verhaltensstörungen auch zum Bild von Absence-Staten oder Staten psychomotorischer Anfälle. Das Auftreten psychotischer Symptome bei Anfallsreduktion durch eine antikonvulsive Therapie ist unter dem Begriff „alternative Psychose" geläufig [3]. Diese, sicher nicht vollständige Aufzählung von Ursachen für psychische Störungen im Rahmen von Anfallsleiden treffen für den geschilderten Fall nicht zu. Die Tatsache, daß die groben Verhaltensabweichungen in eine Zeit gehäufter Anfälle fielen, aber dennoch eindeutig intervallär waren, läßt u.E. die Hypothese zu, daß die psychischen Störungen Begleitsymptome einer gesteigerten Anfallsbereitschaft sind. Die Beobachtung rascher Anfallsfreiheit und einer nachhaltigen günstigen Beeinflussung der psychischen Symptomatik durch Carbamazepin spricht u.E. für einen Zusammenhang zwischen epileptischer Aktivität und psychopathologischem Befund.

Hinweise zur Pathogenese von Angstanfällen oder „Terror-fits" ergeben sich aus zahlreichen tierexperimentellen Studien sowie aus Beobachtungen bei Tiefenableitungen und Stimulationsversuchen im Rahmen präoperativer Diagnostik [4, 6]. Die Entstehung paroxysmaler Angst ist offenbar eng an Funktionsstörungen im limbischen System gebunden. Durch Reizung mediobasaler Strukturen des Temporallappens, insbesondere des Mandelkerns, konnte bei Menschen Angst, Spannung und „ängstliche Nervosität" ausgelöst werden. Die Deutung der im Anfallsintervall teilweise über längere Zeiträume imponierenden groben Verhaltensabweichungen mit mangelnder Impulskontrolle, Aggressivität, Verwahrlosung und z.T. psychotischen Phänomenen fällt schon schwerer. Der von Bear 1979 geprägte Begriff der „sensory-limbic-hyperconnection" beschreibt einen abnormen Erregungszustand limbischer Strukturen, der zu einer pathologisch gesteigerten Verknüpfung von Umweltinformationen mit emotionalen Bereitschaftsreaktionen führt. Dadurch erfahren rezeptive und kognitive Prozesse eine affektive Überschätzung [1]. Auf eine solche Weise könnten sich abnorme Verhaltensweisen mit einer schwer gestörten zwischenmenschlichen Interaktion mit unangemessenen Reaktionen auf unterschiedliche Umgebungsreize erklären.

Literatur

1. Bear DM (1979) Temporal lobe epilepsy – a syndrome of sensory-limbic-hyperconnection. Cortex 15:357–384
2. Dalla Bernardina B, Chiamenty C, Capovilla G, Trevisan E, Tassinari CA (1985) Benign epilepsy with affective symptoms („benign psychomotor epilepsy"). In: Roger J, Dravet C, Bureau M, Dreyfuss FE, Wolf P (eds) Epileptic syndromes in infancy, childhood and adolescence. Libbey, London, pp 171–175
3. Landolt H (1960) Die Temporallappenepilepsie und ihre Psychopathologie. Karger, Basel
4. Penfield W, Jasper HH (1954) Epilepsy and the functional anatomy of the human brain. Little, Brown, Boston, p 896
5. Tuxhorn I, Doose H (1987) Zerebrale Anfälle mit affektiver Symptomatik – „Terror-Anfälle". In: Speckmann EJ (Hrsg) Epilepsie 86. Einhorn, Reinbek, S 374–377
6. Wieser HG (1979) Depth recorded limbic seizures and psychopathology. Neurosci Biobehav Rev 7:427–446

Verlaufsuntersuchungen zu neuropsychologischen Nebenwirkungen der antiepileptischen Therapie

H. Mayer

Einleitung

Das Verursachungsgeflecht, das neuropsychologischen Störungen Epilepsiekranker im kognitiven wie sozial-emotionalen Verhaltensbereich zugrundeliegt, ist außerordentlich komplex. Medikamentöse Risikofaktoren, d.h. die antiepileptische Therapie und ihre neuropsychologischen Nebenwirkungen, wurden darin lange Zeit in ihrer Bedeutung für die Ausgestaltung dieser Störungen unterschätzt.
In den letzten Jahren hat sich hier allerdings eine deutliche Wende vollzogen. Ausdruck dafür ist eine wachsende Zahl von Publikationen und Übersichtsartikeln (Trimble 1979; Reynolds 1983; Hirtz u. Nelson 1985; Vining 1987).
Es scheint danach unbestritten, daß bei nahezu jeder Art von antiepileptischer Therapie Nebenwirkungen zu erwarten sind. Bei differenzierter Betrachtung sind allerdings die dafür vorgelegten empirischen Daten doch sehr widersprüchlich und damit für die klinische Praxis ohne wesentliche Relevanz (Parnas et al. 1979, 1980; Rivinius 1982; Mayer 1988). Besonders die Bewertung von Carbamazepin und Valproat hinsichtlich ihrer sog. positiv-psychotropen Eigenschaften ist hierfür exemplarisch.
Worauf sind die Widersprüchlichkeiten zurückzuführen? Entscheidend ist wohl, daß die Untersuchungsgruppen bezüglich bestimmter Risikofaktoren wie Alter bei Erkrankungsbeginn, Dauer der Erkrankung, Anfallsart, Anfallsfrequenz,

neurologischem und neuropsychologischem Status u.a. sehr unterschiedlich und damit inhomogen sind. Darüber hinaus sind auch die eingesetzten Meßinstrumente sowie psychometrischen Verfahren zur Nebenwirkungsdiagnose hinsichtlich ihrer Validität und Reliabilität sehr heterogen. Große Differenzen bestehen auch in der Wahl der Meßpunkte, sowohl was die Anzahl der Messungen als auch ihren zeitlichen Abstand voneinander betrifft.

Ein Ausweg aus den aufgezeigten methodischen und versuchsplanerischen Problemen, die vor allem das Zusammenstellen homogener Untersuchungsgruppen betreffen, wird allgemein in der Einzelfallanalyse gesehen (Petermann 1979). Dies gilt auch für die neuropsychologische Forschung der Nebenwirkungen der antiepileptischen Therapie (König u. Tschuschke 1987). Hier werden ergänzende Alternativstrategien gefordert, die individualisierte sowie verlaufsorientierte und damit praxisnahe Untersuchungen ermöglichen (Kulig 1980; Trimble et al. 1980). Solche Forderungen sind aber ohne nennenswerte Konsequenz geblieben (Mayer 1988).

Im folgenden soll nun über systematische Einzelfallanalysen berichtet werden, mit dem klinischen Ziel, Nebenwirkungen der antiepileptischen Therapie aufzudecken, um somit zu einer optimierten Therapiestrategie beizutragen.

Methode und Patienten

An den Untersuchungen nahmen Kinder teil, die zwischen 1982 und 1986 aufgrund eines chronischen Anfallsleidens in der Klinik für anfallkranke Kinder und Jugendliche am Epilepsiezentrum Kork behandelt wurden. Sie erfuhren entweder eine antiepileptische Neueinstellung oder Umstellung einer bereits eingeführten Therapie. Bei jedem Fall lag eine klinisch relevante Fragestellung bezüglich der Nebenwirkungen vor, etwa unerklärliche Schulschwierigkeiten bei stabiler Anfallssituation. Um mögliche Nebenwirkungen einschätzen zu können, wurden in täglichen Abständen folgende Variablen erhoben bzw. entsprechende Meßinstrumente appliziert (Tabelle 1), wobei die Gesamtdauer der täglichen Untersuchungen ca. 30 min betrug.

Die Variable 1, 2, 3 wurden mit der motorischen Leistungsserie (Schoppe 1974) gemessen. Der Balkengang wurde durch die Anzahl der Schritte (Gänsemarsch)

Tabelle 1. Verhaltensebene und kontinuierlich registrierte Variablen

Psychomotorik:	1. Steadiness
	2. Aiming
	3. Umstecken (Schoppe 1974)
Grobmotorik:	4. Balkengang
Wahrnehmung/Aufmerksamkeit:	5. Akustische Reaktionszeit
	6. Optische Reaktionszeit
	7. Zahlen-durchstreichen
	8. Buchstaben-zuordnen
Sozial-emotionaler Bereich:	9. Sozial-emotionales Verhalten
	10. Emotionale Labilität

auf einem Balken (2,5 m lang/5 cm breit) bei 3 Versuchen operationalisiert. Zur Messung von Variable 5 und 6 wurde ein entsprechendes Prüfgerät eingesetzt. Variable 7 und 8 wurden mit sepzifischen Tests für Zeitreihen (Kuhn 1972) gemessen. Bei Variable 9 und 10 wurde jeweils eine 4stufige Ratingskala eingesetzt (Mayer 1988).

Ergebnisse

Im folgenden werden die Daten von 9 Einzelfällen exemplarisch dargestellt. Die in Zeitreihenform anfallenden Daten (tägliche Messung, wenigstens 5 Untersuchungen pro Woche) wurden einer statistischen Zeitreihenanalyse unterzogen. Dabei ergaben sich die in Tabelle 2 dargestellten Veränderungen zwischen den einzelnen Therapiephasen, die je nach klinischer Fragestellung unterschiedliche Länge bzw. Dauer hatten.

Diskussion und Zusammenfassung

Die Einzelfallanalyse in Zeitreihenform ist eine geeignete Untersuchungsstrategie zur Aufdeckung neuropsychologischer Nebenwirkungen antiepileptischer

Tabelle 2. Signifikante Verbesserungen (+) und Verschlechterungen (−) in 10 neuropsychologischen Variablen bei 9 Epilepsiepatienten, die entweder einen Medikamenteneinlaß (Aufwärtsstufe) oder Medikamentenauslaß (Abwärtsstufe) erfuhren. Die Zahlen in den einzelnen Stufen geben an, nach wieviel Tagen ein Antiepileptikum ein- bzw. ausgelassen wurde. Die Gesamtdauer der kontinuierlichen Therapieüberwachung ist in der Spalte „Tage" angegeben (t-Test bei zweiseitiger Fragestellung: $p \leq 0{,}05$)

Therapie	Variablen	Tage	Steadiness	Aiming	Umstecken	ak. Reakz.	opt. Reakz.	Balkengang	Zahlen	Buchstaben	Soz-Emot. V.	Emot. Labil.
1 $^{14}\ulcorner$ PB		54								+	−	−
2 $^{20}\ulcorner$ CBZ $_{44}\ulcorner$ PHT, $_{14}\llcorner$ CBZ		55						+	+	+		
3 $^{34}\llcorner$ PHT, $^{21}\llcorner$ VPA $_{30}\ulcorner$ CBZ		53	+		+	+		+	+	+		
4 $^{28}\llcorner$ VPA $_{15}\ulcorner$ PHT, $_{48}\ulcorner$ CBZ		65	+	+ +		+	+	−	+	+	+	
5 PHT, PR, $^{09}\llcorner$ CZP PHT, $_{24}\llcorner$ PR		68	+	+		+	+	+ +	+	+	+	−
6 PB, CBZ, $^{12}\ulcorner$ ST ST, CBZ, $_{35}\llcorner$ PB		50		+		+	+	+	+	+	+	
7 PR, $^{05}\llcorner$ PHT, $^{12}\llcorner$ CBZ PR, $_{36}\ulcorner$ CBZ		57	+			+	+	−	−	+ −	+	+
8 $^{27}\llcorner$ ESM, $^{41}\llcorner$ PR $_{16}\ulcorner$ CBZ, $_{30}\ulcorner$ VPA		60	− −			−		−				
9 $^{17}\ulcorner$ VPA		35	+					+				

Therapie. Das einzelfallanalytische Vorgehen liefert relevante klinische Daten, die bei therapeutischen Fragestellungen eine empirisch gestützte Entscheidungshilfe geben können. So konnten etwa bei Fall 3, 5 und 6 durch die Umgestaltung der antiepileptischen Therapie bei unveränderter Anfallssituation die neuropsychologischen Nebenwirkungen entscheidend reduziert werden. Damit wurde gleichzeitig ein Beitrag zur Stabilisierung der sozialen bzw. schulischen Situation der Kinder geleistet.

Die Ergebnisse solcher Analysen sind in erster Linie idiographischer Natur. Sie haben Qualität und Charakter von Existenzaussagen.

Die eingesetzte Testbatterie ist ausreichend sensitiv, um medikamentös induzierte Veränderungen aufzudecken.

Es hat sich als wesentlich erwiesen, Variablen des Leistungs- wie des sozial-emotionalen Verhaltens zu erheben. Es ist zu belegen, daß diese beiden Bereiche sehr unterschiedlich von Nebenwirkungen berührt sein können. Dieser Befund widerspricht der weitverbreiteten Uniformitätsannahme des Nebenwirkungsgeschehens, etwa im Sinne eines allgemeinen psychotropen Effekts, z.B. beim Carbamazepin. Dieses bildet sich intra- wie interindividuell sehr unterschiedlich ab, vor allem innerhalb therapeutischer Plasmakonzentrationen.

Die Ergebnisse der Einzelfallanalysen verweisen darauf, daß das Nebenwirkungsgeschehen dynamischer Natur ist. Das heißt konkret, Nebenwirkungen können zu unterschiedlichen Zeitpunkten mehr oder weniger stark ausgeprägt sein. Eine vergleichsweise befriedigende Situation an einem Tag bedeutet daher nicht Ausschluß an einem anderen.

Für klinische Routineuntersuchungen bedeutet der dynamische Charakter des Nebenwirkungsgeschehens Abkehr von sog. 2-Punkt-Untersuchungen. Es genügt nicht, lediglich eine Untersuchung vor und eine nach einer therapeutischen Intervention durchzuführen, um deren Nebenwirkungen angemessen einschätzen zu können. Notwendig sind kontinuierliche Verlaufsuntersuchungen, wobei eine tägliche Kontrolluntersuchung nicht regelhaft indiziert ist.

Das demonstrierte einzelfallanalytische Vorgehen ist eine sinnvolle Ergänzung zu Gruppenuntersuchungen. Es kann und soll sorgfältige Gruppenuntersuchungen nicht ersetzen.

Literatur

Hirtz DG, Nelson KB (1985) Cognitive effects of antiepileptic drugs. In: Pedley TA, Meldrum BS (eds) Recent advances in epilepsy, vol 161–180. Churchill Livingstone, Edinburgh

König H, Tschuschke D (1987) Zur Valenz leistungspsychologischer Parameter bei Einstellung auf Finlepsin und Convulsofin. Psychiatr Neurol Med Psychol 39:44–48

Kuhn M (1972) Entwicklung einer Testbatterie für psychophysiologische Längsschnittstudien. Phil Diss, Freiburg

Kulig BM (1980) The evaluation of behavioral effects of antiepileptic drugs in animals and man. In: Kulig BM, Meinradi H, Stores G (eds) Epilepsy and behavior. Swets & Zeitlinger, Lisse, pp 47–62

Mayer H (1988) Neuropsychologische Nebenwirkungen antiepileptischer Therapie. Dissertation, Tübingen

Parnas J, Flach H, Gram L (1979) Psychotropic aspects of antiepileptic drugs. Acta Neurol Scand 60:329–343

Parnas J, Gram L, Flachs H (1980) Psychopharmacological aspects of antiepileptic treatment. Prog Neurobiol 15:119—138
Parnas J, Gram L, Flachs H (1980) Psychopharmacological aspects of antiepileptic treatment. Progr Neurobiol 15:119—138
Petermann F (1979) Einzelfallanalyse in der psychologischen Forschung. Habilitationsschrift, Bonn
Reynolds EH (1983) Mental effects of antiepileptic medication. A review. Epilepsia 24 (Suppl):85—95
Rivinius TM (1982) Psychiatric effects of anticonvulsant regimens. J Clin Psychopharmacol 2/3:165—192
Schoppe KJ (1974) Das MLS-Gerät: Ein neuentwickelter Testapparat zur Messung feinmotorischer Leistungen. Diagnostica 20:43—47
Trimble MR (1979) The effect of anticonvulsant drugs on cognitive abilities. Pharmacol Ther 4:677—685
Trimble MR, Thompson PJ, Huppert F (1980) Anticonvulsant drugs and cognitive abilities. In: Canger R, Angeleri F, Penry JK (eds) Advances in epileptology. 11th Epilepsy Intern. Sympos. Raven Press, New York 1980
Vining EPG (1987) Cognitive dysfunction associated with antiepileptic drug therapy. Epilepsia 28 (Suppl):18—22

Familiendynamische Aspekte bei der Behandlung von jungen Patienten mit Epilepsie

B. Ostern-Euba, M. C. Laub

Von unserer Perspektive, unserer Einstellung hängt es jeweils ab, was uns als Konflikt erscheint.
Der Sozialisationsprozeß des Kindes und Jugendlichen kann u.a. als ein Zusammenspiel unterschiedlicher Kräfte innerhalb der Familie betrachtet werden. So werden Familiendynamik und Familientherapie in diesem Beitrag gesehen als Wege zum Verständnis und zur Veränderung menschlicher Beziehungen. Diese veränderte Sicht kann auch auf das Krankheitsbild der Epilepsie angewandt werden. Eine veränderte Sicht wird insofern zugrundegelegt, als der Bedeutungsschwerpunkt vom Patienten weg, auf das Patientenumfeld verlegt wird.
Das heute vielgebrauchte Schlagwort Familientherapie ist als ein Sammelbegriff für ganz unterschiedliche Behandlungsmethoden und Indikationsbereiche anzusehen. Die Familie wird in der strukturellen Familientherapie, auf die ich mich hier beziehen werde, als ein offenes, sich selbst erhaltendes soziales System aufgefaßt, dessen einzelne Bestandteile in bestimmter Weise aufeinander bezogen sind. Dieses System hat eine bestimmte Struktur oder Organisation, die die Qualität der herrschenden Kräfte und ihre Beziehung zueinander ausdrückt. Die einzelnen Individuen bilden Subsysteme innerhalb der Familie. Subsysteme können aufgrund des Alters, des Geschlechts, der Interessen und der Funktionen gebildet werden. Zum Beispiel existiert das eheliche Subsystem neben dem elterlichen Subsystem, weitere Subsysteme wären Geschwister oder intergenerativ die Dyade

Mutter − Kind. Organisation heißt hier die genaue Anordnung bzw. die Zuordnung der einzelnen Subsysteme. Die Grenzen sind die Regeln, die bestimmen, wer an den einzelnen Subsystemen beteiligt ist, und wie seine Beteiligung aussieht. Es werden dann die Positionen der einzelnen Mitglieder und der Subsysteme in diesem Organisationsschema untersucht, und gegebenenfalls verändert. Die Veränderung vollzieht sich nicht im Individuum, sondern *zwischen* ihm und anderen Subsystemen. Sogenannte Transaktionen, wenn sie wiederholt vorgenommen werden, führen zu Mustern von Verhaltensweisen, die das System stützen und erhalten. Diese Transaktionen sind durch den Interaktionsstil, d.h. durch die Kommunikationsform beobachtbar. Ziel der therapeutischen Bemühungen ist, die Autonomie der einzelnen Familienmitglieder zu erhalten, gleichzeitig aber auch sie fühlen zu lassen, daß sie Teile eines übergeordneten Ganzen sind.

An dieser Stelle sei eine kurze Falldarstellung eingeblendet von einem 12jährigen Jungen mit primärer Epilepsie. Er erkrankte bereits in den ersten Lebensmonaten und war im Laufe seines kurzen Lebens in zahlreichen Einrichtungen mit wechselnden, letztlich aber therapieresistenten Behandlungserfolgen aufgenommen worden. Er ist, neben drei älteren Schwestern, der einzige Sohn der Eltern; ein Bruder des Vaters starb an einem epileptischen Anfall. Eine Schwester des Jungen leidet ebenfalls unter Anfällen, die sich aber medikamentös behandeln ließen. Die Vorstellung beim Familientherapeuten bot sich in diesem Falle an.

Nun interessieren den Familientherapeuten weniger die Genmerkmale und ihre besondere Ausprägung, als vielmehr die über Generationen hinweg tradierten Muster von Transaktionen. Er wird als erstes die Struktur und Organisation der Familie analysieren. Dabei ist die Klarheit der Grenzen innerhalb einer Familie ein nützlicher Indikator für die Beurteilung des Systems.

Oft nehmen die Probleme bereits ihren Anfang bei der Gründung der Familie. So waren die sozialen Umstände der Familie W. zunächst gegen die Bildung einer lebensfähigen ehelichen Einheit gerichtet. Das junge Paar lebte im Hause der Mutter von Herrn W. Diese hatte bereits einen Sohn an Epilepsie verloren und betrachtete diese Erkrankung als einen Makel. Sie hatte die Loslösung des jungen Ehemannes durch eine extrem verwöhnende Haltung lange untergraben. Sie griff durch dysfunktionale Transaktionsmuster immer wieder in die Intimität und Rechte der jungen Familie ein. Herr und Frau W. waren nicht fähig, einander in der Befestigung der Grenzen zwischen diesen Subsystemen zu unterstützen. Frau W. fühlte sich Schuldzuweisungen von seiten der Schwiegermutter ausgesetzt. Sie wetteiferte um die Gunst ihres Mannes und sah sich genötigt, sich gegen den Vorwurf, sie und ihre schlechten Nerven seien schuld an der Krankheit von M., zu rechfertigen.
Neben drei älteren Schwestern − ebenfalls ein Subsystem − hat M. die Position eines extrem umsorgten Schützlings, dessen Anfallsgeschehen sich wie ein Kontrapunkt im Zusammenspiel der übrigen Familienmitglieder ausnimmt: Ihr Schicksal dreht sich nur um ihn und seine Anfälle. Die Kontakte der Familie nach außen sind auf ein Mindestmaß reduziert. Frau und Herr W. haben große Schwierigkeiten, ihren fast erwachsenen Kindern die Reifungsschritte in eine steigende Autonomie-Entwicklung hinein zu ermöglichen.
Der Neid der Schwestern stellt die Zugehörigkeit von M. zum Subsystem Geschwister in Frage und erschwert demzufolge jedes soziale Lernen. Die Persönlichkeit von Frau W. konzentriert sich ganz auf die Funktionsweise als Mutter, d.h. auf die Dyade Mutter − Sohn. Alle wichtigen Transaktionen bewegen sich um das erkrankte Kind. Wir nennen das eine Overprotection-Haltung. Auch der Vater ist tief in die Triangulierung Mutter − Kind verstrickt.
Frau W. wörtlich: „Seit der Krankheit von M. hat sich mein Mann ganz verändert: Er hält jetzt viel mehr zu uns!"

Scheint es da gewagt, zu fragen, inwieweit M. hier den Auftrag erfüllt, die Eltern aneinander zu binden? Wir nennen das eine Delegation.

Die Zusammenhänge werden besonders deutlich durch den Umstand, daß folgendes transaktionales Muster das Eheleben beeinträchtigt:

M. schläft noch jetzt im Bett seiner Eltern! Welche Dynamik entwickelt sich wohl in der elterlichen Beziehung und im elterlichen Subsystem, wenn M. allabendlich, wenn die Mutter noch etwas aufbleiben möchte, während Vater und Sohn schon gemeinsam zu Bett gegangen sind und dort auf die Mutter warten, wenn M. dann zu zittern beginnt und regelmäßig mit einem Anfall droht?

Werfen wir sodann einen Blick auf den Ausdruckscharakter der Anfälle und begreifen wir sie als eine plötzliche Unterbrechung jeglicher Kommunikation, dann eröffnet sich uns ein ganz neues, nämlich ein interaktionales Verständnis für diese Krankheit.

In der familiendynamischen Fachliteratur [1–6] werden folgende Merkmale dysfunktionaler Familiensysteme aufgeführt, die für eine pathologische Entwicklung eines ihrer Mitglieder verantwortlich gemacht werden können:
– Konfliktvermeidende Harmonisierung: Ärger und Wut werden vermieden.
– Grenzen verwischende Verschmelzung.
– Verschmelzende Bindung im Innern, Isolation nach außen.
– Das System ist rigide, die Flexibilität eingeschränkt (Overprotectiveness).

In der Kürze dieses Beitrages ist es lediglich möglich, wenige Schlaglichter auf die familiendynamischen Zusammenhänge zu werfen. Weitere Fragen, besonders auch im Hinblick auf das therapeutische Vorgehen, konnten hier nicht berücksichtigt werden. Wir hoffen aber genügend gezeigt zu haben, daß in manchen Fällen der familiendynamischen Sichtweise im Rahmen des praktischen epileptologischen Arbeitens eine bedeutende Rolle zukommt.

Literatur

Bauriedl T (1980) Beziehungsanalyse. Das dialektisch-emanzipatorische Prinzip der Psychoanalyse und seine Konsequenzen für die psychoanalytische Familientherapie. Suhrkamp, Frankfurt/M.
Mangold B (1984) Psychosomatik nicht-epileptischer Anfälle. Springer, Berlin Heidelberg New York Tokyo
Minuchin S (1981) Familie und Familientherapie, Theorie und Praxis struktureller Familientherapie, 4. Aufl. Lambertus, Freiburg/Br.
Stierlin H (1975) Das Drama von Trennung und Versöhnung im Jugendalter. Suhrkamp, Frankfurt/M.
Stierlin H (1978) Delegation und Familie. Beiträge zum Heidelberger familiendynamischen Konzept. Suhrkamp, Frankfurt/M.
Wirsching M (1986) Familiendynamik und Familientherapie in der Psychosomatik. In: Uexküll T von (Hrsg) Psychosomatische Medizin. Urban & Schwarzenberg, München

Doppelreiz-SEP bei Gesunden und bei Patienten mit einer Epilepsie vom Rolandischen Typ

M. Schulz, A. Dietz

Einleitung

Unsere Untersuchung gilt der Frage, ob somatosensorisch evozierte Potentiale für die Erfassung der neuronalen Funktionsstörung bei benignen Partialepilepsien einen brauchbaren Parameter darstellen, der womöglich über den fokalen EEG-Befund hinausgehehend Informationen liefern könnte. Dieser Gedanke liegt nahe, weil bei benignen Partialanfällen initial häufig sensible Reizerscheinungen als Ausdruck einer Beteiligung des somatosensiblen Systems auftreten [4], das der SEP-Diagnostik zugänglich ist.

Patienten und Methode

Es wurden 12 Patienten mit einem Altersmedian von 8,5 (6–11) Jahren untersucht. Gemeinsames Merkmal war ein rechts- oder linksseitiger zentro-temporaler, typisch konfigurierter Sharp-wave-Fokus. 7 der 12 Kinder hatten zerebrale Anfälle, zum Zeitpunkt der SEP-Untersuchung bekamen sie noch keine Antikonvulsiva. Patienten mit multifokalen Sharp waves oder atypischen Partialepilepsien wurden nicht berücksichtigt. Als Kontrolle dienten 11 gesunde Kinder mit normalem EEG; Altersmedian 10 (7–15) Jahre. Bei jedem Probanden wurde zunächst ein Medianus-SEP mit üblicher Reiz- und Ableitetechnik im Seitenvergleich registriert. Angeschlossen wurde eine Meßreihe mit rechts- und linksseitiger Doppelreizstimulation. Das Doppelreizintervall wurde in 5 Messungen von 30 ms um jeweils 5 ms auf 10 ms reduziert. Ausgewertet wurden die Latenzen und Amplituden sämtlicher Komponenten bis 100 ms. Als wichtigste Meßgröße erwiesen sich die Amplituden der gut voneinander abgrenzbaren N1/P1-Komplexe. Ausgewertet wurde die prozentuale Rechts-links-Seitendifferenz (Abb. 1).

Ergebnisse

Bei Einfachreizung zeigen 9 von 12 Patienten gegenüber nur 2 von 11 Kontrollen N1/P1-Seitendifferenzen von mehr als 30% (p < 0,05, Fisher-Test). Die durchschnittliche Seitendifferenz der N1/P1-Amplituden beträgt in den Vergleichsgruppen 40,2 ± 17% bzw. 25,1 ± 12,8% (p < 0,05, T-Test). Die Ergebnisse bei Doppelreizung sind in Tabelle 1 dargestellt. Sie beziehen sich auf den dem 2. Reiz folgenden N1/P1-Komplex. In der Patientengruppe nehmen die Seitenunterschiede bei Verkürzungen des Reizintervalls deutlicher zu als bei den Kontrollen. Allerdings wird die Standardabweichung in beiden Gruppen sehr groß. Statistisch ließen sich die Differenzen nur teilweise wahrscheinlich machen. – Außerdem

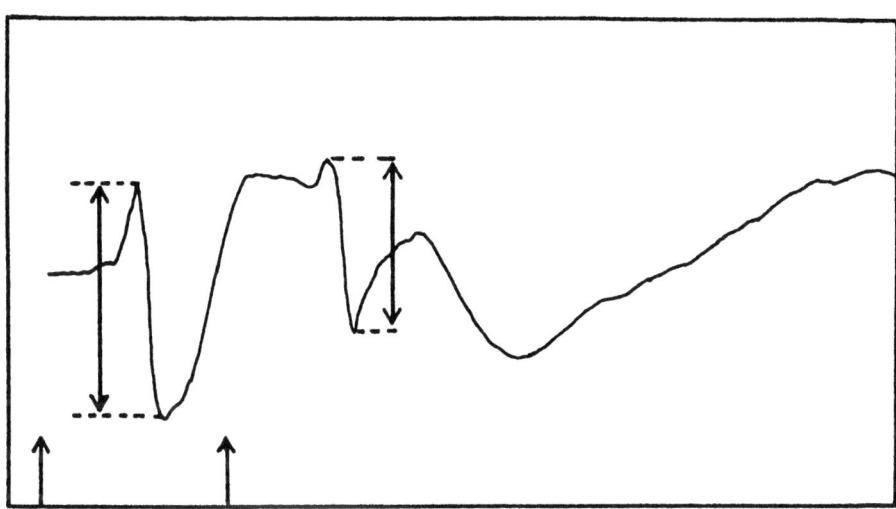

Abb. 1. Typische Doppelreizantwort bei einem Interstimulus-Intervall von 25 ms. Die Amplituden der gut voneinander abgrenzbaren N1/P1-Komlexe sind durch Pfeile markiert

Tabelle 1. Seitendifferenzen der N1/P1-Amplituden bei verschiedenen Doppelreiz-Intervallen (s. Text)

Intervall	Kontrollen $\bar{X} \pm S$ [%]	[%]	Patienten $\bar{X} \pm S$ [%]	[%]
30 ms	30,5	12,4	40,0	17,2
25 ms	25,1	15,9	40,2	14,6[a]
20 ms	32,3	17,2	44,1	19
15 ms	48,2	21,2	55,6	33,3
10 ms	38,7	30,7	64,2	30[b]

[a] $p < 0,05$; [b] $= 0,06$ (t-Test)

stellte sich die Frage, ob und inwieweit die Seite der Sharp-wave-Foci mit der Seite der höheren N1/P1-Amplitude übereinstimmt (Tabelle 2). Der amplitudenhöhere N1/P1-Komplex stellt sich zwar überwiegend (68%) auf der Seite des EEG-Fokus dar, jedoch auch häufig (32%) auf der Gegenseite. Bei dieser Auswertung wurden Seitendifferenzen unter 30% nicht bewertet. – Die Latenzen der N1/P1-Komponenten sowie die Latenzen und Amplituden der späteren Komponenten bis 100 ms zeigen in den Vergleichsgruppen keine Unterschiede. Es bestehen auch keine Unterschiede der Potentialkonfiguration und der Meßwerte bei den Patienten mit und ohne zerebrale Anfälle. Weiterhin wurden Potentialverluste, wie sie für fokale läsionelle Epilepsien beschrieben wurden, nicht beobachtet [3].

Tabelle 2. N1/P1-Amplituden und Seite des Sharp-wave-Fokus bei verschiedenen Doppelreiz-Intervallen (s. Text)

Intervall (ms)	Sharp-wave-Seite >30% höher	Gegenseite >30% höher	Differenz <30%
0	5	4	3
30	5	2	3
25	4	2	2
20	6	3	1
15	6	1	3
10	4	2	2

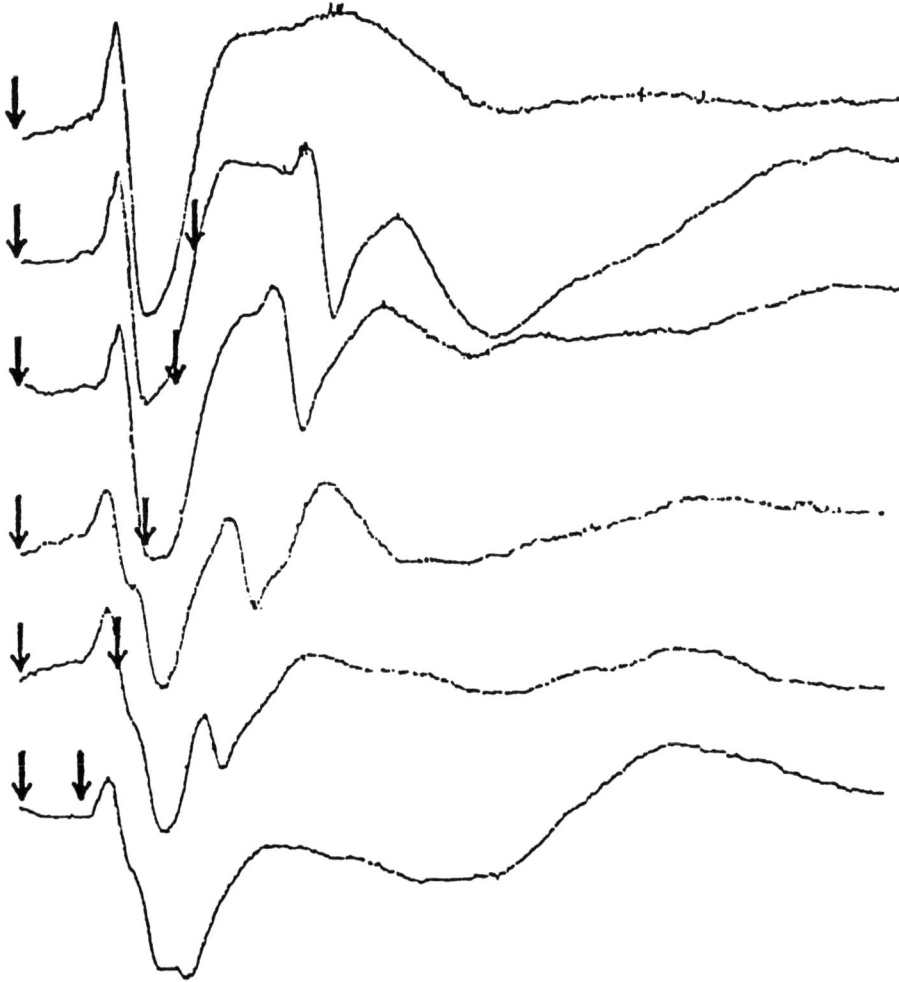

Abb. 2. Meßreihe mit Ausgangsbefund und folgenden Doppelreiz-Ableitungen einer Seite. Die Pfeile markieren jeweils den 1. Reiz und den in 5-ms-Abstufungen folgenden 2. Reiz. Der 2. N1/P1-Komplex rückt mit sich verkleinernder Amplitude an den ersten N1/P1-Komplex heran. Bei einem Reizabstand von 10 ms wird kein 2. N1/P1-Komplex mehr generiert

Diskussion

Nach den Ergebnissen zeigen Patienten mit benignen zentro-temporalen Sharp waves eine größere N1/P1-Amplituden-Seitendifferenz als Kontrollkinder. Bemerkenswerterweise korrespondieren diese Differenzen häufig nicht mit der Seite des EEG-Fokus. Daraus ist zu folgern, daß die SEP-Seitendifferenzen nicht unmittelbarer Ausdruck der Störung sein können, die wir als Sharp-wave-Fokus im EEG registrieren. Das Fehlen einer lokalisatorischen Korrespondenz spricht vielmehr dafür, daß der im EEG nachweisbare Sharp-wave-Fokus gewissermaßen nur das Bild einer Momentaufnahme der oberflächlichen kortikalen Funktion ist und zur gleichen Zeit eine möglicherweise bedeutungsvollere funktionelle Störung in der gegenseitigen Hemisphäre bestehen kann, die sich nicht in einem sharp-wave-fokus im Oberflächen-EEG bemerkbar macht. Eine solche Interpretation stimmt gut überein mit der Beobachtung, daß bei vielen Kindern mit benignen Sharp-wave-Foci die Lokalisation im Verlauf rasch und u.U. mehrfach wechseln kann und außerdem gehäuft multifokale Sharp waves vorkommen. Wir haben es also offenbar nicht nur mit einer fokalen, sondern meistens beidseitigen neuronalen Funktionsstörung zu tun. – Ob und inwieweit die veränderten SEP in analoger Weise wie Anfälle und Oberflächen-EEG durch Sultiam beeinflußt werden [2], ist derzeit Gegenstand von Untersuchungen.

Literatur

1. Doose H, Ernst JP, Völzke R (1988) „Hereditäre multifokale Hirnreifungsstörung" als Ursache benigner Partialepilepsien und nicht-epileptischer Entwicklungsstörungen. In: Speckmann EJ (Hrsg) Epilepsie 87. Einhorn-Verlag, Reinbek, S 400–404
2. Ernst JP, Doose H, Tuxhorn I (1988) Gutartige Partialepilepsien – Behandlung mit Sultiam (Ospolot). In: Speckmann EJ (Hrsg) Epilepsie 87. Einhorn-Verlag, Reinbek, S 235–238
3. Jörg J (1976) Cortical somatosensoric evoked potentials to localize the focus of symptomatic epilepsy. In: Janz D (ed) Epileptology. Thieme Stuttgart, pp 351–357
4. Lüders H, Lesser RP, Dinner DS, Morris III HH (1987) Benign focal epilepsy of childhood. In: Lüders H, Lesser RP, Dinner DS, Morris II HH (eds) Epilepsy: Electronical syndroms. Springer, Berlin Heidelberg New York Tokyo, pp 303–346

BNS-Anfallsleiden und Trisomie 21

E.-M. Menges, G. Kurlemann, D. G. Palm, A. Dinkhoff

Bekanntlich treffen BNS-Anfallsleiden und Trisomie 21 bei ein und demselben Patienten nur äußerst selten zusammen. Wir berichten über 2 Patienten unserer Klinik, die von der Kombination beider Krankheitsbilder betroffen waren.

1. Patient: 11 Monate alter männlicher Säugling. Die Familienanamnese war bezüglich neurologischer Erkrankungen und Anfallsleiden leer, Schwangerschaft und perinatale Situation ohne

Komplikationen. Die Diagnose einer Trisomie 21 war unmittelbar postpartal durch Chromosomenanalyse gesichert worden. Die Entwicklung des Kindes war, wie beim Morbus Down zu erwarten, verzögert, zeigte jedoch kontinuierliche Fortschritte. Erste BNS-typische Anfallsmuster wurden im Alter von 10 Monaten gesehen. Nach Bestätigung der Diagnose durch das EEG wurde eine ACTH-Therapie begonnen, die die Anfälle in der ersten Woche sistieren ließ. Das Kind ist anfallsfrei geblieben. Im EEG wurden jetzt nur noch diskrete Zeichen der zerebralen Anfallsbereitschaft registriert.

2. *Patient:* 10 Monate alter männlicher Säugling. Die Familienanamnese ließ keine Belastung mit Anfallsleiden erkennen. Das Kind war asphyktisch geboren worden. Neben einer Trisomie 21 mußte ein VSD mit pulmonaler Hypertension diagnostiziert werden. Bei dem stark entwicklungsverzögerten Kind fielen im Alter von 9 Monaten erstmals BNS-verdächtige Bewegungsabläufe auf. Die Hypsarrhythmie im EEG bestätigte den Verdacht. Das Risiko einer ACTH-Therapie wurde bei dem kaum belastbaren Kind nicht mehr eingegangen. Es verstarb wenige Monate später an den Folgen seines Vitiums.

Die beiden geschilderten Fälle sind die einzigen Patienten mit M. Down unter den in unserer Klinik von 1970–1987 behandelten 373 BNS-Anfallsleiden. Im gleichen Zeitraum sahen wir in unserer Klinik 1080 M.-Down-Patienten, die als eine Gruppe aus unserem pädiatrischen Patientengut ein ausgelesenes Kollektiv darstellen. Die Inzidenzraten sind der Abb. 1 zu entnehmen.

Unsere Zahlen entsprechen denen der Literatur, wo ätiologisch bei dem multifaktoriell bedingten altersgebundenen BNS-Anfallsleiden nur sehr selten ein M. Down gefunden wurde. Nach den Veröffentlichungen der meisten Autoren ist für das Zusammentreffen von M. Down mit BNS-Anfallsleiden eine Inzidenzrate von höchstens 1% zu errechnen [4, 10]. Nur Siemens et al. fanden unter 50 Patienten mit West-Syndrom 2 Down-Syndrome [12].

Die gefundene Inzidenzrate für BNS-Anfallsleiden bei Trisomie 21 liegt zwar deutlich über der für BNS-Anfallsleiden bei der Gesamtzahl der Neugeborenen, die mit 0,025% ermittelt wurde [10]. Doch wären eigentlich aus verschiedenen Gründen sehr viel mehr BNS-Anfallsleiden unter den Down-Patienten zu erwarten.

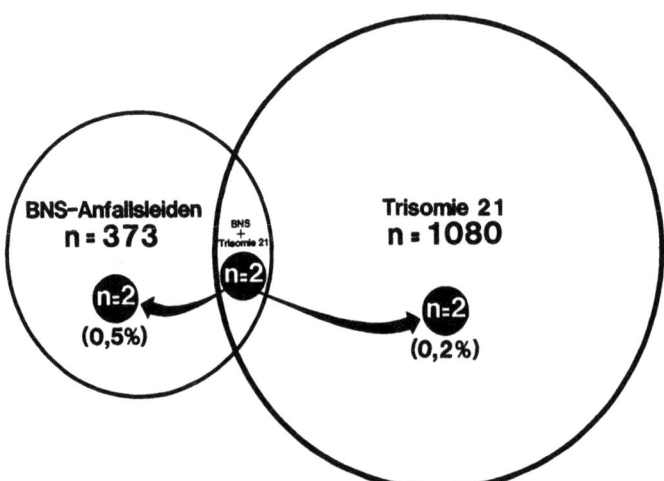

Abb. 1. BNS-Anfallsleiden und Trisomie 21 (Patienten der Univ.-Kinderklinik Münster 1970–1987)

Als Gründe sind zu diskutieren:
1. Bekanntlich findet sich unter Patienten mit Entwicklungsrückstand ein deutlich höherer Anteil von Anfallskranken als der hier festgestellte. Bei Beschreibung der typischen Symptomatik des M. Down in der Monographie von Penrose u. Smith [6] werden zerebrale Krampfanfälle nicht erwähnt. Bei in Anstalten untergebrachten mental retardierten Patienten war unter solchen mit M. Down signifikant seltener ein Anfallsleiden anzutreffen als bei den übrigen Probanden [3].
2. Auch werden bei anderen Chromosomenanomalien gehäuft hypersynchrone EEG-Veränderungen bzw. manifeste zerebrale Anfälle beschrieben. Dies trifft z.B. für das von Dumermuth untersuchte Klinefelter-Syndrom [2] ebenso wie für das Triplo-X-Syndrom zu, über das Pfeiffer et al. diesbezüglich berichtet haben [7]. Wie der hier verkürzt dargestellten Tabelle 1 von Tsuboi zu entnehmen ist, sind auch bei autosomalen Trisomien gehäuft Anfallsleiden zu erwarten. Während nach Literaturergebnissen bei Trisomie 21 1–9% von Anfallsleiden betroffen sind [13], haben wir selbst unter unseren 1080 Down-Syndromen insgesamt 12 anfallskranke Kinder gefunden.
3. Morphologische Hirnuntersuchungen von Down-Patienten ließen makroskopisch nicht konstante und unspezifische Fehlbildungen erkennen. Purpura und andere Arbeitsgruppen beschrieben darüber hinaus am Dendritenapparat bzw. den synaptischen Strukturen der Dendritenbäume Dysginesien der Dendritenspines, wie sie bei anderen mental retardierten Patienten auch gefunden werden und damit nicht für Trisomie 21 spezifisch sind [8].
Von einigen Autoren wurde mitgeteilt, daß bei M.-Down-Patienten in verschiedenen Hirnarealen eine Rarifizierung einzelner Ganglienzelltypen – wie z.B. der Körnerzellen – feststellbar ist [11]. Eine Deutung dieser Befunde in bezug auf die seltene Anfallsbereitschaft der M.-Down-Patienten war bisher nicht möglich.
4. Mehrfach wurden bei Patienten mit Trisomie 21 Besonderheiten im Tryptophan-Serotonin-Stoffwechsel diskutiert, nachdem bekannt war, daß bei diesen Patienten niedrige Serotoninspiegel in Thrombozyten nachzuweisen sind, die als partielles Funktionsmodell der Synapsen des ZNS gelten [1, 9].

Tabelle 1. Epilepsiehäufigkeit bei Patienten mit Chromosomenaberrationen. (Mod. nach Tsuboi: [13])

Karyotyp o. Snydrom	n	n (mit Epilepsie)
Klinefelter		
47,xxy	160	16 (10%)
48,xxyy	22	4 (18,2%)
49,xxxxy	14	4 (28,6%)
Triplo x 47,xxx	38	8 (21,1%)
Trisomie 22	13	7 (53,8%)
Down-Syndrom (Koll. Münster)	1080	12 (1,1%)

Die orale Zufuhr von 5-Hydroxytryptophan bei M.-Down-Patienten führte bei mehreren Säuglingen zu BNS-artiger Anfallssymptomatik mit im EEG nachweisbarer Hypsarrhythmie. Auch im Tierversuch wurden solche Bewegungsmuster nach hohen Dosen von 5-Hydroxytryptophan gesehen [1].
Diese Ergebnisse stehen im Widerspruch zu Erfahrungen bei Jugendlichen und Erwachsenen, wo Serotonin den inhibitorischen Neurotransmittern zugerechnet wird und auch therapeutisch so eingesetzt werden kann [5].

Zusammenfassend ist festzustellen, daß nach eigenen Erfahrungen und den meisten Berichten in der Literatur ein BNS-Anfallsleiden bei M. Down zwar häufiger als in der Gesamtbevölkerung, doch seltener als bei der neurologischen Auffälligkeit dieser Patienten zu erwarten, gefunden werden kann. Die Ursachen sind weitgehend unbekannt, doch gibt es in der Literatur Hinweise auf Störungen in der Neurotransmission. Weiterführende Untersuchungen in diese Richtung bei Kindern, die von BNS-Anfällen und M. Down betroffen sind, könnten nur bei einer größeren Anzahl von Probanden verwertbare Daten bringen, so daß es wünschenswert erscheint, diese Patienten gemeinsam mit anderen Arbeitsgruppen zu untersuchen.

Literatur

1. Coleman M (1971) Infantile spasms associated with 5-hydroxytryptophan administration in patients with Down's syndrome. Neurology 21:911–919
2. Dumermuth G (1961) EEG-Untersuchungen beim jugendlichen Klinefelter-Syndrom. Helv Paediat Acta 16:702–710
3. Ellingson RJ, Menolascino FJ, Eisen JD (1970) Clinical EEG-relationships in mongoloids confirmed by karyotype. Am J Ment Defic 74:645–650
4. Gibbs EL, Fleming MM, Gibbs FA (1954) Diagnosis and prognosis of hypsarrhythmia and infantile spasms. Pediatrics 13:66–72
5. Matz D (1985) Epilepsien und Neurotransmission. Ciba-Geigy, Basel
6. Penrose LN, Smith GF (1966) Down's anomaly. Churchill, London
7. Pfeifer RA, Palm DG, Jochmus I (1967) Das Erscheinungsbild der Trisomie des X-Chromosoms bei Jugendlichen. Monatsschr Kinderheilkd 115:9–18
8. Purpura DP (1974) Dendritic spine „dysgenesis" and mental retardation. Science 186:1126–1128
9. Riikonen R (1983) Infantile spasms: Some new theoretical aspects. Epilepsia 24:159–168
10. Riikonen R, Donner M (1979) Incidence and aetiology of infantile spasms from 1960 to 1976: A population study in Finland. Dev Med Child Neurol 21:333–343
11. Ross MH, Galaburda AM, Kemper TL (1984) Down's syndrome: Is there a decreased population of neurons? Neurology 34:909–916
12. Siemes H, Sieger M, Aksu F, Emrich R, Hanefeld F, Scheffner D (eds) (1984) CSF protein profile in infantile spasms. Influence of etiology and ACTH of dexamethason treatment. Epilepsia 25:368–376
13. Tsuboi T (1973) Epilepsie und Chromosomen-Aberration. 15. Jahrestagung der Deutschen Sektion der Internationalen Liga gegen Epilepsie, Bonn 1973

Phakomatosen unter dem Aspekt der Epilepsie: Manifestation und Verlauf

B. Schmitt, J. Seeger, G. Jacobi

In der Neuropädiatrischen Abteilung der Universitäts-Kinderklinik Frankfurt wurden in den letzten 20 Jahren 157 Patienten mit neurokutanen Syndromen untersucht und erfaßt. Aus den vorhandenen Krankenunterlagen wurden retrospektiv unter dem Schwerpunkt Epilepsie Anfallstyp, Manifestationsalter und Verlauf herausgearbeitet. 58 der 157 Patienten, das sind 37%, haben im Beobachtungszeitraum ein Anfallsleiden entwickelt (Tabelle 1). Die Häufigkeit einer Epilepsie ist bei den verschiedenen neurokutanen Syndromen unterschiedlich. Sie betrug in unserem neuropädiatrischen, also vorselektierten, Krankengut über 90% bei der tuberösen Sklerose, lediglich 16% bei Morbus Recklinghausen, 40% bei Sturge-Weber-Syndrom und nur 17% bei Klippel-Trenaunay-Patienten. Für die Gruppen der übrigen neurokutanen Erkrankungen sind die Fallzahlen zu klein, um hier die Häufigkeit einer Epilepsie ableiten zu können.

Tabelle 1. Epilepsie bei Phakomatosen

Erkrankung	Kollektiv		Beobachtungszeitraum bei Patienten mit Epilepsie			
	ges.	mit Epil.	<1 J.	1–5 J.	5–10 J.	>10 J.
Tuberöse Sklerose	28	26 (93%)	5	7	9	5
M. Recklinghausen	73	12 (16%)	2	3	4	3
Bloch-Sulzberger-S. und Ito-Syndrom	9	4 (55%)		1		3
Sturge-Weber-Syndrom	29	11 (38%)	4		1	6
van-Bogaert-Divry-S. Wyborn-Mason-S.						
Parkes-Weber-S.	6	3 (50%)	1			2
Klippel-Trenaunay-S.	12	2 (17%)		1		1
Zusammen	157	58 (37%)	12	12	14	20

Die Altersverteilung bei Erstmanifestation der Epilepsie zeigt bei der tuberösen Sklerose einen Gipfel zwischen dem 5. und 7. Lebensmonat und nur noch einzelne Fälle nach dem 2. Lebensjahr. Die anderen neurokutanen Erkrankungen zeigen dies nicht so deutlich, aber auch hier tritt die Epilepsie schon häufig im 1. Lebensjahr auf.

Auch bezüglich des Anfallstyps beim ersten Auftreten unterscheiden sich die verschiedenen neurokutanen Syndrome (Tabelle 2). Während die tuberöse Sklerose vorwiegend BNS-Krämpfe als primäres Ereignis zeigt, sind es beim Sturge-Weber-Syndrom fast ausschließlich fokale Anfälle. Der M. Recklinghausen hat keinen bevorzugten Anfallstyp. Beim Bloch-Sulzberger-Syndrom waren es 2mal

Tabelle 2. Anfallstyp bei Erstmanifestation

Erkrankung	BNS	gen. ton.-klon.	fokal	myokl.-astat.	Absenc.	sonst.
Tuberöse Sklerose	*14*	2	4	2		4
M. Recklinghausen	2	1	4	1	1	3
Bloch-Sulzb.- u. Ito-Syndr.	2	2				
Sturge-Weber-S.			10		1	
sonst. neurokut. Syndrome		1	2	1		1
Zusammen	18	6	20	4	2	8

BNS-Anfälle und 1mal ein generalisierter tonisch-klonischer Krampfanfall, bei der Patientin mit Ito-Syndrom war es ebenfalls ein generalisierter tonisch-klonischer Krampfanfall, der bei Erstmanifestation auftrat.

Bei Patienten mit tuberöser Sklerose ändert sich in den ersten Lebensjahren das Anfallsbild. Im 1. Lebensjahr überwiegen BNS-Anfälle. 15 von 26 Patienten entwickelten diese Anfallsform. In den Altersgruppen 1–5 und 5–10 Jahre sehen wir vorwiegend myoklonisch-astatische und fokale, später auch komplex-fokale Anfälle. Generalisierte tonisch-klonische Anfälle kommen bis zum 10. Lebensjahr nur vereinzelt vor, danach aber treten sie vermehrt in den Vordergrund. Absencen, hier wohl besser als Atypien bezeichnet, finden sich in allen Altersgruppen. Da die Patienten meist mehrere Anfallsformen aufweisen, lassen diese sich unter dem Begriff des Lennox-Gastaut-Syndroms zusammenfassen. Ein Status epilepticus trat bei insgesamt 4 Patienten auf, wobei 1 Kind zwischen dem 4. und 8. Lebensjahr wiederholt einen Status hatte.

Bei 6 von 28 Patienten mit tuberöser Sklerose konnten wir Anfallsfreiheit erzielen. Am Ende des Beobachtungszeitraums betrug die anfallsfreie Zeit zwischen 6 Monaten und 13 Jahren. Es ist anzunehmen, daß das anfallsfreie Intervall bei den meisten Patienten über diesen Zeitraum hinaus angedauert hat bzw. noch andauert. Es waren verschiedene Medikamente (Clonazepam, Phenytoin, Phenobarbital, Primidon, Valproat), einzeln oder in Kombination, mit denen Anfallsfreiheit erzielt wurde. Wiederholt erfolgreich war Valproat, wobei allerdings nicht unerwähnt bleiben soll, daß Valproat bei anderen Patienten ohne Erfolg eingesetzt wurde.

Noch zu erwähnen bleibt, daß ACTH bei 6 von unseren 26 Patienten zur Anwendung kam. Zwar kam es hierunter vorübergehend zu einer Verbesserung des EEG und der Anfallsfrequenz, teilweise auch zu einem vorübergehenden Sistieren der Anfälle, ein längerfristiger Erfolg konnte jedoch in keinem Fall erzielt werden.

Eine wesentlich einheitlichere Gruppe bilden die Sturge-Weber-Patienten. Wie schon zu Beginn erwähnt, hatten von 11 Kindern 10 fokale Anfälle als initiales Ereignis. Auch die Krankheitsverläufe sind ähnlich. Von den 6 Patienten, die wir länger als 5 Jahre beobachten konnten, entwickelte 1 Patient ein myoklonisch-astatisches Anfallsleiden, die anderen 5 zeigten fokale und komplex-fokale, z.T. sekundär generalisierte tonisch-klonische Krampfanfälle. Alle 6 Patienten wiesen postiktal wiederholt Hemiparesen auf, die unterschiedlich lange persistierten. Ein

Kind mit klassischen Absencen als primärem Anfallsereignis war nach Gabe von Valproat sofort anfallsfrei und das EEG unauffällig. Hier dürfte es sich um ein Nebeneinander einer genetisch bedingten Absence und einem kutanen Sturge-Weber-Syndrom gehandelt haben.

Die beiden Bloch-Sulzberger-Patienten mit BNS als Primärereignis wurden versuchsweise mit ACTH behandelt. Obwohl sich hierunter bei keinem das EEG normalisierte, sistierten doch bei beiden die Krampfanfälle. Eine Patientin wurde danach nicht wieder vorgestellt, die andere entwickelte nach dem 7. Lebensjahr myoklonisch-astatische Anfälle. Der Patient mit generalisiertem tonisch-klonischem Krampfanfall als Initialereignis und die Patientin mit dem Ito-Syndrom zeigten binnen kurzer Zeit myoklonisch-astatische Anfälle.

Eine völlig uneinheitliche Gruppe sind die Kinder mit M. Recklinghausen. Sie zeigen weder bezüglich des initialen Krampfanfalls noch im Verlauf ein einheitliches Bild. Ein Zusammenhang zwischen dem neurologischen Zustand und dem Auftreten der Epilepsie war nicht zu erkennen.

Zusammenfassend läßt sich folgendes sagen:
Auch bezüglich der Epilepsie sind die Phakomatosen kein einheitliches Krankheitsbild.

Die Häufigkeit der Epilepsie ist unterschiedlich, 90% bei tuberöser Sklerose und nur 15% bei M. Recklinghausen. Ähnlich sind die Angaben in der Literatur: 88% gibt Gomez [1] bei der tuberösen Sklerose und 4,4% gibt Rubenstein [3] bei der Neurofibromatose an. Köhler [2] gab für sein Neurofibromatose-Kollektiv 11% an, wobei, ähnlich wie bei uns, ein Teil der Patienten Okkasionskrämpfe hatte.

Sowohl bei Erstmanifestation als auch im Verlauf zeigen die verschiedenen neurokutanen Symptome unterschiedliche Anfallstypen. So stehen bei der tuberösen Sklerose BNS- und myoklonisch-astatische, bei Sturge-Weber-Syndrom fokale Anfälle im Vordergrund.

Ein einheitlich erfolgversprechendes Therapiekonzept gibt es nicht.

Literatur

1. Gomez MR (1979) Tuberous sclerosis. Raven, New York
2. Köhler B (1988) Die Stuttgarter Neurofibromatose-Studie: Erfahrungen an 72 Kindern mit Morbus Recklinghausen. (In diesem Buch, S. 143)
3. Rubenstein AE, Wallace S, Aron AM, Penchazadeh G (1984) Neurological complications in 250 cases of neurofibromatosis. Ann Neurol 16(1):133–134

Das Serumprolaktin in der Diagnose zerebraler Krampfanfälle

G. Kurlemann, M. Köhler, D. G. Palm, E.-M. Menges, A. Dinkhoff

Einleitung

Prolaktin ist ein Hormon des Hypophysenvorderlappens. Es unterliegt in seiner Regulation verschiedenen Neurotransmittern übergeordneter Strukturen des Hypothalamus. Zu den wichtigsten inhibitorischen Transmittern zählen Dopamin und γ-Aminobuttersäure (GABA) [2]. Das Prolaktin selbst beeinflußt Dopamin und GABA im Sinne eines Feedback-Mechanismus [2].
Physiologischerweise steigt das Prolaktin u.a. bei Streß und in der Aufwachphase des Schlafes an, diverse Medikamente können zu einer Prolaktinerhöhung führen [6]. Neben der chronischen Hyperprolaktinämie als eigenständigem Krankheitsbild gibt es akute intermittierende Prolaktinerhöhungen, die gerade durch die Beteiligung GABAerger Mechanismen für die Epileptologie interessant sind.
Wir sind folgenden Fragen nachgegangen:
1. Gehen zerebrale Krampfanfälle im Kindesalter mit einer Prolaktinerhöhung einher?
2. Wenn ja, um welche Art von Anfällen handelt es sich?
3. Ist eine Prolaktinerhöhung von der Dauer des Anfalles abhängig?
4. Welchen Stellenwert nimmt eine Prolaktinerhöhung nach einem Anfallsgeschehen in der Differentialdiagnose epileptogener Anfälle ein?

Patienten und Methodik

Das untersuchte Patientenkollektiv besteht aus 34 Kindern im Alter von 14–19 Jahren. Bei 22 Kindern handelt es sich um Grand-mal-Anfälle, bei 8 Kindern um komplexe Partialanfälle, bei je 2 Kindern um klassische Absencen bzw. astatische Anfälle.
Die Blutentnahme zur Bestimmung des Prolaktins erfolgte 20 min nach einem zerebralen Anfall, bei 2 Kindern mit Absencen konnte während einer Doppelbildaufzeichnung vor, während und nach einer Absence im Abstand von je 10 min Blut zur Prolaktinbestimmung entnommen werden.
Bei allen Kindern wurde der zum Vergleich erforderliche Prolaktinbasalwert 24 h postiktal im anfallsfreien Intervall bestimmt. Fast alle Kinder standen unter einer antiepileptischen Dauermedikation, z.T. in Mono-, z.T. in Kombinationstherapie. Die Prolaktinbestimmung erfolgte mit einem kommerziellen Radioimmuno-Assay; die statistische Analyse wurde mit dem Wilcoxon-Test durchgeführt.

Ergebnisse

Beim komplexen Partialanfall (n = 8) stieg die Prolaktinkonzentration postiktal im Mittel von basal 7,0 ± 3,9 auf 22,7 ± 4,4 ng/ml an. Die Differenz auf dem 1%-Niveau ist statistisch signifikant. Die Dauer des einzelnen Anfalles variiert zwischen 45 s und 2½ min. Die Anfallsdauer korreliert nicht mit der Höhe des postiktalen Prolaktinwertes. Ob eine geschlechtsspezifische Differenz bezüglich der postiktalen Prolaktinkonzentration besteht, kann nicht beantwortet werden, da das Weibliche deutlich mit 7 :1 überwiegt.
Bei Kindern mit Grand-mal-Anfall (n = 22) sahen wir ebenfalls eine deutliche postiktale Prolaktinerhöhung; von im Mittel 6,7 ± 1,8 stieg das Prolaktin auf 22,4 ± 8,3 ng/ml an. Auch diese Differenz ist auf dem 1%-Niveau statistisch signifikant. Die Dauer des einzelnen Anfalles streut zwischen 1 und 2½ min, eine positive Korrelation zur postiktalen Prolaktinkonzentration besteht wiederum nicht. Auch in dieser Patientengruppe überwiegen die Mädchen deutlich mit 17 : 5, so daß eine geschlechtsspezifische Aussage nicht möglich ist.
Bei Kindern mit Absencen (n = 2) und astatischen Anfällen (n = 2) blieb ein signifikanter Prolaktinanstieg 20 min postiktal aus. Eine endgültige Interpretation beim Petit-mal-Anfall ist aufgrund des sehr kleinen Patientenkollektives noch nicht möglich.

Schlußfolgerung

1. Unsere Ergebnisse zeigen, daß im Kindesalter sowohl der Grand-mal- wie auch der komplexe Partialanfall 20 min postiktal zu einer signifikanten Serum-Prolaktinerhöhung führen. Die Ursache der Prolaktinerhöhung könnte in einem Ungleichgewicht dopaminerger und GABAerger Neurotransmitter im Hypothalamus liegen. Neben einem tuberoinfundibulären dopaminergen System besteht ein tuberoinfundibuläres GABAerges System mit ebenfalls inhibitorischer Wirkung auf die Prolaktinfreisetzung im Hypophysenvorderlappen. Konzentrationsabhängig übt GABA auch einen exzitatorischen Effekt auf das tuberoinfundibuläre dopaminerge System aus. Dieser Effekt ist bislang nur bei hohen GABA-Konzentrationen nachgewiesen [5]. Beide Systeme scheinen somit bei Grand-mal- und komplexen Partialanfällen betroffen zu sein, zumal neuere Arbeiten zeigen konnten, daß sowohl GABA als auch Dopamin im mediobasalen Hypothalamus in gleichen Neuronen gebildet wird [3].
Tiefenableitungen aus dem limbischen System konnten zeigen, daß eine Serum-Prolaktinerhöhung beim komplexen Partialanfall immer auftrat, wenn hochfrequente iktale Entladungen registriert werden konnten. Ein fehlender Serum-Prolaktinanstieg war auch immer mit niederfrequenten Entladungen innerhalb des limbischen Systems verbunden [7]. Bei der Ausbreitung hochfrequenter Entladungen innerhalb des limbischen Systems kommt es somit bei Erreichen des Hypothalamus klinisch zu einer Bewußtseinstrübung, laborchemisch zu einem Prolaktinanstieg.

2. Die Höhe des postiktalen Prolaktinwertes läßt keine Differenzierung zwischen komplexem Partialanfall und Grand-mal-Anfall zu (22,7 ± 4,4 ng/ml versus 22,4 ± 8,3 ng/ml).
   Der fehlende Prolaktinanstieg nach Petit-mal-Anfällen bestätigt die Ergebnisse von Dana-Haeri et al., daß bei Anfällen < 30 s ein Prolaktinanstieg ausbleibt, obwohl ein Bewußtseinsverlust bzw. eine Bewußtseinseinengung eintritt [1]. Möglicherweise spielt hier, wie bereits oben aufgeführt, die Art der iktalen Entladung die entscheidende Rolle für den fehlenden Prolaktinanstieg. Einschränkend muß jedoch gesagt werden, daß unser Patientenkollektiv von Kindern mit Petit-mal-Anfällen noch sehr klein ist.
3. Die postiktale Prolaktinbestimmung bei Verdacht auf Grand-mal- oder komplexen Partialanfall macht beim Nachweis eines erhöhten postiktalen Prolaktinspiegels ein epileptogenes Geschehen hochwahrscheinlich. Die Möglichkeit der iktalen bzw. postiktalen Prolaktinbestimmung darf somit als ein leicht zugänglicher biologischer Marker für ein epileptisches Geschehen angesehen werden, wenn dieses länger als 30 s anhält und mit einer Bewußtseinseintrübung einhergeht. Ein fehlender Prolaktinanstieg sollte an die Möglichkeit eines konversionsneurotischen Geschehens denken lassen, bei dem die Aufdeckung des psychodynamischen Hintergrundes die Therapie der Wahl ist [4].

Literatur

1. Dana-Haeri J, Trimble MR, Oxley I (1983) Prolactin and gonadotrophin changes following generalised and partial seizures. J Neurol Neurosurg Psychiatry 46:331–335
2. Duvilanski BH, Seiliwvich A, Lasaga M, del Carman M, Debeljuik L (1987) Mechanismen of endogenous GABA release from hypothalamic fragments. Neuroendocrinology 46:504–510
3. Everitt BJ, Hokfelt T, Wu JY, Goldstein M (1984) Coexistence of tyrosine hydroxylase-like and GABA-like immunoreactivities in neurons of the arcuate nucleus. Neuroendocrinology 39:189–191
4. Kurlemann G, Schmitt GM, Schulze-Everding A, Bömelburg T, Kammerer E, Palm DG (1988) Prolactin – ein zusätzliches diagnostisches Hilfsmittel in der Differentialdiagnose cerebraler und konversionsneurotischer Anfälle. In: Speckmann EJ, Palm DG (Hrsg) Epilepsia 87. Einhorn Verlag, Reinbek, S 496–499
5. Locatelli V, Cocclu D, Trigerio C, Betti R, Krogsgaard-Larsen P, Racageni G, Müller EE (1979) Dual γ-aminobutyric acid control of prolactin secretion in the rat. Endocrinology 105:778–785
6. Noel GL, Suh HK, Stone IG, Frantz AG (1972) Human prolactin and growth hormone release during surgery and other conditions of stress. J Clin Endocrinol Metab 35:840–851
7. Sperling MR, Pritchard PB, Engel J, Daniel C, Gagel J (1986) Prolactin in partial epilepsy: An indicator of limbic seizures. Ann Neurol 20:716–722

Thema III: Wirbelsäulen-/Rückenmarkserkrankungen

Klinik spinaler Dysraphien

G. Neuhäuser

Neuralrohrdefekte kommen in der Bundesrepublik Deutschland mit einer Häufigkeit von 1,9−1,5 bei 1000 neugeborenen Kindern vor, wobei Anenzephalie und Spina bifida etwa gleichmäßig vertreten sind (Koch u. Fuhrmann 1984). Neben jahreszeitlichen und säkularen Schwankungen gibt es auch große regionale Unterschiede; so beträgt die Frequenz in Irland und Wales 3,05−2,79 auf 1000 Lebend- und Totgeborene für Anenzephalie, 3,33−4,13 für Spina bifida, während in Japan Zahlen von 0,1−0,6 auf 1000 Geburten ermittelt wurden (Lemire 1988).

Neuralrohrdefekte äußern sich hauptsächlich als Anenzephalie und Spina bifida; seltener (etwa 10%) sind andere dysraphische Störungen, die mit weniger deutlichen, äußerlich sichtbaren Fehlbildungen einhergehen und deshalb diagnostische Schwierigkeiten bereiten. Zur Erklärung der unterschiedlichen Symptome kann die Embryologie als „wahrer Lichtträger" (von Baer 1828) ein hilfreicher Leitfaden sein.

Embryologische Vorbemerkungen

Während der Entwicklung von Rückenmark, spinalen Häuten und Wirbelsäule kommt es zu einer komplexen Interaktion zwischen Neuroektoderm und mesenchymalen Strukturen. Beim 19 Tage alten Embryo beobachtet man eine Verdikkung des dorsalen Ektoderms; einen Tag später entsteht eine Rinne, deren Ränder vermehrt wachsen, sich einfalten und schließlich das Neuralrohr bilden. Dabei spielen offensichtlich biochemische Prozesse eine wichtige Rolle, an denen Glukosaminoglykane beteiligt sind (Di Rocci u. Rende 1987). Das Neuralrohr wird von paarigen, kubischen Mesodermansammlungen flankiert (Somiten), welche sich in Myotome und Sklerotome differenzieren. Somiten entstehen in kraniokaudaler Folge, beginnend okzipital-zervikal, bis 42 Paare gebildet sind. Der Schluß des Neuralrohrs beginnt auf der Stufe von 4−7 Somiten und schreitet von kranial nach kaudal fort. So wird der Neuroporus rostralis am 24. Tag, der Neuroporus caudalis am 28. Tag verschlossen (Lemire et al. 1975).

Offene Neuralrohrdefekte entstehen bei einer Entwicklungsstörung während der Neurulationsphase (17.−30. Tag). Am kaudalen Ende des Rückenmarks kommt es nach Schluß des Neuroporus caudalis durch Kanalisation oder sekundäre Neurulation zu einer weiteren Ausbildung: Diese Region wird dann durch retrogressive Differenzierung verändert; durch degenerative und remodellierende Vorgänge entstehen Os sacrum, Os coccygis und Nervenstrukturen, wobei das Filum terminale dem Rest des Neuralrohres entspricht (s. folgende Übersicht).

Dysraphische Störungen sind Folge eines Entwicklungsfelddefektes. Damit wird auch die Variabilität verständlich, die beteiligte Strukturen und entstehende Folgen betrifft. Als Entwicklungsfelder bezeichnet man jene Bereiche des Embryos, in denen die Ausbildung einer komplexen Struktur offenbar determiniert und

> *Entwicklung des kaudalen Neuralrohrendes* (nach Lemire et al. 1975):
>
> 1. Neurulation, beginnend mit dem Einfalten der Neuralrinne, endend mit dem Verschluß des Neuroporus caudalis (24.–28. Tag)
> 2. Kanalisation der kaudal gelegenen Zellansammlung (Vorgänger des Ventriculus terminalis) zwischen dem 28. und 45. Tag
> 3. Retrogressive Differenzierung, zunächst im Bereich des späteren Filum terminale (Ventriculus terminalis kommt in Höhe von L_2 zu liegen), zwischen dem 45. und 150. Tag

kontrolliert wird, wo Entwicklungsvorgänge in einer räumlich koordinierten, zeitlich synchronen und gewissermaßen hierarchischen Weise ablaufen. Die mediane Region des Körpers ist als Entwicklungsfeld offensichtlich besonders anfällig für irgendwie verursachte Störungen; deshalb kommt eine Kombination verschiedener Mittelliniendefekte nicht selten vor, treten derartige Störungen häufig bei Aneuploidie von Chromosomen auf (Opitz u. Gilbert 1982; Opitz 1985).

Nach der Entstehungsgeschichte sind folgende Formen dysraphischer Störungen zu unterscheiden (s. auch folgende Übersicht):

> *Einteilung dysraphischer Störungen* (nach Lemire et al. 1975):
>
> 1. Störungen der Neurulationsphase (21.–28. Tag, Stadium X–XII)
>   Kraniorachischisis
>   Anenzephalie
>   Exenzephalie
>   Meningomyelocele
>   – ohne Hautbedeckung
> 2. Störungen der Kanalisationsphase (28.–45. Tag, Stadium XIII–XX) und der retrogressiven Differenzierung (45.–150. Tag, ab Stadium XXI) (Postneurulationsdefekte)
>   Myelozystocele, Hydromyelie
>   Meningocele
>   Diastematomyelie, Diplomyelie
>   lumbosakrales Lipom, Lipomeningocele
>   – mit intakter Haut bedeckt
>   – oft mit „tethered cord" kombiniert
> 3. Störungen bei der Separation des Neuralrohres vom Ektoderm bzw. Entoderm
>   Dermalsinus (bei hinterer Dysraphie)
>   enterogene Zyste bei vorderer Dysraphie (split notochord syndrome)

1. Fehlbildungen, welche auf die erste Phase (Neurulation) zurückzuführen sind. Man findet Nervengewebe an der Körperoberfläche, es fehlt eine Bedeckung mit intaktem Ektoderm oder mit Haut (offene Neurulationsdefekte).
2. Fehlbildungen, die während der zweiten Phase (Kanalisation) entstehen, sind mit differenzierter Haut bedeckt.

3. Fehlbildungen aus der dritten Periode (retrogressive Differenzierung) sind ebenfalls mit intakter Haut bedeckt; sie betreffen unterschiedliche Strukturen und können mit Fehlbildungen aus der zweiten und dritten Phase kombiniert sein (Myelozystocele, Diastematomyelie, lumbosakrales Lipom, lumbosakrale Meningocele usw.). Bedeutsam für die genetische Beratung ist, daß diese Postneurulationsdefekte insgesamt selten sind und ein geringes Wiederholungsrisiko haben, während bei Neurulationsdefekten eine Prävalenz unter Geschwistern von 2,6% ermittelt wurde (Koch u. Fuhrmann 1985).

Veränderung von ektodermalen und mesodermalen Strukturen bei spinalen Dysraphien

Entsprechend der Entstehungsgeschichte (Warkany u. Lemire 1986) finden wir bei Neuralrohrdefekten eine Störung hauptsächlich am ektodermalen Gewebe, im Bereich der Haut und des Nervensystems. Da auch induktive Vorgänge mit mesenchymalen Strukturen gestört werden, sind auch in vom Mesoderm ausgehenden Geweben Veränderungen zu beobachten, besonders am kaudalen Ende des Rückenmarks.

Hautveränderungen

Kennzeichnend für eine spinale Dysraphie sind alle Anomalien, die im lumbosakralen Bereich vorkommen und dabei median über der Wirbelsäule liegen: Hämangiome (meist plane, selten kavernöse Hämangiome), Pigmentierung, abnorme Behaarung, Hautanhängsel, Lipome, Grübchen (Dermalsinus); die Abgrenzung von Normvarianten (Steißgrübchen) kann schwierig sein (s. folgende Übersicht).

Hautveränderungen bei spinalen Dysraphien:

Pigmentierungen
Hypertrichose
Plane Hämangiome
Hautanhängsel
Subkutanes Lipom
Grübchen (Pilonidalsinus)
Dermalsinus
Asymmetrie der Gesäßfalten

Durch eine unterschiedliche Entwicklung der Muskulatur können abnorme bzw. asymmetrische Hautfalten entstehen; dies ist ebenfalls bei der Inspektion zu beachten.

Veränderungen im Bereich der Wirbelsäule

Dysraphische Störungen induzieren Veränderungen bei der Entwicklung von Wirbeln und von Strukturen der Wirbelsäule. Spaltbildungen äußern sich als Spina bifida occulta, wobei nur eine Dehiszenz eines Wirbelbogens beobachtet wird, oder als offene Meningocele mit völligem Fehlen der dorsalen Begrenzung des Wirbelkanals. Im Rahmen der dysraphischen Fehlbildung kann es zum Entstehen eines Knochensporns kommen, der meist von ventral her in den Spinalkanal reicht und zu einer Diastematomyelie führt. Instabilität der Wirbelsäule kommt auch durch Block- oder Keilwirbel zustande und hat Ausbildung einer Kyphoskoliose zur Folge. Selten sind Spaltbildungen der Wirbelkörper selbst, wobei ein Persistieren des Ductus neurentericus beobachtet wird (Kramer et al. 1988).

Als sekundär bedingte Störung findet man Veränderungen an den unteren Extremitäten: Folge einer bereits pränatal vorhandenen Bewegungseinschränkung können Fehlstellungen der Füße sein (besonders Klumpfußanomalie). Ein sich später ausbildender Klauenhohlfuß wird durch ungleichmäßige Muskelaktivierung bei motorischen Ausfallserscheinungen verursacht und gilt ebenfalls als wichtiger Hinweis auf eine spinale Dysraphie (s. folgende Übersicht).

Skelettveränderungen bei spinalen Dysraphien:

Veränderungen an der Wirbelsäule
  Spina bifida
  Halb-, Keil-, Blockwirbel
  Skoliose, Kyphoskoliose
Veränderungen an den unteren Extremitäten
  Wachstumsstörung, Beinlängendifferenz
  Muskelatrophie, Kontrakturen
  Pes cavus, cavo-varus, valgus

Veränderung an neuralen Strukturen und ihre Folgen

Bei Berücksichtigung der embryologischen Grundlagen wird verständlich, daß bei dysraphischen Störungen recht unterschiedliche Folgen beobachtet werden. Auf die eigentlichen Neurulationsstörungen, die zu Myelozele, Meningocele oder Myelozystocele führen, wird hier nicht eingegangen. Bei Entwicklungsstörungen in der zweiten oder dritten Phase der Bildung kaudaler Rückenmarksabschnitte entstehen Meningocelen, Lipomeningomyelocelen, Diastematomyelie und Diplomyelie, sakrale Agenesie und andere Fehlbildungen, die immer von Haut bedeckt sind. Folge der beeinträchtigten retrogressiven Differenzierung ist das Tethered-cord-Syndrom mit Verdickung des Filum terminale und mangelnder Aszension des Rückenmarks, die normalerweise bis zum 3. Lebensmonat beendet ist. Ausbildung von Lipomen und anderen Geschwülsten kann zu einer spinalen Raumforderung mit entsprechenden, dann auch progredienten Symptomen füh-

ren. Bei den dysraphischen Veränderungen des Split-notochord-Syndroms ist die Dysraphie von Wirbelkörpern mit einer enterogenen (neurenterischen) Zyste oder Darmduplikatur verbunden.
Folge der Fehlbildung des Neuralrohres sind Differenzierungsstörungen, die zu einer Veränderung des Neuronenaufbaus und der Bahnstruktur im betroffenen Rückenmarksabschnitt führen (Friede 1975). Damit sind die oft unterschiedlichen Funktionsstörungen zu erklären, die beobachtet werden. Beziehungen zu Tumoren des Spinalkanals können sich dadurch ergeben, daß spinale Dysraphien myeloadhäsive oder myelokompressive Wirkungen haben, somit Sekundärstörungen an normal ausgebildetem Rückenmark verursachen.
Als Auswirkung spinaler Dysraphien beobachtet man meist Symptome einer inkompletten, selten solche einer kompletten Querschnittslähmung (s. folgende Übersicht): Vollständige oder partielle Paresen der Beine mit Schwäche oder Hypotonie der Muskulatur und Reflexverlust, gelegentlich aber auch mit spastischen Symptomen; Sensibilitätsstörungen, vegetative und trophische Veränderungen, fast immer auch Störungen der Blasen- und Darmfunktion mit unterschiedlichen Formen der neurogenen Blase (überwiegend hypertone Form).

Neurologische Symptome bei spinaler Dysraphie:

Muskelschwäche, Gangunsicherheit, Schmerzen
Muskelatrophie, Reflexverlust, Babinski-Phänomen
Sensibilitätsstörungen
Blasenfunktionsstörungen
Störung der Funktion des Sphincter ani
Vegetativ-trophische Störungen
– Symptome meist statisch, aber auch progredient

Klinische Untersuchung zum Nachweis spinaler Dysraphien

Ersten Hinweis auf das mögliche Vorliegen einer spinalen Dysraphie (s. folgende Übersicht) gibt die Inspektion der lumbosakralen Region, wenn Hautveränderungen, sichtbare Anomalien der Wirbelsäule und Asymmetrie des Gesäßes beobachtet werden. Bedeutsam sind Muskelatrophien, Bein- und Fußdeformitäten, Beinlängendifferenzen.
Weitere Informationen gibt die Anamnese, wobei insbesondere auf motorische Entwicklung, Blasen- und Darmfunktion zu achten ist. Gezielte Fragen müssen

---

Vorkommen verschiedener Anomalien bei spinaler Dysraphie
(160 Patienten mit 292 Anomalien, nach Till, aus Holtzmann u. Stein 1985):

Conus medullaris tiefstehend (100), Diastematomyelie (73, davon 24 mit Spornbildung), intradurales Lipom (67), extradurale Verwachsungsbänder (35, davon 23 mit intraduraler Verbindung), Dermoidzyste (14), enterogene Zyste (3)

> *Ablauf der klinischen Untersuchung bei spinaler Dysraphie:*
>
> Inspektion (Haut, Wirbelsäule, Beine, Füße)
> Anamnese (Verlauf, Beschwerden, Blase, Darm)
> Neurologischer Befund
> Blasenfunktion (Uroflowmetrie usw.)
> Funktion des Spincter ani (Manometrie), evtl. EMG
> Röntgenaufnahme der Wirbelsäule
> Sonographie
> Magnetresonanztomographie
> evtl. Computertomographie, Lumbalpunktion, Myelographie, Kontrast-CT

dabei helfen, ein möglichst genaues Bild vom Entwicklungsverlauf und der Veränderung beobachteter Symptome zu erhalten.

Bei der neurologischen Untersuchung werden besonders Motorik und Sensibilität im Bereich der unteren Körperhälfte geprüft (Muskeleigenreflexe, pathologische Reflexe, Bauchhautreflexe, einzelne Qualitäten der Sensibilität). Es ist darauf zu achten, ob Muskelatrophien vorkommen und in welchem Bereich die Sensibilitätsstörung zu lokalisieren ist (z.B. Reithosenanästhesie).

Zur Analyse der Blasenfunktion dient hauptsächlich die Uroflowmetrie, mit der die Dysfunktion einer neurogenen Blase einfach zu erfassen ist; ggf. ist eine Miktionszytourethrographie erforderlich, um Blase und ableitende Harnwege genauer beurteilen zu können. Eine Schädigung parasympathischer Fasern führt zur areflexogenen Blase, die hyperton oder hypoton sein kann. Dabei ist die Blasensensibilität vermindert oder aufgehoben, die Entleerung beeinträchtigt. Bei sympathischer Störung kommt es zur Fehlfunktion der proximalen Urethra und des Sphinktermechanismus, also zur Inkontinenz. Störung des N. pudendus bedingt den Verlust des Bulbocavernosus- und Analreflexes, verhindert die willentliche Unterbrechung des Harnstrahls. Die Funktion des Sphincter ani kann durch manometrische Untersuchungen geprüft werden; ggf. ist auch eine elektromyographische Untersuchung der Beckenbodenmuskulatur sinnvoll.

Die sonographische Untersuchung des Rückenmarks ist besonders im frühen Kindesalter gut möglich. Allerdings sind die Erfahrungen mit dieser Methode noch relativ gering. Vielfach kann die Weite des Spinalkanals gut beurteilt werden, sind auch Aussagen zur Beweglichkeit des Rückenmarks und der Cauda equina sowie über abnorme Strukturen im Spinalkanal möglich.

Das heute wichtigste bildgebende Verfahren zur Erkennung dysraphischer Störungen ist zweifellos die Magnetresonanztomographie (Bale et al. 1986; Brunberg et al. 1988; Davis et al. 1988; Packer et al. 1986). Mit ihr sind die Strukturen des Spinalkanals besser abzubilden, als durch Computertomographie. Gelegentlich ist Kontrastmittelgabe erforderlich, um die Lagebeziehung einzelner Strukturen in horizontaler Schichtung mittels Computertomographie genauer zu erfassen (Claussen et al. 1980).

Ob eine Lumbalpunktion notwendig ist, muß aufgrund der individuellen Situation geprüft werden; manchmal kann es wichtig sein, Information über Eiweißgehalt des Liquors, Zellzahl und andere Parameter zu bekommen.

Beim Vorliegen eines Dermalsinus muß immer mit dem Auftreten von Infektionen gerechnet werden; eine rezidivierende Meningitis ist nicht selten dadurch bedingt. Operative Behandlung sollte möglichst bald erfolgen, um dieser Komplikation vorzubeugen.

Besondere Formen dysraphischer Störungen

Diastematomyelie und Diplomyelie

Diese Fehlbildung, deren Genese noch nicht eindeutig geklärt ist, manifestiert sich überwiegend im Kindesalter. Durch Ausbildung eines median gelegenen Knochensporns oder eines bindegewebigen Septums wird das Rückenmark geteilt; bei der Diplomyelie ist es vollständig getrennt. Häufig sind dabei Wirbelanomalien, oft Kyphoskoliosen und Spina bifida (75%). Der kennzeichnende Sporn wird nicht immer beobachtet (Sedzimir et al. 1973). Die graue Substanz ist unterschiedlich gut differenziert; am häufigsten finden sich die Veränderungen im oberen Lumbalbereich (50% zwischen L_1 und L_2), sie kommen aber auch zervikal und thorakal vor. Der Spinalkanal ist in Höhe der Verdopplung des Rückenmarks in variablem Ausmaß verbreitert; die Rückenmarkshäute, insbesondere die Dura, sind meist verdoppelt. Angeborene Tumoren können im Fehlbildungsbereich vorkommen (Dermoidzysten usw.). Für die Manifestation der Symptome spielt das Wachstum offensichtlich eine wichtige Rolle; Progredienz von Ausfallserscheinungen kann dadurch bedingt sein, daß bei Bewegungen neue Läsionen entstehen.

Lipomeningomyelozele

Man beobachtet lokale Hautveränderungen mit einer Vorwölbung im Lumbal-Sakral-Bereich, die von weicher Konsistenz ist. Bei 50% wird eine Spina bifida occulta nachgewiesen. Das unter der Haut gelegene Fettgewebe dringt in den Rückenmarkskanal vor und kann zu einer Kompression im Bereich der Cauda equina führen. So treten später Blasen-Darm-Störungen, Sensibilitätsausfälle und Paresen, Muskelatrophie, ausstrahlende Schmerzen und Fußdeformitäten auf. Kombination mit anderen Anomalien kommt vor. Klärung muß durch magnetresonanztomographische Untersuchungen angestrebt werden, um möglichst frühzeitig, noch vor dem Auftreten neurologischer und orthopädischer Symptome, eine operative Behandlung durchzuführen.

Spinales Lipom

Intra- und extradural können sich, ausgehend von ektodermalen Zellresten oder vom perivaskulären Mesenchym lipomatöse Geschwülste entwickeln, die zu einer spinalen Raumforderung führen.

Sakrale Agenesie

Ein Fehlen sakraler Strukturen (komplett oder inkomplett, auch halbseitig) wird besonders bei Kindern diabetischer Mütter im Rahmen der „kaudalen Regression" gesehen. Fast immer findet man eine neurogene Blase sowie orthopädische und neurologische Symptome, evtl. durch eine Stenose des Spinalkanals bedingt (Bowen et al. 1978).

Tethered-cord-Syndrom

Eine Fixierung des unteren Rückenmarksendes durch Verdickung des Filum terminale kann isoliert oder mit anderen dysraphischen Anomalien vorkommen (Chapmann u. Beyerl 1986; Dralle et al. 1987). Der Conus medullaris steht unterhalb von L_3 (6. Lebensjahr) bzw. zwischen L_2 und L_3 (12. Lebensjahr). Die Pathogenese der komplexen Fehlbildung ist im einzelnen noch nicht geklärt. Bedeutsam ist offenbar eine Spaltbildung in der Dura, durch die das Rückenmark auf einer frühen Entwicklungsstufe in direkten Kontakt mit subkutanem Gewebe kommt. Bedeutsam dürfte auch eine Schwäche des primären paraaxialen Mesoderms sein, die wiederum den Verschluß des Neuralrohres beeinträchtigen kann. Mesoderm und Ektoderm sind gemeinsam an der Entwicklung extrazellulärer Räume beteiligt, wobei die bereits erwähnten Glukosaminoglykane eine Rolle spielen. Beim Tethered-cord-Syndrom kommt es also zu einer abnormen Fixation des Rückenmarks: Dessen Beweglichkeit ist eingeschränkt, so daß Veränderungen in der Zeit von Wachstumsschüben durch Zug zu Läsionen und damit zum Auftreten neurologischer Symptome führen können. Dabei sind die klinischen Erscheinungen sehr variabel (Tabelle 1): Manchmal sind nur Hautveränderungen zu sehen, oft aber treten orthopädische Probleme auf mit Wachstumsdifferenz der Beine, Muskelschwächen, Unsicherheit, Fußfehlstellung, Skoliose. Sensibilitätsstörungen mit trophischen Veränderungen und Schmerzen ohne spezielle Lokalisation oder Qualität kommen vor. Häufig treten Blasenfunktionsstörungen auf (meist hypertone, weniger hypotone Blase), seltener auch Darminkontinenz. Der Verlauf ist recht unterschiedlich, kann aber besonders im Jugendalter progredient sein. Deshalb ist eine rechtzeitige operative Behandlung anzustreben (Heyer u. Markakis 1977; Ritz et al. 1986; Holtzmann u. Stein 1985).

Tabelle 1. Symptome bei Tethered-cord-Syndrom. (Nach Yamada et al., in Holtzmann u. Stein 1985)

Alter (Jahre)	[n]	Schwäche Atrophie	Gang-störg.	Schmerz	Sens.-Störg.	Inkontinenz	MER ±	Babinski	Fuß-def.	Skol.
0– 9	16	15	13	2	7	11	15	2	14	16
10–19	8	7	5	4	2	3	6	1	6	8
20	6	6	6	6	6	4	6	2	1	6

Syringomyelie

Ob der Höhlenbildung im Rückenmark (Erweiterung des Zentralkanals bei Hydromyelie, an anderer Stelle lokalisierte Höhlen bei Syringomyelie) eine dysraphische Entstehung zugrunde liegt, ist fraglich; möglicherweise kommen mehrere pathogenetische Mechanismen in Betracht (z.B. hydrodynamische Theorie). Frühzeitig tritt meist eine Kyphoskoliose auf, deren Verlauf progredient ist. Man findet schlaffe oder spastische Paresen der Beine, Muskelatrophien, Schmerzen, eine dissoziierte Empfindungsstörung sowie trophische Veränderungen (Eggers u. Hamer 1979). Zur Diagnose ist die magnetresonanztomographische Untersuchung erforderlich, mit der auch eine gute Differenzierung unterschiedlicher Formen der Syringomyelie möglich wird.

Differentialdiagnose

Bei der klinischen Untersuchung wird aufgrund der neurologischen, urodynamischen, sonographischen, radiologischen und magnetresonanztomographischen Befunde die Diagnose einer dysraphischen Störung meist eindeutig zu stellen sein (s. folgende Übersicht). Zu beachten ist, daß als Ursache von Beinlängendifferenzen, Muskelatrophie oder Inkontinenz auch Veränderungen am Skelettsystem, zentralnervöse Störungen (Hemiparese), Folgen einer Poliomyelitis oder Polyneuritis, spinale Tumoren, degenerative Erkrankungen (Charcot-Marie-Tooth u.a.) oder Gefäßanomalien und Durchblutungsstörungen (Spinalis-anterior-Syndrom) in Frage kommen.

Literatur

Baer KE von (1828) Über Entwickelungsgeschichte der Thiere. Beobachtung und Reflexion. Borntrager, Königsberg

Bale JF, Bell WE, Dunn V, Afifi AK, Menezes A (1986) Magnetic resonance imaging of the spine in children. Arch Neurol 43:1253–1256

Bowen V, Shannon R, Kirkaldy-Willis WH (1978) Lumbar spinal stenosis. Childs Brain 4:257–277

Brunberg JA, Latchaw RE, Kanal E, Burk L jr, Albright L (1988) Magnetic resonance imaging of spinal dysraphism. Radiol Clin North Am 26:181–205

Chapman PH, Beyerl B (1986) The tethered spinal cord, with particular reference to spinal lipoma and diastematomyelia. In: Hoffman HJ, Epstein F (eds) Disorders of the developing nervous system: Diagnosis and treatment. Blackwell, Boston, pp 109–131

Claussen C, Banniza von Bazan U, Jaschke W, Schilling V (1980) Die Bedeutung der Computertomographie in der Diagnostik kongenitaler Mißbildungen, insbesondere der Diastematomyelie. Fortschr Röntgenstr 133:520–527

Davis PC, Hoffman JC, Ball TI, Wyly JB, Braun IF, Fry SM, Drvaric DM (1988) Spinal abnormalities in pediatric patients: MR imaging findings compared with clinical myelography, and surgical findings. Radiology 166:679–685

Di Rocci C, Rende M (1987) Neural tube defects. Some remarks on the possible role of glykosaminoglycans in the genesis of the dysraphic state, the anomaly of the configuration of the posterior fossa, and hydrocephalus. Childs Nerv Syst 3:334–341

Dralle D, Zierski J, Neuhäuser G (1987) Die Aszensionshemmung des Rückenmarks im Kindesalter. Nervenheilkunde 6:122–124

Eggers C, Hamer J (1979) Hydrosyringomyelia in childhood. Clinical aspects, pathogenesis and therapy. Neuropädiatrie 10:87–99
Friede RL (1975) Developmental neuropathology. Springer, Wien New York
Heyer R, Markakis E (1977) Klinik und Therapie des fehlenden Rückenmarksascensus. In: Doose H (Hrsg) Aktuelle Neuropädiatrie. Thieme, Stuttgart, S 176–181
Holtzman RNN, Stein BM (eds) (1985) The tethered spinal cord. Thieme-Stratton, New York
Koch M, Fuhrmann W (1984) Epidemiology of neural tube defects in Germany. Hum Genet 68:97–103
Koch M, Fuhrmann W (1985) Sibs of probands with neural tube defects – A study in the Federal Republic of Germany. Hum Genet 70:74–79
Kramer EL, Giacoia GP, Say B, Jarolim KL, Miller-Hardy D (1988) Split notochord syndrome with dorsal enteric fistula and sacral agenesis. Teratology 38:1–5
Lemire RJ (1988) Neural tube defects. JAMA 259:558–562
Lemire RJ, Loeser JD, Leech RW, Alvord EC (1975) Normal and abnormal development of the human nervous system. Harper & Row, Hagerstown
Opitz JM (1985) The developmental field concept. Am J Med Genet 21:1–11
Opitz JM, Gilbert EF (1982) CNS anomalies and the midline as a developmental field. Am J Med Genet 12:433–455
Packer RJ, Zimmerman RA, Sutton LN, Bilaniuk LT, Bruce DA, Schut L (1986) Magnetic resonance imaging of spinal cord disease of childhood. Pediatrics 78:251–256
Ritz A, Stöver B, Vonofakos D, Jacobi G, Ball F (1986) Spinale dysraphische Störungen. Klinische und neuroradiologische Befunde. In: Neuhäuser G (Hrsg) Entwicklungsstörungen des Zentralnervensystems. Kohlhammer, Stuttgart, S 103–108
Sedzimir CB, Roberts JR, Occleshaw JV (1973) Massive diastematomyelia without cutaneous dysraphism. Arch Dis Childh 48:400–402
Warkany J, Lemire RJ (1986) Pathogenesis of neural tube defects. In: Hoffman HJ, Epstein E (eds) Disorders of the developing nervous system: Diagnosis and treatment. Blackwell, Boston, pp 21–33

Entwicklungspathologie spinaler Dysraphien und Dysplasien

A. Hori

Spektrum der spinalen Dysraphien

Dysraphie ist eine typische Manifestation des Neuralrohrdefektes. Je nach Lokalisation unterscheiden sich kraniale und spinale Dysraphien voneinander, aber aus entwicklungspathologischer Sicht handelt es sich im wesentlichen um einen identischen Prozeß.
Das morphologische Spektrum der spinalen Dysraphien umfaßt die komplette Kraniorachischisis (Kombination der Anenzephalie und der vollständigen Myeloschisis), Myeloschisis (komplett oder partiell), Spina bifida cystica (Myelomeningocele und Meningocele), Dermalsinus und Spina bifida occulta. Zu den spinalen dysraphischen Störungen gehören zudem Myelozystocele und Teilverdoppelung der Medulla spinalis.

Bei der Myeloschisis in jüngeren Feten, etwa bis zur Mitte der Gestation, kann man makroskopisch ein Bild erkennen, das mit dem der embryonalen Neuralplatte vergleichbar ist. Im späteren Fetalleben wird die Läsion der Myeloschisis durch eine reaktive Gefäßproliferation modifiziert, und der Herd stellt histologisch eine Area medullovasculosa dar, die der Area cerebrovasculosa bei Anenzephalie entspricht. Dieser Zustand entsteht durch einen myeloklastischen Vorgang während der längeren intrauterinen Überlebenszeit des fehlgebildeten Feten. Im Parenchym der Medulla spinalis ist daher histologisch eine regelrechte Rückenmarkstruktur nicht mehr identifizierbar.

Bei Spina bifida cystica ist die Läsion vom kutanen Gewebe überdeckt; bei Myelomeningocele stellt ein Teil des Rückenmarkgewebes eine Protrusion in die zystische Dysraphie dar, während sich bei Meningocele nur der meningeale Anteil in der zystischen Dysraphie nachweisen läßt. Bei diesem Zustand ist eine Spaltbildung der Wirbelsäule eine wesentliche Begleitanomalie. Der größte Teil der Spina bifida cystica wird im lumbosakralen Bereich beobachtet.

Spina bifida occulta ist morphologisch eine latente dysraphische Störung; klinisch manifestiert sich oft eine sensomotorische Symptomatik im späteren Kindesalter oder sogar im Erwachsenenalter. Hierbei handelt es sich um eine Spaltbildung der Wirbelsäule mit normal überdecktem Hautgewebe; die Haut zeigt jedoch verschiedene Manifestationen, wie z.B. vermehrte Behaarung, Pigmentation oder gar keine Veränderung.

Bei der Pathogenese der Dysraphie sollen zwei unterschiedliche Hypothesen berücksichtigt werden:
1. Zum einen ist die aus dem letzten Jahrhundert von Friedrich von Recklinghausen (1886) stammende Hypothese der mangel- oder fehlerhaften Neuralrohrbildung durch verschiedene Ursachen bekannt.

Die erste Fusion der Neuralleiste entsteht bei der normalen Neuralrohrbildung am 22. Gestationstag im Rhombenzephalon und im Bereich seines Übergangs zur Medulla spinalis. Die primäre Schließung der Neuralgrube findet an mehreren Stellen gleichzeitig statt und nicht kontinuierlich wie ein Reißverschluß (Müller u. O'Rahilly 1985). Die primäre Phase der Neuralrohrformation wird am 28. Gestationstag beendet, wenn der posteriore Neuralporus sich schließt. Diese Phase der Neuralrohrformation zwischen dem 22. und dem 28. Gestationstag wird als *Neurulation* definiert. Am Ende der Neurulation ist der Rückenbereich vollständig mit dem Ektoderm überdeckt, das sich später dort zum kutanen Gewebe entwickelt. Die Neurulationsstörung im Bereich der Spina medullaris verursacht Myeloschisis ohne eine ektodermale Überdeckung. Daher muß die Läsion während der Neurulation entstanden sein, wenn eine dysraphische Läsion ohne Überdeckung der Haut vorliegt. Wenn die Läsion mit dem kutanen Gewebe überdeckt ist, muß sie nach der Phase der Neurulation entstanden sein; hierzu gehören die Meningomyelocele und Meningocele.

Marin-Padilla (1970) beobachtete eine Zahlenreduktion der Neuroblasten der Neuralleiste bei der normalen Neurulation. Patten (1953) glaubt, daß eine Schließung der Neuralgrube, d.h. Bildung des Neuralrohrs, durch eine Überproduktion der Keimzellen gestört wird. Diese Hypothese der fehlerhaften Neuralrohrformation als Ursache der Dysraphie ist weitgehend akzeptiert.

2. Zum anderen wurde jedoch die Hypothese der Wiedereröffnung des einmal reglrecht gebildeten Neuralrohrs aufgestellt; diese konnte durch zahlreiche Experimente nachgewiesen werden. Dazu sei hier nur die neueste Arbeit von Padamanabhan (1988) angeführt. Durch intraperitoneale Injektion von Zyklophosphamid bei schwangeren Ratten nach dem Zeitpunkt der Bildung des Neuralrohrs der Embryonen konnte er Kranioschisis und Exenzephalie erzeugen. Dabei stellte er das Absterben der Neuroblasten der Hirnblase und eine bindegewebige Hyperplasie, einschließlich der Gefäße und des Plexus chorioideus, fest. Er schloß daraus, daß die Kranioschisis durch ein Absterben der Neuroblasten, begleitet von der Gefäßproliferation im Neuroepithelium, entstand, nachdem das Neuralrohr einmal richtig gebildet wurde. Die Wiedereröffnung des Neuralrohrs wurde möglicherweise durch den erhöhten intraventrikulären Druck, bedingt durch eine Hypertrophie des Plexus chorioideus, beschleunigt. Wenn diese Theorie auf den Menschen übertragbar ist, dann muß der Entstehungszeitpunkt der Dysraphie nach der 5. Gestationswoche liegen, weil bis zum 28. Gestationstag das Neuralrohr vollständig gebildet wird.

Diastematomyelie und Diplomyelie

Bei Spina bifida wird gelegentlich eine Teilverdoppelung des Rückenmarks beobachtet, nämlich Diastematomyelie und Diplomyelie. Eine typische und häufige Doppelbildung des Rückenmarks ist die Diastematomyelie, die eine laterale Spaltbildung des kaudalen Anteils des Rückenmarks darstellt. Typisch ist eine Knochenspornbildung auf der Höhe der Bifurkation des Rückenmarks, meist an der dorsalen Wand des Spinalkanals. Statt Knochensporn kann man Knorpelgewebe oder bindegewebiges Septum beobachten. Oft werden beide Äste des gespaltenen Rückenmarks von eigener Dura umhüllt. Die beiden Äste können eine komplette Struktur des Rückenmarks aufweisen, aber auch ein hemimyelisches Bild darstellen. Typischerweise sind Sulci anteriores beider Rückenmarksäste in medialer Richtung einander zugewandt.
Eine andere, seltene Form der Doppelbildung des Rückenmarks ist eine Diplomyelie; ein akzessorisches Rückenmark, das sich entweder dorsal oder ventral vom regelrechten Rückenmark befindet. Histologisch kann das akzessorische Rückenmark sowohl eine normale Innenstruktur als auch unterschiedlich pathologische, wie z.B. eine Neuralplattenstruktur, aufweisen.
Beim Überblick der bisher berichteten Fälle der Verdoppelung des Rückenmarks mit den morphologischen Beschreibungen stellt man fest, daß Diastematomyelie und Diplomyelie sehr unterschiedlich definiert werden (Sheptak 1978). Beim Versuch, alle bisher bekannten Fälle, einschließlich unserer eigenen, zusammenzustellen, können wir die Fälle der Teileverdoppelung des Rückenmarks in 2 Gruppen einteilen (Hori et al. 1982), obwohl ihre histologischen Bilder recht unterschiedlich sind. Eine Spaltbildung des Rückenmarks findet immer nach lateral statt (dies wird als Diastematomyelie definiert); ein akzessorisches Rückenmark befindet sich isoliert ventral oder dorsal vom regelrechten Rückenmark (definiert als Diplomyelie). Diese Definition ist unabhängig von der histologischen Innenstruktur des verdoppelten Rückenmarks. Bei der Diastematomyelie wird Kno-

chensporn chirurgisch entfernt, wobei das gespaltene Rückenmark unberührt bleibt, während bei der Diplomyelie das akzessorische Rückenmark bei bestimmter Indikation operativ entfernt werden kann. In diesem Sinne ist die von uns vorgeschlagene Definition auch klinisch von Bedeutung. Dennoch müssen wir akzeptieren, daß viele Varianten von Formes frustes oder Übergangsformen von den beiden Fehlbildungen existieren (Nardelli u. De Benedictis 1988).

Diastematomyelie und Diplomyelie werden in großer Anzahl bis zur Höhe des mittleren Thorakalsegments beobachtet, kommen aber meist im lumbosakralen Bereich vor. Diese Tatsache ist wichtig bei der Überlegung der Pathogenese.

Nach der Neurulation folgt die 2. Phase der Differenzierung bzw. Entwicklung des Nervensystems: die *Kanalisation*. Diese ist eine Elongierung des kaudalen Neuralrohrs durch eine Fusion des bereits gebildeten Neuralrohrs und des „Lumens", das zwischen dem Neuralrohr und dem embryonalen Schwanz durch ein Zusammensetzen mehrerer „Vesikel" entstanden ist. Während der Kanalisation (zwischen dem 28. und 43. Gestationstag) wurde bei 35% der untersuchten Embryonen eine laterale bzw. ventrodorsale Bifurkation oder sogar Multifurkation des Zentralkanals in diesem kaudalen Bereich beobachtet (Bolli 1966). Dieses Bild ist identisch mit dem histologischen Bild der Diastematomyelie und Diplomyelie. Daraus kann geschlossen werden, daß der kritische teratogene Terminationspunkt der Diastematomyelie oder Diplomyelie, zumindest ein Teil davon, auf die Embryonalzeit der Kanalisation festgelegt wird. Die Teilverdoppelung des Rückenmarks kann oft von verschiedenen dysraphischen Läsionen begleitet werden, wie z.B. Myelomeningocele oder Meningocele.

Ein Residuum der embryonalen Struktur im Bereich des kaudalen Rückenmarks, wie eine Verdoppelung des Canalis centralis im Conus medullaris, ist kein seltener Befund bei „normal" entwickelten Menschen. Diastematomyelie und Diplomyelie können deswegen eine pathologische Weiterentwicklung der embryonalen Struktur sein, die bei der normalen Entwicklung eine regressive Degeneration aufweist.

Die regressive Degeneration der embryonalen Zellen bzw. Strukturen spielt bei der Entwicklung des Zentralnervensystems eine wichtige Rolle. Diese Phase, die 3. Phase der Entwicklung des Nervensystems, wird dann als eine *retrogressive Differenzierung* bezeichnet, in der im normalen Zustand Filum terminale und Ventriculus terminalis gebildet werden. Ventriculus terminalis ist ein unregelmäßig erweiterter terminaler Anteil des Zentralkanals im Conus medullaris. Man nimmt an, daß eine Myelozystocele während der Zeit der Differenzierung des Ventriculus terminalis entstehen könnte.

Cleland-Chiari (Arnold-Chiari)-Anomalie in Kombination mit spinalen Dysraphien

Die sog. „Arnold"-Chiari-Anomalie besteht aus
a) einer Herniation des ventralen Kleinhirns (Kleinhirnwurm) mit der kaudalen Dislokation des IV. Ventrikels und des Plexus chorioideus in das Foramen magnum; dazu gehören weiterhin

b) eine dorsale Deformation der Medulla oblongata in Form einer Vorwölbung,
c) eine kaudale Verlagerung des Zervikalmarks,
d) ein kranialwärts aufsteigender Verlauf der zervikalen Nervenwurzeln und
e) oft ein Hydrocephalus internus.

Als begleitende Befunde sind eine seichte hintere Schädelgrube, ein erweitertes Foramen magnum, eine dünne Falx und eine Craniolacunia (Lückenschädel) bekannt. Diese Anomalie wird typischerweise von einer spinalen Dysraphie begleitet. Bell et al. (1980) untersuchten 21 Feten mit Spina bifida und fanden 12 Feten (57,1%) mit der zusätzlichen „Arnold"-Chiari-Anomalie. Aus eigener Autopsieserie von 13 Neugeborenen/Feten mit der „Arnold"-Chiari-Anomalie traten bei 7 Fällen eine spinale Dysraphie und bei einem Fall eine Enzephalocele auf (insgesamt 61,5%).

Die zentralnervöse Anomalie, die der „Arnold"-Chiari-Anomalie entspricht, wurde zum erstenmal von Cleland (1883) berichtet. Chiari (1891) beschrieb 3 Typen von Kleinhirnherniationen ins Foramen magnum, von denen Typ II mit dem heutigen „Arnold"-Chiari-Anomaliekomplex (nach Chiaris Meinung als Folge des Hydrocephalus internus) identisch ist. Arnold (1894) berichtete einen gleichartigen Anomaliekomplex. Schwalbe u. Gredig (1907), beide Schüler von Arnold, nahmen an, daß die Hirnstammanomalie von Chiari und die Kleinhirnanomalie von Arnold beschrieben wurden – was jedoch umgekehrt war – und bezeichneten daher diesen Anomaliekomplex nach Arnold-Chiari. Seitdem ist der „ungeeignete" Ausdruck „Arnold-Chiari-Anomalie" für diesen Anomaliekomplex in der Literatur fixiert. Friede (1989) schlug deshalb vor, diesen Anomaliekomplex lieber als *Cleland-Chiari-Anomalie* zu bezeichnen.

Pathomechanisch wurde wegen der häufigen Komplikation der Spina bifida folgende Hypothese aufgestellt: Die infratentoriellen Strukturen werden während der intrauterinen Entwicklung der Wirbelsäule nach kaudal gezogen, weil das dysraphische Rückenmark mit dem umgebenden mesodermalen Gewebe fest verbunden ist (Lichtenstein 1942). Durch die Verlagerung der infratentoriellen Strukturen wird ein Liquorausfluß aus dem IV. Ventrikel verhindert, die die Ursache des Hydrozephalus darstellt (Russel u. Donald 1935). Diese Theorie erklärt nicht die Tatsache, daß manchmal die Liquorzirkulation bei Cleland-Chiari-Anomalie ungestört bleibt und daß diese Anomalie nicht immer von der spinalen Dysraphie begleitet wird.

Als weitere Hypothese werden primäre ZNS-Dysplasie vom Hinterhirn und Zerebellum oder primäre Entwicklungsstörung der pontinen Flexion angenommen. Wir wissen, daß die Cleland-Chiari-Anomalie nicht nur eine Fehlbildung des ZNS ist, sondern ein Fehlbildungskomplex des Ektoderms und des Mesoderms. Nach Marin-Padilla u. Marin-Padilla (1981) wird die Fehlbildung des zentralen Nervensystems bei Cleland-Chiari-Anomalie sogar durch primäre Anomalie des mesodermalen Gewebes induziert. Die Autoren beobachteten bei Hochdosierung von Vitamin A bei Hamstern eine primäre Entwicklungsstörung des Basikraniums und eine Lordose. Diese verursachte – nach Meinung der Autoren – eine Hypoplasie der hinteren Schädelgrube und eine mangelhafte pontine Flexion; damit sei die Ursache der „Arnold"-Chiari-Anomalie und sogar der „Chiari-

I"-Anomalie[1] erklärt worden. Weil die hintere Schädelgrube klein war, mußte das zunächst sich entwickelnde Archizerebellum (Kleinhirnwurm) aufgrund von Platzmangel kaudalwärts in das Foramen magnum wachsen. Dadurch entstand eine Kompression der Medulla oblongata.

Gilbert et al. (1986) stellten fest, daß bei der „Arnold"-Chiari-Anomalie häufig verschiedene Komplikationen der strukturellen Fehlbildungen in verschiedenen Anteilen des ZNS vorhanden waren. Aufgrund des häufigen Vorkommens und ihrer Art der ZNS-Anomalien meinten die Autoren, daß die Intelligenzstörung aus prognostischer Sicht ernstgenommen werden müßte. McLendon et al. (1985) hingegen stellten zwar polygyre Anomalien des Großhirns in allen untersuchten 15 Gehirnen von „Arnold"-Chiari-Patienten fest, aber keine nennenswerte histologische Anomalie im polygyren Kortexband. Guthkelch (1985) bestätigte statistisch, daß die Intelligenzstörung bei „Arnold"-Chiari-Anomalie prognostisch nur 15% betrug. Das Ergebnis von Napstone et al. (1984) zeigte, daß der durchschnittliche IQ bei Patienten ohne Shunt-Operation 104 war, 91 bei Patienten mit Shunt-Operation ohne Komplikationen, und 70 bei Patienten, die eine Komplikation nach Shunt-Operation hatten.

Aus eigener Serie wird hier eine Patientin mit der „Arnold"-Chiari-Anomalie vorgestellt. Bei ihr wurde im Kindesalter wegen eines Hydrocephalus internus eine Shunt-Operation mit Erfolg vorgenommen. Die spinale Meningocele wurde ebenfalls neurochirurgisch behandelt. Sie mußte zwar wegen der Skoliose und Anomalien der Unterschenkel im Rollstuhl sitzen, war aber nicht nur intelligent, sondern auch sehr aktiv im Sozialleben, bis sie an einer Lungenerkrankung, also nicht an der zentralnervösen Krankheit, mit 24 Jahren verstarb.

Es muß betont werden, daß *Fehlbildungen des ZNS nicht immer mit der „mentalen Retardierung" verbunden sind.*

Literatur

Arnold J (1894) Myelocyste, Transposition von Gewebskeimen und Sympodie. Beitr Pathol Anat Allg Pathol 16:1–28

Bell JE, Gordon A, Maloney AFJ (1980) The association of hydrocephalus and Arnold-Chiari malformation with spina bifida in the fetus. Neuropathol Appl Neurobiol 6:29–39

Bolli P (1966) Sekundäre Lumenbildung im Neuralrohr und Rückenmark menschlicher Embryonen. Acta Anat (Basel) 64:48–81

Chiari H (1891) Ueber Veränderungen des Kleinhirns infolge von Hydrocephalie des Grosshirns. Dtsch Med Wochenschr 17:1172–1175

Chiari H (1895) Ueber Veränderungen des Kleinhirns, des Pons und der Medulla oblongata infolge von kongenitaler Hydrocephalie des Grosshirns. Denkschr Akad Wiss Wien 63:71–116

Cleland FRS (1883) Contribution to the study of spina bifida, encephalocele, and anencephalus. J Anat Physiol 17:257–292

---

[1] *Chiari-Anomalie Typ I:* Ein Zustand der chronischen Kleinhirnherniation in das Foramen magnum (Chiari 1891). Chiari fügte später (1895) die Typ-IV-Anomalie zu, die wesentlich eine Hypoplasie des Kleinhirns war. Bei den Typ-I- und -IV-Anomalien steht eine primäre Hypoplasie der hinteren Schädelgrube im Vordergrund. Wenn die kleine hintere Schädelgrupe während der Entwicklung des Archizerebellums (Unterwurm) in fetaler Zeit von diesem besetzt wird, wird das Neozerebellum (Tonsillen) dann wegen der bereits bestehenden Raumnot gezwungen, sich ins Foramen magnum zu entwickeln

Friede RL (1989) Developmental neuropathology. 2nd Ed. Springer, Berlin Heidelberg, pp 263–276
Gilbert JN, Jones KL, Rorke KB, Chernoff GH, James HE (1986) Central nervous system anomalies associated with meningomyelocele, hydrocephalus, and the Arnold-Chiari malformation: reappraisal of theories regarding the pathogenesis of posterior neural tube closure defects. Neurosurgery 18:559–564
Guthkelch AN (1985) Intelligence of children with Chiari malformation type II. Childs Nerv Syst 1:69
Hori A, Fischer G, Dietrich-Schott B, Ikeda K (1982) Dimyelia, diplomyelia and diastematomyelia. Clin Neuropathol 1:23–30
Lichtenstein BW (1942) Distant neuroanatomic complications of spina bifida (spinal dysraphism). Hydrocephalus, Arnold-Chiari deformity, stenosis of the aqueduct of Sylvius, etc: pathogenesis and pathology. Arch Neurol Psychiatry 47:195–214
McLendon RE, Crain BJ, Oakes WJ, Burger PC (1985) Cerebral polygyria in the Chiari type II (Arnold-Chiari) malformation. Clin Neuropathol 4:200–205
Marin-Padilla M (1970) Morphogenesis of anencephaly and related malformations. Curr Top Pathol 51:145–174
Marin-Padilla M, Marin-Padilla TM (1981) Morphogenesis of experimentally induced Arnold-Chiari malformation. J Neurol Sci 50:29–55
Müller F, O'Rahilly R (1985) The first appearance of the neural tube and optic primordium in the human embryo at stage 10. Anat Embryol 172:157–169
Napstone TB, Rekate HL, Nulsen FE, Dixon MS jr, Glaser N, Jaffe M (1984) Relationship of CSF shunting and IQ children with myelomeningocele: A retrospective analysis. Childs Brain 11:112–118
Nardelli E, De Benedictis G (1988) Formes frustes of diastematomyelia in an adult: A case report. Clin Neuropathol 7:29–32
Padamanabhan R (1988) Light microscopic studies on the pathogenesis of exencephaly and cranioschisis induced in the rat after neural tube closure. Teratology 37:29–36
Patten BM (1953) Overgrowth of the neural tube in young human embryos. Anat Rec 113:381–393
Recklinghausen F von (1886) Untersuchungen über die Spina bifida. Virchows Arch 105:243–330
Russel DS, Donald C (1935) The mechanism of internal hydrocephalus in spina bifida. Brain 58:203–215
Schwalbe R, Gredig M (1907) Über Entwicklungsstörungen des Kleinhirns, Hirnstamms, und Halsmarks bei Spina bifida (Arnold'sche und Chiari'sche Missbildung). Beitr Pathol Anat Allg Pathol 40:132–194
Sheptak PE (1978) Diastematomyelia-diplomyelia. In: Vinken PJ, Bruyn GW (eds) Handbook of Clinical Neurology, vol 32: Congenital malformations of the spine and spinal cord. North-Holland Publ., Amsterdam, pp 239–254

Genetik der Neuralrohrdefekte

A. Schinzel

Definition von Neuralrohrdefekten

Unter Neuralrohrdefekten werden Verschlußdefekte des oberen und unteren Neuroporus verstanden. Zu den oberen Defekten zählen der Anenzephalus mit oder ohne Rhachyschisis (ersteres: Kraniorhachyschisis), die zerebralen Enzephalomeningocelen (frontal, parietal, okzipital), die unteren Verschlußdefekte, einschließlich lumbaler und lumbosakraler Meningo-, Menigomyelo- und Myelocelen sowie die Lipomeningocelen. Genetisch besteht eine Verwandtschaft zwischen Anenzephalus, lumbaler Meningomyelocele und einer Untergruppe des Hydrozephalus, welche also ebenfalls in die Gruppe der Neuralrohrdefekte einzuschließen ist. Da sich diese Hydrozephalusform jedoch klinisch nicht von ätiologisch unterschiedlichen Arten des Hydrozephalus unterscheiden läßt, kann ein Fall von Hydrozephalus nur dann der Gruppe der Neuralrohrdefekte zugerechnet werden, wenn dies im Einzelfall aus dem Stammbaum klar ersichtlich ist (in der engeren Verwandtschaft Fälle mit anderen Arten von Neuralrohrdefekten).

Einteilung von Neuralrohrdefekten

Aus ätiologisch-pathogenetischer Sicht erweist es sich am sinnvollsten, Fälle von Neuralrohrdefekten zu unterteilen in isolierte Neuralrohrdefekte und solche mit assoziierten Mißbildungen, welche nicht direkt eine Folge des Neuralrohrdefektes sind. Fälle von isolierten Neuralrohrdefekten können aber extrazerebrale Befunde aufweisen, die eine Folge der ZNS-Dysfunktion sind, etwa Klumpfuß, Hydrozephalus, Hydramnion, abstehende Ohren u.a. Hingegen stehen etwa Herzfehler, Holoprosenzephalie, Nierenfehlbildungen, Extremitätendefekte nicht in direktem Zusammenhang mit einem Neuralrohrdefekt. Je nach Zeitpunkt der Entstehung unterscheidet man Neurulations- und Kanalisationsdefekte (Tabelle 1); diese Einteilung hat auch für die Bestimmung des Wiederholungsrisikos im Rahmen des multifaktoriellen Erbgangs große Bedeutung (s. dort).

Isolierte Neuralrohrdefekte

Isolierte Neuralrohrdefekte, die erste Gruppe, bilden genetisch bei Lebendgeborenen die Mehrheit aller Neuralrohrdefekte. Wenn die vorausgehenden Zusatz-

Tabelle 1. Neurulations- und Kanalisationsdefekte

	Neurulation	Kanalisation
Zeitpunkt (Stadium)	8−12	13−23
Anenzephalus	+	
Kraniorhachyschisis	+	
Offene MMC	+	
Geschlossene MMC		+
Inienzephalus		+
Enzephalocele		+
Hydrozephalus		+
Lumbusakrale Läsionen		+
% aller NTD	56	44
WR nach isoliertem Fall	3,3%	0,7%

untersuchungen keine Hinweise auf eine andere Ätiologie erbringen, müssen solche Fälle der Gruppe der multifaktoriellen Erbleiden zugerechnet werden. Multifaktoriell steht hier für genetisch *plus* umweltbedingt. In der Ätiologie dieser Fehlbildungen spielt also die Genetik eine gewisse Rolle, während (intrauterin wirkenden) Umweltfaktoren eine auslösende Wirkung zukommt. Die genetische Komponente wird erklärt durch die ungünstige Kombination verschiedener, für sich allein in der Regel nicht pathologischer Gene. Durch diese ungünstige Kombination bzw. Summation wird in einer Gauss'schen Verteilungskurve ein Schwellenwert erreicht bzw. überschritten. Dieser Schwellenwert darf nicht statisch, sondern muß vielmehr dynamisch gesehen werden, und innerhalb dieses Bereiches spielen ungünstige Umweltfaktoren vermutlich die entscheidende, auslösende Ursache. Es mag aber Fälle geben, in welchen die genetische Komponente so stark ist, daß auch bei optimalen Umweltbedingungen eine Mißbildung zustandekommt (Schmid 1972).

Dieses theoretische Modell wird gerne anhand der Häufigkeit der Neuralrohrdefekte in Großbritannien dargestellt. Die Inzidenz von Neuralrohrdefekten ist dort generell höher als in Mitteleuropa, am höchsten ist sie in Wales und Nordirland. Zudem besteht eine deutliche Abhängigkeit der Inzidenz von sozialen Faktoren: je geringer das Einkommen, desto häufiger Neuralrohrdefekte. Dies hat zur Vermutung geführt, daß die höhere Inzidenz zumindest z.T. ungünstigen Ernährungsfaktoren und Vitaminmangel anzulasten ist. Arme Familien in Nordirland haben ein Risiko für Nachkommen mit Neuralrohrdefekten, das 10mal höher liegt als dasjenige armer Familien in Mitteleuropa. Verabreicht man einer solchen Frau, die bereits ein Kind mit Neuralrohrdefekt geboren hat, präkonzeptionell Polyvitaminpräparate, so kann man ihr Risiko für ein weiteres betroffenes Geschwister auf denjenigen Wert senken, den eine Mitteleuropäerin aus derselben Sozialklasse, wiederum nach Geburt eines betroffenen Kindes, hätte. Natürlich läßt sich nur die Umweltsituation günstig beeinflussen, die genetischen Voraussetzungen bleiben aber in jeder Schwangerschaft bestehen. Durch solche Maßnahmen läßt sich in vielen Fällen ein Risiko sehr stark vermindern, aber nie gänzlich eliminieren (Sellers u. Nevin 1984).

Charakteristisch für multifaktorielle Erbleiden sind einige epidemiologische Beobachtungen, so lokale Unterschiede in der Inzidenz. Ferner ist meist ein Geschlecht häufiger betroffen (so auch bei Neuralrohrdefekten: Anenzephalus häufiger bei Mädchen). Beobachtungen an ein- und zweieiigen Zwillingen zeigen sowohl den Einfluß genetischer, als auch denjenigen von Umweltfaktoren: eineiige Zwillinge sind gewöhnlich 10- bis 20mal häufiger konkordant als zweieiige, jedoch nie zu 100%. Beim Anenzephalus ist die Diskordanzrate eineiiger Zwillinge mit 80% sogar für multifaktorielle Erbleiden ungewöhnlich hoch. Bei genauerer Untersuchung des scheinbar nicht betroffenen Zwillings entdeckt man allerdings manchmal noch abortive Formen wie Hydrozephalus, Spina bifida occulta u.ä. Außerdem finden sich sehr häufig Unterschiede im Schweregrad bei konkordant betroffenen Partnern. Vergleicht man die Stammbäume einer Serie von Patienten mit multifaktoriellen Erbleiden, fällt zwar eine familiäre Häufung auf, d.h. es finden sich mehr betroffene Anverwandt als bei rein nichtgenetischer Ätiologie zu erwarten wäre, die Befunden lassen sich aber nicht durch einen Mendelschen Erbgang erklären. Für das praktische Vorgehen bei der genetischen

Beratung stützt man sich beim multifaktoriellen Erbgang auf empirische Daten, die aus der Untersuchung großer Patientenkollektive stammen. Das Wiederholungsrisiko für erstgradig Verwandte (Nachkommen und Geschwister) beträgt bei den meisten multifaktoriellen Erbleiden um 4–6%, falls außer dem Probanden in der näheren Verwandtschaft kein weiterer Fall vorliegt. Die Angaben sind zu modifizieren für die spezifischeren Daten des jeweils vorliegenden Leidens, den spezifischen Stammbaum und das Geschlecht. Als Regel gilt, daß das Wiederholungsrisiko etwas höher ist, wenn der Proband dem seltener betroffenen Geschlecht angehört (Carter-Effekt). Für Neuralrohrdefekte gilt, daß für Geschwister eines Probanden das Wiederholungsrisiko 2–3% beträgt und dieses sich etwa zur Hälfte auf Anenzephalus und lumbale Celen verteilt. In den Regionen Großbritanniens mit hoher Inzidenz von Neuralrohrdefekten (Wales, Nordirland) liegen die Risiken auch entsprechend höher. Bei Vorliegen bei einem diskordanten eineiigen Zwilling ist das Wiederholungsrisiko merkbar niedriger (Schinzel et al. 1979). Je nach Stammbaum sind die Daten zu modifizieren; so ist das Wiederholungsrisiko nach zwei betroffenen Geschwistern ca. 4mal höher als nach einem Kind. Deutlich niedriger als für Neurulationsdefekte liegen die Risiken für Kanalisationsdefekte, also später entstandene, mehrheitlich geschlossene okzipitale Enzephalo- oder lumbale Myelomeningocelen oder verwandte Defekte (s. Tabelle 1 sowie Hall u. Keena 1987).

Durch Teratogene induzierte Neuralrohrdefekte

Unter Teratogenen versteht man physikalische oder chemische Agenzien, welche auf dem Weg über Mutter und Plazenta den Feten erreichen und sein Wachstum und seine Differenzierung negativ beeinflussen. Dementsprechend zählen zu den teratogenen Wirkungen nicht nur induzierte Mißbildungen, sondern auch Wachstumsrückstand und Zelldifferenzierungsstörungen (u.a. solche des zentralen Nervensystems). Zumeist bewirken Teratogene, wenn überhaupt Mißbildungen, so nicht eine isolierte, sondern ein Muster verschiedener, kleinerer und größerer Fehlbildungen. Neuralrohrdefekte können einen Teil eines solchen Musters bilden (Tabelle 2), und zwar sowohl wahrscheinlich bei der pränatalen Exposition zu

Tabelle 2. NTD als Folge von teratogener Wirkung auf den Fetus

Teratogen	Gesichert	Isol. Defekt	Syndrom
Alkohol	+	(−)	+
Hydantoine	(+)	−	+
Valproat	+	+	+
Cumarine	+	−	+
Hyperthermie	(+)	+	−
Mütterl. Diabetes	+	(+)	+
Pathol. Stoffwechsel aufgrund Vitaminmangels	−	+	−
„blighted potatoes"	−	+	−
Retinoide	+	−	+

Alkohol (Graham u. Ferm 1985) als auch nach Exposition zu verschiedenen Antiepileptika. Vermutlich induzieren in einem geringen Anteil der Exponierten die meisten Antiepileptika Neuralrohrdefekte. Vor allem bekannt, da in dieser Hinsicht am stärksten teratogen, ist Valproinsäure. Es wird geschätzt, daß 1–2% der im ersten Trimenon, insbesondere während der ersten 6 Wochen der Embryonalentwicklung exponierten Feten einen Neuraldefekt aufweisen; es handelt sich praktisch immer um eine lumbale Myelomingocele. Dazu liegen in aller Regel zusätzliche Dysmorphien und Mißbildungen vor, insbesondere ein spezifisches Muster kraniofazialer Dysmorphien sowie bei Knaben Hypospadie. Das Risiko soll höher sein, wenn Valproinsäure in Kombination mit anderen Antiepileptika verabreicht wird; seine Höhe korreliert zudem mit Dosis und individueller Abbaugeschwindigkeit des Medikamentes (Ardinger et al. 1988). Neuere Darreichungsformen (Depot-Präparate), welche zu einem konstanteren Spiegel ohne Spitzen führen, sollen angeblich ein geringeres teratogenes Potential aufweisen. Hyperthermie, also ein Überhitzen, ist bei Nagern ein bekanntes, potentes Teratogen. Der häufigste Befund beim Feten: Anenzephalus bzw. Exenzephalus. Die Vermutung, auch beim Menschen könne Hyperthermie teratogen wirken, geht auf die Hypothese einer Analogie zurück. D. W. Smith und seine Arbeitsgruppe vermuteten anhand retrospektiver Studien eine neuralrohrdefekt-auslösende Wirkung von heißen Bädern, Fieber und längerem Saunabesuch (Miller et. al. 1978; Chance u. Smith 1978). Die Arbeiten blieben nicht unwidersprochen, und der letzte Beweis für den Kausalzusammenhang wurde noch nicht erbracht. In der Praxis stellt sich das Problem allerdings selten, da ein Saunabesuch von mindestens 15 min und ein heißes Bad von mindestens 10 min erforderlich sind, um die inneren Körperschichten auf die teratogenen mindestens 39,5 °C zu erwärmen. Immerhin empfiehlt es sich, solange das Gegenteil nicht erwiesen ist, es in einer Schwangerschaft oder potentiellen Schwangerschaft nicht auf solche Expositionen ankommen zu lassen und bei Infekten eine fiebersenkende Therapie zu wählen.

Neuralrohrdefekte bei amninogenen Disruptionskomplexen

Amninogene Disruptionskomplexe, sog. amniotische Schnürfurchen, können bei früher Entstehung in seltenen Fällen auch mit atypischem Anenzephalus einhergehen. Es ist dabei vielfach nicht klar, ob es, nach Disruption, zu einer sekundären Verklebung zwischen dem Schädel des Feten und dem Amnion kommt, oder ob die Separation zwischen Fet und Fruchthüllen primär gestört ist. Bei den betroffenen Feten liegt ein Anenzephalus vor, mit Amniosträngen, die direkt zur Plazenta oder zu den Fruchthüllen führen. In seltenen Fällen kann dies der alleinige Befund sein, und dann ist eine nachträgliche Klassifikation dieser Pathogenese lediglich aufgrund von Sektionsprotokollen u.U. nicht möglich. Meistens liegt aber eine große Zahl zusätzlicher charakteristischer Defekte vor, vor allem amniotische Schnürfurchen und Disruptionen im Bereiche der Extremitäten, Lippen-Kiefer-Gaumenspalten, Verschlußdefekte der vorderen Bauch- und Brustwand mit Verkürzung oder Fehlen der Nabelschnur bei an die Plazenta angeheftetem Fet u.a. Obschon die genaue Pathogenese vielfach nicht bekannt ist, kann man in der Regel sicher sein, daß keine genetische Ätiologie vorliegt, und somit das Wiederholungsrisiko verschwindend gering ist. Die meisten dieser Fälle werden heute bereits im zweiten Trimenon aufgrund pathologischer fetaler Ultraschallbefunde diagnostiziert.

Neuralrohrdefekte im Rahmen monogener Erbleiden

Isolierte Neuralrohrdefekte können in seltenen Fällen allen monogenen Erbgängen folgen. Obschon solche Beobachtungen nicht im Widerspruch mit dem multifaktoriellen Erbgang stehen – man kann sie hypothetisch z.B. durch Definition eines dominanten oder geschlechtsgebundenen Hauptgens erklären – so müssen Familien, bei welchen ein solcher Erbgang offenkundig vorliegt, entsprechend den Risiken der monogenen Vererbung beraten werden.
Häufiger sind *Neuralrohrdefekte im Rahmen monogen vererbter Syndrome*. Die Diagnose erfolgt hier aufgrund eines spezifischen Musters assoziierter Befunde. Das Wiederholungsrisiko, entsprechend dem jeweils vorliegenden Erbgang, bezieht sich auf das Auftreten des Syndroms selbst und ist für das Vorliegen von Neuralrohrdefekten entsprechend der Häufigkeit der letzteren bei dem entsprechenden Symptom zu modifizieren. In der folgenden Übersicht sind einige monogene Erbleiden mit Neuralrohrdefekten als fakultativen Befund aufgelistet. Probleme bei der genetischen Bertung ergeben sich vor allem dann, wenn der Proband perinatal verstorben ist und keine adäquate Autopsie durchgeführt wurde, so daß eine sichere Klassifikation nicht vorgenommen werden kann. Am häufigsten ist das heute beim Meckel-Gruber-Syndrom der Fall, wenn bei einem perinatal verstorbenen Neugeborenen lediglich eine okzipitale Enzephalocele bekannt ist, Zystennieren mangels einer Autopsie nicht nachgewiesen werden konnten und auf postaxiale Polydaktylie nicht geachtet wurde.

Neuralrohrdefekte bei monogen vererbten Dysmorphiesyndromen

Vordere Enzephalo-/Meningocele
Kraniotelenzephale Dysplasie
Roberts-Syndrom

Posteriore Enzephalocele
Joubert-Syndrom
Keutel-Syndrom
Meckel-Gruber-Syndrom
Warburg-Syndrom

Meningo(myelo)cele
Currarino-Triade
Dominante vordere Sakraldefekte
TAR-Syndrom

Neuralrohrdefekte im Rahmen von Chromosomenaberrationen treten wesentlich häufiger auf, als allgemein bekannt ist. Untenstehende Übersicht stellt die wichtigsten Chromosomenaberrationen dar, bei welchen mit Neuralrohrdefekten zu rechnen ist (Schinzel 1984). Da der Diagnose einer Chromosomenaberration sowohl hinsichtlich Wiederholungsrisiko als auch punkto Prävention (durch pränatale Chromosomenuntersuchung) eine große Bedeutung zukommt, sollte es in keinem Fall unterlassen werden, bei perinatal verstorbenen Neugeborenen mit multiplen Mißbildungen inklusive Neuralrohrdefekten eine Chromosomenuntersuchung durchzuführen. Autosomale Chromosomenaberrationen führen zumeist zu multiplen, verschiedene Organe betreffenden, Mißbildungen. In seltenen Fällen können Neuralrohrdefekte den beherrschenden Befund bilden, wie wir es z.B. in einem Fall von Trisomie 18 erlebt haben. Weitaus häufiger als bei Termingeburten findet man Neuraldefekte bei chromosomal unbalanzierten Spontanaborten, Totgeburten und Frühgeborenen. Die häufigste Aberration, allerdings fast immer Ursache eines Spontanabortes, stellt die Triploidie dar; hier liegt in aller Regel eine lumbosakrale MMC vor. Zweithäufigste Einzelursache ist vermutlich die Deletion des langen Arms von Chromosom 13 mit Bruchpunkt in q14 oder q21, welche zu Anenzephalus (meist Mero-Anenzephalus) führen kann. Die Chromosomenuntersuchung dient nicht nur der Klarlegung der Ätiologie, sondern, über die Erfassung familiärer balanzierter Translokationen, auch der Bestimmung des Wiederholungsrisikos für die verschiedenen Familienangehörigen.

NTD bei autosomalen Chromosomenaberrationen

Häufig	Triploidie (M)
Selten	13q-(A), Trisomie 18 (A,M), dup(3q) (M)
Sehr selten	Trisomie 21 (A,M), Trisomie 9 (M), dup(11q) (CRS), dup(13q) (M), Tetraploidie, 5p- (M), Trisomie 13 (M)

(M = Myelomeningocele, A = Anenzephalus, CRS = Kraniorhachyschisis)

Zusammenfassung

Die Neuralrohrdefekte stellen hinsichtlich Ätiologie und Pathogenese eine heterogene Gruppe angeborener Entwicklungsstörungen des zentralen Nervensystems dar. Erste Hinweise auf die Ätiologie geben assoziierte Fehlbildungen. Fehlen diese, und liegen keine Hinweise auf eine teratogene oder disruptive Ursache vor, so muß ein multifaktorieller Erbgang angenommen werden. Die Wiederholungsrisiken für weitere Stammbaumangehörige lassen sich empirisch festlegen, wobei noch zwischen Neurulationsdefekten und Kanalisationsdefekten zu unterscheiden ist. Seltene Ausnahmen sind offensichtlich monogen vererbte isolierte Neuralrohrdefekte. Liegt ein Neuralrohrdefekt im Rahmen eines Dysmorphiesyndroms vor, so muß versucht werden, dieses zu klassifizieren. Chromosomenaberrationen (z.B. Triploidie, Trisomie 18, partielle Trisomie 3q) und autosomal rezessiv vererbte Syndrome (z.B. Meckel-Syndrom) implizieren klare Angaben über das Wiederholungsrisiko. Disruptionen zeigen ganz charakteristische assoziierte klinische Befunde; sie kommen so gut wie nie familiär gehäuft vor. Teratogene wie Alkohol oder Hyperthermie lassen sich i.allg. aufgrund von Anamnese und assoziierten Befunden nachweisen. Läßt sich eine klare Klassifikation nicht erreichen, so sind trotzdem in den meisten Fällen Aussagen über mögliche Wiederholungsrisiken und prophylaktische Maßnahmen wie Ultraschall oder AFP-Bestimmung möglich.

Literatur

Ardinger HH, Atkin JF, Blackston RD et al. (1988) Verification of the fetal valproate phenotype. Am J Med Genet 29:171–185
Chance PF, Smith DW (1978) Hyperthermia and meningomyelocele and anencephaly. Lancet I:769–770
Graham JM, Ferm VH (1985) Heat- and alcohol-induced neural tube defects: Interaction with folate in a golden hamster model. Pediatr Res 19:247–251
Hall JG, Keena B (1987) Distinguishing primary neurulation from canalization (secondary neurulation) defects among neural tube defects associated with teratogenic exposure. Proc Greenwood Genet Center 6:110
Miller P, Smith DW, Shepard TH (1978) Maternal hyperthermia as a possible cause of anencephaly. Lancet I:519–521
Schinzel AAGL, Smith DW, Miller JR (1979) Monozygotic twinning and structural defects. J Pediatr 95:921–930
Schinzel A (1984) A catalogue of unbalanced chromosome aberrations in man. de Gruyter, Berlin
Schmid W (1972) „Genetische Chirurgie" beim Menschen? Bull Schweiz Akad Med Wissensch 28:352–365
Sellers MJ, Nevin NC (1984) Periconceptional vitamin supplementation and the prevention of neural tube defects in South-east England and Northern Ireland. J Med Genet 21:325–330

Diagnostik und Therapie des Tethered-spinal-cord-Syndroms

N. Sörensen

Einleitung

Das Tethered-spinal-cord-Syndrom (TSC) stellt eine komplexe Entwicklungsstörung dar, deren Ätiopathogenese nur unvollständig bekannt ist. Zum TSC-Syndrom gehören ein tiefstehender Conus medullaris sowie eine oder mehrere begleitende intradurale Anomalien, wie ein zu kurzes und verdicktes Filum terminale, fibröse Stränge, Adhäsionen oder ein intradurales Lipom [5].

Aus pathologisch-anatomischer Sicht kann eine heterogene Gruppe okkulter spinaler Dysraphien ein symptomatisches TSC-Syndrom verursachen: Dermalsinus, Epidermoid, Dermoid, Diastematomyelie, neuroenterische Zyste.

Diagnostik

In der Diagnostik spinaler Fehlbildungen sind in den letzten 15 Jahren große Fortschritte erzielt worden. Die Myelographie wurde durch die postmyelographische CT-Untersuchung ergänzt und ist heute weitgehend durch die MR-Diagnostik ersetzt worden. Aus den Erfahrungen in der Chirurgie spinaler Fehlbildungen hat sich ergeben, daß eine vollständige Untersuchung des Spinalkanales, des kraniozervikalen Überganges und des Schädels gefordert werden muß. Bleibt die MR-Diagnostik auf den lumbosakralen Bereich beschränkt, können höhergelegene Befunde (Syringohydromyelie, Chiari-Malformation, Hydrozephalus) übersehen werden, die wiederum den postoperativen Verlauf beeinflussen können [5, 6, 8].
Von 1978–1988 wurden 125 Patienten mit spinalen Fehlbildungen (ohne Meningocelen und Myelomeningocelen) operiert:

Lipomeningomyelocelen   (n = 57)
TSC-Syndrom im engeren Sinne (n = 26)
Dermalsinus   (n = 25)
Diastematomyelie   (n = 12)
kaudale Regression   (n = 5)

Es besteht heute weitgehend Einigkeit darüber, daß nicht nur das symptomatische TSC-Syndrom, sondern vor allem auch das noch weitgehend klinisch asymptomatische TSC-Syndrom operiert werden soll.
Dies gilt besonders für den klinisch postnatal zu diagnostizierenden Dermalsinus und die Lipomeningomyelocele. Jeder Dermalsinus sollte bereits beim Neugeborenen vor der ersten Meningitis und jede Lipomeningomyelocele im frühen Säuglingsalter, vor dem Auftreten manifester neurologischer Symptome operiert werden. Für die auch in der Literatur zahlenmäßig größte Gruppe der Lipomeningomyelocelen liegen statistische Angaben über neurologische Störungen, ohne und mit Operation vor. Eine frühe postoperative neurologische Verschlechterung wurde bei 2,7%, eine späte bei 6% beobachtet. Vergleicht man aber diese postoperativen Ergebnisse mit der neurologischen Verschlechterung von 36%–56% bei Spontanverläufen, so wird verständlich, daß der prophylaktische Charakter der Operation betont werden muß [3].
Die Nachuntersuchungen unserer operierten Patienten sind z.Z. noch nicht abgeschlossen, so daß hier nur unter operativen Aspekten die für den Neuropädiater wichtig erscheinenden Befunde mitgeteilt werden. Auf diese spezielle Literatur zum TSC-Syndrom wird verwiesen [4, 5, 6].

Lipomeningomyelocele

Die Diagnose einer Lipomeningomyelocele ist postnatal aufgrund des klinischen Befundes eines subkutanen lipomatösen Tumors im Lumbosakralbereich zu stel-

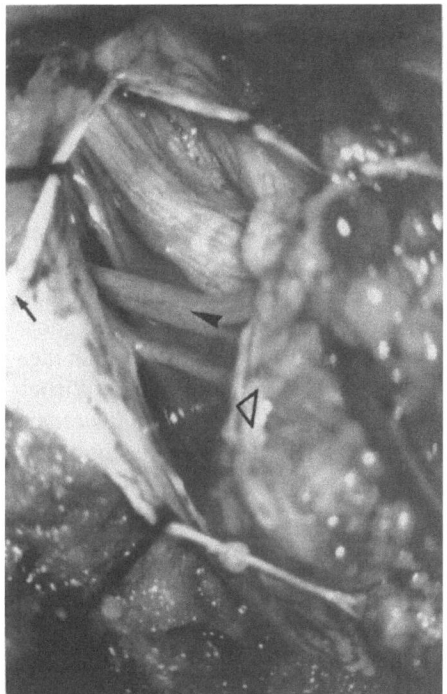 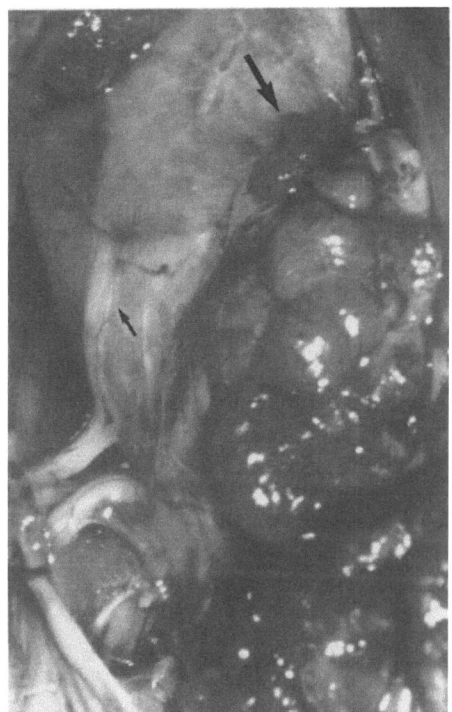

Abb. 1. Lipomeningomyelocele: Intradurale Exploration der Fehlbildung. Durarand (→). Aszendierende Wurzeln (▶). Extra-intradurale Übergangsregion (△)

Abb. 2. Lipomeningomyelocele: Weitgehende Resektion des Lipoms (→) unter Schonung der abgehenden Nervenwurzeln (→)

len. Auch bei klinisch noch asymptomatischen Säuglingen empfehlen wir eine MR-Diagnostik um den 3. Lebensmonat mit anschließender Operation.

Operativ ist die vollständige intradurale Exploration der Fehlbildung wichtig (Abb. 1 und 2). Das lipofibromatöse Gewebe wird weitgehend bis zur Medulla reseziert. Operationstechnische Hilfen können der CO_2-Laser und das CUSA-Gerät (Ultraschallaspirator) bieten. Alle aus der Medulla abgehenden Nervenwurzeln werden unter dem Operationsmikroskop inspiziert, Adhäsionen und fibröse Stränge gelöst. Ein begleitendes pathologisches Filum terminale liegt meist nicht vor. Der kranial der Fehlbildung gelegene letzte geschlossene Wirbelbogen muß in der Regel entfernt werden, um kein Hypomochlion, vor allem bei Flexionsbewegungen entstehen zu lassen. Ein direkter, spannungsfreier Duraverschluß ist anzustrebe, kann aber wegen fehlender Dura nicht immer erreicht werden. Eine Duraplastik mit einer Silikonfolie hat sich bewährt. Einer erneuten narbigen Verwachsung (Retethering) wird damit weitgehend vorgebeugt [1, 3].

Schwierigkeiten bestehen noch darin, ein Retethering durch postoperative MR-Untersuchungen sicher zu diagnostizieren.

Tritt postoperativ während des weiteren Wachstums erneut eine neurologische Verschlechterung auf, so muß aufgrund des klinischen Befundes eine Revisions-Operation erwogen werden.

TSC-Syndrom im engeren Sinne

Der klassische Befund stellt das pathologisch auf über 2 mm verdickte Filum terminale dar. Klinisch manifeste Störungen stellen sich als neurogene Blasen- und Mastdarmstörungen meist erst im späteren Kleinkindes- oder Schulalter dar. Begleitende Fehlbildungen fehlen oft. Wird die klinische Verdachtsdiagnose durch eine Myelographie oder MR-Diagnostik erhärtet, so kann durch einen kleinen umschriebenen operativen Eingriff mit Teillaminektomie nur eines Wirbelkörperbogens das Filum terminale intradural aufgesucht und durchtrennt werden. Auf zarte sakrale Fasern ventral des Filums muß bei der Resektion geachtet werden (Abb. 3).

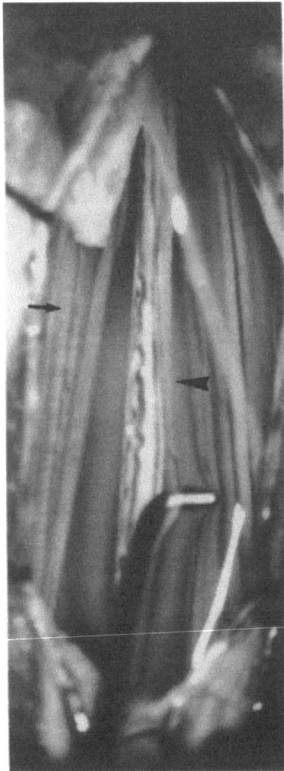

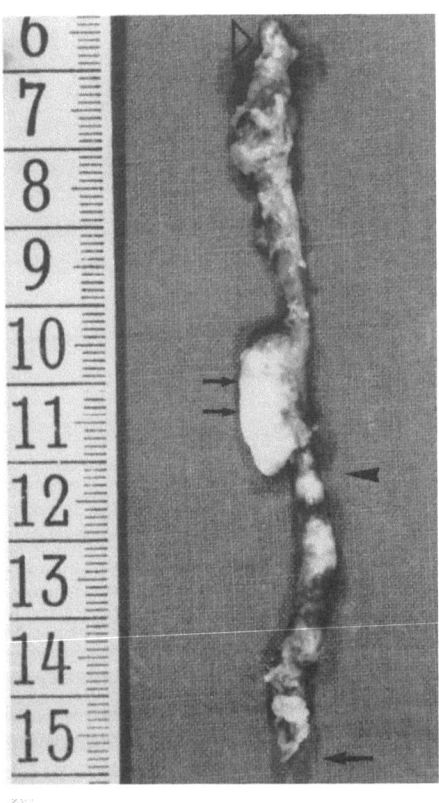

Abb. 3. Pathologisches Filum terminale: Ca. 3 mm dickes, straff gespanntes Filum terminale. Sakrale Fasern werden mit dem Mikrohaken vom Filum (▶) separiert. Kaudafasern (→)

Abb. 5. Dermalsinustraktus: In-toto-Exstirpation eines extra-intraduralen Dermalsinustraktus mit begleitendem Dermoid. Exzidierte Dermalsinus (→). Duradurchtrittsregion (▶). Intradurales Ende mit ehemaliger Beziehung zum Konus (△)

Diagnostik und Therapie des Tethered-spinal-cord-Syndroms 293

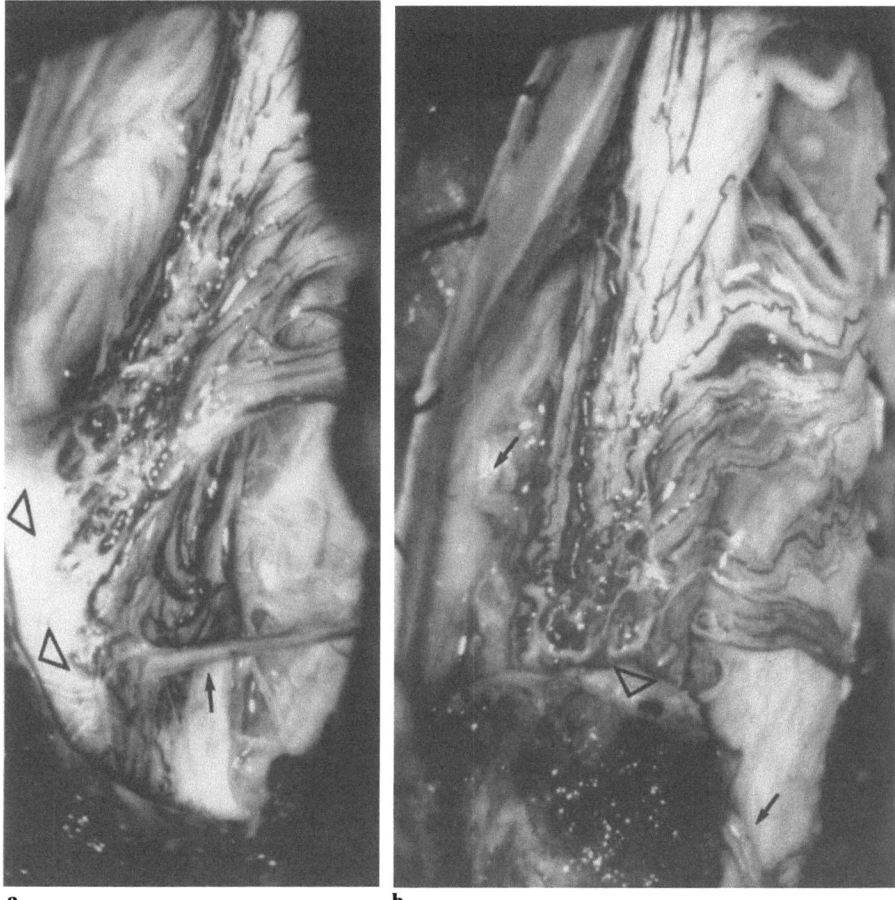

Abb. 4a, b. Tethered cord: Links lateralisierte, tiefe narbige Fixation (△) des elongierten Myelons mit aszendierenden Wurzeln vor **(a)** und nach **(b)** Untethering (→)

Operativ schwieriger kann sich das Lösen breitflächiger, narbiger Fixationen des bis zum Endabschnitt des Duraschlauches elongierten Myelons im Sakralbereich gestalten. Der Konus-Kauda-Übergang ist bei diesen Fehlbildungen auch operationsmikroskopisch nicht immer zu erkennen. Kaudal der letzten aszendierenden sakralen Fasern, erfolgt dann die Resektion (Abb. 4 und 5).
Eine besondere Bedeutung hat in den letzten Jahren das sekundäre Tethering nach Operation einer Meningomyelocele erhalten. Das führende klinische Symptom für ein sekundäres Tethering ist das Auftreten spastischer Paresen an den unteren Extremitäten. Differentialdiagnostisch ist aber auch an eine Shuntinsuffizienz, ein Dermoid im ehemaligen Operationsgebiet und an eine Syringohydromyelie zu denken [5].

Dermalsinus

Die Diagnose eines lumbosakralen Dermalsinus und die Differentialdiagnose zum Kokzygealgrübchen, ist beim Neugeborenen leicht zu stellen. Leider besteht noch eine große Diskrepanz zwischen der Diagnose und der sich daraus ergebenden operativen Konsequenz. Die meisten Kinder werden erst nach mehreren Meningitisrezidiven operiert.

Nach der klinischen Diagnose muß bereits im Neugeborenenalter eine MR-Diagnostik und Operation erfolgen.

Der Dermalsinus setzt sich in kaudokranialer Richtung als Dermalsinustractus extra-intradural fort und endet oft in einem Dermoidtumor, der sich juxta- oder intramedullär bis in den Thorakalbereich erstrecken kann. Bei inkompletter Resektion, können mit Colibakterien infizierte Dermoide zu rezidivierenden Meningitiden führen. Bei ausgedehnten Fehlbildungen über mehrere Wirbelkörperhöhen wird eine Laminotomie durchgeführt, um eine Instabilität der Wirbelsäule zu vermeiden (Abb. 6 und 7a, b).

Niemals darf ein Dermalsinus nur oberflächlich exzidiert werden, weil dann beim Auftreten einer Meningitis oftmals nicht an die ehemalige Eintrittspforte der Colibakterien gedacht wird. Seltener sind Dermalsinus im thorakalen Bereich und in der Mittellinie des behaarten Kopfes zu finden.

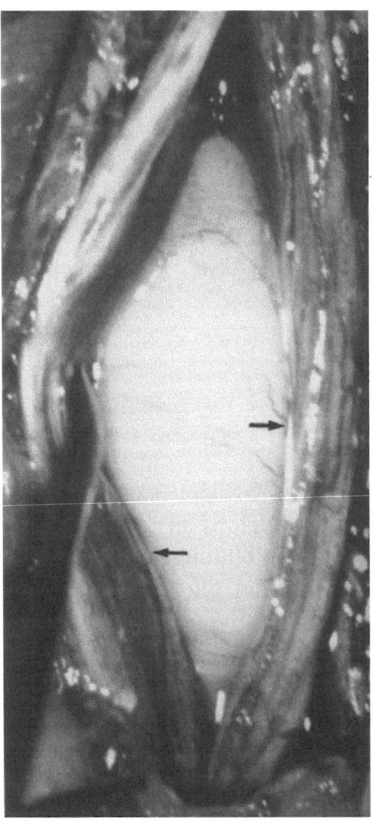

Abb. 6. Dermoid: Intradurales Dermoid mit raumforderndem Charakter. Geschwollene Kaudafasern (→)

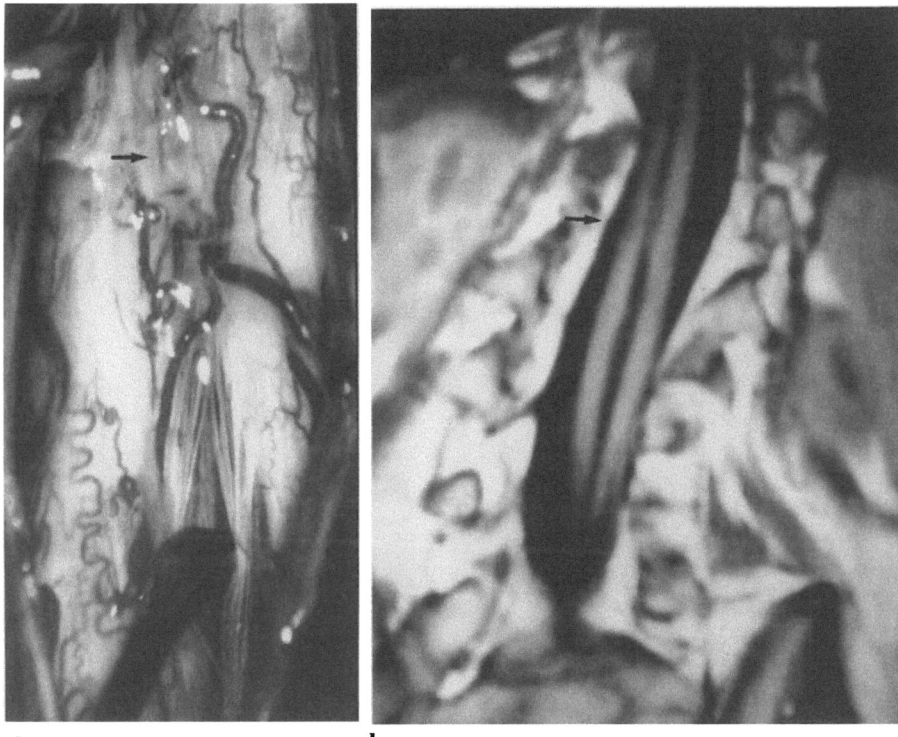

a b
Abb. 7a, b. Split cord: Das MR-Bild (a), zeigt das geteilte Myelon und die Region der narbigen Adhäsion (→), dem Operationsbefund entsprechend (b). (Herrn Dr. Keil, Radiologie in Würzburg, danke ich für die Überlassung der Abb. 7a)

Diastematomyelie

Die Diastematomyelie wird vom Kliniker überwiegend als Oberbegriff für unterschiedliche Fehlbildung des Myelons (Diplomyelie, „split cord") gebraucht. Bei jeder progredienten Skoliose im Wachstumsalter muß differentialdiagnostisch an eine Diastematomyelie gedacht werden. Bei Meningomyelocelen werden 30–50% begleitende Diastematomyelien angegeben, die im Verlauf zu zusätzlichen neurologischen Störungen führen können [5] (Abb. 8 und 9).
Für das operative Vorgehen ist es wichtig zu wissen, ob das geteilte Myelon eine gemeinsame oder getrennte Umhüllung von Dura und Arachnoidea aufweist. Bei knöchernen oder fibrocartilaginären Spornen liegen geteilte Duraumhüllungen, beim „split cord" eine gemeinsame Duraumhüllung vor. Außer der Resektion des Spornes oder der fibrocartilaginären Stränge ist es wesentlich, den intraduralen Raum zu inspizieren und eine gemeinsame Duraumhüllung zu schaffen. Immer muß auch bei der Diastematomyelie nach einem häufig vorhandenen pathologischen Filum terminale gesucht und dieses reseziert werden. Bei ausgedehnten Fehlbildungen sollten die operativen Eingriffe gemeinsam mit dem Orthopäden geplant werden (Abb. 10a–c).

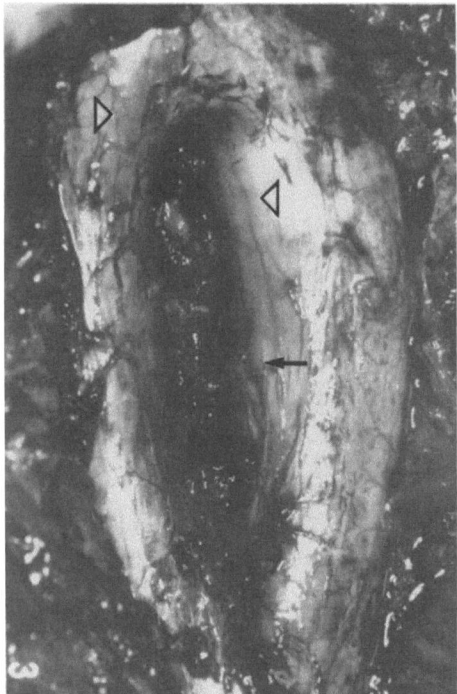 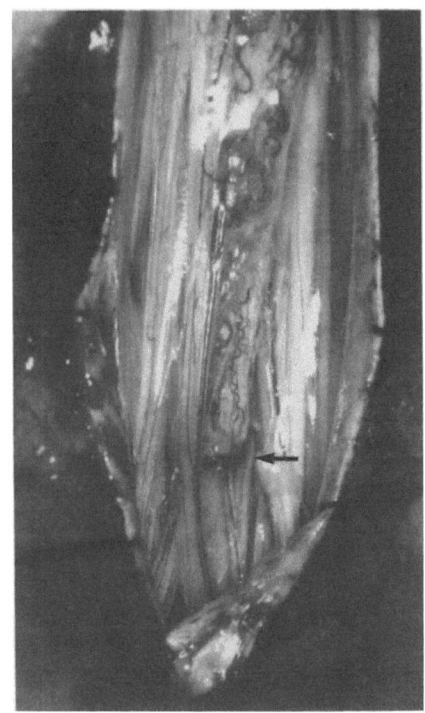

Abb. 8. Diastematomyelie: Der knöcherne Sporn ist reseziert (→). Die getrennten Duraschläuche sind noch nicht eröffnet (△)

Abb. 9. Diastematomyelie: Tiefstehender Konus. Resektion eines kurzen, verdickten Filum terminale (→)

Kaudale Regression

Das kaudale Regressionssyndrom, wie z.B. die Curarino-Triade [2], stellt ein weiteres, sehr komplexes Fehlbildungssyndrom dar. Aus embryologischer Sicht wird heute der Begriff des kaudalen Suppressionssyndroms bevorzugt.
Beim kaudalen Regressionssyndrom im engeren Sinne mit fehlendem Sakrum und sich nach kaudal verjüngendem Spinalkanal wird die Operationsindikation nur selten gestellt.
Einzelne Beobachtungen zeigen aber, daß nach Eröffnung der kaudal stenotischen Dura, die Kaudafasern über eine verbesserte vaskuläre Versorgung sich funktionell erholen können. Motorische Störungen an den unteren Extremitäten und selbst neurogene Blasen-Mastdarm-Störungen können sich bessern [7].

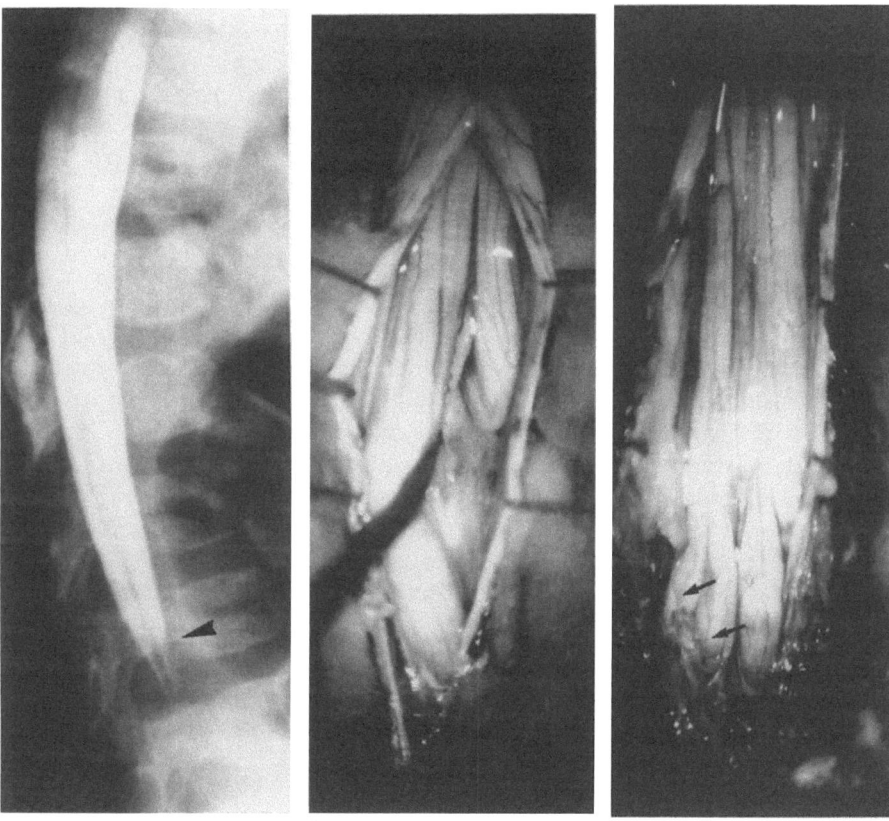

Abb. 10 a–c. Kaudale Regression: Myelographie mit Darstellung des stenotischen Duraschlauches (▶) im unteren LWS-Bereich (**a**) Nach Eröffnen der Dura machen die Nervenwurzeln einen geschwollenen Eindruck (**b**) Sie können nicht frei im Liquorraum flottieren. Ausgedehnte Resektion (**c**) der Dura bis zu den Nervenwurzelscheiden (→). (Herrn Prof. Dr. M. Nadjmi, Leiter der Abteilung für Neuroradiologie im Kopfklinikum Würzburg, danke ich für die Überlassung der Abb. 10a)

Literatur

1. Chapmann PH (1982) Congenital intraspinal lipomas. Childs Brain 9:37–47
2. Currarino G, Coln D, Votteler T (1981) Triad of anorectal, sacral and presacral anomalies. Am J Roentgenol 137:395–398
3. Hirsch JF, Pierre-Kahn A (1988) Lumbosacral lipomas with spina bifida. Childs Nerv Syst 4:354–360
4. Hoffman HJ, Epstein F (1986) Disorders of the developing nervous system. Blackwell, Boston
5. Holtzman RNN, Stein BM (1985) The tethered spinal cord. Thieme, Stuttgart
6. James CCM, Lassmann LP (1981) Spina bifida occulta. Academic Press, London
7. Pang D, Hoffman HJ (1980) Sacral agenesis with progressive neurological deficit. Neurosurgery 7:118–126
8. Petterson H, Harwood-Nash DCF (1982) CT an myelography of the spine and cord. Springer, Berlin Heidelberg New York

Spinale Tumoren: Klinik, Diagnostik und Therapie

E. Markakis

Einleitung

Intramedulläre Tumoren (IMT) stellen etwa 5% aller ZNS-Raumforderungen dar und gehören somit zu den seltenen Läsionen des Zentralnervensystems [7]. Bei Kindern scheinen intraspinale Tumoren seltener zu sein als bei Erwachsenen. Das Verhältnis von intrazerebralen zu intramedullären Tumoren beträgt im Erwachsenenalter 5:1, im Kindesalter variieren die Angaben von 20:1 bis 5:1 [2, 36, 39]. Betreffs der Ausbreitung in die Tiefe der intraspinalen Strukturen zeigen Ganglioneurome, Neuroblastome, Neurofibrome, Neurosarkome, Metastasen, Wirbelkörpertumoren, leukämische Infiltrate hauptsächlich ein extradurales Wachstum. Intradural-extramedullär wachsen Meningeome, Neurinome, Dermoide, sog. Abtropfmetastasen, Arachnoidalzysten. Intramedullär lokalisiert sind die Hämangioblastome, Lipome, Zysten oder Syrinx und die primären Marktumoren wie Astrozytome, Ependymome, Oligodendrogliome. Kongenitale Prozesse, Dermoide, Teratome, Lipofibrome können ein Wachstum über alle Schichten (extradural, intradural-extramedullär, intramedullär) aufweisen.

Betreffs der Höhenlokalisation der intraspinalen Geschwülste werden unter den verschiedenen Tumorarten andere Prädilektionsmerkmale gefunden (Abb. 1).

Primäre Marktumore sind über alle Rückenmarkssegmente anzutreffen, kongenitale Prozesse breiten sich am häufigsten thorakal und lumbosakral aus, hämatogene Wirbelmetastasen sind am ehesten thorakal lokalisiert. Intrathekal „metastasierende" Tumoren sammeln sich in der Kauda bzw. im unteren lumbalen Bereich, wogegen Tumoren mit rein extramedullärem Wachstum meistens in der zervikothorakalen Region lokalisiert sind.

Beim Erwachsenen zeigen nur 30% der intraspinalen Prozesse ein intramedulläres Wachstum [44], ca. 50% der intramedullären Gliome sind Ependymome [15]. Unter allen intraspinalen Tumoren sind Neurinome am häufigsten anzutreffen, Meningeome rangieren an zweiter Stelle, an dritter Stelle werden Gliome registriert [12].

Bei Säuglingen und Kleinkindern überwiegen die kongenitalen Prozesse: Lipome, Lipofibrome, Dermoide, Teratome [34]. Entsprechend dem Alter der Kinder werden diese zu 20–40% bei allen intraspinalen Tumoren beobachtet.

Bei älteren Kindern dominieren die Gliome, 15–30%, im Durchschnitt 20% aller intraspinalen Raumforderungen [36]. Intramedulläre Astrozytome (ca. 4% aller ZNS-Tumoren im Kindesalter) kommen hierbei häufiger vor als Ependymome [14, 17]. Unter den Gliomen werden Astrozytome zu 59%, Ependymome zu 28% registriert [15]. Extradurale Sarkome (15–25%) oder Neurinome-Neurofibrome (10%) sind weniger häufig [36]. Noch seltener sind Lipome, Hämangiome, arteriovenöse Mißbildungen [9] oder Meningeome (3–5% aller intraspinalen Prozesse) [36].

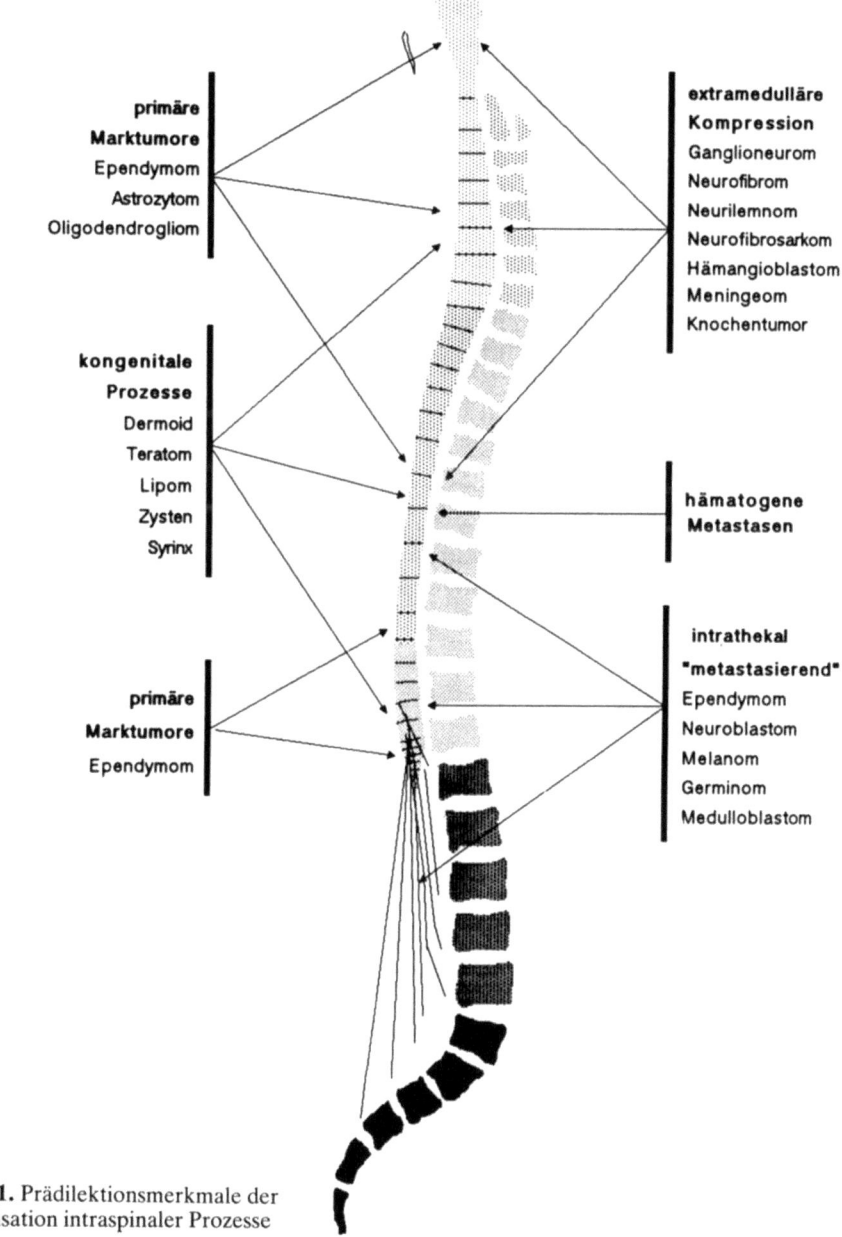

Abb. 1. Prädilektionsmerkmale der Lokalisation intraspinaler Prozesse

Die intramedulläre Lokalisation der Gliome ist meistens exzentrisch, ihre Ausbreitung eher im dorsalen Bereich des Rückenmarks [44]. Die am stärksten vertretenen Astrozytome und Ependymome rufen eine traktförmige Erweiterung des Marks hervor. Gelegentlich ist die über dem Tumor liegende Schicht des Rückenmarks so dünn, daß sie die Tumorstrukturen durchscheinen läßt, in anderen

Fällen wieder ist die Geschwulst nur indirekt zu lokalisieren, z.B. durch erweiterte gestaute Venen oder durch eine kompressionsbedingte blasse Farbe des Rückenmarks im Tumorbereich.

Ependymome weisen häufig eine deutliche Schicht oder eine Pseudokapsel an der Grenze zum normalen Mark auf, sind weniger vaskularisiert, können gelegentlich Nekrosen beinhalten und lassen sich unserer Erfahrung nach leichter abpräparieren und exstirpieren. Ependymome des Conus medullaris können aus ihrem intramedullären Anteil nach extramedullär-intradural wachsen, die Kaudafasern infiltrieren und somit die Operation stark erschweren.

Die intramedullären Astrozytome wachsen eher infiltrativ, sind härter in der Konsistenz und bereiten bei der Operation erheblich mehr Probleme als die Ependymome. Sehr häufig werden sie von kranial oder kaudal angelagerten Zysten begleitet mit xanthochromem Inhalt und hohem Eiweißgehalt. Die Zysten können gelegentlich eine größere Ausdehnung als der Tumor selbst haben [7, 16].

Die selteneren Glioblastome wachsen infiltrativ, der raumfordernde Charakter des Tumors ist weniger ausgeprägt, ihre Vaskularisation stärker, mit den für das Glioblastom typischen ektatischen fragilen Gefäßen.

Im Unterschied zum Erwachsenen sind beim Kinde intramedulläre Tumoren eher in den kranialen Rückenmarksegmenten oder gar im Hirnstamm lokalisiert [16]. 46% der kindlichen intramedullären Tumoren finden sich zervikal gegenüber 28% beim Erwachsenen [14]. Ependymome kommen, wegen ihrer Beziehung zum Conus medullaris oder zum Filum terminale, häufiger im lumbalen Bereich vor [39, 44]. Astrozytome werden zu ca. 40% von rostral oder kaudal gelagerten Zysten begleitet [16].

Die Gefäßversorgung findet ventral über kleine perforierende Äste der A. spinalis anterior statt, dorsal und dorsolateral über kleinere Arterien der Vasokorona. Die Tumorvaskularisation ist meistens gering [44]. Bei der Operation können diese kleineren Arterien geopfert werden, wobei allerdings bei Vordringen in die Tiefe auf die größeren Äste der A. spinalis anterior oder A. sulcocommissuralis geachtet werden sollte.

Obwohl in der Literatur ein begleitender Hydrozephalus bei spinalen Tumoren selten beschrieben wird, scheint dieser bei Astrozytomen mit größerer Ausdehnung häufiger vorzukommen, 4mal bei 19 Fällen [16]. Als Ursache der Hydrozephalie werden der hohe Proteingehalt des Liquors und sekundäre Arachnoidalverwachsungen mit Verschluß der Basalzisternen angenommen [40]. Für die Eiweißerhöhung werden Abfallprodukte des spinalen Tumors [45], eine Proteinsekretion durch die Tumorgefäße selbst [20], Abbauprodukte von Subarachnoidalblutungen durch die Geschwulst [35] oder Meningealreaktionen auf das Tumorgeschehen verantwortlich gemacht [21].

Gelegentlich wird eine begleitende Stauungspapille (mit und ohne Hydrozephalus) beobachtet. Ihre Entstehung wird eher auf den hohen Eiweißgehalt des Liquors als auf eine Okklusion der Liquorwege zurückgeführt, eine intrakranielle Aussaat von malignen IMT wird auch in Betracht gezogen [33, 40].

Symptomatologie und diagnostische Möglichkeiten

Vor der Ära der Kernspintomographie war die Früherkennung eines IMT schwierig [2], Fehldiagnosen waren bis zu 70% der Fälle üblich [30].
Prinzipiell sollte bei jedem Kind mit bilateralen Ausfällen oder Paresen der unteren Extremitäten an einen IMT gedacht werden [2]. Bevor neurologische Ausfälle manifest werden, können allerdings über Jahre andere Symptome bestehen wie Fehlhaltung der Wirbelsäule, Lumbalgien, Hinterstrangzeichen, Dysästhesien. Besonders radikuläre Schmerzen und Schmerzen mit Projektion auf den Tumor benachbarter Dermatome können für einen IMT typisch sein [44]. Die radikulären Symptome werden auf eine direkte Wurzelkompression oder auf eine Infiltration der sog. DREZ zurückgeführt [15]. Vorderhornzeichen und dissoziierte Empfindungsstörungen sind bei intramedullären Neoplasmen selten [2, 16, 44].
Das Niveau der neurologischen Ausfälle entspricht oft nicht der Höhe des Tumorsitzes und kann von der segmentären Lokalisation der Geschwulst erheblich abweichen. Das Einsetzen der Ausfallsymptomatik kann plötzlich oder schleichend sein, der Verlauf ist meistens langsam progredient mit gelegentlichen Remissionen und kann Monate bis Jahre betragen [2, 44].
Die Prüfung der Liquorpassage (Queckenstedt) ist bei Kindern schwierig. Obwohl auf die Liquordiagnostik nicht verzichtet werden sollte, sind die Liquorveränderungen unspezifisch und nicht immer vorhanden. Am häufigsten (bis zu 90% der Fälle) werden eine Xanthochromie oder eine Eiweißerhöhung des lumbalen Liquors (100–4000 mg%) festgestellt [2].
Intrakranielle Drucksteigerung und Stauungspapille mit oder ohne Hydrozephalus wurden in bis zu 12,5% der Fälle festgelegt. Als Ursache werden entweder die intrakranielle Aussaat eines malignen IMT oder die Proteinerhöhung des Liquors angesehen [1].
Differentialdiagnostisch kommen Poliomyelitis, kongenitale Myatonie, Myelitis transversa, epiduraler Abszeß, chronische meningeale Infektion in Frage [2].
Bei der neuroradiologischen Untersuchung ist das Nativbild bei ca. 60–70% der Fälle pathologisch [2, 16, 39].

Nativradiologisch werden festgestellt:
1. Veränderungen der Wirbelsäule, welche die Gesamtweite des Spinalkanals betreffen wie Zunahme des Interpedikularabstandes, Aufweitung und Verdünnung der Wirbelbögen.
2. Druckerosionen der direkt am Tumor angrenzenden Knochenstrukturen wie Erosion der Wirbelkörper, der Bogenansätze, der Rippenköpfchen.
3. Sekundäre Haltungsstörungen wie Kyphose, Kyphoskoliose, Verlust der zervikalen oder lumbalen physiologischen Lordose.
4. Tumorspezifische Densitätsänderungen, wie z.B. Veränderungen des Wirbelkörpers beim Hämangiom, oder ein darstellbarer Tumorschatten bei Chondromen, Osteomen, Teratomen.
5. Defekte der Wirbelbögen bei Kombination mit vorliegenden fibrösen Bändern des Tumors oder mit angeborenen Fehlbildungen.

Es ist dienlich, die gesamte Wirbelsäule radiologisch zu untersuchen wegen der häufig bestehenden Divergenz zwischen Höhenlokalisation des Tumors und der vorhandenen neurologischen Ausfälle.

Zur Lokalisation von IMT war die Myelographie früher die Methode der Wahl und wird auch noch heute gelegentlich eingesetzt. Der Tumor wurde indirekt durch die Volumenzunahme des Markschattens oder durch einen Kontrastmittelstopp identifiziert.

Nur bei speziellem Verdacht auf einen angiomatösen Prozeß wird die spinale Angiographie zum Einsatz kommen, evtl. in Kombination mit einem Embolisierungsvorgehen.

Die Computertomographie erleichterte wesentlich die neuroradiologische Diagnostik. Intramedulläre Prozesse oder das Rückenmark selbst können gelegentlich durch eine Densitätsanhebung sichtbar werden [25]. Die Methode stellt auch noch heute eine wesentliche Bereicherung der Diagnostik dar, besonders in Kombination mit der intrathekalen Kontrastmittelapplikation (Myelo-CT). Sie dient zur Darstellung der Rückenmarksgrenzen, zur genaueren Feststellung der Lage extramedullär-intraduraler Prozesse und zur Beurteilung von ossären Veränderungen, die einen IMT begleiten können. Intramedulläre Zysten können durch eine intramedulläre Densitätsanhebung im Myelo-CT bei sofortiger oder verzögerter Ableitung anreichern und zur Darstellung kommen [3, 42]. Trotzdem war die Aussagekraft der Computertomographie bei der Beurteilung intramedullärer Tumoren nicht stark genug, um die Myelographie völlig zu verdrängen [44].

Die Kernspintomographie hat in der Erkennung und in der Behandlung intramedullärer Tumoren neue Wege eröffnet. Es ergab sich erstmalig die Möglichkeit, auch bei einfachem Verdacht, das bei intramedullären Prozessen häufig atypische klinische Bild durch eine nichtinvasive Methode sicher und schnell abzuklären. Die Indikation zur Operation konnte dadurch eher gestellt werden, ohne daß wertvolle Zeit verloren ging. Frühoperationen waren dadurch möglich.

Ebenso änderte sich die allgemeine Einstellung des Neurochirurgen gegenüber intramedullären Neoplasmen. Durch die genaue Dastellung der kranialen und kaudalen Abgrenzung des Tumors, durch die Identifizierung seiner intramedullären Lage und seiner zystischen Anteile konnte man das Operationsgeschehen besser planen und radikal vorgehen. Die Methode ist den früher bekannten invasiven Verfahren deutlich überlegen und hat sie obsolet gemacht. Durch Injektion paramagnetischer Substanzen kann in manchen Fällen eine Artdiagnose des Prozesses gelingen (Abb. 2).

Trotzdem gibt es auch hierbei diagnostische Schwierigkeiten, besonders in der Differenzierung zwischen IMT selbst, Tumornekrose und Zyste. Primäre intramedulläre Tumoren wie Astrozytome oder Ependymome rufen wegen der Infiltration benachbarter Rückenmarksstrukturen ein reaktives Ödem hervor, das im Kernspintomogramm eine inhomogene Densität und schlecht abgrenzbare Ränder zeigt. Besonders dann, wenn infiltratives Tumorwachstum, Zyste mit hohem Proteingehalt, Tumorblutung und Tumornekrose zusammentreffen, kann die Diagnose schwierig sein. Typische Kriterien für ein intramedulläres Neoplasma im Kernspintomogramm wären somit: schlecht abgrenzbare Ränder des Tumors, inhomogenes Bild der Strukturen und fehlende Isointensität, wobei auch hier an eine Kombination von Tumor und Syrinx gedacht werden sollte [47].

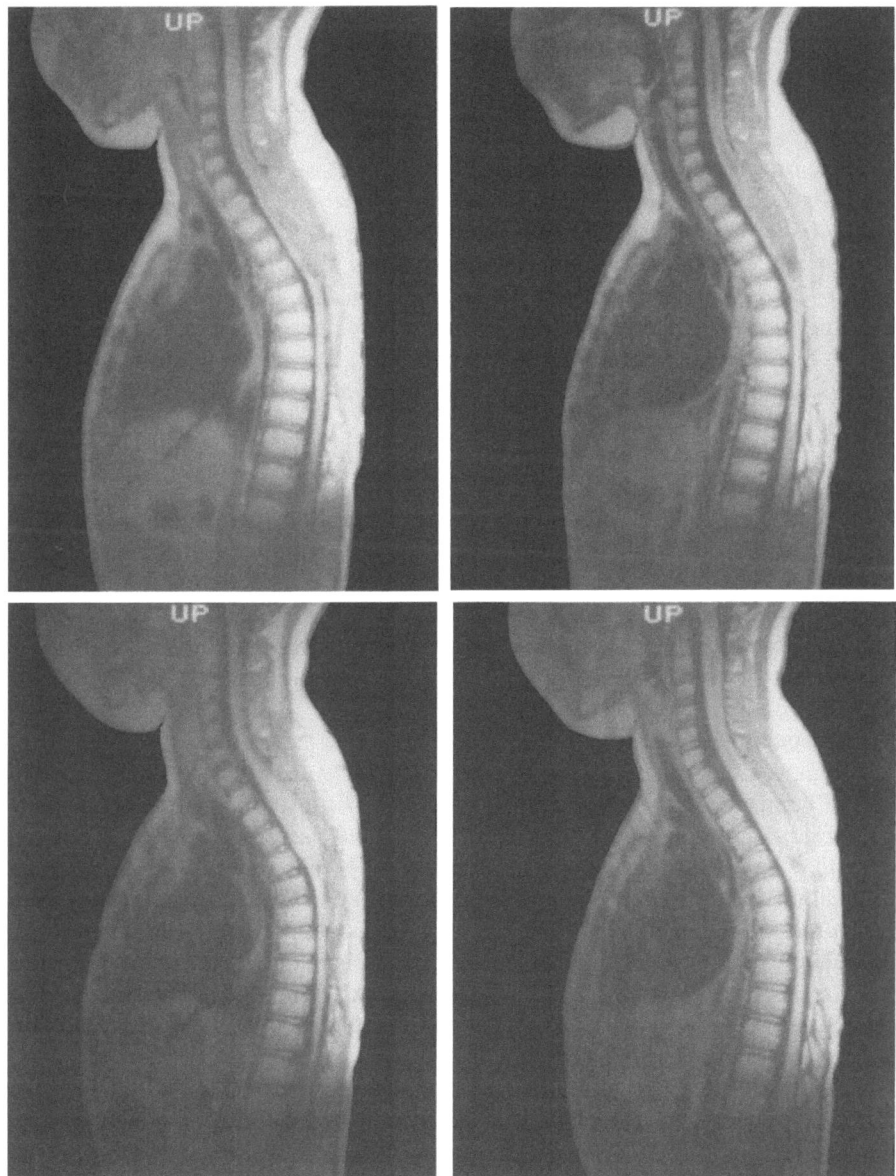

Abb. 2. Astrozytom II bei einem 5jährigen Jungen: Intensitätszunahme nach Applikation paramagnetischer Substanz

Entwicklung der Operationstechnik

Die neurochirurgische Behandlung der intramedullären Tumoren, insbesondere solcher mit Ausdehnung in den Hirnstamm, stellt nach wie vor große Probleme

dar, obwohl seit der Einführung der Mikrochirurgie, des Ultraschall-Gewebszertrümmerers und der Laserchirurgie große Fortschritte auf diesem Gebiet erreicht wurden.
Die erste Operation eines intraduralen-extramedullären Tumors wurde 1887 von Horsley, die eines Tumors mit intramedullärem Wachstum von Eiselsberg 1907 (Neurofibrosarkom) durchgeführt [39, 44].
Ab 1910 hat Elsberg die 2-Phasen-Operation bei intramedullären Tumoren propagiert: bei der ersten Operation die Durchführung einer medianen Rückenmarksinzision zur späteren spontanen Entwicklung des Tumors, beim zweiten Eingriff nach 1–2 Wochen die eigentliche Tumoroperation (Exstirpation) [10, 11, 13].
Cushing führte 1924 die Totalexstirpation eines intramedullären Ependymoms von C_1 bis Th_2 bei einem 8jährigen Kind aus [46], Horrax u. Henderson berichteten 1939 über die Totalexstirpation eines Ependymoms, welches von der Medulla oblongata bis zum Konus reichte [26].
Durch die Einführung der Luftmyelographie durch Dandy 1919, der positiven Kontrastmyelographie durch Sicard u. Forestier 1921 und später der bipolaren Koagulation durch Greenwood 1940 und des Operationsmikroskops durch Kurze 1964 verbesserte sich die Technik erheblich. Die ermutigenden postoperativen Ergebnisse erlaubten zunehmend ein aggressiveres Vorgehen, die Radikaloperation wurde als Operationsziel gesetzt [22, 23, 39].
Guidetti konnte unter 71 Patienten mit intramedullärem Tumor bei 24 eine totale Ausräumung erreichen, allerdings betrug die Operationsmortalität noch 10% [24].
Eine schonendere, atraumatische Operationsweise haben schließlich der Ultraschall-Gewebszertrümmerer, z.B. der „CUSA", inauguriert durch Epstein [14–17] und die Laserchirurgie [16] ermöglicht. Die intraoperative Überwachung der Konduktion von afferenten (SSEP, AEP) oder efferenten Bahnen (elektrische oder elektromagnetische Kortexstimulation) dient als eine weitere hilfreiche Maßnahme bei der Operation von IMT, insbesondere bei Ausbreitung des Tumors in die Medulla oblongata oder höhere Hirnstammareale. Allerdings zeigen diese Untersuchungstechniken eine deutliche Abhängigkeit von äußeren Einflüssen (Narkoseart, Relaxationstiefe, Sedierung, Abkühlung des Operationsfeldes etc.). Besonders die Aussagekraft der SSEP erleidet hierbei Schaden und wird angezweifelt [16].
Die AEP sind bei Hirnstammoperationen von größerer Hilfe. Wir richten uns trotzdem danach und legen bei einer deutlichen Verschlechterung der Amplituden Pausen ein, oder ändern die Operationsweise. Es bleibt abzuwarten, ob die Efferenzprüfung (Kortexstimulation) bei solchen Operationen von größerer Bedeutung sein wird.
Trotz der eindeutig besseren Ergebnisse, die bei Radikaloperationen unter den o.a. Bedingungen (atraumatisches mikrochirurgisches Vorgehen, neurophysiologische Kontrolle) erzielt werden, divergieren die Meinungen über die optimale Behandlung intramedullärer Geschwülste heute noch erheblich. Vertretend dafür sind die verschiedenen Therapieverfahren, die bei 32 Patienten mit IMT angewandt wurden [39]: Entlastungslaminektomie und Biopsie bei 68,7%, Teilresektion des Tumors bei 25%, Radikaloperation bei 6,3%, Rö-Bestrahlung bei 96,3%.

Obwohl die Entlastungslaminektomie und anschließende Radiotherapie gar keinen oder einen nur vorübergehenden Therapieerfolg aufweisen, werden diese Verfahren noch heute angewandt [2, 12, 23, 24, 44].

Radiotherapie: Indikation und Effekt

Die Indikation zur Röntgennachbestrahlung wird meistens dann gestellt, wenn bei intramedullären Tumoren die Tumorexstirpation überhaupt nicht oder nur unvollständig gelingen konnte [2, 14, 27, 41]. Ein positiver Effekt der Radiotherapie ist allerdings schlecht abschätzbar, bedingt durch die Vielfalt der zuvor stattgefundenen operativen Maßnahmen und durch die verschiedenartige Dignität der IMT [24, 48, 49, 50].
Das biologische Verhalten von „benignen" Astrozytomen ist mit oder ohne Bestrahlung schlecht vorauszusehen, bei Ependymomen könnte eher angenommen werden, daß durch die Radiotherapie die rezidivfreie Zeit verlängert wird [8, 18, 32, 39].
Die übliche Dosierung beträgt 40–50 Gy in 25 Sitzungen [39]. Bei Kindern ist die Toleranzgrenze des Rückenmarks um 10–15% niedriger als bei Erwachsenen, ebenso sollte die Dosis in der thorakalen Region – wegen einer erhöhten Radiosensitivität hier – um 10% reduziert werden [28, 29].
Prinzipiell sollte man mit der Indikation zur Radiotherapie zurückhaltend sein. Nach der ersten (möglichst radikalen) Operation braucht zunächst keine Radiatio stattzufinden [16, 44]. Die Angst, daß von kleineren zurückgebliebenen Tumorresten bald ein Rezidiv entstehen wird, ist nicht immer gerechtfertigt. Besonders niedergradige Astrozytome können über längere Zeit inaktiv bleiben, wie es bei ähnlichen Geschwülsten des Kleinhirns bekannt ist [5, 14, 19, 41]. Deswegen ist es besser, nach der Erstoperation regelmäßig kernspintomographische Untersuchungen zu veranlassen und bei Nachweis eines Rezidivs die Röntgenbestrahlung nach der zweiten Operation – wenn überhaupt – durchzuführen.

Laminektomie versus Laminotomie

Zur operativen Freilegung eines IMT wird von den meisten Chirurgen die Laminektomie oder Hemilaminektomie als dorsaler Zugang gewählt. Bei der Laminektomie findet die Resektion des gesamten Wirbelbogens statt, bei der Hemilaminektomie die Resektion des halben Wirbelbogens unter Belassung des Dornfortsatzes. Die laterale Begrenzung bestimmen die sog. Facetten, die aus Stabilitätsgründen nicht reseziert werden dürfen. Nur in seltenen Fällen ist ein ventraler oder dorsolateraler Zugang erforderlich.
Die explorative Entlastungs-Laminektomie war früher und auch noch heute bei Verdacht auf einen IMT die Methode der Wahl [2, 43, 44]. Allerdings bedeutet die Unterbrechung des dorsalen Bändergefüges die Entfernung einer größeren Anzahl von Wirbelbögen und die Denervation der Rückenstrecker durch die Operation bei zusätzlicher neuraler Muskelstreckerläsion durch den Tumor eine erhebliche Gefährdung der Stabilität der Wirbelsäule. Besonders bei Kindern und

306 E. Markakis

in Phasen schnellen Körperwachstums kann die Kombination von tumorinduzierter neuraler Läsion, Laminektomie und Röntgenbestrahlung folgenschwer sein. Der spätere Schaden ist groß, es werden schwere Fehlhaltungen beobachtet [4, 6, 16, 27, 31, 37, 38, 39]. Wir selbst haben in einer größeren Anzahl von Kindern, die zuvor laminektomiert wurden, stärkste Fehlhaltungen der Wirbelsäule festge-

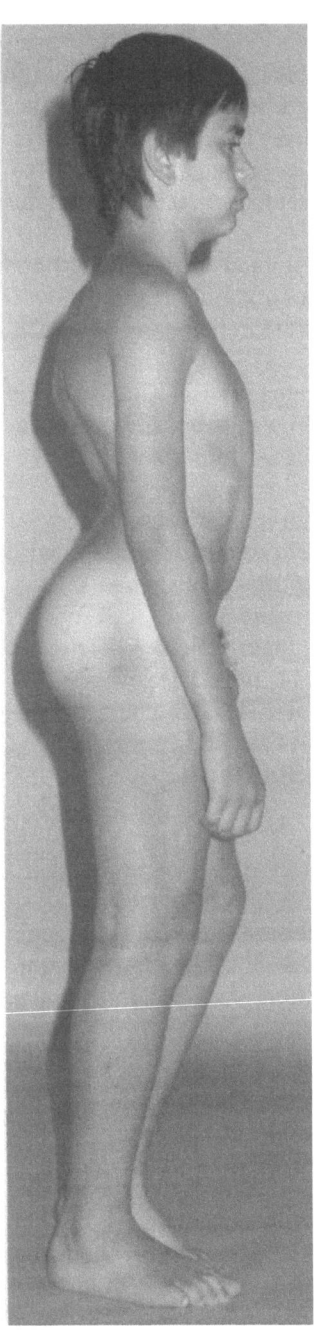

Abb. 3. Schwerer Haltungsschaden nach ausgedehnter Entlastungslaminektomie und Biopsie bei intramedullärem Angiom und Hämatomyelie (auswärtige Diagnose: zystisches Astrozytom)

stellt, in einigen Fällen sogar mit dadurch bedingter sekundärer Verschlechterung des neurologischen Bildes (Abb. 3).
Der Haltungsschaden kann so groß sein, daß weitere stabilisierende oder korrigierende Wirbelsäulenoperationen notwendig werden. Unter 32 Kindern mit intramedullärem Astrozytom, die bei der Operation laminektomiert wurden, wurde postoperativ bei 13 eine schwere Deformität der Wirbelsäule festgestellt. Bei 8 Kindern mußte eine Stabilisierungsoperation durchgeführt werden [39].
Die Laminotomie [37, 38] scheint hierbei einen Ausweg zu weisen: Die entsprechenden Wirbelbögen werden mittels einer Oszillationssäge en bloc abgetrennt, das Laminotomiepräparat kann sogar an einem Ligamentum interspinosum hängenbleiben und nach stattgefundener Tumoroperation wieder eingesetzt werden. Die Befestigung des Präparats an die Bogenansätze findet bei uns mittels Luhr'scher Miniplatten oder Kettenplatten statt. Die weiteste Laminotomie, die wir durchgeführt haben, reichte über 14 Segmente. Störungen der Wirbelsäulenstabilität haben wir nach dieser Methode bisher nicht festgestellt.

Eigene Fälle

Von Februar 1987 bis Ende Juli 1988 wurden bei uns 16 Patienten mit intramedullärer Raumforderung operiert. Das Verhältnis der intramedullären zu den intraspinalen Prozessen war in unserer Klinik ca. 1 : 5. Ausgenommen aus dieser Studie haben wir Syringomyelien, Lipome, Teratome, angeborene Fehlbildungen des Rückenmarks und vor 1987 unter anderen Voraussetzungen operierte intramedulläre Geschwülste.
Es handelte sich dabei um 6 Kinder im Alter von 4–15 Jahren und 10 Erwachsene im Alter von 21–59 Jahren (Abb. 4).
6 Patienten waren weiblichen, 10 Patienten männlichen Geschlechts. Bei 8 Patienten war der Tumor zervikal oder thorakal lokalisiert, bei weiteren 8 war die Medulla oblongata und/oder die Pons affiziert. Histologisch handelte es sich um 7 Astrozytome, 6 Ependymome, 2 Angiome mit Hämatomyelie und ein Angioblastom.
Die Freilegung der häufig über viele Segmente ausgedehnten Prozesse fand mittels Laminotomie statt, ausgenommen die Fälle, bei denen zuvor eine Laminektomie durchgeführt worden war.
Bei Prozessen, die thorakal, zervikal oder in der Medulla oblongata lokalisiert sind, wird zur Tumorexstirpation die mediane Inzision des Rückenmarks bevorzugt. In seltenen Fällen, bei strenger lateraler Lokalisation des Tumors, führen wir die laterale DREZ-Inzision durch, wobei wir postoperativ anhaltende, stark störende Dysästhesien beobachteten.
Bei höheren Prozessen, die eine Inzision am Boden der Rautengrube erforderlich machen, hat sich zur Schonung der Kernstrukturen die laterale Inzision bewährt (Abb. 5).
Zur Retraktion der Inzisionsränder werden feine Pia-Anhängenähte angelegt. Zur Exstirpation des Tumors wird hauptsächlich der Ultraschallzertrümmerer eingesetzt. Die Laserchirurgie kommt initial bei der Inzision oder in der letzten Phase der Operation (zur Entfernung kleinerer Tumorreste) zum Einsatz.

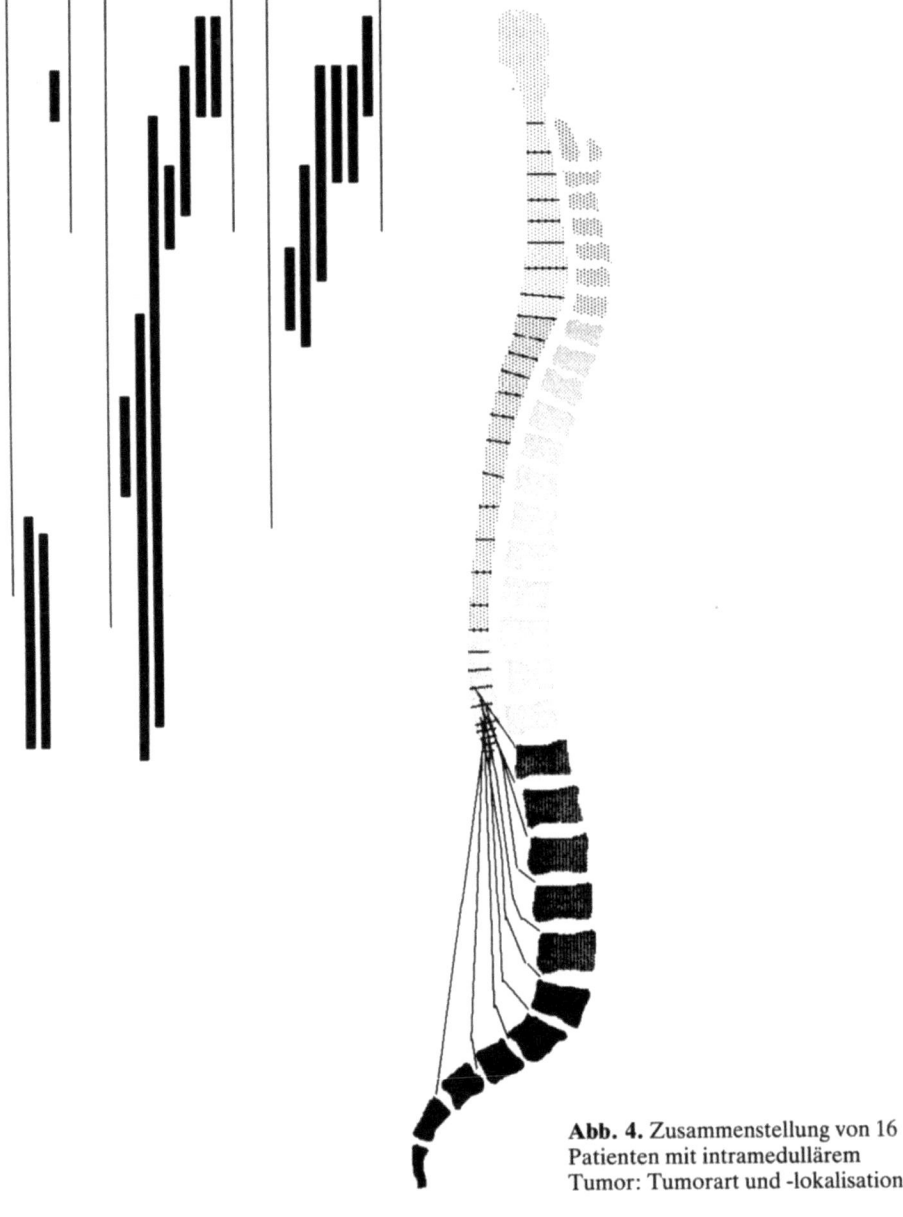

Abb. 4. Zusammenstellung von 16 Patienten mit intramedullärem Tumor: Tumorart und -lokalisation

Intraoperativ werden in der Regel zur neurophysiologischen Überwachung evozierte Potentiale (SSEP, AEP) abgeleitet. Bei deutlicher Verschlechterung der Amplituden werden, sofern dies nicht durch die Narkoseart oder andere äußere Einflüsse (z.B. Abkühlung des Operationsbettes) induziert wurde, Pausen eingelegt oder das Operationsvorgehen geändert. Kardiovaskuläre Entgleisungen

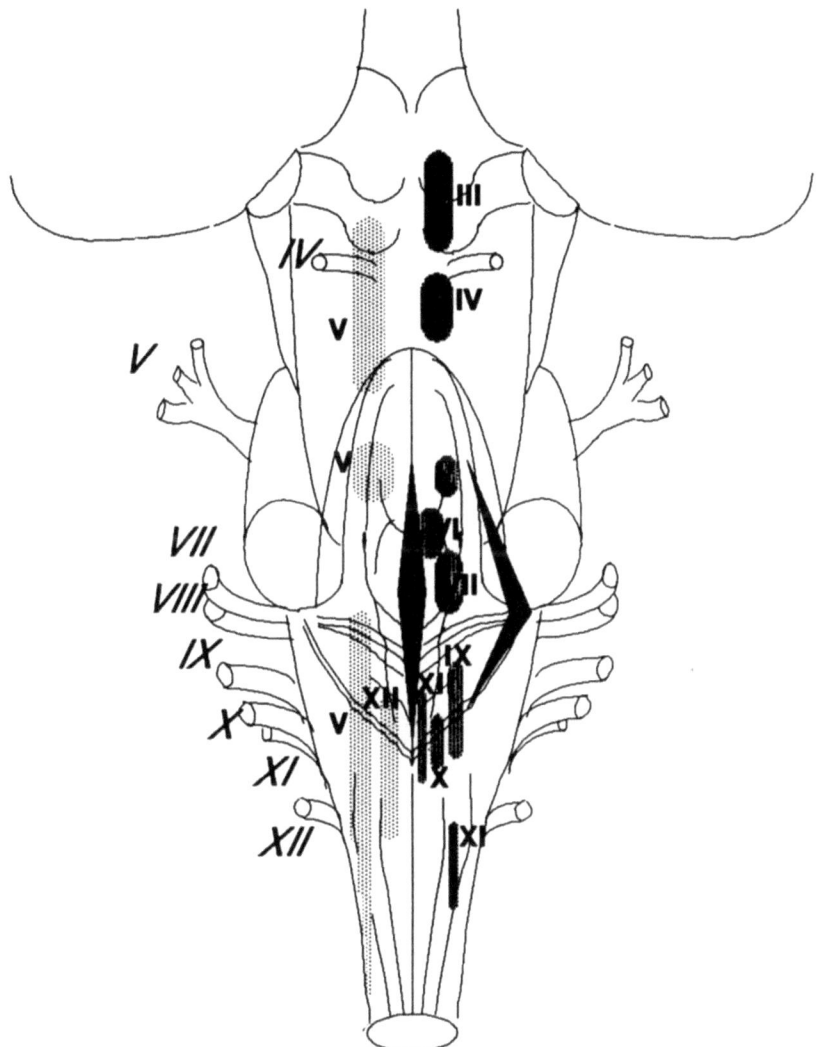

Abb. 5. Mediane und laterale Inzision der Rautengrube bei Prozessen des Hirnstamms

(Bradykardie bis zur Asystolie, Abfall oder Steigerung des Blutdrucks mit gelegentlich exzessiv-hypertonen Phasen kamen intraoperativ bei hirnstammnahen Prozessen relativ häufig vor.

Ergebnisse und Diskussion

Dank der modernen bildgebenden Verfahren, vor allem der Kernspintomographie, kann man heutzutage die intramedullären Tumoren in ihrer Lokalisation

und Ausdehnung darstellen und dementsprechend das operative Vorgehen besser planen.
Neben der Mikrochirurgie haben die Laser- und Ultraschallchirurgie in den letzten Jahren zur operativen Behandlung der intramedullären Prozesse entscheidend beigetragen. Die Tumorresektion, vor allem der Astrozytome, wo es keine scharfe Abgrenzung zur Marksubstanz gibt, ist mit Hilfe der Ultraschallgewebszertrümmerer ohne besondere Manipulation oder Traumatisierung des Rückenmarks möglich. Der CO_2-Laser hat sich vor allem für die Exstirpation der Tumorbestandteile mit härterer Konsistenz bewährt. Auch bei großer Ausdehnung (sog. Holocord-Gliome) sollte die Radikaloperation angepeilt werden. Nach ausgiebigen Laminektomien können schwerste Fehlhaltungen der Wirbelsäule entstehen. Bei 2 unserer Patienten, die auswärts zur Entlastung laminektomiert wurden, beobachten wir jetzt wegen der schweren Torsionsskoliose eine sekundäre Zunahme der Paraspastik.
Die Meinung einiger Autoren, die intramedullären Tumoren möglichst palliativ zu behandeln (nur Entlastungslaminektomie, Tumorbiopsie, Radiatio, Chemotherapie), tritt allmählich in den Hintergrund.
In unserem Patientengut war unter 8 spinalen intramedullären Tumoren die Radikalexstirpation in 6 Fällen möglich. 2 Astrozytome konnten zum größten Teil, aber nicht vollständig entfernt werden. Die Verhältnisse sind bei Tumoren der Medulla oblongata mit Ausdehnung in der Pons anders: lediglich bei einem Epen-

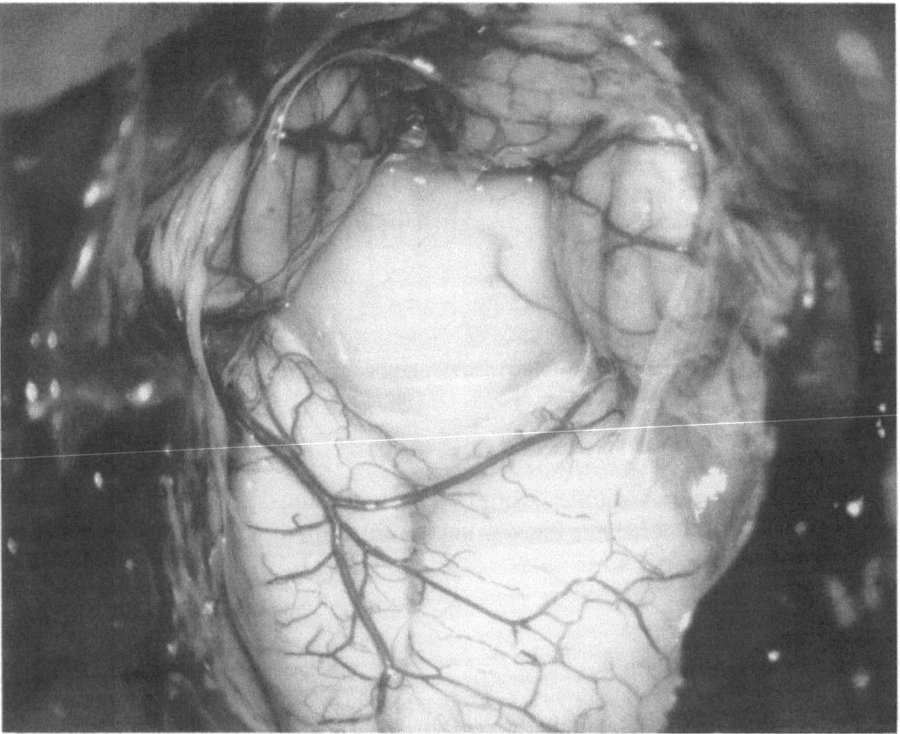

Abb. 6. Astrozytom der Medulla oblongata (Rautengrube): substotale Exstirpation

dymom und bei einem Angioblastom der Medulla oblongata konnten wir eine Radikalexstirpation erreichen, der Rest wurde subtotal entfernt. Intramedulläre Tumoren, die zervikal oder thorakal lokalisiert sind, zeigen eine bessere Dignität als die im höheren Mark (Medulla oblongata, Pons). Je rostraler der Tumor, um so unvollständiger wird das Operationsziel erreicht.

Postoperativ kommt es in vielen Fällen zu einer Zunahme der neurologischen Ausfälle, die in der Regel nach 4–6 Wochen regredient ist. Der „Operationserfolg" wird erst nach dieser Zeit deutlich.

Bei den zervikothorakalen bzw. thorakalen Tumoren zeigte sich eine Besserung bzw. Restitution der neurologischen Symptomatik, ausgenommen eines Falles mit einem ausgedehnten intramedullären Angiom (Abb. 6).

Bei 8 Tumoren im Bereich der Medulla oblongata mit Ausdehnung in die Pons kam es bei 2 Patienten zur Restitution und bei weiteren 5 zur Besserung der Ausfallsymptomatik. Ein Patient mit schwerster Läsion der Medulla hat sich postoperativ nicht mehr erholt und verstarb an den Folgen der fortschreitenden Ausfallsymptomatik.

Aufgrund der bisherigen Ergebnisse sollte ein intramedullärer spinaler Prozeß in jedem Falle mittels Laminotomie exploriert werden und der Versuch unternommen werden, den Tumor in toto zu exstirpieren. Auch bei Tumoren in der Medulla oblongata hängt letztendlich das Operationsergebnis von der Histologie des Tumors ab. Astrozytome lassen sich häufig wegen ihrer härteren Konsistenz, des infiltrativen Wachstums und der schlechten Abgrenzbarkeit zum benachbarten Mark schwerer und eher inkomplett, Ependymome und Angioblastome eher radikal operieren.

Es sollte jedoch prinzipiell überlegt werden, ob in Fällen mit schwersten Ausfällen der Medulla oblongata oder beim kompletten Querschnittbild der operative Eingriff überhaupt indiziert ist.

Literatur

1. Ammerman BJ, Smith DR (1975) Papilledema and spinal cord tumors. Surg Neurol 3:55–57
2. Anderson FM, Carson MJ (1953) Spinal cord tumors in children. A review of the subject and presentation of twenty-one cases. J Pediatr 43:190–207
3. Aubin ML, Vignaud J, Jardin C et al. (1981) Computed tomography in 75 clinical cases of syringomyelia. AJNR 2:199–204
4. Bette H, Engelhardt H (1955) Folgezustände von Laminektomie an der Wirbelsäule. Z Orthop 85:564–573
5. Bucy PC, Theiman PW (1968) Astrocytomas of the cerebellum. A study of series of patients operated on over 28 years ago. Arch Neurol 18:14–19
6. Cattell HS, Clark GL jr (1967) Cervical kyphosis and instability following multiple laminectomies in children. J Bone Joint Surg 49:713–720
7. Cooper PR, Epstein F (1985) Radical resection of intramedullary spinal cord tumors in adults. Recent experience in 29 patients. J Neurosurg 63:492–499
8. De Sousa AL, Kalsbeck JE, Melay J et al. (1979) Intraspinal tumors in children. A review of 81 cases. J Neurosurg 51:437–445
9. Di Lorenzo N, Giuffre R, Fortuna A (1982) Primary spinal canal neoplasms in childhood: Analysis of 1234 published cases (including 56 personal cases) by pathology, sex, age and site. Differences from the situation in adults. Neurochirurgia 25:153–164

10. Elsberg CA (1916) Diagnosis and treatment of surgical diseases of the spinal cord and its membranes. Saunders, Philadelphia, pp 288–289
11. Elsberg CA (1925) Tumors of the spinal cord and the symptoms of irritation and compression of the spinal cord and nerve roots. Pathology, symptomatology diagnosis and treatment. Hoeber, New York, pp 206–239
12. Elsberg CA (1941) Surgical diseases of the spinal cord. Hoeber, New York
13. Elsberg CA; Beer E (1911) The operability of intramedullary tumors of the spinal cord. A report of two operations, with remarks upon the extrusion of intraspinal tumors. Am J Med Sci 142:636–647
14. Epstein F, Epstein N (1981) Surgical management of holocord intramedullary spinal cord astrocytomas in children. Report of three cases. J Neurosurg 54:829–832
15. Epstein F, Epstein N (1982) Intramedullary tumors of the spinal cord. In: Shillito J, Matson DD (eds) Pediatric neurosurgery: Surgery of the developing nervous system. Grune & Stratton, New York, pp 529–539
16. Epstein F, Epstein N (1982) Surgical treatment of spinal cord astrocytomas of childhood. A series of 19 patients. J Neurosurg 57:685–689
17. Epstein F, Epstein N (1982) Surgical management of extensive intramedullary spinal cord astrocytomas in children. In: American Society for Pediatric Neurosurgery (ed) Concepts in pediatric neurosurgery, vol 2. Karger, Basel, pp 29–44
18. Garrett PG, Simpson WJK (1983) Ependymomas: Results of radiation treatment. Int J Radiat Oncol Biol Phys 9:1121–1124
19. Geissinger JD, Bucy PC (1971) Astrocytomas of the cerebellum in children. Long-term study. Arch Neurol 24:125–135
20. Gibberd FB, Ngan H, Swann, GF (1972) Hydrocephalus, subarachnoid hemorrhage and ependymomas of the cauda equina. Clin Radiol 23:422–426
21. Glasauer FE (1964) Thoracic and lumbar intraspinal tumors associated with increased intracranial pressure. J Neurol Neurosurg Psychiatry 27:451–458
22. Greenwood J jr (1963) Intramedullary tumors of the spinal cord. A follow-up study after total surgical removal. J Neurosrug 20:665–668
23. Greenwood J jr (1967) Surgical removal of intramedullary tumors. J Neurosurg 26:276–283
24. Guidetti B (1967) Intramedullary tumors of the spinal cord. Acta Neurochir 17:7–23
25. Haughton VM, Williams AL (1982) Computed tomography of the spine. Mosby, St. Louis, pp 31–41
26. Horrax G, Henderson DG (1939) Encapsuled intramedullary tumor involving whole spinal cord from medulla to conus: Complete enucleation with recovery. Surg Gynecol Obstet 68:814–819
27. Jenkins DHR (1973) Extensive cervical laminectomy. Long-term results. Br J Surg 60:852–854
28. Kramer S (1968) The hazards of therapeutic irradiation of the central nervous system. Clin Neurosurg 15:301–318
29. Kramer S, Lee KF (1974) Complications of radiation therapy. Semin Roentgenol 9:75–83
30. Matson DD, Tachdjian MO (1963) Intraspinal tumors in infants and children. Review of 115 cases. Postgrad Med 34:279–285
31. Mayfield JK, Riseborough EJ, Jaffe N et al. (1981) Spinal deformity in children treated for neuroblastoma. The effect of radiation and other forms of treatment. J Bone Joint Surg 63:183–193
32. Mork SJ, Loken AC (1977) Ependymoma. A follow-up study of 101 cases. Cancer 40:907–915
33. Morley JB, Reynolds EH (1966) Papilledema and the Landry-Guillain-Barré syndrome. Case report and review. Brain 89:205–222
34. Mosberg WH jr (1951) Spinal tumors diagnosed in the first year of life. J Neurosurg 8:220–232
35. Nassar SI, Correll JW (1968) Subarachnoid hemorrhage due to spinal cord tumors. Neurology 18:87–94
36. Okazaki H (1983) Fundamentals of neuropathology. Igaku-Shoin, New York

37. Raimondi AJ (1978) Reflexion of laminar flap for exposure of the spinal canal in children. Clin Neurosurg 25:504–511
38. Raimondi AJ, Gutierrez FA, Di Rocco C (1976) Laminotomy and total reconstruction of the posterior spinal arch for spinal canal surgery in childhood. J Neurosurg 45:555–560
39. Reiner R, Onofrio BM (1985) Astrocytomas of the spinal cord in children and adolescents. J Neurosurg 63:669–675
40. Schijman E, Zuccaro G, Monges JA (1981) Spinal tumors and hydrocephalus. Childs Brain 8:401–405
41. Schwade JG, Wara WM, Sheline GE et al. (1978) Management of primary spinal cord tumors. Int J Radiat Oncol Biol Phys 4:389–393
42. Seibert CE, Dreisbach JN, Swanson WB et al. (1981) Progressive post-traumatic cystic myelopathy: Neuroradiologic evaluation. AJNR 2:115–119
43. Stein BM (1975) Case records of Massachusetts General Hospital. Case 26. N Engl J Med 293:33–38
44. Stein BM (1979) Surgery of intramedullary spinal cord tumors. Clin Neurosurg 26:529–542
45. Teng P, Wagner JM, Buxbaum MW (1960) Giant ependymoma of the spinal cord associated with papilledema. Review of the literature and report of a case. Arch Neurol 2:657–662
46. Turnbull F (1962) Intramedullary tumors of the spinal cord. In: Mosberg WH (ed) Clinical neurosurgery, vol 9 and 10. Williams & Wilkins, Baltimore, pp 237–247
47. Williams AL, Haughton VM, Pojunas KW et al. (1987) Differentiation of intramedullary neoplasms and cysts by MR. AJR 149:159–164
48. Woltman HW, Kernohan JW, Adson AW, Graig WM (1951) Intramedullary tumors of spinal cord and gliomas of intradural portion of filum terminale. Date of these patients who have these tumors. Arch Neurol Psychiatry 65:378–395
49. Wood EH, Berne AS, Taveras JM (1954) The value of radiation therapy in the management of intrinsic tumors of the spinal cord. Radiology 63:11–24
50. Woods WW, Pimenta AM (1944) Intramedullary lesions of the spinal cord: A study of 68 consecutive cases. Arch Neurol Psychiatry 52:383–399

Aszensionsstörungen des Rückenmarks – Eine häufig übersehene Fehlbildung

W. Voss, E. Markakis, F. Hanefeld

Im Gegensatz zu den offenen Verschlußstörungen des Rückenmarks, der Myelomeningocele und der Meningocele, die in der Diagnostik keine Probleme bereiten, sind es die okkulten Dysraphien, verbunden mit einer Fixation des primär intakten Rückenmarks, die in Diagnose und Differentialdiagnose oft erhebliche Schwierigkeiten bereiten. Die knöcherne Wirbelsäule und das Rückenmark haben während der Embryonalperiode, aber auch noch im Säuglings- und Kleinkindesalter ein unterschiedliches Wachstum, so daß im frühen Embryonalstadium noch segmentale Konkordanz vorliegt, der Conus medullaris sich bei Geburt etwa in Höhe des 3. Lendenwirbelkörpers vorgeschoben hat und beim Erwachsenen in Höhe des 1. Lendenwirbelkörpers liegt. Wird nun dieser Aszensus des Rückenmarks während des kindlichen Wachstums etwa dadurch behindert, daß im Rahmen einer okkulten Dysraphie das Mark bindegewebig oder durch ein Lipom gefesselt ist, so kommt es zu progredienten neurologischen Störungen. Diese sind in größeren Studien mehrfach beschrieben worden und in der Regel irreversibel [1–3]. Wir plädieren daher für eine frühe, d.h. prophylaktische operative Behandlung.

Zunächst gilt es aber die sehr bunte, vielfältige klinische Symptomatik dieser Malaszension zu erkennen, um zu verhüten, daß Kinder oft über lange Zeit mit Fußdeformitäten orthopädisch behandelt werden, oder mit Enuresis oder Enkopresis in psychotherapeutischer Behandlung verbleiben, oder mit ihren neurologischen Symptomen der unteren Extremitäten als Zerebralparesen verkannt werden, ehe die spinale Ursache der Störung offensichtlich wird.

Es wird hier anhand von 13 eigenen Beobachtungen innerhalb eines Zeitraumes von 1½ Jahren über die Aszensionsstörungen berichtet. Wir sahen 9 Mädchen und 4 Knaben, deren Symptome sich bereits bei Geburt zeigten oder sich bis zum 6. Lebensjahr entwickelt hatten. Die Operation erfolgte zwischen dem 5. Monat und dem 16. Lebensjahr.

Symptome

10 unserer 13 Patienten hatten *dermatologische* Symptome (Abb. 1). Sie wiesen kutane Fehlbildungen der dorsalen Mittellinie oder paravertebral auf. Wir fanden am häufigsten, nämlich 3mal, ein subkutanes Lipom, je 2mal ein Hautanhängsel, eine Hypertrichose, einen Sakralporus, ein Hämangiom oder Depigmentierungen. Einmal wurde ein Patient mit einem Naevus flammeus vorgestellt und einmal sahen wir einen Patienten mit einer Narbe nach Operation einer Meningomyelocele.

In 9 von 13 Fällen wurden *orthopädische bzw. neurologische* Symptome beobachtet (Abb. 2). Wir fanden am häufigsten – nämlich 8mal – Fußdeformitäten und Paresen, gefolgt von Atrophien und Reflexstörungen – je 7mal. Dabei waren

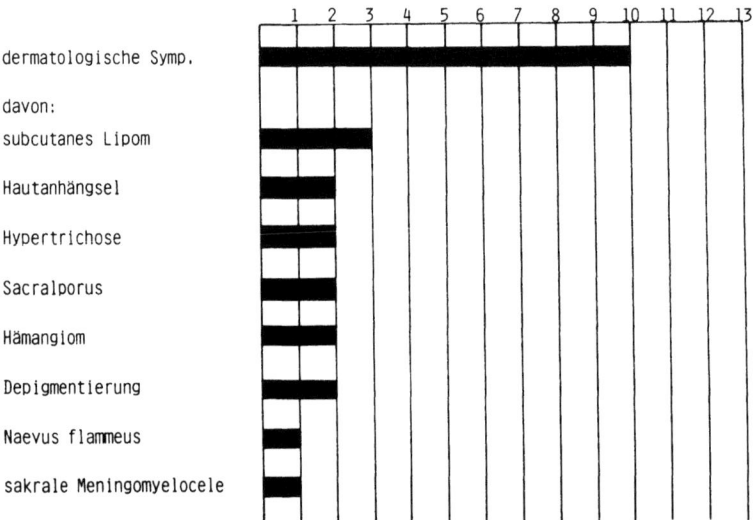

Abb. 1. Aszensionsstörungen des Rückenmarks. Dermatologische Symptome (n = 13)

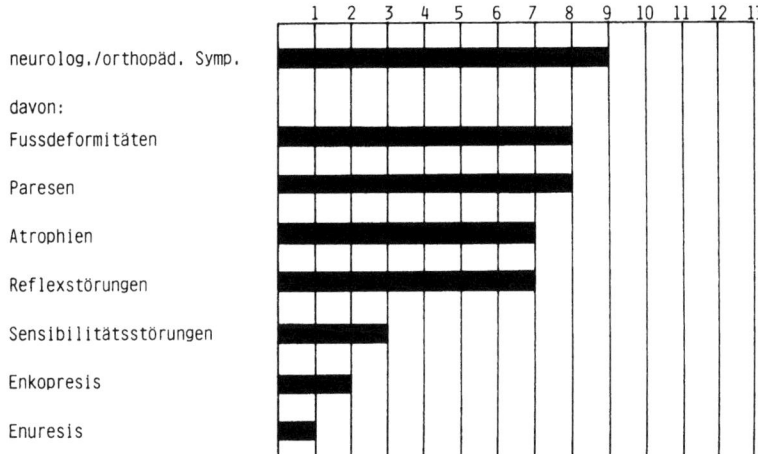

Abb. 2. Aszensionsstörungen des Rückenmarks. Orthopädische und neurologische Symptome (n = 13)

Steigerungen des PSR und ASR und auch Abschwächungen zu sehen. Sensibilitätsstörungen sahen wir 3mal, 2mal eine Enkopresis und 1mal eine Enuresis. Vier unserer Patienten hatten noch keine neurologischen Ausfälle. Hier waren ausschließlich die dermatologischen Symptome wegweisend.

Diagnostik

Die erste diagnostische Maßnahme ist die *Röntgenübersichtsaufnahme* der Wirbelsäule. Wir fanden bei 12 unserer 13 Patienten Auffälligkeiten, und zwar fehlende Bogenschüsse, Verbreiterungen des Spinalkanals, Block- und Halbwirbelbildungen oder einen knöchernen Sporn bei einer Diastematomyelie.
Der zweite diagnostische Schritt bestand bis vor wenigen Jahren im Anfertigen einer *Myelographie*. Mit den Möglichkeiten, die die *Kernspintomographie* uns seit kurzer Zeit bietet, gerät die Myelographie nach unseren Erfahrungen jedoch in den Hintergrund. Wir konnten bei allen 13 Fällen mit Hilfe des NMR die Aszensionsstörung beweisen und erhielten Bilder, die dem intraoperativen Befund in vielen Fällen sehr nahe kamen.

Operation

Nach Sicherung der Diagnose mit dem NMR haben wir bei allen 13 Fällen eine Operation angeschlossen, auch bei den 4 Patienten, die noch keine neurologischen bzw. orthopädischen Symptome aufwiesen. Wir fanden intraoperativ am häufigsten ein *intraspinales Lipom* in 8 Fällen. Weitere Befunde waren *Diplomyelie* (2/13), *Epidermoidzyste* (2/13), *bindegewebige Verwachsungen* (2/13), *Diastematomyelie* (1/13) und ein *verdicktes Filum terminale* (1/13). Die Operationsergebnisse waren zufriedenstellend. In 11 Fällen war der neurologische Befund entsprechend dem präoperativen. Nur einmal kam es zu einer Enuresis bei einer Patientin, die präoperativ mit Enkopresis und Hohlfuß vorgestellt worden war. Einmal, bei einem Patienten mit sakraler Meningomyelocele, sahen wir eine deutliche Verbesserung gegenüber dem präoperativen Befund. Die vormals vorhandene Spastik bestand nicht mehr und die Bewegungsmöglichkeit des Patienten hat sich erheblich verbessert.

Zusammenfassung

Der klinische Verdacht auf eine Aszensionsstörung muß aufkommen bei kutanen Fehlbildungen der dorsalen Mittellinie, Fußdeformitäten, einem neurologischen Syndrom der unteren Extremitäten, insbesondere in Verbindung mit einer Inkontinenz. Die Diagnostik besteht in einer Röntgenübersichtsaufnahme und dem Anfertigen einer Kernspintomographie. Wir propagieren eine Operation zu einem frühen Zeitpunkt, da kaum Rückbildung bereits eingetretener Ausfälle zu erwarten ist – darin stimmen unsere Ergebnisse mit den Ergebnissen aus der Literatur überein –, und da in der Mehrzahl unserer Fälle eine langsame Progredienz der Ausfälle zu verzeichnen war. In der Hand eines in der Mikrochirurgie geübten Neurochirurgen ist der Eingriff arm an Nebenwirkungen.

Literatur

1. Anderson FM (1975) Occult spinal dysraphism: A series of 73 cases. Pediatrics 55:826
2. Till K (1968) Spinal dysraphism. A study of congenital malformation of the back. Dev Med Child Neurol 10:470
3. Udvarhelyi GB (1974) Mild forms of spinal dysraphism and associated conditions. In: Freeman J (ed) Practical management of myelomeningocele. Univ. Park Press, Baltimore

Möglichkeiten und Grenzen der sonographischen Diagnostik bei Rückenmarkerkrankungen des Säuglings und Kleinkindes

H. M. Straßburg, M. Sauer

Mit Hilfe nahfokussierter, hochauflösender Schallköpfe lassen sich in der Regel beim jungen Säugling das Rückenmark und seine Umgebungsstrukturen sicher erkennen (Leopold 1980; Hibbert 1981). Die Untersuchung erfolgt am besten in Bauch- oder Seitenlage mit leichter Ventralflexion der Wirbelsäule beim möglichst ruhigen Kind. Wegen der Oberflächennähe empfiehlt sich vor allem in der sagittalen Schnittebene ein Linear-Schallkopf mit zusätzlicher Bildvergrößerung.

Normalerweise lassen sich das echoreiche vordere und hintere Längsband, die Konturen der ansonsten echoarmen Medulla und der hochechogene Zentralkanal darstellen. Typischerweise erkennt man das Rückenmark an seinen kräftigen „Pulsationen", die sich bei Unruhe und gepreßtem Exspirium verstärken.
Die Abb. 1a und b zeigen das sonographische Bild bei einem gesunden Neugeborenen im sagittalen und transversalen Schnitt. Das Rückenmark ist deutlich von der Dura spinalis, den Knochenkernen der Wirbelkörper, den Knorpelstrukturen und dem umgebenden Bindegewebe zu differenzieren. Im Transversalschnitt sind zusätzlich die Rippen, die Wurzeln und das Ganglion spinale zu erkennen. Die Höhenlokalisation kann im sagittalen Schnitt schwierig sein. Typischerweise fin-

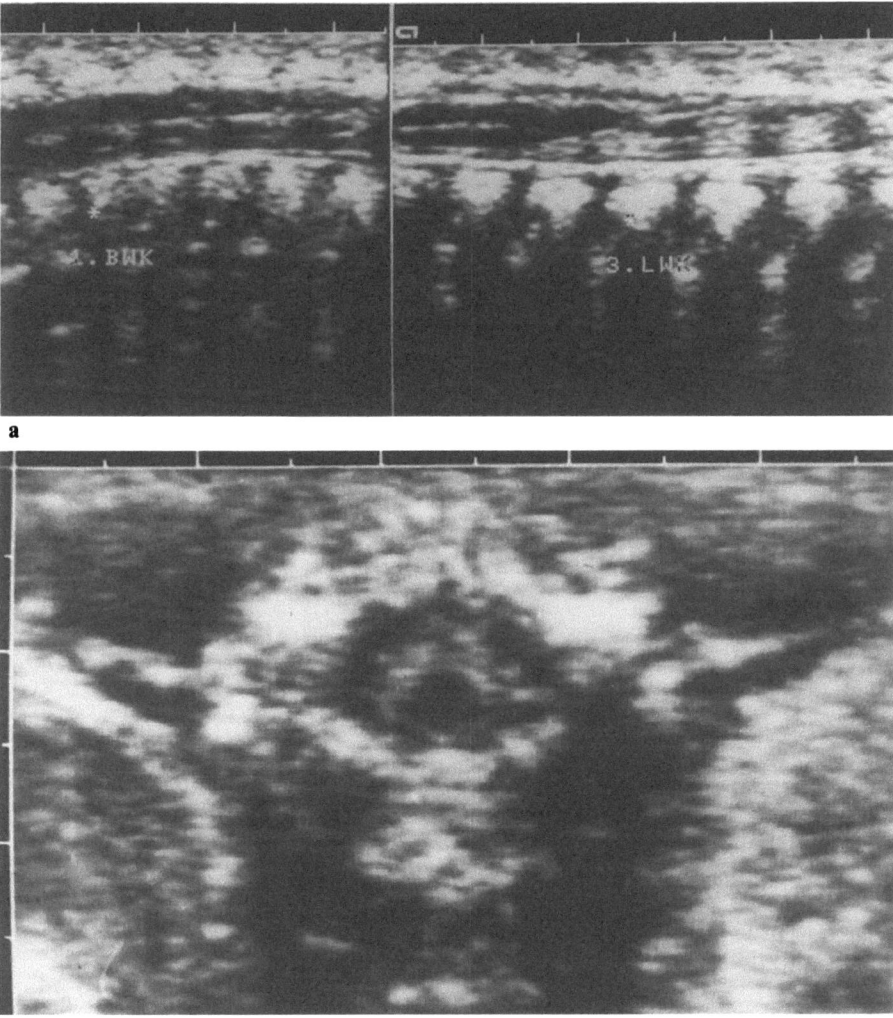

Abb. 1a, b. a Sagittalschnitt des Wirbelkanals und der umgebenden Strukturen im thorakolumbalen Bereich. **b** Transversalschnitt durch den Wirbelkanal und die umgebenden Strukturen im mittleren Brustwirbelbereich

det man den unteren Rückenmarkpol beim Neugeborenen in Höhe von L_3, nach dem 3. Lebensmonat ist der Conus caudae in der Regel in die Höhe von L_1 aszendiert. Eine Unterscheidung von grauer und weißer Substanz ist mit der heutigen Technik nicht möglich (Gusnard et al. 1987).

Nach dem 3. Lebensmonat erschwert die Ossifikation der Wirbelbögen sowie die dachziegelartige Anordnung der Dornfortsätze zuerst im Bereich der Brustwirbelsäule zunehmend die Sonographie in der Sagittalebene, nach dem 8. Lebensmonat in der Regel auch im Zervikal- und Lumbalbereich.

Im Transversalschnitt kann bei entsprechender Lagerung auch nach dem 1. Lebensjahr vor allem im Lendenwirbelbereich eine Darstellung erfolgen, außerdem ist die sonographische Untersuchung bei allen Formen eines unvollständigen Wirbelbogens, z.B. einer Spina bifida oder nach Laminektomie auch nach dem 1. Lebensjahr möglich.

Abweichungen vom Normalbefund sind bei den verschiedenen Ausprägungen einer Dysraphie zu erwarten, z.B. eine abnorme Ausweitung der Dura spinalis mit Deformierungen der Medulla oder strangförmigen Adhäsionen, dysontogenetischen Tumoren, z.B. Lipomen, zystischen intramedullären Veränderungen oder einem verdickten und verkürzten Filum terminale (Bode et al. 1985). Nach Operation einer Meningomyelocele können eindrucksvolle, z.T. auch flächige Verwachsungen des Rückenmarkes mit den Umgebungsstrukturen registriert werden (Abb. 2–4).

Zusätzliche Hinweise für eine mangelnde Aszension des Rückenmarkes sind durch objektive Messungen der Pulsationen zu erwarten, z.B. mit Hilfe der M-mode-Sonographie (Zieger u. Dörr 1988; Zieger et al. 1988). Möglicherweise helfen in Zukunft auch zusätzliche Registrierungen der Blutflußgeschwindigkeit in der A. spinalis anterior mit Hilfe der gepulsten Doppler-Sonographie.

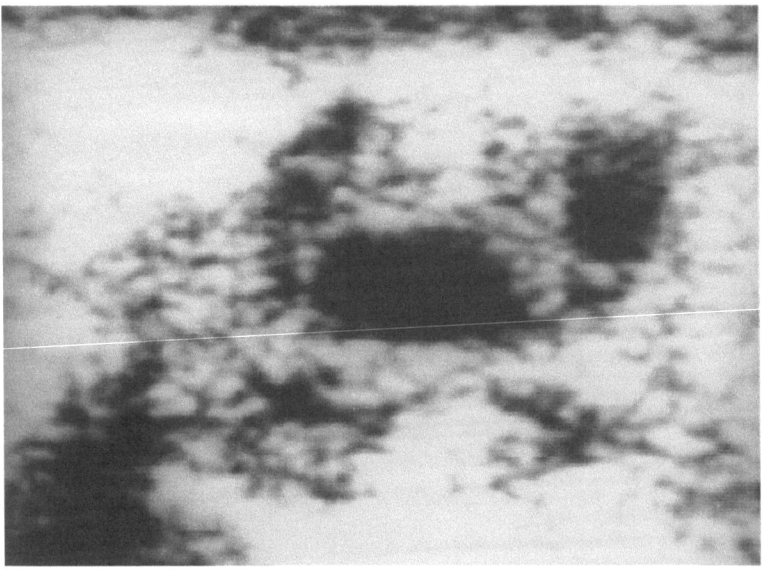

Abb. 2. Transversalschnitt im Bereich von L_1 bei einem Säugling mit lumbosakraler Meningomyelocele. Deutlich sind die ausgedehnten Verwachsungsstränge zwischen Rückenmark und Dura spinalis zu erkennen

Möglichkeiten und Grenzen der sonographischen Diagnostik 319

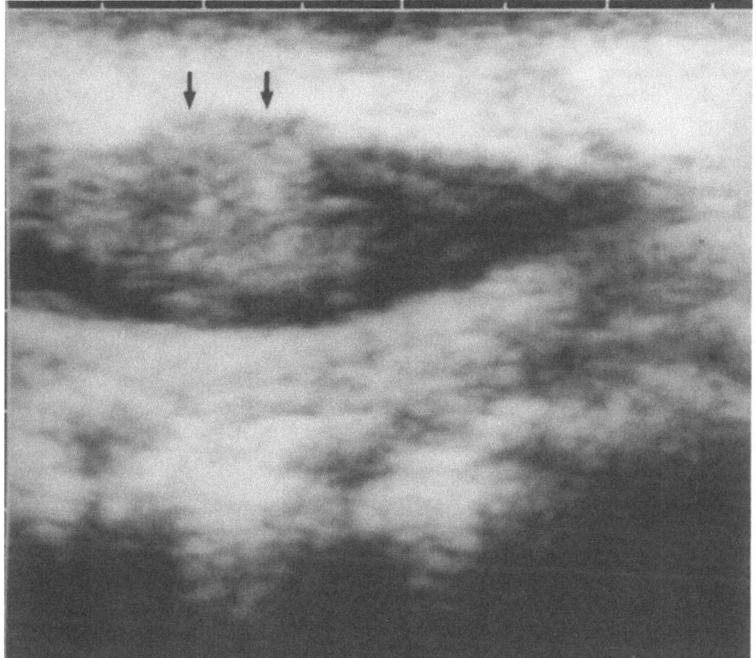

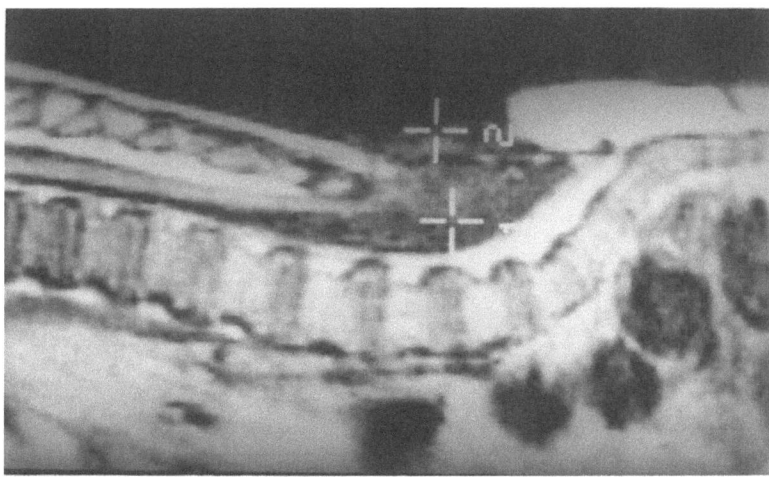

Abb. 3a, b. a Sagittales US-Schnittbild des erweiterten kaudalen Duralsackes mit mäßig echogenem Tumorkonglomerat bei einem 1½jährigen Patienten mit operierter MMC und progredienter neurologischer Symptomatik unterhalb von L_2. **b** zugehörige Kernspintomographie. – Intraoperativ fanden sich narbig-granulomatöse Veränderungen und ein straff gespanntes Rückenmark

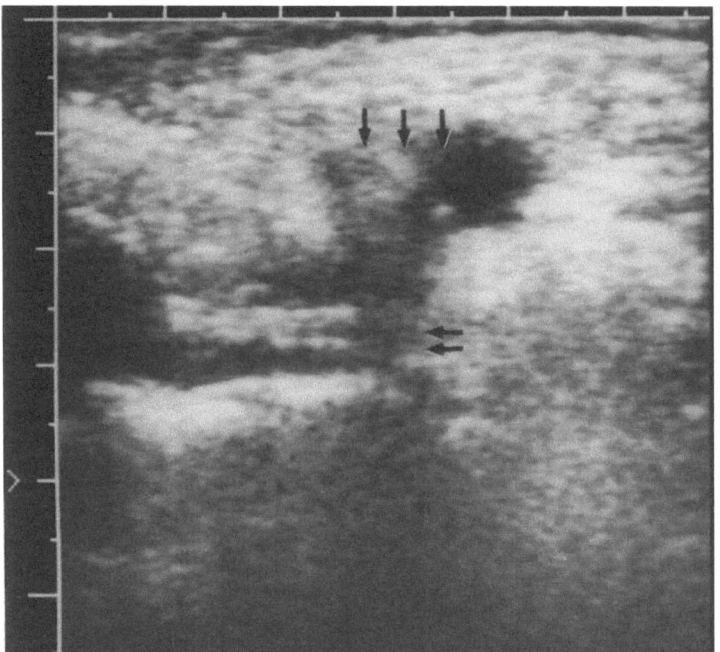

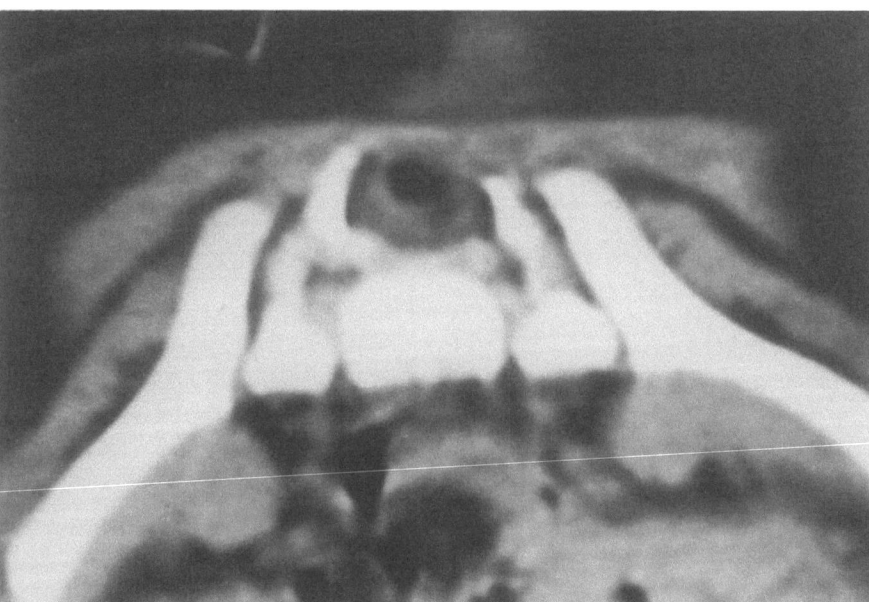

Abb. 4a, b. a Parasagittales US-Schnittbild bei einem 10 Monate alten Patienten mit weichfluktuierender Vorwölbung gluteal rechts. Man erkennt den kaudalen Duralsack mit einer auffallend echogenen Cauda equina ⇇ und darüber ein unregelmäßig begrenztes, z.T. echofreies, z.T. mit mäßig echogenen Strukturen angefülltes Gebilde ↓↓↓. **b** Zugehöriges Röntgen-CT mit sakraler Wirbelbogenspalte. – Intraoperativ fand sich eine atypische, laterale Meningocele mit einem Lipofibrom

Epi- und subdurale Blutungen, peri- und intradurale Abszesse sowie intra- und extramedulläre Tumoren können sonographisch diagnostiziert werden, was jedoch von der Lokalisation, dem Lebensalter und der Ausdehnung des Befundes abhängig ist (Sauter u. Klemm 1988). So konnten wir intramedulläre Tumore (ein zervikales Stiftastrozytom und ein Stiftlipom) bei Kindern nach dem 8. Lebensmonat sonographisch nicht mehr befriedigend darstellen, hier hat sich die intraoperative Ultraschalldiagnostik aber bewährt. Bei allen unklaren Hautveränderungen über der gesamten Wirbelsäule, vor allem nicht einsehbaren Dermalsinus, Vorwölbungen und Hämangiomen sollte mit Hilfe der Sonographie nach Hinweisen für Veränderungen an den Rückenmarkstrukturen gesucht werden. Auch bei unklaren Veränderungen im Glutealbereich, z.B. Hämangiomen, sollte an abnorme Meningocelen, die evtl. mit dysontogenetischen Tumoren kombiniert sein können, gedacht werden (Kajiwara et al. 1985).

Allerdings konnten wir bei der Untersuchung von 21 Neugeborenen und Säuglingen in den ersten 2 Lebensmonaten mit einem sakrokokzygealen Dermalsinus weder einen auffallenden Tiefstand des Rückenmarks noch Hinweise auf sonstige Veränderungen im Sinne einer dysraphischen Störung feststellen.

Arteriovenöse Gefäßmalformationen, z.B. Angiome, können im Rückenmarkbereich Querschnittsymptome unterschiedlicher Ausprägung hervorrufen. Mit Hilfe der Duplex-Scan-Untersuchung ist es u.U. möglich, die Blutflußgeschwindigkeit in der A. spinalis anterior dopplersonographisch zu registrieren. Wir konnten bei einem Säugling in der 3. Lebenswoche mit dem klinischen Bild einer armbetonten Tetraparese nach operativer Unterbindung eines arteriovenösen Shunts im Zervikalmarkbereich eine Normalisierung der Blutflußgeschwindigkeit in der A. spinalis anterior dokumentieren. 6 Wochen später kam es nach vorübergehender Besserung zu einer erneuten Exazerbation der neurologischen Symptomatik, jetzt ließen sich als Korrelat eines atrioventrikulären Angiomrezidivs hochamplitudige, irreguläre Doppler-Signale registrieren. Der kraniozervikale Übergang läßt sich besser mit einem hochauflösenden Sektorschallkopf, evtl. unter Verwendung einer Vorlaufstrecke (z.B. eines Silikonkissens) darstellen, was vor allem beim Arnold-Chiari-Syndrom sinnvoll sein kann. Neben der direkten Sonographie der Rückenmarkstrukturen sollte bei allen Kindern mit Symptomen einer spinalen Funktionsstörung eine sonographische Untersuchung des Abdomens, vor allem der Harnblase vor und nach Miktion, sowie beider Nieren vorgenommen werden.

Literatur

Bode H, Sauer M, Straßburg HM, Gilsbach HH (1985) Das Tethered-cord-Syndrom. Klin Pädiat 197:409–414

Gusnard DA, Naidich TP, Yousefzadeh DK, Haughton VM (1987) The neonatal spine – Ultrasonic anatomy of the normal neonatal and infant spine: Correlation with cryomicrotome sections and CT. In: Naidich TP, Quencer RM (eds) Clinical neurosonography. Springer, Berlin Heidelberg New York Tokyo, pp 127–145

Hibbert CS, Delaygue C, McGlen B, Porter RW (1981) Measurement of the lumbar spinal canal by diagnostic ultrasound. Br J Radiol 54:905–907

Kajiwara H, Matsukado Y, Hiraki T, Yokota A (1985) Intraspinal communication of sacrococcygeal dermal sinuses. Childs Nerv Syst 1:264–267

Leopold GR (1980) Ultrasonography of superficially located structures. Radiol Clin North Am 18:161–173
Sauter R, Klemm T (1988) Spinale Sonographie eines Neugeborenen mit postpartaler Querschnittssymptomatik. Klin Pädiat 200:70–73
Zieger M, Dörr U (1988) Pediatric spinal sonography. Part I: Anatomy and examination technique. Pediatr Radiol 18:9–13
Zieger M, Dörr U, Schulz RD (1988) Pediatric spinal sonography. Part II: Malformation and mass lesions. Pediatr Radiol 18:105–111

Spinale Raumforderungen im Kindesalter – Vergleich von Kernspintomographie und Computertomographie

P. Baierl, G. Fenzl, Ch. Förster, H. Fendel, T. Hilbertz

Einleitung

Die Einführung der Kernspintomographie (KST) vor einigen Jahren bedeutete für die Diagnostik spinaler Raumforderungen eine Zäsur wie die Einführung der Computertomographie etwa ein Jahrzehnt vorher [2]. Die ausgezeichnete Bildqualität bei der Darstellung der Wirbelsäule und des Rückenmarks führte dazu, daß die KST die bisher üblichen Methoden (Myelographie, CT, Myelo-CT) ergänzte, in einigen Fällen auch bereits ersetzte. Gerade in der Kinderradiologie ist das Fehlen von ionisierender Strahlung und die Nicht-Invasivität ein wichtiges Argument für den Einsatz der KST. Das zu Klärende bei dieser Studie war: Welches ist die optimale Untersuchungsmethode bei einer gegebenen Fragestellung?

Material und Methoden

35 Kinder (Alter: 1 Monat–18 Jahre) mit spinalen Raumforderungen wurden mit Hilfe eines supraleitenden Magneten (MAGNETOM, Siemens) bei 0,35 und 1,0 T untersucht. In allen Fällen kamen T_1- und T_2-gewichtete Sequenzen zur Anwendung, die Schichtdicke betrug 5–8 mm. Die Untersuchungsdauer betrug ca. 1 h. Für die Bildqualität unerläßlich waren spezielle Oberflächenspulen. Kinder und Säuglinge bis zum 5. Lebensjahr benötigten i.allg. eine Narkose. 30 CT-Untersuchungen lagen im Vergleich vor, davon 7 mit intrathekalem Kontrast.

Ergebnisse

8 Kinder hatten eine intramedulläre, 27 eine extramedulläre Raumforderung. Bei den intramedullären Prozessen ergab die Auswertung eine klare Überlegenheit

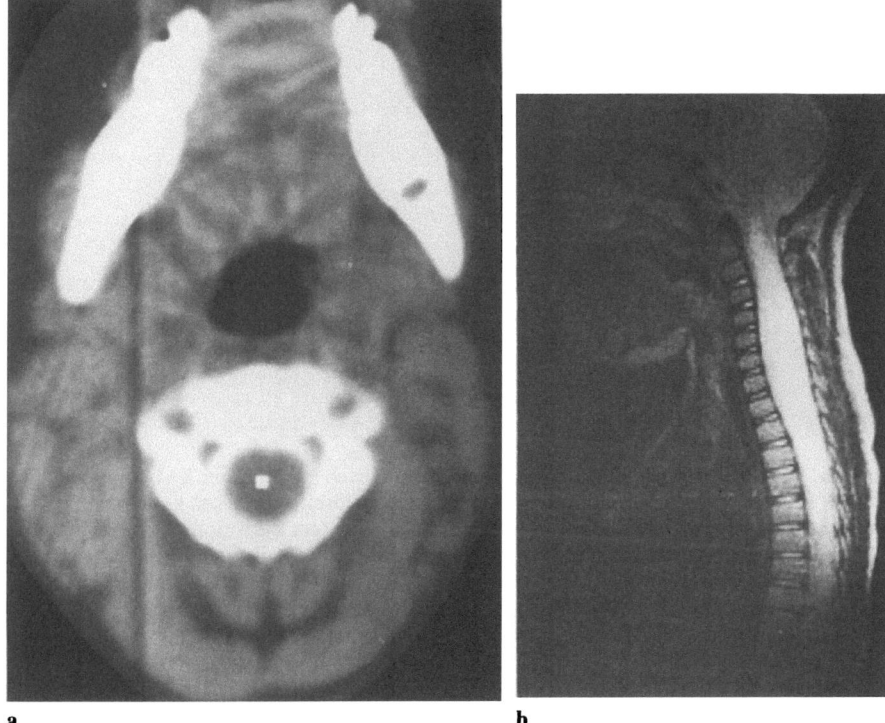

Abb. 1a, b. 2jähriger Junge mit Tetraplegie. **a** Das Myelo-CT zeigt eine Auftreibung des Halsmarks durch eine hypodense Raumforderung. **b** Im T_2-betonten sagittalen Kernspintomogramm (SE 2000/90) ist ein signalreicher Tumor von C_1 bis Th_6 mit erheblicher Auftreibung des Marks erkennbar. Die kraniokaudale Ausdehnung des Prozesses ist gut zu beurteilen. Histologie: Astrozytom

der KST gegenüber der CT in Hinsicht auf Sensitivität, Spezifität und Ausdehnung der Raumforderungen (Abb. 1a, b). Immerhin 3 Befunde konnten nur in der KST diagnostiziert werden. Bei den extramedullären Raumforderungen war das Ergebnis nicht so einheitlich. Mit einer Ausnahme wurden alle pathologischen Veränderungen mit beiden Methoden erkannt. Die Artdiagnose gelang bei den vom Knochen ausgehenden Tumoren mit dem CT besser, bei den Angiomen war die KST überlegen (Abb. 2a, b). Bei der Beurteilung der Ausdehnung einer Raumforderung waren in 6/28 Fällen CT und KST komplementär. Dies bedeutet, daß Destruktionen des kompakten Knochens im CT besser zu sehen waren, Infiltrationen des Markraums und des Spinalkanals besser in der KST. Das Ausmaß eines pathologischen Prozesses ließ sich nur richtig beurteilen, wenn beide Methoden zur Diagnose herangezogen werden.

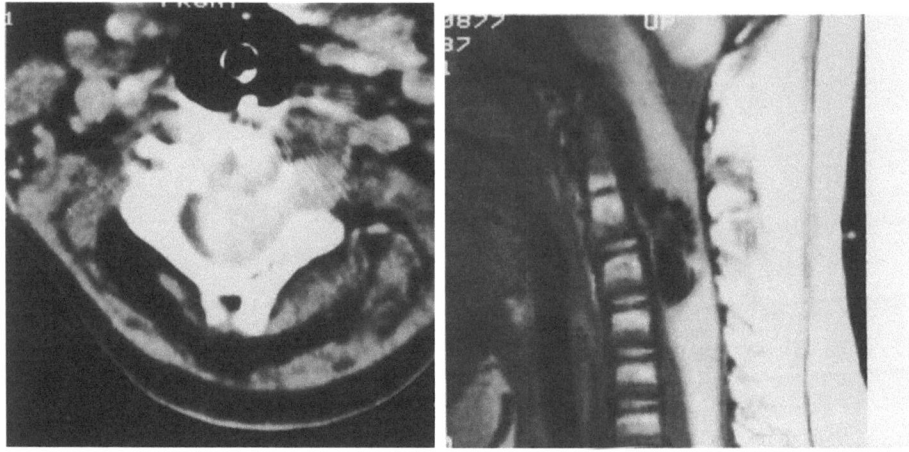

a **b**
Abb. 2a, b. 9jähriger Junge mit Tetraplegie. **a** Das CT nach intravenöser KM-Gabe zeigt eine deutlich KM-aufnehmende Raumforderung, die sanduhrförmig durch das linke Foramen hindurchwächst. Das Rückenmark mit dem Liquorraum ist extrem komprimiert und erscheint als halbmondförmige, hypodense Zone am rechten Rand des Spinalkanals. **b** Im sagittalen T_1-betonten Kernspintomogramm (SE 500/17) ist der Tumor in seiner kraniokaudalen Ausdehnung genau beurteilbar. Die signalfreien Areale innerhalb des Tumors sind beweisend für einen Gefäßprozeß. Histologie: Angiofibrom mit Versorgung aus der linken A. vertebralis

Diskussion

Die Ergebnisse dieser und anderer Studien [1] zeigen, daß bei intramedullären Raumforderungen die KST die Methode der Wahl darstellt. Bei extramedullären Prozessen ist der Ursprung der Läsion entscheidend. Geht sie vom kompakten Knochen aus, zeigt ein CT die Veränderungen besser. Die Infiltration des Knochenmarks und die intraspinale Ausdehnung sind wiederum in der KST am frühesten erkennbar. Intraspinal wachsende Tumoren (z.B. Angiome oder intradural-extramedulläre Tumoren) sollten primär mit Hilfe der KST untersucht werden. Einen entscheidenden zusätzlichen Vorteil könnte in der KST der Einsatz des spezifischen Kontrastmittels Gd-DTPA mit sich bringen [3].

Literatur

1. Fenzl G, Heywang SH, Vogl T, Obermüller J, Einhäupl K, Clados D, Steinhoff H (1986) Die Kernspintomographie der Wirbelsäule und des Rückenmarks im Vergleich zu Computertomographie und Myelographie. Fortschr Röntgenstr 144:636–643
2. Modic MT, Weinstein MA, Pavlicek W, Stames DL, Duchesneau PM, Boumphrey F, Hardy JR (1983) NMR imaging of the spine. Radiology 148:757
3. Sze G, Krol G, Zimmerman RD, Deck MDF (1988) Malignant extradural spinal tumors: MR imaging with Gd-DTPA. Radiology 167:217–223

Diagnostisches Vorgehen bei spinalen Prozessen im Kindesalter — Ergänzende elektrophysiologische und neuroradiologische Untersuchungen

M. Sauer, R. Scheremet, H. M. Straßburg

Spinale Prozesse sind im Kindesalter vergleichsweise selten. Ursächlich in Frage kommen Raumforderungen, vaskuläre Malformationen, zystische Liquoransammlungen, entzündliche Prozesse — vor allem Myelitiden —, traumatische Veränderungen und Fehlbildungen. Neben der direkten Rückenmarksschädigung durch den zugrundeliegenden Prozeß ist die Rückenmarkskompression als zusätzliche Schädigungsmöglichkeit bei den engen räumlichen Verhältnissen im Spinalkanal für die Auswahl einer rasch zum Ziele führenden Diagnostik entscheidend.

Der Einsatz der modernen, bildgebenden Verfahren und neue operationstechnische Möglichkeiten haben die diagnostische Abklärung einmal weniger invasiv und schonender und andererseits bisher inoperable Prozesse einer Therapie zugänglich gemacht.

Je nach zugrundeliegendem Prozeß muß die diagnostische Strategie gestaltet werden. Insbesondere bei rasch progredienter spinaler Symptomatik mit drohendem Querschnitt muß jederzeit eine NMR-Untersuchung möglich und durchführbar sein, während andererseits bei entzündlichen Rückenmarkserkrankungen in erster Linie eine subtile Liquoruntersuchung zur Diagnose verhilft.

Bei Gefahr der spinalen Kompression bei rasch zunehmender spinaler Symptomatik gilt es u.U. gefährliche diagnostische Schritte zu vermeiden, z.B. eine unsachgemäß durchgefürte Liquorpunktion. Hier muß nach subtiler neurologischer Untersuchung die Kernspintomographie an erster Stelle stehen, während andererseits nach Ausschluß einer spinalen Raumforderung zur differentialdiagnostischen Klärung die Liquoranalyse und die Untersuchung der Liquordynamik (insbesondere durch den immer noch aktuellen „Queckenstedt") die entscheidenden Informationen liefert.

Somit gestaltet sich das diagnostische Vorgehen wie folgt:

1. *subtile neurologische Untersuchung,*

2. *bildgebende Verfahren.*
   a) *Nativröntgen* in den verschiedenen Ebenen und Funktionsstellungen.
      Vorteil: Einfach, schnell verfügbar.
      Nachteil: Nur röntgendichte Prozesse werden direkt dargestellt.
   b) *Computertomographie*
      Vorteil: Direkte Darstellung des Prozesses. Weitere Differenzierung durch Kontrastmittel-Anfärbeverhalten möglich. Lagebeziehungen zu knöchernen und Weichteilstrukturen sind meist erkennbar. Dadurch gute Höhen- und Seitenlokalisation für die Operation und gute Hinweise auf die Artdiagnose. In Kombination mit der Myelographie eine Verfeinerung der Lage-

beziehungen und Hinweis auf Liquordynamik bei Liquorgebilden. Zusammen mit den sog. „Wasserbildern" des Kernspintomogramms erübrigt sich aber wohl in Zukunft weitestgehend die myelographische Abklärung.
Nachteile: Unter Umständen starke Artefakte besonders im thorakalen Bereich bis hin zur fehlenden Verwertbarkeit. Bei schlechter Kontrastmittelaufnahme des Prozesses kaum Abgrenzung gegen das Rückenmark bzw. gegen die Nervenwurzeln.

c) *Kernspintomographie (NMR)*
Vorteile: Kaum Artefakte, nichtinvasiv, keine Strahlenbelastung, direkte Darstellung des Prozesses, gute Auflösung der Lagebeziehungen zu Weichteilstrukturen. Primäre Bilddarstellung in verschiedenen Ebenen möglich und dadurch gute Auflösung auch in sagittaler und koronarer Ebene. Mit den sog. „Wasserbildern" sind nichtinvasiv myelographieähnliche Liquorraumdarstellungen möglich. Bei primär zusammenhängender Darstellung der Rückenmarksachse eignet sich die Kernspintomographie auch als Suchmethode und zur Darstellung der Ausdehnung eines Prozesses. Außer soliden Prozessen zeigt die Kernspintomographie nichtinvasiv auch angiomatöse Veränderungen, durch schwarz dargestellte Gefäßlumina können die Lagebeziehungen zu den übrigen Rückenmarksstrukturen gut dargestellt werden.
Nachteile: Noch kostenintensiv, nicht überall verfügbar und bei größeren Metallimplantaten nicht durchführbar.

d) *Szintigraphie*
Vorteile: Wenig belastende Suchmethode bei Verdacht auf multiple, maligne und entzündliche Prozesse, insbesondere auch Prozesse im Bereiche der benachbarten Knochenstrukturen.
Nachteile: Nur grobe anatomische Darstellung der Lagebeziehungen. Praktisch nur positiv bei entzündlichen und malignen Prozessen.

e) *Myelographie*
Vorteil: Lagebeziehung des Prozesses zur Dura und Rückenmark werden mit dieser Methode besonders deutlich. Es gelingt eine besonders einfache und direkte Segmentzuordnung, wodurch vielfach noch ein sicherer und gezielter chirurgischer Zugang möglich ist. Durch die gleichzeitige Liquorentnahme ist Analyse desselben möglich. Bei freier Liquorpassage ist eine Beurteilung des gesamten Wirbelkanals möglich.
Nachteil: Gefahr der neurologischen Dekompensation durch axiale Verschiebung. Bei komplettem Kontrastmittelstop ist die Darstellung der oberen Begrenzung einer möglichen Raumforderung nur durch zweite Kontrastmittelfüllung möglich. Keine direkte Darstellung der Raumforderung.

f) *Angiographie*
Vorteile: Beste Auflösung, dynamische Darstellung und gute Darstellung der Lagebeziehungen zu Knochenstrukturen bei vaskulären Fehlbildungen. Einzige Möglichkeit, die Hämodynamik, die Zu- und Abflüsse und die Kollateralen darzustellen.
Nachteile: Aufwendig, belastend. Schlecht dargestellte Lagebeziehungen zu Weichteilstrukturen.

3. Elektrophysiologische Untersuchungsmethoden

Hier spielen vor allen Dingen die somatosensiblen afferenten Leitungsmessungen mittels evozierter Potentiale eine wichtige Rolle. Zur spinalen Höhelokalisation eignen sich vor allen Dingen zwei methodische Ansätze:
1. Hautsegmentreizung und Ableitung der entsprechenden kortikalen EP mit Darstellbarkeit derselben nach Reizung oberhalb des Segmentes des spinalen Prozesses und Erlöschen des EP nach Reizung darunter.
2. Ableitung der thorakalen und zervikalen spinalen und der entsprechenden kortikalen EP nach Reizung der Nervenhauptstämme an Bein (N. tibialis posterior bzw. N. femoralis) und Arm (N. medianus).

4. Liquordiagnostik

Wie oben schon ausgeführt, sollte hier zunächst eine strenge Indikationsstellung erfolgen, wegen der Gefahr der akuten Dekompensation nach lumbaler Liquorentnahme durch axiale Verschiebung bei spinalen, raumfordernden Prozessen. Andererseits steht dem gegenüber die Unentbehrlichkeit der subtilen Liquoranalyse bei entzündlichen, degenerativen, neurometabolen und neuroimmunologischen Spinalerkrankungen.

Diskussion

Die Auswahl des diagnostischen Vorgehens muß die Progredienz von Ausfällen berücksichtigen, da hierdurch auch die zur Verfügung stehende Zeit bestimmt wird.
Im Säuglings- und Kleinkindalter ist der Spinalkanal insbesondere auch beim Vorliegen einer Dysraphie auch einer sonographischen Exploration zugänglich, insbesondere ist hierdurch u.a. eine Höhenlokalisation des Conus medullaris und damit die Diagnose des Tethered-cord-Syndroms möglich.
Die Anamnesendauer bei spinalen raumfordernden Prozessen ist in der Regel abhängig von der Höhenlokalisation und von der Beziehung zum Rückenmark – intra-extramedullär, extradural – sowie von der Art der Raumforderung.
Bei 21 kindlichen Patienten mit spinalen raumfordernden Prozessen kam es in 3 Fällen zu einem akuten bis subakuten Querschnittsbild innerhalb von wenigen Stunden bis zu 1 Woche. Dabei zeigte die dramatischste Progression 1 Patient mit einem großen, raumfordernd wirkenden AV-Angiom, also einer vaskulären Malformation. In einem weiteren Fall lag eine spinale Metastase eines Ewing-Sarkoms vor.
Die Inzidenz vaskulärer, raumfordernd wirkender spinaler Malformationen liegt in allen größeren Statistiken zwischen 1–5%, wobei – ähnlich den zerebralen vaskulären Malformationen – die Häufigkeit klinischer Erscheinungen mit jedem Lebensjahrzehnt stark zunimmt. Gerade bei vaskulären Fehlbildungen bzw. auch bei stark vaskularisierten Tumoren kann u.a. die interventionelle Neuroradiologie durch evtl. Embolisation zusätzlich oder als Alternative zum neurochirurgischen Eingriff sinnvoll sein. Auch hier erscheint als primäre diagnostische Maßnahme eine frühzeitig durchgeführte Kernspintomographie sinnvoll, wobei sich

im Kernspintomogramm die von fließendem Blut gefüllten Gefäßektasien schwarz darstellen, da keine Signaldetektion möglich ist.

Zu den frühen Symptomen spinaler Prozesse gehören beinbetonte motorische Ausfälle sowie Störungen der Blasen- und Darmfunktion. Eine nicht unerhebliche Rolle bei spinalen raumfordernden Prozessen spielen Schmerzangaben. Hierzu zählen auch das sog. schmerzreflektorische Fehlhaltungssyndrom der Wirbelsäule, einschließlich dem schmerzreflektorischen Schiefhals. Gerade für das Säuglings- und Kleinkindalter ist es wichtig, auch die averbalen Schmerzäußerungen richtig zu interpretieren.

Mittels Untersuchung der thorakalen und zervikalen spinalen und der zugehörigen kortikalen evozierten Potentiale läßt sich in der Regel eine orientierende Höhenlokalisation der afferenten Leitungsunterbrechung durchführen, wobei auch gelegentlich eine Differenzierung zwischen entzündlichen und raumfordernden Prozessen möglich ist. Die entzündlichen akuten Prozesse führen zunächst in der Regel zu einer totalen Leitungsunterbrechung oder zur Dispersion und Latenzverzögerung der EP, während zu Beginn eines spinalen raumfordernden Geschehens zunächst Amplitudenreduktionen der EP zu erwarten sind. Inwieweit diese elektrophysiologischen Untersuchungen aussagekräftig bei der Beurteilung der kranialen Aszensionshemmung und einer evtl. Operationsindikation sind, bedarf weiterer Untersuchungen.

Kernspintomographie bei Spina bifida

P. Baierl, D. Vogl, K. Zimmermann, Ch. Förster, H. Fendel, R. Tiling

Einleitung

Bis vor kurzem konnten die intraspinalen Anteile bei Kindern mit spinalen Dysraphien nur mit Hilfe der Myelographie bzw. des Myelo-CT untersucht werden [1]. Bei Säuglingen bis zum Ende des 1. Lebensjahres stellt die Sonographie eine einfache und schnelle Screening-Methode für intraspinale Veränderungen dar [3]. Die Kernspintomographie (KST) bietet eine multiplanare Abbildung des Rückenmarks unabhängig vom Alter des Patienten [2]. Die KST ist nichtinvasiv und ohne ionisierende Strahlen. Die Ziele der vorliegenden prospektiven Studie waren:
- Untersuchung der Einsatzmöglichkeiten der KST als Screening-Methode bei Kindern mit spinalen Dysraphien.
- Prüfung, inwiefern die KST invasivere Methoden (Myelo-CT) ersetzen kann.

Material und Methoden

80 Untersuchungen an 70 Kindern im Alter von 1 Woche bis 18 Jahren wurden an einem supraleitenden Magneten (MAGNETOM, Siemens) bei einer Feldstärke von 1,0 T durchgeführt. 40 Kinder waren unmittelbar nach der Geburt an einer Myelomeningocele (MMZ) operiert worden. 30 Kinder boten klinische Symptome und Befunde, die die Verdachtsdiagnose einer spinalen Dysraphie zur Folge hatten. Mit Hilfe einer speziellen Oberflächenspule wurden sagittale und transversale, 5 mm dicke Schichten aufgenommen. Das Routineprogramm bestand nur aus T_1-betonten Spin-Echo-Sequenzen (SE 500/17 oder SE 500/23). Die Untersuchungsdauer betrug ca. 30 min. Bei Kindern unter 4 Jahren war eine Allgemeinnarkose erforderlich. 12 der Patienten hatten zusätzlich ein CT (davon 6 mit intrathekalem Kontrast).

Ergebnisse

Ein Tethered-cord-Syndrom (tiefstehender Konus und/oder verdicktes Filum terminale) wurde in 72% (29/40) der Kinder mit einer primär operierten MMZ gefunden. 14 dieser Patienten (35%) zeigten eine Hydromyelie, 3 eine Diastematomyelie. Kleinere Adhäsionen waren bei allen Kindern dieser Gruppe nachweisbar. Von den symptomatischen Kindern hatten 6 (20%) ein Tethered-cord-Syndrom, 4 hatten eine kaudale Regression des Rückenmarks, 2 eine Diastematomyelie. 14 Untersuchungen (47%) waren unauffällig. Bei 4 Kindern war der Befund unklar, und ein Myelo-CT wurde durchgeführt.
Ein intraspinales Lipom war nicht immer mit einer Anheftung des Rückenmarks verknüpft. Bei 10 Kindern mit einem Tethered-cord-Syndrom wurde kein Lipom gefunden. Im Gegensatz dazu zeigte sich bei 6 der insgesamt 31 Lipome kein Tethered-cord-Syndrom.
Die 12 CT-Untersuchungen wurden mit den entsprechenden MR-Studien verglichen. Mit 2 Ausnahmen (Nachweis eines Knochensporns bei Kindern mit einer Diastematomyelie) brachte das CT keine zusätzlichen Informationen (Abb. 1 und 2a, b). Auf der Basis der MR-Befunde und der Klinik wurden Empfehlungen für eine operative Behandlung des Lipoms und/oder Tethered-cord-Syndroms gegeben. Bis jetzt sind 12 Kinder operiert worden. In allen Fällen konnte die MR-Diagnose durch die Operation bestätigt werden.

Diskussion

In dieser Studie stellte sich die KST als eine sichere und einfache Methode für die Abklärung der intraspinalen Verhältnisse heraus. Ein eindeutig positiver und ein eindeutig negativer Befund konnten allein mit Hilfe der KST aufgestellt werden. Nur in den wenigen unklaren Fällen bzw. bei Vorliegen einer Diastematomyelie war noch ein ergänzendes Myelo-CT notwendig. Während zu Beginn der Studie noch alle pathologischen Befunde mit Hilfe des CT verifiziert wurden, wurde später die KST bei allen eindeutigen Fällen als einzige Methode, d.h. als Methode der Wahl eingesetzt.

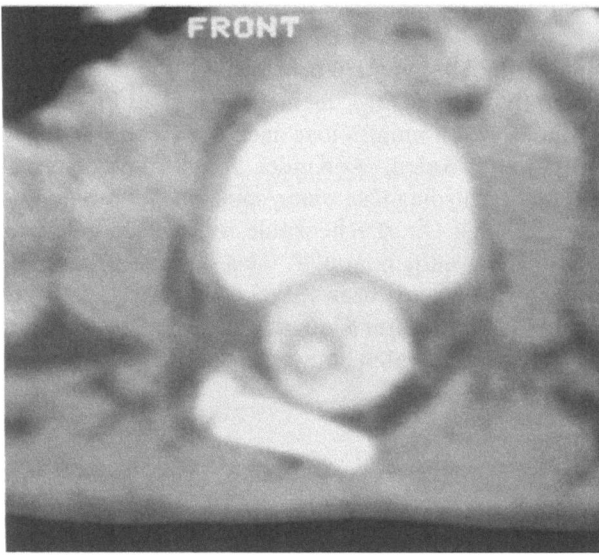

Abb. 1. 5jähriges Mädchen mit Blasen- und Gangstörungen. Myelo-CT im Lumbalbereich. Nachweis einer Hydromyelie mit Übertritt des Kontrastmittels in den intramedullären Hohlraum

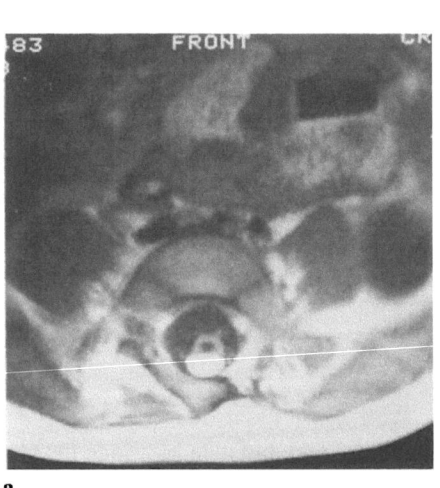 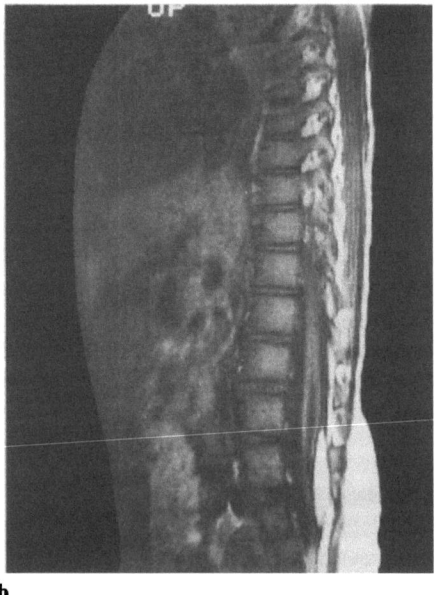

a b

Abb. 2a, b. Gleiche Patientin wie in Abb. 1. **a** T_1-betontes transversales Kernspintomogramm (SE 500/17). Die Hydromyelie ist wie im Myelo-CT nachweisbar, erscheint hier aber signalarm. Zusätzlich zeigt sich dorsal davon ein intraspinales, signalreiches Lipom (in Abb. 1 wegen der anderen Schichtposition nicht abgebildet). **b** Sagittales Kernspintomogramm, gleiche Sequenz wie in a. Eindeutiger Nachweis eines Tethered-cord-Syndroms mit: Konustiefstand, verdicktem Filum terminale, Anheftung des Rückenmarks an ein im kaudalen Duralsack gelegenes Lipom, Hydromyelie

Literatur

1. Holtzmann R (1985) The tethered spinal cord. Thieme-Stratton, New York
2. Naidich TP, Fernbach SK, Mc Lone DG, Shkolnik A (1984) Sonography of the caudal spine and back: Congenital anomalies in children. AJNR 5:221–234
3. Modic MT, Weinstein MA, Pavlicek W, Starnes DL, Duchesneau PM, Boumphrey F, Hardy RJ (1983) MNR Imaging of the spine. Radiology 148:757

Einsatz früher akustisch evozierter Potentiale in der Hirnstammdiagnostik – Prognose und Verlaufsbeobachtung von Kindern mit Spina bifida

H. Lauffer, D. Wenzel, E. Strehl, U. Hilber

Einleitung

Kinder mit Meningomyelocele weisen in einem hohen Prozentsatz auch Fehlbildungen im Hirnstammbereich auf [2]. Als Ursache ist eine Fixierung des Rückenmarks im Bereich der Cele am umgebenden Bindegewebe anzunehmen, welche zu einer Hemmung der sonst physiologischerweise stattfindenden Aszension führt. Durch Zug am Rückenmark kommt es zu einer Kaudalverlagerung des Kleinhirnwurmes sowie der Medulla oblongata, auch als Arnold-Chiarische Mißbildung Typ II bezeichnet. Mit ihr geht in der Regel die Ausbildung eines Hydrozephalus einher. Glücklicherweise zeigt nur ein Teil der betroffenen Kinder auch manifeste Hirnstammdysfunktionen. Akustisch evozierte Hirnstammpotentiale stellen einen empfindlichen Indikator in bezug auf die funktionelle Integrität des Hirnstammes dar [1, 3]. In der vorliegenden Arbeit sollte untersucht werden, welchen Beitrag AEHPs in bezug auf Prognose bzw. Diagnostik von Hirnstammdysfunktionen bei Kindern mit Meningomyelocele leisten können.

Patienten und Ergebnisse

Untersucht wurden 20 Kinder, hauptsächlich der Geburtsjahrgänge 1987 und 1988, möglichst frühzeitig nach der Geburt, ergänzend auch einige ältere Kinder. Nur 3 Patienten hatten keinen Hydrozephalus, bei allen erhielten wir normale AEHP. Auch 2 Kinder mit nur geringgradig ausgeprägtem Hydrozephalus, allerdings mit Shunt-Implantation, zeigten ebenfalls normale Potentiale. Die überwiegende Mehrzahl unserer Kinder wies jedoch pathologische Hirnstammpotentiale auf. So lag vor allem die I/V-Überleitungszeit deutlich oberhalb der altersspezifischen Normgrenzen. Dies war bei den älteren Kindern etwas weniger ausgeprägt als im 1. Lebensjahr. Die Leitungsverzögerung betrifft somit vornehmlich den oberen Hirnstammbereich zwischen Brücke und Lemniscus lateralis.

Bei 5 Kindern mit massivem Hydrozephalus konnten Verlaufsbeobachtungen im 1. Lebensjahr durchgeführt werden. Ein Beispiel ist in Abb. 1 gegeben. Die 1. Ableitung im Alter von 3 Monaten zeigt bis auf eine erhaltene Welle I und II ein fast flaches Hirnstammpotential, die Wellen III und V sind nicht mehr identifizierbar.

Zu diesem Zeitpunkt liegen klinisch erhebliche Hirnstammausfälle vor: rezdivierende Zyanoseanfälle mit Stridor zwangen zur Tracheotomie, die Nahrung muß per Sonde zugeführt werden, ein Gaumensegel-EMG zeigt auf der linken Seite einen völligen Innervationsausfall. Die 2. Ableitung im Alter von 6 Monaten zeigt bereits eine deutliche Besserungstendenz des AEHP, wobei die Welle V jetzt zumindest andeutungsweise wieder zu erkennen ist. Im Alter von 9 Monaten schließlich lassen sich die Hauptkomponenten des AEHP nun wieder sicher nachweisen, allerdings liegen die Leitzeiten noch deutlich oberhalb des Normbereichs. Bis zu diesem Zeitpunkt haben sich auch die Hirnstammdysfunktionen bereits deutlich zurückgebildet. Es ist eine zumindest teilweise Ernährung ohne Sonde möglich, auch die trotz Tracheotomie zwischenzeitlich immer noch auftretenden Apnoen hatten numehr sistiert. Ähnliche Verläufe hinsichtlich des Wiederauftretens der Komponenten III und V konnten auch bei anderen Kindern beobachtet werden.

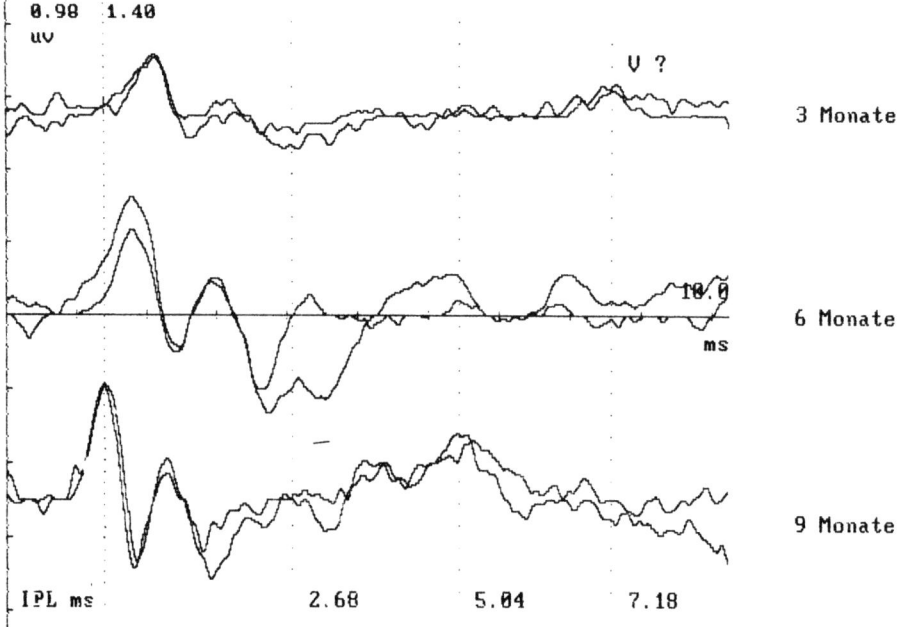

Abb. 1 AEHP-Verlauf im 1. Lebensjahr bei einem Kind mit MMC, Arnold-Chiarischer Mißbildung und shuntpflichtigem Hydrozephalus. Rechteck-Clicks 80 dB SL, jeweils linkes Ohr

Entgegen der Erholungstendenz der Amplituden im 1. Lebensjahr zeigt eine genauere Betrachtung der Entwicklung der Interpeaklatenzen ein eher entgegengesetztes Verhalten in Relation zu den Normgrenzen. Dies ist im Abb. 2 dargelegt. Dabei kommt es vor allem bei der I/III-Leitzeit im Verlauf der ersten Lebensmonate eher zu einem Herauswandern aus dem altersspezifischen Normbereich. Etwas weniger ausgeprägt läßt sich dies auch bei der I/V-Überleitungszeit beobachten. Es lassen sich somit zwei Tendenzen während des 1. Lebensjahres feststellen: Einerseits eine Erholung der Potentialkonfiguration, deren zeitlicher Verlauf gut mit vorhandenen Hirnstammdysfunktionen übereinstimmt. Darüber hinaus jedoch eine über die Geburt anhaltende Entfernung vom Normbereich, welche möglicherweise als Hinweis auf eine weiterbestehende Zugauswirkung auf den Hirnstamm infolge der Fixierung des Rückenmarkes im Celenbereich im Sinne eines Tethered-cord-Syndroms gesehen werden kann [2]. Hier erscheinen weitere Untersuchungen – auch unter Einsatz der Kernspintomographie – erforderlich. Trotz des eher ungünstigen Verlaufes der Leitzeiten zeigte nur einer der untersuchten Säuglinge auch klinisch eine eindeutige Verschlechterung der Hirnstammfunktion mit Auftreten häufig rezidivierender Apnoen, Hypersalivation und Opisthotonus.

Bei mehreren Kindern wurden im Rahmen einer auftretenden Shuntinsuffizienz AEHP vor und nach Ventilrevision durchgeführt, dabei konnte bei keinem der Patienten eine eindeutige Verlängerung der Leitzeiten während der Insuffizienzphase beobachtet werden.

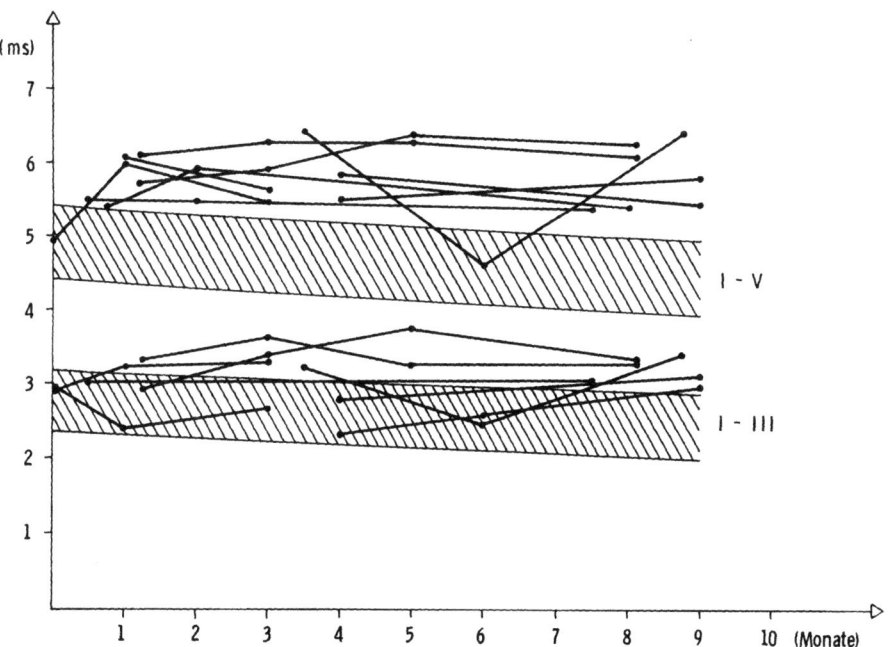

Abb. 2. Verlaufsbeobachtung der I/III- und I/V-Interpeaklatenzen bei Kindern mit MMC, Arnold-Chiarischer Mißbildung und Hydrozephalus. Rechteck-Clicks 80 dB SL

Zusammenfassung

Akustisch evozierte Hirnstammpotentiale können einen ergänzenden Beitrag in der Diagnostik von Hirnstammfunktionsstörungen bei Kindern mit MMC liefern. Dabei scheint der Amplitude der Welle V eher ein Aussagewert zuzukommen als den Leitzeiten. Eine gute initiale Potentialkonfiguration ist eher mit einer guten Prognose in bezug auf das Auftreten von Hirnstammfunktionsstörungen bzw. dem Auftreten eines Hydrozephalus korreliert. Hier sind Ausnahmen allerdings gegeben. Shuntinsuffizienzen lassen sich dagegen zumindest bei den von uns untersuchten Kindern nicht aufgrund von AEHP-Veränderungen diagnostizieren.

Literatur

1. Holliday III PO, Pillsbury D, Kelly DL jr, Dillard R (1985) Brain stem auditory evoked potentials in Arnold-Chiari malformation: Possible prognostic value and changes with surgical decompression. Neurosurgery 16(1):48–53
2. Just M, Schwarz M, Ermert JA, Higer HP, Voth D, Pfannenstiel P (1988) Magnetic resonance imaging of dysraphic myelodysplasia. Childs Nerv Syst 4:149–153
3. Mori K, Uchida Y, Nishimura T, Eghwrudjakpor P (1988) Brainstem auditory evoked potentials in Chiari-II malformation. Childs Nerv Syst 4:154–157

Tethered cord: Diagnostik und Procedere

R. Boor, B. Reitter, M. Schwarz, M. Just

Einleitung

Im Anschluß an eine Kasuistik, welche die oft lange Latenz zwischen Symptombeginn und Diagnose des Tethered cord erkennen läßt, wollen wir das Vorgehen zur Erkennung dieses Krankheitsbildes darstellen.

Kasuistik

Nach zunächst normaler Entwicklung fiel bei einem 10jährigen Knaben ein verändertes Gangbild auf. Seit dem 11. Lebensjahr wurde er wegen einer progredienten Skoliose behandelt. Mit 15 Jahren bestanden neben einer ausgeprägten Skoliose Muskelatrophien der Unterschenkel, Hypästhesien bei L_5 und S_1 und Hohlfüße. Der Knabe war kaum noch gehfähig. Eine kleine lumbosakrale Narbe wies auf einen sakro-kokzygealen Dermalsinus hin, der im Säuglingsalter exstirpiert worden war. Spinales Kernspintomogramm und Myelo-CT deckten ein Tethered cord mit intraspinalem Lipom auf. Das extradural gelegene Lipom wurde reseziert, das Rückenmark gelöst. Postoperativ normalisierte sich nach etwa 6 Monaten die Sensibilität fast vollständig, das zuvor nicht nachweisbare Tibialis-SEP trat neu auf. Zurück blieben ausgeprägte motorische und behandlungsdürftige orthopädische Schäden.

Tabelle 1a. Hinweise auf ein Tethered cord bei Neugeborenen und jungen Säuglingen

- lumbosacrale cutane Anomalien (Dermalsinus, Behaarung, Pigmentierung)
- Geschwulst im Lumbosacralbereich (Lipom, Fibrolipom)
- Fußdeformität (außer Sichelfuß)
- Bogenschlußstörung

Tabelle 1b. Hinweis auf ein Tethered cord bei Kindern und Jugendlichen

- progrediente Skoliose
- progrediente Fußdeformität
- neurogene Gangstörung
- Sensibilitätsstörung der Beine
- neurogene Blase
- Mastdarmstörung
- Schmerzen der Wirbelsäule
- Bogenschlußstörung
- Z.n. Operation einer MMC/Meningocele

Diskussion

Da sich über längere Zeit bestehende neurologische Schäden oft nur teilweise zurückbilden, sollte bei Vorliegen einer oder mehrerer der in Tabelle 1a und b genannten Auffälligkeiten früh nach einem Tethered cord und anderen Dysraphien gesucht werden. Untersuchungsmethoden nennt Tabelle 2.

Die spinale Sonographie kann im ersten Lebenshalbjahr die Diagnose bereits sichern [2]. Sie kann auch beim älteren Kind angewendet werden, wenn eine Bogenschlußstörung den Einblick auf das Rückenmark freigibt [6].

Das Tibialis-SEP ist bei Kindern wegen der Schwierigkeiten, einen reproduzierbaren sensiblen Status zu erheben, von noch höherem Wert als bei Erwachsenen, da es von der Mitarbeit des Patienten weitgehend unabhängig ist. Es kann frühe Hinweise auf funktionelle Störungen im Bereich der Hinterstränge oder Nerven-

Tabelle 2. Untersuchungsfolge bei Verdacht auf occulte spinale Dysraphie

- Röntgen der Wirbelsäule
- Tibialis-SEP
- evtl. spinale Sonographie (Säuglinge, Bogenschlußstörung)
- EMG der unteren Extremitäten
- spinale Kernspintomographie
- evtl. Myelo-CT

wurzeln geben. Das Tibialis-SEP eignet sich zu prä- oder postoperativen Verlaufsuntersuchungen [7], da objektive Aussagen über Progredienz oder Besserung sensibler Funktionsstörungen möglich sind.

Die präoperative Diagnostik soll
1. die Kriterien des Tethered cord nachweisen: tiefliegender Conus medullaris und ein mehr horizontaler Abgang der Bogenwurzeln als indirektes Zeichen; eine meist dorsale Position des Rückenmarks im Spinalkanal bei erweitertem Duralsack; ggf. verdicktes Filum terminale;
2. eine dem Tethered cord assoziierte Raumforderung (Lipom, Fibrolipom) nachweisen und in seiner Ausdehnung abgrenzen oder aber ausschließen;
3. andere Elemente eines Status dysraphicus wie Syringo- oder Diastematomyelie ausschließen.

Aufgrund der fehlenden Invasivität und Strahlenbelastung der spinalen Kernspintomographie kommen Myelographie und Myelo-CT zunehmend seltener zum Einsatz [3, 5]. Sie sind zum Ausschluß eienr Diastematomyelie jedoch mitunter unumgänglich [3]. Operationsindikation und -zeitpunkt werden in der Literatur diskutiert [1, 2, 4]. Es fehlen Untersuchungen, welche die Ergebnisse der oft vorgeschlagenen prophylaktischen Operation bei symptomfreien Patienten überprüfen.

In unserer Klinik besteht zur Zeit folgende Vorgehensweise nach Diagnosestellung eines Tethered cord:
1. Ein kurzes und verdicktes Filum terminale kann relativ einfach durchtrennt werden; dies wird auch schon vor Auftreten neurologischer Symptome durchgeführt.
2. Die Operation einer Lipomyeloschisis erfolgt bei progredienter Symptomatik. Genauso verfahren wir bei einem Lipom oder Fibrolipom.
3. Ein erneuter Eingriff zur Lösung von Verwachsungen nach zurückliegender operativer Versorgung einer MMC erfolgt bei
   a) ausgeprägter Progredienz der Symptomatik und
   b) Ausschluß einer anderen ursächlichen dysraphischen Störung wie Syringomyelie oder Diastematomyelie.

Literatur

1. Anderson FM (1975) Occult spinal dysraphism: A series of 73 cases. Pediatrics 55:826–835
2. Bode H, Sauer M, Straßburg HM, Gilsbach HJ (1985) Das Tethered-cord-Syndrom. Klin Pädiat 197:409–414
3. Just M, Schwarz M, Ermert JA, Higer HP, Voth D, Pfannenstiel P (1988) Magnetic resonance imaging of dysraphic myelodysplasia. Findings in 56 children and adolescents with postrepair meningomyelocele. Childs Nerv Syst 4:149–153
4. Naidich TP, McLone DG, Mutluer S (1983) A new understanding of dorsal dysraphism with lipoma (lipomyeloschisis): Radiologic evaluation and surgical correction. AJR 140:1065–1078
5. Packer RJ, Zimmermann RA, Sutton LN, Bilaniuk LT, Bruce DA, Schut L (1986) Magnetic resonance imaging of spinal cord disease of childhood. Pediatrics 78:251–256

6. Raghavendra BN, Epstein FJ, Pinto RS, Subramanyam BR, Greenberg J, Mitnick JS (1983) The tethered spinal cord: Diagnosis by high-resolution real-time ultrasound. Radiology 149:123–128
7. Roy MW, Gilmore R, Walsh JW (1986) Evaluation of children and young adults with tethered spinal cord syndrome. Utility of spinal and scalp somatosensory evoked potentials. Surg Neurol 26:241–248

Verlaufscharakteristika und klinische Relevanz von Rückenmarksmetastasen im Kindesalter

R. Korinthenberg

Rückenmarksmetastasen stellen im Rahmen einer malignen Grunderkrankung eine gravierende Komplikation mit entscheidender Bedeutung für den weiteren Behandlungsverlauf und die verbleibende Lebensqualität des Patienten dar.
Wir beobachteten in einem Zeitraum von 16 Jahren spinale Metastasen bei 17 Kindern, von welchen 10 an einem Hirntumor und 7 an extrazerebralen Primärtumoren litten (Tabelle 1).
Die ersten klinischen Symptome der Metastasierung traten bei den jüngsten Hirntumorpatienten schon bei Diagnose des Primärtumors, im Median nach 6 Monaten, spätestens aber nach 39 Monaten auf. Bei den extrazerebralen Tumoren erfolgte die spinale Komplikation mit im Median 15 Monaten deutlich später (Tabelle 2).

Tabelle 1. Primärtumoren und Altersverteilung

	Alter
10 Hirntumoren	
4× Kleinhirnmedulloblastom	11 M.–12 J.
1× Plexuskarzinom	4,5 J.
1× Pinealistumor	5 J.
1× meningeales Rhabdomyosarkom	8 J.
1× Tumor des III. Ventrikels	7 J.
1× disseminierter ZNS-Tumor	11 M.
1× multiple Meningeome	14 J.
7 extrazerebrale Tumoren	
3× Neuroblastom Stad. IV	5 J.–5,5 J.
1× Schilddrüsensarkom	13 J.
1× Non-Hodgkin-Lymphom	10 J.
1× Ewing-Sarkom	13 J.
1× akute lymphobl. Leukämie	13 J.

Tabelle 2. Klinischer Verlauf

	Hirntumoren	extrazerebrale Tumoren
Auftreten der Metastasen nach Diagnose des Primärtumors		
	0 T. – 39 M., Median 6 M.	9 – 24 M., Median 15 M.
Erste Zeichen der spinalen Raumforderung		
	3× Wirbelsäulenschmerz	3× Wirbelsäulenschmerz
	3× radikulärer Schmerz	2× radikulärer Schmerz
	4× Extremitätenschwäche	2× Extremitätenschwäche
Zeitraum erste Symptome – Diagnose		
	0 T. – 11 M., Median 8 T.	4 T. – 3 M., Median 3 W.
Neurologischer Befund bei Diagnose		
	1× Tetraparese	5× spastische Paraparese
	3× spastische Paraparese	1× schlaffe Paraparese
	2× schlaffe Paraparese	1× Kauda-Syndrom
	1× Hemiparese	5× sensibles Niveau
	3× Monoparese	5× Inkontinenz
	3× sensibles Niveau	
	4× Inkontinenz	

Die ersten Symptome waren meist wenig charakteristisch. Sie bestanden in beiden Patientengruppen zu gleichen Teilen in Wirbelsäulenschmerz und -blockierung, radikulären Extremitäten- oder Oberbauchschmerzen und Paresen.

Aufgrund der uncharakteristischen Anfangssymptomatik, aber auch aufgrund mangelnder Erwartungshaltung erfolgte die endgültige Diagnose nicht selten mit großer zeitlicher Verzögerung nach Symptombeginn. Insgesamt wurden die Metastasen bei Hirntumoren etwas früher als bei extrazerebralen Tumoren erkannt. In beiden Tumorgruppen vergingen aber bei etwa 20% der Patienten 3 Monate und mehr bis zur Diagnose (Tabelle 2).

Zu diesem Zeitpunkt zeigte die Mehrzahl der Kinder bereits eine fortgeschrittene spastische oder schlaffe Paraparese, je 1 eine spastische Tetraparese und Hemiparese, 3 eine schlaffe Monoparese, 1 ein Konus- und der Patient mit ALL ein motorisches Kaudasyndrom. Bei 8 wurde ein definierter sensibler Ausfall im Sinne eines sensiblen Niveaus und bei 9 eine Harn- und Stuhlkontinenz festgestellt.

Die radiologische Diagnostik erfolgte in Abhängigkeit von der klinischen Situation. Röntgenleeruntersuchungen zeigten bei den Hirntumoren nie, bei den Sarkomen 2mal eine Auffälligkeit im Sinne einer Wirbelkörperdestruktion. Myelographische, CT-myelographische und kernspintomographische Untersuchungen wurden bei der Hälfte der Hirntumorpatienten vorgenommen und ergaben rundliche subarachnoidale Füllungsdefekte, Konturunregelmäßigkeiten des Rückenmarks, komplette oder teilweise Kontrastmittelstops sowie einen Ausguß des Durasacks.

Die Lumbalpunktion ergab bei allen untersuchten Patienten eine Proteinerhöhung. Bei 9 gezielten Untersuchungen fanden sich in 4 Fällen eindeutige Tumorzellen.
Die Lokalisation der spinalen Raumforderung war bei den beiden Patientengruppen unterschiedlich: Entsprechend dem liquorogenen Metastasierungsweg verteilten sich die Hirntumormetastasen nahezu gleichmäßig auf die gesamte Wirbelsäule, autoptisch fand sich stets ein multipler Befall. Die hämatogen oder per continuitatem eingewanderten Metastasen der extrazerebralen Tumoren fanden sich ausschließlich thorakal. Bei dem ALL-Patienten ist eine diffuse Infiltration im Bereich der Cauda equina anzunehmen.
Der klinische Verlauf muß in Abhängigkeit von Grundkrankheit und Therapie betrachtet werden:
5 von den Hirntumorpatienten wurden wegen ihres schlechten Allgemeinzustandes nicht behandelt. Sie verstarben nach 6 Tagen – 2 Monaten. Ein 7jähriges Mädchen entwickelte 12 Monate nach computertomographisch völligem Verschwinden eines lokal bestrahlten Tumors im III. Ventrikel über 6 Wochen eine spastische Hemiparese mit Blockierung der HWS, welche unter spinaler Bestrahlung innerhalb von 2 Wochen völlig verschwand. Nach anschließender Zytostase (VCR + CCNU) ist das Kind jetzt seit 8 Jahren rezidivfrei. Die 3 weiteren bestrahlten und zytostatisch behandelten Patienten erlangten sämtlich wieder Gehfähigkeit, verstarben aber nach 4½–12 Monaten an einem erneuten Rezidiv. Der Patient mit multiplen Meningeomen wurde mehrfach operiert und überlebt mit einer kompletten Paraplegie.
Unter den extrazerebralen Tumoren konnten 2 nicht behandelt werden, sie verstarben nach 2 und 5 Wochen. Von den radio- und chemotherapeutisch behandelten Kindern zeigten 2 keine neurologische Besserung, sie verstarben nach 2 und 18 Monaten. 2 weitere erlangten die volle Gehfähigkeit wieder, verstarben jedoch ebenfalls nach 8–18 Monaten an einem neuerlichen Rezidiv. Der Patient mit ALL kam mit alleiniger Chemotherapie in 2. Vollremission, welche jetzt seit 6 Jahren anhält.
Mit spinalen Metastasen ist bei 19% aller Kinder mit Hirntumoren [5] und bei 4% aller Kinder mit extrazerebralen Tumoren zu rechnen [4]. Medulloblastome stehen dabei mit einer Frequenz von bis zu 50% an erster Stelle [3, 5], gefolgt von den infratentoriellen anaplastischen Gliomen (33%) und Ependymomen (20%), den Pinealistumoren und Plexuspapillomen [5, 8]. Von den extrazerebralen Malignomen führen Sarkome in 12%, Neuroblastome in 7% und maligne Lymphome in 4% zu Rückenmarksmetastasen, vor allem bei paravertebralem Sitz des Primärtumors [4, 7].
Während die extradural gelegenen Sarkom- und Neuroblastommetastasen in der Hälfte der Fälle aufgrund von Wirbelkörperdestruktion oder Bogenwurzelarrosion auf der Röntgenleeraufnahme diagnostiziert werden können [4, 7], erfordern die intraduralen Hirntumormetastasen die Myelographie oder Kernspintomographie [8].
Die klinische Symptomatik beginnt überwiegend wenig spezifisch. Auch bei den in der Literatur mitgeteilten Patientenserien wurden häufig Schmerzen und geringe Paresen vor allem bei sehr jungen Kindern lange übersehen, so daß bei

Diagnose überwiegend eine fortgeschrittene Schädigung mit Gehunfähigkeit und Inkontinenz bestand [1, 4, 7].

Trotz der meist infausten Prognose der malignen Grunderkrankung ist mit einer früh einsetzenden und konsequenten palliativen Therapie mittels Radiotherapie, evtl. auch Laminektomie und Chemotherapie häufig eine befriedigende neurologische Besserung über viele Monate, manchmal sogar eine Langzeitremission zu erzielen. Dies gilt für die Patienten mit metastasierenden Hirntumoren [2, 5], vor allem aber für Patienten mit gut radio- und chemotherapiesensiblen Sarkomen und Neuroblastomen. Von diesen können 50–60% die Gehfähigkeit wiedererlangen [4, 6, 7, 9]. Generell hängt die Erholungstendenz von der Geschwindigkeit der Progression, vom Ausmaß der eingetretenen Paresen und der Dauer der kompletten Paraplegie ab [1].

Wenn auch das Leben dieser schwer betroffenen Kinder in den meisten Fällen nicht gerettet werden kann, so sind doch ein hohes Maß an Aufmerksamkeit und konsequenter Einsatz der diagnostischen und therapeutischen Möglichkeiten Voraussetzungen, um die verbleibende Lebensspanne für den Patienten und seine Familie erträglicher zu gestalten.

Literatur

1. Black P (1979) Spinal metastasis: Current status and recommended guidelines for management. Neurosurgery 5:726–746
2. Duffner PK, Cohen ME (1986) Recent developments in pediatric neuro-oncology. Cancer 58:561–568
3. Jereb B, Reid A, Ahuja RK (1982) Patterns of failure in patients with medulloblastoma. Cancer 50:2941–2947
4. Lewis DW, Packer RJ, Raney B, Rak IW, Belasco J, Lange B (1986) Incidence, presentation and outcome of spinal cord disease in children with systemic cancer. Pediatrics 78:438–443
5. Packer RJ, Siegel KR, Sutton LN, Litmann P, Bruce DA, Schut L (1985) Leptomeningeal dissemination of primary central nervous system tumors of childhood. Ann Neurol 18:217–221
6. Pui C-H, Dahl GV, Hustu O, Murphy SB (1985) Epidural spinal cord compression as the initial finding in childhood acute leukemia and non-Hodgkin lymphoma. J Pediatr 106:788–792
7. Punt J, Pritchard J, Pincott JR, Till K (1980) Neuroblastoma: A review of 21 cases presenting with spinal cord compression. Cancer 45:3095–3101
8. Stanley P, Senac MO, Segall HD (1985) Intraspinal seeding from intracranial tumors in children. AJR 144:157–161
9. Weinblatt MW, Kenigsberg K (1985) Paraplegia in children with malignant teratoma. Cancer 56:2140–2142

Intervertebrale Discitis – Kasuistischer Beitrag zur Differentialdiagnose akuter kindlicher Rückenschmerzen

H. L. Spohr, C. Werhahn

Einleitung

Akute Rückenschmerzen im Kindesalter sind selten. Falls die Beschwerden nicht nur vorübergehend auftreten, ist besonders bei jungen Kindern immer eine genaue Abklärung notwendig.
Neben posttraumatischen Ursachen muß an eine Infektion, z.B. an eine Osteomyelitis oder an einen Tumor als Ursache gedacht werden. Bei älteren Kindern und Jugendlichen sind differentialdiagnostisch zusätzlich eine Spondolyse, ein M. Scheuermann oder ein M. Bechterew zu erwägen. Ein pädiatrisch wenig bekanntes Krankheitsbild mit akut auftretenden Rückenschmerzen ist die intervertebrale Discitis oder Spondyldiscitis des Kindes, eine wahrscheinlich seltene Erkrankung, die aber wegen ihrer schwierigen Diagnose und ihres in den meisten Fällen relativ gutartigen Verlaufes möglicherweise bisher häufig fehl- oder gar nicht diagnostiziert wurde. Durch Einführung der neuen bildgebenden Verfahren in die Kinderheilkunde ist die Diagnose der Discitis jedoch heute in der Frühphase der Entzündung durch die Magnetresonanztomographie (MNR) sicher zu diagnostizieren.

Kasuistik

3½jähriges Mädchen mit einer 5tägigen Anamnese akuter Rückenschmerzen. 14 Tage vor Aufnahme fieberhafter Infekt. Bei Aufnahme steifes Gangbild, das Mädchen weigert sich zunehmend zu laufen, nächtliches Wachwerden wegen der Beschwerden. Der neurologische Status ist bis auf eine ausgeprägte Lendenlordose unauffällig. Die umfangreiche Labordiagnostik ist – bis auf eine beschleunigte Blutsenkung und eine Leukozytose mit Linksverschiebung – normal. Ein Röntgenbild der Wirbelsäule bei Aufnahme war unauffällig (Abb. 1). Die Durchführung eines MNR 1 Woche später führt zur Diagnose einer intervertebralen Discitis mit der typischen Signalverminderung des Diskus im T_2-gewichteten Bild zwischen L_4 und L_5 (Abb. 2).
Nach einer mehrwöchigen antibiotischen Therapie und Immobilisation kommt es zu einer raschen Besserung der Beschwerden. Eine Röntgenkontrollaufnahme der Wirbelsäule 3 Monate später zeigt einen deutlichen Höhenverlust des Intervertebralspaltes mit leichter Sklerosierung der angrenzenden Wirbelkörperdeckplatten. Der radiologische Befund bleibt auch nach weiteren 3 Monaten unverändert (Abb. 3).

Diskussion

Die intervertebrale Discitis reicht in ihrer Manifestation von einer benignen, selbst limitierenden Entzündung des Zwischenwirbelraumes bis hin zu einem eitrigen intervertebralen Prozeß mit einer begleitenden Osteomyelitis der angrenzenden Wirbelkörper. Neben einer direkten Inokulation des Diskus bei einer

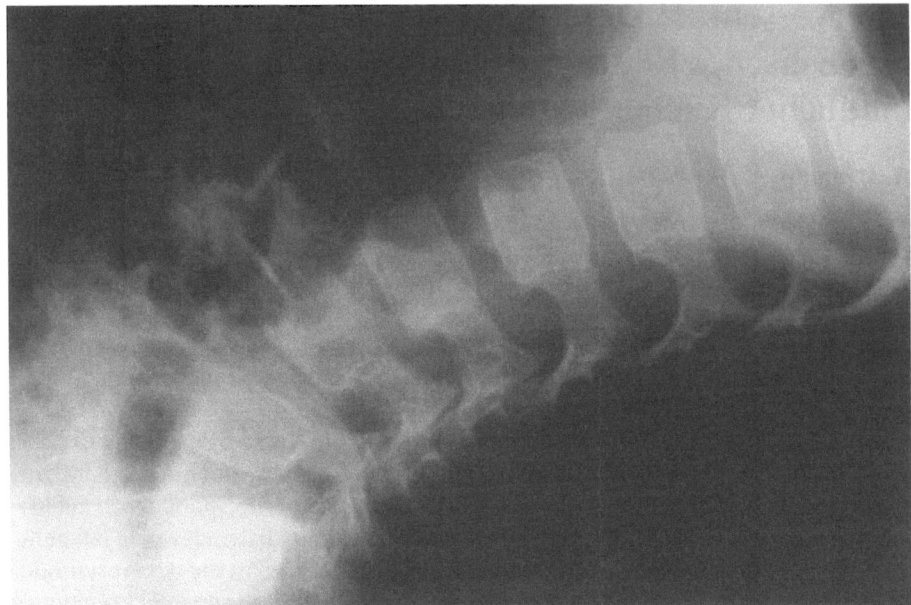

Abb. 1

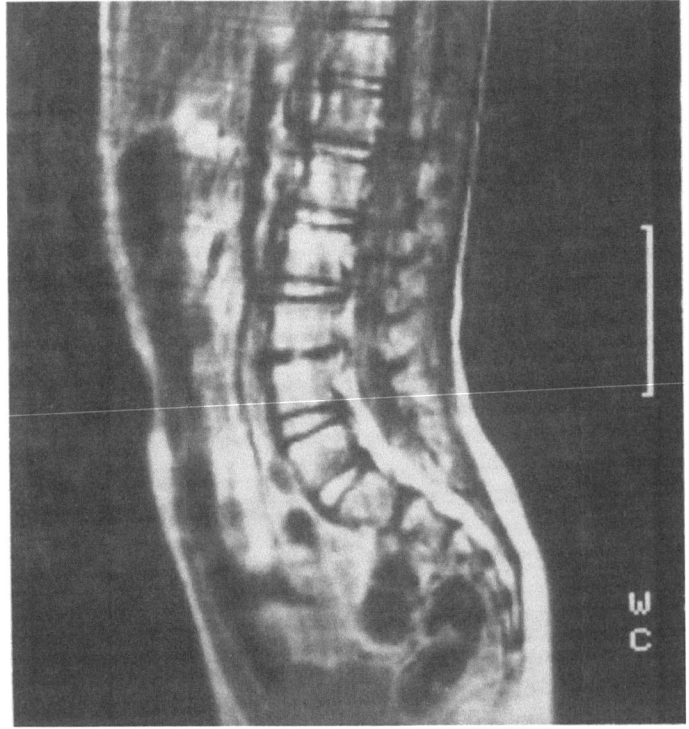

Abb. 2

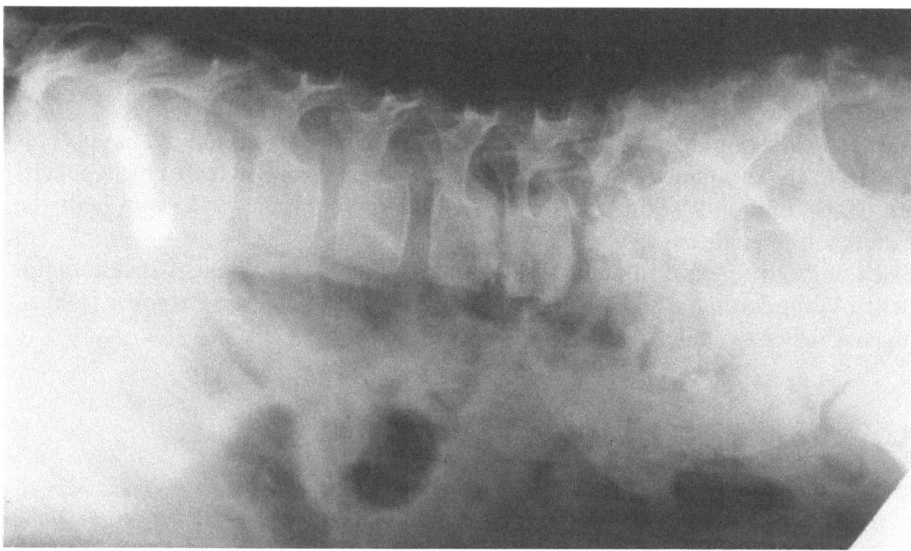

Abb. 3

Lumbalpunktion ist der Infektionsweg durch eine hämatogene (virale?) Ausbreitung möglich. Dieser Ausbreitungsweg geht auf Untersuchungen von Böhmig (1930) zurück, der nachweisen konnte, daß bei der unreifen Bandscheibe des Säuglings die Blutversorgung von der Oberfläche der angrenzenden Wirbelkörper aus erfolgt und so ein direktes hämatogenes Eindringen der Erreger ermöglicht; eine Eintrittspforte, die bei der Bandscheibe von Erwachsenen nicht mehr gegeben ist.
Die Discitis ist vorwiegend ein Krankheitsbild des Säuglings und Kleinkindes. Über 75% der Patienten erkrankten in den ersten 5 Lebensjahren (Menelaus 1964).
Bei der Mehrzahl der Kinder handelt es sich um eine lumbale Form der Discitis, nur 25% weisen eine Erkrankung im Thoraxbereich auf. Eine zervikale Discitis wird nur in Einzelfällen beschrieben. Diffuse Rückenschmerzen, leichtes Fieber, allgemeines Krankheitsgefühl, aber auch Kopfschmerzen, Übelkeit, Verweigerung zu laufen und ein steifes Gangbild mit Lordosehaltung sind typische klinische Befunde.
Für die Diagnose fehlen typische Laborparameter. Der radiologische Befund der Wirbelsäule bleibt zu Beginn der akuten klinischen Symptomatik unauffällig. Erst 10–14 Tage später zeigt sich der für die intervertebrale Discitis typische Höhenverlust des Zwischenwirbelraumes und in schweren Fällen die zusätzliche Erosion der angrenzenden ossären Wirbelkörperdeckplatten. Dies kann später zu einer zusätzlich auftretenden Sklerosierung in diesem Bereich führen. Die Höhenminderung des Intervertebralspaltes ist in der Regel ein bleibender Befund. Eine Blockwirbelbildung ist möglich (Hensey et al. 1983).
Wegen der relativ späten radiologischen Veränderungen galt bisher die positive Knochenszintigraphie als ein frühes diagnostisches Hinweiszeichen auf eine Spon-

dyldiscitis. Durch die Einführung der Kernspintomographie (MNR) läßt sich die Discitis in ihrer akuten Entzündungsphase durch einen Verlust an Signalintensität im T_2-gewichteten Bild im Vergleich zu den gesunden Zwischenwirbelscheiben eindeutig nachweisen (Szalay 1987).

Zusammenfassend handelt es sich bei der kindlichen Discitis um ein akutes entzündliches, meist gutartiges Krankheitsbild, dessen Ätiologie bisher nicht geklärt ist. Nach Immobilisation und ausreichender antibiotischer Therapie heilt die Krankheit folgenlos aus.

Die Langzeitprognose ist günstig (Fischer et al. 1978). Durch die pathognomonischen Veränderungen in der Kernspintomographie ist heute die Diagnose frühzeitig und sicher zu stellen.

Literatur

Böhmig R (1930) Die Blutgefäßversorgung der Wirbelbandscheiben, das Verhalten des intervertebralen Chordasegments und die Bedeutung beider für die Bandscheibendegeneration. Zugleich ein Beitrag zur enchondralen Ossifikation der Wirbelkörper. Arch Klin Chir 158:374–385

Fischer GW, Popich GA, Sullivan DE, Mayfield G, Mazet BA, Patterson PH (1978) Discitis: A prospective diagnostic analysis. Pediatrics 62:543–548

Hensey OJ, Coad N, Carty HM, Sills JM (1983) Juvenile discitis. Arch Dis Childh 58:983–987

Menelaus MB (1964) Discitis: An inflammation affecting intervertebral discs in children. J Bone Joint Surg 46B:16–23

Szalay EA (1987) Magnetic resonance imaging in the diagnosis of childhood discitis. J Pediatr Orthop 7(2):164–167

Operative Skoliosetherapie bei neuropädiatrischen Krankheitsbildern

M. C. Laub, J. Püschel, H. Rohrer

Einleitung

Patienten mit Wirbelsäulendeformitäten begegnen dem Neuropädiater häufig. In der Regel handelt es sich um neurogen bedingte Lähmungsskoliosen. Die konservative Therapie ist bei dieser Patientengruppe insbesondere deshalb erschwert, da es sich zumeist um mehrfach behinderte Patienten handelt. Allein schon aus diesen Gründen ergibt sich häufig die Notwendigkeit eines operativen Eingreifens. Über unsere Erfahrungen bei der operativen Therapie von Wirbelsäulendeformitäten im Rahmen neuropädiatrischer Krankheitsbilder wollen wir im folgenden berichten.

Grundsätzlich sollten die Ziele eines operativen Vorgehens geklärt sein (s. folgende Übersicht). Neben der Verhinderung der Progredienz und der Stabilisierung der Wirbelsäule sollte die Korrektur der Deformität ein weiteres Ziel sein. Jedoch muß darauf hingewiesen werden, daß die Verhinderung der Progredienz bisweilen ein wichtigeres Ziel sein kann als die Korrektur der Deformität.

```
Ziele der OP:   – Verhinderung der Progredienz
                – Stabilisierung der Wirbelsäule
                – Korrektur der Deformität
```

Daneben muß die richtige Indikationsstellung ganz im Mittelpunkt aller Überlegungen stehen, wenn es um die Frage geht, ob dem Patienten eine Operation zugemutet werden kann oder muß. Die in unserem Team herausgearbeiteten vorrangigsten Indikationen zur OP sind in der untenstehenden Übersicht wiedergegeben. Der auf dem Röntgenbild ausgemessene Winkel nach Cobb ist der Winkel, der sich zwischen den beiden auf die jeweiligen Krümmungsscheitel einer seitlichen Verbiegung gefällten Lote bildet. Der Grenzwert von 50 Grad ist nicht bindend, ggf. liegt eine OP-Indikation schon bei geringerem Winkel vor, dies ist wiederum abhängig von der angewandten Operationstechnik. Weitere Indikationen zur OP sind erhebliche Herz-Kreislauf-Belastungen, rasche oder sogar rasante Progredienz und unerträgliche Schmerzen. Vorrangiges Ziel einer Wirbelsäulen-OP bei behinderten Kindern ist die Verbesserung oder Erhaltung der Sitz- und/oder Gehfähigkeit. Die Gefährdung der Sitzstabilität durch unterschiedliche Belastung der Trochanteren bei nicht lotgerecht stehender Wirbelsäule ist von besonderer Bedeutung, da sie bei – zudem ja noch durch andere Behinderungen belasteten – Patienten zu erheblichen pflegerischen Problemen führt, z.B. durch Dekubitus über dem Trochanter. Auch die Gefährdung der Gehfähigkeit und drohende Lähmungen sind Indikationen.
Kontraindikationen stellen dar: eine zu geringe Vitalkapazität, eine bereits vorliegende Herz-Kreislauf-Dekompensation. Es sollte nicht operiert werden, wenn

```
Indikationen zur OP:   – Cobb 50°
                       – Herz-Kreislaufbelastung
                       – Progredienz
                       – Schmerzen
                       – Gefährdung der Sitzfähigkeit
                       – Gefährdung der Gehfähigkeit
                       – Drohende Lähmung

Kontraindikation:      – Vitalkapazität 400 ml
                       – Herz-Kreislauf-Dekompensation
                       – Sitzfähigkeit nicht wiederherstellbar
                       – extreme mentale Retardierung
```

keine Aussicht auf Wiederherstellung der Sitzfähigkeit besteht oder eine extreme mentale Retardierung vorliegt, so daß keine oder nur geringe Mitarbeit des Patienten in der postoperativen Phase möglich ist.

Material und Methode

Zwischen Mai 1986 und Juli 1988 wurden in unserer Klinik 19 Patienten operiert, bei denen eine neuropädiatrische Grunderkrankung vorlag (s. untenstehende Übersicht). Wie bei der Behandlung von Skoliosepatienten üblich, überwiegt das weibliche Geschlecht.

Operierte Patienten mit Wirbelsäulendeformitäten und neuropädiatrischen Krankheitsbildern

n = 19 (w. = 15; m. = 4)
Alter bei OP: 16 (10–20 Jahre)

Diagnosen:	CP, Spastik	6
	Syndrome, Fehlbildungen	4
	Mentale Retardierung	4
	Polio	3
	Andere	2
		19
OP-Methoden:	Luque	17
	Andere	2
Komplikationen:		2

Die beiden jüngsten operierten Kinder waren 10 Jahre alt, die älteste Patientin aus dieser Gruppe 20 Jahre. Der Operationszeitpunkt (16 Jahre im Durchschnitt) liegt auch deshalb nahe am Pubertätszeitpunkt, da es hier häufig zu rascher Progredienz kommt. Zerebralparesen, besonders aus dem spastischen Formenkreis, und Syndrome, z.B. chromosomale Störungen, waren die häufigsten Diagnosen. Jedoch spielen auch neuromuskuläre Erkrankungen und progrediente Stoffwechselstörungen eine Rolle, wenn sie auch in dieser Serie zahlenmäßig nur gering vertreten waren. Auf die besondere Problematik der Operationen bei Patienten mit Meningomyelocelen oder Muskeldystrophie vom Typ Duchenne kann hier nicht besonders eingegangen werden.

In der weit überwiegenden Mehrzahl der Patienten wurde die von Luque angegebene Doppelstabmethode verwendet (Abb. 1). Diese OP-Technik bietet für neuropädiatrische Patienten entscheidende Vorteile: die präoperative Vorbehandlungsphase ist kurz, da keine Vordehnung, z.B. mit einer Halo-Extension, erforderlich ist. Postoperativ können die Patienten sehr frühzeitig, d.h. bereits ab dem 3. Tag belastet werden. Somit ist auch der Eingriff in den ja an sich schon

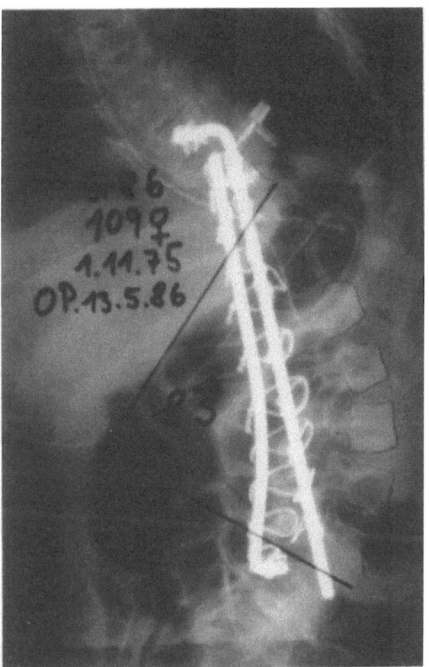 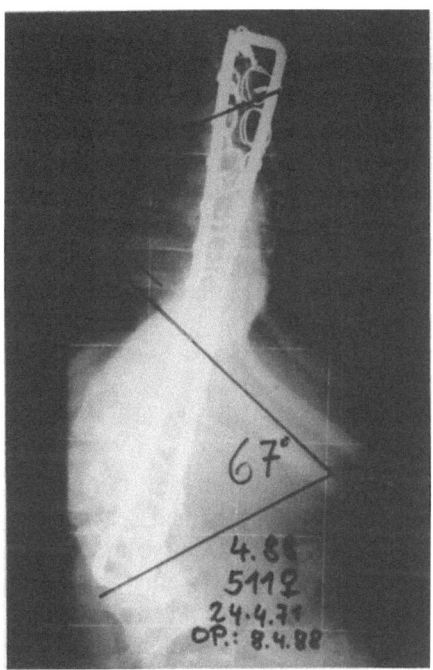

Abb. 1. Klassische Instrumentierung nach Luque mit Doppelstabmethode. Die Wirbelkörper wurden operativ an zwei parallelen Stäben verankert (s. Text)

Abb. 2. Sogenannter Luque-Rahmen (Modifikation der klassischen Instrumentierung). Die Doppelstäbe wurden zu einem festen Rahmen verschweißt und dann operativ implantiert (s. Text)

beschwerten Tagesablauf solcher Patienten verhältnismäßig gering. Diese Vorteile können nur mit dem CD-Instrumentarium noch erreicht werden. Für dieses neuere Verfahren liegen allerdings noch zu wenige praktische Erfahrungen vor. Eine typische und in unserer Serie 2mal aufgetretene Komplikation bei der Instrumentation nach Luque ist eine Dislokation oder Wanderung eines der Stäbe. Um dieser Komplikation zu entgehen, wurde in unserem Hause eine Modifikation entwickelt, in dem die beiden Doppelstäbe zu einem festen Rahmen verschweißt werden (Abb. 2). Seit Anwendung dieses sog. Luque-Rahmens bei den letzten konsekutiv operierten 12 Patienten sind keine operationstechnischen Komplikationen mehr aufgetreten.

Ergebnisse

Die eingangs erwähnten Operationsziele sind bei allen 19 Patienten erreicht worden. Dennoch können die mitgeteilten positiven Ergebnisse nur vorläufig sein, da der Beobachtungszeitraum noch zu kurz ist. Es ist wichtig darauf hinzuweisen, daß viele der Patienten Schwierigkeiten haben, die aus der Operation resultierenden Veränderungen der Statik zu bewältigen und die veränderten Verhältnisse in ihr zentrales Bewegungsprogramm einzubauen. Eine langfristige und gut geplante Physiotherapie über Monate hinweg ist unerläßlich. Andererseits können die aufrechtere Körperhaltung, verbunden mit einer Zunahme der Körpergröße, und die intensiven perioperativen Maßnahmen wie Physiotherapie und Ergotherapie zu einer allgemeinen Entwicklungsstimulierung und positiven Motivation des Patienten beitragen. Wir konnten dies bei einigen unserer Patienten beobachten, ohne dieses Phänomen bisher systematisch und objektivierbar untersucht zu haben.

Schlußfolgerungen

Unsere Beschäftigung mit der operativen Behandlung von Wirbelsäulendeformitäten bei neuropädiatrischen Krankheitsbildern und die oben dargestellten Methoden und Ergebnisse lassen uns zu folgenden Schlußfolgerungen kommen: eine operative Skoliosetherapie ist auch bei Patienten mit neuropädiatrischen Grunderkrankungen und insbesondere auch bei mehrfach behinderten Patienten möglich und nicht selten indiziert. Die Indikationsstellung hierzu und die Ergebnisse sind abhängig von neuen Operationstechniken, die sich erst in letzter Zeit entwickelt haben. Die Indikationsstellung muß interdisziplinär erfolgen, ebenso wie die Betreuung der Patienten. Die Behandlung sollte nur in solchen Zentren durchgeführt werden, in denen genügend Erfahrung in der Betreuung von behinderten Patienten vorhanden ist, in denen die entsprechenden operationstechnischen Möglichkeiten verfügbar sind, in denen eine physiotherapeutische Abteilung aktiv an der Vorbereitung und am Gelingen der Operation beteiligt sein kann und in denen eine Anästhesie zur Verfügung steht, die den besonderen Verhältnissen dieser Patienten gerecht wird. So sollte auch darauf hingewiesen werden, daß die überwiegende Zahl unserer Patienten während der Operation nicht mit Fremdblut, sondern mit Eigenblut transfundiert wurde. Zusammenfassend stehen uns in den heute gebräuchlichen Operationsverfahren Methoden zur Verfügung, die den Patienten nicht übermäßig belasten, so daß der Nutzen einer Operation auch aus neuropädiatrischer Sichtweise deren Nachteile deutlich übertrifft.

Thema IV: Untersuchungen zu kognitiven Prozessen

Neurophysiologische und neuropsychologische Forschungsansätze bei der Untersuchung kognitiver Prozesse

G. Spiel

Einleitung/Begriffsbestimmungen

Der Begriff Kognition wird in den Wissenschaftsdisziplinen, welche sich mit dem Erleben und Verhalten sowie deren zerebralorganischen Grundlagen und Umweltdeterminanten beschäftigen, verwendet, um alle jene Prozesse zu beschreiben, durch die sensorischer Input umgesetzt, reduziert, weiterverarbeitet, gespeichert, aber auch wieder reaktiviert wird. Aber auch Prozesse der Informationsverarbeitung, die ohne das Vorhandensein entsprechender äußerer Stimulation ablaufen, und die Organisation von Handlung werden unter diesem Begriff subsumiert (s. auch Neisser 1974). Begriffe wie Empfindung, Wahrnehmung, Behalten, Gedächtnis, Vorstellung, Erinnerung, Sprache und Denken beziehen sich auf angenommene und unterscheidbare Stadien im Rahmen der Informationsverarbeitung bzw. Informationsgenerierung, also auf verschiedene Aspekte von Kognition. Es scheint gerechtfertigt, Prozesse der Sensorik, d.h. der Vermittlung von Empfindung ohne die Verdichtung dieses Eindrucks zu einer Gewaltwahrnehmung sowie Prozesse der Motorikorganisation vom Bereich der Informationsverarbeitung, der als Kognition beschrieben wird, begrifflich zu unterscheiden.

Unter Neuropsychologie wird jener Wissenschaftszweig verstanden, der kognitive Prozesse zum Thema hat, jedoch stets Vorstellungen über die zerebralorganischen Grundlagen kognitiver Aktivitäten, zumindest konzeptionell, mitberücksichtigt. Unter diesem Aspekt sind kognitive Funktionen zumindest teilweise als höhere Hirnfunktionen aufzufassen, es gibt jedoch kognitive Dimensionen, die beim heutigen Wissensstand nur schwerlich auf bekannte zerebralorganische und funktionale Entsprechungen zurückzuführen sind. Der neuropsychologische Ansatz bei der Untersuchung kognitiver Prozesse ist nicht allgemein zu realisieren, sondern nur für bestimmte Aspekte der Kognition. Je komplexer die kognitive Leistung – etwa bei Denkvollzügen – desto unbefriedigender ist die Inbeziehungsetzung dieser Vorgänge zur materiell-funktionellen Entsprechung im Zentralnervensystem und desto allgemeiner und unexakter sind die diesbezüglichen Vorstellungen. Unter der Annahme einer inneren Struktur komplexer kognitiver Aktivitäten können jedoch Elemente oder Elementgruppen solcher Funktionssysteme im Gegensatz zur Gesamtfunktion sehr wohl auch neuropsychologisch interpretiert werden.

Es ist hervorzuheben, daß die Untersuchung kognitiver Prozesse, auch unter einem neuropsychologischen Ansatz, primär die formale Beschreibung der Funktion bzw. der Funktionsstörung, d.h. die Aufdeckung der inneren Struktur und ihre Störbarkeit zum Thema hat.

Neurophysiologische Ansätze sollen den Brückenschlag zur biologischen Grundlage von Erleben und Verhalten ermöglichen. Zur Untersuchung des Phänomens der kognitiven Prozesse hat sich das Elektroenzephalogramm mit seinen neueren Entwicklungen (Entwicklung der computerassistierten EEG-Analyse, „event-related-potentials", Miteinbeziehung der Messung von Gleichspannungspotentialen) wegen der Überlegenheit dieser Methoden bezüglich der Auflösung im Zeitbereich als adäquat erwiesen (Duffy 1986; Niedermayer u. Lopes da Silva 1987; Maurer 1989).

Die Rückführung von Hypothesen über kognitive Aktivität auf neuropsychologische Gesichtspunkte (und inhärent damit auf die Neurophysiologie) ist im Hinblick auf die reale Adäquatheit der gebildeten Vorstellungen notwendig. Grundsätzlich können bei einem rein kognitiv strukturanalytischen Forschungsansatz konkurrierende, nicht übereinstimmende, jedoch jeweils systemimmanent richtige Strukturbildungen entwickelt werden. Eine Validierung bzw. Teilvalidierung von Elementen einer kognitiven Theorie ist erst durch den vorerst hypothetischen Bezug auf die neurophysiologische Ebene möglich. [Das analoge erkenntnistheoretische Problem tritt in der Unterscheidung von Konstruktvalidität und Kriteriumsvalidität (s. dazu Fischer 1978) zutage.] In diesem Sinn wird vorgeschlagen, beim kombinierten neuropsychologisch-neurophysiologischen Forschungsansatz bei der Behandlung kognitiver Prozesse vorerst strukturanalytisch, unter variabler Miteinbeziehung von gesichertem neuropsychologischen Vorwissen in die Theorienbildung, den Forschungsgegenstand in seiner inneren Struktur zu beschreiben und dann die Struktur als Gesamtes oder Teilbereiche in dieser Struktur auf physiologische Gegebenheiten zu beziehen.

Im folgenden soll dargestellt werden, in welcher Weise konzeptionell-inhaltliche Grund- bzw. Vorannahmen die Forschungsstrategie und damit Resultate und Interpretationsmöglichkeiten beeinflussen; dies betrifft sowohl die neurophysiologische als auch die neuropsychologische Untersuchungsmethodik.

Wissenschaftsgeschichtlich ist zu berücksichtigen, daß die Vorstellung der Bindung von höheren Hirnfunktionen an jeweils bestimmte kortikale Areale zugunsten eines Modells, das strukturierten kognitiven Funktionseinheiten biologische Funktionsabläufe zugrundelegt, die sich in koordinierter zeitlicher Abfolge in unterschiedlichen Arealen des ZNS manifestieren, aufgegeben wurde (Vigotsky 1965; Luria 1966; Berger et al. 1977). Unter diesem allgemeinen Gesichtspunkt kann Kompatibilität zwischen den *beiden* Methodenbereichen (Neurophysiologie, Neuropsychologie) erreicht werden. Ziel ist, ein immer umfassenderes Modell der kognitiven Prozesse zu entwickeln. Ergebnisse, beruhend auf beiden methodischen Ansätzen, sollen jeweils zur Validierung des anderen Forschungsbereichs beitragen. Andererseits aber sollen bei Strukturüberlegungen im Rahmen der Neuropsychologie sowie Kognitionspsychologie auf induktivem Wege adäquatere, den Geltungsbereich exakt beschreibende Modelle gebildet werden. Theorien erfahren somit eine Weiterentwicklung im Hinblick auf ihre Grundannahmen sowie auch der inhaltlichen Ausgestaltung. Im folgenden wird an einigen eigenen Untersuchungen diese Entwicklung hin zur Berücksichtigung der Komplexität des Gegenstandes verdeutlicht.

Zur Differentialdiagnostik von Störungen höherer Hirnfunktionen in der Entwicklung

Wie in Abb. 1 dargestellt, kann bei der Differentialdiagnostik kognitiver Störungen im Volksschulalter eine Zuordnung getroffen werden, in dem klinisch leicht beobachtbare Symptome oder Symptomkomplexe von Störungen in globalen Funktionsbereichen zugrundegelegt werden; etwa die klinischen Einschätzungen hyperkinetisch-aufmerksamkeitsgestörtes Kind, globale Lernschwierigkeit, Dyslexie, Dyskalkulie; dabei soll stets das allgemeine Intelligenzniveau gleichfalls berücksichtigt werden. Andererseits besteht die Möglichkeit, verschiedene Dimensionen kognitiver Tätigkeit unter einem gewählten neuropsychologischen Gesamtkonzept zu untersuchen, um damit Basisfunktionen und komplexere darauf beruhende Funktionsbereiche zu unterscheiden, in ihrer Funktionstüchtigkeit zu beurteilen und die Kinder mit kognitiven Störungen nach diesen Gesichtspunkten zu gruppieren. In diesem Zusammenhang setzt der differentialdiagnostische

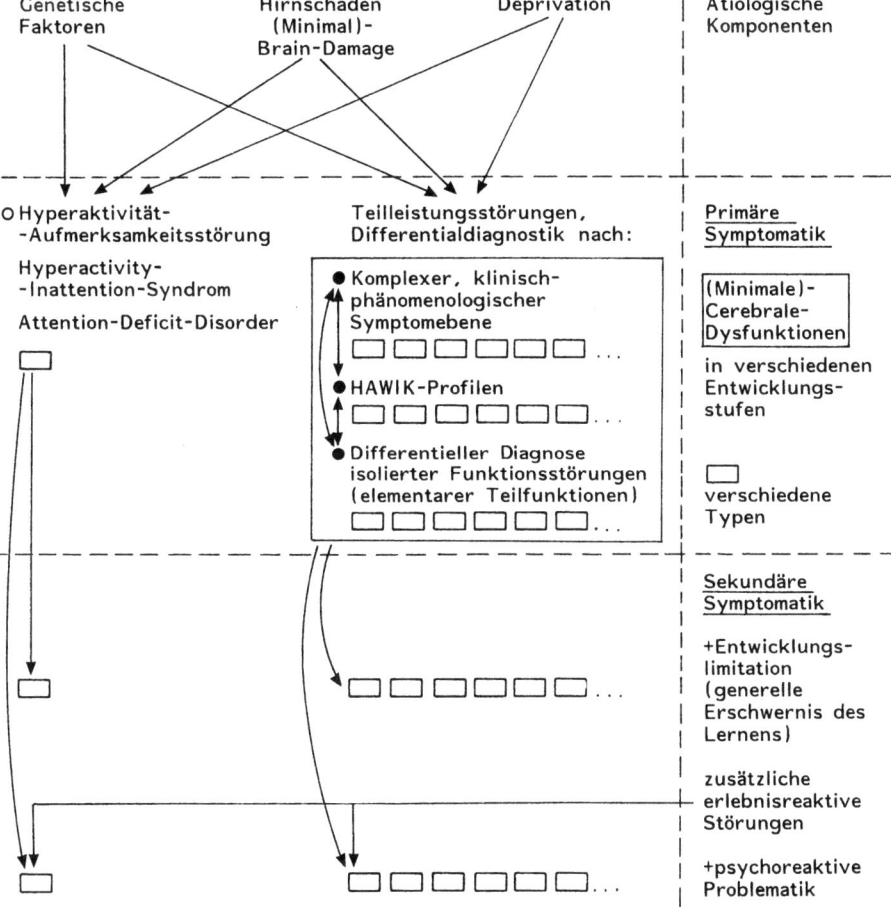

Abb. 1. Differentialdiagnostik kognitiver Störungen im Volksschulalter

Ansatz, mit dem Anspruch kognitive Funktionsstörungen hinsichtlich unterschiedlicher Ausprägungen in den einzelnen Bereichen des intellektuellen Vermögens zu differenzieren, ein intelligenzdiagnostisches Inventar voraus, welches Intelligenz nicht als eine generelle Fähigkeitsdimension ansieht, sondern als eine Gruppe einer mehr oder weniger großen Anzahl von Fähigkeitsdimensionen mit unterschiedlich starkem Bezug untereinander. Der Hamburg-Wechsler-Intelligenztest für Kinder z.B. bietet einerseits ein globales Maß der Intelligenz, andererseits jedoch Maßzahlen in zehn Subtests (Hardesty u. Priester 1956). Schubert u. Berlach (1982) konnten zeigen, daß diese entsprechend zwei Faktoren gruppiert werden können. Der Subtest „Allgemeines Wissen" ist als Prototyp der Gruppe von Subtests aufzufassen, die sprachabhängige intellektuelle Fähigkeiten messen. Der Subtest „Figurenlegen" andererseits mißt im besonderen intellektuelle Funktionen, bei welchen die Analyse räumlicher Relationen und konstruktive Prozesse erforderlich sind.

Unter der Annahme einer Struktur kognitiver Funktionen, und zwar einer hierarchisch geordneten, zielt dieser differentialdiagnostische Zugang zwar nach wie vor auf eine relativ komplexe Leistungsebene, berücksichtigt jedoch deren mögliche Beeinflussung durch Störungen elementarer kognitiver Basisprozesse (Spiel u. Spiel 1987).

Stichprobe

50 Kinder (1. und 2. Studie) und 100 Kinder (3. Studie) zwischen 7 und 10 Jahren, die wegen manifester Schulleistungsschwäche vorgestellt wurden, bildeten die untersuchte Stichprobe. Hinzu kamen 100 Kinder einer Referenzstichprobe für Studie 3. Ein Intelligenzquotient unter 95, manifeste zerebrale Bewegungsstörungen oder Wahrnehmungsstörungen sowie das Vorliegen einer Epilepsie waren Ausschließungsgründe. Die Stichprobe muß im Hinblick auf die Differentialdiagnose der Schulleistungsschwäche als heterogen angesehen werden. Die klinische Untersuchung bestand aus der Anamnese unter besonderer Berücksichtigung von Daten, die auf eine strukturelle ZNS-Läsion Hinweise geben, weiter aus einer psychodynamischen Befunderhebung. Zusätzlich wurde ein neurologisch-entwicklungsneurologischer Befund (nach Touwen u. Prechtl 1970) erhoben sowie ein psychopathologischer. Zur Feststellung des intellektuellen Leistungsniveaus wurde – wie gesagt – der Hamburg-Wechsler-Intelligenztest für Kinder (HAWIK) vorgegeben.

Zur Methodik von EEG-Untersuchungen

Das Elektroenzephalogramm enthält vielschichtige Information über den Funktionszustand des Zentralnervensystems. Die Notwendigkeit, EEG-Ereignisse meßbar und damit exakt vergleichbar zu machen, stellt sich in vielen Anwendungsbereichen unter jeweils spezifischer Fragestellung. Nach konzeptionellen Grund- und Vorannahmen werden mittels verschiedenster computerassistierter Analysetechniken unterschiedliche Informationsaspekte aus dem EEG extrahiert. Das EEG liegt als kontinuierliche Messung der Potentialdifferenz in der Zeit, und zwar bezüglich unterschiedlicher Ableitpunkte, vor. Einige Analysemethoden sind dadurch charakterisiert, daß sie sich nicht auf die Kurve als Gesamtheit beziehen, sondern in den weiteren Analyseschritten von charakteristischen Punkten der Kurve ausgehen. Davon zu differenzieren sind jene Analysetechniken, die das Faktum, daß das EEG als Zeitreihe vorliegt, berücksichtigen. Ein weiterer Unterschied besteht darin, ob sich das primäre Interesse entweder auf die Fluktuationen der Meßwerte in der Zeit richtet oder auf die topische Verteilung der Meßwerte; diese Verteilung kann zu verschiedenen Zeitpunkten analysiert und verglichen werden, so daß der dynamische Aspekt sekundär zur Geltung kommt. Bei der Aufstellung einer Systematik der computerassistierten EEG-Analyse-Techniken müssen diese im Hinblick auf alle oben genannten Aspekte geordnet werden. Weiter ist zu berücksichtigen, daß bei den Analysetechniken, die sich auf die Zeitreihe als solche beziehen, eine weitere Differenzierung möglich ist, und zwar in der Gegenüberstellung von Time-domain-Methoden im engeren Sinn und Frequence-domain-Methoden andererseits (s. Harner 1977; Spiel u. Benninger 1986).

Für Studie 1 und Studie 2 wurden die Biopotentiale (entspannter Wachzustand, bipolare Längsableitung, 10/20-System, Zeitkonstante 0,3 s, obere Grenzfrequenz 70 Hz) vom Verstärker eines Beckmann Accutrace 16 über eine Computeranlage mit einer Abtastrate von 8 ms in 2-s-Blöcken auf einem Digitalmagnetband gespeichert. Pro untersuchter Person fallen bei der verwendeten computerunterstützten EEG-Analyse 30 2-s-Epochen pro Kanal an. Die Daten wurden dann mit unterschiedlichen computerassistierten EEG-Analyse-Strategien weiterverarbeitet.

Studie 1: Unterschiede der regionalen Frequenzverteilungen im EEG bei verschiedenen Typen von Störungen höherer Hirnfunktionen

In einer ersten Studie (Spiel u. Müller 1984; Spiel 1987a, b) wurde der Frage nachgegangen, ob Unterschiede in der jeweils lokalen Frequenzverteilung über verschiedenen zerebralen Arealen bei lernschwachen Kindern mit unterschiedlicher klinisch-phänomenologischer Diagnose und/oder verschiedenen Leistungsniveaus im Intelligenztest (incl. Subtestergebnissen) nachzuweisen sind. (Bezüglich der Methodik der Errechnung von Frequenzverteilungen im EEG s. Spiel et al. 1986; Spiel u. Benninger 1986). Die mittleren Frequenzverteilungen der verschiedenen klinischen Diagnose- und Leistungsgruppen über den einzelnen zerebralen Arealen wurden mit Hilfe des Kolmogoroff-Smirnov-Tests (Klaus u. Ebner 1983) verglichen und auf signifikante (5%-Niveau) Unterschiede geprüft (s. Abb. 2). Kinder mit genereller Leistungsschwäche zeigen in ihrer Frequenzverteilung signifikante Unterschiede im Vergleich zu allen anderen Diagnosegruppen präfrontal-frontal und präfrontal-anteriortemporal über der linken Hemisphäre. Die weiteren Ergebnisse sind nur als Trend interpretierbar. Wenn die Werte des Komogoroff-Smirnov-Index (der das Ausmaß des Verteilungsunterschiedes quantifiziert) gerangreiht werden, ergeben sich interessante Interpretationsmöglichkeiten. Bezüglich der bereits erwähnten Gruppe der generell lernschwachen Kinder zeigt sich auch über der rechten Hemisphäre der bereits genannten Region

356 G. Spiel

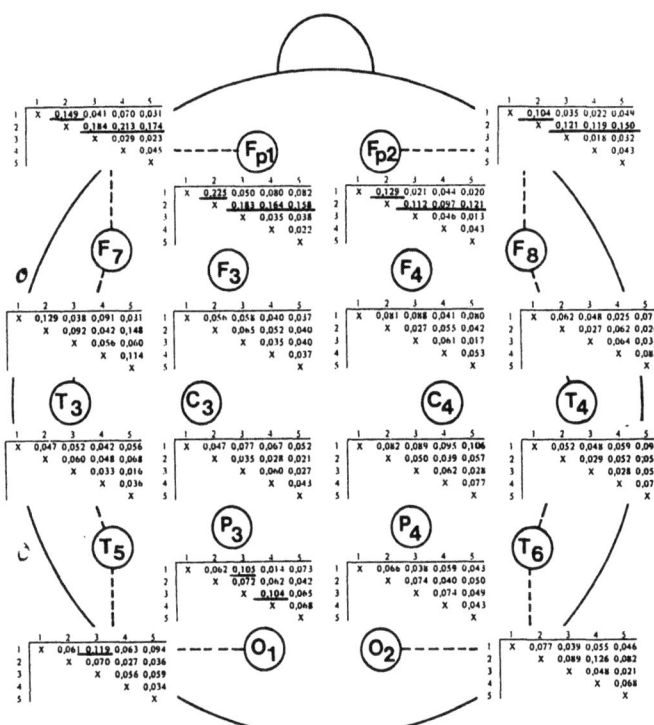

Abb. 2. Paarvergleich der 5 Diagnosegruppen bezüglich des Unterschiedes in der mittleren Frequenzverteilung, ausgedrückt im Kolmogoroff-Smirnov-Index. *1* hyperkinetisch-aufmerksamkeitsgestörtes Kind (n = 5), *2* globales schulisches Leistungsversagen (n = 8), *3* Dyslexie (n = 29), *4* Dyskalkulie (n = 3), *5* psychoreaktive Lernstörung (n = 5)

eine von den anderen diagnostischen Gruppen differente Frequenzverteilungsstruktur. Interessanterweise zeigt die Gruppe der dyslektischen Kinder – verglichen mit den hyperkinetisch-aufmerksamkeitsgestörten – ein abweichendes Frequenzverteilungsmuster temporoposterior-okzipital, parieto-okzipital über der linken Hemisphäre. In letzterer Ableitung kann darüber hinaus auch ein Unterschied zwischen den dyslektischen und den Kindern mit einer Dyskalkulie vermutet werden. Rechtshemisphärisch zeigt die zweifellos kleine Gruppe der Kinder mit Dyskalkulie im Vergleich zu den Kindern mit globaler schulischer Leistungsschwäche eine unterschiedliche Frequenzverteilung gleichfalls temporoposteriorokzipital. Diese Trends erscheinen im Hinblick auf traditionelle Konzepte der Hemisphärenspezialisierung, speziell der Vorstellung, daß der Dyslexie eine linkshemisphärische Pathologie zugrundeliegt, erwähnenswert.

Der Kolmogoroff-Smirnov-Index wurde auch herangezogen, um im Einzelfall die individuellen Unterschiede der Frequenzspektren über homologen Hirnarealen zu quantifizieren und damit ein für jedes homologe Ableitungspaar globales Maß für die Asymmetrie der Frequenzverteilung zu bestimmen. Für die erwähnten fünf Diagnosegruppen nach klinisch-phänomenologisch beschreibendem

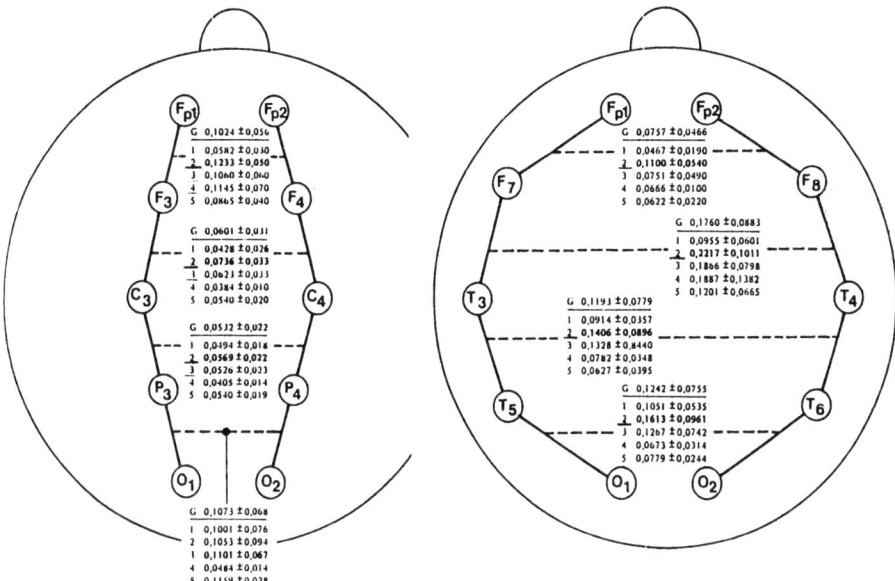

Abb. 3. Asymmetrie-Index der 5 Diagnosegruppen (bez. 1, 2, 3, 4, 5 – s. Legende Abb. 2) und der gesamten Stichprobe *(G)*, ausgedrückt im Mittelwert und der Streuung des Kolmogoroff-Smirnov-Index bezüglich der Frequenzverteilungen über homologen Ableitungen

Gesichtspunkt wurden der mittlere Asymmetriegrad und dessen Streuung pro Gruppe berechnet. Die Ergebnisse sind auf dem 5%-Niveau knapp nicht signifikant und somit gleichfalls nur als Trend zu interpretieren (Abb. 3). Der höchste Asymmetriegrad zwischen homologen Ableitungen ist, mit Ausnahme von parietookzipital, für die Gruppe der Kinder mit spezifischer Leistungsstörung im Sinne einer Dyslexie nachzuweisen. Damit kann dieser Befund gleichfalls im Rahmen von Modellen der Dyslexie, welche eine Pathologie der Hemisphärenspezialisierung annehmen, interpretiert werden.

Signifikante Unterschiede in der Frequenzverteilung sind auch beim Vergleich der Kinder mit unterschiedlichen Leistungswerten im HAWIK (Abb. 4) nachzuweisen. Kinder mit niedrigen Werten im Handlungsteil zeigen systematische Unterschiede zu den besseren Leistungsgruppen präfrontal-frontal und präfrontal-anteriortemporal linkshemisphärisch. Ein Ergebnis, das einfachen Vorstellungen einer Dichotomie der Leistungsstruktur im HAWIK mit dem Gegensatzpaar Verbal- und Handlungsteil und der Dichotomie im Sinne der Zuordnung von sprachgebundener Tätigkeit an die linke Hemisphäre und nicht sprachgebundener an die rechte nicht entspricht. Bezüglich der Subtests zeigen sich signifikante Unterschiede in der Frequenzverteilung zwischen den Leistungsgruppen bei Allgemeinwissen, allgemeinem Verständnis, rechnerischem Denken, Gemeinsamkeitenfinden und Zahlennachsprechen links präfrontal-frontal, präfrontal-anteriortemporal sowie anteriortemporal-temporal Mitte und temporal Mitte posteriortemporal. Signifikante Unterschiede zeigen sich auch rechtshemisphärisch für

358   G. Spiel

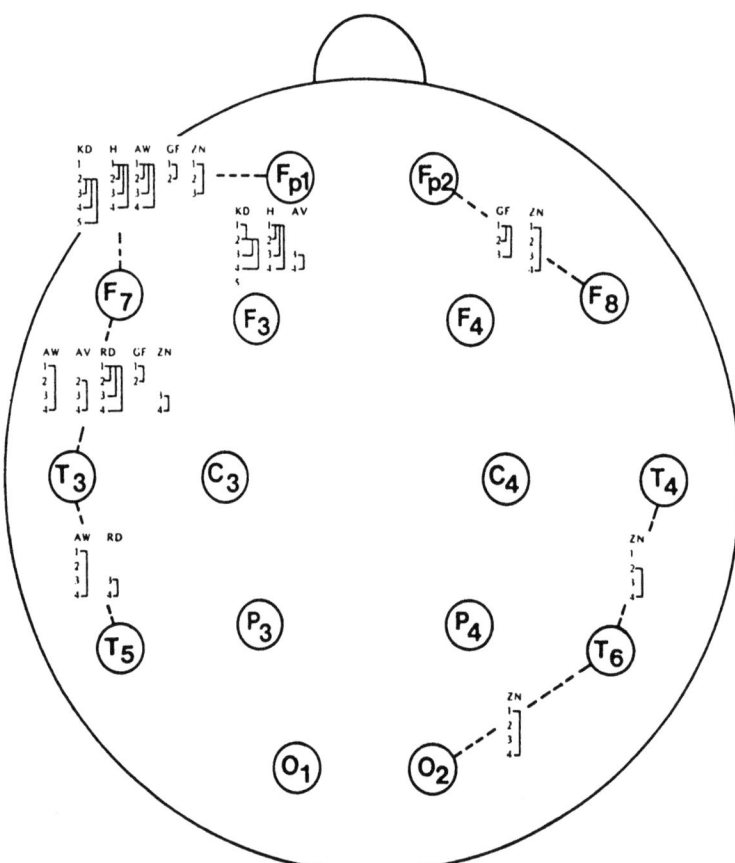

Abb. 4. Signifikante (5%-Signifikanzniveau) Unterschiede in der mittleren Frequenzverteilung (Kolmogoroff-Smirnov-Index) zwischen den 5 Diagnosegreppen (KD; bez. 1, 2, 3, 4, 5 – s. Legende Abb. 2) und den Leistungsgruppen in den HAWIK-Subtests (*H* Handlungsteil, *AW* Allgemeines Wissen, *AV* Allgemeines Verständnis, *RD* Rechnerisches Denken, *GF* Gemeinsamkeitenfinden, *ZN* Zahlennachsprechen; 1: → 9, 2: 10–11, 3. 12–13, 4: 14 → Wertpunkte)

Gemeinsamkeitenfinden und Zahlennachsprechen präfrontal-anteriortemporal, für Zahlennachsprechen allein zusätzlich temporal Mitte posteriortemporal und posteriortemporal-okzipital. Alle genannten Subtests, bei denen signifikante Unterschiede zwischen Leistungsgruppen bezüglich der sie charakterisierenden Frequenzaspekte nachweisbar waren, gehören dem Verbalteil des IQ an. Weit überwiegend zeigen sich mit intrahemisphärisch unterschiedlicher Prädilektion die Unterschiede über der linken Hemisphäre. Das Zahlennachsprechen nimmt eine Sonderstellung ein; bezüglich dieses Subtests sind relevante Ergebnisse auch rechtshemisphärisch nachzuweisen. Es sei erwähnt, daß im Rahmen von faktorenanalytischen Studien und Latent-class-Analysen des HAWIK (Kubinger et al. 1980; Kubinger 1983) dem Subtest Zahlennachsprechen eine Sonderstellung zukommt und dieser Subtest nicht wie traditionell üblich dem Verbalteil zuzuordnen ist. Diese Ergebnisse insgesamt stützen Vorstellungen, die linkshemisphärischen Prozessen bezüglich der Güte sprachabhängiger intellektueller Funktionen Bedeutung beimessen. Beeinträchtigungen dieser Fähigkeiten sind ja unbestritten auch bei den Störungen des Schulerfolges von Bedeutung.

Studie 2: Unterschiede der Synchronie (zwischen jeweils zwei Ableitungen) im EEG (erfaßt mit der Kreuzkorrelationsfunktion) bei verschiedenen intellektuellen Leistungsniveaus

Da sich in der oben angeführten Studie 1 der Vergleich klinischer Gruppen sowie der Vergleich von Kindergruppen mit unterschiedlichem Leistungsniveau im Intelligenzdiagnostikum nur auf die jeweils lokale Frequenzverteilung über verschiedenen kortikalen Arealen bezog und damit Relationen zwischen verschiedenen Ableitungen unberücksichtigt ließ, sollte in einer zweiten Untersuchung speziell dieser Frage nachgegangen werden.
Um zwei EEG-Zeitreihen, die zeitlich und/oder topisch unterschiedlich vorliegen, vergleichen zu können (Phasenanalyse, Analyse der Synchronie), wurde die Methodik der Kreuz-Korrelationsfunktion angewandt (Cooper u. Osselton 1984; Spiel et al. 1989b; Spiel u. Benninger 1989; Spiel et al. 1989c). Der Grad der Ähnlichkeit zweier EEG-Signale über verschiedenen Regionen des Gehirns kann mit Hilfe des statistischen Maßes der Kovarianz bestimmt werden. Dieses wird jedoch von den aktuell vorkommenden Amplituden wesentlich beeinflußt. Zur Elimination dieser Fehlerquelle wird die Kovarianz durch das Produkt der Standardabweichung beider Signale dividiert. Die in dieser Weise normierte Kovarianz wird als Korrelationskoeffizient bezeichnet und stellt nunmehr ausschließlich die Ähnlichkeit der beiden Signale dar.
EEG-Signale über verschiedenen Hirnregionen können grundsätzlich auch mit zeitlicher Verzögerung zueinander eine hohe Signalähnlichkeit aufweisen. Um derartige Zusammenhänge zu erfassen, wird ein Signal gegen das Bezugssignal auf der Zeitachse um einen bestimmten Zeitwert verschoben, womit Korrelationskoeffizienten zwischen den beiden nun zeitverschobenen Signalen berechenbar werden. Durch eine kontinuierliche Fortsetzung dieser Strategie — indem die Zeitverschiebung schrittweise um einen gewählten Betrag erhöht wird und für jede Zeitverschiebung der Korrelationskoeffizient mit der Ausgangskurve ermittelt wird — ergibt sich die Kreuz-Korrelationsfunktion. Damit ist es nicht nur möglich die maximale Ähnlichkeit zwischen zwei EEG-Kurven-Verläufen in einer gewählten Zeitspanne zu ermitteln, sondern auch den dabei bestehenden Zeitunterschied im Auftreten der beiden Signale.
Die zweite Studie ging der Frage nach, ob eine Beziehung zwischen Leistungsniveaus in verschiedenen intellektuellen Dimensionen und der Signalähnlichkeit des EEG besteht. Kinder mit manifester Schulleistungsstörung wurden nach ihrem Leistungsniveau in den Subtests des HAWIK-Intelligenztests gruppiert und untersucht, ob bei Vergleich des EEG jeder Ableitung mit jeder anderen im Hinblick auf ihre Ähnlichkeit eine systematische Beziehung zwischen dem Leistungsniveau im Subtest „Allgemeines Wissen" bzw. „Figurenlegen" und der Höhe der maximalen Korrelation vorliegt (Spiel et al. 1989b). Die Abb. 5 zeigt die Ergeb-

360   G. Spiel

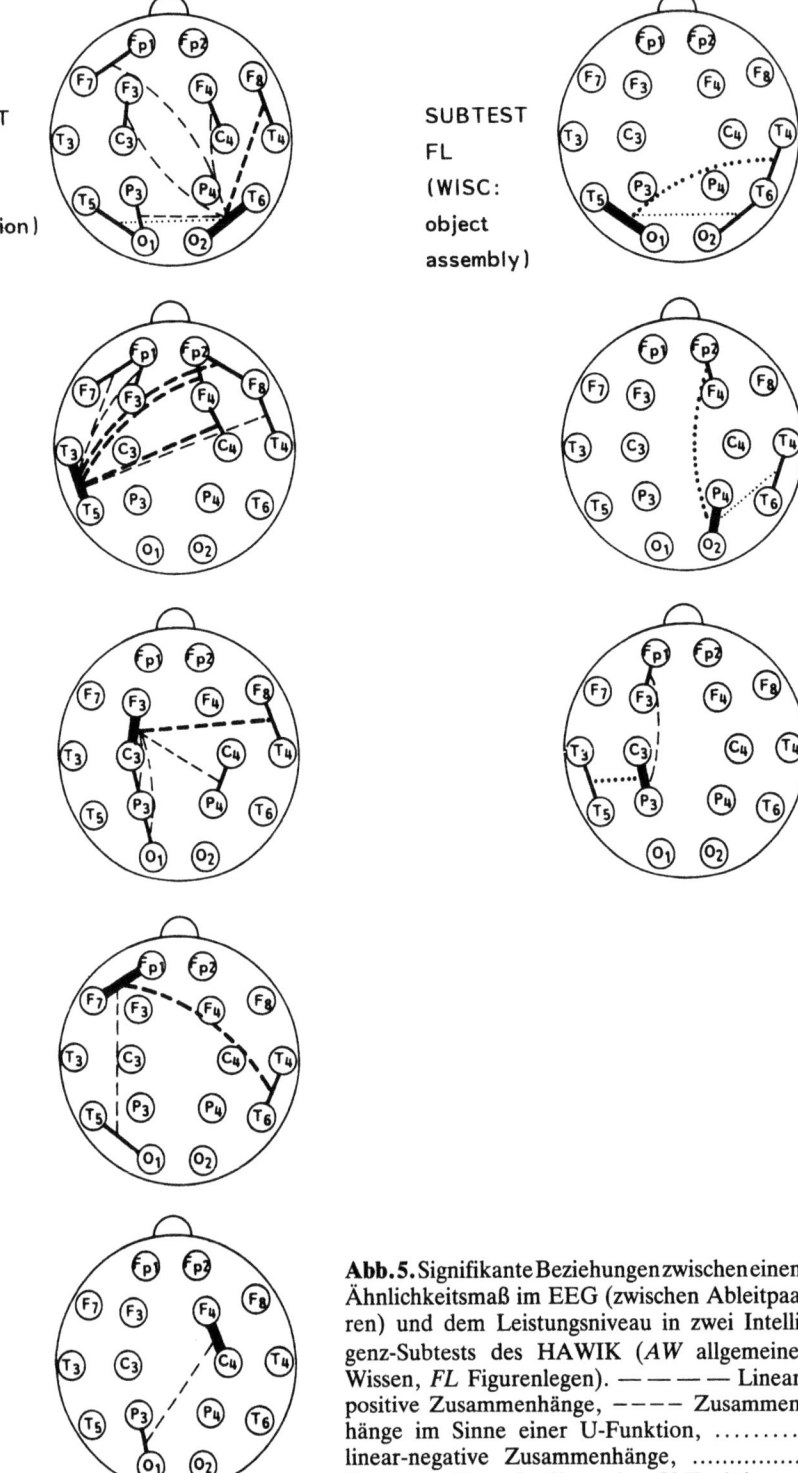

SUBTEST
AW
(WISC:
Information)

SUBTEST
FL
(WISC:
object
assembly)

Abb. 5. Signifikante Beziehungen zwischen einem Ähnlichkeitsmaß im EEG (zwischen Ableitpaaren) und dem Leistungsniveau in zwei Intelligenz-Subtests des HAWIK (*AW* allgemeines Wissen, *FL* Figurenlegen). ———— Linear-positive Zusammenhänge, ———— Zusammenhänge im Sinne einer U-Funktion, ·········· linear-negative Zusammenhänge, ·············· Zusammenhänge im Sinne einer U-Funktion

nisse, wobei nur solche Unterschiede des maximalen Korrelationskoeffizienten für jeden Paarvergleich von EEG-Ableitungen zwischen den Leistungsniveaus in den Intelligenzsubtests berücksichtigt und dargestellt wurden, welche das 1%-Signifikanzniveau erreichten.
Wesentlich häufiger sind Beziehungen zwischen der Höhe der Ähnlichkeit des EEG-Signals und dem intellektuellen Leistungsniveau zu beobachten, wenn es sich um sprachgebundene intellektuelle Fähigkeit, wie sie im Subtest „Allgemeines Wissen" erfaßt wird, handelt. Dabei konnten fünf Ableitungen gefunden werden, die in unterschiedlicher Anzahl mit anderen eine systematische Beziehung der Höhe der Kreuzkorrelation mit dem Leistungsniveau im Subtest „Allgemeinwissen" aufwiesen. Wesentlich seltener sind derartige Beziehungen zwischen dem Leistungsniveau und der Signalähnlichkeit im EEG bei Zugrundelegung der Werte im Subtest „Figurenlegen", d.h. Kinder mit unterschiedlichem Leistungsniveau in diesem Subtest unterschieden sich signifikant voneinander hinsichtlich der Höhe der Kreuzkorrelation. Unter einem topischen Gesichtspunkt ist es von besonderem Interesse, daß die signifikanten Beziehungen zwischen Leistung und Synchronie in Hinblick auf den Subtest „Allgemeines Wissen" generell bezüglich intra- und interhemisphärischen Ableitungspaarvergleichen vorliegen. Bezüglich des Subtests „Figurenlegen" sind überwiegend rein intrahemisphärische leistungsrelevante Unterschiede in der Höhe der Kreuzkorrelation nachzuweisen. Weiter sei erwähnt, daß unter Zugrundelegung von Leistungsunterschieden im Subtest „Allgemeines Wissen" die Variabilität der Kreuzkorrelation zwischen drei linkshemisphärischen bipolaren Ableitungen und jeweils einer Fülle anderer der gleichen oder rechten Hemisphäre signifikante Ergebnisse zeigt. Zweifellos ist für die inhaltliche Interpretation die Art des Zusammenhanges zwischen der Höhe des Leistungsniveaus und der Höhe der Ähnlichkeit des EEG-Signals zwischen jeweils zwei Ableitungen wesentlich. Überwiegend finden sich linear positive Zuammenhänge. Es ist zu erwarten, daß mit der Höhe der Leistung die Höhe der Kreuzkorrelation, d.h. die Signalähnlichkeit, steigt. Andere Formen des Zusammenhangs – wie linear abfallend oder einer U-Funktion entsprechend – kommen wesentlich seltener vor, insgesamt jedoch häufiger, wenn der Subtest „Figurenlegen" zur Gruppenbildung herangezogen wird.
Unter der Annahme, daß sich in der Höhe der Kreuzkorrelation zwischen jeweils zwei Ableitungen (d.h. insgesamt 120 Paarvergleichen von Ableitungen) eine Koppelung oder Entkoppelung von kortikaler Aktivität ausdrückt, können die Ergebnisse folgendermaßen interpretiert werden:
Beider Ausmaß sowie die unterschiedliche Beteiligung von verschiedenen kortikalen Arealen sind bei der Erörterung der Frage nach einem möglichen Zusammenhang zwischen kognitiven Leistungen und den zugrundeliegenden biologisch-funktionalen Gegebenheiten zu berücksichtigen. Nach den Ergebnissen würde eine hohe Anzahl von gekoppelten kortikalen Arealen sowie die Koppelung zwischen den Hemisphären vorzugsweise unter Beteiligung von links-präfrontal anterior-temporaler, Mitte temporal temporo-posteriorer sowie fronto-zentraler Projektion für die Exekution sprachgebundener intellektueller Fähigkeit günstig sein. Demgegenüber scheinen nichtsprachgebundene intellektuelle Fähigkeiten generell Entkoppelung, d.h. isolierte Tätigkeit auch bezüglich der interhemisphärischen Relation, zu benötigen. In diesem Zusammenhang sei auch darauf verwie-

sen, daß linear negative Beziehungen isoliert rechtshemisphärisch zwischen dem Leistungsniveau im Subtest „Figurenlegen" und der Höhe der EEG-Synchronie vorkommen.

Studie 3: Zur Dimensionalität kognitiver Funktionen

Jedem diagnostischen Ansatz im Rahmen der Kognitions- oder Neuropsychologie liegt implizit, besser jedoch explizit, ein Modell über die Eigenschaft – innere Struktur – der kognitiven Funktion bzw. Funktionsstörung zugrunde. Dies beinhaltet, daß phänomenologisch einheitlich imponierende kognitive Funktionen wie optische Wahrnehmung, Wahrnehmung von Raumrelationen, Sprache etc. als aus einer Vielzahl gekoppelter Akte bestehend, vorgestellt werden, die durch eine Funktionsanalyse isolierbar sind. Dieser Wissenschaftsansatz ist bei Anjochin (1964), Bernstein (1967), Vigotsky (1964), Leontjew (1975) sowie Luria (1966) realisiert. Derartige Modelle über Kognition allgemein bzw. kognitive Bereiche wurden und werden deduktiv gebildet: sie bestimmen die verwendeten Meßinstrumente. Das theoretisch gebildete Konstrukt wird jedoch selten induktiv auf seine Gültigkeit hin untersucht. Wissenschaftstheoretisch ist eine erklärende, modellbildende Annäherung an einen Gegenstand von der lediglichen Beschreibung von Tatsachen des overten Verhaltens, das u.a. durch spezifische Testaufgaben provoziert ist, zu unterscheiden. Das Erklären und Modellbilden geht von der Annahme aus, daß beobachtbaren Tatbeständen latente Dimensionen, die nur indirekt erschlossen werden können, zugrundeliegen. In der klinischen Neuropsychologie wird das Verhalten auf eine latente Fähigkeitsdimension bezogen. Grundsätzlich kann dabei ein deterministischer oder ein probabilistischer Zusammenhang angenommen werden. Diese Vorentscheidung hat wesentliche Auswirkungen auf Meß- bzw. Testgütekriterien, vor allem in Hinblick auf die Zuverlässigkeit (Releabilität) bzw. Gültigkeit (Validität) des Untersuchungsverfahrens.
Kritik an der klassischen Testtheorie, die einen deterministischen Zusammenhang annimmt, bzw. Vorteile der probabilistischen Testtheorie, lassen sich sowohl bezüglich der Vorannahmen als auch der Testgütekriterien angeben. In der klassischen Testtheorie wird davon ausgegangen, daß der beobachtete Wert X sich additiv aus dem wahren Wert und dem Meßfehler zusammensetzt, wobei die Fähigkeitsdimension im wahren Wert repräsentiert ist, besser jedoch der wahre Wert ist. Damit zeigt sich der tautologische Charakter dieser Festlegung. Die Beziehung zwischen manifester Variable und der latenten Fähigkeitsdimension wird operational definiert und ist somit nicht weiter hinterfragbar und überprüfbar. Demgegenüber ist dieser Zusammenhang zwischen latenter Eigenschaft und manifester Variable unter Annahme eines probabilistischen Zusammenhanges untersuchbar. Im weiteren wird auf das dichotom-logistische Modell nach Rasch aus der Gruppe der latent-trait-Modelle, die einen probabilistischen Zusammenhang zwischen latenter Eigenschaft und manifester Variable annehmen, eingegangen. Die Grundgleichung lautet

$$P(+/v,i) = \frac{e^{\xi v - \sigma i}}{1 + e^{\xi v - \sigma i}},$$

bedeutet, die Wahrscheinlichkeit (P), daß eine Versuchsperson (v) das konkrete Item (i) löst, ist abhängig von dem Ausprägungsgrad der Fähigkeit der Person v auf der latenten Dimension ξ und dem konkreten Schwierigkeitsgrad σ des Items i (Rasch 1961; Fischer 1978).

Neben den allgemeinen Ausnahmen und Voraussetzungen und probabilistischen Testmodellen (s. oben) seien spezielle Voraussetzungen des dichotom-logistischen Testmodells nach Rasch angeführt:
- Die Maßzahlen müssen dichotom/zweikategoriell vorliegen, d.h. es geht in die weitere Analyse lediglich ein, ob eine bestimmte Aufgabe gelöst oder nicht gelöst wurde.
- Die spezifischen Aufgaben – Items –, welche eine bestimmte latente Fähigkeitsdimension messen sollen, werden als homogen betrachtet, was bedeutet, daß angenommen wird, daß der gewählte Itempool einheitlich eine Fähigkeit mißt und keine Items vorkommen, die andere als die gemeinte latente Dimension repräsentieren. [Nur die Anzahl der gelösten Aufgaben ist ein Maß („erschöpfende Statistik") für die unbekannte Fähigkeit einer Person, unabhängig davon, welche speziellen Aufgaben sie gelöst hat.]
- Weiter wird angenommen, daß der Schwierigkeitsgrad der Aufgaben monoton steigend ist; eine Zunahme der Fähigkeit führt zur Erhöhung der Wahrscheinlichkeit für die richtige Antwort bei jedem Item.
- Letztlich wird davon ausgegangen, daß die monoton steigende Funktion zwischen latenter Fähigkeitsdimension und Itemschwierigkeit für jedes Item parallel verläuft.

Es sei nochmals darauf verwiesen, daß an Voraussetzungen a priori lediglich die Charakteristik der Maßzahlen besteht, in dem Sinne, daß diese zweikategoriell vorliegen. Alle anderen Voraussetzungen, besser eigentlich Annahmen, können erst als bestätigt angesehen werden, wenn der konkrete Datensatz auf Kompatibilität mit dem angenommenen Modell geprüft wurde. Erst dann sind der probabilistische Zusammenhang, das Prinzip der lokalen stochastischen Unabhängigkeit, das Prinzip der erschöpfenden Statistik, die Homogenität der Items, ihr monoton steigender und jeweils paralleler Schwierigkeitsgrad sowie der Zusammenhang über die Exponentialfunktion gesichert und Fähigkeitsparameter und Aufgabenschwierigkeitsparameter trennbar.

Zwei Analyseschritte prüfen die Gültigkeit des angenommenen Modells, bestimmen Item- und Personenparameter und hinterfragen die Annahme der Stichprobenunabhängigkeit. Vorerst werden unter der Annahme der Separierbarkeit Item- und Personenparameter geschätzt. Unter Separierbarkeit der Parameter versteht man, daß die Itemparameter unabhängig von den Personenparametern bestimmt werden können bzw. umgekehrt. Zu dieser Schätzung werden verschiedene Verfahren angegeben (Baker 1987).

Es folgt als zweiter Schritt die Anwendung von Modelltests zur Überprüfung von Modellabweichungen. Dafür werden Teilstichproben gebildet, wobei für jede neuerlich die Itemparameter geschätzt werden und diese dann im Hinblick auf überzufälliges Abweichen voneinander verglichen werden. Grundsätzlich müssen alle derartigen Aufteilungen der Gesamtstichprobe in Teilstichproben inhaltlich konzipiert sein, wobei dies einerseits nach dem internen Kriterium der Leistung

364 G. Spiel

(hoch/niedrig) im jeweiligen Test, andererseits nach externen Kriterien wie klinische versus unselektierte Stichprobe, Alter, Geschlecht etc. möglich ist.

Diese Analysetechnik ermöglicht die Prüfung bestehender und die Entwicklung neuer Test- und Untersuchungsanordnungen zur Quantifizierung von höheren Hirnleistungen. Es besteht somit die Möglichkeit, deduktiv gebildete Modelle bezüglich der inneren Struktur von Kognition induktiv auf ihre Gültigkeit hin zu überprüfen, womit nicht nur die Zuverlässigkeit der Diagnostik im Einzelfall erhöht wird, sondern diese Strategie zu einem theoretisch-konzeptionellen Fortschritt führt. Die Dialektik zwischen Modellkonstruktion und Modelltest besteht darin, daß einerseits bei Testanordnungen, die dem dichotom-logistischen Testmodell nach Rasch nicht entsprechen, angegeben werden kann, welche Items sog. Störitems sind. Diese können in der Folge aus dem Testinventar ausgeschlossen werden. Es besteht somit die Möglichkeit, Testanordnungen zu entwickeln, die die latente Fähigkeitsdimension besser erfassen als der Ausgangstest. Andererseits sollte die Inkompatibilität zwischen Datenstruktur und der Annahme des dichotom-logistischen Testmodells nach Rasch dazu führen, unter Verwendung anderer probabilistischer Testmodelle die gegebene Datenstruktur zu untersuchen, wobei dann ein komplexerer Zusammenhang als nach dem Testmodell von Rasch anzunehmen ist, z.B. eine regelhafte Struktur unabhängiger latenter Dimensionen, die manifestem Verhalten zugrundeliegen könnte.

Diese meßtheoretische Analyse wurde bei einer neu konzipierten neuropsychologischen Testbatterie angewandt (Spiel u. Karlon 1985; Spiel et al. 1989d, e), die entwickelt wurde, um Störungen der elementaren und komplexen Wahrnehmung im Volksschulalter zu diagnostizieren. Wie bereits erwähnt (Einleitung), sollten für die Differentialdiagnostik von Störungen höherer Hirnfunktionen möglichst elementare Stufen der zerebralen Informationsverarbeitung untersucht werden, und zwar unter der Hypothese, daß suboptimal ausgebildete Basisfunktionen der Wahrnehmung pathogenetisch den Aufbau komplexer Leistungen, d.h. auch komplexer funktioneller Systeme, hindern.

Die Abb. 6 zeigt links oben die Struktur des differentiellen neuropsychologischen Tests für Raumwahrnehmung und Raumvorstellung mit der Operationalisierung dieser Struktur in fünf Subtests (R1 bis R5).

R1: Kopieren eines räumlichen Musters.
R2: Kopieren eines räumlichen Musters bei Gedächtnisanforderung.
R4: Wiedererkennen eines räumlichen Musters.
R3: Kopieren eines räumlichen Musters nach gedanklicher Rotation.
R5: Wiedererkennen eines räumlichen Musters nach gedanklicher Rotation.

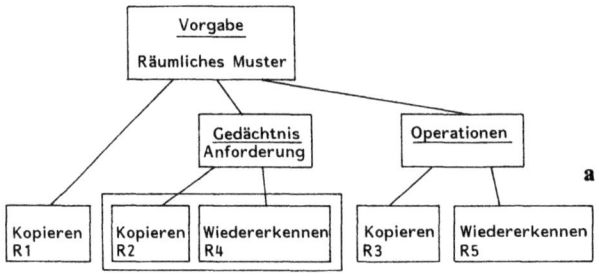

Abb. 6 a–d. Ergebnisse der Modelltests

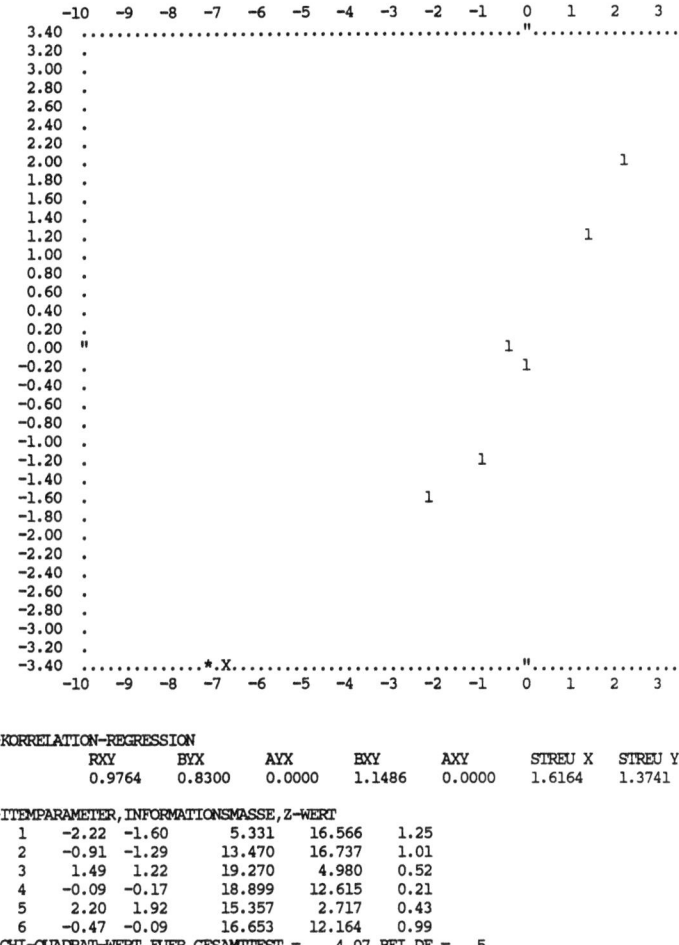

Abb. 6 b

Weiter werden die meßanalytischen Ergebnisse unter Heranziehung des Rasch-Modells dargestellt, wobei die Ergebnisse der Modelltests unter Heranziehung der Leistungsniveaus (hoch − niedrig) für R2, R3 und R2 und R3 dargelegt werden. Dabei sind einerseits die graphischen Modelltests mit den Itemschwierigkeitsparametern in den beiden inhaltlich definierten Substichproben dargestellt, andererseits wurden die Itemschwierigkeitsparameter in den beiden Substichproben (jeweils die zweiten und dritten Spalten in den Tabellen) aller Items im jeweiligen Subtest (ersten Spalten) sowie die Chi-Quadrat-Werte bei deren Vergleich (letzte Spalten) aufgelistet. Es läßt sich zeigen, daß die Ergebnisse bezüglich der Items des Substest R2 den Annahmen des Rasch-Modells entsprechen, Itemhomogenität somit nachzuweisen war. Im Gegensatz dazu finden sich im Subtest R3 zwei Items, die die Eigenschaft der Itemhomogenität im genannten Subtest nicht aufwiesen. Für die Interpretation scheint es wesentlich, daß der Subtest R3 eine komplexere Leistung abverlangt. Es soll ja nicht nur ein räumliches Muster

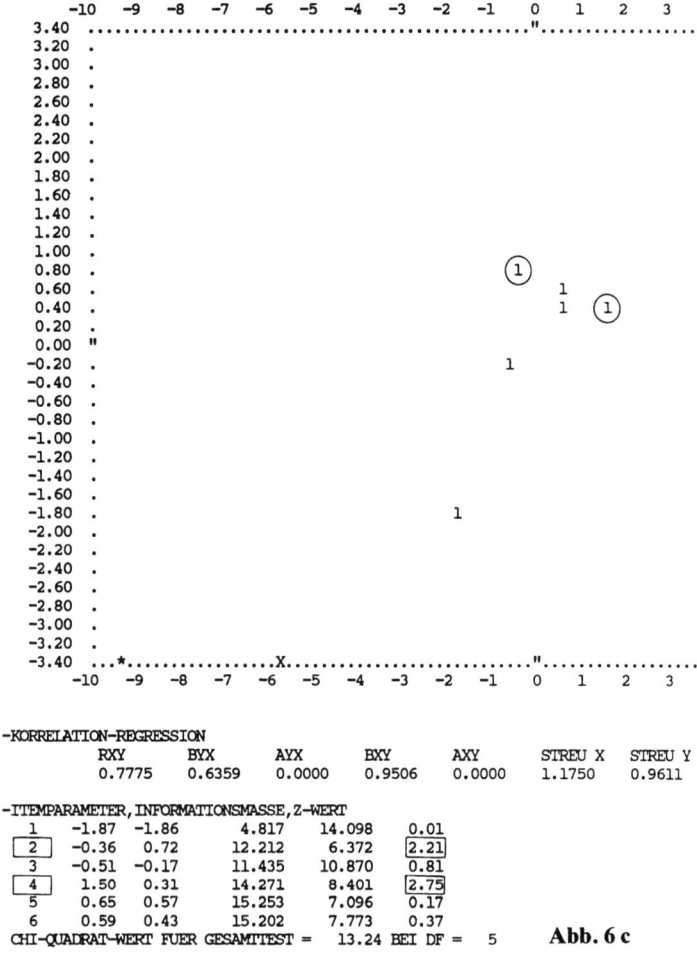

Abb. 6 c

kopiert oder im Gedächtnis behalten werden, sondern auch in der Vorstellung um eine imaginäre Achse rotiert werden. Bezüglich dieses Subtests ist mit einer Interferenz einer anderen latenten Dimension zu rechnen, vermutlich der Fähigkeit Aufgabenverständnis. Andererseits zeigt sich, daß, wenn die Subtests R2 und R4 zusammengefaßt werden, mit einer einzigen Ausnahme Itemhomogenität für alle Items beider Subtests nachzuweisen ist. Offensichtlich liegt dem Kopieren und dem Wiedererkennen räumlicher Muster unter Gedächtnisanforderung dieselbe Fähigkeitsdimension zugrunde. Daraus ist zu folgern, daß diese beiden Subtests keine unterschiedliche differentialdiagnostische Wertigkeit aufweisen.

Anhand dieses Beispiels sollte gezeigt werden, wie die Anwendung aufwendiger meßtheoretischer Analysen das primär deduktiv gebildete Konzept über die Dimensionalität von Kognition modifiziert. Ein weiteres Beispiel findet sich in dem Beitrag von Schmidt, Spiel und Bogyi in diesem Buch (s.S. 386).

Neurophysiologische und neuropsychologische Forschungsansätze   367

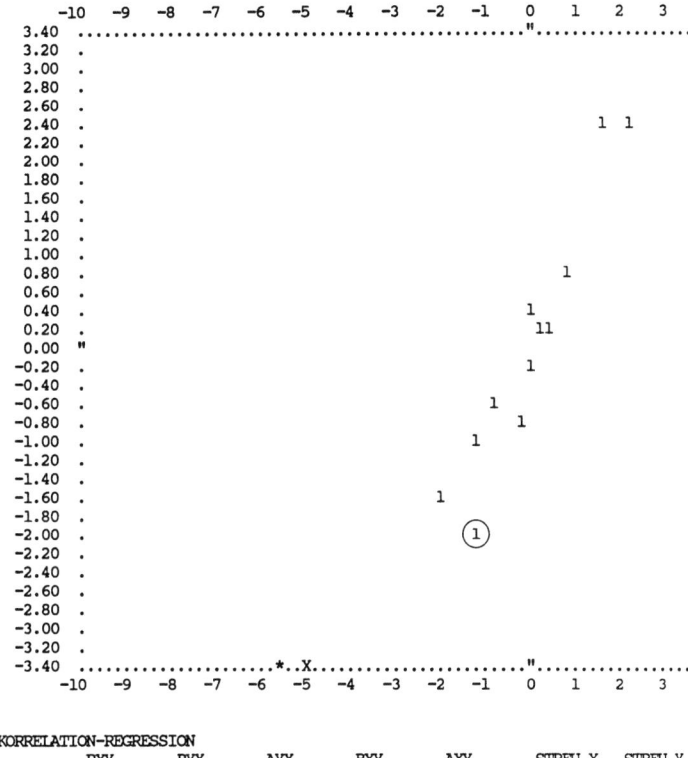

Abb. 6 d

Zusammenfassung und Ausblick

In dieser Arbeit sollte dargestellt werden, daß es bei empirischen Untersuchungen möglich ist, der Komplexität des Gegenstands Kognition Rechnung zu tragen. Damit kann eine themenadäquatere Forschung realisiert werden. Es wurde gezeigt, daß sowohl im neurophysiologischen als auch im neuropsychologischen Bereich Methoden zur Verfügung stehen, die dies erlauben. Grundsätzlich ist die Validität von EEG-Untersuchungen kein wissenschaftliches Problem, sie ist gegeben. Es wird in diesem Bereich angeregt, Verfahren und Techniken zu verwenden, welche mehrere Aspekte der im EEG vorliegenden Information berücksichtigen. In Studie 2 wurde gezeigt, daß die Berücksichtigung der Synchronie jeweils von Paaren von Ableitungen zusätzliche Informationen liefert, so daß die inhaltlichen Interpretationen, die auf den Ergebnissen der Studie 1 beruhen, modifiziert werden konnten. Nicht so sehr die örtlich isolierte zerebrale Zustandserfassung im EEG erwies sich als ein geeigneter Parameter zur Erfassung der Relation kognitive Fähigkeit – neurophysiologische Prozesse, sondern die Berücksichtigung der Relation von EEG-Ereignissen topisch und zeitlich.

Andererseits muß die Validität von neuropsychologischen Methoden überprüft werden. Unter der Annahme der Dimensionalität von Kognition sowie des probabilistischen Zusammenhanges von latenter kognitiver Fähigkeitsdimension und Testergebnis ist auch diese Frage wissenschaftlich untersuchbar. Es sei nochmals auf die Bezogenheit des deduktiv-modellbildenden und induktiv-modellüberprüfenden Vorgehens hingewiesen. Das Konzept des funktionellen Hirnorgans (s. oben) erlaubt letztlich die Inbeziehungsetzung der Ereignisse, die mit Methoden in beiden Bereichen gewonnen wurden. Allgemein kommen Strukturannahmen und -vorstellungen zum Tragen. Dieser Ansatz gestattet eine schrittweise Annäherung an das Phänomen der Kognition unter Berücksichtigung der biologisch zerebralen Entsprechungen ohne Verleugnung der Komplexität dieses Themas.

Literatur

Anjochin PK (1964) Systemogenesis as a general regulativ of frain development. Prog Brain Res 9:54
Baker B (1987) Methodology review: Item parameter estimation under the one-, two-, and three-parameter logistic models. Appl Psychol Measurem 11:111–141
Berger E, Schuch B, Spiel G (1977) Minimale cerebrale Dysfunktion bei Kindern. Theoretische Konzeptionen und Modellgedanken. In: Berger E (Hrsg) MCD bei Kindern. Huber, Bern
Bernstein NA (1967) The coordination and regulation of movements. Oxford Univ. Press, Oxford
Claub E, Elner H (1978) Grundlagen der Statistik. Volk und Wissen, Berlin
Cooper R, Osselton JW, Shaw G (1984) Elektroencephalographie. Fischer, Stuttgart
Duffy FH (ed) (1986) Topographic mapping of brain electrical activity. Butterworth, Boston
Fischer GH (1978) Probabilistic test models and their applications. German J Psychol 2:298–319
Hardesty FP, Priester HJ (1956) HAWIK-Handbuch, Hamburg-Wechsler-Intelligenztest für Kinder. Huber, Bern
Harner RN (1977) EEG analysis in the time domain. In: Remond A (ed) EEG informatics. A didactic review methods and applications of data processing. Elsevier, Amsterdam, pp 57–82
Kubinger KD (Hrsg) (1983) Der HAWIK – Möglichkeiten und Grenzen seiner Anwendung. Beltz, Weinheim
Kubinger KD, Forman AK, Schuberth MT (1980) Typisierung von HAWIK-Profilen. Z Different Diagn Psychol 1:117–126
Leontjew EN (1975) Probleme der Entwicklung des Psychischen. Volk und Wissen, VEB Verlag, Berlin
Luria AR (1966) Higher cortical functions in man. Basic Books, New York
Maurer K (ed) (1989) Topographic brain mapping of EEG and evoked potentials. Springer, Berlin Heidelberg New York Tokyo
Neisser V (1974) Kognitive Psychologie. Klett, Stuttgart
Niedermeyer E, Lopes da Silva F (eds) (1987) Electroencephalography. Urban & Schwarzenberg, München

Rasch G (1961) On general leans and the meaning of measurement in psychology. Berkeley Symposium on Mathematical Statistics and Probability. University of California Press, Berkeley 1961
Schmidt G, Spiel G (1989) Präsentation eines differentiellen neuropsychologischen Testverfahrens — erste meßtheoretische Analyse unter Verwendung des dichotom-logistischen Modells nach Rasch. (Im Druck)
Schubert MT, Berlach G (1982) Neue Richtlinien zur Interpretation des Hamburg-Wechsler-Intelligenztests für Kinder (HAWIK). Z Klin Psychol 11:253—279
Spiel G (1987a) Is there a possibility to differentiate children with minimal cerebral dysfunction (MCD) by means of an automatic EEG-analysis. In: Tanelli B et al. (eds) Neurophysiological correlates of relaxation and psychopathology. Advances of Biological Psychiatry, vol 16. Karger, Basel
Spiel G (1987b) Lokale Unterschiede der Frequenzverteilung im EEG bei Teilleistungsstörungen. Friedrich Schiller Universität, Jena 1987
Spiel G, Benninger F (1986) Automatische EEG-Analyse in der Time Domain und ihre mögliche klinische Bedeutung — Präsentation eines flexiblen Software-Pakets. Pädiatr Pädiol 21:221—231
Spiel G, Benninger F (1989) Strategien der computerassistierten EEG (ERP) Analyse. (Im Druck)
Spiel G, Karlon A (1985) Differentialdiagnose von isolierten kognitiven Funktionsstörungen (eine interdisziplinär-klinische Untersuchung von Sechs- bis Zehnjährigen). In: Albrecht D (Hrsg) Bericht über den 34. Kongreß der Deutschen Gesellschaft für Psychologie in Wien 1984. Hogrefe, Göttingen
Spiel G, Müller C (1984) Significance of EEG testing in disturbed performance of schoolage children. In: Lechner H et al. (eds) Proceedings of the Second Cooperative Meeting on Epilepsy and EEG of Austria, Belgium, Luxemburg and Switzerland. Bulletin of the Societe des Sciences Medicales du Grand Duche de Luxembourg 1984
Spiel W, Spiel G (1987) Kompendium der Kinder- und Jugendneuropsychiatrie. Reinhardt, München
Spiel G, Feucht M, Benninger F (1989a) Synchrony (measured with cross correlation) in children with cognitive impairments. In: Maurer K (ed) Topographic brain mapping of EEG and evoked potentials. Springer, Berlin Heidelberg New York Tokyo
Spiel G, Feucht M, Benninger F (1989b) The use of cross correlation in the display of paroxymal events in the EEG. In: Maurer K (ed) Topographic brain mapping of EEG and evoked potentials. Springer, Berlin Heidelberg New York Tokyo
Spiel G, Feucht M, Benninger F (1989c) Anwendung der Kreuzkorrelationsfunktion zur topologisch-zeitlichen Analyse von paroxysmalen und anderen Veränderungen im EEG. (Im Druck)
Spiel G, Karlon A, Kuster R (1989d) Grundannahmen für die Konstruktion und Beschreibung eines Untersuchungsganges zur Erfassung von elementaren Wahrnehmungsstörungen. (Im Druck)
Spiel G, Kundi M, Benninger F (1986) Darstellung einer Interpolationsmethode zur Bestimmung von angenäherten Maxima-Minimapunkten als Voraussetzung von EEG-Analysen in der Time Domain mittels EDV-Anlagen geringer Speicherkapazität. EEG EMG 17:7—10
Spiel G, Kuster R, Karlon A (1989e) Erste Ergebnisse mit einem differentiellen neuropsychologischen Test in der Differentialdiagnose von Teilleistungsstörungen. (Im Druck)
Touwen B, Prechtl HFR (1970) The neurological examination of the child with minor nervous dysfunction. Heinemann, London
Vigotsky LF (1965) Psychology and localisation of functions. Neuropsychologia 3:381—386

Gedankliches Vorstellungsvermögen und räumliche Intelligenz: „Probability mapping" von EEG-Leistung und Kohärenz

H. Petsche, K. Lindner, P. Rappelsberger, E. Schmidt-Henrich

Ausgelöst durch Guilfords Untersuchungen (1967), hat die Kreativitätsforschung in den darauf folgenden zwei Jahrzehnten eine stürmische Entwicklung durchgemacht, der jedoch bald Ernüchterung gefolgt ist (Preiser 1976). Gründe dafür sind vorwiegend in der Schwierigkeit zu suchen, den Begriff „Kreativität" zu definieren und ihn einer testmäßigen Erfassung zugänglich zu machen. Im allgemeinen werden Neuheit, Einmaligkeit, Originalität oder auch Seltenheit als Kriterien für ein kreatives Gedankenprodukt angesehen. Da die Untersuchung von Leistungs- und Kohärenzänderungen im EEG zahlreiche Hinweise dafür erbrachte, daß sich Denkprozesse in Änderungen des Spontan-EEG äußern (Petsche et al. 1986; Pockberger et al. 1985), schien es angezeigt, diese Methode auch auf dem Gebiet der Kreativitätsforschung zu erproben.

Diese Studie beabsichtigt, zu untersuchen
1. ob kreative Denkprozesse auch im EEG einen Niederschlag finden,
2. wenn ja, ob dabei Geschlechtsunterschiede zutage treten, da in früheren Untersuchungen über das EEG bei kognitiven Aufgaben erhebliche Geschlechtsunterschiede zu verzeichnen waren (Petsche et al. 1988) und
3. ob solche EEG-Veränderungen Beziehungen zur räumlichen Intelligenz aufweisen.

Die 43 Vpn., an denen diese Untersuchung durchgeführt wurde (21 männliche, 22 weibliche), wurden aus 203 rechtshändigen Jugendlichen zwischen 16 und 19 Jahren ausgewählt. Sie zeigten im Amthauer-Intelligenz-Struktur-Test (IST 70, 1970) entweder über- oder unterdurchschnittliches räumliches Vorstellungsvermögen. Während der EEG-Untersuchungen hatten diese Personen folgende Aufgaben durchzuführen:
a) zu versuchen, sich einen vor der EEG-Aufnahme selbst gewählten abstrakten Begriff (z.B. Sehnsucht, Liebe, Freude usw.) als farbiges Bild vorzustellen, um dieses nach dem Test mit Farbkreiden zu skizzieren (AB);
b) vor dem EEG 10 Wörter zu nennen und sie auswendig zu lernen, um während der EEG-Untersuchung daraus eine kohärente Geschichte zu formen (ST);
c) ein vorgegebenes Gedicht zu lesen, sich damit vertraut zu machen und während der EEG-Untersuchung zu versuchen, das Gedicht gedanklich zu interpretieren (PO);
d) aus 3 vorgezeigten Reproduktionen von Gemälden eine auszuwählen, sie sich möglichst gut zu merken und während der EEG-Untersuchung den möglichen Sinn des Bildes zu interpretieren (PI).

Nach dem EEG wurden die Vpn. über ihre Gedanken befragt und gebeten, sie schriftlich festzuhalten.

Verglichen wurden die EEG während jedes Tests mit 1-min-Perioden zur Kontrolle vor und nach jedem Test. Errechnet wurde die elektrische Leistung über jeder der 19 Elektroden des 10/20-Systems (Registrierung gegen verbundene Ohrelektroden) und die Kohärenz zwischen benachbarten Elektroden und homologen Elektroden an beiden Hemisphären für jedes von 5 Frequenzbändern zwischen 4 und 32 Hz. Dieser Parameter erwies sich als besonders aussagekräftig, weil er Hinweise auf den jeweiligen Grad der funktionellen Verkopplung zwischen zwei Gehirnregionen gibt. Damit läßt sich der in der Elektroenzephalographie so häufig verwendet, jedoch höchst unscharfe Begriff „Synchronisierung" quantitativ erfassen. Änderungen dieser Parameter bei der Aufgabe im Vergleich zu den Kontrollen wurden mit dem Fisher-Permutationstest errechnet. Die Irrtumswahrscheinlichkeiten für die Ablehnung der Nullhypothese wurden kodiert und als sog. „probability maps" dargestellt (Rappelsberger u. Petsche 1988). Diese Karten zeigen somit Orte der Änderungen von Leistung und Kohärenz bei einer Aufgabe im Vergleich zur Ruhebedingung.

Das Folgende stellt eine kurze Zusammenfassung der Ergebnisse dar.

Ad 1: Sämtliche Tests führten zu signifikanten EEG-Veränderungen in verschiedenen Frequenzbändern und verschiedenen Lokalisationen über beiden Hemisphären.

Ad 2: Geschlechtsunterschiede waren in allen Kreativitätstests in hohem Maße vorhanden; am größten waren diese Unterschiede bei AB, etwas geringer bei PI und ST und am geringsten bei PO. Da diese Unterschiede vielfältiger Natur sind, kann hier nicht näher darauf eingegangen werden.

Ad 3: Ebenfalls aus Platzgründen soll diese dritte Fragestellung nur für die Gruppe der männlichen Vpn. behandelt werden. Um qualitative Aussagen über mögliche Zusammenhänge zwischen Raumvorstellungsvermögen und der Durchführung kreativer Testaufgaben zu gewinnen, wurden zunächst nur Extremwertvergleiche zwischen zwei Gruppen durchgeführt: Unter den 21 untersuchten männlichen Vpn. hatten 10 über- und 7 unterdurchschnittliche Ergebnisse im Subtest für Raumvorstellung des IST 70 von Amthauer (1970). Diese Darstellung wird sich im wesentlichen auf die Diskussion der Veränderungen bei der Imagination eines abstrakten Begriffes beschränken, da eine Besprechung der Ergebnisse der übrigen Kreativitätstests ohne entsprechende Abbildungen kaum sinnvoll wäre.

Bildliche Vorstellung eines abstrakten Begriffes (AB):

a) In der Gesamtgruppe (Abb. 1)

Bei dieser Aufgabe war eine Abnahme der Leistung (L) besonders im Theta- und Beta-1-Bereich zu finden, mit Betonung über den mittleren Schädelregionen. Zunahmen der lokalen Kohärenz (LK) waren vor allem in den Beta-Bändern zu sehen, und zwar am ausgeprägtesten in Beta 2 (vorwiegend bds. frontal). Die interhemisphärische Kohärenz (IHK) nahm vor allem im Alpha-Band über der hinteren Schädelhälfte, in Beta 1 und 2 vor allem frontal, und in Beta 3 präzentral und parietal zu.

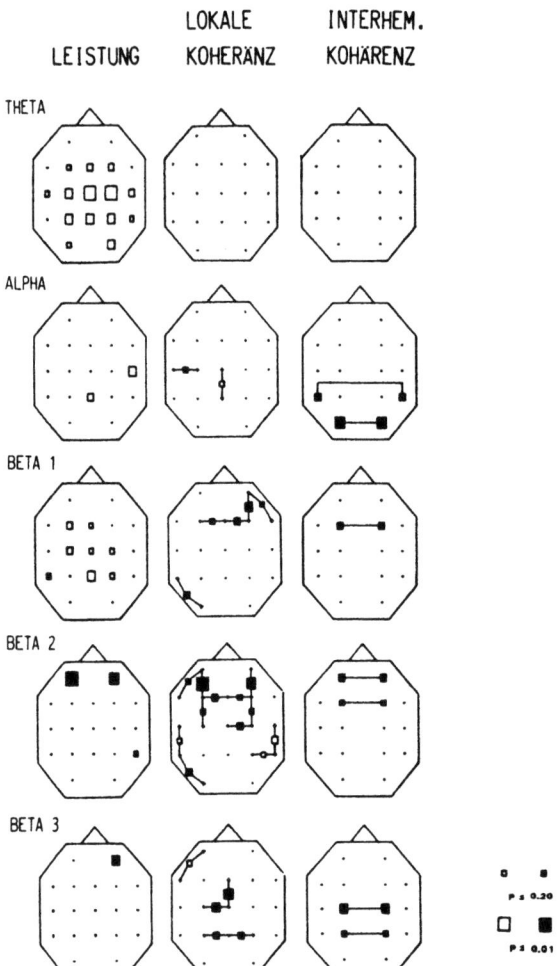

Abb. 1. Topographische Darstellung der Änderungen, gegenüber Ruhe-EEG, von absoluter Leistung, lokaler und interhemisphärischer Kohärenz während der gedanklichen Beschäftigung mit einem abstrakten Begriff und dessen visueller Vorstellung (AB) in einer Gruppe von 21 männlichen Studenten. Die fünf Reihen entsprechen den fünf Frequenzbändern zwischen 4 und 32 Hz, die drei Säulen den Parametern Leistung, lokaler und interhemisphärischer Kohärenz. Die verschiedenen Größen der Quadrate beziehen sich auf die deskriptiven P-Werte, gewonnen mit dem gepaarten Fisher-Permutationstest (größte Quadrate: p = 0,01, kleinste: p = 0,20, zweiseitiger Test). Volle Quadrate bedeuten Zu-, leere Quadrate Abnahmen des entsprechenden Parameters mit der angegebenen Irrtumswahrscheinlichkeit

b) Bei über- und bei unterdurchschnittlichen Raumvorstellern (Extremwertvergleich) (Abb. 2)

Die auffälligsten L-Unterschiede zwischen guten (RV+) und schlechten (RV−) Raumvorstellern bestanden bei diesem Test darin, daß nur bei den ersteren (RV+) die Leistung in allen Frequenzbändern abnahm, bei den letzteren (RV−)

Gedankliches Vorstellungsvermögen und räumliche Intelligenz 373

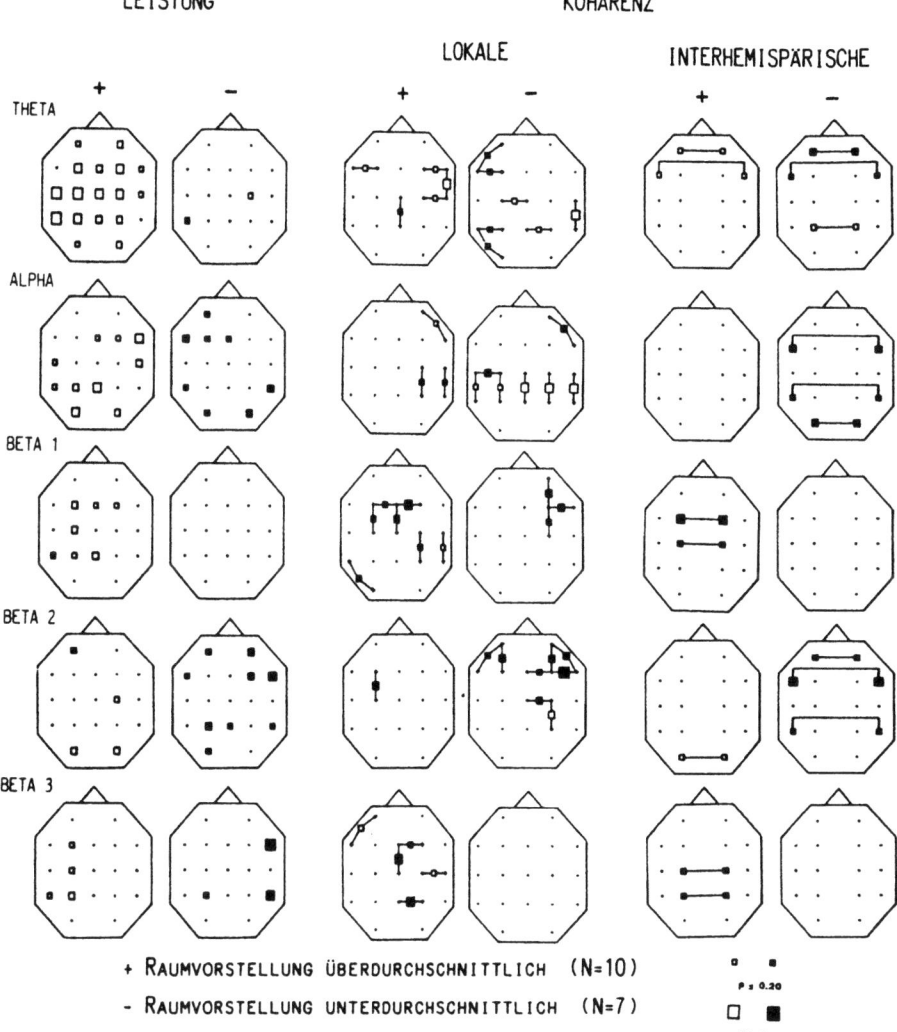

Abb. 2. Aussage der Legende weitgehend identisch mit der von Abb. 1, nur wurden die nach dem Amthauer-IST ermittelten Gruppen über- und unterdurchschnittlichen Raumvorstellungsvermögens miteinander verglichen (Diskussion s. Text)

dagegen fast ausschließlich zunahm, wobei die einzelnen Bänder in verschiedenem Ausmaße betroffen waren.

Die Veränderungen der LK waren in jedem Frequenzbereich verschieden. Im allgemeinen zeigten schlechte Raumvorsteller bei dieser Aufgabe häufiger und in mehr Frequenzbändern eine Zunahme der LK als gute Raumvorsteller. Im Alpha-Band scheint es zusätzlich zu einer funktionellen Entkopplung zwischen vorderen und hinteren Rindenregionen zu kommen.

Auch die IHK zeigte klare Unterschiede: Zunahmen der IHK waren hochfrontal, präzentral und parietal nur bei (RV+) zu finden (in Beta 1 und 3), während bei

(RV−) solche nur temporal, okzipital und frontal vorkamen; im Theta-Bereich verhielten sich (RV+) und (RV−) über der Frontalregion gegensätzlich: Abnahme bei RV+ und Zunahme bei (RV−).

Diskussion

Die beträchtliche Leistungsabnahme bei der Gesamtgruppe in Theta und Beta 1 (Abb. 1) zeigt, daß die bildliche Vorstellung bei dieser Aufgabe nicht das Wesentliche sein kann, denn bei der Aufgabe „Bildinterpretation" findet man in allen Bändern eine ausgeprägte Leistungsabnahme, und besonders deutlich okzipital. Auch die Unterschiede zwischen diesen beiden Aufgaben in der Art der Verkopplung beider Hemisphären sind erheblich, woraus man schließen kann, daß bei der sehr komplexen Aufgabe der Vorstellung eines Begriffes die bildhafte Imagination wahrscheinlich weniger die Ursache der beobachteten Veränderungen ist als der gedankliche Versuch, für den gewählten abstrakten Begriff nach einem seiner Persönlichkeit entsprechenden realen Pendant zu suchen. In dieser Hinsicht könnten auch die Veränderungen der LK gedeutet werden, die sich bei dieser Aufgabe am deutlichsten von den Veränderungen bei den drei übrigen Testaufgaben unterschieden. Auch scheint für die Bewältigung dieser Aufgabe wie für keine andere eine stärkere Verkopplung der beiden Hemisphären in allen Frequenzbereichen erforderlich zu sein; bei der Lösung der übrigen drei Aufgaben überwogen dagegen Abnahmen der interhemisphärischen Verkopplung.

Betrachtet man die Extremwertvergleiche zwischen über- und unterdurchschnittlichen Raumvorstellern während dieser Testaufgabe, könnte die Beobachtung, daß Leistungszunahmen ausschließlich bei der Gruppe der schlechteren Raumvorsteller zu finden waren, den Eindruck erwecken, diese Gruppe habe bei der Aufgabe mehr oder weniger kapituliert und sei in einem Zustand herabgesetzter Vigilanz verharrt. Wenn auch die Befragung der Vpn. dafür keinen Hinweis ergab, läßt sich diese Annahme doch nicht ganz von der Hand weisen, denn auch das gegensätzliche Verhalten der IHK ließe sich so interpretieren, ebenso wie die relative Abkopplung der frontalen von der sensorischen Hirnregion im Alpha-Band bei der Gruppe der schlechteren Raumvorsteller. Nicht in diesem Sinne spricht allerdings die Diskrepanz des Verhaltens im Beta-Band (überwiegend Zunahme der LK) und im Theta-Band (überwiegend Abnahme) bei dieser Gruppe.

Aufgrund dieser Ergebnisse kann man einerseits feststellen, daß diese vier Tests, die den Vpn. kreative Leistungen abverlangen, zu verschiedenartigen EEG-Veränderungen führen, die sich in den Parametern Leistung, Kohärenz, Frequenz und Elektrodenort klar voneinander unterscheiden, wobei auch das Ausmaß der hervorgerufenen Veränderungen von Test zu Test verschieden ist. Darüber hinaus findet man bei jedem Test in den EEG-probability-maps auch Unterschiede zwischen den Gruppen über- und unterdurchschnittlicher Raumvorsteller, was darauf hinweist, daß diese beiden Gruppen möglicherweise verschiedene Denkstrategien bei der Bewältigung jedes Tests benützen. Diesen Ergebnissen kommt noch stärkere Aussagekraft dadurch zu, daß bei dieser Untersuchung die Qualität des kreativen Produktes, das jede Vpn. in jedem Test hervorgebracht hat, noch nicht berücksichtigt wurde und Denkstrategien für sowohl banale als auch höher zu bewertende kreative Produkte in diesen Bildern enthalten sind, was die Ergebnisse vergröbert.

Abschließend ist zu bemerken, daß diese Befunde nur ein erster Hinweis darauf sind, daß sich mit Hilfe des EEG Denkstrategien selbst bei kreativen Denkleistungen studieren lassen. Bisher wurde diese Methode vorwiegend dazu benützt, Denkstrategien bei Musikhören, Lesen, Kopfrechnen, Texthören nachzuweisen (Petsche et al. 1987, 1988; Lindner et al. 1988), d.h. vor allem bei kognitiven Prozessen, wobei sich Hinweise auf die Art der Verknüpfung der dabei involvierten Hirnregionen ergaben. Untersuchungen über Raumvorstellung (mentales Würfeldrehen; Rappelsberger et al. 1987) ergaben dabei erstmals auch Anzeichen für Korrelationen zwischen Kohärenz und räumlicher Begabung, die überdies geschlechtsspezifisch waren.

Diese Studie zeigt, daß auch bei kreativen Denkstrategien das Raumvorstellungsvermögen eine Rolle spielt; außerdem deuten die Ergebnisse darauf hin, daß sich das EEG in Zukunft zu einer nützlichen Methode für die Objektivierung von geistigen Fähigkeiten entwickeln könnte.

Literatur

Amthauer R (1970) IST 10: Intelligenz-Struktur-Test. Hogrefe, Göttingen
Arnheim R (1969) Visual thinking. University of California Press, Berkeley
Gardner H (1985) Frames of mind. Basic Books, New York
Guilford JP (1967) The nature of human intelligence. McGraw-Hill, New York
Lindner K, Petsche H, Rappelsberger P, Schmidt E (1988) Denkstrategien beim Kopfrechnen: „EEG-Probability-Mapping" von Leistung und Kohärenz. (In diesem Buch, S. 457)
Petsche H, Lindner K, Rappelsberger P, Gruber G (1988) The EEG – an adequate method to concretize brain processes elicited by music. Music Perception 6:133–160
Petsche H, Pockberger P, Rappelsberger P (1986) EEG topography and mental performance. In: Duffy FH (ed) Topographic mapping of the brain. Butterworth, Stoneham, pp 63–98
Petsche H, Rappelsberger P, Pockberger H (1987) EEG-Veränderungen beim Lesen. In: Weinmann H (Hrsg) Zugang zum Verständnis höherer Hirnfunktionen durch das EEG. Zuckschwerdt, München, S 59–74
Pockberger H, Petsche H, Rappelsberger P, Zidek B, Zapotoczky HG (1985) On-going EEG in depression: A topographic spectral analytic study. Electroencephalogr Clin Neurophysiol 61:349–358
Rappelsberger P, Petsche H (1988) Probability mapping: Power and coherence analysis of cognitive processes. Brain Topogr 1:46–54
Rappelsberger P, Krieglsteiner S, Mayerweg M, Petsche H, Pockberger J (1987) Probability mapping of EEG changes: Application to spatial imagination studies. J Clin Monit 3:320–322

Informationsverarbeitende Hirnprozesse und kognitiv-emotionale Entwicklung: Eine psychophysiologische Betrachtung

M. Koukkou, D. Lehmann

Die Entwicklung des Menschen und seiner kognitiv-emotionalen Fähigkeiten ist ein multifaktoriell definierter und multidimensional manifester Prozeß. Will man die Entwicklung dieser Fähigkeiten untersuchen, braucht man Arbeitsmodelle, welche die verschiedenen Faktoren und die Gesetzmäßigkeiten ihrer Interaktionen berücksichtigen.

In diesem Beitrag stellen wir ein Arbeitsmodell der psychophysiologischen Entstehungsmechanismen des menschlichen Verhaltens vor (s. auch Koukkou u. Lehmann 1980, 1983; Koukkou-Lehmann 1987) und besprechen seine Anwendung für die Untersuchung der Entstehungsprozesse menschlicher Entwicklung. Das Modell basiert auf einer Synthese von Forschungsergebnissen der Hirnphysiologie, der Kognitions- und Entwicklungspsychologie, der Psychophysiologie und der Psychopharmakologie. Es bespricht die Entstehungsmechanismen menschlichen Verhaltens in den verschiedenen Bewußtseins- und Entwicklungsphasen unter dem integrativen Aspekt der informationsverarbeitenden Hirnprozesse. Die Ergebnisse weisen auf zustandsabhängige und wissensgesteuerte informationsverarbeitende Hirnprozesse für die Organisation des Verhaltens. Verhalten wird als der jeweilige Denk-, Fühl- und Handlungsstil des Individuums erfaßt. Zentral für das Modell ist der Begriff des in der elektrischen Hirnaktivität erfaßbaren funktionellen Hirnzustandes. Er ist multifaktoriell definiert und wird ständig, aktiv und selektiv an die momentanen psychobiologischen Prioritäten des Individuums angepaßt durch die informationsverarbeitenden Hirnprozesse. Der funktionelle Hirnzustand bestimmt die Dimensionen des momentan zugänglichen Arbeitsgedächtnisses und damit des zugänglichen Wissens, d.h. Daten, Fertigkeiten und kognitiv-emotionale Strategien, die dem Individuum für die Organisation seines jeweiligen Verhaltens zur Verfügung stehen. Die „Inhalte" des jeweiligen Arbeitsgedächtnisses sind individuell bestimmt.

Unterschiede im Denk-, Fühl- und Handlungsstil zwischen Entwicklungsstufen und lang- oder kurzdauernden intraindividuellen Fluktuationen der psychobiologischen Reife werden erklärt durch die Unterschiede oder durch die Fluktuationen des funktionellen Hirnzustandes und damit des zustandsabhängigen Wissens (angeborenes und erworbenes), das für die Organisation des Verhaltens zur Verfügung steht.

Die informationsverarbeitenden Hirnprozesse

Menschliches Verhalten wird durch die Funktionen des Gehirns koordiniert. Das Gehirn, aufgefaßt als Informationsverarbeitungssystem, koordiniert das Verhalten durch eine ständige, aktive und selektive Interaktion mit der inneren und äußeren Umgebung des Individuums (Anderson 1985; Hebb 1961; Neisser 1976). Äußere Umgebung ist die individuelle physische und soziale Umgebung, und innere Umgebung ist der physische Zustand des Körpers und das im Gedächtnis des Individuums gespeicherte Wissen über seine äußere Umgebung und über sich selbst. Wenn das Kind auf die Welt kommt, bringt es „Wissen" mit, das ihm die Initiierung und das Aufrechterhalten dieser Interaktion erlaubt. Durch diese Interaktion erwirbt das Kind ständig Wissen über seine Umgebungen, und parallel benutzt es dieses Wissen, um seine Interaktion mit der Umgebung zu gestalten. Ziel dieser Interaktion ist die ständige Bewertung der inneren und äußeren Realitäten und die kontinuierliche und selektive funktionelle Anpassung des Verhaltens (psychologische und biologische Aspekte) an die „Ansprüche" dieser Realitäten an den Organismus. Der Zweck dieser funktionellen Anpassung ist die Aufrechterhaltung des psychobiologischen Wohlbefindens des Individuums als ein lebendes, zielorientiertes, anpassungsfähiges, kognitiv-emotional funktionierendes biologisches System. Basales Argument ist, daß die Organisation des Verhaltens als funktionelle Anpassung an die Realitäten ursprünglich immer zweckdienlich ist. Die Organisation des Verhaltens richtet sich aus auf das Erreichen des psychobiologischen Wohlbefindens („Funktionieren") als Hauptziel und auf das Wegräumen von Hindernissen für dieses Ziel.

Unter dem Begriff der informationsverarbeitenden Hirnprozesse werden die psychologischen und physiologischen Funktionen zusammengefaßt, mit welchen das menschliche Gehirn die dauernd aus der inneren und äußeren Umgebung ankommende große Informationsmenge transformiert, reduziert, in seine Sprachen umkodiert, abspeichert, mit gespeichertem Wissen vergleicht und kombiniert, abruft, weiterverwendet, vergißt, seine Antworten auf die Information plant und durchführt. Die psychologischen Leistungen wie Wahrnehmen, Vorstellen, Fühlen, Erinnern, Denken, Argumentieren, Problemlösen, Handeln etc. sind in diesem Sinne Funktionen des Gehirns als informationsverarbeitendes System (vgl. z.B. Anderson 1985; Ingram 1986).

Aus informationstheoretischer Sicht basieren alle diese komplexen Leistungen des Gehirns von der Geburt bis zum Tod auf dem gleichen Set von Funktionseinheiten: den Schritten der Informationsverarbeitung im Gehirn. Diese Funktionseinheiten sind in Abb. 1 dargestellt. Das Schema berücksichtigt keine Hirnlokalisationen. Die Funktonseinheiten heißen „präattentive Prozesse", da ihre Existenz nicht direkt bewußtseinsfähig ist und vom Individuum allenfalls retrospektiv anhand ihrer Folgen erkannt werden können (Neisser 1976). Die präattentiven Prozesse sind experimentalpsychologisch von der Kognitionspsychologie mit tachystoskopischen Informationsdarbietungen und Reaktionszeitmessungen bei Erwachsenen untersucht worden (z.B. Johnston u. Dark 1986; Shiffrin u. Schneider 1977). Die Hirnelektrophysiologie hat diese Prozesse mit den ereignisbezogenen Potentialen und der EEG-Reaktivität auf dargebotene Information untersucht (z.B. Donchin 1979; Duncan-Johnson 1981; Hillyard u. Kutas 1983; Koukkou-Lehmann 1987; Lehmann 1984). Diese Prozesse sind auch im Rahmen des Informationsverarbeitungsansatzes zur kognitiven Entwicklung untersucht worden (vgl. Anderson 1985).

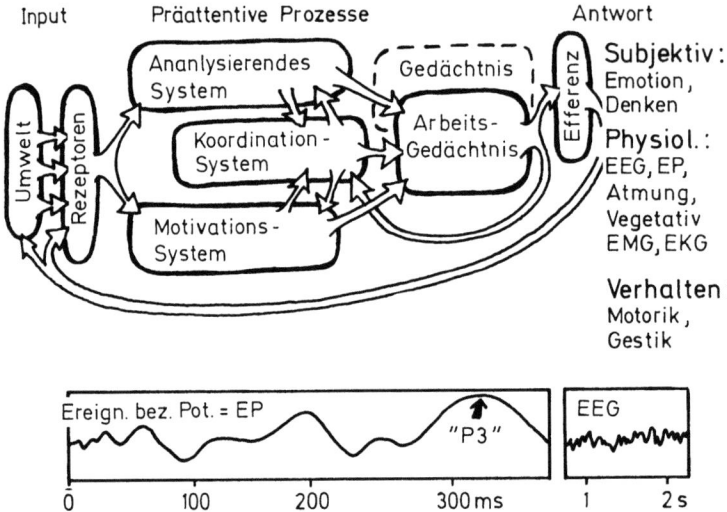

Abb. 1. Die informationsverarbeitenden Hirnprozesse, dargestellt als kontinuierliche feedback-kontrollierte Funktionseinheiten des menschlichen Kommunikationssystems, und ihre hirnelektrophysiologischen Korrelate (ereignisbezogene Hirnpotentiale und EEG-Reaktivitätsmessungen)

Von den Funktionseinheiten der Informationsverarbeitung im Gehirn nimmt man allgemein folgendes an: Nach der sensorischen Reizaufnahme (Kodierung der physischen Vorlage in die Sprachen der Rezeptoren) und ihrer folgenden Übersetzung (Dekodierung) in die Sprachen der verschiedenen sensorischen Hirnareale, erreichen die Signale das analysierende und motivierende System. Dort werden alle ihre amodalen, kognitiven und emotionalen Aspekte erkannt, d.h. sie werden durch die holistisch-integrativen Kooperationsfunktionen der Kortexneuronen in die symbolischen — verbalen und nichtverbalen — und in die emotionalen Sprachen des Gehirns des Individuums übersetzt. Das findet durch die Interaktion zwischen externen und internen Informationen und bereits gespeicherten Daten statt (vgl. Baumgartner 1983; Kandel u. Schwartz 1981; McClelland u. Rumelhart 1986). Es führt zur Bildung eines multidimensionalen neuronalen Modells der momentanen inneren und äußeren individuellen Realitäten. Das Modell wird mittels der Inhate des jeweils aktivierten und damit zugänglichen Gedächtnisspeichers (Arbeitsgedächtnis genannt) aufgebaut und mit diesen Inhalten verglichen. Welcher Gedächtnisspeicher im gegebenen Moment zugänglich ist, wird vom jeweiligen funktionellen Zustand des Gehirns bestimmt (s. unten).
Der Vergleich dieser im Gehirn entstehenden Information über die momentanen Realitäten mit den Inhalten des Arbeitsgedächtnisses extrahiert ihre momentane Bedeutung für das Individuum und entscheidet über die Art und Weise, mit der dieses Individuum diese Information jetzt beantwortet, d.h. wie das Verhalten projektiv organisiert wird (vgl. Baumgartner 1983; Pribram 1971). Dieser Ent-

scheid beendet die präattentiven Prozesse und enthält die Wahl, welche Aspekte dieser multidimensionalen Information mit dem kontrollierten Informationsverarbeitungsmodus – d.h. bewußt – und welche Aspekte mit dem automatischen Informationsverarbeitungsmodus weiterbearbeitet werden (z.B. Posner 1982; Shiffrin u. Schneider 1977).

Die Rückkopplung der Antwort auf internem und externem Weg ist Input für ein neues Informationsverarbeitungs-Set. Dies wird als Feedback-Kontrolle verstanden. Die Rückkopplung gilt sowohl für Antworten, welche die Körperfunktionen automatisch koordinieren, als auch für die folgende bewußte Selbstwahrnehmung der Gedanken, Gefühle und Körperfunktionen. Die informationsverarbeitenden Hirnprozesse sind also parallel für alle Inputkanäle ablaufende, kontinuierliche, feedback-kontrollierte Abfolgen, in denen jeder Schritt die Ergebnisse des vorhergehenden voraussetzt und den folgenden Schritt initiiert.

Für die Perspektiven der Organisation des Verhaltens, die wir verfolgen, wird jede komplexe Information, die von den präattentiven Prozessen identifiziert wird, auch beantwortet. Diese Antwort des Gehirns auf die präattentive Verarbeitung der ankommenden Information manifestiert sich als funktionelle Anpassung an die anerkannte Bedeutung der Information im Gehirn über das Koordinationssystem als EEG-Reaktivität und in der Körperperipherie über die efferenten Systeme als Motorik, Sprache, vegetative Veränderungen etc. Sie kann im Verhalten oder subjektiv erkannt werden.

Die Antwort des Gehirns auf identifizierte Information betrifft somit alle biologisch und psychologisch meßbaren Ausdrucksweisen menschlichen Verhaltens. Sie besteht aus einer Veränderung oder einer Beibehaltung des gerade vorherigen Funktionsniveaus des betreffenden Meßwertes (Koukkou-Lehmann 1987; Koukkou u. Lehmann 1987). Die Abb. 1 faßt die Meßwerte zusammen, mit denen die Antwort des Gehirns auf verarbeitete Information experimentell operationalisiert werden kann.

Elektrophysiologische Studien bestätigten diese informationsverarbeitenden Hirnprozesse; sie zeigten systematische Zusammenhänge zwischen den Schritten der Informationsverarbeitung im Gehirn und spezifischen Komponenten der ereignisbezogenen Hirnpotentiale (z.B. Donchin 1979; Duncan-Johnson 1981; Hillyard u. Kutas 1983; Lehmann et al. 1987).

Es läßt sich formulieren, daß die frühen Komponenten der evozierten Hirnpotentiale die Übersetzung der Information in die Sprachen des Zentralnervensystems reflektieren und die späteren Komponenten die Bewertung der momentanen Bedeutung der Information und die Wahl der Reaktion. Die Reaktion manifestiert sich im Gehirn mit einer kürzer oder länger anhaltenden Änderung der elektrischen Aktivität, der EEG-Reaktivität. Mit der EEG-Reaktivität kann also die funktionelle Anpassung des Gehirns an die momentane Bedeutung der verarbeiteten Information untersucht werden (Koukkou-Lehmann 1987; Koukkou u. Lehmann 1987; Lehmann u. Koukkou 1974, 1980). Die Abb. 1 stellt diese EEG-Korrelate der informationsverarbeitenden Hirnprozesse dar.

Zusammenfassend: Das menschliche Verhalten wird vom Gehirn durch die folgenden drei komplexen, voneinander abhängigen Informationsverarbeitungsschritte (Funktionseinheiten) organisiert.

1. Bildung des multidimensionalen Modells der momentanen inneren und äußeren Realitäten aus der Interaktion zwischen äußeren und inneren Signalen und bereits gespeicherten Daten.
2. Bewertung der momentanen Bedeutung dieser Realitäten für das Individuum.
3. Selektion und Durchführung einer Reaktion.

Die Reaktion entspricht der funktionellen psychobiologischen Anpassung des Individuums an die erkannte momentane Bedeutung der Realitäten. Die erkannte Bedeutung der Realitäten und die Art und Weise der funktionellen Anpassung hängt vom existierenden und momentan zugänglichen Wissen des Individuums über die persönliche Bedeutung solcher Realitäten ab. Die Antwort wird durch die Faktoren begrenzt, welche die globalen funktionellen Hirnzustände steuern (s. unten). Wenn das Kind auf die Welt kommt, bringt es diese Funktionseinheiten als Haupteigenschaften seines Zentralnervensystems mit. Durch diese Funktionseinheiten wird ständig Wissen erworben und parallel wird angeborenes und erworbenes Wissen für die Organisation des Verhaltens angewendet.

Die Erwerbung des Wissens: Das menschliche Gedächtnis und seine Abhängigkeit vom funktionellen Zustand des Gehirns

Informationsverarbeitungskonzepte sind von Gedächtniskonzepten untrennbar, wie auch Gedächtniskonzepte von Hirnphysiologie und von menschlichem Verhalten untrennbar sind. Das Speichern von Wissen und der Zugriff zu diesem Wissen sind die wichtigsten Funktionen des Zentralnervensystems. Die Fähigkeit zu mnemonischen Funktionen ist weit entwickelt im Gehirn (z.B. Baumgartner 1983; Kandel u. Schwartz 1981, 1982). Das Gedächtnis eines Individuums wird erstellt durch die Informationsverarbeitung im Gehirn. Das heißt, durch die ständige Interaktion des Individuums mit seinen externen und internen Realitäten werden eingebaute Programme, mit denen der Säugling die Welt begrüßt (angeborenes Wissen), modifiziert und an seine spezielle Umgebung angepaßt; parallel – und hauptsächlich – wird sein Gedächtnisvermögen durch Erwerbung von Wissen gebildet und ständig erweitert. Das Gedächtnisvermögen entsteht progredient aus der Bildung von Wissensrepräsentationen über Fakten (Daten), über Fertigkeiten („skills") und über Umweltbewältigungsstrategien (kognitiv-emotionale Strategien; z.B. Horton u. Mills 1984). Sie werden sowohl in symbolischen – verbalen und nichtverbalen – als auch in emotionalen Sprachen des Gehirns kodiert. Das heißt, wenn Gedächtnisinhalte aktiviert werden, werden Fakten, Fertigkeiten, Strategien *und* Emotionen aktiviert (Bower 1981; Koukkou-Lehmann 1987; Leventhal u. Tomarken 1986). Die Wissensrepräsentationen werden ständig und progredient durch neue Erfahrungen umstrukturiert, d.h. sie werden komplexer und bilden immer mehr vielfältige Verknüpfungen.

Man nimmt an, daß die Wissensrepräsentationen in Komplexitätsebenen oder in hierarchischen Baumstrukturen organisiert werden, die assoziativ vielfältig verbunden sind (Metcalfe-Eich 1982; Horton u. Mills 1984; Piaget 1968; Shiffrin u. Schneider 1977). Entwicklung des menschlichen Gedächtnisses ist also gekenn-

zeichnet durch die Bildung von immer komplexeren Wissensrepräsentationen (Daten, Fertigkeiten und kognitiv-emotionale Strategien) mit immer komplexer werdenden Verknüpfungen. Die Bildung des Gedächtnisses ist ein komplexes, zeiträumliches Geschehen, das durch Wiederholungen entsteht.
Tägliche Erfahrungen und experimentelle Ergebnisse der Lern- und Erinnerungsfunktionen zeigen allerdings, daß nicht alles im Gedächtnis gespeicherte Wissen jederzeit für die Informationsverarbeitungsprozesse und für die daraus entstehende Organisation des Verhaltens zur Verfügung steht. Lern- und Erinnerungsfunktionen sind zustandsabhängig (z.B. Eich 1980, 1986; Overton 1979). Pharmakologische und EEG-Studien haben die Abhängigkeit dieser Funktionen vom jeweiligen elektroenzephalographisch meßbaren funktionellen Zustand des Gehirns gezeigt. Beispiele sind die EEG-Untersuchungen über Lernen und Erinnern in chemisch modifizierten Hirnzuständen, während Entwicklung, Wachheit und Schlaf (vgl. z.B. Koukkou-Lehmann 1987). Eine Synthese der Ergebnisse dieser Studien führte zu der Formulierung des zentralen Begriffs des Modells: Der im EEG erkennbare funktionelle Zustand des Gehirns bestimmt die Dimensionen des Arbeitsgedächtnisses, d.h. es bestimmt, welcher Gedächtnisspeicher in einem gegebenen Moment zugänglich ist für die informationsverarbeitenden Hirnprozesse, für das Speichern der daraus entstehenden Wissensrepräsentationen und für den Zugriff auf die Wissensrepräsentationen. Ein funktioneller Zustand des Gehirns ist demnach erkennbar durch das EEG-Muster, durch die Zugänglichkeit oder Unzugänglichkeit bestimmter Gedächtnisspeicher und folglich durch einen bestimmten Denk-, Fühl- und Handlungsstil, der durch den zustandsabhängig verfügbaren Teil des Wissens bestimmt wird (s. auch unten).

Die menschlichen Entwicklungsprozesse und ihre Determinanten

Die menschliche Entwicklung ist ein multifaktoriell definierter Prozeß mit sehr vielen Freiheitsgraden. Auf der Verhaltensebene ist menschliche Entwicklung erkennbar durch progrediente und systematische Veränderungen des Denk-, Fühl- und Handlungsstils des werdenden Individuums (Flavell 1977; Piaget 1975). Menschliche Verhaltensentwicklung geht parallel mit der postnatalen menschlichen Hirnreifung. Von der Geburt bis zur Pubertät kommt es zu einer 4fachen Volumenzunahme des Gehirns, obwohl nur noch geringe Zellvermehrung stattfindet (vgl. Akert 1979; Anderson 1985). Die postnatalen Veränderungen des Gehirns beruhen vor allem in der Entwicklung der nervösen Verbindungen, d.h. der Axone und Dendriten, sowie der Bildung von Synapsen. Dadurch entsteht eine enorm große Kontaktfläche zwischen den Nervenzellen. Funktionell gesprochen heißt das: Während der Entwicklung wird ein komplexes und vielseitiges Kommunikationssystem zwischen den Hirnrealen gebildet. Die Synapsen und ihre Plastizität sind die Voraussetzung für die Funktionen des Lernens und des Gedächtnisses. Wie Akert (1979) schreibt: „Der Gedanke scheint naheliegend, daß die der Teilbarkeit zugrunde liegenden molekulären Vorrichtungen im Zellkern nunmehr für den Ablauf der mnemonischen Prozesse benötigt werden."
Die Veränderungen des Gehirns von der Geburt bis zur Pubertät werden begleitet von Veränderungen seiner elektrischen Ausdrucksweise, d.h. des EEG. Die end-

gültige Angleichung an das EEG des Erwachsenen findet mit dem Ende der Pubertät statt (Dumermuth 1976). Bis dahin zeigt das menschliche EEG eine große Variabilität und Labilität, sowohl in intra- als auch interindividuellen Vergleichen. Diese multidimensional manifestierten Vorgänge menschlicher Entwicklung werden multifaktoriell gesteuert. Ernährungs- und hormonelle Faktoren und Umweltbedingungen im Sinne der Lernprozesse scheinen bei jedem Individuum mit seiner genetischen Anlage die wichtigsten Determinanten dieser Entwicklung zu sein. Umweltbedingungen steuern das Verhalten des werdenden Individuums sowohl durch die Beeinflussung des Verlaufs von Entwicklungsprogrammen als auch – und unter normalen Verhältnissen hauptsächlich – durch die Bestimmung des individuellen Wissens. Dieses Wissen betrifft das, was das Individuum über seine Realitäten erfährt und welche Fertigkeiten und kognitiv-emotionale Strategien es entwickelt, um dieses Wissen auf die Organisation seines Verhaltens anzuwenden.

Der Zuwachs des Gedächtnisvermögens besteht aus dem Zuwachs der Wissensrepräsentationen, ihrer Komplexität und ihrer Verknüpfungen; er findet durch die informationsverarbeitenden Hirnprozesse statt. Diese Prozesse sind allen Phasen menschlicher Entwicklung gemeinsam. In anderen Worten, die Funktionseinheiten, mit denen Wissen erworben wird, ändern sich nicht mit der menschlichen Entwicklung. Sie führen aber zu einer ständigen und progredienten Änderung des Wissens des Individuums.

Bei den Entstehungsprozessen der menschlichen Reifung und den sie begleitenden Veränderungen des Denk-, Fühl- und Handlungsstils des Individuums handelt es sich also hauptsächlich um einen Zuwachs des Wissens des werdenden Individuums darüber, „wie" seine inneren und äußeren Realitäten sind, „was" es machen kann und „wie" es dies machen kann, und weniger um eine Reifung der Fähigkeiten, dies alles zu tun (vgl. z.B. Anderson 1985; Munro 1986).

Zusammenfassend kann man also sagen, daß die menschliche Entwicklung gekennzeichnet ist durch Veränderungen des Denk-, Fühl- und Handlungsstils des werdenden Individuums, die wiederum begleitet sind von entsprechenden Veränderungen der elektrischen Hirnaktivität und von der Bildung eines Kommunikationssystems, d.h. der Bildung der nervösen Verbindungen (Synapsen). Während all dieser Veränderungen findet ein enormer Zuwachs des Wissens (Bildung des Gedächtnisvermögens) des Individuums statt.

Der Begriff der im EEG erfaßbaren funktionellen Hirnzustände und ihre Determinanten

Unter Benutzung von verschiedenen EEG-Analysemethoden und experimentellen Paradigmas ist mehrfach gezeigt worden, daß die elektrische Hirnaktivität durch verschiedene Faktoren kurz- und langfristig determiniert und gesteuert wird. Faktoren, die über Tage, Stunden und Minuten die globalen Charakteristika der elektrischen Hirnaktivität determinieren, sind das Entwicklungsalter, die zirkadiane Phase und das metabolische und hormonelle Gleichgewicht der Person. Die elektrische Hirnaktivität zeigt zusätzlich und ständig kurzdauernde (im Rahmen von Sekunden und Millisekunden) Fluktuationen, die im direkten Zusam-

menhang stehen mit verschiedenen Aspekten der menschlichen Informationsverarbeitung. Es wurde mehrfach gezeigt, daß verschiedene psychische Funktionen, d.h. Aspekte der menschlichen Informationsverarbeitung wie Lernen und Erinnerungstätigkeiten, Aufmerksamkeit, Emotionslage, Denkstrategien und Denkstil, mit spektralen EEG-Meßwerten korrelieren (vlg. Lehmann 1980; Lehmann u. Koukkou 1980; Lehmann et al. 1987; Weinmann 1987). Weiter wurde gezeigt, daß angebotene Informationen EEG-Veränderungen verursachen, welche in direkter Beziehung zu dem Wissen des Individuums über ähnliche Informationen stehen (Koukkou-Lehmann 1987).
Die Synopsis der vorliegenden Daten im Rahmen des Modells der Entstehungsmechanismen menschlichen Verhaltens erlaubte folgende Formulierung: Der funktionelle Hirnzustand ist im EEG erfaßbar und wird ständig durch die informationsverarbeitenden Hirnprozesse an die interne und externe Realität des Individuums angepaßt. Die Art und Weise der funktionellen Anpassung wird bestimmt durch die Interaktion der Informationen aus der inneren und äußeren Umgebung mit zustandsabhängigem, teils angeborenem, aber hauptsächlich erworbenem Wissen. Die möglichen funktionellen Anpassungen eines Individuums mit seinen genetischen Anlagen sind begrenzt durch Entwicklungsalter, interne Uhren und metabolische und hormonelle Zustände.
Der jeweilige funktionelle Hirnzustand definiert die Dimensionen des Arbeitsgedächtnisses. Das heißt, er definiert den Teil des aktivierten Wissens des Individuums (zustandsabhängige Erinnerung), der jeweils den informationsverarbeitenden Hirnprozessen zur Verfügung steht
1. für den Aufbau des jeweiligen neuronalen Modells der inneren und äußeren Realität, das aus der Interaktion zwischen neu ankommenden Informationen und bereits gespeichertem Wissen entsteht, und
2. für die Organisation des Verhaltens.

Änderungen der im EEG erfaßbaren funktionellen Hirnzustände sind damit verbunden mit Änderungen im zugänglichen Wissen und damit mit Änderungen des Denk-, Fühl- und Handlungsstils des Individuums. Der funktionelle Hirnzustand erlaubt und beschränkt den Zugang zu bestimmten Teilen des Wissens des Individuums.
Die Abb. 2 zeigt das Modell der Hirnprozesse, die in jedem Augenblick den funktionellen Zustand determinieren und durch ihn beeinflußt werden. Die verschiedenen funktionellen Hirnzustände sind als „Scheiben" des Langzeitspeichers dargestellt; sie wären aber als Kontinuum vorzustellen. Die Numerierung kann als Serie der Entwicklungsprozesse gelten. Der jeweilige funktionelle Zustand kommt als Modifikation der EEG-Zustände zum Ausdruck. Der funktionelle Hirnzustand wird durch die Funktion des Koordinationssystems adjustiert, das ständig Projektionen aus allen Subsystemen des Gehirns erhält.
Entwicklung zeigt sich im Rahmen des Modells dementsprechend dadurch, daß die Hirnreifung − verstanden als Bildung des menschlichen Kommunikationssystems − neue „Scheiben" im Gedächtnisspeicher hinzufügt. Daraus entsteht ein Zuwachs an Speicherkapazität. Die neuen Gedächtnisspeicher werden als Resultat kürzer oder länger dauernder funktioneller Hirnzustände verstanden. Sie ermöglichen die Bildung von komplexeren Dateneinheiten und kognitiv-emotio-

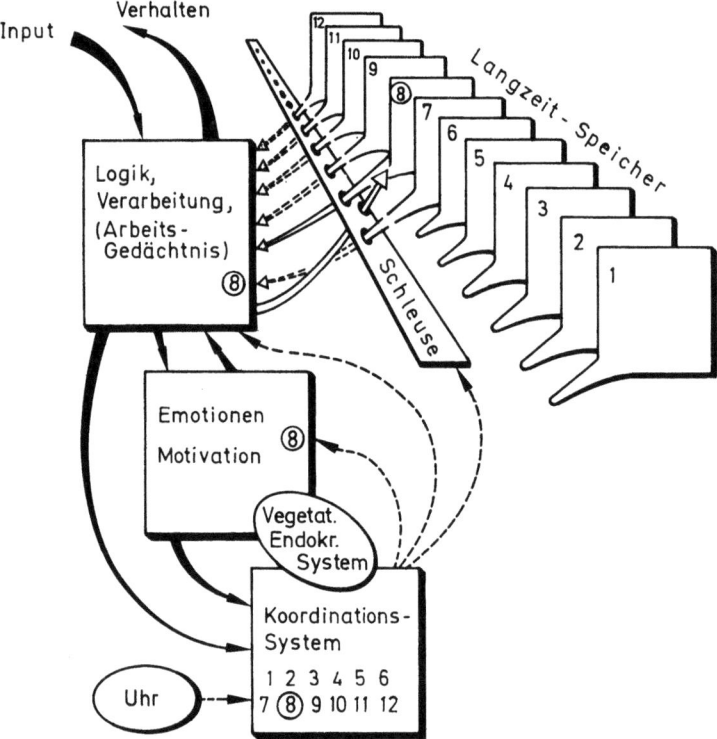

Abb. 2. Funktions-Modell der psychophysiologischen Entstehungsmechanismen menschlichen Verhaltens

nalen Strategien, die das Kind für die Bildung seiner Fertigkeiten und für die Organisation seines Verhaltens anwenden kann. Viele Unterschiede in den Verhaltensmanifestationen der menschlichen Entwicklungsprozesse, d.h. des jeweiligen Denk-, Fühl- und Handlungsstils, sind dann hauptsächlich durch Unterschiede im Inhalt des dem Entwicklungsalter entsprechenden Gedächtnisspeichers zu erklären.

Die Inhalte des altersentsprechenden Gedächtnisspeichers werden mit der Zeit und durch die Wiederholungen komplexer. Diese Komplexität wird im Verhalten erkennbar durch die Entwicklung des Denk-, Fühl- und Handlungsstils des Kindes. In diesem Sinne sind menschliche Entwicklungsvorgänge eher durch Zeitvorgänge zu erklären. Es handelt sich dabei mehr um die Zeit, die die Lernfunktionen brauchen, um den Zuwachs des „nötigen" Wissens zu erreichen, und weniger um die Zeit, die das Gehirn braucht, um die Fähigkeiten für diese Lernfunktionen zu entwickeln.

Zusammenfassung

Menschliche Entwicklung (Reifung von kognitiv-emotionalen Strategien und Handlungsfertigkeiten) wurde als Erwerb von Wissen dargestellt. Dies findet statt durch die ständige Interaktion des „reifenden" Individuums mit seinen individuellen Umgebungen (inneren und äußeren) durch die informationsverarbeitenden Hirnprozesse. Die informationsverarbeitenden Hirnprozesse wurden als ein Set von Funktionseinheiten dargestellt, mit denen das Individuum sein individuelles Wissen erwirbt und es für die Organisation seines Verhaltens anwendet. Diese Funktionseinheiten gehorchen von der Geburt bis zum Tod den gleichen Gesetzmäßigkeiten: sie verlaufen kontinuierlich, sind durch Wissen gesteuert und arbeiten zustandsabhängig. In der hier dargestellten Sicht unterliegen also die Funktionsreife des menschlichen Verhaltens und ihre Begleitmanifestationen in der Hirnreifung (Bildung der neuronalen Fortsätze und der Synapsen und Reifung der elektrischen Hirnaktivität) den Funktionen des Lernens, d.h. Speichern von Wissen, und des Zugriffs zum Gelernten. Diese Funktionen brauchen Zeit.

Literatur

Akert K (1979) Probleme der Hirnreifung. In: Lempp R (Hrsg) Teilleistungs-Störungen im Kindesalter. Huber, Bern, S 12–32
Anderson JR (1985) Cognitive psychology and its implications, 2nd edn. Freeman, New York
Baumgartner G (1983) Organization and function of the neocortex. Neuroophthalmology 3:1–14
Bower GH (1981) Mood and memory. Am Psychol 36:129–148
Donchin E (1979) Event-related brain potentials: A tool in the study of human information processing. In: Begleiter H (ed) Evoked brain potentials and behavior. Plenum, New York, pp 13–88
Dumermuth G (1976) Elektroenzephalographie im Kindesalter. Thieme, Stuttgart
Duncan-Johnson CC (1981) P 300 latency. A new metric of information processing. Psychophysiology 18:207–215
Eich JE (1980) The cue-dependent nature of state-dependent retrieval. Memory Cognit 8:157–173
Eich JE (1986) Epilepsy and state specific memory. Acta Neurol Scand (Suppl 109) 74:15–21
Flavell JH (1977) Cognitive development. Prentice Hall, Englewood Cliffs, N.J.
Hebb DO (1961) Organization of behavior. Science Editions, New York
Hillyard SA, Kutas M (1983) Electrophysiology of cognitive processing. Ann Rev Psychol 34:33–61
Horton DL, Mills CB (1984) Human learning and memory. Ann Rev Psychol 35:361–394
Ingram RE (ed) (1986) Information processing approaches to clinical psychology. Academic Press, New York
Johnston WA, Dark VJ (1986) Selective attention. Ann Rev Psychol 37:43–76
Kahneman D (1973) Attention and effort. Prentice Hall, Englewood Cliffs, N.J.
Kandel ER, Schwartz JH (1981) Principles of neural science. Elsevier, North Holland, New York
Kandel ER, Schwartz JH (1982) Molecular biology of memory. Modulation of transmitter release. Science 218:433–443
Koukkou M (1988) A psychophysiological information-processing model of cognitive dysfunction and cognitive treatment in depression. In: Perris C, Blackburn IM, Perris H (eds) Cognitive psychotherapy. Springer, Berlin Heidelberg New York Tokyo, pp 80–97
Koukkou-Lehmann M (1987) Hirnmechanismen normalen und schizophrenen Denkens. Springer, Berlin Heidelberg New York Tokyo
Koukkou M, Lehmann D (1980) Psychophysiologie des Träumens und der Neurosentherapie: Das Zustands-Wechsel-Modell. Fortschr Neurol Psychiat 48:324–350
Koukkou M, Lehmann D (1983) Dreaming: The functional state-shift hypothesis. A neuropsychophysiological model. Br J Psychiatry 142:221–231

Koukkou M, Lehmann D (1987) An information-processing perspective of psychophysiological measurements. J Psychophysiol 1:109–112
Lehmann D (1980) Fluctuations of functional state: EEG patterns and perceptual and cognitive strategies. In: Koukkou M, Lehmann D, Angst J (eds) Functional states of the brain: Their determinants. Elsevier, Amsterdam, pp 189–202
Lehmann D (1984) EEG assessment of brain activity: Spatial aspects, segmentation and imaging. Int J Psychophysiol 1:267–276
Lehmann D, Koukkou M (1974) Computer analysis of EEG wakefulness sleep patterns during learning of novel and familiar sentences. Electroencephalogr Clin Neurophys 34:73–84
Lehmann D, Koukkou M (1980) Classes of spontaneous private experiences and ongoing human EEG activity. In: Pfurtscheller G, Lopes da Silva D, Petsche H (eds) Rhythmic EEG activities and cortical functioning. Elsevier, Amsterdam, pp 289–297
Lehmann D, Ozaki H, Pal I (1987) EEG alpha map series: Brain microstates by space oriented adaptive segmentation. Electroencephalogr Clin Neurophysiol 67:271–288
Leventhal H, Tomarken AJ (1986) Emotion: Today's problems. Ann Rev Psychol 37:565–610
McClelland JL, Rumelhart DE (1986) A distributed model of human learning and memory. In: McClelland JL, Rumelhart DE (eds) Parallel distributed processing, vol 2. MIT Press, Cambridge, MA, pp 170–215
Metcalfe-Eich J (1982) A composite holographic associative recall model. Psychol Rev 89:627–661
Munro PW (1986) State-dependent factors influencing neural plasticity: A partial account of the critical period. In: McClelland JL, Rumelhart DE (eds) Parallel distributed processing, vol 2. MIT Press, Cambridge, MA, pp 471–502
Neisser U (1976) Cognition and reality: Principles and implications of cognitive psychology. Freeman, San Francisco
Overton DA (1979) Drug discrimination training with progressively lowered doses. Science 205:720–721
Piaget J (1968) On the development of memory and identity. Clark University Press, Barre, MA
Piaget J (1975) Das Erwachen der Intelligenz beim Kinde. (Übersetzung aus dem Französischen). Klett-Cotta, Stuttgart
Posner MI (1982) Cumulative development of attentional theory. Am Psychol 37:168–179
Pribram KH (1971) Languages of the brain. Experimental paradoxes and principles in neurophysiology. Prentice Hall, Englewood Cliffs, N.J.
Shiffrin RM, Schneider W (1977) Controlled and automatic human information processing: II. Perceptual learning, automatic attending and a general theory. Psychol Rev 84:127–190
Weinmann HM (ed) (1987) Zugang zum Verständnis höherer Hirnfunktionen durch das EEG. Zuckschwerdt, München

Das differentielle Entwicklungsdiagnostikum

G. Schmidt, G. Spiel, G. Bogyi

Modelle

Anliegen dieses Beitrags ist es, die theoretischen Vorannahmen für die Konstruktion eines neuen differentiellen Entwicklungsdiagnostikums zu erörtern.
Jede Erkenntnis enthält vorabgetroffene erkenntnistheoretische Grundannahmen, die es gilt, explizit zu machen.

Bezüglich des Phänomens der kognitiven Entwicklung, d.h. der Wahrnehmung und Erkenntnis der Objektwelt, stellt sich die Frage der Relation zwischen erkennendem Subjekt und Objekt.
Es wird primär von einem Subjekt ausgegangen, welches die Möglichkeiten der Objekterfahrung determiniert. Diese konstruktivistische Position modifiziert ein interaktionistisches Modell der Subjekt-Umwelt-Beziehung (für beide Bereiche: Subjekt und Umwelt, werden aktive Rollen angenommen), insofern, als die möglichen aktiven Einflußgegebenheiten der Umwelt durch Subjektcharakteristika eingegrenzt sind [1, 10, 11, 12].
Neben dieser ersten erkenntnistheoretischen Grundannahme und ihrer Auswirkung auf die Relation sich entwickelndes Individuum – Außenwelt sei auf die Beziehung zwischen Beobachtungsdaten und deren Verursachung eingegangen, nämlich auf das Gegensatzpaar Beschreiben von Ereignissen – Erklären von Ereignissen. Grundsätzlich kann diesbezüglich eine deterministische oder probabilistische Annahme getroffen werden; im ersteren Falle würden die Beobachtungsdaten direkt Ausdruck einer latenten Dimension sein. Demgegenüber ist ein probabilistischer Zusammenhang zwischen zugrundeliegenden Phänomen und den unmittelbar beobachtbaren Daten prüfbar [3, 4, 5, 13].
Es sei hervorgehoben, daß gerade die vom erkennenden Subjekt ausgehende konstruktivistische Position dazu zwingt, Konstrukte wie etwa das der latenten Dimension und ihrer probabilistischen Beziehung zu den Beobachtungen anzunehmen.
Diese Grundannahmen sollen nun auf das Phänomen "Entwicklung" angewendet werden.
Entwicklung kann generell als Veränderung von Beobachtbarem in der Zeit aufgefaßt werden. Unter der Annahme des Bestehens von latenten Dimensionen wird eine Entwicklung dieser Dimensionen abgeleitet. Da sicherlich das beobachtbare Verhalten aus mehreren unterschiedlichen Dimensionen erklärt werden muß, wird unter der konstruktivistischen Grundposition eine innere Ordnung dieser latenten Dimensionen zueinander – also eine Struktur – angenommen. Entwicklung ist daher auch als eine Änderung der Struktur von latenten Fähigkeitsdimensionen insgesamt auffaßbar, also als regelhafte Änderung des kognitiven Apparates, seiner Struktur und der Fähigkeiten in seinen Elementen.
Kurz gefaßt nun die wesentlichen konkreten Annahmen dieses Entwicklungsmodells:
1. Annahme der Differenzierbarkeit von kognitiver Tätigkeit in Fähigkeitsbereiche, im Sinne einer inneren Struktur der Kognition, vor dem Hintergrund eines dem jeweiligen Alter entsprechenden, deduktiv gebildeten Modells.
2. Funktionaler Zusammenhang zwischen kognitiven Dimensionen bei komplexen Leistungen [7, 8].
3. Parallelität der Entwicklung in verschiedenen Dimensionen und deren Interdependenz [6].
4. Wandel der Dimensionalität von Kognition unter der Annahme von Differenzierungshypothesen.
   Fünf generelle Bereiche, in denen sich der Strukturwandel des kognitiven Apparats effektuiert, und die über die Entwicklung selbst stabil bleiben, werden differenziert:

- Aktivität und einfache Handlungsschablonen;
- Wahrnehmung;
- Objektidentifikation und Selektion;
- Symbolbildung;
- Erkennen von Objektrelationen, sowohl inhaltsgebunden als auch nach ausschließlich formalen Gesichtspunkten (die konkrete und für die jeweiligen Altersstufen spezifische Struktur der Dimensionalität von kognitiver Aktivität, die der Operationalisierung in Testitems zugrundegelegt wurde, wird im folgenden Beitrag dargestellt, s. S. 391).
5. Eingeschränkte Beurteilbarkeit von Informationsverarbeitungsstufen durch Unreife expressiver Leistungen (vor allem beim Kleinkind); prüfbar sind nur afferent-efferente Funktionskreise.
6. Entwicklungsstand nicht von einer kognitiven Dimension abhängig, sondern von der Summe aller, wobei unterschiedliche Wertigkeit der einzelnen kognitiven Dimensionen in den verschiedenen Entwicklungsstufen anzunehmen ist.
7. Grundsätzliche Kompatibilität mit neurophysiologischen, speziell EEG-Daten (vor allem bezüglich der elementaren Stufen der Informationsverarbeitung) wird angestrebt.
8. Entwicklung ist vor dem Hintergrund allgemeiner Persönlichkeitsdeterminanten (u.a. Affektivität − Emotionalität) zu betrachten, sie ist nur zum Teil kognitionsbedingt.

Unter diesen Gesichtspunkten wurde ein Entwicklungsdiagnostikum für den 6., 17. und 42. Lebensmonat und für das Schulalter entwickelt (Abb. 1 u. 2).

Möglichkeiten der Überprüfung. Erste Resultate

Anhand eines Teilbereichs aus dem Testinventar zur differentiellen Erfassung elementarer Wahrnehmungsfunktionen für das Schulalter [15, 16] (Abb. 2) soll beispielhaft die Überprüfung eines vorweg getroffenen Modellkonzepts gezeigt werden. Dies ist möglich, da kein deterministischer, sondern ein prüfbarer probabili-

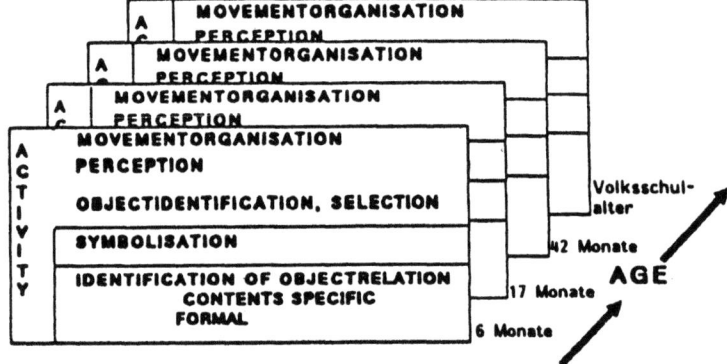

Abb. 1. Darstellung des Entwicklungsmodells im Sinne eines Strukturwandels von kognitiven Fähigkeitsbereichen

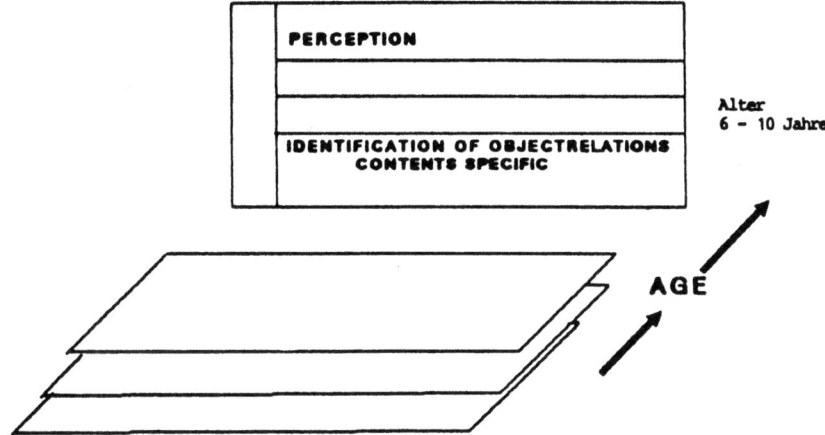

Abb. 2. Darstellung eines Teilbereichs möglicher Untersuchungsdimensionen für das Alter 6–10 Jahre: Inventar zur Untersuchung elementarer Wahrnehmungsfunktionen, betreffend die Bereiche Perzeption und Identifikation von Objektrelationen

stischer Zusammenhang zwischen den zugrundeliegenden Phänomen, Fähigkeiten und den beobachbaren Testergebnissen im Sinne des dichotom-logistischen Testmodells nach Rasch [4, 13] angenommen wird. Beispielhaft wird an dem Subtest "akustische Differenzierungsfähigkeit" (unter Verwendung von Paaren von Laugruppen) geprüft, ob die damit gemessene Leistungsfähigkeit nur einer angenommenen Fähigkeitsdimension entspricht, oder die Homogenität der Items nicht nachgewiesen werden kann.
Hinsichtlich detaillierter Darstellungen des Modells s. bei Dieterich [3] und Fischer [4].
Zur Überprüfung der Eindimensionalität der Items wird letztlich ein Modelltest herangezogen, wobei auf signifikante Abweichungen der Itemschwierigkeitsparameter jedes Item in zwei inhaltlich definierten Personenstichproben geprüft wird. Üblicherweise werden die zwei Substichproben nach der Gesamtleistung (hoch – niedrig) in der jeweiligen Testanordnung gebildet [Abb. 3 zeigt u.a. die graphische Darstellung (links) sowie eine Liste (Spalte 1 u. 2) der jeweiligen Itemschwierigkeitsparameter in den beiden Teilstichproben (für die Items 1–40 excl. Item 3, 7, 18, 26) sowie die χ^2-Werte bei deren Vergleich (letzte Spalte)].
Anhand des dargestellten Beispiels läßt sich zeigen, daß der Charakter der Eindimensionalität von 36 Items nur 28 zukommt (s. auch [14, 17]).
Diese meßtheoretische Analyse begründet nicht nur die Gültigkeit des Testinventars, sondern hat auch unmittelbar praktische Konsequenz im Sinne einer zulässigen Testverkürzung.

Literatur

1. Aebli H (1963) Über die geistige Entwicklung des Kindes. Klett, Stuttgart
2. Berger E (Hrsg) (1977) Minimale cerebrale Dysfunktion bei Kindern. Huber, Bern

390 G. Schmidt et al.

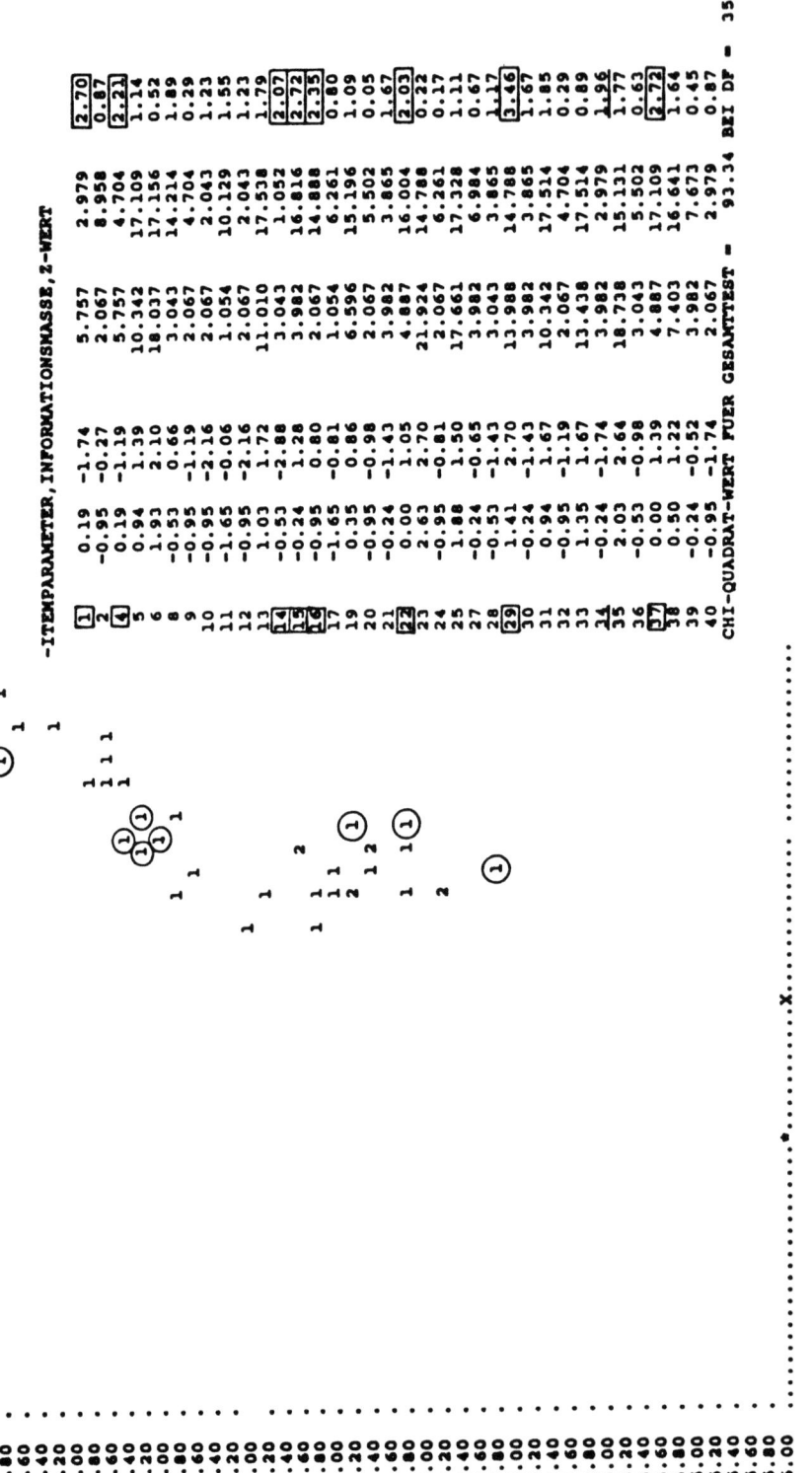

Abb. 3. Ergebnisse des Modelltests unter Heranziehung des Leistungsniveaus im Subtest A1

3. Dieterich R (1973) Psychodiagnostik, Grundlagen und Probleme. Reinhardt, München
4. Fischer GH (1978) Probabilistic test models and their applications. German J Psychol 2, 298–319
5. Gittler G (1986) Inhaltliche Aspekte bei der Itemselektion nach dem Modell von Rasch. Z. Exp Angew Psychol 33 (3):336–412
6. Leontjew A (1973) Probleme der Entwicklung des Psychischen. Fischer Athenäum, Frankfurt
7. Luria AR (1970) Die höheren kortikalen Funktionen des Menschen und ihre Störungen bei örtlichen Hirnschädigungen. VEB, Deutscher Verlag für Wissenschaft, Berlin
8. Luria AT et al. (1970) The structure of Psychological processes in relation to cerebral organization. Neuropsychologia 8:13–19
9. Oerter R et al. (1982) Entwicklungspsychologie. Urban & Schwarzenberg, München
10. Piaget J (1969) Das Erwachen der Intelligenz beim Kind! Klett, Stuttgart
11. Piaget J (1972) Sprechen und Denken des Kindes! Schwann, Düsseldorf
12. Piaget J (1975) Der Aufbau der Wirklichkeit beim Kinde. Klett, Stuttgart
13. Rasch G (1961) On general laws and the meaning of measurement in psychology. Berkeley Symposium on Mathematical Statistics and Probability. University of California Press, Berkeley
14. Schmidt G, Spiel G (1989) Präsentation eines differentiellen neuropsychologischen Testverfahrens – erste meßtheoretische Analyse unter Verwendung des dichotom-logistischen Modells nach Rasch. (Im Druck)
15. Spiel G, Karlon A, Kuster R (1989) Grundannahmen für die Konstruktion und Beschreibung eines Untersuchungsganges zur Erfassung von elementaren Wahrnehmungsfunktionen. Wien Klin Wochenschr. (Im Druck)
16. Spiel G, Karlon A, Kuster R (1989) Erste Ergebnisse mit einem differentiellen neuropsychologischen Test in der Differentialdiagnose von Teilleistungsstörungen. Wien Klin Wochenschr. (Im Druck)
17. Spiel G, Schmidt G (1989) Zur Wertigkeit und Zuverlässigkeit von diagnostischen Verfahren in der Neurorehabilitation höherer Hirnfunktionen. (Im Druck)

Risiken der Entwicklung – Beobachtung in den ersten 4 Lebensjahren, unter Verwendung des differentiellen Entwicklungsdiagnostikums

G. Bogyi, H. Kapaun, E. Pilz, G. Schmidt, G. Spiel

Intention – Stichprobe – Methodik der Längsschnittuntersuchung

Der folgende Beitrag enthält Ausschnitte aus der sog. "Wiener Entwicklungsstudie", einer breitangelegten Längsschnittuntersuchung, die seit 1984 vom Gesundheitsamt der Stadt Wien durchgeführt wird. Sie wird mit dem Ziel der Verbesserung der diagnostischen Kriterien des Wiener Risikokinderprogrammes durchgeführt, ebenso sollen therapeutische Möglichkeiten geschaffen werden. Im Rah-

men des Risikokinderprogrammes wurden seit 1979 routinemäßig Kinder mit sog. "Low-risk"-Faktoren zur entwicklungsdiagnostischen Untersuchung mit 3 und mit 6 Monaten eingeladen.
Bei der Wiener Entwicklungsstudie werden bei Kindern im Alter von 6, 17, 42 und 57 Monaten u.a. biologische und soziale determinierende Faktoren erfaßt, ferner werden neurologische-neuropsychologische Untersuchungen (s. unten) durchgeführt sowie Verhaltensbeobachtung und Exploration zur Erfassung psychodynamischer Vorgänge. Die klinische Gruppe bestand zum Zeitpunkt der Untersuchung mit 6 Monaten aus 300 sog. "Risikokindern", die den Definitionskriterien des Wiener Risikokinderprogrammes entsprachen:
– Komplikationen während der Schwangerschaft, z.B. Gestose, Blutungen;
– Kinder mit diabetogener Fetalkrankheit – Mißbildungen;
– Frühgeborene unter 2500 g; Schwangerschaftsdauer um mehr als 4 Wochen verkürzt;
– Mangelgeburten unter 2500 g (termingerecht geboren);
– Makrosomien über 4100 g Geburtsgewicht;
– Kinder mit Lageanomalien, z.B. Beckenendlage;
– Kinder mit Komplikationen während der Geburt, z.B. Plazentaanomalien;
– Kinder mit Apgarindex unter 7;
– Kinder mit Icterus gravis, wobei Bilirubin über 18 mg% berücksichtigt wird.

Um die Vergleichsgruppe zusammenzustellen, wurden die Familien jedes fünften zu diesem Zeitpunkt in Wien geborenen Kindes zu einer entwicklungsdiagnostischen Untersuchung eingeladen (n = 300). Es handelt sich um eine interdisziplinäre Untersuchung. Zu jedem Untersuchungszeitpunkt wurden umfangreiche anamnestische Daten erhoben (Anamnesegespräch, Elternfragebogen), medizinische Untersuchungsdaten (somatisch, neurologisch), psychologische Untersuchungsdaten (neuropsychologisch, Persönlichkeitsuntersuchung), Verhaltensbeobachtung (medizinisch, psychologisch, wobei die psychologische Untersuchung jeweils zu zwei verschiedenen Zeitpunkten, im Abstand von ca. 14 Tagen, durchgeführt wird. Der vierte Teil der Untersuchung findet z.Z. statt).
Im folgenden soll die neuropsychologische Untersuchung berücksichtigt werden: Das differentielle Entwicklungsdiagnostikum, das im Beitrag von Schmidt, Spiel und Bogyi (s. in diesem Buch, S. 386) in seiner Konzeption dargestellt wurde, umfaßt fünf Bereiche, in denen sich Kognition im Verlauf der Entwicklung effektuiert, mit einem jeweiligen Strukturwandel im Sinne einer zunehmenden Differenzierung:
– Aktivität und einfache Handlungsschablonen;
– Wahrnehmung;
– Objektidentifikation und Selektion;
– Symbolbildung;
– Erkennen von Objektrelationen, sowohl inhaltsgebunden als auch nach ausschließlich formalen Gesichtspunkten.

Die Items für die einzelnen Untersuchungen stammen teilweise aus den gängigen Entwicklungstests (Bayley Scales of Infant Development, 1960; Funktionelle Entwicklungsdiagnostik, 1971; Denver Entwicklungsskalen, 1973; Entwicklungsgitter von Kiphard, 1975; Kleinkindertests nach Bühler/Hetzer, 1977; Münchener funktionelle Entwicklungsdiagnostik, 1978, 1981; Entwicklungsskalen nach R. Griffiths 1983). Sie wurden durch zusätzliche Aufgaben ergänzt. Nicht so sehr die Itemzusammenstellung selbst, sondern der Versuch einer Ordnung dieser in Fähigkeitsbereiche aufgrund eines deduktiv gebildeten Entwicklungsmodells der Kognition bildet die Grundlage dieser Längsschnittstudie.

Die Aufgaben bezogen sich jeweils auf folgende Bereiche (Skizzen zur Dimensionalität der Kognition 1, 2 und 3, s. Abb. 1):

Erste Ergebnisse bezüglich der Testzeitpunkte 6, 17 und 42 Monate

Die wichtigsten Ergebnisse bezüglich kognitiver Entwicklung:
1. Fast in allen Bereichen fanden sich signifikante Unterschiede zwischen Risiko- und Kontrollgruppen, ausgenommen: visuelles Folgen (mit 6 Monaten), feinmotorische Leistungen und Erkennen der Funktionen (mit 17 Monaten), passiver Wortschatz (mit 42 Monaten).
2. Die Bedeutung zusätzlicher sozialer und psychoreaktiver Risikofaktoren zeigte sich deutlich in ihrer negativen Auswirkung auf die Entwicklung.
   Die schlechtesten Leistungen erbrachten generell Kinder mit biologischen Risiken, aus ungünstigen sozialen Bedingungen, vor allem wenn emotionale Probleme der Bezugspersonen vorlagen.
3. Günstige kompensierende Bedingungen zeigten sich dann, wenn Eltern von Kindern mit biologischen Risiken in sozialen oder pädagogischen Berufen tätig sind.
4. Kein ätiologischer perinataler Faktor hat spezifische Auffälligkeiten in bestimmten Entwicklungsdimensionen zur Folge, d.h. die Beeinträchtigungen bieten ein buntes Bild, womit eine eingehende Differentialdiagnose von Entwicklungsstörungen notwendig wird.
   Kinder mit Makrosomie erwiesen sich als nicht unterschiedlich in ihren Leistungen im Vergleich zur Kontrollgruppe; als Konsequenz wurde die Geburtsgewichtsobergrenze für die folgenden Jahrgänge im Wiener Risikokinderprogramm auf 4 500 g gesetzt.
5. Es erweist sich, daß bei jeder neuen Entwicklungsanforderung (Testzeitpunkt 2, 3) Unterschiede zwischen Risikokindern und Referenzstichprobe ersichtlich werden. Ferner zeigt sich häufig ein spontaner – verzögerter – Leistungszuwachs und damit Ausgleich des vorbestehenden Unterschiedes zur Referenzstichprobe in einzelnen Entwicklungsdimensionen. Hiermit wird die Annahme einer oftmals nur verzögerten Entwicklung bei Risikokindern bei obiger Stichprobendefinition bestätigt. Weitere Auswertungsanalysen sind noch im Gange.

Es handelt sich hier um erste Ergebnisse einer umfangreichen neuropsychologisch-kognitiven Entwicklungsuntersuchung, die auf die Notwendigkeit einer differenzierten neuropsychologischen Differentialdiagnostik hinweisen soll. Wir hoffen, daß nach Abschluß der Studie ein Inventarium vorliegt, um rechtzeitig Teilleistungsschwächen erkennen und behandeln zu können.

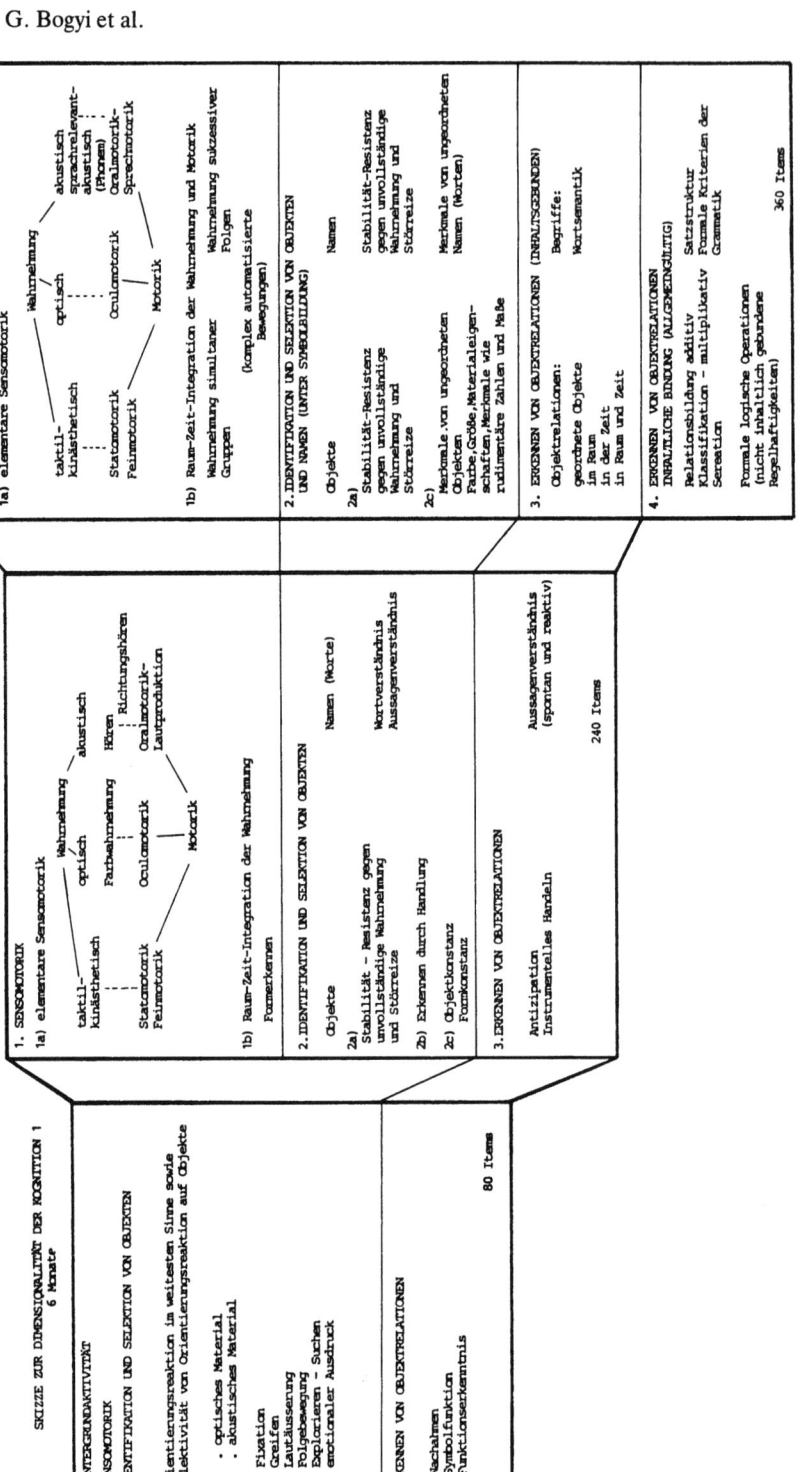

Abb. 1

Literatur

Bayley M (1960) Scales of infant development. Psychological Cooperation, New York
Bühler C, Hetzer H (1977) Kleinkindertests. Springer, Berlin Heidelberg New York
Flehmig I et al. (1973) Denver Entwicklungsskalen. Hamburger Spastik-Verein
Griffiths R (1983) Entwicklungsskalen zur Beurteilung der Entwicklung in den ersten Lebensjahren. Beltz, Weinheim
Hellbrügge T et al. (1978) Münchener funktionelle Entwicklungsdiagnostik. Urban & Schwarzenberg, München
Hellbrügge T et al. (1971) Funktionelle Entwicklungsdiagnostik im zweiten Lebensjahr. Fortschr Med 89:13, 558
Kiphard EJ (1975) Probleme der sensomotorischen Entwicklungsdiagnostik im Kleinkindalter. Wissenschaftliche Grundlagen und Erfassungsmethoden. Schriftenreihe des Bundesinstituts für Sportwissenschaft, Bd 1. Hofmann, Schorndorf, S 103–116

Neuropsychologische Untersuchungen bei Kindern mit erworbenen Aphasien

W. Thoma, G. Lehmkuhl

Einleitung

Von einer erworbenen Aphasie wird gesprochen, wenn nach weitgehend vollendetem Spracherwerb aufgrund einer hirnorganischen Schädigung Störungen der Sprachfunktion auftreten. Abweichend von den Aphasietypen im Erwachsenenalter sind die Symptomatik und der weitere Rückbildungsverlauf vom altersbedingten Entwicklungsstand des Kindes abhängig (Übersicht: Rothenberger 1986). Ergebnisse von Remschmidt u. Niebergall (1981) zeigen die unterschiedliche interindividuelle Wiedererholung der sprachlichen Leistung bei einer posttraumatischen Aphasie, und es stellt sich die Frage, wie die längerfristige Prognose von Aphasien im Kindesalter aussieht. Während frühere Untersucher wie z.B. Basser (1962) bei kindlichen Aphasien von hohen Remissionsraten ausgingen, sprechen neuere Daten von Langzeitstörungen bei ca. einem Drittel der Betroffenen, wenn die Kinder später als ein halbes Jahr nach dem Auftreten der Sprachstörung untersucht werden (Woods u. Carey 1979; van Dongen u. Loonen 1977).
Da systematische Vergleiche der späteren neuropsychologischen Leistungen von aphasischen und nichtaphasischen Kindern mit einer vergleichbar schweren zerebralen Läsion bisher nicht vorliegen, versuchten wir diese Fragestellung im Rahmen einer Studie über die Folgen von Schädel-Hirn-Traumen zu beantworten.

Methodik und Untersuchungsverfahren

44 Kinder mit einem unterschiedlich lang zurückliegenden schweren Schädel-Hirn-Trauma, bei denen die Bewußtlosigkeitsdauer mindestens 24 h betragen

Tabelle 1. Stichprobenbeschreibung der 44 Kinder mit einem schweren Schädel-Hirn-Trauma

Variable	Alter beim Schädel-Hirn-Trauma	
	3–10 J.	11–13 J.
n	29	15
Aphasie	14	6
Bewußtlosigkeitsdauer (Std. $\bar{x}$)	327	360
Alter beim SHT (Jahre, $\bar{x}$)	7,4	12,3
Alter bei Nachuntersuchung (Jahre, $\bar{x}$)	13,1	13,1

hatte, wurden im Alter zwischen 12 und 14 Jahren mit einer ausführlichen neuropsychologischen Testbatterie nachuntersucht. Von 29 Kindern, die zwischen ihrem 3. und 10. Lebensjahr verunglückten, war bei 14 eine posttraumatische Aphasie aufgetreten. Bei 6 von 15 Kindern, deren Alter beim Schädel-Hirn-Trauma zwischen 11 und 13 Jahren lag, war es zu einer posttraumatischen Aphasie gekommen. Die beiden Altersgruppen unterschieden sich nicht in ihrer Bewußtlosigkeitsdauer und in ihrem Alter bei der Nachuntersuchung. Insgesamt hatten von 44 Kindern 20 eine Aphasie infolge ihrer zerebralen Verletzung. Im folgenden werden diejenigen Patienten, bei denen eine posttraumatische Sprachstörung vorlag, die sich in einem unterschiedlichen Ausmaß zurückbildete, vereinfachend „Aphasiker" genannt und ihre Ergebnisse mit denen der „Nichtaphasiker" und einer altersentsprechenden hirngesunden Kontrollgruppe verglichen (Tabelle 1). Die angewandte neuropsychologische Testbatterie folgt einem multidimensionalen Konzept für die Psychodiagnostik von Hirnschädigungen (s. folgende Übersicht).

Untersuchungsbereiche der neuropsychologischen Testbatterie mit jeweils mehreren Verfahren:

– sprachliche Fähigkeiten
– Gestik, Mimik
– Senso- und Visuomotorik
– räumliche Vorstellung und Wahrnehmung
– Merkfähigkeit und Konzentration
– kognitives Entwicklungsniveau und schlußfolgerndes Denken
– kognitive Stile
– Aufgaben zur Einschätzung komplexer sozialer Situationen (Rollenübernahme nach Flavell sowie Selman, rekursives Denken)

Ergebnisse

Zusammenfassend sind die Leistungen der Kinder, bei denen posttraumatisch eine Aphasie auftrat, im Vergleich zu einer gesunden Kontrollgruppe in 10 von 15 Untertests signifikant schlechter. Nimmt man als Referenzgruppe diejenigen Patienten, bei denen posttraumatisch keine Sprachstörungen aufgetreten waren,

Tabelle 2. Neuropsychologische Testergebnisse bei Kindern mit einem Schädel-Hirn-Trauma in Abhängigkeit vom Auftreten einer Aphasie

Variable	Aphasiker/ Nicht-Aphasiker	Gruppenvergleiche Aphasiker/ Kontrollgruppe	Nicht-Aphasiker Kontrollgruppe
Spontansprache	–	*	–
Token-Test	*	*	*
Wortverständnis	–	–	–
Satzverständnis	–	–	–
Rechtschreibung	*	*	–
Lesefehler	*	*	–
Wortflüssigkeit	–	*	*
Gestenverständnis	*	*	–
Gesichterkennen	–	*	*
Mimikerkennen	–	–	–
Recurring-Figures-Test	*	*	–
Wortpaarelernen	–	*	*
Zahlennachsprechen	–	–	–
CFT IQ	–	*	–
Konzentration D-2	*	–	*

* p < 0,05

dann kommt es bei den Aphasikern in 6 von 15 Aufgaben, im Token-Test, Gestenverständnis, in der Rechtschreibung, Lesefähigkeit, der visuellen Merkfähigkeit und in der Konzentration zu signifikant schlechteren Ergebnissen, Nichtaphasiker weisen nur in folgenden 5 Bereichen überzufällige Unterschiede zur Kontrollgruppe auf: Token-Test, Gesichtererkennen, Wortflüssigkeit, Wortpaarelernen und Konzentration (Tabelle 2).

In einem zweiten Schritt wurde überprüft, inwieweit sich das Alter beim Auftreten der Aphasie auf die späteren kognitiven Leistungen im sprachlichen und nichtsprachlichen Bereich auswirkt. 14 Kinder wurden zwischen ihrem 3.–10. Lebensjahr nach einem Schädel-Hirn-Trauma aphasisch, 6 Patienten zwischen dem 11. und 13. Lebensjahr. Da das mittlere Untersuchungsalter in beiden Gruppen 13,1 Jahre betrug, lag das Trauma bei den vor dem 10. Lebensjahr zerebral geschädigten Kindern im Durchschnitt 5,4 Jahre zurück, bei den später verletzten hingegen nur 10 Monate. Werden die neuropsychologischen Ergebnisse derjenigen Kindern verglichen, die vor bzw. nach ihrem 10. Lebensjahr eine Aphasie bekamen, dann besteht der einzige signifikante Unterschied in einer besseren Konzentrationsleistung im D-2 der später Geschädigten. Für die Gruppe der Nichtaphasiker ergeben sich in Abhängigkeit vom Schädigungszeitraum keine signifikanten Resultate (Tabelle 2).

Das Risiko für eine spätere psychiatrische Auffälligkeit ist in beiden Gruppen stark erhöht: 80% der Aphasiker und 58% der Nichtaphasiker zeigten zum Untersuchungszeitpunkt relevante Verhaltensauffälligkeiten.

Diskussion und Zusammenfassung

Die Beziehung zwischen einer länger zurückliegenden Aphasie im Kindesalter und dem späteren kognitiven Leistungsniveau wurde bisher nur vereinzelt untersucht und ergab unterschiedliche Ergebnisse (van Dongen u. Loonen 1977; Levin u. Eisenberg 1979a, b; Woods u. Carey 1979; Gaidolfi u. Vignolo 1980; Chadwick et al. 1981a). Während einige Autoren über eine günstige Prognose und hohe Remissionsraten bei kindlichen Aphasien berichteten, stellten wir in Übereinstimmung mit van Dongen u. Loonen (1977), Woods u. Teuber (1978), Woods u. Carey (1979) und Chadwick et al. (1981b), fest, daß auch noch nach einem mehrjährigen Katamnesezeitraum bei Kindern, die vor dem 10. Lebensjahr aphasisch geworden waren, sich weiterhin Sprachstörungen nachweisen ließen.

Da bei den meisten Patienten neben weiteren kognitiven Ausfällen auch Verhaltensstörungen auftreten (Lehmkuhl 1986; Lehmkuhl u. Thoma 1987) sollte für beide Bereiche eine gründliche diagnostische Abklärung erfolgen, um die sich hieraus abzuleitenden, häufig vielfältigen therapeutischen Maßnahmen gezielt durchführen zu können.

Literatur

Basser LS (1962) Hemiplegia of early onset and the faculty of speech with special reference to the effects of hemispherectomy. Brain 85:427–460

Chadwick O, Rutter M, Brown G, Shaffer D, Traub M (1981a) A prospective study of children with head injuries. II: Cognitive sequelae. Psychol Med 11:49–61

Chadwick O, Rutter M, Thompson J, Shaffer D (1981b) Intellectual performance and reading skills after localized head injury in childhood. J Child Psychol Psychiatr 22:117–139

Dongen HR van, Loonen MC (1977) Factors related to the prognosis of acquired aphasia in children. Cortex 13:131–136

Gaidolfi EL, Vignolo A (1980) Closed head injuries of school-age children: Neuropsychological sequelae in early childhood. Ital J Neurol Sci 2:65–73

Lehmkuhl G (1986) Kognitive, neuropsychologische, psychopathologische und klinische Befunde bei 12- bis 14jährigen Kindern nach unterschiedlich schweren und lang zurückliegenden Schädel-Hirn-Traumen. Habilitationsschrift, Heidelberg

Lehmkuhl G, Thoma W (1987) Langfristige Verhaltens- und Leistungsänderungen nach einem Schädel-Hirn-Trauma im Kindesalter. Monatsschr Kinderheilkd 135:402–405

Levin HS, Eisenberg HM (1979a) Neuropsychological outcome of closed head injury in children and adolescents. Childs Brain 5:281–292

Levin HS, Eisenberg HM (1979b) Neuropsychological impairment after closed head injury in children and adolescents. J Pediatr Psychol 5:389–402

Remschmidt H, Niebergall G (1981) Language functions in children and cerebral lateralization. In: Lebrun Y, Zangwill O (eds) Lateralization of language in the child. Swets & Zeitlinger, Lisse

Rothenberger A (1986) Aphasie bei Kindern. Fortschr Neurol Psychiat 54:92–98

Woods BT, Carey S (1979) Language deficits after apparent clinical recovery from childhood aphasia. Ann Neurol 6:405–409

Woods BT, Teuber HL (1978) Changing patterns of childhood aphasia. Ann Neurol 3:273–280

VEP-Mapping bei Legasthenie

D. Wenzel, U. Brandl, M. Überall

Einführung

Zahlreiche Gruppierungsversuche der als Teilleistungsstörung (Martinius 1983; Shaywitz u. Waxmann 1987) interpretierten Leseschwäche in sprachlich-auditive, räumlich-visuelle und mischfunktionelle Störungen werden heute diskutiert (Kinsbourne u. Warrington 1966; Boder 1973; Mattis et al. 1975; Mattis 1978; Bakker et al. 1980; Licht et al. 1981; Pirozzolo 1981; Fried et al. 1981), wobei insbesondere der Einfluß intakter bzw. gestörter visueller Funktionen auf die Entwicklung einer optimalen individuellen Lesestrategie immer noch weitestgehend kontrovers beurteilt wird (Übersicht bei Metzger u. Werner 1984). Zum Zeitpunkt des Lesenlernens (in Europa ca. zwischen dem 6. und 9. Lebensjahr) befinden sich jedoch noch wesentliche visuelle Voraussetzungen (beidäugige Fixation, zentrale Impulsfusion etc.) in einer physiologischen Reifungsphase (Schubert 1967; Andrée 1977; Hohmann u. Haase 1982). Reifungsstörungen oder interokuläre Entwicklungsverzögerungen können dabei als direkte Folge einer dissoziierten zentralen Interaktion binokulär registrierter Reize zu Irritationen innerhalb komplexer, aus zahlreichen Einzelelementen zusammengesetzter Strukturgruppierungen führen („crowding-phenomenon") und somit eine korrekte Wortbilderfassung, -zuordnung und -interpretation im ZNS erschweren oder gar unmöglich machen. Klinisch können sich derartig ungleichgewichtige monokuläre Leistungen bei Willkürprozessen, denen eine simultane binokuläre Wahrnehmung und zentrale Integration der anflutenden Informationen zu Grunde liegen sollte (z.B. dem Lesen) u.a. in vermehrten bifoveal regressiven Abtastbewegungen äußern. Kausaler Hintergrund dieses Phänomens ist wahrscheinlich die (durch negative Erfahrungen konditionierte) Entwicklung einer periphere Retinaabschnitte nutzenden alternativen Lesestrategie als Folge rezidivierender frustraner bifovealer Fixationsversuche (Schuhmacher 1985; Kaul 1987; Geiger u. Lettvin 1987).
Ausgehend von diesem Wissen haben wir eine Gruppe in unserer Klinik betreuter legasthener Kinder, die alle der sog. „L-type dyslexia-group" im „balance-model" von Bakker (Bakker 1984) angehören, einem (freiwilligen) neurophysiologischen Test unterzogen und die erhaltenen Parameter mit denen einer größeren Gruppe von Normalpersonen verglichen.

Methode

Das Testdesign bestand aus einer klassischen VEP-Untersuchung unter „checkerboard-reversal"-Stimulation mit Mustergrößen unterschiedlicher Ortsfrequenz (20', 160') und einem P300-Experiment in Form einer Text-Bild-Folge (mit simultaner Aufgabenstellung). Die Stimulation erfolgte über einen flimmerfreien hochauflösenden Schwarz-Weiß-Monitor, der von einem frei programmierbaren Rechner gesteuert wurde. Unter Verwendung eines pseudounipolaren Ableitungsschemas (Referenz = A1 + A2) und der Plazierung der 16 Meßelektroden (F3 F4 C3 C4 P3 P4 O1 O2 T3 T4 T5 T6 Fz Cz Pz Oz) gemäß den Bestimmungen der IFSECN, erfolgte die Potentialgewinnung mit Hilfe eines frei programmierbaren PC „online" aus dem Grund-EEG, wobei artefaktgestörte EEG-Abschnitte sowohl mit Hilfe einer arithmetischen Schwellenwertlogik, als auch durch direkte Intervention des Versuchsleiters von der Mittelwertbildung ausgenommen wurden. Die Untersuchung der gewonnenen Potentiale erfolgte sowohl topographisch nach dem Prinzip des „SPM" [= Significance Probability Mapping (Duffy et al. 1981)], als auch nichttopographisch mittels geeigneter parameterfreier statistischer Verfahren (U-Test nach Mann/Whitney).

Ergebnisse

Neben den schon seit längerem bekannten Ergebnissen der Vep-Einzelpotentialanalysen legasthener Kinder über dem medianen Hinterhaupt [generelle Amplitudenreduktion, negative elektrophysiologische Summation unter monokularer vs. binokularer Stimulation (= Amon > Abin), abnorme sequentielle Potentialkonfiguration und Latenzzeitverlängerungen (Wenzel 1988)] zeigten die von uns untersuchten Probanden auch die folgenden Störungen der RMS-basierenden zweidimensionalen Potentialtopographien der P100-, P200- und P300-Komponenten:
1. Im Vergleich mit der Normalpersonengruppe zeigte die Gruppe legasthener Kinder eine parietookzipitale Hemisphärenasymmetrie (= HA) mit ausgeprägtem, rechtsokzipital lokalisierten Defizit (= ROD) für die P100-Komponente.
2. Steigerung der HA/ROD und Auftreten einer biofrontal gelegenen symmetrischen Aktivitätssteigerung mit zunehmender foveolarer Zielreizung durch Muster höherer Ortsfrequenz (160'arc → 20'arc) und zunehmender Dauer (P100 → P200) der intrakortikalen Erregungsleitung.
3. Sprunghafte Inversion der Asymmetriekonfiguration (Umkehr der primär bifrontal symmetrisch gesteigerten und rechtsokzipital verminderten in eine bifrontal symmetrisch reduzierte und einseitig rechts okzipital erhöhte RMS-Konfiguration) beim Übergang von den primär „registrativen" P100/P200-Komponenten zu den kognitiven P300-Potentialen.

Diskussion

Während die Ursachen der erstgenannten Erscheinungen (1 + 2) in einer Integrationsstörung komplexer, d.h. aus multiplen parallel zu registrierenden und zu verarbeitenden Optoelementen bestehender Reize (evtl. im Sinne eines „crowdingphenomenon") zu liegen scheinen, kommen für die extremen P200/300-Asymmetrien (und das Phänomen der Potentialinversion) in erster Linie Störungen des intrakortikalen Signaltransfers zwischen visuellen Primär- und sekundären bzw.

tertiären Assoziationsfeldern in Frage, die zu einer verlängerten Verweildauer der Impulse im entsprechenden Areal und u.U. auch zu Interferenzen mit später anflutenden Erregungswellen führen können.

Zusammenfassend unterstrichen die hier geschilderten Daten Hypothesen, die eine mögliche Beteiligung grundlegender Störungen der visuellen Informationsaufnahme und -verarbeitung am Entwicklungsprozeß einer Legasthenie unterstellen. Im Vergleich mit zahlreichen anderen Untersuchungen, die überwiegend eine mangelhafte *Hemisphärenasymmetrie* für komplex strukturierte Aufgaben als mögliche Ursache dieser Dysfunktion postulierte (Witelson 1977; Benton u. Pearl 1978; Pirozollo u. Wittrock 1981), fanden wir für einfachste visuelle Funktionsparameter statistisch signifikante ($p < 0,05$, U-Test nach Mann/Whitney) unzureichende *Hemisphärensymmetrien*, die wir nicht als Korrelat eines strukturellen Systemdefektes, sondern als Index einer funktionellen Störung visueller Informationsbearbeitungsprozesse interpretieren.

Literatur

Andrée G (1977) Die Leistungsfähigkeit des beidäugigen Sehens. Wehrmed Monatsschr 21:304–308

Bakker DJ (1984) Hemispheric specialization and specific reading retardation. In: Rutter M (ed) Behavioral syndromes of brain dysfunction in childhood. Guilford Press, New York

Bakker DJ, Licht R, Kok A, Bouma A (1980) Cortical responses to word reading by right- and left-eared normal and reading disturbed children. J Clin Neuropsychol 2:1–12

Benton AL, Pearl D (1978) Dyslexia: An appraisal of current knowledge. Oxford Univ. Press, New York

Boder E (1973) Development dyslexia: A diagnostic approach based on three atypical reading-spelling patterns. Dev Med Child Neurol 15:663–687

Duffy FH, Bartels PH, Burchfield JL (1981) Significance, probability mapping: An aid in the topographic analysis of brain electrical acticity. Electroencephalogr Clin Neurophysiol 51:455–462

Fried J, Tanguay PE, Boder E, Doubleday C, Greensite M (1981) Developmental dyslexia: Electrophysiological evidence of clinical subgroups. Brain Language 12:14–22

Geiger G, Lettvin JY (1987) Peripheral vision in persons with dyslexia. N Engl J Med 316:1238–1243

Hohmann A, Haase W (1982) Development of visual line acuity in humans. Ophthalmic Res 14:107–112

Kaul P (1987) Zur Dependenz von Lese-Rechtschreibschwäche und der Augenbewegung beim Lesen. Sozialpädiatrie 9:631–635

Kinsbourne M, Warrington E (1966) Developmental factors in reading and writing backwardness. In: Money J (ed) The disabled reader. Johns Hopkins Univ. Press, Baltimore

Licht R, Bakker DJ, Kok A, Bouma A (1981) The development of the relation between hemispheric lateralization and reading: The first probe of a longitudinal ERP study. Paper presented at the Fourth INS Conference, Bergen 1981

Martinius J (1984) Legasthenie: Neuere Aspekte der Forschung und ihre Anwendung in der Therapie. Dtsch Ärztebl 41:2971–2976

Mattis S (1978) Dyslexia syndromes: A working hypothesis that works. In: Benton AL, Pearl D (eds) Dyslexia: An appraisal of current knowledge. Oxford Univ. Press, New York

Mattis S, French JH, Rapin J (1975) Dyslexia in children and young adults: Three independent neuropsychological syndromes. Dev Med Child Neurol 17:150–163

Metzger RL, Werner DB (1984) Use of visual training for reading disabilities: A review. Pediatrics 73 (6):824–829

Pirozzolo FJ (1981) Language and brain: Neuropsychological aspects of development reading disability. School Psychol Rev 10 (3):350–355

Pirozzolo FJ, Wittrock MC (eds) (1981) Neuropsychological and cognitive processes in reading. Academic Press, New York
Schubert G (1967) Die Physiologie des Binokularsehens. Doc Ophthalmol 23:1
Schuhmacher H (1985) Diagnostik und Therapie von visuellen Störfaktoren bei Kindern mit isolierter Lese-Rechtschreibschwäche. Med. Dissertation, Heidelberg 1985
Shaywitz BA, Waxmann SG (1987) Dyslexia. N Engl J Med 316:1268–1270
Wenzel D (1988) Visuelle und neurophysiologische Befunde bei Legasthenie. Sozialpädiatrie 10 (3):197–200
Witelson SF (1977) Development dyslexia: Two right hemispheres and none left. Science 195:309–311

Einfluß von Schädel-Hirn-Trauma, Meningitis und von antikonvulsiver Therapie auf ereignisbezogene evozierte Potentiale im Kindesalter

W. Görke, U. Schmidt, C. Nowinski

Einleitung und Fragestellung

Die späten Auslenkungen akustisch und visuell evozierter Potentiale seltener und zufällig angebotener Reize unterscheiden sich von denen, die durch einen gleichzeitig häufig angebotenen Reiz erzeugt werden. 1987 wurde darüber berichtet, daß die Diskriminationsfähigkeit widerspiegelnden Potentialschwankungen bei isoliertem Angebot des seltenen Reizes in ihrer Latenzzeit eine Altersabhängigkeit zeigen [1, 2].
In der vorliegenden prospektiven Studie wurde überprüft, wie sich zerebrale Affektionen und Antikonvulsiva auswirken. Ziel war, festzustellen, ob es bei vermutlicher Hirnschädigung zu einer reversiblen Latenzverlangsamung kommt, was die Diskriminationspotentiale weiter als hirneigene Leistung bestätigen würde.

Methodik

Die Reizung erfolgte mit 500 ms langen Dauertönen bzw. mit 200 µs anhaltenden Blitzlichtreizen. Ein Apple-2-e-Computer sorgte für ein Verhältnis von 4 : 1 zwischen häufigem (500-Hz-Ton bzw. rotes Licht) und seltenem (2000-Hz-Ton bzw. weißes, helleres Licht) Reiz. Ein programmierter Zufallsgenerator gewährleistete die zufällige Einstreuung des seltenen Reizes.
Erst wurde ca. 30mal der häufige Reiz angeboten und das evozierte Potential registriert. Dann wurde 2mal hintereinander die kombinierte Reizserie aus jeweils insgesamt 50 Reizen appliziert. Dabei wurde die Antwort auf den häufigen Reiz im oberen und die auf den seltenen Reiz im unteren Kanal eines Neuromatic 2000

EMG-Gerätes der Firma Dantec, Kopenhagen, gemittelt. Schließlich wurde etwa 30mal nur der seltene Reiz angeboten (Abb. 1). Die Ableitung erfolgte mit Oberflächenelektroden bei visueller Reizung von Oz und bei akustischer Reizung von Cz, jeweils zu den miteinander verbundenen Mastoidelektroden ($A_1 + A_2$) als Referenz (Int. Ten-twenty-Schema der Elektrodenplazierung). Die Elektrodenimpedanz lag unter 5 kΩ. Sweep-Dauer war 1000 ms, die Verstärkung 20 μV/Div., die Frequenzbegrenzung 2–40 Hz.

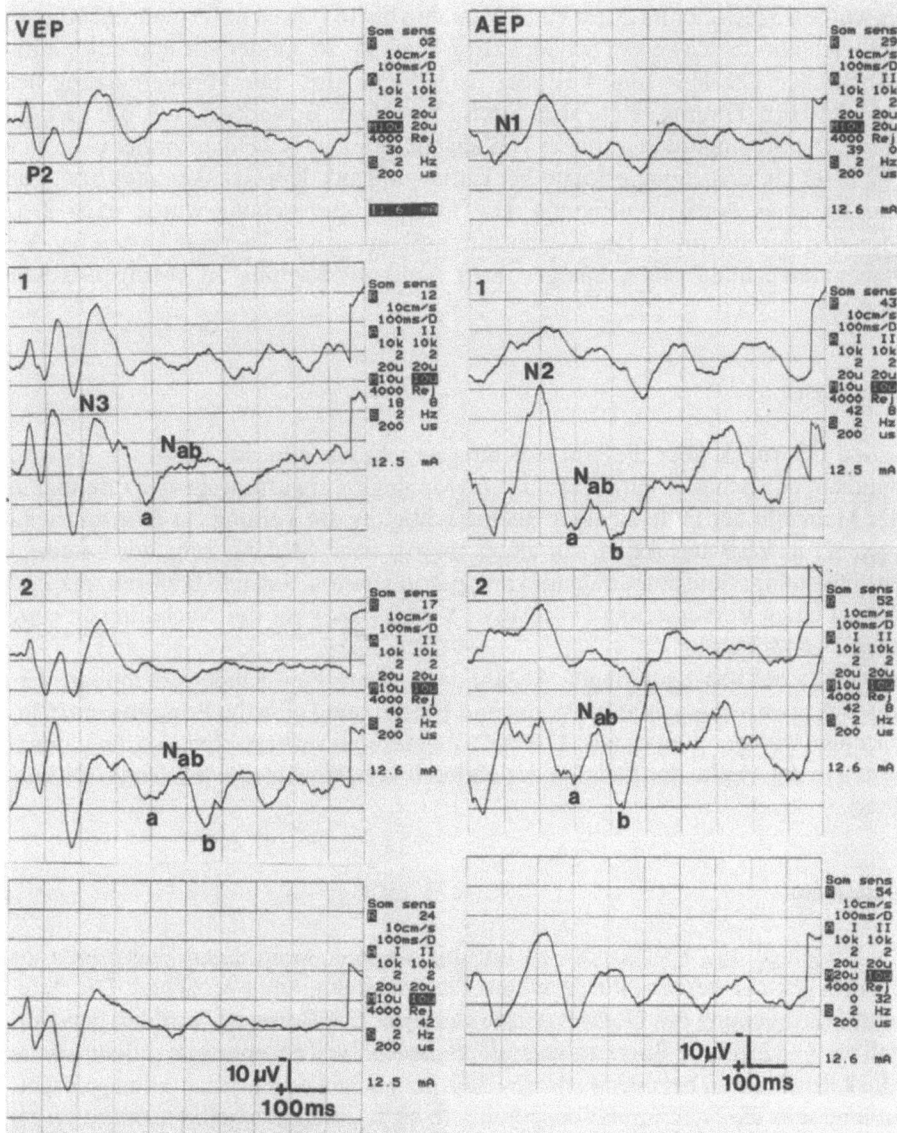

Abb. 1. VEP und AEP der Patientin A. K. N., geb. 16. 11. 85, Ableitung am 22. 11. 88, 3 Jahre alt, wegen komplexer Absencen mit Valproat behandelt. Deutlichere Diskriminationspotentiale a, N_{ab} und b bei 2. Ableitung

Ausgewertet wurden bei den VEP die Latenz der Welle P2 (Abb. 1) sowie die Latenz der Welle N1 in den AEP. Die Diskriminationspotentiale bestanden aus zwei positiven und einer dazwischenliegenden negativen Welle, die a, Nab und b genannt wurden. Sie traten bei visueller Reizung nach N3 und bei akustischer Reizung nach N2 auf.

Patienten

Es wurden 37 Kinder im Alter von 3 Monaten bis 16 Jahren untersucht. 17 Kinder mit leichtem bis schwerem Schädel-Hirn-Trauma, 16 Kinder vor und unter antikonvulsiver Therapie und 4 Kinder nach Meningitis. Die Hirnbeteiligung bei Schädel-Hirn-Trauma zeigte sich durch Erbrechen, Bewußtlosigkeit oder EEG-Herd. Die Meningitiden waren in 2 Fällen bakterieller, in 2 Fällen viraler Genese. Die erste Untersuchung erfolgte bei Entlassung aus dem Krankenhaus bzw. vor Einsatz eines Antikonvulsivums. Die zweite Untersuchung wurde nach 2–6 Monaten durchgeführt. Die Kinder mit antikonvulsiver Therapie hatten bei der Nachuntersuchung einen Spiegel ihres Antikonvulsivums im therapeutischen Bereich.

Ergebnisse

Einen Überblick über die Untersuchungsergebnisse gibt die Tabelle 1. Es wird deutlich, daß Schädel-Hirn-Trauma und Meningitis erwartungsgemäß offenbar in der Mehrzahl der Fälle zu einer Beeinträchtigung der Leitung zur Hirnrinde (P2 bzw. N1 in VEP und AEP), vor allem aber zu einer Verlängerung der Latenzen der Diskriminationspotentiale und hier besonders von Nab und b führen, erkennbar an einer Verbesserung (= relative Verkürzung) bei der Nachuntersuchung nach 2–6 Monaten.
Soweit an der bislang geringen Anzahl der untersuchten Kinder erkennbar, wirken sich erwartungsgemäß Valproat und Ethosuximid günstig, Primidon und Clonazepam weniger günstig aus. Unter Carbamazepin verbesserten sich die Latenzzeiten in der Hälfte der Fälle, in der anderen verschlechterten sie sich (s. Diskussion).

Diskussion

Da Säuglinge und Kleinkinder zu unruhig werden, wenn ihnen Elektroden ins Gesicht geklebt werden, wurde auf das Elektrookulogramm verzichtet. Die Artefaktunterdrückung des Gerätes mußte genügen. Die Reizserie wurde so gewählt, daß ca. 8–12 seltene Reize aufsummiert wurden, weil so einerseits reflektorische Muskelzuckungen bei unerwartetem Reiz inzwischen durch Adaptation gelöscht, andererseits die Diskriminationspotentiale nicht durch mangelndes Interesse bei zu langer Reizserie ebenfalls abflachen. Es bedarf jedoch noch weiterer Untersuchungen, um die Diskriminationspotentiale als eindeutig neurogen zu identifizieren.

Tabelle 1. Einfluß von Schädel-Hirn-Trauma *(SHT)*, Meningitis und antikonvulsiver Therapie auf akustisch *(AEP)* und visuell *(VEP)* evozierte Potentiale. Die fettgedruckten Zahlen geben die Anzahl der Kinder mit Verbesserung bzw. Verschlechterung der betreffenden Latenzzeit bei der Nachuntersuchung wieder. Darunter in Klammern die durchschnittliche Latenzzeitänderung in Millisekunden

Diagnose	n	VEP P2	a	Nab	b	n	AEP N1	a	Nab	b
SHT Verbesserung	17	11 (14)	13 (44)	15 (51)	14 (62)	14	12 (29)	8 (43)	12 (60)	11 (67)
Verschlechterung		6 (5)	4 (10)	2 (40)	3 (12)		2 (0)	6 (18)	2 (15)	3 (23)
Meningitis Verbesserung	4	3 (31)	2 (80)	3 (57)	3 (90)	4	2 (20)	4 (31)	4 (58)	4 (44)
Verschlechterung		0	1 (5)	0	0		1 (10)	0	0	0
Antikonvulsiva	16					16				
Carbamazepin	8					8				
Verbesserung		3 (17)	4 (22)	4 (50)	5 (45)		2 (8)	3 (43)	4 (40)	4 (53)
Verschlechterung		5 (9)	4 (33)	4 (56)	3 (43)		6 (15)	5 (53)	4 (45)	4 (39)
Valproat	2					2				
Verbesserung		2 (18)	1 (5)	1 (10)	2 (7)		1 (5)	2 (30)	2 (30)	0
Verschlechterung		0	1 (5)	1 (30)	1 (5)		0	0	0	1 (30)
Primidon	4					4				
Verbesserung		0	1 (46)	1 (78)	3 (40)		2 (38)	1 (35)	1 (35)	1 (30)
Verschlechterung		3 (18)	3 (53)	3 (68)	1 (120)		2 (28)	3 (68)	3 (54)	3 (58)
Clonazepam	1					1				
Verbesserung		0	0	0	0		0	0	0	0
Verschlechterung		1 (8)	1 (87)	1 (50)	1 (40)		1 (50)	1 (72)	1 (70)	1 (25)
Ethosuccimid	1					1				
Verbesserung		1 (20)	1 (15)	1 (10)	1 (75)		1 (5)	1 (60)	1 (80)	1 (120)
Verschlechterung		0	0	0	0		0	0	0	0

Unbeschadet dieser neurophysiologischen Überlegungen galt die vorliegende Untersuchung der Überprüfung der klinischen Einsatzmöglichkeiten der oben dargestellten relativ einfachen, von Kooperation unabhängigen und so auch bei Säuglingen und Kleinkindern einsetzbaren Untersuchungsmethode.

Es stellte sich heraus, daß die Untersuchungsergebnisse nach Schädel-Hirn-Trauma und Meningitis als weiterer experimenteller Beleg dafür anzusehen sind, daß die Diskriminationspotentiale eine Aussage über die Hirnleistung erlauben. Inwieweit dies mit psychologischen Testverfahren korreliert, sollte noch überprüft werden. Es ist aber gut möglich, daß es sich hier um einen sehr sensitiven Parameter handelt, der empfindlicher als psychologische Testverfahren ist und eine Erholung nach einer zerebralen Affektion objektiv nachweisen läßt.

Die Einwirkung der verschiedenen Antikonvulsiva korreliert gut mit den bisher bekannten unterschiedlich sedierenden Eigenschaften dieser Medikamente. Für die unterschiedliche Auswirkung von Carbamazepin auf die Diskriminationspotentiale könnte ein heilender Effekt auf die Störung der Perzeption bei komplexen Partialanfällen im günstigen Fall und ein mehr sedierender Effekt bei Latenzverlangsamung diskutiert werden.

Schlußfolgerung

Die Ableitung ereignisbezogener evozierter Potentiale ist auch im Säuglings- und Kleinkindesalter möglich und erlaubt die Beurteilung einer höheren zerebralen Leistung als es mit EEG oder konventioneller EP-Diagnostik bislang realisierbar war, nämlich die Diskrimination verschiedener Reize.

Zusammenfassung

Bei 37 Kindern im Alter von 3 Monaten bis 16 Jahren mit Schädel-Hirn-Trauma, Meningitis und Anfallsleiden wurden bei Entlassung aus dem Krankenhaus bzw. vor Einsatz antikonvulsiver Therapie visuell und akustisch evozierte Potentiale abgeleitet. Neben einem häufigen roten bzw. 500-Hz-Ton-Reiz wurde ein seltener weißer, hellerer bzw. 2000-Hz-Ton-Reiz appliziert. Die Unterscheidung des seltenen vom häufigeren Reiz drückt sich in Alterationen des durch den seltenen Reiz evozierten Potentials nach 250 ms aus, die als Diskriminationspotentiale bezeichnet wurden.

Erwartungsgemäß kam es nach 2–6 Monaten in der Mehrzahl der Fälle von Schädel-Hirn-Trauma, Meningitis, Valproat- und Ethosuximid-Therapie zu einer relativen Latenzzeitverbesserung der Diskriminationspotentiale, während Primidon und Clonazepam meist eine Verlängerung bewirkten. Unter Carbamazepin überwog in der Hälfte der Fälle der sedierende, in der anderen der heilende Effekt.

Die dargelegte Untersuchungsmethode ist offenbar trotz noch ungenügender Abklärung der Generatoren der Diskriminationspotentiale eine brauchbare klinische Untersuchungsmethode bei Hirnaffektionen.

Literatur

1. Görke W, Dlubis J (1987) Event-related visual evoked potentials in infants and toddlers. Int. Workshop on Develop. Neurol. of the Infant and the young Child. Groningen 1987
2. Görke W, Lerch M (1987) Späte ereignisbezogene Komponenten in akustisch evozierten Potentialen bei Säuglingen und Kleinkindern. Gemeinsame Jahrestagung der Dtsch. Sekt. der Int. Liga gegen Epilepsie u. Gesellschaft für Neuropädiatrie. Münster 1987

Intrauterine Alkoholexposition und mentale Retardierung

H. L. Spohr, J. Willms-Bings, H. C. Steinhausen

Einleitung

Jones u. Smith beschrieben 1973 erstmals bei chronisch alkoholkranken Frauen ein gut definiertes und bis dahin unbekanntes Syndrom, das sie „fetales Alkoholsyndrom" nannten und als dessen Ätiologie sie die teratogene Wirkung der intrauterinen Alkoholexposition erkannten.

Dieses Syndrom stellt heute als Folge des ständig wachsenden chronischen Alkoholismus besonders in den Industrienationen ein schweres sozialpädiatrisches Problem dar. Abel u. Sokol (1987) errechneten anhand von 19 in der Literatur gut dokumentierten retrospektiven und prospektiven Studien zur Inzidenz dieses Syndroms eine Häufigkeit von 1 : 526 neugeborener Kinder. Auch wenn exakte epidemiologische Daten für die Bundesrepublik Deutschland bisher fehlen, muß davon ausgegangen werden, daß die Alkoholembryopathie (AE) auch hier noch vor der Spina bifida und der Trisomie 21 die häufigste Form einer angeborenen mentalen Retardierung darstellt.

Das Syndrom ist in den letzten Jahren durch klinische Untersuchungen und epidemiologische Studien in seiner Variabilität eingehend definiert worden, jedoch konnte bisher weder eine überzeugende Hypothese zur Pathogenese dieses teratogen bedingten Dysmorphiesyndroms gefunden werden, noch existieren genügend Erfahrungen über die Langzeitentwicklung der betroffenen Patienten (Streissguth et al. 1985, 1986).

Patienten und Methodik

Die hier vorgelegten vorläufigen Daten sind das Ergebnis einer teilprospektiven Longitudinalstudie pränatal alkoholgeschädigter Kinder über einen Zeitraum von 8–10 Jahren. Die Patienten waren in den Jahren 1978/79 retrospektiv diagnostiziert und entsprechend einer nach Majewski (1978) modifizierten Bewertungsskala in ihrem klinischen Schweregrad klassifiziert worden. Diese formale Einordnung – jedem möglichen einzelnen Symptom des Syndroms war ein festgelegter Punktwert zugeordnet – erlaubte die Einteilung neu diagnostizierter Kinder in jeweils das Vollbild einer schwer ausgeprägten Syndromform (AE III), in eine mittelschwere Schädigung (AE II) sowie in eine leichte Form (AE I). Hier waren die klinisch sichtbaren dysmorphen Zeichen diskret ausgeprägt, es bestanden jedoch eine prä- und postnatale Dystrophie, ein Mikrozephalus sowie Zeichen einer leichten Entwicklungsstörung. Die positive mütterliche Anamnese sicherte zusätzlich die Diagnose.

45 Patienten konnten erneut nach Ablauf von 8–10 Jahren neuropädiatrisch und testpsychologisch nachuntersucht sowie in ihrer schulischen Entwicklung erfaßt werden. Die Bestimmung der Intelligenz erfolgte mit Hilfe des Hamburg-Wechsler-Intelligenztests für Kinder – HAWIK-R (Näheres zur Methodik s. Spohr u. Steinhausen 1987).

Ergebnisse

In Tabelle 1 sind die klinischen Befunde der morphologischen Schädigung bei Erstuntersuchung – ausgedrückt in einer Verteilung auf die drei festgelegten Schweregrade – einer erneuten Beurteilung der gleichen Patienten 8–10 Jahre später gegenübergestellt. Es zeigt sich eine deutliche Verschiebung der Symptomausprägung zu den leichteren Schädigungsgraden hin, wobei ein kleiner Prozentsatz der Kinder nach diesem Zeitraum mit derselben Untersuchungsmethode nicht mehr als eine Alkoholembryopathie einzustufen war; ein Befund, der auch für die Körperparameter Gewicht und Größe und in geringem Maße auch für den Kopfumfang zutraf. Auch hier zeigte sich bei den meisten leichter betroffenen Patienten ein Aufholwachstum.

Tabelle 1. Verlauf der klinischen Manifestation der AE-Grade (n = 46)

	1978/79		1982/83		1987/88	
	[n]	[%]	[n]	[%]	[n]	[%]
AE 0					6	13,0
AE I	18	39,1	39	84,8	33	71,7
AE II	16	34,8	6	13,0	7	15,2
AE III	12	26,1	1	2,2	0	

In Tabelle 2 sind die Intelligenzquotienten von 43 nachuntersuchten Patienten dokumentiert und belegen das Ausmaß der mentalen Störung bei Kindern mit einer AE. Zu einem gleichen Ergebnis führen die Verlaufsuntersuchungen zur schulischen Entwicklung der betroffenen Kinder (Tabelle 3). Auch sie weisen die gleiche mentale Entwicklungsstörung auf, die nur ca. 30% der Kinder eine normale Schulentwicklung ermöglicht. 70% der Patienten besuchen Schulen für

Tabelle 2. IQ-Bestimmungen bei Kindern mit Alkoholembryopathie (n = 43) – Hamburg-Wechsler-Intelligenztest für Kinder (HAWIK-R)

Intelligenzquotient	[n]	[%]
86–115 (Normalbereich)	13	30,2
65–85 (Lernbehinderung)	11	25,6
65 (geistige Behinderung)	19	44,2

Tabelle 3. Verlauf der schulischen Entwicklung bei AE-Kindern (n = 46, Nachuntersuchung 1987/88)

	1982/83		1987/88	
	[n]	[%]	[n]	[%]
Normalschule	14	30,4	14	30,4
Schule für Lernbehinderte	25	54,4	22	48,0
Schule für geistig Behinderte	7	15,2	10	21,6

Lernbehinderte oder für geistig Behinderte. Die Gegenüberstellung des jeweiligen Schulstatus 1983 und 1987 belegt darüber hinaus die nur geringe Tendenz zu einem günstigeren Verlauf der Schulentwicklung.

Diskussion und Schlußfolgerung

Die Diagnose der AE als morphologisch erkennbares Syndrom ist offenbar altersabhängig. Die zahlenmäßig kleine Gruppe schwer ausgeprägter Syndromformen ist in der Regel auch in der Adoleszenz zu erkennen und zu diagnostizieren. Bei allen übrigen Patienten verlieren sich die typischen diagnostischen Merkmale der AE mit zunehmendem Alter. So konnte bei einem Kollektiv, das bei Erstdiagnose aus 40% leichten, 35% mittelschweren und 25% schweren Schädigungsgraden bestand, knapp 10 Jahre später bei über 70% der heranwachsenden Kinder nur eine AE I diagnostiziert werden, 13% der Patienten ließen sich zu diesem Zeitpunkt überhaupt nicht mehr mit Sicherheit dem Syndrom zuordnen.

Demgegenüber bleibt die mentale Retardierung als konstantes Merkmal der intrauterinen Alkoholexposition bei der überwiegenden Mehrzahl der betroffenen Patienten bestehen. Über 69% der 43 nachuntersuchten Kinder wiesen eine möglicherweise bleibende Störung im Bereich der Lernbehinderung oder der geistigen Behinderung auf. Noch bei der Erstuntersuchung konnte eine Korrelation zwischen morphologischer Syndromausprägung und mentaler Entwicklung festgestellt werden, jedoch wird diese Beziehung mit zunehmendem Alter der Patienten immer undeutlicher. Die schulische Entwicklung entspricht erwartungsgemäß den Befunden der Intelligenzuntersuchungen, wobei im Bereich der geistigen Behinderung zunächst offenbar mehr Kinder in Schulen für Lernbehinderung integriert werden konnten. Der interindividuelle Vergleich der schulischen Entwicklung nach 4 Jahren weist nur eine geringe Besserungstendenz auf, so daß die Hoffnungen vieler Eltern und Betreuer, durch intensive Förderung intellektuelle Defizite auszugleichen, sich bisher nicht erfüllt haben. Aufgrund der vorgelegten Ergebnisse besteht die Gefahr, daß bei Kindern, die der frühen Diagnose einer AE entgehen, später mögliche genetische oder umweltbedingte Faktoren für die Retardierung verantwortlich gemacht werden und die wahre Ursache einer vermeidbaren teratogenen Schädigung des Gehirns verkannt wird.

Zusammenfassend läßt sich feststellen, daß die klinisch-morphologische Expressivität des Syndroms sich mit zunehmendem Alter zurückbildet. Der Interpretationsversuch, dies als Folge einer denkbaren biologischen körperlichen Nachreifung des durch Alkohol induzierten intrauterinen Wachstumsdefizites zu deuten, muß angesichts der persistierenden mentalen Retardierung der betroffenen Patienten fehlschlagen.

Literatur

Abel EL, Sokol RJ (1987) Incidence of fetal alcohol syndrome and economic impact of FAS-related anomalies. Drug Alcohol Dep 19:51–70

Jones KL, Smith DW (1973) Recognition of the fetal alcohol syndrome in early infancy. Lancet II:999–1001

Majewski F (1978) Über den schädigenden Einfluß des Alkohols auf die Nachkommen. Nervenarzt 49:410–416

Spohr HL, Steinhausen HC (1987) Follow-up studies of children with fetal alcohol syndrome. Neuropediatrics 18:13–17

Streissguth AP, Clarren SK, Jones KL (1985) Natural history of the fetal alcohol syndrome: A 10-year-follow-up of eleven patients. Lancet 10:85–92

Streissguth AP, Barr HM, Sampson PD, Parrish-Johnson JC, Kirchner GL, Martin DC (1986) Attention, distraction and reaction time at age 7 years and prenatal alcohol exposure. Neurobehav Toxicol Teratol 8(6):717–725

Freie Beiträge und Posterpräsentationen

Konditionen der Lebenssicherung mehrfach schwerbehinderter Kinder und Jugendlicher

K. Edebol-Tysk

Einleitung

Kinder und Jugendliche, die schwer mehrfachbehindert sind, benötigen umfassende Hilfen und Pflege in ihren täglichen Lebensbedürfnissen. Der derzeitige Trend, auch schwerbehinderte Menschen zu integrieren und aus Pflegeinstitutionen herauszunehmen, um ihnen ein Leben im Familienverband zu ermöglichen, setzt jedoch voraus, daß genügend Informationen über die Probleme Behinderter der Gesellschaft zur Verfügung stehen.

Der Begriff „care load" (Hilfen zur Lebenssicherung) hat sich in diesem Zusammenhang als nützlich erwiesen, die Bedürfnisse Behinderter zu beschreiben und festzulegen. In diesem Zusammenhang fällt auf, wie wenig bisher über diesen Aspekt der Behindertenfürsorge bekannt ist.

Ziel dieser Studie war, die Faktoren der Lebenssicherung Behinderter zu analysieren, und den notwendigen personellen, materiellen, zeitlichen und finanziellen Aufwand zu erfassen. Für eine solche Studie sind die Bedürfnisse von Personen mit einer kompletten Tetraparese besonders geeignet, da diese Gruppe eine nosologisch sehr homogene Population unter den Patienten mit spastischen Tetraparesen bildet und darüber hinaus noch die schwersten Behinderungen aufweist.

Patienten

Alle Kinder und Jugendlichen mit einer schweren kompletten spastischen Tetraparese, die zwischen dem 1. 1. 1959 und dem 31. 12. 1978 geboren worden waren, wurden durch die Studie erfaßt. Definitionsgemäß waren dies Patienten mit spastischen Paresen, bei denen die Arme gleich schwer oder schwerer betroffen waren als die Beine. Die erfaßten Patienten kamen aus 15 schwedischen Provinzen. Alle Patienten, die an einer kompletten Tetraparese litten, wurden aufgefordert, sich an der Studie zu beteiligen. 51 Personen akzeptierten die Einladung sich an der Untersuchung zu beteiligen, 24 (47%) waren männlichen, 27 (53%) waren weiblichen Geschlechts. 16 (31%) der Patienten lebten bei den Eltern, 35 (69%) in Pflegeheimen, entweder in Kleingruppen (3–4 Personen) oder in größeren Gruppen (8–10 Personen). Alle Patienten, ob zuhause oder in Pflegeheimen untergebracht, hatten die gleichen schwersten Behinderungen: sie waren unfähig sich selbst zu bewegen, waren schwer geistig behindert, die Mehrzahl litt an Epilepsien, Skoliosen sowie an Hüftsub- und Hüftluxationen.

414 K. Edebol-Tysk

Methodik

Der Begriff der „Lebenssicherung" (care load) steht für ein Modell, das von Orem entwickelt wurde. Frau Orem ging davon aus, daß ein Kind von Geburt an die Fähigkeit zur Selbständigkeit entwickelt, um den Ansprüchen, wie sie durch die Existenz des Menschen vorgegeben ist, zu genügen. Wenn ein Individuum durch Krankheit oder Behinderung nicht zu einer eigenen Selbständigkeit gelangen kann, dann ist zusätzliche Hilfe zur Pflege notwendig. Eine solchermaßen definierte Sicherung der Pflegebedürfnisse kann als „care load" auch gemessen werden (Abb. 1).

Die hier referierte Untersuchung wurde methodisch mit drei Interessensschwerpunkten durchgeführt:
1. Eine Woche lang wurden alle Pflegekomponenten (Art und zeitlicher Aufwand) registriert.
2. Protokollierung der Schulaktivitäten, der Therapie, Freizeitaktivitäten und deren Dauer. Dazu gehörte auch eine Dokumentation der Eltern über ihre ökonomische Situation, über die Wohnverhältnisse, über die Aushilfspersonen, und welche Freizeit sie selbst zur Verfügung hatten. Eltern, Betreuer und Therapeuten hatten darüber hinaus Fragen zur Qualität der Versorgung zu beantworten.
3. Den Eltern wurde ein Fragebogen mit der Bitte ihn auszufüllen vorgelegt, in der sie ihre Situation und ihr Verhalten in der Rolle als Eltern eines behinderten Kindes oder Jugendlichen zum Ausdruck bringen sollten.

Die Fragebogen waren standardisiert und vorgeprüft worden. Die Teilnehmer an der Untersuchung (Eltern, Personal, Therapeuten) wurden persönlich vor der Untersuchung informiert.

Der Begriff „Basispflege" wurde wie folgt definiert: Art der Nahrungszuführung, Hygiene, An- und Auskleiden, medikamentöse Versorgung, Notwendigkeit nächtlicher Pflege und Überwachung.

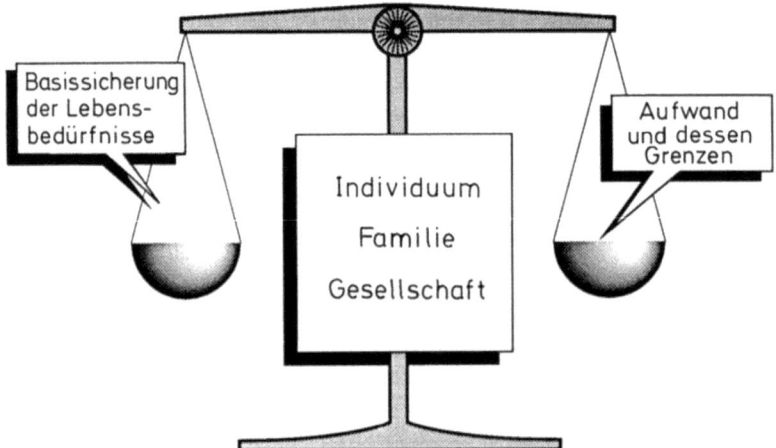

Abb. 1. Stufen der Ressourcen (Individuum, Familie, Gesellschaft), mit denen die Sicherung der Lebensbedürfnisse schwerbehinderter Menschen geleistet werden kann

Ergebnisse

Die *Basispflege* erforderte im Schnitt 26 h pro Woche und Person. Die Basispflege war in der Gruppe, die bei den Eltern wohnten, etwas höher. Die Ernährung der Kinder und Jugendlichen war der zeitaufwendigste Teil der Basispflege mit 12,3 h pro Woche. Es gab eine hohe Zahl von Ernährungsschwierigkeiten, die durch die bei spastischen Tetraparesen nicht selten zu beobachtenden Pseudobulbärparesen bedingt waren. Eine Korrelation zwischen dem Alter und der Zeit, die für die Ernährung aufzuwenden war, bestand nicht. Für Hygienemaßnahmen waren im Schnitt 6,6 h pro Woche und Person notwendig. An- und Auskleiden erforderte 4 h pro Woche. Keine Korrelation konnte gefunden werden zwischen dem Alter und dem Zeitaufwand für An- und Ausziehen, obwohl die Pflegepersonen i.allg. die Meinung äußerten, daß dieser Pflegeanteil bei älteren sowie bei körperlich schwereren Personen aufwendiger sei als bei jüngeren. Der zeitliche Anteil der medikamentösen Versorgung war meist wegen einer Epilepsie notwendig, wobei die Medikamentengaben mit den Mahlzeiten verabreicht wurden. 82% der Kinder benötigten Hilfe während der Nacht (Veränderung der Körperlage, Windeln erneuern, Hilfe bei Atmungsproblemen u.a.).

Alle Kinder bis zum 16. Lebensjahr waren in Sonderschulen gewesen, vorwiegend in Klassen für schwer geistig behinderte Kinder und Jugendliche. Jugendliche über 16 Jahren waren in Tageszentren untergebracht, mit Ausnahme von 3 Jugendlichen, die sehr schwer geistig behindert waren, und die keinen Kontakt mit ihrer Umgebung aufnehmen konnten. Freizeitaktivitäten wurden bei 61% der Patienten angegeben (Musik, „Spaziergänge", Autofahren, spezielle Spiele, Besuche), im Schnitt 2,5 h pro Woche und Person. 31% der Patienten (16) benötigten weitere Hilfsmittel – meist einen Fahrstuhl.

11 (22%) der Pflegepersonen erlebten das tägliche Heben als den schwersten Teil der Pflege. 56% der Pflegepersonen registrierten als den positivsten Teil ihrer Arbeit die Zufriedenheit und die Freude, die die Kinder oder die Jugendlichen zeigen. 16% der Pflegepersonen antworteten, daß die Fähigkeit sozial aktiv zu sein, Kontakte aufnehmen zu können, als der positivste Teil der Pflegearbeit zu bezeichnen sei. Als wichtigsten Teil ihrer Arbeit gaben 39% der Pflegepersonen an, ein zufriedenes Kind sei das Ziel ihrer Bemühungen. Für die Pflegepersonen scheint es nach diesen Angaben außerordentlich wichtig zu sein, ein positives Feedback zu bekommen, um die Pflege, obwohl schwer und scheinbar nie beendet, als sinnvoll erleben zu können.

Schlußbemerkung

Die Untersuchung hat gezeigt, daß folgende Bedingungen für eine Pflege von großer Bedeutung sind:

1. Die Voraussetzungen und Bedingungen der Pflege müssen in allen ihren Teilaspekten bekannt sein.
2. Eltern und das Pflegepersonal müssen motiviert sein, um die schwierige Pflege komplett tetraparetischer Patienten bewältigen zu können.

3. Weitere Untersuchungen zur Qualität und zu Detailfragen der Pflege sind zu intensivieren, um ein noch genaueres Bild der Probleme zu erarbeiten, die mit der Pflege zur Lebenssicherung eines schwerbehinderten Menschen notwendig sind.

Verhaltensauffälligkeiten und Entwicklungsstörungen im Säuglingsalter: Einfluß von organischen und psychosozialen Risikofaktoren

M. Laucht, G. Esser, M. H. Schmidt

Einleitung

Die jüngsten Fortschritte der neonatologischen Intensivversorgung haben die Überlebenschancen von Neugeborenen nach schweren und schwersten prä- und perinatalen Komplikationen dramatisch verbessert. So halbierte sich die Säuglingssterblichkeit in der BRD zwischen 1970 und 1981, vor allem aufgrund des Rückgangs bei den Neugeborenen, von 23,4 auf 11,6‰ (vgl. Statistisches Landesamt Baden-Württemberg 1983). Mit den Erfolgen der Perinatalmedizin eng verbunden ist die Frage, wie sich Risikogeburt und Intensivpflege auf die weitere Entwicklung der betroffenen Kinder auswirken und wie ihre Entwicklungschancen langfristig einzuschätzen sind. Zieht man dazu die Ergebnisse einer Reihe neuerer Längsschnittstudien zu Rate (vgl. Cohen et al. 1982; Crnic et al. 1983; Kopp u. Krakow 1983; Siegel 1983), so gelangt man zu dem Schluß, daß sich die Mehrzahl der untersuchten Risikokinder – bei langfristiger Betrachtung bis ins Schulalter – im Vergleich zu Kindern ohne Komplikationen weitgehend normal entwickelten. Gleichwohl verblieb in allen Studien eine Gruppe von Kindern, deren Entwicklung weniger günstig verlief und die unter z.T. erheblichen Folgeproblemen zu leiden hatten.

Für die Praxis stellt sich deshalb die wichtige Aufgabe, ungünstige Verläufe möglichst frühzeitig zu erkennen bzw. ihnen durch geeignete Interventionen vorzubeugen. Notwendige Voraussetzungen für entsprechende Maßnahmen sind Kenntnisse über den prognostischen Wert von Frühindikatoren sowie über die Faktoren, von denen die weitere Entwicklung von Risikokindern wesentlich beeinflußt wird. Dabei hat sich gezeigt, daß das Ausmaß und die Art der *biologischen* Anfangsprobleme allein keinen gesicherten Schluß auf das Entwicklungsschicksal eines Kindes zulassen (vgl. Greenberg u. Crnic 1988; Meyer-Probst u. Teichmann 1984). Langfristig von größerer Bedeutung und für eine individuelle Prognose unverzichtbar ist die Berücksichtigung *psychosozialer* Einflußfaktoren. Aufschluß über deren Rolle im Verein mit organischen Risikobelastungen geben allein prospektive Längsschnittstudien an Kindern mit prä- und perinatalen Beeinträchtigungen, deren Entwicklung schon verfolgt wird, bevor sie auffällig werden.

Eigene Untersuchung

Im folgenden sollen erste Ergebnisse aus einem interdisziplinären Forschungsprojekt vorgestellt werden, das sich mit der Entstehung und dem Verlauf neuropsychiatrischer Störungen bei Kindern mit organischen und psychosozialen Risikobelastungen befaßt. Ziel dieser Studie, die vom Zentralinstitut für Seelische Gesundheit Mannheim in Zusammenarbeit mit Frauen- und Kinderkliniken der Rhein-Main-Neckar-Region seit 1986 durchgeführt wird, ist die Untersuchung einer Vielzahl kinderpsychiatrischer Fragestellungen, die sich u.a. darauf beziehen, in welchem Ausmaß Risikokinder langfristig in ihrer geistig-seelischen Entwicklung gefährdet sind, was diese Gefahren im einzelnen ausmacht und welche Möglichkeiten der Prävention, Früherkennung und Kompensation bestehen.
Die Fragestellungen des Projekts werden in einer prospektiven Längsschnittstudie über die ersten 8 Lebensjahre in vier Erhebungswellen (im Alter von 3 Monaten, 2, 4½ und 8 Jahren) untersucht. Als Faktoren, deren Rolle im Entwicklungsprozeß aufgeklärt werden soll, werden erfaßt:
1. die *organische* Risikobelastung bei Geburt, d.h. das Ausmaß von Schwangerschafts- und Geburtskomplikationen (wobei drei Schweregrade von „keine" bis „schwere" Komplikationen unterschieden werden);
2. die *psychosoziale* Risikobelastung bei Geburt, d.h. das Ausmaß psychosozialer Beeinträchtigungen, denen die Familie ausgesetzt ist, in der das Kind aufwächst (ebenfalls in drei Schweregrade von „fehlende" bis „schwere" Belastungen differenziert).

Danach ergibt sich der in Abb. 1 dargestellte Versuchsplan, in dem beide Risiken systematisch variiert werden.
Insgesamt wurden 362 Kinder, die die Einschlußkriterien (deutsche Nationalität, erstgeboren) erfüllen und keine Mißbildungen, Behinderungen oder chronische Erkrankungen aufweisen, in die Studie aufgenommen. Sie verteilen sich auf neun Gruppen, die durch die systematische Kombination der beiden Risikofaktoren gebildet werden. Die Zahlen in den Zellen nennen die jeweiligen Gruppengrößen. Die Gruppen sind hinsichtlich des Geschlechts ausbalanciert.

Ergebnisse

Die Ergebnisse zeigen, daß organische wie psychosoziale Risikobelastungen einen deutlichen Niederschlag in der Entwicklung und im Verhalten von 3 Monate alten Säuglingen finden. Dabei überwiegt zunächst der Einfluß organischer Risikofaktoren.
Wie aus Abb. 2 ersichtlich ist, steigt der Anteil neurologisch auffälliger Säuglinge mit zunehmendem organischen Risiko deutlich von ca. 5% über 14% auf schließ-

418 M. Laucht et al.

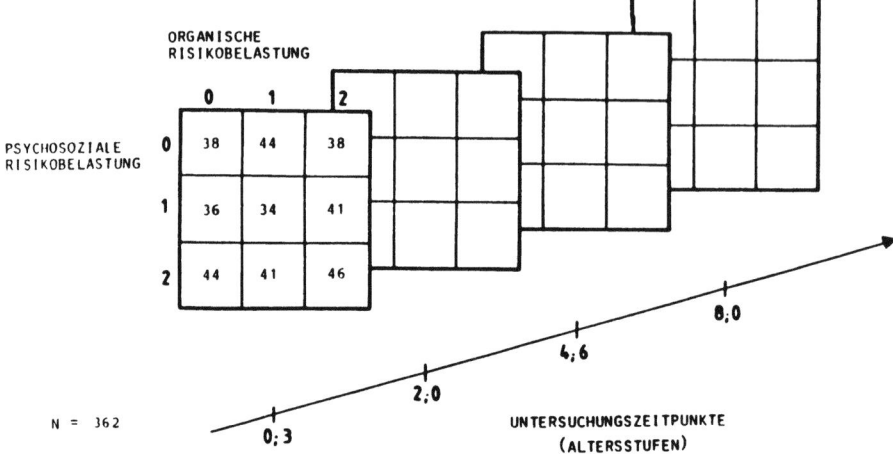

Kriterien für die Bestimmung des organischen Risikos

	n	%
– Kein Risiko: Geburtsgewicht: 2500–4200 g Geburtstermin: 38.–42. SSW keine Asphyxiezeichen keine operative Entbindung	118	
– Leichtes Risiko: EPH-Gestose der Mutter Frühgeburt/drohende Frühgeburt	119 53 194	14,6 53,6
– Schweres Risiko: Geburtsgewicht ≦1500 g deutliche Asphyxiezeichen: pH ≦ 7,10 Laktat ≧ 8,00 CTG ≦ 4 (Fischer) Neonatologische Komplikationen: Zerebrale Krampfanfälle Respiratortherapie Neonatale Sepsis	125 46 8 9 16 20 63 19	12,7 2,2 2,5 4,4 5,5 17,4 5,2

Abb. 1. Prospektive Längsschnittstudie mit faktoriellem Untersuchungsplan

lich ca. 40% an. Zugleich wird auch ein Einfluß des psychosozialen Risikos erkennbar: nimmt die psychosoziale Belastung zu, erhöht sich ebenfalls die Rate der Auffälligen. Die Stärke dieses Einflusses ist jedoch vergleichsweise gering ausgeprägt; sie beträgt lediglich ca. ein Zehntel derjenigen der organischen Risikobelastung.
Mit zunehmender Abhängigkeit des Verhaltens von Lernprozessen gewinnen psychosoziale Risikofaktoren an Bedeutung. Dies wird deutlich, wenn man das Ergebnis des Bayley-Entwicklungstests betrachtet. Verzögerungen der geistigen

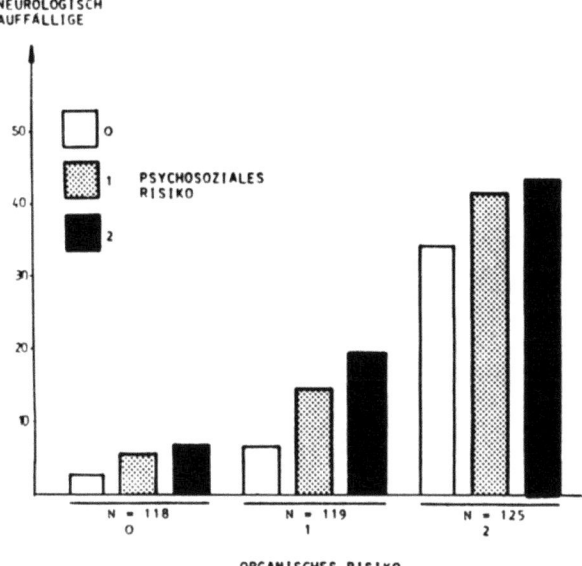
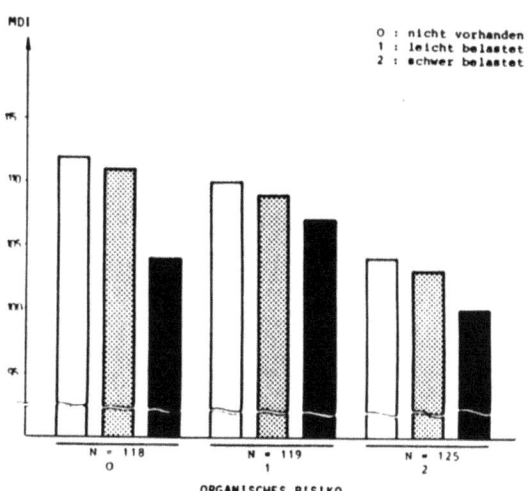
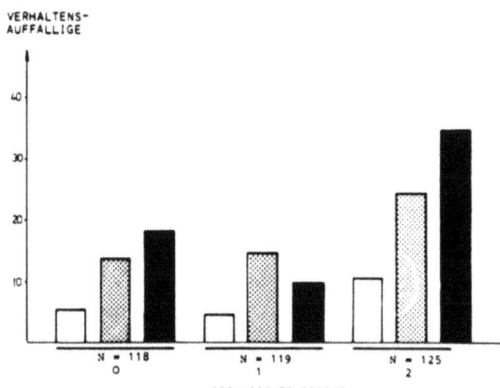

Abb. 2. Entwicklungsstörungen und Verhaltensauffälligkeiten in Abhängigkeit von organischen und psychosozialen Risikobelastungen

Entwicklung (MDI) finden sich sowohl bei den Gruppen mit organischer Risikobelastung als auch bei den Gruppen mit psychosozialer Risikobelastung. Zwar bleibt der Einfluß des organischen Risikos stärker, doch holen psychosoziale Einflußfaktoren deutlich auf: sie erreichen bereits 50% der (im varianzanalytischen Sinn) durch organische Faktoren aufgeklärten Varianz.

Vergleichsweise am stärksten wirken sich psychosoziale Risikobelastungen im Bereich von Verhaltensauffälligkeiten aus. Mit steigendem psychosozialen Risiko, wie auch mit steigendem organischem Risiko, ergibt sich eine deutliche Zunahme der Rate auffälliger Säuglinge. Dabei sind die durch die beiden Risikofaktoren jeweils erklärten Varianzanteile ungefähr gleich groß.

Die aufgezeigten Zusammenhänge zwischen Risikofaktoren und Störungen der Entwicklung sind freilich nur statistischer Natur und keineswegs besonders eng (Anteil aufgeklärter Varianz max. 20%). Für eine Verbesserung der Vorhersage und eine individuelle Prognose ungünstiger Entwicklungen ist es deshalb unerläßlich, weitere – intervenierende – Bedingungsfaktoren (wie z.B. die Qualität der Eltern-Kind-Beziehung oder das Ausmaß akuter Belastungen) in die Analyse miteinzubeziehen – eine Aufgabe, der sich das Forschungsprojekt als nächstes widmen möchte.

Literatur

Cohen SE, Sigman M, Parmelee AH, Beckwith L (1982) Perinatal risk factors in preterm infants. Appl Res Ment Retard 3:767–776

Crnic K, Ragozin AS, Greenberg MT, Robinson NM, Basham RB (1983) Social interaction and developmental competence of preterm and full-term infants during the first year of life. Child Dev 54:1199–1210

Greenberg MT, Crnic KA (1988) Longitudinal predictors of developmental status and social interaction in premature and full-term infants at age two. Child Dev 59:534–570

Kopp CB, Krakow JB (1983) The developmentalist and the study of biological risk. Child Dev 54:1086–1108

Meyer-Probst B, Teichmann H (1984) Risiken für die Persönlichkeitsentwicklung im Kindesalter. Thieme, Leipzig

Siegel LS (1983) Reproductive, perinatal and environmental factors as predictors of the cognitive and language development of preterm and full-term infants. Child Dev 54:963–973

Statistisches Landesamt Baden-Württemberg (1983) Familienwissenschaftliche Forschungsstelle: Neue Erkenntnisse zur Säuglingssterblichkeit. Materialien und Berichte, Heft 7. Stuttgart 1983

Multimodale Hirntoddiagnostik bei Kindern unter besonderer Berücksichtigung der transkraniellen Doppler-Sonographie

H. Bode, M. Sauer, W. Pringsheim

Einleitung

Der Hirntod ist der vollständige und irreversible Zusammenbruch der Gesamtfunktion des Gehirns bei noch erhaltener Kreislauffunktion im übrigen Körper. Der Hirntod ist der Tod des Menschen [9].
Die klinischen Kriterien des Hirntodes sind bekannt [8, 9]. Daneben werden zur Bestätigung verschiedene Untersuchungen eingesetzt, z.B. die Arteriographie, die Radionuklidangiographie, das EEG, die akustisch evozierten Hirnstammpotentiale und auch die Doppler-Sonographie [1, 6, 7, 10]. Wir wollten prüfen, ob die klinische Diagnose „Hirntod" mit der relativ neuen Technik der transkraniellen Doppler-Sonographie bestätigt werden kann.

Patienten und Methodik

Zwischen September 1985 und Dezember 1987 haben wir 27 bewußtlose Kinder mit einem Glasgow Coma Scale unter 8 mit der transkraniellen Doppler-Sonographie untersucht. 9 Patienten im Alter von 2 Wochen bis 12 Jahren zeigten initial oder im Verlauf die klinischen Zeichen des Hirntodes. Die klinischen Diagnosen lauteten: Beinahe-Ertrinken, Schädel-Hirn-Trauma [2], Hirnstammaneurysma, Mukoviszidose, obstruktive Apnoen, plötzlicher Kindstod [2], Narkosezwischenfall.
Die transkranielle Doppler-Sonographie erfolgte mit einem EME-TC-2-64-Gerät mit gepulstem Schall von 2 MHz. Untersucht wurden transtemporal beidseits der intrakranielle Anteil der A. carotis interna sowie durch das Foramen magnum die A. basilaris. Bei Säuglingen wurde die A. carotis interna durch die vordere Fontanelle registriert [4].
Bei gleichzeitigen Messungen lag der arterielle Blutdruck stets im Normbereich, der transkutane oder arterielle CO_2-Partialdruck über 25 mm Hg.

Ergebnisse

Nach erfolgreicher Reanimation fanden wir zunächst normale systolische Spitzengeschwindigkeiten in den Hirnbasisarterien. Einhergehend mit einer klinischen Verschlechterung trat frühdiastolisch ein Nullfluß oder retrograder Fluß auf mit anterogradem enddiastolischem Fluß. Bei klinischen Hirntodzeichen bestand ein charakteristischer Pendelfluß mit kurzem, geringem Vorwärtsfluß in der Systole und retrogradem Fluß in der Diastole (Abb. 1).

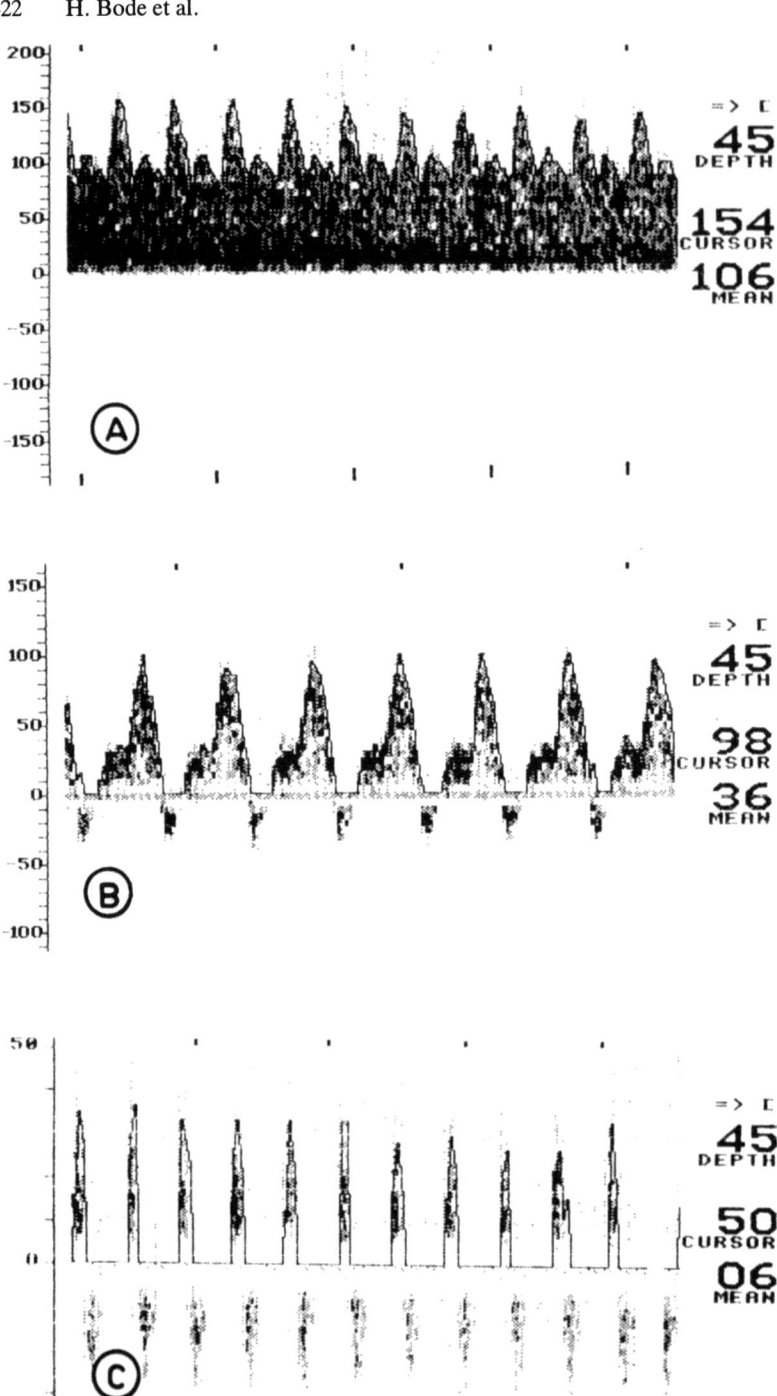

Abb. 1A−C. Transkranielle Doppler-Sonographie der linken A. carotis interna. **A** 3 h nach Reanimation, **B** 24 h nach Reanimation, **C** während klinischer Hirntodzeichen. Der Pfeil nach rechts bedeutet, daß ein Fluß auf die Dopplersonde zu oberhalb der Nullinie angezeigt wird. Skala: Flußgeschwindigkeit in cm/s

Diesen Pendelfluß fanden wir bei 8 Kindern. Alle starben innerhalb von 24 h oder nach Beendigung der Beatmung.
Bei einem 2 Wochen alten Neugeborenen zeigte ein Flußmuster wie in Abb. 1 die Persistenz einer intrakraniellen Zirkulation während zweier Tage an, trotz klinischer und elektroenzephalographischer Evidenz des Hirntodes.
Bei keinem Kind fanden wir ohne klinische Zeichen des Hirntodes einen Pendelfluß wie in Abb. 1C.
Bei einem Kind nach Schütteltrauma kam es – parallel zur klinischen Verschlechterung – zur Reduktion der diastolischen Flußgeschwindigkeiten in beiden Karotiden und einem frühdiastolisch retrograden Fluß in der A. basilaris. Später nahmen insbesondere die diastolischen Flußgeschwindigkeiten wieder zu. Das Kind überlebte in einem vegetativen Status.
Bei den 9 klinisch hirntoten Kindern wurden zusätzliche Untersuchungen durchgeführt. Das bei 7 Kindern abgeleitete EEG zeigte initial oder im Verlauf eine Nullinie, allerdings häufig Artefakte. Die bei 3 Kindern gemessenen frühen akustisch evozierten Hirnstammpotentiale fehlten zweimal von Anfang an und erloschen einmal im Verlauf. Eine Real-time-Schädelsonographie wurde bei 3 Säuglingen durchgeführt und zeigte neben einer diffusen Echogenitätsvermehrung des Hirnparenchyms bei 2 Kindern fehlende Pulsationen aller intrakraniellen Arterien. Bei dem oben erwähnten Neugeborenen persistierten die Pulsationen in den basalen Hirnarterien während zweier Tage.
Bei einem Kind wurde der zerebrale Zirkulationsstillstand vor der Organentnahme angiographisch dokumentiert.

Diskussion

Neben den akzeptierten klinischen Kriterien des Hirntodes werden zur Bestätigung und Dokumentation ergänzende Untersuchungen eingesetzt. Diese registrieren die Zirkulation oder die elektrische Aktivität des Gehirns und sind daher nicht ohne weiteres vergleichbar.
Die invasive Angiographie der vier hirnversorgenden Arterien kann den zerebralen Blutflußarrest beweisen. Da ein vorbestehendes Hirnödem verschlimmert werden kann, darf sie nur eingesetzt werden, wenn keine Zweifel am Hirntod bestehen. Radionuklidtechniken sind weniger problematisch, allerdings nicht ganz so zuverlässig. Sie können – soweit verfügbar – zur Hirntoddiagnostik verwendet werden [2].
Dagegen ist die Doppler-Sonographie nichtinvasiv und ohne Nebenwirkungen. Zwar kann sie den zerebralen Blutfluß nicht quantifizieren. Dies ist jedoch zur Hirntoddiagnostik nicht erforderlich. Es ist nur qualitativ der zerebrale Zirkulationsstillstand nachzuweisen.
Man hat beim Hirntod mit verschiedenen Doppler-Techniken extra- und intrakraniell den Zirkulationsstillstand registriert [1, 6, 7, 10]. Je nach Technik, Meßort und Alter der Patienten variierten die Befunde etwas. Übereinstimmend wurde ein retrograder Fluß in der Diastole gefunden.
Wir nehmen an, daß die nach Ranimation erhöhten enddiastolischen Flußgeschwindigkeiten die vasogene Phase des Hirnödems mit Abfall des zerebralen

Gefäßwiderstandes anzeigen. Diesen reversiblen Befund fanden wir häufig auch bei Kindern mit günstigem Krankheitsverlauf. Bei einer Zunahme von Hirnödem und Endothelschwellung steigt der Gefäßwiderstand, und es entsteht das dubiose Muster reduzierter systolischer und retrograder frühdiastolischer Flußgeschwindigkeiten. Beim zerebralen Zirkulationsstillstand füllt in der Systole etwas Blut – infolge ihrer Dehnbarkeit – die Hirnbasisarterien. Es fließt in der Diastole wieder zurück. Dies führt dopplersonographisch zum charakteristischen Muster des Pendelflusses, das nach unserer Meinung bei etwas Erfahrung als Bestätigung des Hirntodes bei Kindern und Erwachsenen gesehen werden kann.

Für die Hirntoddiagnostik problematisch ist die Neonatalzeit. Wir fanden normale Flußgeschwindigkeiten in den Hirnbasisarterien, trotz klinischer und elektroenzephalographischer Zeichen des Hirntodes. Wir spekulieren, daß in diesem Fall Blut ohne zerebrale Perfusion durch den Circulus Willisii und zu extrakraniellen Arterien geshuntet wurde. Die dopplersonographische Hirntoddiagnose bei Neugeborenen kann schwierig oder unmöglich sein, dies gilt jedoch ebenso für andere diagnostische Techniken [5, 9]. Nur mit der transkraniellen Doppler-Sonographie können die intrakraniellen Blutflußgeschwindigkeiten in jedem Lebensalter registriert werden. In der Hirntoddiagnostik liegt der Vorteil dieser Technik gegenüber solchen, die nur die Flußgeschwindigkeiten in den extrakraniellen Arterien registrieren, auf der Hand. Die transkranielle Doppler-Sonographie erfordert die Anwesenheit eines erfahrenen Untersuchers, die Technik ist jedoch relativ leicht erlernbar. Die Meßergebnisse werden nicht durch Medikamente oder Artefakte gestört, die die Bewertung von EEG oder evozierten Potentialen auf Intensivstationen erschweren oder unmöglich machen. Die rasche Verfügbarkeit macht die transkranielle Doppler-Sonographie u.E. zur bevorzugten Methode, um direkt am Krankenbett nach der klinischen Untersuchung die Diagnose „Hirntod" zu bestätigen oder auszuschließen.

Literatur

1. Ahmann PA, Carrigan TA, Carlton D, Wyly B, Schwartz JF (1987) Brain death in children: Characteristic common carotid arterial velocity patterns measured with pulsed Doppler ultrasound. J Pediatr 110:723–728
2. Ashwal S, Smith AJK, Torres F (1977) Radionuclide bolus angiography: A technique for verification of brain death in infants and children. Pediatrics 911:722–728
3. Bode H (1988) Pediatric applications of transcranial Doppler sonography. Springer, Wien New York
4. Bode H, Wais U (1988) Age dependence of flow velocities in basal cerebral arteries. Arch Dis Child 63:606–611
5. Dear PRF, Godfrey DJ (1985) Neonatal auditory brainstem response cannot reliably diagnose brainstem death. Arch Dis Child 60:117–119
6. Harders A (1988) Neurosurgical applications of transcranial Doppler sonography. Springer, Wien New York
7. McMenamin JB, Volpe JJ (1983) Doppler ultrasonography in the determination of neonatal brain death. Ann Neurol 14:302–307
8. Report of the medical consultants on the diagnosis of death for the President's commision for the study of ethical problems in medicine and biomedical and behavioral research (1981) Guidelines for the determination of death. JAMA 2246:2184–2186
9. Stellungnahme des wissenschaftlichen Beirates der Bundesärztekammer (1986) Kriterien des Hirntodes. Dtsch Ärztebl 83:2940–2946

10. Yoneda S, Nishamoto A, Nukada T, Kuriyama Y, Katsurada K, Abe H (1974) To-and-for movement and external escape of carotid arterial blood in brain death cases: A Doppler ultrasonographic study. Stroke 5:707–712

Das Rett-Syndrom:
Klinische und kernspintomographische Befunde

G. Niemann, I. Krägeloh-Mann, G. Schroth, R. Michaelis

Einführung

Das erstmalig 1966 von A. Rett beschriebene Syndrom ist durch folgende klinische Kriterien definiert:
I Betroffensein nur des weiblichen Geschlechtes.
II Manifestation nach normaler prä/perinataler Vorgeschichte und unauffälliger Entwicklung in den ersten Lebensmonaten.
III Symptomkonstellation:
   1. Kontaktstörung, autistisches Verhalten; schwere geistige Retardierung.
   2. Verlust erworbener, zielgerichteter, manueller Fähigkeiten; typische manuelle Stereotypien.
   3. Motorische Retardierung; Ataxie.
   4. Sekundäre Mikrozephalie.

Trotz intensiver Forschung ist die Ätiologie und Pathogenese bisher nicht geklärt. Wir stellen hier die klinischen und kernspintomographischen Befunde von 4 Mädchen mit einem Rett-Syndrom vor. Bisher sind kernspintomographische Untersuchungen in diesem Zusammenhang nur 2mal kurz erwähnt, ohne daß genauere technische Angaben gemacht wurden und ohne Korrelation zwischen klinischem Stadium und neuroradiologischen Befunden [2, 3].

Patienten und Methode

Unsere 4 weiblichen Patienten im Alter von 4, 6, 7 und 14 Jahren müssen entsprechend der Stadieneinteilung von Hagberg u. Witt-Engerström [1] zum Zeitpunkt der kernspintomographischen Untersuchung wie folgt klassifiziert werden:
Stadium II: (Verschlechterungsphase): K.D., 4 Jahre.
Stadium III–IV: (pseudo-stationäre Phase bis späte motorische
                  Verschlechterung): T.B. und A.N. im Alter von 6 und 7 Jahren.
Stadium IV: T.H., 14 Jahre.

426 G. Niemann et al.

Die kernspintomographische Untersuchung erfolgte mit einer Feldstärke von 1,5 Tesla. Bei allen Kindern wurden lückenlose sagittale und axiale T_1-betonte Spinechoaufnahmen (400 ms TR, 30 ms TE, oder 600 ms TR, 15 ms TE; 256 × 256 Matrix) und axiale oder koronare, T_2-gewichtete Spinechoaufnahmen erstellt (2000 ms TE, 60 und 120 ms TE). Bei 3 Kindern wurde durch Großhirn und Hirnstamm zusätzlich eine CPMG-Sequenz (Carr-Purcill-Maybom-Gill) gelegt und die T_2-Relaxationszeiten durch lineare Regression der 16 Echos berechnet (2000 ms TR, 30–480 ms TE). Die T_1-Relaxationszeiten wurden abgeschätzt durch Vergleich von 2 Spinechosequenzen derselben Echozeit, aber unterschiedlicher Repetitionszeiten.

Ergebnisse

Die klinischen Befunde von 3 Kindern sowie die Korrelation zum Zeitpunkt der neuroradiologischen Untersuchung sind in der Abb. 1 zusammengefaßt. Das 4. Kind (T.H.), eine Vietnamesin, wurde uns im Alter von 14 Jahren vorgestellt, ohne daß die Vorgeschichte genau eruiert werden konnte. Es lag eine schwere beinbetonte Tetraspastik (Rollstuhlgebundenheit), eine Schädigung des peripheren Motoneurons mit Atrophien sowie eine erhebliche Demenz mit fehlender Sprachkompetenz vor.

Mit Zeiten zwischen 80 und 85 ms lagen die bei 3 Kindern berechneten T_2-Relaxationszeiten im Normbereich. Auch die (allerdings aus methodischen Gründen unsicheren) T_1-Relaxationszeiten wiesen keine pathologischen Veränderungen

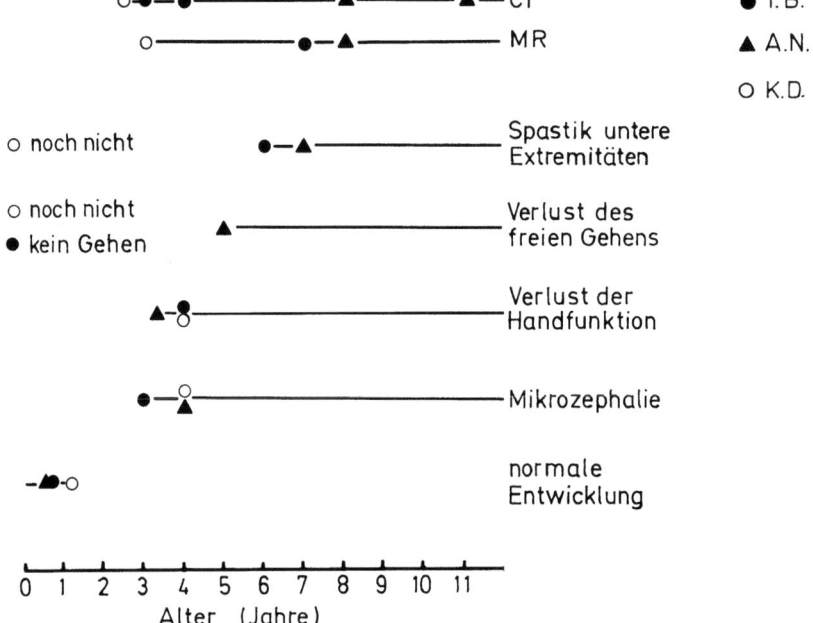

Abb. 1. Korrelation zwischen klinischen Befunden und Zeitpunkt der neuroradiologischen Untersuchung

auf. Die subjektiv-optische Auswertung der T_1- und T_2-gewichteten Aufnahmen ergab nur bei einem Kind (A.N.) eine leichte bis deutliche Erweiterung der supratentoriellen inneren und äußeren Liquorräume. Auch bei diesem Kind wiesen weder die T_2-gewichteten noch die T_2-berechneten Aufnahmen pathologische Signalabweichungen auf.

Schlußfolgerung

Wir stellen hier die genauen technischen Daten der kernspintomographischen Untersuchung und die Korrelation zwischen klinischem Befund und neuroradiologischer Untersuchung vor. Das unauffällige Signalverhalten des Hirnparenchyms bei den untersuchten Patientinnen und insbesondere die normal berechneten T_2-Relaxationszeiten lassen sich so deuten, daß eine zumindest ausgeprägtere Störung der Markreifung bzw. ein demyelinisierender Prozeß nach erfolgter Markreifung nicht anzunehmen sind. Ebenfalls ergaben sich keine Anhaltspunkte für eine Erkrankung, die mit einer Störung der Blut-Hirn-Schranke bzw. deutlicheren Verschiebungen der Wasserkonzentration des Gehirns einhergeht (wie u.a. bei entzündlichen Prozessen). Wir können also keinen positiven Beitrag zur Pathogenese des Rett-Syndroms leisten; auch die Diagnose muß weiterhin rein klinisch gestellt werden und kann nur durch unspezifische oder unauffällige Befunde der Zusatzdiagnostik gestützt werden.

Literatur

1. Hagberg B, Witt-Engerström I (1986) Rett syndrome: A suggested staging system for describing impairment profile with increasing age towards adolescence. Am J Med Gen 24:47–59
2. Naidu S, Murphy M, Moser HW, Rett A (1986) Rett syndrome – natural history in 70 cases. Am J Med Gen 24:61–72
3. Percy A, Zoghbi H, Riccardi V (1985) Rett syndrome: Initial experience with an emerging clinical entity. Brain Dev 7:300–304

Kopplung des Romano-Ward-Syndroms an HLA- und Komplement-Haplotypen

H. Gumbrecht, K. Kölble, I. Kalies, K.-F. Druschky, H. Djonlagic, B. Neundörfer, J. R. Kalden

Das Romano-Ward-Syndrom (RWS) ist eine seltene, erbliche Erkrankung mit den folgenden fünf Charakteristika: Die *QT-Verlängerung* im EKG ist Ausdruck einer Repolarisationsstörung des Herzens, die *polymorphe, ventrikuläre Tachy-*

kardien auslösen und ins Kammerflimmern übergehen kann, das sich klinisch als *Synkope* manifestiert. Das RWS, das *autosomal-dominant vererbt* wird, ist zwar äußerst selten, erlangte aber durch die *plötzlichen Todesfälle*, die schon im Kindesalter auftreten können, große Beachtung in der Kardiologie und auch in der Neurologie, denn die synkopalen Anfälle werden − auch wegen des familiären Auftretens − häufig als Epilepsie verkannt.

Die Manifestation des RWS erfolgt meist im Kindesalter, gelegentlich auch im Säuglings- oder Erwachsenenalter. Erstmals beschrieben wurde es 1963 bzw. 1964 von Romano und Ward unabhängig voneinander.

Therapeutisch lassen sich die Zahl der Synkopen und der plötzlichen Todesfälle mit Beta-Blockern deutlich vermindern. Auch eine Blockade des linken Ganglion stellatum wird in resistenten Fällen eingesetzt.

Die Ätiopathogenese ist nur sehr unvollständig geklärt: Entzündliche Infiltrate des Erregungsbildungs- und -leitungssystems des Herzens und der sympathischen Grenzstrangganglien, v.a. des linken Gangliom stellatum, dessen Funktionseinbuße eine QT-Verlängerung bewirkt, deuten auf einen autoimmunologischen Entstehungsprozeß hin.

Ausgehend von diesen Befunden und von einem Bericht über eine japanische Familie mit 10 RWS-Patienten, die alle den gleichen HLA-A/B-Haplotyp trugen, der jedoch bei den Gesunden nicht vorkam, wurde in dieser Studie bei 6 RWS-Familien mit insgesamt 29 Familienmitgliedern eine HLA-Typisierung und eine Typisierung der HLA-gekoppelten Komplementfaktoren durchgeführt.

Die Gene für das HLA-System, den Major Histocompatibility Complex (oder kurz MHC) liegen auf dem kurzen Ast des Chromosoms Nr. 6. Die vier Komplementfaktoren C2, Bf, C4A und C4B werden zwischen HLA-A, -C und -B einerseits und HLA-DR und -DQ andererseits kodiert. Alle diese genannten MHC-Genloci zeigen einen z.T. starken Polymorphismus. Für HLA-B wurde bereits eine Zahl von 40 überschritten; neudefinierte Allotypen kommen, z.T. durch erfolgreiche Subklassifizierungen, laufend hinzu. Komplement C4A hat 8 häufige Allotypen.

In der vorliegenden Untersuchung erfolgte die HLA-Typisierung mit konventionellen serologischen Methoden, Komplement C4 und Bf wurden durch Agarosegel-Elektrophorese und Komplement C2 durch Polyacrylamidgel-Isofokussierung typisiert.

Die ermittelten HLA- und Komplement-Typen wurden nach den formalgenetischen Regeln für kodominante Allele auf 2, nämlich eine paternale und eine maternale Kopplungsgruppe verteilt. Die Gruppen von HLA- und Komplement-Typen, die auf ein und demselben paternalen bzw. maternalen Chromosom liegen (die sog. Haplotypen), wurden mit kleinen lateinischen Buchstaben bezeichnet und in die Familienstammbäume eingetragen. Im Stammbaum der Familie A sind die Großmutter, der Vater und beide Söhne RWS-erkrankt und tragen den MHC-Haplotyp „r", der bei den gesunden Familienmitgliedern nicht vorkommt. Es handelt sich also offensichtlich um eine Kopplung zwischen dem RWS und einem MHC-Haplotyp, in diesem Fall „r".

Anders ist die Situation in der Familie C. Hier sind die Mutter und die zweite Tochter erkrankt. Beiden gemeinsam ist der Haplotyp „k". Dieser Haplotyp „k" kommt aber auch bei der 3. Tochter und der Großmutter vor, die beide gesund sind. Es liegt also in dieser Familie keine Kopplung zwischen dem RWS und einem MHC-Haplotyp vor.

In der Tabelle 1 sind die gefundenen MHC-Haplotypen aufgelistet, deren Zuordnung zu den verschiedenen Mitgliedern der 6 untersuchten Familien in Tabelle 2 ersichtlich ist. Kopplung zwischen dem RWS und den MHC-Markern (wie bereits in Familie A gefunden) zeigte sich ebenfalls in Familie B. Familie C diente bereits als Beispiel für den Fall keiner Kopplung zwischen dem RWS und dem MHC. Schwieriger zu interpretieren ist die Konstellation, wie sie sich in Familie D darstellt. Hier sind die Mutter und alle Kinder erkrankt, die entweder den Haplotyp „a" *oder* „b" tragen. Folglich ist das RWS in dieser Familie entweder an „a" *und* „b" gekoppelt oder es liegt *keine* Kopplung vor. Familien E und F konnten leider nicht bezüglich Kopplung zwischen RWS und MHC ausgewertet werden, da (glücklicherweise) jeweils nur ein Familienmitglied erkrankt war.

Zusammenfassend läßt dieses Ergebnis der Studie die Hpothese zu, daß es vom immungenetischen Standpunkt aus 2 Typen des RWS gibt, nämlich den MHC-gekoppelten Typ I und den Typ II ohne Kopplung.

Tabelle 1. MHC-Haplotypen in 6 Familien mit einem Romano-Ward-Syndrom

Family	Haplo-types	HLA-A	HLA-B	HLA-C	HLA-DR	HLA-DQ	Complo Bf	C2	— C4A	type C4B
A	a	A28	B51	Cw4		DQw	F	C	3	1
	b	A3	B7		DRw6	DQw1	S	C	0	1
	c	A3	B40	Cw3	DR4	DQw3	S	C	4	2
	d		B7		DRw8		S	C	0	1
	e	A2	B44		DR5	DQw3	S	C	3	1
	f	A29	B62	Cw3			F	C	3	1
B	g	A24	B51		DR2	DQw1	F	C	3	0
	h	A2	B27	Cw2	DR3	DQw2	F1	C	3	0
	i	A25	B44		DR1	DQw1	S	C	3	1
	j	A2	B51		DRw10	DQw1	F	C	0	1
C	k	A29	B44		DR7		F	C	3	1
	l	A3	B7		DR1		S	B	4	2
	m	A1	B8		DR3		S	C	0	1
	n	A11	B5		DR4		S	C	3	1
	o	A28	B51	Cw4			F	C	3	1
D	p	A3	B44		DR2	Dqw1	S	C	3	1
	q	A3	B7		DR7	DQw2	S	C	6	1
	r	A1	B8				S	C	o	1
	s	A2	B44			DQw3	S	C	3	0
E	t	A3	B35		DR1	DQw1	F	C	3/2	0
	u	A29	B44		DR4	DQw3	F	C	3	1
	v	A31	Bw62	Cw3			S	C	3	29
	w	A3	B7		DR4	DQw3	F	C	3	1
F	x		B7		DRw10	DQw1	F	C	3	1
	y	A2	Bw62	Cw3	DR4	DQw3	S	C	3	29
	z	A2	B44		DR2	DQw1	S	C	3	1
	à	A1	B8		DR3	DQw2	S	C	0	1

Tabelle 2. Haplotypen-Verteilung in Korrelation zu Krankheitssymptomen bei Familien mit einem Romano-Ward-Syndrom

Family	Person	Relationship	Long QT	Syncopes	RWS	Haplotypes
A	I1	mother of father	+	+	+	a,b
	I2	father of father	−	−	−	c,d
	II1	father	+	+	+	a,c
	III1	son 1	+	+	+	a,e
	III2	son 2	+	+	+	a,f
B	I1	mother	+	−	+	g,h
	I2	father	−	−	−	i,j
	II1	daughter 1	+	+	+	g,i
	II2	daughter 2	+	−	+	g,i
C	I1	mother of mother	−	−	−	k,o
	II1	mother	+	−	+	k,l
	II2	father	−	−	−	m,n
	III1	daughter 1	−	−	−	l,m
	III2	daughter 2	+	+	+	k,m
	III3	daughter 3	−	−	−	k,m
D	I1	mother	+	−	+	p,q
	II1	daughter 1	+	+	+	q,r
	II2	daughter 2	+	+	+	p,s
	II3	son	+	+	+	q,s
	II4	daughter 3	+	+	+	p,r
E	I1	mother	+	+	+	t,u
	I2	father	−	−	−	v,w
	II1	daughter	−	−	−	u,v
F	I1	mother	−	−	−	x,y
	I2	father	−	−	−	z,x
	II2	daughter 1	−	−	−	z,à
	II2	daughter 2	−	−	−	y,à
	II3	daughter 3	+	+	+	x,z
	II4	son	−	−	−	y,z

Abschließend wurden auch die „lod scores" errechnet. Diese statistische Größe ist ein logarithmisches Maß für die Wahrscheinlichkeit, daß es sich in der untersuchten Familie um Kopplung handelt. Ist der „lod score" größer als 0, so ist dies ein Hinweis auf Kopplung, ist der Wert kleiner als 0, kann vermutet werden, daß die beiden untersuchten Gene bzw. Gengruppen nicht gekoppelt sind. Als *Beweis* für Kopplung bzw. Nicht-Kopplung gelten Werte von +4 bzw. −3. Da es sich um eine logarithmische Größe handelt, können die Werte von verschiedenen Familien einfach addiert werden, um die Gesamtbeurteilung zu erhalten.

Schließt man neben unseren 2 Familien, in denen sich bereits im Stammbaum die Kopplung erkennen läßt, auch die Familie von Itoh et al. (1982) und die Familie von Weitkamp u. Moss (1985) in die Berechnung ein, so wird der Wert von +4 überschritten. Bei Berücksichtigung aller untersuchten Familien, inkl. der Familie C, die keine Kopplung zeigte, sinkt der maximale „lod score" unter +4. Das Modell der Krankheitshomogenität, das dieser statistischen Vorgehensweise zugrundegelegt werden muß, ergibt also zumindest eine losere Kopplung, d.h. einen Abstand des RWS von der MHC Region von mehr als 5 cM.

In jedem der beiden Erklärungsmodelle kann man folgenden klinisch-praktischen Nutzen aus den Ergebnissen ziehen:

Wird in einer Familie, in der das RWS bekannt ist, ein Kind geboren, so kann durch eine MHC-Typisierung möglichst der ganzen Familie zunächst das Vorliegen oder das Fehlen von Kopplung ermittelt werden. Liegt Kopplung vor und trägt das Neugeborene einen MHC-Haplotyp, an den in dieser Familie das RWS gekoppelt ist, so ist die Wahrscheinlichkeit der späteren Entwicklung dieser Erkrankung groß, soweit nicht bereits bei der Geburt Symptome zu finden sind, wie z.B. eine QT-Verlängerung im EKG. Wird eine Gefährdung des Neugeborenen ermittelt, so ist die ärztliche Überwachung engmaschig zu führen und spätestens beim ersten Auftreten einer Symptomatik eine Therapie mit Beta-Blockern zu starten.

Literatur

Albert ED, Baur MP, Mayr WR (eds) (1984) Histocompatibility testing 1984. Springer, Berlin Heidelberg New York Tokyo

Djonlagic H, Bos J, Diederich K-W (1982) Grenzstrang-Ganglionitis bei erblichem Syndrom der QT-Verlängerung (Romano-Ward-Syndrom). Dtsch Med Wochenschr 107:655–660

Druschky K-F, Niederer W, Körner H, Leutschaft R (1983) Romano-Ward syndrome – an uncommon cause of unconsciousness. 15th Epilepsy International Symposium (Abstracts). Washington, DC, p 313

Druschky K-F, Niederer B, Schranz W, Singer H, Jochem H (1983) Romano-Ward-Syndrom als Ursache von Bewußtseinsstörungen. Epilepsie 83. Einhorn-Presse, Reinbek

Itoh S, Munemura S, Satoh H (1982) A study of the inheritance pattern of Romano-Ward syndrome – prolonged QT interval, syncope and sudden death. Clin Pediatr 21:20

Karuhnen P, Luomanmäki K, Heikkilä J, Eisalo A (1970) Syncope and QT prolongation without deafness: The Romano-Ward syndrome. Am Heart J 80:820–823

Kölble K, Gleissner B, Diepgen T et al. (1987) Comploptypes of the MHC linked class III genes in myasthenia gravis. Elsevier, Amsterdam

Kölble K, Mohr C, Rukavina V, Gumbrecht H, Kalden JR (1985) Polymorphism of the fourth component of human complement: Methodological basis for a quantitative nomenclature of native and desialyzed allotypes. XVIIth Meeting of the Society of Emmunology. Immunobiology 170(1/2):45

Kölble K, Rukavina V, Kalden JR (1985) Fortschritte in der Elektropherotypisierung MHC-gekoppelter Klasse-III-Antigene: Fragmentpolymorphismus des Faktor B, C2-Elektroblotanalyse und locospezifische Typisierung von C4. In: Radiola BJ (Hrsg) Elektrophorese Forum '85. TU München, S 133–139

Mauff G, Alper CA, Awdeh Z et al. (1983) Statement on the nomenclature of human C4 allotypes. Immunobiology 164:184–191

Morton NE (1955) Sequential tests for the detection of linkage. Am J Hum Gen 7:277–318

Ott J (1978) A simple scheme for the analysis of HLA linkages in pedigrees. Am J Hum Gen 42:255

Schwartz PJ, Periti M, Malliani A (1976) The long QT syndrome. Am Heart J 89:378

Vogel F, Motulsky AG (1986) Human genetics. Springer, Berlin Heidelberg New York Tokyo, pp 112–116

Weitkamp LR, Moss AJ (1985) The long QT (Romano-Ward) syndrome locus, LQT, is probably linked to the HLA loci. (Abstract). In: Human Gene Mapping, Helsinki Conference. Cytogenet Cell Genet 40:128–155

Computeranalyse der idiopathischen Kopfschmerzen im Kindesalter

L. N. Rossi, G. Brunelli, A. Bossi, I. Cortinovis

Einleitung

Die einzelnen Migräneformen werden unterschiedlich klassifiziert. Gestützt auf die klinische Symptomatologie unterscheidet man im Kindesalter zwei Hauptformen: die einfache Migräne und die klassische Migräne. Nicht alle sind sich darüber einig, ob es sich um zwei unterschiedliche Krankheiten oder um zwei Abarten der gleichen Erkrankung handelt [1, 2, 3]. Wir haben in einer Population von Kindern mit idiopathischen Kopfwehformen versucht zu klären, inwieweit aufgrund der klinischen Symptomatologie eine Einteilung in verschiedene Kopfwehformen möglich ist.

Material und Methode

Die Untersuchung stützt sich auf 152 Kinder, welche im Ambulatorium für Neurologie der Kinderklinik Mailand untersucht wurden und bei welchen eine idiopathische Form der Cephalaea diagnostiziert wurde. Im Zeitpunkt der Erstuntersuchung wurde ein Fragebogen ausgefüllt mit folgenden Variablen:
- familiäre Belastung mit idiopathischen Kopfschmerzen;
- Alter, in welchem erstmals das Kopfweh beim Kind auftrat;
- Häufigkeit der Anfälle;
- besondere Charakteristika derselben, vor allem unter Berücksichtigung folgender Symptome: Einseitigkeit des Schmerzes, pulsierender Charakter desselben, Übelkeit und evtl. Erbrechen, begleitende Abdominalschmerzen, Durchfälle, Flimmerskotome und andere neurologische Ausfälle, Photophobie, Schwitzen und Blässe;
- evtl. Vorhandensein bei Verwandten einzelner der oben erwähnten Symptome.

Für die Analyse der Daten wurde eine Cluster-Technik vom Typus der hierarchischen Aggregation mit mittlerer Bindung mittels des Packages Cluster verwendet. Die Prozedur der hierarchischen Aggregation beginnt mit N-Gruppen, jede von einem einzelnen Subjekt repräsentiert, welcher einer fortlaufenden Nummer entspricht. In jedem der N-1-Fusionszyklen werden jene zwei vereint, welche einander am ähnlichsten sind. Die hierarchische Prozedur vervollständigt alle N-1-Zyklen und erlaubt die Ergebnisse in einem Dendogramm zusammenzufassen.

Ergebnisse

Die Analyse bewirkte eine Gruppierung der 152 Kinder zu 6 Gruppen, in Abhängigkeit von der Anzahl der Symptome, die jeder einzelne Patient aufwies. In der Tabelle 1 wird für jede Gruppe die relative Häufigkeit der einzelnen Symptome dargestellt. Eine Gruppierung der Charakteristika A, C, D, H, L, deren gleichzeitiges Vorkommen häufiger ist, als aufgrund von Zufallsverteilungen erwartet, wurde festgestellt.

Tabelle 1. Relative Häufigkeit (in Prozentsatz) der einzelnen Symptome

Gruppe	Symptome	A Famil. Belastung	B Einseitige Schmerzen	C Klopfende Schmerzen	D Übelkeit/ Erbrechen	E Fok. neurol. Symptome	F Bauch- schmerzen	G Durch- fälle	H Photo- phobie	I Schwitzen	L Blässe
1 (n = 3)	>7	66,6	33,3	100,0	100,0	100,0	66,6	0,0	100,0	100,0	100,0
2 (n = 20)	6–7	80,0	30,0	75,0	85,0	80,0	40,0	5,0	90,0	45,0	95,0
3 (n = 40)	4–5	62,5	25,0	50,0	62,5	50,0	20,0	2,5	52,5	32,5	70,0
4 (n = 38)	3	44,7	23,7	15,8	39,5	13,1	18,4	5,2	55,3	18,4	55,3
5 (n = 27)	2	29,6	22,2	33,3	37,0	18,5	7,4	0,0	29,6	3,7	14,8
6 (n = 24)	0–1	20,8	8,3	4,2	8,3	0,0	4,2	0,0	8,3	0,0	0,0

Um herauszufinden, ob beim gleichen Kind verschiedene Typen von Kopfschmerzen gleichzeitig vorkommen, haben wir die Beziehung zwischen Häufigkeit der Kopfwehanfälle und Vorhandensein der begleitenden Symptome untersucht. Bei 91 Kindern manifestierten sich die Begleitsymptome bei allen Kopfwehanfällen. Bei den 61 verbleibenden Kindern (bei welchen keine konstante Beziehung zwischen Häufigkeit der Kopfwehattacken und Anzahl der begleitenden Symptome bestand), stellte man in 10 Fällen fest, daß die Symptome sich alle mit der gleichen Häufigkeit (also in einer festen Beziehung zueinander) manifestierten. Bei 51 anderen Fällen hingegen traten die einzelnen Symptome mit unterschiedlicher Frequenz in Erscheinung, so daß die Konstellation der Begleiterscheinung von Anfall zu Anfall variierte.

Bei Berücksichtigung des Alters der Patienten bei Beginn der Kopfwehanamnese, wurde keine signifikante Beziehung zwischen den einzelnen Altersgruppen einerseits und der Art des Kopfschmerzes andererseits festgestellt. Diese Schlußfolgerung wird bestätigt durch das Fehlen einer konstanten Beziehung zwischen der Häufigkeit, mit welcher einzelne Symptome auftraten, und dem Alter, in welchem die idiopathische Kopfwehform sich erstmals manifestierte. Hingegen wurde eine signifikante Beziehung zwischen dem Alter des Kindes bei Beginn seiner Kopfschmerzepisoden und der familiären Belastung festgestellt ($X = 9,10$). Das Alter beim erstmaligen Auftreten des Kopfschmerzes war niedriger bei Kindern, in deren Familie eine idiopathische Kopfwehform auftrat (X für den linearen Trend = 6,91).

Schlußfolgerungen

Bei den Kindern mit idiopathischer Cephalaea konnte eine Gruppierung der folgenden Charakteristika festgestellt werden: familiäre Belastung mit idiopathischen Kopfwehformen, pulsierender Charakter der Schmerzen, Übelkeit mit oder ohne Erbrechen, Photophobie, Blässe. Dennoch schälten sich keine absolut konstanten klinischen Syndrome heraus. Dies wird auch durch die Tatsache bestätigt, daß bei 51 der Untersuchten die Kopfwehattacken von Anfall zu Anfall unterschiedliche Charakteristika aufwiesen.

Innerhalb der gleichen Familie scheint eine gewisse Übereinstimmung bei der Symptomenkonstellation zu bestehen.

Literatur

1. Drummond PD, Lance JW (1984) Clinical diagnosis and computer analysis of headache symptoms. J Neurol Neurosurg Psychiatry 47:128–133
2. Mindell JA, Andrasik F (1987) Headache classification and factor analysis with a pediatric population. Headache 27:96–101
3. Salomon S, Cappa KG, Smith CR (1988) Common migraine: Criteria for diagnosis. 28:124–129

Zur Wertigkeit paroxysmaler EEG-Veränderungen bei Verhaltens- und/oder Leistungsstörungen im Volksschulalter

G. Spiel, M. Feucht

Einleitung

Biologisch-zerebralorganische Faktoren werden nicht nur bei Entwicklungsstörungen im Vorschulalter als mitursächlich angesehen, sondern auch bei Leistungs- und/oder Verhaltensstörungen im Volksschulalter (Lempp 1980; Remschmidt u. Schmidt 1985).

Entsprechend den Ergebnissen zahlreicher bisher durchgeführter Untersuchungen liegen „abnorme" EEG-Befunde bei Kindern mit Lern- und Leistungsstörungen sowie Verhaltensauffälligkeiten in etwa 30–60% vor (Jasper et al. 1938; Schwade u. Geiger 1956; Dober 1966; Groh u. Rosenmayr 1968; Spielimbergo u. Nissen 1971; Christiani et al. 1977; Rybin 1979; Duffy et al. 1980). Überwiegend handelt es sich um Veränderungen der Hintergrundaktivität bzw. um lokalisierte Hinweise auf eine Hirnfunktionsstörung.

Studien über Zusammenhänge zwischen neuropsychiatrischen Auffälligkeiten (mit Ausnahme der Epilepsien) und dem Auftreten von paroxysmalen Veränderungen im EEG finden sich in der Literatur selten bzw. die Aussagen sind widersprüchlich (Matthes 1958, 1984; Groh u. Roth 1959; Niedermayer 1960, 1982; Kruse 1968). Dies, obwohl andererseits von verschiedenen Autoren in unterschiedlichen Populationen der Anteil von hypersynchronen EEG-Veränderungen bei „augenscheinlich" unauffälligen Personen untersucht wurde und die Häufigkeit von mit bestimmten Epilepsiesyndromen assoziierten Graphoelementen bei Kindern ohne klinische Hinweise auf das Vorliegen eines Anfallsleidens in Abhängigkeit vom Alter der untersuchten Stichprobe mit 7–32% angegeben wird (Brandt u. Brandt 1955; Corbin u. Bickford 1955; Gibbs u. Gibbs 1964; Trojaborg 1966; Egg-Olofsson 1971; Cavazutti 1980). Immer wieder wird auch in der Literatur die Vermutung geäußert, daß bei diesen Patienten in gehäuftem Ausmaß unentdeckte neuropsychiatrische Auffälligkeiten vorkommen und auftreten (Niedermayer 1982). Die gegenständliche Arbeit ist Teil einer umfassenden Untersuchung, die der allgemeinen Häufigkeit, der Typologie sowie der möglichen pathophysiologischen Bedeutung von paroxysmalen EEG-Veränderungen in einer Stichprobe von Kindern mit Leistungs- und/oder Verhaltensstörungen im Volksschulalter nachgeht. Es soll versucht werden, verschiedene neuropsychiatrische Symptombildungen bestimmten EEG-Veränderungen zuzuordnen.

Charakteristika der Stichprobe

Gesamtumfang

Die Stichprobe umfaßt 186 Volksschulkinder (139 = 75% Knaben und 47 = 25% Mädchen) im Alter von 6,2–10,11 Jahren (im Schnitt 7,9 Jahre), die wegen Leistungs- und/oder Verhaltensstörungen unterschiedlicher Genese an der Wiener Universitätsklinik für Neuropsychiatrie des Kindes- und Jugendalters vorgestellt wurden. Es handelt sich um eine Inanspruchnahmestichprobe, die vom Schulpsychologischen Dienst der Stadt Wien vorselektiert ist.
Die Kinder sind dokumentiert bezüglich Alter, Geschlecht sowie der Art der Verhaltensstörung bzw. Leistungsminderung. Jedes Kind wurde mindestens einer EEG-Untersuchung zugeführt (10-20-System, Ableitung in entspanntem Wachzustand). In jenen Fällen, in denen auffällige Befunde erhoben wurden, wurde eine Kontrolluntersuchung durchgeführt, um die Konstanz des Befundes zu sichern.

Ausschlußkriterien

Alle Formen von Epilepsie, manifeste zerebrale Bewegungsstörungen, manifeste Sinnesfehler, globale mentale Retardation (IQ < 94), erlebnisreaktive Störungen, suspekte psychotische Entwicklung.

Tabelle 1. Verteilung der nach elektroenzephalographischen Kriterien differenzierten Gruppen in der Gesamtstichprobe (Angaben in Prozent). *HLW* Herd langsamer Wellen

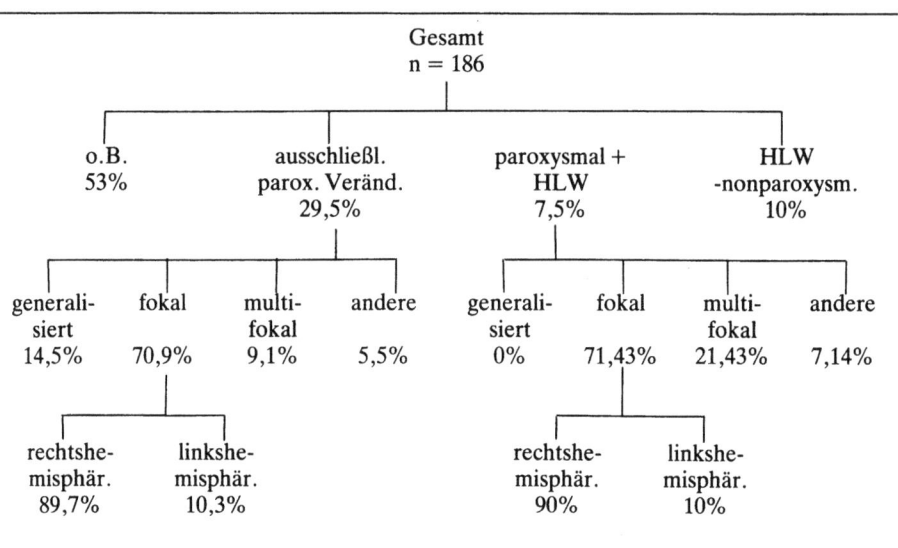

Ergebnisse

Die einzelnen, nach elektroenzephalographischen Kriterien differenzierten Gruppen sowie die Häufigkeit der unterschiedlichen EEG-Auffälligkeiten in der Gesamtstichprobe sind in Tabelle 1 dargestellt.

Darüber hinaus wurde die Verteilung der klinischen Diagnosen in den Gruppen, charakterisiert durch verschiedene Typologien von EEG-Befunden, untersucht (Tabelle 2).

Zusammenfassung

Zusammenfassend wiesen in einer Stichprobe von 186 Volksschulkindern mit Leistungs- und/oder Verhaltensstörungen bei gesichertem Fehlen von klinisch manifesten epileptischen Anfällen 29,5% ausschließlich paroxysmale EEG-Veränderungen auf, in weiteren 7,5% bestanden solche in Kombination mit Hinweisen auf eine lokalisierte Hirnfunktionsstörung. Somit ergibt sich ein Gesamtprozentsatz von 37%.

In den einzelnen nach EEG-Veränderungen differenzierten Gruppen ergeben sich deutliche Unterschiede bezüglich der Verteilung der klinischen Diagnosen. Bei ausschließlich paroxysmalen EEG-Veränderungen, verglichen mit der Stichprobe ohne EEG-Auffälligkeiten, zeigt sich bezüglich der Verteilung klinischer Diagnosekriterien insofern eine Abweichung, als Kinder mit unspezifischen Verhaltensstörungen oder einem Hyperaktivitäts-Inattention-Syndrom in ersterer überrepräsentiert, Dyskalkulien und Dyslexien tendenziell unterrepräsentiert sind. (Es ist jedoch zu berücksichtigen, daß auf dieser Analyseebene noch keine

Tabelle 2. Häufigkeitsverteilung klinischer Diagnosen in der Gesamtstichprobe bzw. in den nach EEG-Veränderungen differenzierten Gruppen (Angaben in Prozent)

	Gesamt	o.B.	ausschl. paroxysm.	paroxysm./ HLW	nonparo- xysm.+HLW
Unspezifische Verhaltensstörung	5,4	4,0	10,90	0	0
Hyperaktivitäts-Inattention-Syndrom	12,3	10,1	16,36	14,3	11,0
Globale Leistungsschwäche	34,0	31,3	32,72	50,0	39,0
Dyslexie	27,0	30,3	23,63	14,3	28,0
Dyskalkulie	7,5	10,1	5,45	0	5,5
Hyperaktivität + globale Leistungsschwäche	7,5	7,1	5,45	14,3	11,0
Hyperaktivität + Dyslexie	4,3	4,0	5,45	0	5,5
Hyperaktivität + Dyskalkulie	2,1	3,0	0	7,1	0

	gener.	fokal	m. fok.	andere	gener.	fokal	m. fok.	andere
Unspezifische Verhaltensstörung	62,5	2,5	0	0	0	0	0	0
Hyperaktivitäts-Inattention-Syndr.	25,0	12,8	20	33,3	0	20	0	0
Globale Leistungsschwäche	0	38,4	60	0	0	40	67	100
Dyslexie	0	30,8	0	33,3	0	20	0	0
Dyskalkulie	0	7,9	0	0	0	0	0	0
Hyperaktivität + globale Leistungsst.	12,5	2,5	0	33,3	0	10	33	0
Hyperaktivität + Dyslexie	0	5,1	20	0	0	0	0	0
Hyperaktivität + Dyskalkulie	0	0	0	0	0	10	0	0

	lok. re Hemisph.	lok. li Hemisph.	lok. re Hemisph.	lok. li Hemisph.
Unspezifische Verhaltensstörung	3	0	0	0
Hyperaktivität-Inattention-Syndrom	14	0	22,2	0
Globale Leistungsschwäche	40	25	44,4	0
Dyslexie	34	0	22,2	0
Dyskalkulie	0	75	0	0
Hyperaktivität + globale Leistungsschw.	3	0	11,1	0
Hyperaktivität + Dyslexie	6	0	0	0
Hyperaktivität + Dyskalkulie	0	0	0	100

Differenzierung nach dem Typ der paroxysmalen Ereignisse erfolgte.) Bei der Gruppe paroxysmaler Veränderungen mit einem Herd langsamer Wellen bzw. bei Vorkommen von einem Herd langsamer Wellen ohne zusätzliche paroxysmale Elemente (wobei anzunehmen ist, daß die paroxysmalen Veränderungen typologisch fast ausschließlich fokaler bzw. multifokaler Natur sind), zeigt sich eine Überrepräsentation von Kindern mit globaler schulischer Leistungsschwäche in diesen beiden Gruppen.

Wesentlich aufschlußreicher sind die Ergebnisse unter differentieller Betrachtung des Typs paroxysmaler Auffälligkeiten. Bei der Subgruppe, die ausschließlich generalisiert paroxysmale Auffälligkeiten aufwies, lagen unspezifische Verhaltensstörungen oder ein Hyperaktivitäts-Inattention-Syndrom vor. Dies ist im Kontrast zu der Gruppe charakterisiert durch ausschließlich lokalisierte Zeichen erhöhter zerebraler Erregungsbereitschaft, wo am häufigsten Kinder mit globaler schulischer Leistungsschwäche bzw. Dyslexie zu finden sind. Bei ausschließlich multifokalen Zeichen erhöhter zerebraler Erregungsbereitschaft dominieren Kinder mit globaler schulischer Leistungsschwäche. Tendenziell zeigen sich dieselben charakteristischen Verteilungsunterschiede bei Kindern mit fokalen oder multifokalen paroxysmalen Veränderungen, kombiniert mit einem Herd langsamer Wellen.

Abschließend sei erwähnt, daß bei isolierten rechtshemisphärisch lokalisierten Zeichen erhöhter zerebraler Erregungsbereitschaft Kinder mit globaler schulischer Leistungsschwäche und solche mit Dyslexie vorkommen, andererseits überwiegend Dyskalkulie gegenüber globaler schulischer Leistungsschwäche bei linkshemisphärischer Lokalisation der Veränderungen.

Insgesamt sind diese Ergebnisse durchaus im Einklang mit der Vorstellung zu interpretieren, daß dem Hyperaktivitäts-Inattention-Syndrom einerseits sowie dem heterogenen Zustandsbild von unspezifischen Verhaltensstörungen – wenn dies wesentlich zerebralorganisch determiniert ist – eher diffus weit ausgebreitete zerebrale Funktionsstörungen zugrundeliegen, der Gruppe der Teilleistungsstörung solche lokalisierter Natur. Überraschend war die Häufigkeit von lokalisiert rechtshemisphärischen Auffälligkeiten, wobei Kinder mit globaler schulischer Leistungsschwäche und solche mit isolierter Lese-Rechtschreib-Schwäche dieses Phänomen zeigten. Inwieweit diesem Phänomen lediglich ein unspezifisches Maturationsdefizit zugrundeliegt, muß offenbleiben.

Literatur

Brandt S, Brandt H (1955) The electroencephalographic patterns in young healthy children from 0-five years of life. Acta Psychiatr Scand 30:77–89

Cavazutti GB et al. (1980) Longitudinal study of epileptiform EEG-patterns in normal children. Epilepsia 21:43–55

Christiani K et al. (1977) Elektroenzephalographische Untersuchungen bei Verhaltensstörungen im Kindes- und Jugendalter. Fortschr Neurol Psychiatr 45:321

Corbin HPF, Bickford RG (1955) Studies of the electroencephalogram of normal children: Comparison of visual and automatic frequency analysis. Electroencephalogr Clin Neurophysiol 7:15–28

Dober B (1966) EEG-Befunde bei Verhaltensauffälligkeiten im Kindesalter. Psychiatr Neurol Med Psychol 18:405

Duffy FH et al. (1980) Dyslexia: Regional differences in brain electrical activity by topographic mapping. Ann Neurol 7(5):412–417

Egg-Olofsson O et al. (1971) The development of the electroencephalogram in normal children from the age of 1–15 years, paroxysmal activity. Neuropediatrics 2:375–404

Gerstmann J (1940) Syndrom of fingeragnosia, disorientation for right and left, agraphia and acalculia: Local diagnostic value. Arch Neurol Psychiat 44:389–408

Gibbs FA, Gibbs EL (1964) Atlas of electroencephalography, vol 3. Addison-Wesley, Menlo Park, CA

Groh C, Rosenmayr F (1968) EEG-Untersuchungen an Kindern mit Verhaltensstörungen. Z Kinderheilk 104:46

Groh C, Roth G (1959) „Krampfpotentialbefunde" bei nichtepileptischen Kindern. Neue Öst Z Kinderheilk 4:361

Jasper H et al. (1938) Electroencephalographic analysis of behavior problem children. J Psychiatry 95:641

Kruse R (1968) Latente Epilepsien. In: Kongreß der Deutschen Sektion der ILAE. Heidelberg 1968

Lempp R (1980) Organische Psychosyndrome. In: Harbauer H et al. (Hrsg) Lehrbuch der speziellen Kinder- und Jugendpsychiatrie, 4. Aufl. Springer, Berlin Heidelberg New York

Matthes A (1958) „Maskierte" und latente Epilepsien im Kindesalter. Dtsch Z Nervenheilk 178:506

Matthes A (1984) Epilepsien, 4. Aufl. Thieme, Stuttgart

Niedermayer E (1960) Gedanken zum Problem der Krampfpotentiale ohne Anfallssymptomatik. Fortschr Psychiat 28:162

Niedermayer E, Lopes da Silva F (1982) Electroencephalography, basic principles, clinical applications and related fields. Urban & Schwarzenberg, München, pp 172–173, 439–443

Rybin M (1979) Verlaufsuntersuchungen über das EEG bei verhaltensgestörten Kindern. Med. Dissertation, München

Remschmidt H, Schmidt MH (1985) Kinder- und Jugendpsychiatrie in Klinik und Praxis. Thieme, Stuttgart

Schwade ED, Geiger SG (1956) Abnormal electroencephalographic findings in severe behaviour disorders. Dis Nerv Syst 17:307

Spilimbergo A, Nissen G (1971) Verhaltensstörungen und EEG-Veränderungen bei Kindern. Acta Paedopsychiatry 38:59

Trojaborg W (1966) Focal spike discharges in children. Acta Paediatr Scand (Suppl) 168:1–13

Touwen CL (1982) Die Untersuchung von Kindern mit geringen neurologischen Funktionsstörungen. Thieme, Stuttgart

Metabolitenmuster der Valproinsäure zu Beginn und im Verlauf der Valproattherapie von Kindern mit BNS-Krämpfen

H. Siemes, H. Nau, W. Wittfoht, R. Pund, E. Fisher, H. L. Spohr, J. Sperner, D. Scheffner

Einleitung

Valproat (VPA) hat als Antikonvulsivum auch im Kindesalter breite Anwendung gefunden, aber in diesem Alter ist diese Therapie mit einem relativ hohen Risiko der Hepatotoxizität belastet, entweder in Form der reversiblen hepatischen Dysfunktion oder des irreversiblen Leberversagens (Dreifuß et al. 1987; Brown 1988; Eadie et al. 1988). Klinische und experimentelle Studien haben eine Reihe von durch VPA induzierte biochemische Abweichungen erkennen lassen: Hemmung der β-Oxidation, der Synthese von Fettsäuren, der Glukoneogenese, der Harnstoffsynthese, der Phosphorylierung und des Glyzinabbaus (Cotariu u. Zaidman 1988). Der Mechanismus der Hepatotoxizität ist weitgehend ungeklärt. Wahrscheinliche Ursache ist eine Hemmung der β-Oxidation mit Auftreten lebertoxischer ungesättigter VPA-Metabolite, insbesondere 4-en-VPA und dessen Folgeprodukten, die man bei Patienten mit Leberversagen nachgewiesen hat (Böhles et al. 1982; Kochen et al. 1983; Nau u. Löscher 1984; Dickinson et al. 1985; Eadie et al. 1988; Scheffner et al. 1988). Bisher gibt es keine klinisch-chemischen Parameter, die eine Früherkennung der schwersten Komplikation, des toxischen Leberversagens ermöglichen. Ein besonders hohes Risiko ist assoziiert mit den Faktoren: Therapie in den ersten Lebensjahren, neurologische Ausfälle und Polytherapie. Diese fatale Reaktion tritt in der Regel zu Beginn der Therapie auf (erste 6 Monate) und ist nicht dosisabhängig (Dreifuß et al. 1987).

Patienten und Methodik

Im Rahmen einer prospektiven Studie wurden 25 Kinder mit BNS-Krämpfen mit VPA behandelt, die klinischen Daten zeigt die Tabelle 1. Wurden die Kinder innerhalb von 4 (6) Wochen mit einer Maximaldosis von 100 mg/kg KG nicht anfallsfrei, so wurde zusätzlich Dexamethason eingesetzt. Bei Auftreten fokaler Anfälle im Verlauf der Therapie wurde Carbamazepin hinzugefügt (nähere Ein-

Tabelle 1. Klinische Daten und VPA-Behandlungsergebnisse von 25 Kindern mit BNS-Krämpfen

Mädchen: 12, Jungen: 13	
Alter bei Beginn der VPA-Therapie: Mittelwert: 7 Monate (Streubreite 4–12 Monate)	
Hypsarrhythmie	25/25
Ätiologie der BNS-Krämpfe	
idiopathisch	4/25
symptomatisch	21/25
– pränatal	8/25
(tuberöse Sklerose, Pachygyrie, Lissenzephalie, Sotos-Syndrom Fehlbildungssyndrome)	
– perinatal	9/25
(hypoxisch-ischämische Enzephalopathie)	
– postnatal	4/25
(Zustand nach Meningitis, Enzephaloenteropathie, Near-miss-SIDS, Hirninfarkte bei Herzfehler)	
Anfallsfreiheit nach 3 Monaten	
VPA-Monotherapie 16/25	
Anzahl der Rückfälle während der ersten 8 Monate	
der VPA-Monotherapie	7/16
Co-Medikation VPA plus Dexamethason während	
des 1. Jahres der Therapie	10/25

zelheiten der Studie s. Siemes et al. 1988). Da Kinder mit BNS-Krämpfen zu den Patienten mit dem höchsten Risiko des irreversiblen toxischen Leberversagens durch VPA gehören, wurde ein Untersuchungsprogramm zum Nachweis abnormaler VPA-Metabolite eingesetzt. Zu Beginn und im Verlauf der VPA-Therapie wurden VPA und dessen Metabolite im Serum und Urin mittels Gaschromatographie-Massenspektrometrie bestimmt. Vorgehen zu Beginn: orale Gabe von 10−15 mg VPA/kg KG, Gewinnung von Serum nach 1, 3, 6 h, gleichzeitig Sammeln von Urin, im Verlauf der VPA-Therapie möglichst wiederholte Serumanalysen.

Ergebnisse

Die Abb. 1 zeigt die Serumkonzentration von VPA und dessen Metabolite von 23 der 25 Kinder mit BNS-Krämpfen zu Beginn und im Verlauf des ersten Jahres der VPA-Therapie. Zum Vergleich ist jeweils die VPA-Dosis angegeben. Es fanden sich 2-en-VPA und 3-Keto-VPA als Hauptmetabolite der β-Oxidation, daneben noch 2,3'dien-VPA und 3-en-VPA in hohen Konzentrationen. Die hepatotoxischen Metabolite 4-en-VPA, 2,4-dien-VPA, 3-Keto-4-en-VPA traten nur in geringen Konzentrationen auf. Im Urin fanden sich hauptsächlich 3-Keto-VPA, 4-OH-VPA und Propylglutarsäure.

Ein abweichendes Muster boten zwei Kinder, die neben VPA mit Dexamethason behandelt wurden und bei denen 8−9 Wochen nach Therapiebeginn eine fieberhafte Infektion auftrat (Abb. 2). Die Leberwerte stiegen leicht bis mäßig an, es traten mehrere ungesättigte VPA-Metabolite in erhöhter Konzentration auf: 2-en-VPA, 2,3'-dien-VPA und 3-en-VPA. Der Hauptmetabolit der β-Oxidation 3-Keto-VPA nahm ab. Nach Abklingen der Infektion bildeten sich die Veränderungen schrittweise zurück. Als bei dem Kind A nach 5 Monaten VPA-Therapie (ohne Dexamethason) in Verbindung mit einer fieberhaften Infektion erneut Lebervergrößerung, erhöhte Transaminasen und ein wie oben beschriebenes VPA-Metabolitenmuster auftraten, wurde das VPA schließlich abgesetzt.

Diskussion und Schlußfolgerungen

Die Hauptabbauwege des VPA sind Konjugation mit Glukuronsäure und β-Oxidation in der Leber (Abb. 3). Die VPA-Hepatotoxizität wird auf ungesättigte VPA-Metabolite zurückgeführt, besonders auf das 4-en-VPA und dessen Abbauprodukte (Kochen et al. 1983; Dickinson et al. 1985; Eadie et al. 1988; Scheffner et al. 1988). Das 4-en-VPA hat strukturelle Ähnlichkeit mit Methylencyclopropylessigsäure (Abbauprodukt von Hypoglycin A) und der 4-Pentensäure, zwei Substanzen, die ein „Reye"-ähnliches Krankheitsbild hervorrufen können. Bei keinem Kind dieser Studie traten 4-en-VPA oder dessen Metabolite in höheren Konzentrationen auf. Bei zwei Kindern wurde ein unveränderter VPA-Metabolismus im Zusammenhang mit der Dexamethasongabe und akuten fieberhaften Infektionen festgestellt: Es traten eine Reihe ungesättigter VPA-Metabolite in erhöhter Konzentration auf, während die β-Oxidation eingeschränkt war. Die Konzentration des lebertoxischen 4-en-VPA war aber in keinem Fall erhöht. Da Dexame-

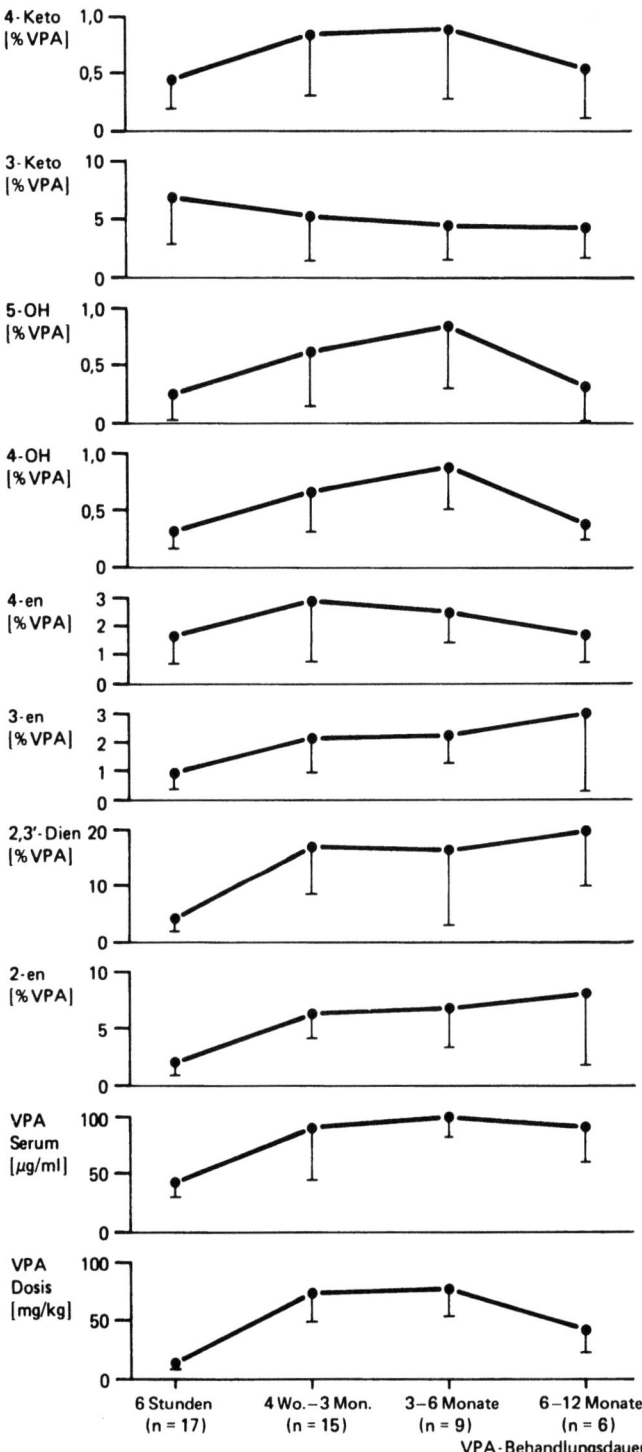

Abb. 1

Metabolitenmuster der Valproinsäure zu Beginn und im Verlauf der Valproattherapie 443

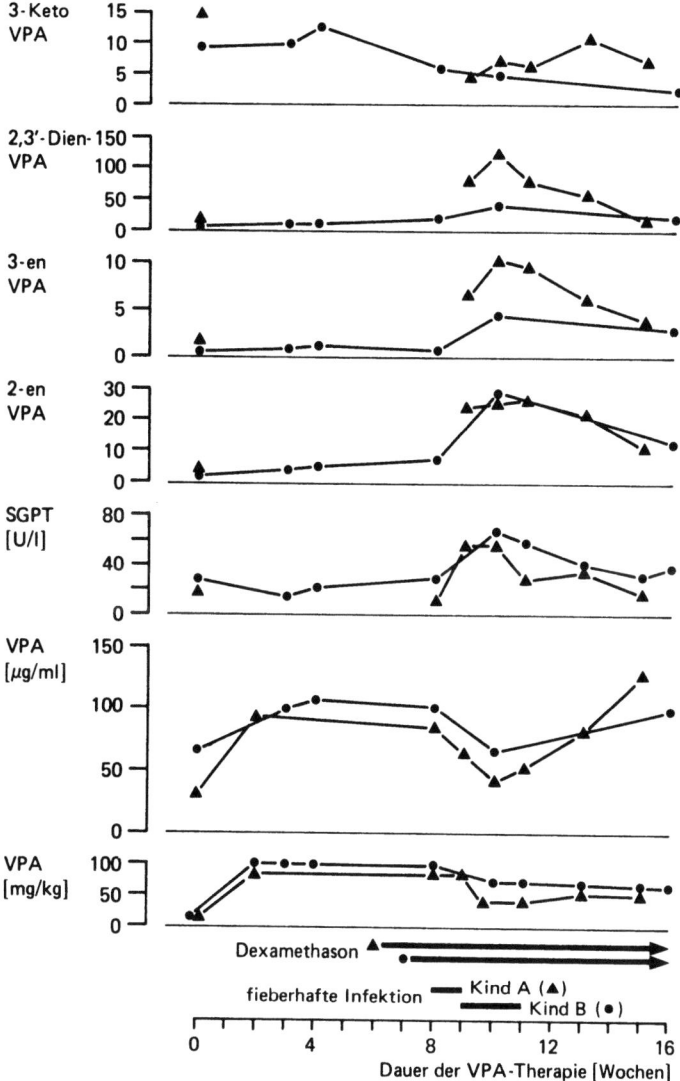

Abb. 2. VPA-Dosis (mg/kg KG), VPA-Konzentration (μg/ml), Aktivität der GPT (U/l) und Konzentration der Hauptmetabolite des VPA (%VPA) zu Beginn und im Verlauf der VPA-Therapie bei 2 Kindern mit BNS-Krämpfen mit reversibler Hepatotoxizität. Beide Kinder zeigten erhöhte Aktivitäten der Transaminasen in Verbindung mit einer passageren Hepatomegalie ohne weitere Leberfunktionsstörungen (Bilirubin, Gerinnungsfaktoren). Bei Kind A trat 8 Wochen nach Beginn der VPA-Therapie eine fieberhafte Adenovirusinfektion (Nachweis des Virus mittels der Elektronenmikroskopie im Stuhl) auf, bei Kind B 9 Wochen nach Beginn der VPA-Therapie eine fieberhafte Pyelonephritis (Nachweis von Escherichia coli im Urin). Beide Kinder erhielten zum Zeitpunkt der Infektion Dexamethason (Dexa)

Abb. 1. VPA-Dosis, VPA-Konzentration und Konzentrationen der VPA-Metabolite im Serum, bezogen auf VPA (%VPA), zu Beginn und im Verlauf 1 Jahres der VPA-Therapie; Angabe von Mittelwert und Standardabweichung (Anzahl der Patienten in Klammern); Dexamethason-Co-Medikation im Behandlungszeitraum 4 Wochen–3 Monate 1 Kind, 3–6 Monate 2 Kinder und 6 Monate–1 Jahr 2 Kinder

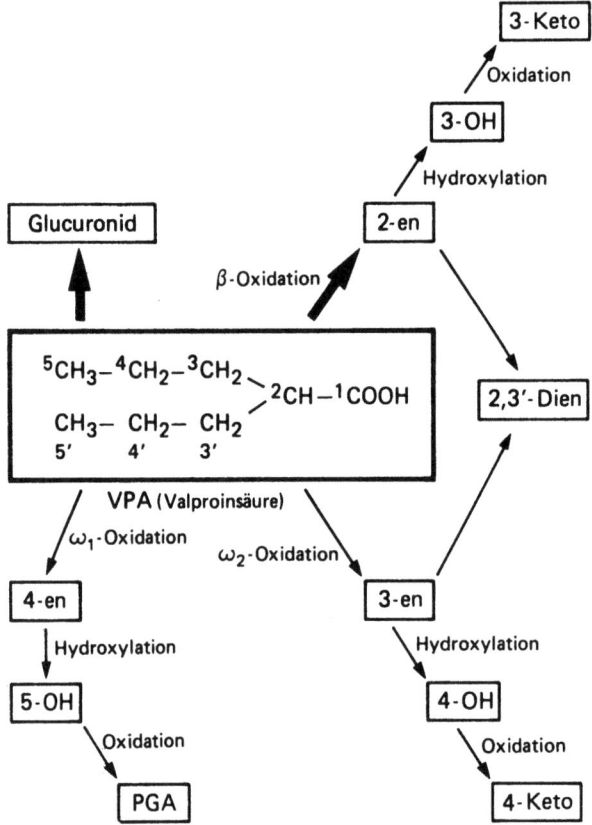

Abb. 3. Hauptwege des VPA-Metabolismus. (Nähere Einzelheiten s. Cotariu u. Zaidman 1988)

thason bei 5 anderen Kindern nicht zu diesen Abweichungen führte, sind die akuten Infektionen wahrscheinlich die Ursache der Abweichungen.

Es sollten die VPA-Metabolite bei möglichst vielen Kindern mit VPA-Therapie untersucht werden, damit das normale Profil festgelegt werden kann, außerdem sollte der Einfluß der Co-Medikation geprüft werden. Besondere Beachtung sollte dem Einfluß der akuten Infektionen auf die Metabolisierung von VPA geschenkt werden. Möglicherweise gelingt es dann, Patienten mit einem abnormen VPA-Metabolismus frühzeitig zu erfassen.

Danksagung. Die Autoren danken Herrn Prof. Dr. med. F. Dressler, Chefarzt der Kinderklinik des Krankenhauses Neukölln, für die bereitwillige Überlassung der klinischen Daten eines Kindes mit reversibler Hepatopathie.

Literatur

Böhles H, Richter K, Wagner-Thiessen E, Schäfer H (1982) Decreased serum carnitine in valproate-induced Reye syndrome. Eur J Pediatr 139:185–186

Brown JK (1988) Valproate toxicity. Dev Med Child Neurol 30:115—125
Cotariu D, Zaidmann JL (1988) Valproic acid and the liver. Clin Chem 34:890—897
Dickinson RG, Bassett ML, Searle J, Tyrer JH, Eadie MJ (1985) Valproate hepatotoxicity a review and report of two instances in adults. Clin Exp Neurol 21:79—91
Dreifuß FE, Santili N, Langer DH, Sweeney KP, Moline KA, Menander KB (1987) Valproic acid hepatic fatalities. A retrospectiv review. Neurology 37:379—385
Eadie MJ, Hooper WD, Dickinson RG (1988) Valproate-associated hepatotoxity and its biochemical mechanisms. Med Toxicol 3:85—106
Kochen W, Schneider A, Ritz A (1983) Abnormal metabolism of valproic acid in fatal hepatic failure. Eur J Pediatr 141:30—35
Nau H, Löscher W (1984) Valproic acid and metabolites: Pharmacological and toxicological studies. Epilepsie 25 (Suppl):14—22
Scheffner D, König S, Rauterberg-Ruland I, Kochen W, Hofmann WJ, Unkelbach S (1988) Fatal liver failure in 16 children with valproate therapy. Epilepsia 29:530—542
Siemes H, Spohr HL, Michael T, Nau H (1988) Therapy of infantile spasms with valproate: Results of a prospective study. Epilepsia 29:553—560

Die Beeinträchtigung der psychomotorischen Geschwindigkeit bei altersentsprechender intellektueller Kapazität ist eine häufige Folge unterschiedlicher ZNS-Noxen

R. Matthaei, U. Stephani, F. Hanefeld

Einleitung

In der Neuropädiatrie gewinnt die Ermittlung neuropsychologischer Folgen von ZNS-Noxen zunehmend an Bedeutung. Neben Störungen der neurologischen Körperfunktionen werden bei vielen Patienten Beeinträchtigungen höherer kortikaler Funktionen sowie unspezifische Störungen beobachtet, die neuropsychologisch sowohl qualitativ als auch quantitativ zu erfassen sind. Hierdurch wird zu einem frühen Zeitpunkt der Behandlung die Prognose hinsichtlich der späteren Lern- und Leistungsfähigkeit erleichtert, außerdem können konventionelle Maßnahmen — Krankengymnastik, Beschäftigungstherapie, Logopädie — durch spezifische neuropsychologische Behandlungsmethoden ergänzt werden. Effektivität und Spätfolgen verschiedener Therapiemodifikationen in der Akutphase nach einer ZNS-Noxe lassen sich mit „feinmessenden" neuropsychologischen Methoden zusätzlich zur körperlich-neurologischen Untersuchung besser beurteilen als ohne diese. Zudem vertiefen neuropsychologische Untersuchungsbefunde den Einblick in fundamentale zerebrale Störungsmuster und Reparationsverläufe.

Neuropsychologische Befunde nach ZNS-Noxen

Harten et al. (1984) berichten, daß langzeitüberlebende Kinder nach akuter lymphatischer Leukämie (ALL) und malignen Tumoren (TUM) fein- und grobmotorisch beeinträchtigt sowie psychomotorisch verlangsamt sind. Ihre verbalen und nicht tempobezogenen kognitiven Fähigkeiten sind hingegen altersentsprechend. Rutter et al. [7] und Chadwick et al. [2] finden bei Kindern mit Schädel-Hirn-Trauma (SHT) deutlichere Beeinträchtigungen der tempobezogenen visuomotorischen als der verbalen Fähigkeiten.

Hypothese

Bei altersentsprechender intellektueller Kapazität sind Beeinträchtigungen der psychomotorischen Geschwindigkeit eine häufige Folge unterschiedlicher ZNS-Noxen.

Patienten

Wir verglichen die neuropsychologischen Untersuchungsbefunde aus der Studie von Harten et al. (ALL-Patienten mit ZNS-Prophylaxe versus Kontrollpatienten mit nichthämatologischen Malignomen ohne ZNS-Tumoren) mit denen von 15 Kindern nach Schädel-Hirn-Trauma. Das Alter der Kinder zum Zeitpunkt des SHT betrug ca. 10 Jahre (Altersrange: 55–159 Monate). Die Untersuchung erfolgte nach Abklingen des Durchgangssyndroms ca. 25 Tage nach dem SHT (stationäre Behandlungsdauer: ca. 27 Tage). Ca. 40% der Kinder waren leicht (Grad I, I–II, II), 33% erheblich (Grad II–III, III) und 27% schwer (Grad III–IV, IV) von dem SHT betroffen. Die neurologischen Befunde waren nur noch in ca. 31%, die EEG-Befunde in ca. 60% leicht auffällig.

Untersuchungsmethoden

Die Patienten wurden mit einer neuropsychologischen Testbatterie untersucht, die der Erfassung kognitiver, verbaler und motorischer Fähigkeiten diente und eine Beurteilung der psychomotorischen Geschwindigkeit erlaubte – sie wurde in Anlehnung an die Studie von Harten et al. (1984) zusammengestellt. Es wurden folgende Testverfahren angewandt: French-Bilder-Intelligenztest, FBIT [5]; Hamburg-Wechsler-Intelligenztest Kinder-Revision, HAWIK-R [8]: allgemeine Intelligenz; psycholinguistischer Entwicklungstest, PET [1] Wortverständnis; HAWIK-R, allgemeines Wissen: rezeptive Sprache; PET, Gegenstände beschreiben; Prüfsystem für Bildungsberatung [6], Untertest UT 5: expressive Sprache; Lincoln-Oseretzky-Scale, LOS KF 18: Motorik; PET, Objekte finden; HAWIK-R [3], Zahlensymbole: psychomotorische Geschwindigkeit (Tabelle 1). Die Untersuchungsdaten (altersnormierte Prozentrang-Werte) wurden nach den Kriterien der Studie von Harten et al. statistisch (Chi^2-Tests) miteinander verglichen.

Tabelle 1. Neuropsychologische Untersuchungsverfahren

Zerebrale Fuktionen und Testverfahren	4	5	6	7	8	9	10	11	12	13
Allg. Intelligenz										
FBIT	×	×								
HAWIK-R			×	×	×	×	×	×	×	×
Sprache, rezeptiv:										
PET-WV	×	×								
HAWIK-AW			×	×	×	×	×	×	×	×
expressiv:										
PET-GB	×	×	×	×	×					
PSB 5						×	×	×	×	×
Motorik: LOS KF 18	×	×	×	×	×	×	×	×	×	×
Psychomot. Geschwindigkeit										
PET-OF	×	×								
HAWIK-ZS			×	×	×	×	×	×	×	×

Da es sich bei der Untersuchung um eine noch nicht abgeschlossene Pilotstudie handelt, wurde ein vorläufiges Signifikanzniveau von p = 0,05 festgelegt.

Neuropsychologische Untersuchungsergebnisse

Die neuropsychologischen Untersuchungsbefunde der Kinder mit SHT weisen selten (7%) auf ausgeprägte fein- bzw. grobmotorische Beeinträchtigungen hin. Rezeptive und expressive verbale Fähigkeiten sind bei 80% der Kinder altersentsprechend. Ihre intellektuelle Kapazität ist normal (x_{IQ} = 107; SD = 13). Dagegen sind 40% aller Kinder in ihrer intellektuellen Leistungsfähigkeit, d.h. der psychomotorischen Geschwindigkeit, deutlich verlangsamt. Bei einer Nachuntersuchung ein halbes Jahr später erwies sich die psychomotorische Geschwindigkeit nahezu gleichbleibend eingeschränkt (p = 0,05).

Psychomotorische Verlangsamung: eine unspezifische fundamentale Störung nach ZNS-Noxen

Die Befunde wurden mit denen aus der Studie von Harten et al. [4] verglichen (Abb. 1). Die Kinder nach SHT unterscheiden sich hinsichtlich der intellektuellen Kapazität nicht signifikant von den Kindern nach ALL oder Malignomen (n = 51 bzw. n = 29), ihre sprachlichen und motorischen Leistungen sind aber besser (p = 0,05). Hinsichtlich der psychomotorischen Geschwindigkeit erschienen sie nahezu gleichermaßen verlangsamt, im Vergleich zur Normalpopulation aber nicht so schwerwiegend (p = 0,05) wie die ALL-Kinder (p = 0,001) und TUM-Kinder (p = 0,01).

Die Ergebnisse der noch nicht abgeschlossenen Studie bestätigen die Hypothese, daß unterschiedliche ZNS-Noxen sich eher auf basale psychomotorische als auf kognitive Prozesse auswirken.

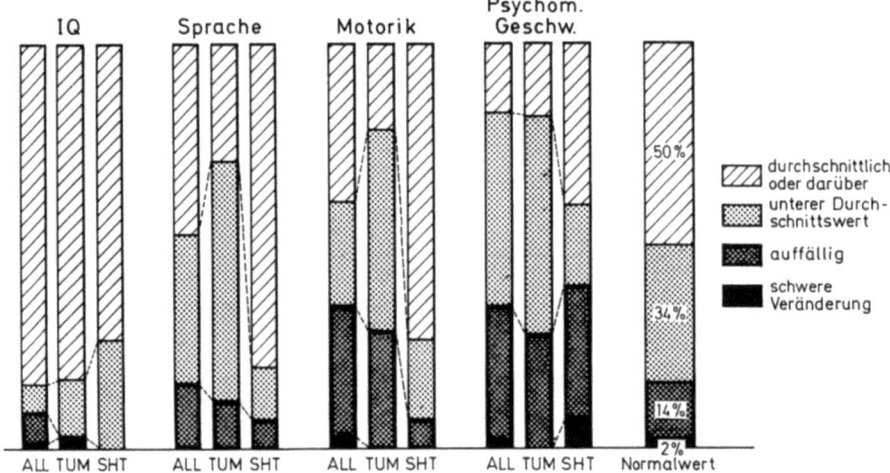

Abb. 1. Neuropsychologisches Untersuchungsprofil im Gruppenvergleich

Literatur

1. Angermaier M (1974) Psycholinguistischer Entwicklungstest, PET. Beltz, Weinheim
2. Chadwick O et al. (1981) A prospective study of children with head injuries: II. Cognitive sequelae. Psychol Med 11:49–61
3. Eggert D (Hrsg) (1971) Lincoln Oseretzky Skala, LOS KF 18. Beltz, Weinheim
4. Harten G et al. (1984) Slight impairment of psychomotor skils in children after treatment of acute lymphoblastic leukemia. Eur J Pediatr 142:189–197
5. Hebbel G, Horn R (1976) French-Bilder-Intelligenz-Test. Beltz, Weinheim
6. Horn W (1969) Prüfsystem für Schul- und Bildungsberatung. Hogrefe, Göttingen
7. Rutter et al. (1980) A prospective study of children with head injuries: I. Design and methods. Psychol Med 10:633–645
8. Tewes U (Hrsg) (1983) Hamburg-Wechsler-Intelligenztest für Kinder. Huber, Bern

Anorexie bei Porenzephalie, Anfällen und Minderbegabung

H. Neuhauser, R. Frank

Einleitung

Im folgenden wird über eine 20jährige Patientin berichtet, bei der eine Porenzephalie besteht mit spastischer Hemiparese rechts, komplex-fokalen Anfällen,

Minderbegabung und einem emotionalen Entwicklungsrückstand. Im 20. Lebensjahr entwickelt die Patientin eine anorektische Symptomatik, für die psychogene Ursachen verantwortlich sind.

Anamnese

Bei der Patientin besteht eine Porenzephalie (Becker u. Takada 1986) bei perinataler Hirnblutung. Im Alter von 5 Monaten wurde eine große, links frontal gelegene Zyste operativ entfernt und ein ventrikulo-atrialer Shunt angelegt. Wegen zerebraler Anfälle ist die Patientin seit dem 3. Lebensjahr auf Primidon eingestellt. Die statomotorische und intellektuelle Entwicklung war stark verzögert. Die Patientin konnte erst mit 4 Jahren sitzen, mit 5 Jahren laufen. Mit 9 Jahren erfolgte die Einschulung in eine Sonderschule für Lernbehinderte und geistig Behinderte. Wegen Verdachts auf Ventildysfunktion wurde im 13. Lebensjahr der ventrikulo-atriale Shunt in einen ventrikulo-peritonealen umgewandelt. Mit 19 Jahren erfolgte der Schulabschluß. Seither arbeitet die Patientin in einer Behindertenwerkstatt. Bei psychischen Belastungen traten Körperbeschwerden wie Kopfweh und Bauchweh auf.
Im 20. Lebensjahr entwickelte die Patientin ein anorektisches Syndrom. Sie klagte zunächst über Kopfschmerzen, die mehrere Wochen anhielten. Dazu kamen epigastrische Schmerzen. Wegen Verdacht auf Gastritis wurde eine Diät verordnet. Bei Rückbildung der Schmerzsymptomatik verstärkte sich die Inappetenz; die Patientin verweigerte die Nahrung, nahm nur noch Vollkornbrot mit Käse sowie große Mengen Kaffee zu sich. Innerhalb von 5 Monaten nahm das Körpergewicht von 45 auf 35 kg bei 155 cm Körpergröße ab (entspricht 23% des Ausgangsgewichts). Es entwickelte sich eine sekundäre Amenorrhoe. Freßattacken, induziertes Erbrechen, Laxanzienabusus, überhöhte körperliche Aktivität bestanden nicht. Die Patientin zog sich zunehmend zurück, war traurig bis mißmutig verstimmt, weigerte sich in die Werkstatt zur Arbeit zu gehen. 3 sowie 5 Monate nach Beginn der anorektischen Symptomatik trat je ein komplex-fokaler-Anfall mit sensomotrischer Symptomatik rechts auf.
Der Vater der Patientin war alkoholkrank und suizidierte sich, als sie 10 Jahre alt war. Die 42jährige Mutter hat seit mehreren Jahren einen Freund, der kurz vor Beginn der anorektischen Symptomatik in den gemeinsamen Haushalt einzog. Der Bruder der Patientin (+1 Jahr) lebt bei der Großmutter. Die Schwester (+4 Jahre) zog 1 Jahr vor Beginn der anorektischen Symptomatik aus, ist verheiratet, hat ein Baby. Die Patientin gibt an, selbst einen Freund zu haben. Ihre Mutter und dessen Vater behinderten aber die Beziehung.

Befunde und Verlauf

Psychischer Status

Zur Untersuchung kam eine kleine, sehr dünne Patientin von kindlicher Figur, wie ein 12jähriges Mädchen wirkend. Der Blickkontakt war durch einen Fixationsnystagmus erschwert. Offensichtlich war die Minderbegabung, wobei die sprachlichen Leistungen trotz gelegentlicher Paraphasien und Paragrammatismus relativ gut waren. Erhebliche Einschränkungen zeigten sich im Abstraktionsvermögen. Additionsaufgaben mit einstelligen Zahlen konnte die Patientin nicht lösen. Vigilanz, Orientierung und Gedächtnis waren intakt, die Konzentration allenfalls leicht eingeschränkt. Das formale Denken war zeitweise flüssig, zeitweise stockend, mit langer Antwortlatenz, wobei der Eindruck entstand, daß die Patientin dadurch Antworten auf ihr unangenehme Fragen vermeiden wollte. Inhaltlich fand sich eine gewisse Einengung auf die Vorstellung, in der Beziehung zu einem Freund von den Eltern behindert zu werden. Eine Wahnbildung im engeren Sinne war nicht zu verzeichnen, ebensowenig psychotische Ich-Störungen und Wahrnehmungsstörungen. Die Stimmung wechselte adäquat zum Gesprächsinhalt zwischen Heiterkeit, Ärger und Niedergeschlagenheit. Im Kontaktverhalten zeigte sich die Patientin recht kindlich, war einerseits schüchtern, dann wieder zutraulich und direkt. Krankheitseinsicht bezüglich der anorektischen Symptomatik war kaum vorhanden, Leidensdruck bestand hauptsächlich hinsichtlich der als verschlechtert erlebten Beziehung zur Mutter. Es bestand keine Suizidalität.

Somatische Befunde

35 kg Körpergewicht bei 155 cm Körpergröße, deutliche Schädelasymmetrie, Amblyopie und horizontaler Fixationsnystagmus, spastische Hemiparese rechts.
Oberbauchsonographie, Gastroskopie und Magen-Darm-Passage ergaben keinen Hinweis auf eine gastrointestinale Ursache des anorektischen Syndroms.
EEG: Abnormer Befund mit mäßigen Allgemeinveränderungen, auffällig niedriger Grundtätigkeit linkshemisphärisch. Paroxysmale SW-Varianten generalisiert.
CCT: Multiple Substanzdefekte der linken Hemisphäre bei regelrechter Lage des Ventrikelkatheters (Abb. 1).
Der Primidonspiegel war mit 8,8 mcg/ml normal (therapeutischer Bereich: 5–12 mcg/ml). Eine neurochirurgische Untersuchung wegen der komplex-fokalen Anfälle ergab keinen Hinweis auf eine Ventildysfunktion.

Therapie und Verlauf

Während eines 9wöchigen stationären Aufenthalts auf einer psychiatrischen Station konnte ein weiterer Gewichtsabfall verhindert werden. Eine in die Wege geleitete ambulante Gesprächstherapie wurde von Patientin und Familie nicht wahrgenommen. Trotzdem stabilisierten sich in der Folgezeit sowohl Gewicht als auch psychischer Zustand der Patientin, so daß sie wieder in die Werkstatt gehen und in diesem Rahmen relativ selbständige soziale Kontakte pflegen konnte.

Diskussion

Die Patientin weist alle Zeichen eines anorektischen Syndroms auf. Eine körperliche Ursache liegt nicht vor.
Bei der Entstehung der Anorexie unterscheidet Fichter (1985) prädisponierende Faktoren und auslösende Ereignisse. Als prädisponierende Faktoren sind bei der Patientin die körperliche und geistige Behinderung sowie der emotionale Entwicklungsrückstand anzusehen, die sowohl Autonomiebestrebungen als auch die Suche nach einem Partner behindern. Diese Problematik wird durch die Mutter der Patientin verstärkt, die in ihrer Haltung rasch zwischen unangemessener Verwöhnung einerseits und unrealistischer Forderung nach Selbständigkeit andererseits wechselt. Als auslösendes Ereignis ist der Einzug des Partners der Mutter zu sehen. Die Patientin verliert dadurch einen Teil der gewohnten Zuwendung und wird zudem mit verstärkten Forderungen nach Autonomie konfrontiert, die sie nicht bewältigen kann. Zudem neidet sie der Mutter ihren Freund („Ich möchte auch einen Freund wie die Mama"), das Verhältnis zu ihm verschlechtert sich schlagartig nach dessen Einzug in die Wohnung. Ihre hochgesteckten Wünsche nach einem eigenen gesunden Partner werden ständig frustriert. In dieser unbewältigten Lebenssituation entwickelte sich die Eßstörung.
Zauner (1986) differenziert die Psychogenese anorektischer Syndrome. Er unterscheidet Magersuchtsreaktionen bei Jugendlichen als Durchgangsphänomen im Rahmen einer Überforderungssituation, als Pubertätsmagersucht im engeren

Anorexie bei Porenzephalie, Anfällen und Minderbegabung   451

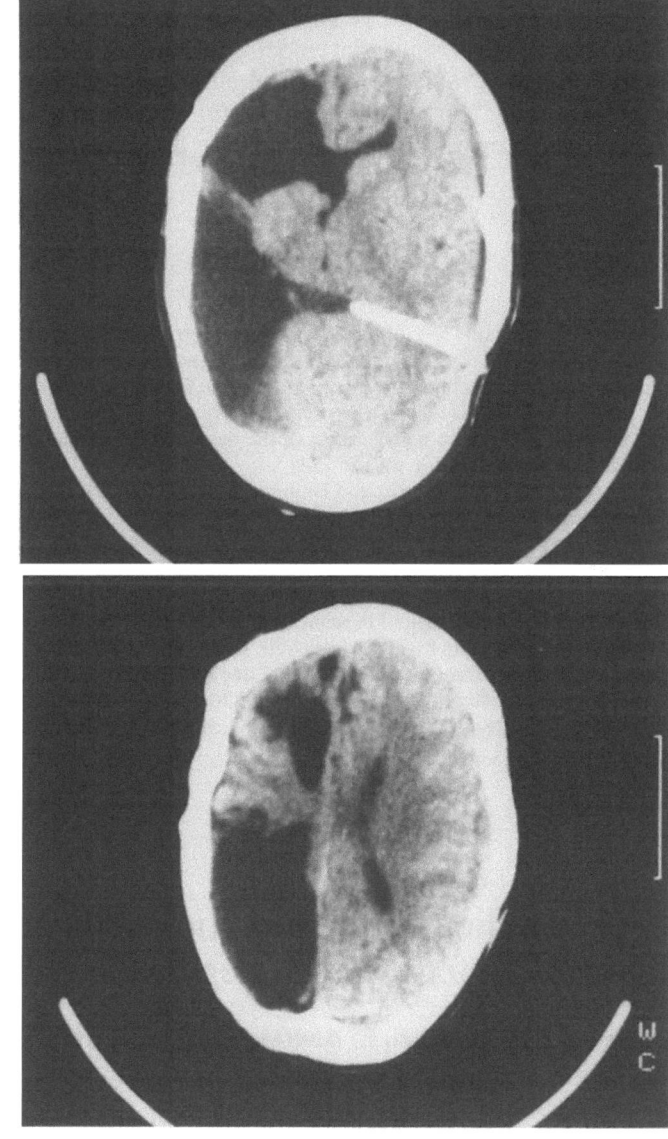

Abb. 1. Kraniales Computertomogramm der 20jährigen Patientin. (Wir danken der Neurochirurgischen Klinik Großhadern für die Überlassung der Abbildung)

Sinn mit phasenspezifischen Konflikten und als frühbeginnende schwere Beziehungsstörung mit ausgeprägter Psychopathologie. Wir sehen die psychiatrische Symptomatik der Patientin als psychogene Reaktion auf eine adoleszenztypische Ablösungsproblematik (Zauner 1980) vom Elternhaus, die aus den genannten Gründen erschwert ist. Eine Anorexia nervosa im klassischen Sinn liegt u.E. nicht vor, es handelt sich vielmehr um eine Krise in einer Überforderungssituation.

Bei der Patientin besteht eine Behinderung im mehrfacher Hinsicht, nämlich eine Körperbehinderung, eine geistige Behinderung, und schließlich eine schwere Eßstörung. Wegen Mangels an eindeutigen Zuständigkeiten – sowohl vom Alter als auch von der Problematik – gestaltete sich die Suche nach Therapiemöglichkeiten schwierig. Nur vereinzelte Literaturhinweise machen auf die Lücke in der Versorgung chronisch kranker Jugendlicher und junger Erwachsener aufmerksam (Amaya u. Burlingame 1986; Gossett 1988).

Literatur

Amaya M, Burlingame WV (1988) Training child psychiatrists and child mental health professionals to serve chronically mentally ill youth. In: Looney JG (ed) Chronic mental illness in children and adolescents. American Psychiatric Press, Washington DC, pp 161–176

Becker LE, Takada K (1986) Structured malformations of the cerebral hemispheres. In: Hoffmann HJ, Epstein F (eds) Disorders of the developing nervous system: Diagnosis and treatment. Blackwell, Boston, pp 191–224

Fichter MM (1985) Magersucht und Bulimia (Empirische Untersuchungen zur Epidemiologie, Symptomatologie und zum Verlauf). Springer, Berlin Heidelberg New York Tokyo

Gossett JD (1988) Treatment evaluation: A crucial element in quality care of chronically ill youth. In: Looney JG (ed) Chronic mental illness in children and adolescents. American Psychiatric Press, Washington DC, pp 193–212

Zauner J (1980) Erziehung und Psychotherapie beim Jugendlichen in psychoanalytischer Sicht. In: Spiel W (Hrsg) Die Psychologie des 20. Jahrhunderts, Bd 12. Kindler, Zürich, S 801–822

Zauner J (1986) Psychosomatische Aspekte der Adoleszenz. In: Zauner J, Biermann G (Hrsg) Klinische Psychosomatik von Kindern und Jugendlichen. Reihe: Beiträge zur Psychologie und Soziologie des kranken Menschen, Bd 5. Reinhardt, München, S 10–22

Neuropsychologische Funktionen ehemaliger Frühgeborener bei Schulbeginn

U. Stephani, R. Matthaei, E. Andres, K. Engel, S. Lange

Einleitung

Die neuropsychologischen Leistungen des Gehirns lassen sich drei anatomischen Bereichen zuordnen:
1. limbisches System, Di- und Mesenzephalon mit aufsteigendem retikulären Aktivierungssystem (Regulation von Vigilanz, affektive Wahrnehmung der Realität, Filterung der sensorischen Informationen),
2. temporo-parieto-okzipitaler Kortex (Aufnahme, Analyse und Speicherung von sensorischen Informationen) und
3. motorischer und präfrontaler Kortex (Programmierung, Regulation und Ausführung von Aktivitäten).

Eine komplexe mentale Leistung wird als funktionelles System multipler kortikaler Einzelleistungen erbracht. Dabei hat der Cortex cerebri eine weitgehend uniforme, repetitive Struktur (Anordnung der neuronalen Funktionseinheiten in Säulen). Die spezifischen Funktionen einzelner Kortexareale werden durch ihre afferenten und efferenten Verbindungen bestimmt.
Die Funktionsfähigkeit des Gehirns ist an die ungehinderte Entwicklung und Erhaltung der kortikal-neuronalen und der konnektiven Strukturen gebunden. Neuronale Proliferation findet überwiegend pränatal, Arborisierung der Dendriten und ihre Myelinisierung prä- und postnatal statt. Anders als bei Reifgeborenen findet bei Frühgeborenen ein größerer Teil der Entwicklung des Zentralnervensystems (ZNS) extrauterin, unter artefiziellen Bedingungen statt (Inkubator, Beatmung, Ernährung, Eingriffe). Es stellt sich die Frage, ob Unreife und niedriges Geburtsgewicht während der späteren Entwicklung zu einer Einschränkung neuropsychologischer Leistungen führt. In dieser retrospektiven Studie werden höhere kortikale Funktionen ehemaliger Frühgeborener und Reifgeborener qualitativ untersucht und miteinander verglichen.

Patienten und Methoden

Die ehemaligen Reifgeborenen (Gruppe II) setzten sich aus 27 Schülern/Schülerinnen zusammen, die die erste Klasse einer Göttinger Grundschule besuchten. Von den untersuchten hatte keines eindeutige neurologische Ausfälle. Die ehemaligen Frühgeborenen (Gruppe I) waren bei der Untersuchung im Mittel ca. 10 Monate jünger als die Reifgeborenen. Die Gruppe der ehemaligen Frühgeborenen wurde unterteilt in Gruppe Ia (Geburtsgewicht unter 1500 g) und Gruppe Ib (Geburtsgewicht 1500–2500 g). Die wesentlichen Merkmale der Untersuchungsgruppen (Geburtsgewicht, Gestationswoche, Alter bei Untersuchung) sind in Tabelle 1 angegeben.
Die Kinder wurden mit der neuentwickelten Luria Christensen Neuropsychologischen Untersuchungsreihe für Kinder *(TÜKI)* untersucht. Mit der TÜKI werden höhere kortikale Funktionen des temporo-parieto-okzipitalen Kortex und des präfrontalen Assoziationskortex umfassend qualitativ untersucht (Luria 1980). Die TÜKI verzichtet weitgehend auf die Untersuchung von Kulturtechniken

Tabelle 1. Merkmale der Untersuchungsgruppen

	Geburtsgewicht (g) (Gestationswoche)	Alter bei Untersuchung (Mon.) Mittelwert (Bereich)
ehemalige Frühgeborene n = 56 (Gruppe I)	700–2500 (28–37)	85 (65–98)
davon: n = 22 (Gruppe Ia)	<1500 (28–34)	81 (65–98)
n = 34 (Gruppe Ib)	1500–2500 (31–37)	89 (73–97)
Kontrollen: n = 27 (Gruppe II)	2500–4400 (38–42)	95 (84–110)

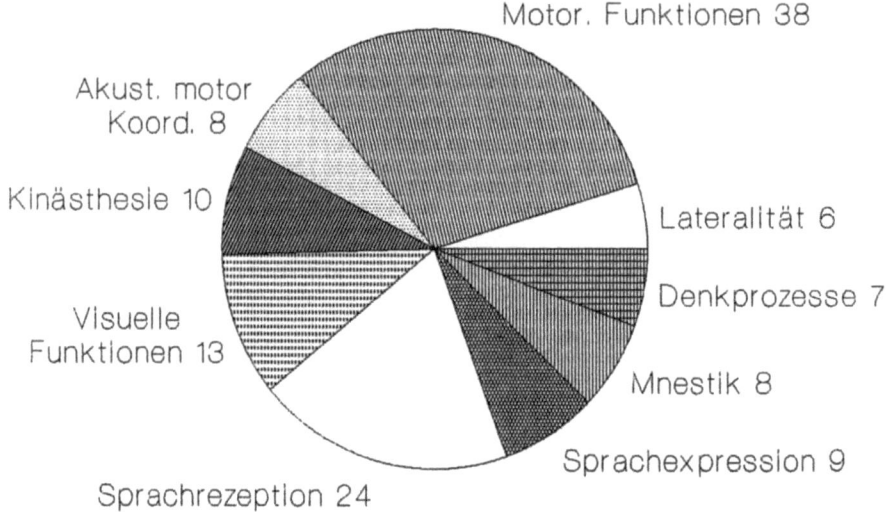

Abb. 1. Neuropsychologische Funktionen. Anzahl der Angaben. (Nach Luria 1980)

(Lesen, Schreiben). Aufgrund des neuropsychologischen Kenntnisstandes wird bei der TÜKI davon ausgegangen, daß Kinder im Alter von 66 Monaten die Aufgaben überwiegend lösen können. Wenn in dieser Studie ein Kind weniger als 50% (50–75%) eines Aufgabenbereiches löste, wurde es als auffällig (leicht auffällig) definiert (Abb. 1).

Ergebnisse und Diskussion

Die Mehrzahl der ehemaligen Frühgeborenen, auch die Kinder mit sehr niedrigem Geburtsgewicht (Gruppe Ib), waren beim Schuleingang, nach Untersuchung mit der TÜKI, unauffällig.

Zwischen den Kindern der Kontrollgruppe (Gruppe II) und den Frühgeborenen (Gruppe I) fanden sich keine wesentlichen Unterschiede in den Funktionsbereichen *Sprachrezeption, Sprachexpression* (Beispiele in Abb. 2a und 2b), *akustischmotorische Koordination, visuelle Funktionen* und in den Unterbereichen *Muskel-/Gelenksensibilität/Stereognosie (Kinästhesie)*.

Deutlich häufiger bei den Frühgeborenen (Gruppe I) als den Reifgeborenen (Gruppe II) finden sich Auffälligkeiten im Bereich der *motorischen Funktionen* von Rumpf und Extremitäten (bes. bei der *Gesamtkörperkoordination*, Abb. 2c, und *Feinmotorik*), in den Bereichen *räumliche Orientierung, räumliches Denken* (Abb. 2d), *Mnestik* und *Denkprozesse*. Am deutlichsten waren diese Auffälligkeiten bei Kindern der Gruppe Ia.

Diese Untersuchungsergebnisse werden durch die in der Literatur angegebenen gestützt. Dies gilt besonders für die unauffälligen Sprachfunktionen, aber auch für die Auffälligkeiten in den Bereichen räumlicher Orientierung und motorischer Funktionen, für Denkprozesse und Mnestik (Klein et al. 1985; Fritsch et al. 1986).

Neuropsychologische Funktionen ehemaliger Frühgeborener bei Schulbeginn 455

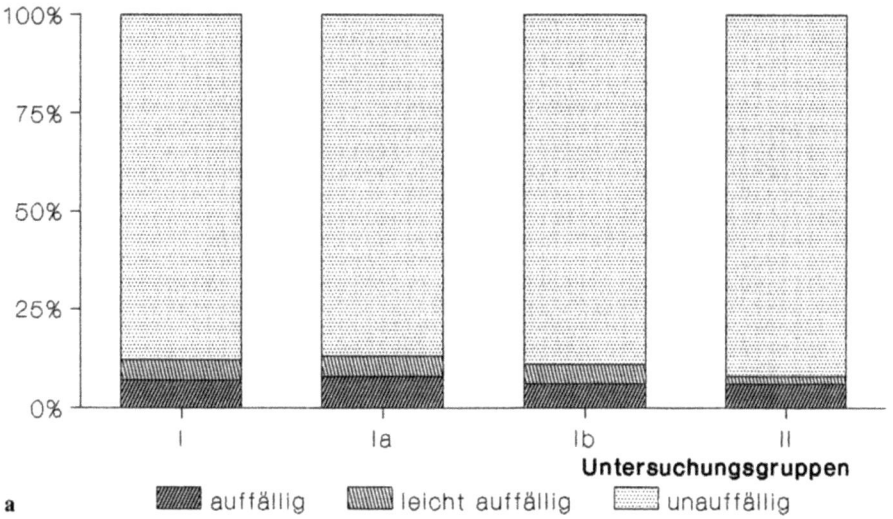

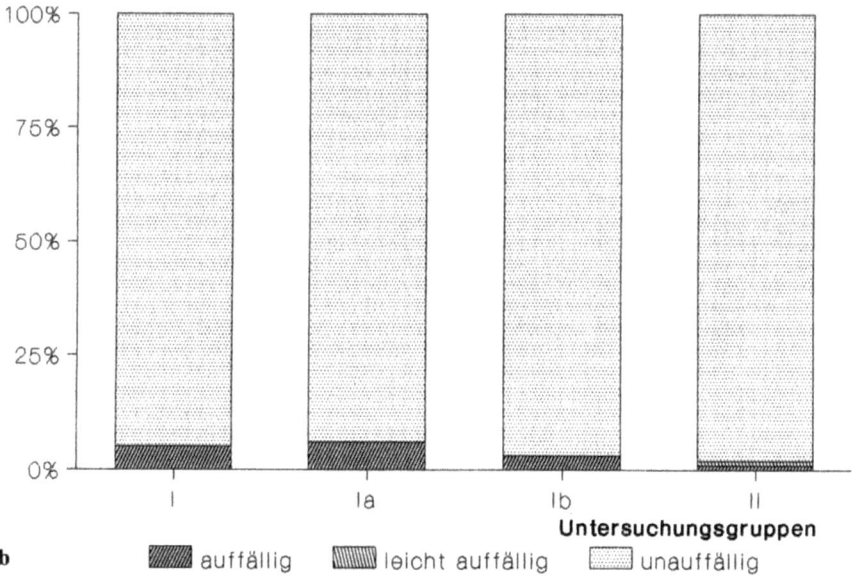

Abb. 2a–d. Prozentuale Häufigkeit von Auffälligkeiten in der Kontrollgruppe (II) und der Frühgeborenen-Gruppe (I, Ia, Ib). Wurden weniger als 50% der Aufgaben eines Aufgabenbereiches richtig gelöst, wurde ein Kind als auffällig eingestuft (wenn 50–75% der Aufgaben gelöst wurden, als leicht auffällig). Die Ergebnisse sind für das Verständnis logisch grammatikalischer Strukturen (**a**) die nominative Funktion des Sprechens (**b**) die Gesamtkörperkoordination (**c**) und das räumliche Denken (**d**) angegeben

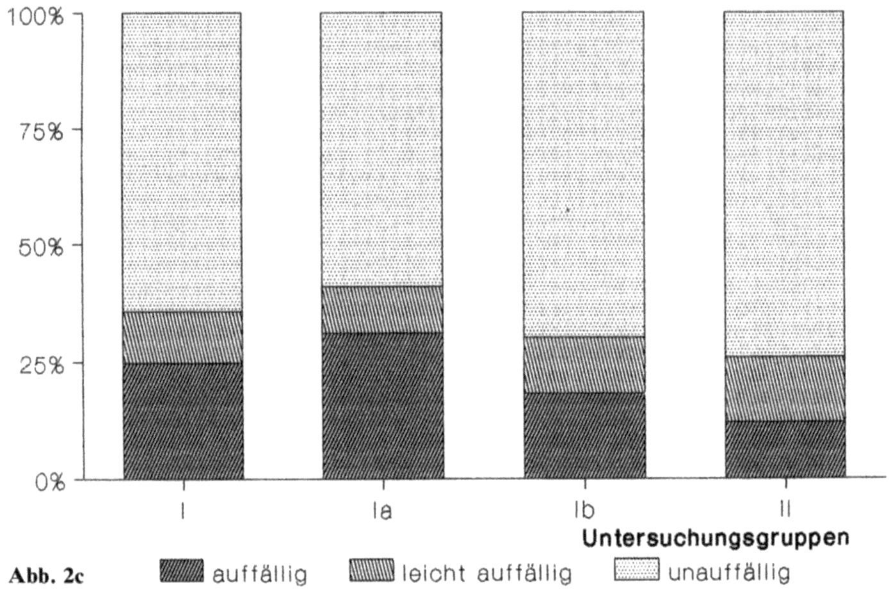

456 U. Stephani et al.

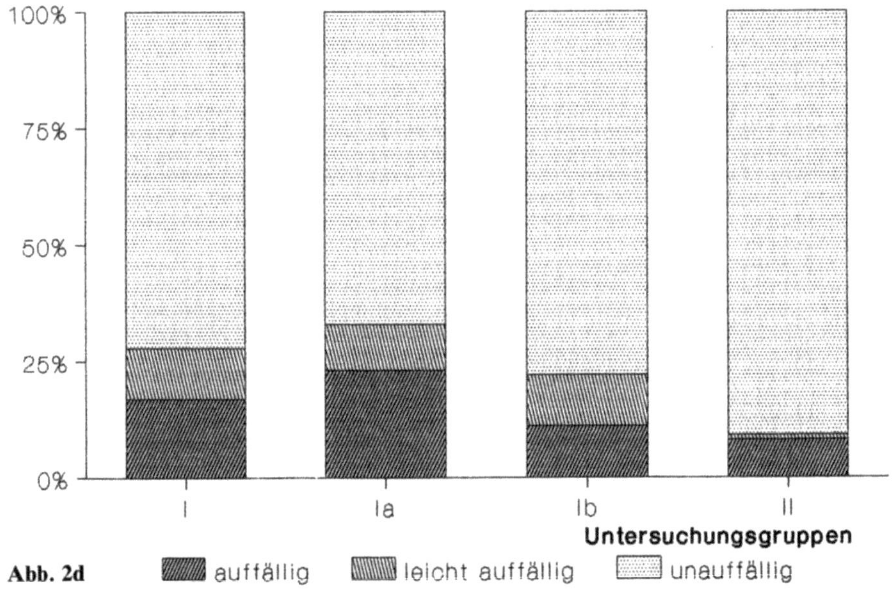

Abb. 2c auffällig leicht auffällig unauffällig

Abb. 2d auffällig leicht auffällig unauffällig

Dabei handelt es sich nicht um globale, sondern um definierte Funktionseinschränkungen des Gehirns. Diese Störungen können zu Beeinträchtigungen der Lern- und Leistungsfähigkeit insbesondere im Vorschulalter führen. Die Neuropathologie und die Pathogenese dieser Auffälligkeiten muß geklärt werden. Ehemalige Frühgeborene sollten diesbezüglich beobachtet werden und gegebenenfalls eine spezifische Förderung erhalten.

Literatur

Fritsch G, Winkler E, Flanyek A, Müller WD (1986) Neurologische, psychologische und logopädische Nachuntersuchung von 6- bis 8jährigen ehemaligen Frühgeborenen mit einem Geburtsgewicht unter 1501 g. Monatsschr Kinderheilk 134:687–691

Klein N, Hack M, Gallagher J, Fanaroff AA (1985) Preschool performance of children with normal intelligence who were very low-birth-weight infants. Pediatrics 75:531–537

Luria AR (1980) Higher cortical functions in man. Basic Books, New York

Mitglieder der Arbeitsgruppe, die die Luria Christensen Neuropsychologischen Untersuchungsreihe für Kinder (TÜKI) erstellt haben: Dr. G. Deegener (Homburg), Dr. B. Dietel (München), Dr. W. Hamster (Tübingen), Dr. C. Koch (Tübingen), Dipl.Psych. R. Matthaei (Göttingen), Dr. H. Nödl (Homburg), Dipl.Psych. N. Rückert (Hannover), Dr. U. Stephani (Göttingen), Dr. E. Wolf (München)

Denkstrategien beim Kopfrechnen: „Probability Mapping" von EEG-Leistung und Kohärenz

K. Lindner, H. Petsche, P. Rappelsberger, E. Schmidt-Henrich

Im Rahmen der Untersuchungen von EEG-Veränderungen bei geistigen Leistungen wurde bei Schülern auch Kopfrechnen als Aufgabenstellung gewählt.
Die Testgruppe bestand aus 21 männlichen Schülern zwischen 16 und 19 Jahren, alle Rechtshänder. Sie hatten die Aufgabe, mit geschlossenen Augen 1 min lang eine einfache Kettenaddition durchzuführen (1 + 2 = 3 + 3 = 6 + 4 = 10 ...).
Eine Befragung der Versuchspersonen im Anschluß an die Rechenaufgabe ergab unterschiedliche Vorgangsweisen: ein Teil der Probanden hat die Addition einfach in Gedanken vorgesagt – *verbale Gruppe*; andere gaben an, entweder geschriebene Zahlen gesehen zu haben, oder aber abstrakte optische Gebilde als Rechenhilfe verwendet zu haben – *visuelle Gruppe*.
Das gab Anlaß, nicht nur die EEG-Veränderungen bei der Gesamtgruppe zu untersuchen, sondern die beiden Gruppen mit unterschiedlicher Rechenstrategie getrennt zu betrachten.
Das Schema in Abb. 1 soll die Methode der Datengewinnung und -verarbeitung verdeutlichen (genaue Beschreibung der Methode bei Rappelsberger u. Petsche 1988).
Während des Rechnens und je 1 min vorher und nachher wurde das Spontan-EEG von 19 Elektroden, gegen verbundene Ohrelektroden als Referenz, mit geschlossenen Augen, registriert. Die Daten wurden off-line digitalisiert, von jedem Teilversuch wurden mindestens 10 artefaktfreie 2-s-Abschnitte Fourier-transformiert. Dann wurden für die weitere Analyse folgende Parameter errechnet: Für jeden der 19 Ableitorte die absolute Leistung in 5 Frequenzbändern (4–32 Hz), für benachbarte Elektroden die lokale Kohärenz und für symmetrische Ableit-

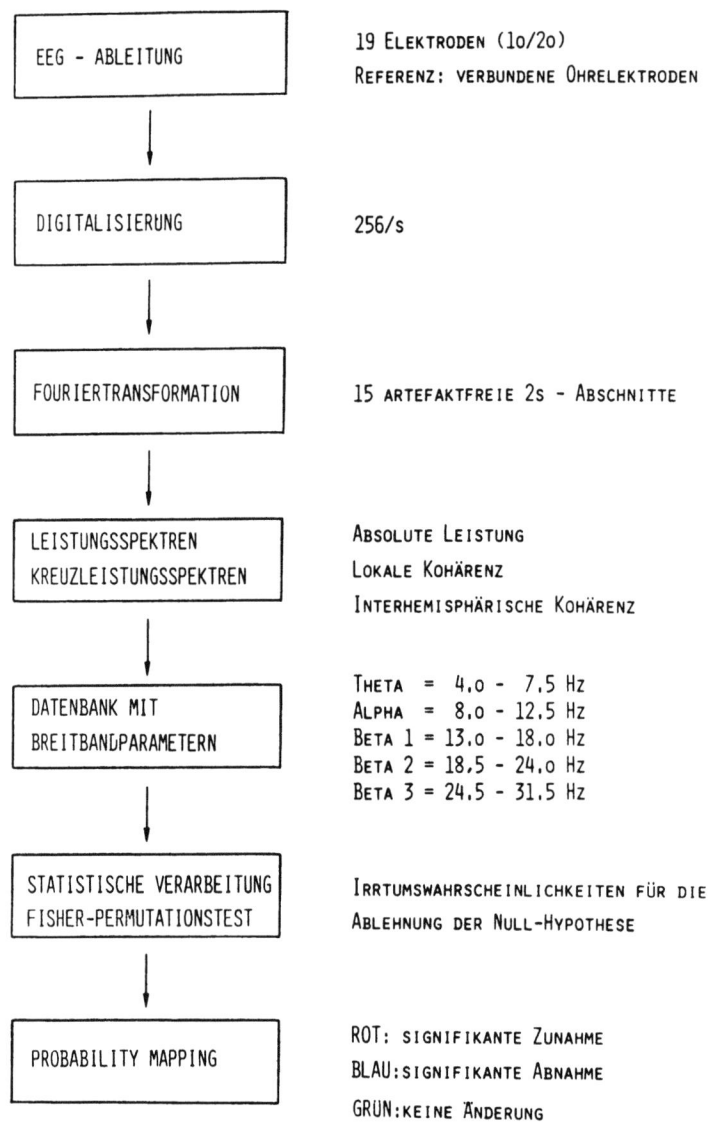

Abb. 1. Schema der Datengewinnung und -verarbeitung (Erklärung s. Text)

punkte auf der rechten und linken Hemisphäre die interhemisphärische Kohärenz jeweils auch in 5 Frequenzbändern.

Diese Parameter wurden mit dem Fisher-Permutationstest für abhängige Variable auf signifikante Unterschiede beim Kopfrechnen im Vergleich zu den Ruheaufnahmen untersucht. Nur signifikant reversible Veränderungen wurden bei der Auswertung berücksichtigt; d.h. eine Veränderung galt nur dann als wahrscheinlich mit der Rechenaufgabe in Zusammenhang, wenn sie in der Kontrollaufnahme danach nicht mehr vorhanden war (also nur während der Aufgabe selbst nachweisbar war).

Die Unterschiede wurden in topographischen Hirnkarten, sog. „probability maps" dargestellt (Abb. 2). Volle Quadrate kennzeichnen Zunahme des Parameters an der entsprechenden Lokalisation, leere Quadrate Abnahme; die unterschiedliche Größe der Quadrate bezieht sich auf unterschiedliche Irrtumswahrscheinlichkeiten für die Ablehnung der Nullhypothese.

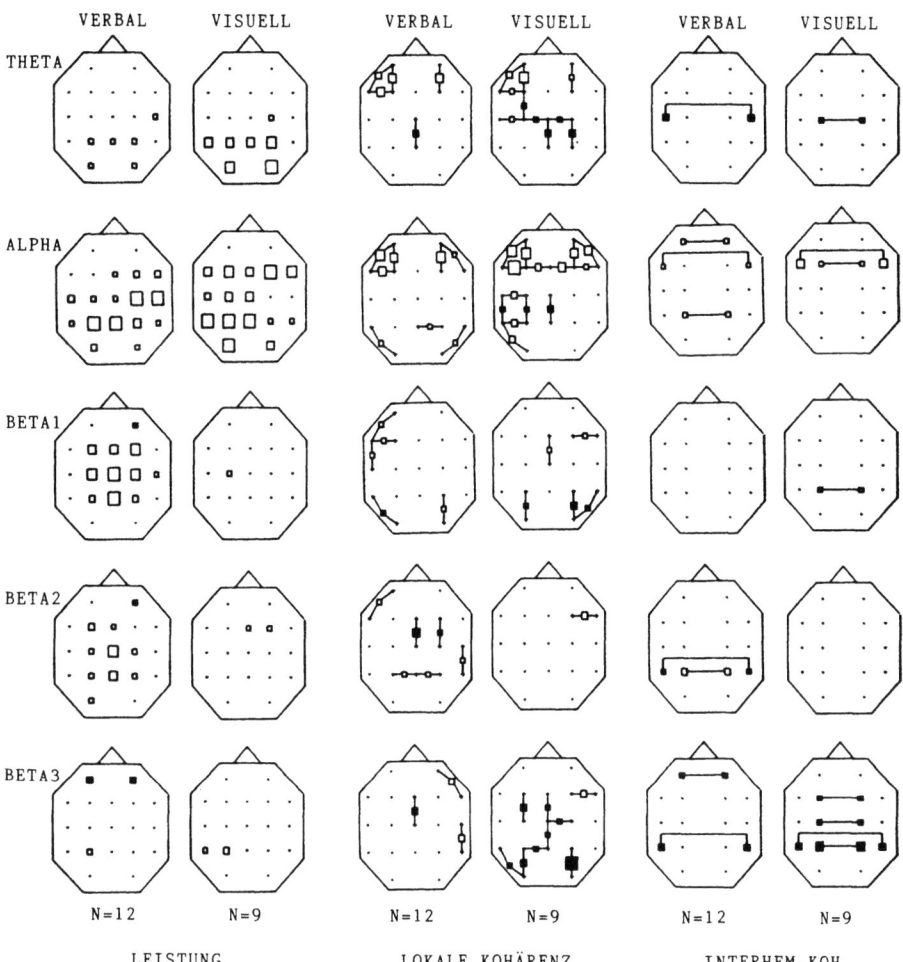

Abb. 2. „Probability Maps" von EEG-Veränderungen beim Kopfrechnen. Jedes oktogonale Schema stellt den Schädel von oben gesehen dar. Die 5 horizontalen Reihen entsprechen den 5 Frequenzbändern. *Linkes Drittel:* Signifikant reversible Änderungen der Leistung. *Mittleres Drittel:* Signifikant reversible Veränderungen der lokalen Kohärenz. *Rechtes Drittel:* Signifikant reversible Veränderungen der interhemisphärischen Kohärenz. Die jeweils linke Spalte zeigt die Veränderungen bei der Gruppe mit verbaler Rechenstrategie (n = 12), die rechte Spalte jene bei der Gruppe mit visueller Strategie (n = 9). Leere Quadrate kennzeichnen Abnahme des Parameters während der Rechenaufgabe an der entsprechenden Lokalisation, volle Quadrate Zunahme. Die Größe der Quadrate korrespondiert mit der Irrtumswahrscheinlichkeit für die Ablehnung der Nullhypothese (Beschreibung der Ergebnisse s. Text)

Die Abb. 2 stellt die Ergebnisse der beiden Gruppen gegenüber: Die *Leistung* nimmt bei beiden Gruppen im Theta- und Alpha-Band über der hinteren Schädelhälfte ab. In Beta 1 und 2 ist nur bei der verbalen Gruppe über den zentralen Regionen eine signifikante Abnahme der Leistung zu sehen.

Ebenfalls bei beiden Gruppen ist eine Abnahme der *lokalen* und *interhemisphärischen Kohärenz* im Theta- und Alpha-Bereich frontal signifikant. Auch eine Kohärenzzunahme parieto-zentral im Theta-Band ist bei verbaler und visueller Strategie vorhanden, bei letzterer allerdings stärker ausgeprägt und auch im Alpha-Band nachweisbar.

Die stärksten Unterschiede betreffen die Zunahme der *lokalen und interhemisphärischen* Kohärenz in den Beta-Bändern, besonders in Beta 3. Während bei der verbalen Gruppe nur die mittleren (Theta) und hinteren Temporalregionen (Beta 1 und 2) erhöhte Verkopplung während des Kopfrechnens zeigen, ist bei der visuellen Gruppe über großen Teilen der temporo-parietalen und parieto-okzipitalen Hirnregionen eine Zunahme der lokalen und interhemisphärischen Kohärenz zu sehen.

Interpretation der Ergebnisse: Die Abnahme der Leistung im Theta- und Alpha-Band ist wahrscheinlich auf die erhöhte Konzentration der Versuchspersonen beim Kopfrechnen zurückzuführen. Auch die Abnahme der lokalen Kohärenz frontal ist bei Aufgaben, die erhöhte Aufmerksamkeit erfordern, praktisch immer zu sehen (Petsche et al. 1987; Rappelsberger u. Petsche 1988). Die Bedeutung der Unterschiede in den Abnahmen der Beta-Leistung ist schwer interpretierbar; möglicherweise führt die verbale Strategie zu einer stärkeren zerebralen Aktivierung als die visuelle.

Die visuelle Gruppe wiederum zeigt temporo-parietal eine erhöhte Synchronisierung (Verkopplungsgrad); das ist in jenen Arealen, die der Verarbeitung optisch-räumlicher Information dienen; ein funktioneller Zusammenschluß dieser Region bei Versuchspersonen mit visueller Rechenstrategie erscheint daher plausibel. Die verbale Gruppe zeigt nur zwischen den Temporallappen erhöhte interhemisphärische Kohärenz in mehreren Frequenzbändern.

Wie diese Studie zeigt, kann das Mapping, besonders von Kohärenzveränderungen, Aufschlüsse über funktionelle Vorgänge während bestimmter Denkleistungen liefern.

Literatur

Petsche H, Rappelsberger P, Pockberger H (1987) EEG-Veränderungen beim Lesen. In: Weinmann HM (Hrsg) Zugang zum Verständnis höherer Hirnfunktionen durch das EEG. Zuckerschwerdt, München, S 59–74

Rappelsberger P, Petsche H (1988) Probability Mapping: Power and coherence analysis of cognitive processes. Brain Topogr 1:46–54

Neurokutane Melanose Rokitansky-Touraine

H.-M. Straßburg, W. Jonitz, M. Sauer

Fallbeschreibung

Bei einem 1 ½ Jahre alten Mädchen bestehen seit Geburt ausgedehnte, z.T. stark pigmentierte Hautveränderungen. Die Familienanamnese und die Schwangerschaft waren normal. Seit dem 6. Lebensmonat traten rezidivierend z.t. mehrfach täglich irreguläre Zuckungen des linken Armes mit starrem Blick, beeinträchtigter Reaktion auf Ansprache, Speicheln, Würgen und zeitweiligem Erbrechen für maximal 2 min Dauer auf.

Bei der stationären Aufnahme im Alter von 10 Monaten sahen wir einen eutrophen, motorisch altersentsprechend entwickelten Säugling. Im Bereich des Unterbauches, beider Gluteen und des linken Oberschenkels fand sich ein ausgedehnter dunkel-pigmentierter, z.T. behaarter Nävus mit z.T. exophytischen, z.T. narbigen Bezirken. Außerdem fanden sich am gesamten Integument einschließlich des behaarten Kopfes und der Mundschleimhaut multiple, unterschiedlich große und pigmentierte Nävi (Abb. 1). Die Laboruntersuchungen einschließlich der Aminosäuren im Serum und der organischen Säuren im Urin waren regelrecht, röntgenologisch

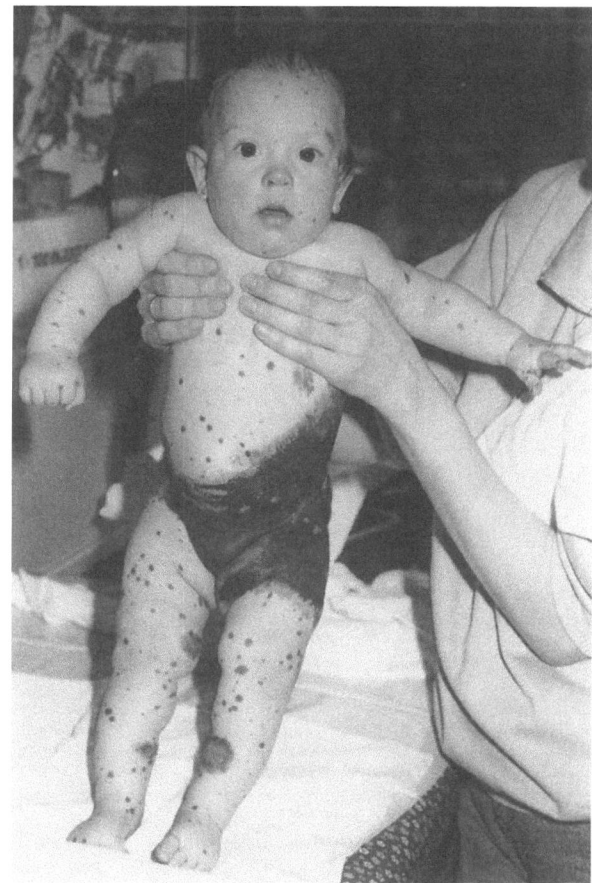

Abb. 1. Die Patientin im Alter von 11 Monaten. Ausgedehnter, z.T. behaarter, braunschwarzer Pigmentnävus am unteren Stamm sowie multiple kleinere Pigmentnävi am gesamten Integument

fanden sich keine Auffälligkeiten, die zerebrale Sonographie erbrachte keinen konstant abnormen Befund.

Im EEG zeigte sich ein unregelmäßiger Grundrhythmus und ein inkonstanter Herdbefund rechts temporo-parietal, einmal konnte ein fokaler Anfall mit hypersynchroner Aktivität links präzentro-temporo-parietal registriert werden. Im Röntgen-Computertomogramm mit Kontrastmittel fanden sich hyperdense Bezirke im Bereich der Pons und der hinteren Kleinhirntonsille sowie fragliche Infiltrationen links fronto-temporal und rechts parietal (Abb. 2).

Die Kernspintomographie zeigte keine Veränderungen, im Liquor fanden sich keine abnormen Zellen und keine Eiweißvermehrung. Die Histologie der Hautbiopsie (Dermatologische Kliniken Kassel und Tübingen) ergab koriale Infiltrate von pigmentierten Nävozyten und Melanophagen im Sinne eines kongenitalen Compound-Nävus.

Trotz hochdosierter Therapie mit Phenobarbital und Carbamazepin kam es zu keiner konstanten Besserung der psychomotorischen Anfälle. Erst nach zusätzlicher Gabe von Sultiam (2 × 1 Tabl. Ospolot Mite) traten keine klinischen Anfälle mehr auf.

Eine 6mal vorgenommene Dermabrasio erbrachte keine kosmetischen Verbesserungen.

Eine erste pathologisch-anatomische Beschreibung der neurokutanen Melanoblastose (= Melanose) erfolgte 1861 durch von Rokitansky bei einem 14jährigen

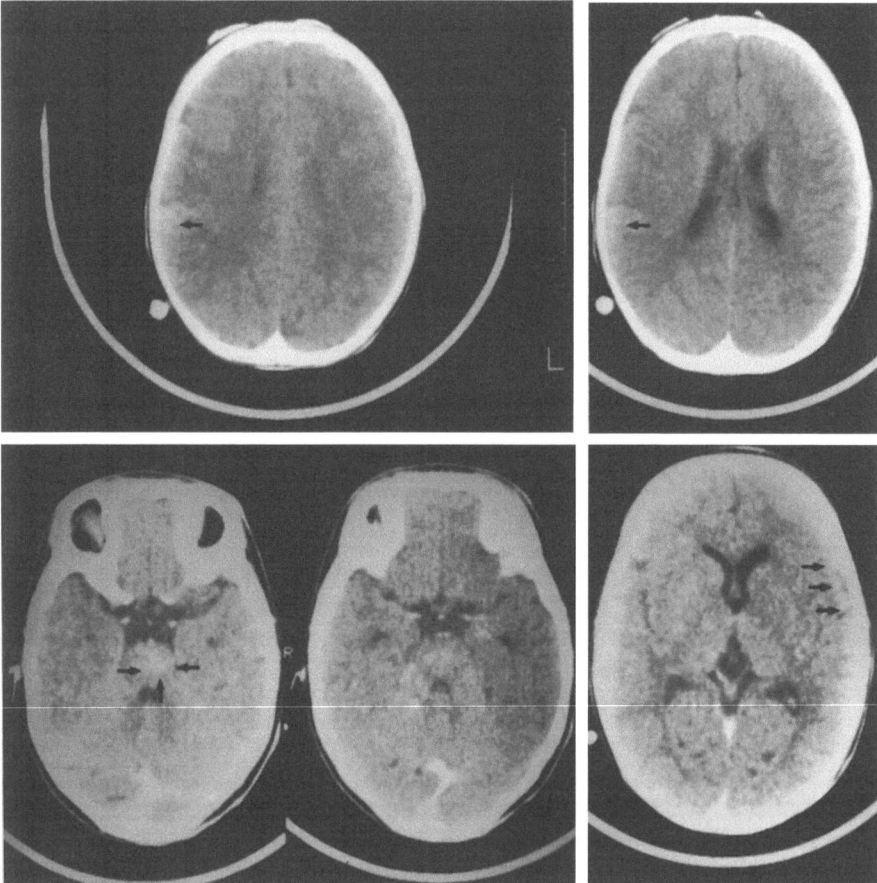

Abb. 2. Röntgen-Computertomographie mit Kontrast: hyperdense Areale pontomedullär links mehr als rechts sowie parietal rechts und präzentral links, wahrscheinlich infolge von Pigmentnävus-Infiltraten

Mädchen mit ausgedehnten Hautnävi und Infiltrationen der Leptomeningen mit Pigmentnävuszellen. Bis 1986 wurden ca. 100 Fälle fast ausschließlich bei Weißen ohne Geschlechtsdominanz und ohne Hinweis für Erblichkeit beschrieben.
Nach Fox et al. (1964) gelten folgende diagnostische Kriterien:
1. ausgedehnter Pigmentnävus der Haut mit einem Durchmesser von mehr als 20 cm;
2. keine maligne Transformation des Hauptnävus;
3. kein weiteres, primär malignes Melanom;
4. in 50% ZNS-Beteiligung.

Als ZNS-Symptome gelten die Entwicklung eines Hydrozephalus durch Aquäduktobstruktion oder leptomeningeale Resorptionsstörungen, schwer therapierbare, sekundäre Epilepsien sowie mentale und/oder motorische Retardierungen (Fanconi 1956).
Pathologisch-anatomisch finden sich in der Haut kongenitale Melanozytennävi in den unteren zwei Dritteln des Coriums, z.T. im kollagenen Bindegewebe. Auch im Gehirn finden sich spindelförmig-pleomorphe, z.T. in Reihen, z.T. in Haufen gruppierte, infiltrierende Melanozyten und Melanoblasten in den Leptomeningen, vor allem der Pia mater, an der Hirnbasis (Pons, Hirnstamm, Nucleus dentatus), im Kleinhirn, im Nucleus amygdaleus und im Thalamus.
Nach der Literatur ist eine maligne Entartung bei 80% der Patienten mit letalem Ausgang vor dem 25. Lebensjahr aufgetreten.
Differentialdiagnostisch sollten folgende Erkrankungen abgegrenzt werden:
1. das metastasierende Hautmelanom, der Tumor mit der höchsten Rate von Metastasen im ZNS;
2. die heredofamiliäre Melanose (van Bogaert 1948), bei der es sich um eine gutartige, autosomal-dominante Vermehrung von Melanozyten in Haut und Leptomeningen handelt;
3. das primär maligne Leptomeninxmelanom;
4. das Progonoma – ein gutartiger, melanotischer neuroektodermaler Tumor und
5. ein melanotischer Nervenscheidentumor im Subkutangewebe, der z.T. mit meningealer und spinaler Melanomatose einhergehen kann.

Literatur

Bogaert LC van (1948) La mélanose neurocutanée diffuse hérédofamiliale. Bull Acad R Med Belg 3:397–427
Fanconi A (1956) Neurocutane Melanoblastose mir Hydrocephalus communicans bei 2 Säuglingen. Helv Paediatr Acta 11:376–402
Fox H, Emery JL, Goodbody RA, Yates PO (1964) Neuro-cutaneous melanosis, Arch Dis Childh 39:508–516
Pascual-Castroviejo I (1987) Neurocutaneous melanosis. In: Gomez MR (ed) Neurocutaneous diseases – a practical approach. Butterworth, Boston, pp 329–334
Rokitansky J von (1861) Ein ausgezeichneter Fall von Pigment-Mal mit ausgebreiteter Pigmentierung der inneren Hirn- und Rückenmarkhäute. Allg Wien Med Z 6:113–116
Touraine A (1949) Les mélanoses neurocutanées. Ann Derm Syph (Paris) 8 (9):489

CT- und MRT-Befunde bei Morbus Recklinghausen

B. Köhler, R. Gustorf-Äckerle

Computertomographie (CT) und Magnetresonanztomographie (MRT) des Schädels und der übrigen Organe haben in den letzten Jahren zur besseren Abgrenzung morphologischer Besonderheiten, vor allem von Tumoren im ZNS-Bereich und anderer Komplikationen bei Neurofibromatose vor allem dem Typ I, dem klassischen M. Recklinghausen, beigetragen (Curatolo u. Cusmai 1987; Francis u. Glazer 1983; Gray u. Swaiman 1987; Higer et al. 1987; Lewis et al. 1984; Linder et al. 1987).
Wesentliche Vorteile der CT liegen in der gleichzeitigen Darstellung von Knochen und Weichteilgewebe, welche bei der Neurofibromatose häufig kombiniert betroffen sind.
Mittels MRT-Technik können zudem unterschiedliche Weichteilgewebe differenziert und die Ausdehnung von ZNS-Tumoren besser beurteilt werden (Kuhn et al. 1986; Linder et al. 1987).
Im Rahmen einer umfassenden Langzeitstudie von 72 Kindern (40 Jungen, 32 Mädchen, zwischen 5 Tagen und 14,8 Jahren) mit Neurofibromatose wurden bei 45 Patienten eine CT des Schädels und bei 2 Kindern Kernspintomographien des Schädels und in einem Fall der unteren Extremitäten angefertigt.
Die Ergebnisse der CT-Befunde sind in Tabelle 1 dargestellt. Es wurde unterschieden in nichtneoplastische und neoplastische Veränderungen.

Tabelle 1. Computertomographie des Schädels (n = 45)

Befund	[n]	[%]
Normalbefund	20	44,4
Auffälligkeiten, Gesamt	25	55,6
Nichtneoplastische Veränderungen, insges.	19	42,1
leicht/mäßig:		
kortikale Atrophie	3	6,7
Ventrikelasymmetrie	5	11,1
beidseitige Ventrikelerweiterung	4	4,4
deutlich:		
Hydrozephalus	3	6,7
komplexe Hirnfehlbildung		
(Hemiatrophie, Kleinhirnhypoplasie)	2	4,4
Sonstige: Folgen einer Contusio cerebri	1	2,2
Hypodensität um linkes Hinterhorn	1	2,2
Neoplastische Veränderungen, insgesamt	10	22,2
ZNS: Optikusgliom	4	
Chiasmagliom	3	
Hemisphärentumor	2	
(Astrozytom/1× multiple)		
sog. Rankenneurinom, basisnah	1	

25 Kinder (55,6%) zeigten neuroradiologische Auffälligkeiten. Die nichtneoplastischen Veränderungen umfaßten Veränderungen leichten bis mäßigen oder deutlichen Grades. Zur ersten Gruppe gehörten bei 3 Kindern die Zeichen einer kortikalen Atrophie, bei 5 Patienten Ventrikelasymmetrien und in 4 Fällen eine leichte *beidseitige* Ventrikelerweiterung.

Bei 3 Kindern bestand ein *deutlicher* Hydrozephalus ohne nachweisbaren Tumor und ohne Hinweis auf Aquäduktstenose, bei 2 Patienten eine komplexe Hirnfehlbildung, davon einmal mit Hemiatrophie und einmal mit Kleinhirnhypoplasie.

Über ein Fünftel der mittels CT untersuchten Kinder wiesen ZNS-Tumoren auf, davon in 4 Fällen ohne anamnestische oder klinisch-neurologische Hinweise auf eine intrakranielle Raumforderung. Bei 3 Patienten war die Hirntumorbildung begleitet von einem deutlichen Hydrocephalus occlusivus.

In 7 Fällen lag ein Sehbahntumor vor, 4mal war er zum Zeitpunkt der Untersuchung noch auf den Optikusbereich beschränkt, in 3 Fällen reichte er bis zum Chiasma (Abb. 1) oder darüber hinaus. Bei 2 Kindern fanden sich Hemisphäretumoren, einmal in Form eines links-fronto-präzentralen Astrozytoms, einmal in Form multipler subependymaler gliöser Tumoren.

1 Patient wies ein basisnahes sog. Rankenneurinom auf mit Hirnnervenbeteiligung und Knochenusurierungen.

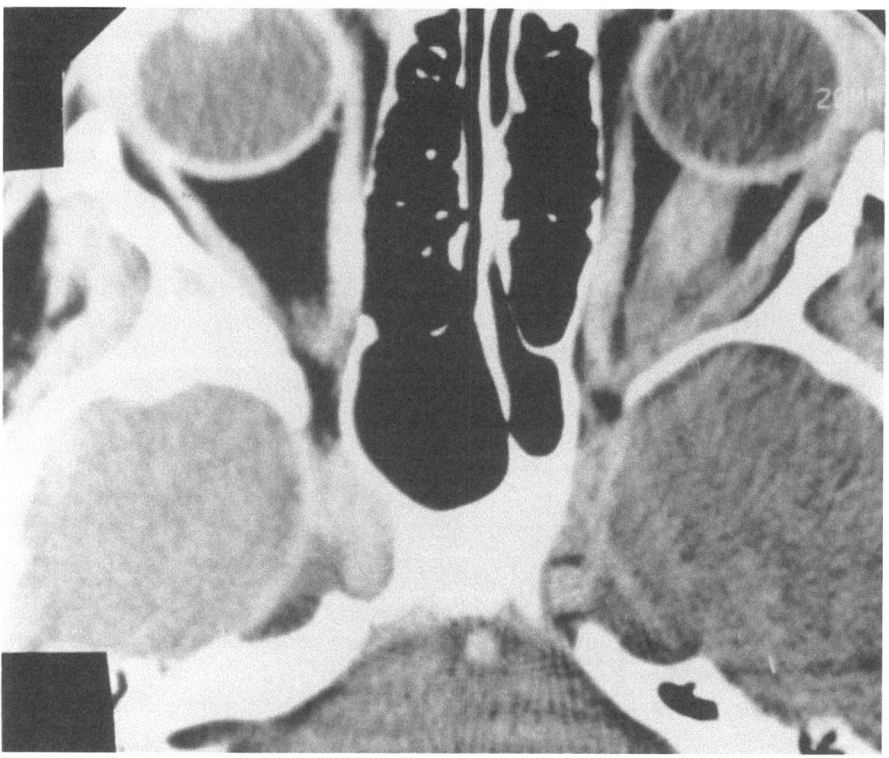

Abb. 1. Optikusgliom rechts mit Infiltration des Chiasmas (9,3 Jahre)

Darüber hinaus wurde mittels CT ein großes zervikales Neurofibrom in Höhe von C7 mit Infiltration des unteren Plexus brachialis dargestellt sowie ein großes plexiformes Neurofibrom im Abdominalbereich.
Die CT wurden bei 2 Kindern ergänzt durch MRT-Untersuchungen. Die bekannten Tumoren im Optikus-/Chiasma-Bereich konnten so besser von der Optikus-Nervenscheide bzw. dem angrenzenden Hirngewebe abgegrenzt werden. Bei einer Patientin erfolgte präoperativ die Darstellung eines großen Neurofibroms im Bereich des linken Oberschenkels mittels MRT.
Die beschriebenen Ventrikelsymmetrien können als primäre Anlagestörungen gedeutet werden.
Gardeur et al. (1983) fanden Ventrikelerweiterungen in 22%, Kingsley (1977) in 54% und Maki et al. (1981) in 44% ihrer NF-Fälle, hingegen beschreiben Riccardi u. Eichner (1986) einen deutlichen Hydrozephalus in nur 2% ihres gemischten Krankengutes.
Über die Häufigkeit von ZNS-Tumoren bei Neurofibromatose gibt es je nach Patientengut und Untersuchungstechniken unterschiedliche Angaben. Brasfield u. Das Gupta (1972) fanden in 19% von Kindern, bei denen die Diagnose eines M. Recklinghausen bereits bei der Geburt gestellt wurde, ein ZNS-Neoplasma. Samuelsson u. Axelsson (1981) registrierten hingegen nur einen Tumor im Bereich des zentralen Nervensystems unter 22 Neurofibromatose-Patienten unterschiedlichen Alters. Wettrel (1981) kam auf einen Prozentsatz von 18%. Unsere Ergebnisse kommen diesen Zahlen und den Erfahrungen von Riccardi u. Eichner (Sehbahn-Gliome in 15,2%) sowie den jüngsten Zahlen von Boltshauser et al. (1988) nahe, welcher in 18% Hirntumoren registrierte.
In seltenen Fällen treten bei Neurofibromatose auch multiple ZNS-Tumoren auf. Riccardi (1982) klassifizierte diese Krankheitsgruppe als NF III. Auch ein inzwischen verstorbener Patient unserer Langzeitstudie wies multiple ZNS-Tumoren auf (Lipinski u. Schwechheimer 1986). Die größte Serie von 49 Patienten mit multiplen ZNS-Tumoren bei Neurofibromatose haben Rodriguez u. Berthron (1966) beschrieben, sämtliche Patienten waren jünger als 18 Jahre.
Unter den Tumoren im ZNS-Bereich sind die Geschwülste der Sehbahn bei weitem die häufigsten, wobei allerdings nur die jüngeren Arbeiten mit CT-oder kernspintomographischen Befunden signifikante Aussagen über die Häufigkeit zulassen.
Lewis et al. (1984) fanden bei 217 Neurofibromatose-Patienten *unterschiedlichen* Alters in 33 Fällen (15%) radiologische Hinweise auf einen Sehbahntumor.
In 5 Fällen waren lediglich das Chiasma opticum, 5mal nur *ein* N. opticus und 5mal *beide* Nn. optici betroffen.
Außer den Sehbahntumoren können noch Astrozytome vornehmlich subkortikal, aber auch im Stammhirnbereich bzw. in der hinteren Schädelgrube gefunden werden (Lott u. Richardson 1981), hingegen sind Meningiome, Medulloblastome, Ependymome bei Neurofibromatose-Patienten während des Kindesalters außerordentlich selten.
Hinsichtlich der Therapie der Sehbahntumoren wird z.Z. Zurückhaltung empfohlen (Chutorian et al. 1965; Dunn 1987). CT und MRT bieten gute und wenig belastende Möglichkeiten, um die Wachstumstendenz der Optikus-/Chiasma-Tumoren radiologisch zu verfolgen.

Literatur

Boltshauser E, Hochstrasser H, Wichmann W, Valvanis A (1988) Hirntumoren bei Kindern mit Neurofibromatose. (In diesem Buch, S. 146)
Brasfield RD, Das Gupta TK (1972) Von Recklinghausen disease: A clinicopathological study. Ann Surg 175:86–104
Chutorian AM, Schwartz JF, Evans RA (1965) Optic gliomas in children. Neurology 14:83
Curatolo P, Cusmai R (1987) Optic glioma in children with neurofibromatosis. Lancet I:1140
Dunn DW (1987) Neurofibromatosis in childhood. Curr Probl Pediatr 17 (8):445–497
Francis IR, Glazer GM (1983) Peripheral neurofibromatosis. J Comput Assist Tomogr 7:374–375
Gardeur D, Palmieri A, Mashaly R (1983) Cranial computed tomography in the phakomatoses. Neuroradiology 25:293–304
Gray J, Swaiman KF (1987) Brain tumors in children with neurofibromatosis: Computed tomography and magnetic resonance imaging. Ped Neurol 3:335–341
Higer HP, Just M, Vahldiek G, Gutjahr P, Pfannenstiel P (1987) MRT bei Neurofibromatose und tuberöser Sklerose. Fortschr Röntgenstr 147:64–68
Kingsley DPE (1977) CAT in the phakomatoses. In: du Boulay GH, Mosley I (eds) The 1st European Seminar on Computerized Axial Tomography in Clinical Practice. Springer, Berlin Heidelberg New York, S 174–180
Kuhn JP, Cohen ML, Duffner PK, Seidel FG, Harwood-Nash D (1986) MR-imaging of the brain in neurofibromatosis. Radiology RSNA 161:202
Lewis RA, Riccardi VM, Gerson LP, Whitford R, Axelson KA (1984) Von Recklinghausen neurofibromatosis: II. Incidence of optic-nerve gliomata. Ophthalmology 91:929–935
Linder B, Campos M, Schafer M (1987) CT and MRT of orbital abnormalities in neurofibromatosis and selected craniofacial anomalies. Rad Clin North Am 25:787–802
Lipinski CG, Schwechheimer KK (1986) Ungewöhnlicher Verlauf eines Morbus Recklinghausen im Kindesalter. Klinische und neuropathologische Befunde. Klin Pädiatr 198 (2):122–125
Lott IT, Richardson EP jr (1981) Neuropathological findings and the biology of neurofibromatosis. Adv Neurol 29:23–32
Maki Y, Enomoto T, Nose T, Maruyama H, Meakawa K (1981) Computed tomography in von Recklinghausen's disease. Childs Brain 8:452–466
Riccardi VM (1982) The multiple forms of neurofibromatosis. Pediatr Rev 3:293
Riccardi VM, Eichner JE (1986) Neurofibromatosis: phenotype, natural history, and pathogenesis. Johns Hopkins Univ. Press, Baltimore
Rodriguez HA, Berthron M (1966) Multiple primary intracranial tumors in von Recklinghausen's neurofibromatosis. Arch Neurol 14:467–475
Samuelsson B, Axelsson R (1981) Neurofibromatosis. Acta Dermatovenerol [Suppl] 95:67–71
Wettrell G (1981) Neurofibromatosis in children. Acta Derm Venereol [Suppl] (Stockh) 95:72

Hypomelanosis Ito – ein weniger bekanntes neurokutanes Syndrom: Beobachtungen bei 3 Patienten von 5, 20 und 31 Jahren

M. Weissert, E. Boltshauser, E. Frenk, P. Bischoff, A. Wehrli

Einleitung

Der japanische Dermatologe Ito beschrieb 1952 erstmals die charakteristischen Hautveränderungen, die heute als Hypomelanosis Ito bezeichnet werden. Assoziierte Veränderungen zeigen sich an Augen, Zähnen und Skelett. In über 50% der Patienten ist eine Beteiligung des ZNS zu erwarten [2, 5].

Kasuistik

Wir berichten über die Symptomatologie der Hypomelanosis Ito bei 3 Patienten, die wir z.T. über Jahre verfolgt haben: A. M., 5 Jahre (m) [A]; D. S., 20 Jahre (m) [B]; G. V., 31 Jahre (f) [C].

Haut: Die Patienten zeigen alle die charakteristischen, unregelmäßig begrenzten, teils wirbelartigen hypomelanotischen Bezirke, die sich unter der Woodschen Lampe verdeutlichen. An den Extremitäten verlaufen die Hautveränderungen typischerweise streifenförmig. Die Hypomelanose persistiert ohne wesentliche Veränderung bis ins Erwachsenenalter. Histologisch zeigt sich in der Melaninfärbung eine Rarefizierung melaninhaltiger Zellen im Vergleich zur gesunden Haut. Spezifische elektronenoptische Veränderungen sind nicht zu erwarten.

Augen: Wir konnten bei unseren Patienten Auffälligkeiten an den Gefäßen beobachten, die bislang in der Literatur nicht beschrieben sind. Bei Patient B zeigt sich – neben einem hyperopen Astigmatismus – im Fundus eine deutliche Tortuositas vasorum (Abb. 1). Beim Patienten C war eine ausgeprägte Schlängelung der episkleralen Venen evident (Abb. 2). Diese Veränderungen können auf eine gewisse Laxizität der Gefäßwände hinweisen, die auch für die bekannte Verminderung der Kapillarresistenz von Bedeutung sein könnte.
Der Patient A zeigt einen Strabismus convergens. Weitere beschriebene ophthalmologische Befunde sind Irisheterochromie, Corneatrübungen sowie Atrophien des Pigmentepithels. Bei unseren Patienten fanden wir dafür keine Anhaltspunkte.

Zähne: Patient B leidet an einer Zahnfehlstellung sowie an einer partiellen Anodontie (fehlende Prämolaren im Oberkiefer). In der Literatur sind zudem multiple Zahnhöcker oder Schmelzdefekte beschrieben [3].

Skelett: Keiner unserer 3 Patienten weist Skelettauffälligkeiten wie Beinlängenasymmetrie, Skoliose bzw. Veränderungen an den Phalangen auf.

ZNS: Morphologisch zeigte sich im Schädel-Computertomogramm bei Patient B eine erhebliche frontale kortikale Atrophie, wie sie von anderen Autoren ebenfalls beobachtet wurde [1]. Im *EEG* lassen sich meist unspezifische Allgemeinveränderungen nachweisen; Patient C leidet an einer Oligoepilepsie mit schlafgebundenen konvulsiven Anfällen.

Neuropsychologie: Wir haben bei allen Patienten eine umfassende Abklärung der kognitiven Funktionen durch eine neuropsychologische Testbatterie vorgenommen. Die Gesamt-IQ-Werte liegen im Bereiche der Minderbegabung bzw. im untersten Normbereich (HAWIVA/HAWIE: Patient A 89, Patient B 89, Patient C 69). Die Leistungen im Handlungsteil sind in der Regel besser als im Verbalteil. Aufgrund der umfassenden psychologischen Untersuchung lassen sich die Ausfälle in der dominanten Hemisphäre links fronto-temporal deutlich, rechts frontal diskret lokalisieren (Tabelle 1).

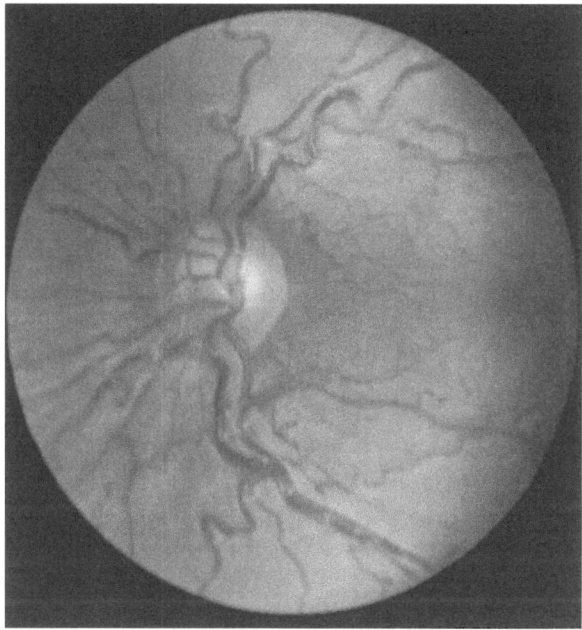

Abb. 1. Tortuositas vasorum im Fundus

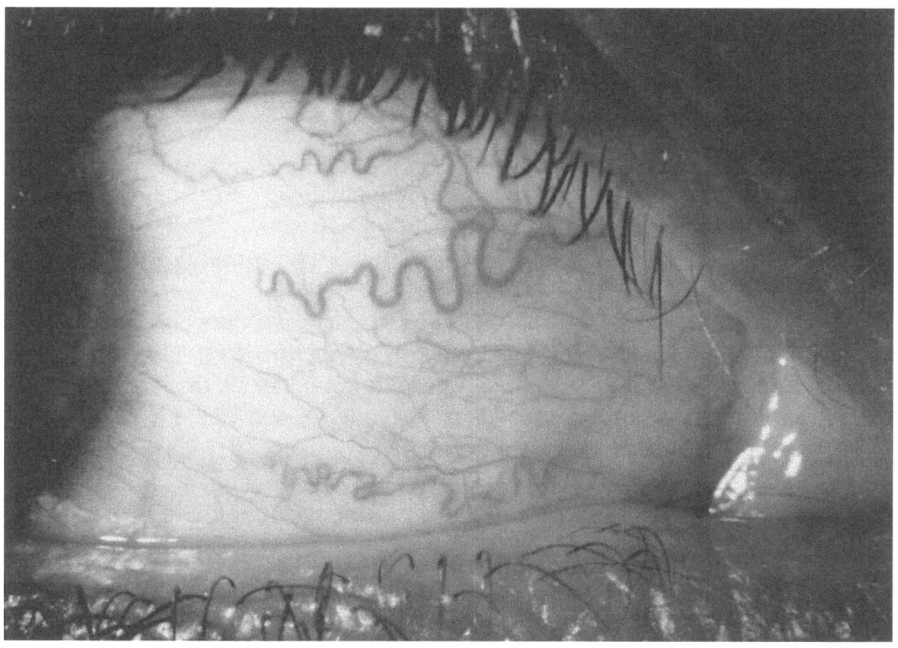

Abb. 2. Schlängelung der episkleralen Venen

Tabelle 1. Neuropsychologische Befunde

Pat.		IQ	Sprachbereich	Visuell räumlich	Lokalisation
A.M.	A	HAWIVA VQ 85–92 HQ 92–100	Schlechte Leistung bei Anweisungen, die Umsetzung in Handlung verlangen (Token-Test). Zuordnen von Farben und Farbwörtern eingeschränkt. Sprachliche Lernfähigkeit wenig stabil	Komplexe Gestalterfassung, analytisch-synthetische Formerfassung und -verarbeitung nicht altersgemäß	Hirnfunktionsstörung in sprachdominanter Hemisphäre und frontal in nichtdominanter Hemisphäre
D.S.	B	HAWIE VQ 72 HQ 106	Dysgrammatismus. Sprachliche Merkfähigkeit reduziert. Rechnerisches Denken erschwert	Schwächen der komplexen Gestalterfassung. Körperschema: Re-Li-Schwierigkeiten	Hirnfunktionsstörung links fronto-temporal deutlich, rechts frontal diskret
G.V.	C	HAWIE VQ 73 HQ 67	Verlangsamt und schwach bei Anweisungen, die Umsetzung in Handlung verlangen. Rechnerisches Denken stark reduziert. Komplexe Sprachverarbeitung ungenügend	Visuelle Differenzierung und Verarbeitung reduziert. Körperschemastörung, Perseverationen	Hirnfunktionsschwäche bifronto-temporal max. links frontal

Diskussion

Aufgrund von klinischem Erscheinungsbild, autoptischen Befunden [6] und embryologischen Überlegungen liegt der Erkrankung eine Störung in der Auswanderung von Melanoblasten wie auch von kortikalen Neuronen im 2. Schwangerschaftstrimenon zugrunde. Dabei scheinen die frontalen Hirnabschnitte, insbesondere der dominierenden Hemisphäre, sowohl neuroradiologisch wie auch neuropsychologisch besonders betroffen zu sein.

Diagnostisch wegweisend sind die typischen Hautveränderungen. Dabei lassen sich differentialdiagnostisch die Incontinentia pigmenti Bloch-Sulzberger (postentzündliche Hyperpigmentierungen), eine Pityriasis versicolor oder ein (systematisierter) Naevus hypochromicus meist leicht abgrenzen. Wie unsere Beobachtungen zeigen, lassen sich nebst Veränderungen an Haut, Zähnen sowie Skelett auch Besonderheiten bei der Untersuchung der Augen erkennen. Eine ausführliche neuropsychologische Abklärung kann zu einer spezifischen Förderung der Patienten in Teilleistungsbereichen verhelfen.

Die Kenntnis und Diagnose des Krankheitsbildes lassen ein sichereres Verständnis der Heredität [4] und bessere Anhaltspunkte für die Epidemiologie erwarten. Zudem wird das Spektrum von Formes frustes bis zum Krankheitsvollbild durch vermehrte Beobachtungen erweitert und differenziert.

Literatur

Donat J, Walsworth D, Turk L (1980) Focal Cerebral atrophy in incontinentia pigmenti Achromians. Am J Dis Child 134:709–710

Golden S, Kaplan A (1986) Hypomelanosis of Ito: Neurologic complications. Pediatr Neurol 2:170–174

Happle R, Vakilzadeh F (1982) Hamartomatous dental cusps in hypomelanosis of Ito. Clin Genet 21:65–68

Moss C, Burn J (1988) Genetic counselling in hypomelanosis of Ito: Case report and review. Clin Genet 34:109–115

Rosemberg S, Arita FN, Campos C, Alonso F (1984) Hypomelanosis of Ito. Case report with involvement of the central nervous system and review of the literature. Neuropediatrics 15:52–55

Ross D, Liwnicz B, Chun R, Gilbert E (1982) Hypomelanosis of Ito – a clinico – pathologic study: Macrocephaly and gray matter heterotopias. Neurology 32:1013–1016

Schimmelpenning-Feuerstein-Mims-Syndrom – Eine Verlaufsbeobachtung über 20 Jahre

B. Püst, F. Aksu, C. E. Petersen

Das Schimmelpenning-Feuerstein-Mims-Syndrom ist eine seltene Phakomatose mit Ektoderm- und Mesodermbeteiligung in der frühen Embryonalentwicklung bei unbekannter Ätiologie.

Leitsymptom ist ein fazialer, angeborener Naevus sebaceus linearis (streifenförmig angeordnete Talgdrüsennävi der Gesichtsregion, auch an Hals, Rumpf, Extremitäten).

Fakultative Symptome sind Krampfanfälle, mentale Retardierung, neurologische Auffälligkeiten (Hemiparese, Hydrozephalus u.a.), okuläre Beteiligung (Kolobom, Choristoma, retinale Veränderungen u.a.) sowie Skelett- und andere Organmißbildungen.

In der Literatur wurden mittlerweile mehr als 70 Fälle beschrieben (Tabelle 1).

Im folgenden wird eine 20jährige Verlaufsbeobachtung bei einer Patientin mit diesem Syndrom kasuistisch vorgestellt.

In Abb. 1 sind die wichtigsten Daten der Patientin zusammengefaßt.

Die heute 20jährige Patientin (Abb. 2–4) besucht eine beschützende Werkstatt. Die aktuellen IQ-Werte liegen im Bereich der Imbezillität (IQ: 30 ± 15).

Diskussion

Anhand unserer 20jährigen Verlaufsbeobachtung ist Schimmelpenning insofern zuzustimmen, als daß entgegen dem Tenor vieler Kasuistiken durchaus keine

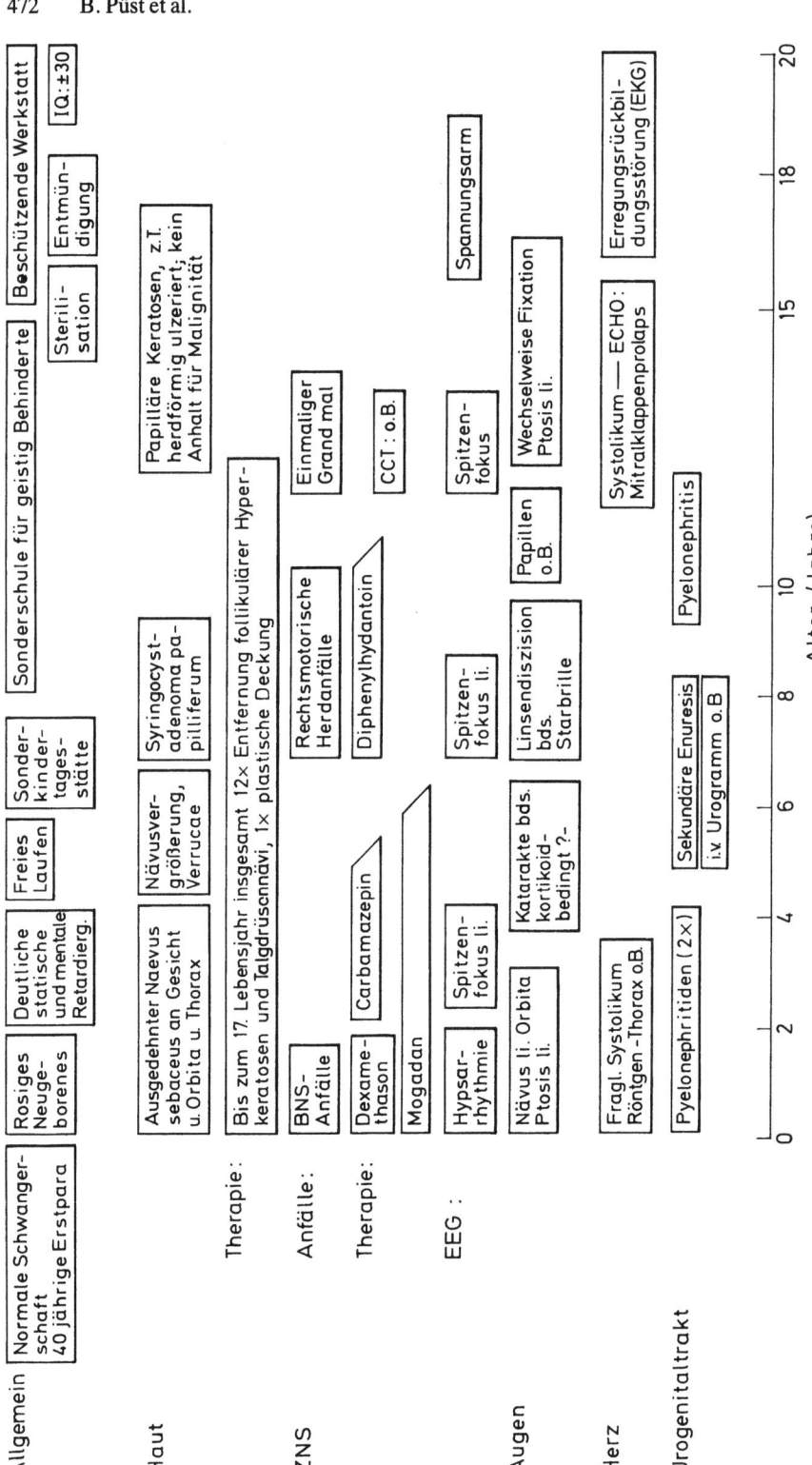

Abb. 1. Graphische Darstellung des klinischen Verlaufes (Symptome)

Tabelle 1. Vergleich der Symptomatik unserer Patientin mit der angegebenen Häufigkeit der Symptome in der Literatur

Symptomatik	Unsere Patientin	Häufigkeit nach: Zaremba (1978)[a]	Baker et al. (1987)[a]	Alfonso et al. (1987)[a]
Naevus sebaceus linearis	+	obligat (34 von 37 am Kopf)	obligat	obligat
Anfälle	+	23 (37)	39 (64)	31 (70)
Mentale Retardierung	+	28 (37)	44 (64)	30 (70)
Neurologische Auffälligkeiten	+ (verbreiterte Reflexzonen)	22 (37)		57 (70)
– Hemiparese		5 (37)		12 (70)
Okuläre Beteiligung	(+) (sekundär; Ptosis im Nävusbereich)	17 (37)		40 (70)
Skelettmißbildungen	–	24 (37)		5 (70)
Herz (Reizleitungsstörungen, Vitien)	–	9 (37)		
Urogenitaltrakt	? (rez. Pyelonephritiden)	6 (37)		

[a] jeweils gesammelte Fälle aus der Literatur

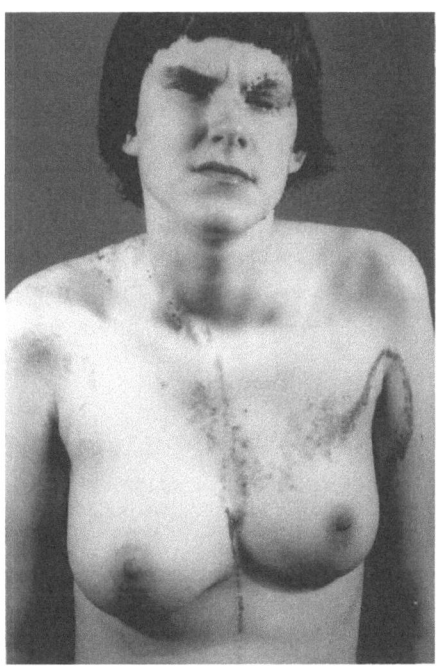

Abb. 2. Naevus sebaceus, Gesichts- und Orbitabereich links sowie am Thorax und Oberarm links, auch rechte Schulter

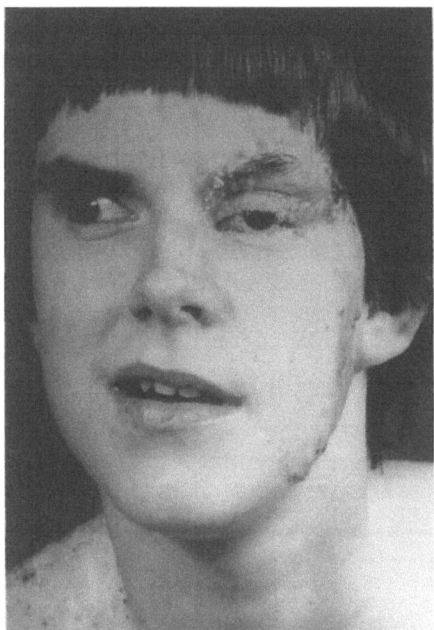 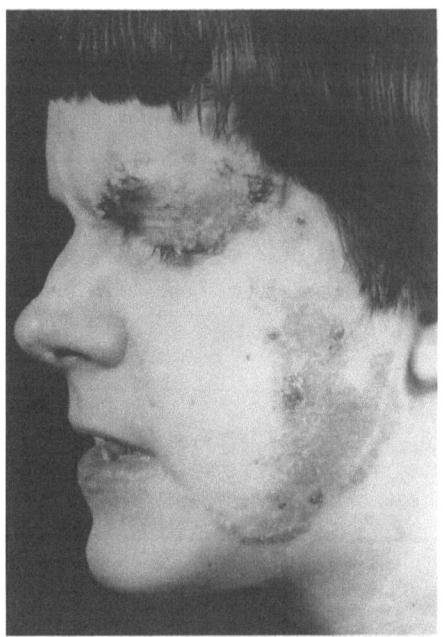

Abb. 3. Naevus sebaceus im Orbita- und Wangenbereich links

Abb. 4. Seitenansicht des ausgedehnten Naevus sebaceus im linken Wangenbereich

infauste Prognose des Krankheitsbildes – bei allerdings fehlenden schwerwiegenden kardiovaskulären und zerebralen Mißbildungen – zu befürchten ist.

Prägend sind die konstante schwere geistige Behinderung und die kosmetisch-chirurgisch problematischen rezidivierenden Nävuswucherungen mit dem bekannten malignen Entartungsrisiko.

Das zerebrale Anfallsleiden, trotz BNS-Anfallsmanifestierung mit Hypsarrhythmie im Säuglingsalter, erscheint ausbehandelt.

Die mögliche Früherkennung der bei dieser Phakomatose so vielfältigen Komplikationen bei extremer Variationsbreite des Syndroms erfordert umfassende lebenslange und fachübergreifende Betreuung dieser Patienten.

Weitere längerfristige Darstellungen hierzu sind wünschenswert.

Literatur

Alfonso I et al. (1987) Linear nevus sebaceous syndrome. A review. J Clin Neuroophthalmol 7 (3):170–177

Baker R, Ross P, Baumann J (1987) Neurologic complications of the epidermal nevus syndrom. Arch Neurol 44:227–232

Feuerstein RC, Mims LC (1962) Linear nevus sebaceus with convulsions and mental retardation. Am J Dis Child 104:675–679

Leiber B (1979) Schimmelpenning-Feuerstein-Mims-Syndrom. Monatsschr Kinderheilkd 127:585–587

Piper HF, Bastian GO (1983) Epidermales Naevus-Syndrom (Schimmelpenning-Feuerstein-Mims-Syndrom) und frühkindliche Kataraktentstehung. Klin Monatsbl Augenheilkd 182:318—321

Schimmelpenning GW (1957) Klinischer Beitrag zur Symtomatologie der Phakomatosen. Fortschr Geb Röntgenstr 87:716—719

Zaremba J (1978) Jadassohn's naevus phakomatosis: 2. A study based on a review of thirty-seven cases. J Ment Defic Res 22:103

Spinale Tumoren im Kindesalter — zwei Kasuistiken

R. Wiß, G. von Czettritz, H.-M. Weinmann, P. Emmrich

20% aller Neoplasien im Kindesalter sind Tumoren des ZNS. Nur 5—10% davon betreffen den Spinalkanal. Je nach Lokalisation werden extradural (ca. die Hälfte aller kindlich spinalen Tumoren), intramedullär und intradural — extramedullär wachsende Tumoren unterschieden. Häufigste Primärtumoren sind histologisch Gliome, Ependymome und Astrozytome, unter den extraduralen Tumoren sind es Sarkome und embryonale Tumoren. — Da es sich insgesamt um seltene Tumoren handelt, wird häufig die Möglichkeit einer spinalen Raumforderung überhaupt nicht in die Differentialdiagnose einbezogen. Dies gilt besonders bei uncharakteristischen Erstsymptomen wie rezidivierenden abdominellen Beschwerden.

Fall 1: M. K., 3½ Jahre, weiblich

8 Tage vor stationärer Aufnahme rezidivierende Bauchschmerzen und Erbrechen. Aufnahme wegen zunehmender Beschwerden und Fieber.
Aufnahmebefund: Deutlich reduzierter AZ, nackensteif, MER schwach auslösbar, keine motorischen oder sensiblen Ausfälle. Augenhintergrund o.B. Wiederholte Lumbalpunktionen ergaben einen Anstieg des Liquoreiweißwertes bis 6,7 g% und Zunahme der Zellzahl bis 4000/3 Zellen. Zunächst Verdacht einer Meningoenzephalitis. Nach 6 Tagen stationären Aufenthaltes heftigste Bauchschmerzen, geblähtes Abdomen, paralytischer Ileus, Meningismus, Paraplegie in Höhe L2 und Blasen-Mastdarm-Lähmung, keine MER auslösbar, keine Schmerzreize in den unteren Extremitäten auslösbar. Zunächst weitere klinische Beobachtung unter dem Verdacht einer aufsteigenden Landryschen Paralyse, wegen diffuser Allgemeinveränderungen im EEG auch zur Beobachtung einer Enzephalitis und antibiotische Behandlung wegen möglicher bakterieller Myelitis. Die Subokzipitalpunktion ergab nur 83/3 Zellen, Eiweiß 142 mg%. Kraniales CT unauffällig, CT der Wirbelsäule ergab keinen Hinweis für einen raumfordernden Prozeß. Die am nächsten Tag durchgeführte lumbale Myelographie und das Myelo-CT ergaben den dringenden Verdacht eines Kontrastmittelstopps in Höhe L2. Die Panmyelographie von subokzipital zeigte einen kompletten Kontrastmittelstop in Höhe Th 8. Noch am gleichen Tag wurde eine Laminektomie in Höhe Th 8 — Th 11 durchgeführt, mit Absaugen des Tumors bis in Höhe von L2. Am 5. postoperativen Tag Hirndrucksymptomatik und Hydrocephalus internus. In den folgenden Tagen keine Besserung des schlechten Allgemeinzustandes, schließlich Koma, Atemlähmung, Sistieren der Pupillenreaktion. Das Kind verstarb 40 Tage nach der Operation unter den Zeichen eines zentralen Regulationsversagens.

Fall 2: M. D., 2½ Jahre, weiblich
Wegen rezidivierender Bauchkoliken und Obstipation wiederholte Vorstellung beim Hausarzt und in Kliniken. Schließlich stationäre Aufnahme in deutlich reduziertem AZ.
Aufnahmebefund: Matt, apathisch, Beine angezogen, berührungsempfindlich, Bauchschmerzen. Abdomenübersichtsaufnahmen und Sonographie der Abdominalorgane unauffällig. 4 Tage nach Aufnahme zunehmend heftigste Bauchschmerzen und deutliche Beinschwäche. LP: Eiweiß 656 mg%. Kernspintomographie der Wirbelsäule in Narkose: Extramedulläre, intraspinale Raumforderung in Höhe Th 6 bis Th 12. Zunehmende Parese der unteren Extremitäten. − Laminektomie in Höhe Th 6 − Th 9, Entfernung eines extradural wachsenden Tumors. Postoperativer Verlauf komplikationslos, beide Beine konnten schon wenige Tage später frei bewegt werden.
Vorläufige Diagnose: Maligne Keimzellengeschwulst. Daraufhin Suche nach Primärtumor. CT von Thorax und Abdomen: Tumoröser Prozeß im rechten Retrokruralraum in Höhe Th 6−9 der Wirbelsäule aufsitzend. Über eine rechtsseitige Thorakotomie Resektion eines 4 × 2,5 × 1,5 cm großen, derben, extrapleural liegenden Tumors in Höhe der 6.−8. Rippe. Vollständige Entfernung. − Anschließend 4 Zytostasezyklen über je 8 Tage. 5 Monate nach der Operation ist das Kind beschwerdefrei.
Diagnose: Maligne Keimzellengeschwulst, entsprechend eines endodermalen Sinustumors (Dottersack-Tumor) − durch die Foramina intervertebralia nach intraspinal extradural eingewachsen.

Differentialdiagnostisch wurden im 1. Fall zunächst ein entzündlicher Prozeß (Myelitis, Polio, Tuberkulose), eine Polyneuritis, ein Guillan-Barré-Syndrom und eine Enzephalitis erwogen. Das spinale CT war negativ. Erst ein Myelo-CT und schließlich die Panmyelographie von subokzipital sicherten die Diagnose. Dadurch ging wertvolle Zeit verloren. − Die notfallmäßige Operation und anschließende Chemotherapie brachten keinen Erfolg.
Im 2. Fall wurde die Diagnose nach stationärer Aufnahme rasch gestellt. Führende diagnostische Schritte waren die Lumbalpunktion und die Kernspintomographie. Dadurch konnten die Erst- und schließlich die Zweitoperation zur Entfernung des Primärtumors rasch durchgeführt werden. Der operative Eingriff (Laminektomie und Entlastung des Myelons) ist in Hinblick auf Rückbildungsfähigkeit der neurologischen Ausfälle allenfalls im Stadium der Parese erfolgreich. Tritt eine komplette Paraplegie auf, so kommt in der Regel der operative Eingriff zu spät. Daher ist eine rasche Diagnostik erforderlich.
Wir meinen, daß heute die Diagnostik einer spinalen Raumforderung innerhalb von Stunden erfolgen kann und muß, wenn ein spinaler Tumor differentialdiagnostisch in Erwägung gezogen wird (s. folgende Übersicht).

Diagnostisches Vorgehen bei Verdacht auf spinale Raumforderung:

1. Klinisch-neurologische Untersuchung.
2. Konventionelle Röntgenaufnahme der Wirbelsäule (Erweiterung des Spinalkanals, Skoliose, Verformung der Bogenwurzeln, Erweiterung der Foramina intervetebralia) − nur in ca. 50% positiv.
3. Lumbalpunkt (Eiweiß, Zelldifferenzierung), wenn keine Kontraindikationen bestehen. − Unauffällige Liquorbefunde schließen eine spinale Raumforderung nicht aus!
4. Kernspintomographie der Wirbelsäule − beweisend!
5. Evtl. zusätzlich Panmyelographie − beweisend!

Die in beiden Fällen durchgeführte konventionelle Röntgendiagnostik der Wirbelsäule ergab keinen pathologischen Befund.

Außer den typischen Symptomen (s. untenstehendes Schema) sollten auch unklare abdominelle Beschwerden immer an eine spinale Raumforderung denken lassen. Eine rasche und gezielte Diagnostik ist notwendig. Frühzeitig und evtl. notfallmäßig sollte eine kernspintomographische Untersuchung durchgeführt werden, auch wenn alle anderen diagnostischen Methoden unauffällige Befunde ergaben. – Für die Frühdiagnostik eines raumfordernden Prozesses im Wirbelkanal ist die nichtinvasive Kernspintomographie den traditionellen diagnostischen Methoden überlegen.

Symptomatik spinaler Raumforderungen im Kindesalter

	häufig	selten
Frühsymptom	lokale Schmerzen diskrete motorische Störungen (Gangunsicherheit, Fallneigung) Tortikolis/Skoliose	Parästhesien Inkontinenz/ Bauchschmerzen Obstipation
Spätsymptom	Paresen	kompletter Querschnitt Sensibilitätsstörungen Blasen-Mastdarm-Lähmung Meningismus

Die frühzeitige Diagnosestellung ist entscheidend für Therapie und Prognose. Denn in den meisten Fällen kann ein innerhalb von Stunden durchgeführter neurochirurgischer Eingriff schwere neurologische Dauerschäden und Defektheilungen verhindern.

Variabilität von Atmung und Herztätigkeit nach optischem Reiz

M. Stadlbauer, W. S. Tirsch, H.-M. Weinmann, G. von Czettritz, R. Roos, J. B. Schaeffer, S. Perz

Ausgehend von der Beobachtung, daß es bei Erwachsenen unterschiedliche Reaktionen auf starke äußere Reize wie Knall oder Blitz gibt, prüften wir, ob dies auch bei Säuglingen zu beobachten ist. Diese Untersuchung schien uns vor allem im Hinblick auf einen möglichen Zusammenhang mit dem Phänomen des plötzlichen Säuglingstodes interessant zu sein.

478 M. Stadlbauer et al.

Wir untersuchten hierzu 50 gesunde Kinder im Alter von 2 Wochen bis 6 Monaten auf die Änderung der Herz- und Atemfrequenz nach einem optischen Reiz, den wir mit einer Fotoblitzlampe setzten. Wir erstellten mittels eines Rechners Zeitreihen der Herz- und Atemfrequenzen. Aus den Frequenzen in den 30-s-Intervallen vor und nach dem Reiz errechneten wir statistische Maßzahlen (Mittelwert, Median, Standardabweichung vom Mittelwert). Die relativen Differenzen daraus trugen wir, gekennzeichnet für jeden Probanden, in einem zweidimensionalen Diagramm auf. Es zeigte sich, daß die Bestimmung der Herzfrequenz mit einer maximalen Fehlerbreite von ±2% wesentlich präziser gelang als die Bestimmung der Atemfrequenz.

Ergebnisse

Eine Gruppe von Probanden (n = 18) reagierte auf den optischen Reiz mit einer Änderung der Herzfrequenz um mehr als 2%, eine weitere (n = 24) mit einer Herzfrequenzänderung kleiner als 2%. Bei einer dritten Gruppe (n = 8) änderte sich die Herzfrequenz um mehr als 10%, was der 2fachen Standardabweichung des Gesamtkollektivs entspricht, während sich die Atemfrequenz nur bei 4 Probanden um mehr als 40%, ebenfalls der 2fachen Standardabweichung entsprechend, änderte.

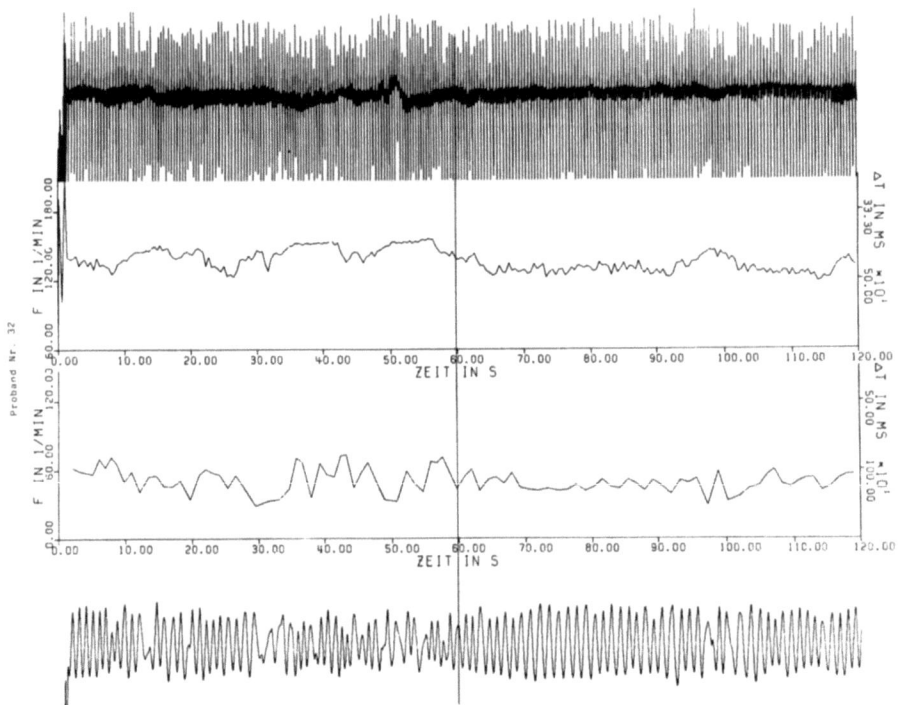

Abb. 1. Zeitreihen der Herz- und Atemfrequenzen

Klar voneinander abgegrenzte Gruppen fanden sich nicht, beim überwiegenden Teil der Kinder sind die Änderungen der Herz- und Atemfrequenz geringfügig.
Die Standardabweichungen vom Mittelwert bei Atmung und Herztätigkeit wies bei der Mehrzahl der Probanden (n = 36) eine Zunahme auf, d.h. das System reagierte mit Instabilität auf den optischen Reiz.
Betrachtet man diese Größen bei unterschiedlichen Altersgruppen und vergleicht Frühgeborene mit reif geborenen Kindern, so findet man keinen Unterschied.
Zwischen den Differenzen der Standardabweichungen der Herz- und Atemfrequenzen vor und nach dem optischen Reiz besteht außerdem eine positive Korrelation mit einem Korrelationskoeffizienten von 0,51. Bei unserem Kollektiv ist also eine Kopplung von Atmung und Herztätigkeit feststellbar.
Ein Teil der Kinder reagierte auf den Reiz nicht mit einer Steigerung, sondern mit einem Abfall der Herz- und Atemfrequenz. Folgende Abbildungen sollen dies veranschaulichen.
Als Beispiel für einen derartigen Reaktionstyp gibt Abb. 1 die Zeitreihen der Herz- und Atemfrequenzen wieder, der Reizzeitpunkt ist mit einer durchgehenden senkrechten Linie markiert. Von oben nach unten sind die (zeitlich gestauchte) EKG-Kurve, die Herzfrequenzkurve, die Atemfrequenzkurve und die Atemkurve dargestellt.
Das Histogramm in Abb. 2 verdeutlicht die Abnahme der Herzfrequenz nach dem optischen Reiz beim selben Probanden.

```
vor optischem Reiz                               nach optischem Reiz
157.500)
156.000)####
154.500)#######
153.000)################
151.500)##
150.000)#######
148.500)M#
147.000)###
145.500)#######
144.000)######                                   #
142.500)###
141.000)######                                   #
139.500)###                                      ####
138.000)                                         #
136.500)                                         ##
135.000)###                                      ####
133.500)                                         ###
132.000)                                         ########
130.500).........................................M######
129.000)                                         #######
127.500)#                                        #######
126.000)                                         ########
124.500)                                         ######
123.000)                                         #
121.500)                                         #
120.000)

Mittelwert:                147.875               130.365
Median:                    148.500               130.500
Standardabweichung:          6.007                 4.798
```

Abb. 2. Histogramm der Herzfrequenzen vor und nach optischem Reiz

Rhabdomyomatose des Herzens im Neugeborenenalter als Frühsymptom einer tuberösen Hirnsklerose

E. Mühler, V. Turniski, W. Engelhardt, F. Kotlarek, G. von Bernuth

Zerebrale Krampfanfälle und psychomotorische Entwicklungsverzögerung in Verbindung mit den typischen Hautveränderungen sind hinweisend für die Diagnose tuberöse Hirnsklerose. Rhabdomyome des Herzens können, wie aus pathologisch-anatomischen Untersuchungen seit langem bekannt ist, assoziiert vorkommen und werden seit Einführung der Echokardiographie häufiger intra vitam beobachtet.

Wir berichten über 2 Neugeborene, bei denen ein auffälliger kardialer Untersuchungsbefund das Leitsymptom für die Diagnose tuberöse Hirnsklerose darstellte.

Im *ersten Fall* kam es im Alter von 9 Tagen zu einer akuten kardialen Dekompensation mit Lungenstauung. Echokardiographisch imponierte ein großer, dem vorderen Mitralsegel adhärenter Tumor, der eine schwere Mitralstenose und auch Subaortenstenose bewirkte. Weitere kleinere, hämodynamisch unbedeutende Tumoren fanden sich im rechten Ventrikel sowie im Ventrikelseptum. Neurologischer Befund und EEG waren unauffällig, bei der Schädelsonographie fiel lediglich eine Konturunregelmäßigkeit am Boden des Seitenventrikels ohne wesentliche Differenz der Echogenität auf. Zusätzlich bestand eine herdförmige geringfügige Echovermehrung im linksfrontalen Marklager (Abb. 1a, b). Dagegen ließen sich im Computertomogramm typische periventrikuläre hyperdense Formationen sowie ein ebenfalls hyperdenser Bezirk im frontalen Marklager mühelos abgrenzen (Abb. 2). Mit Hilfe der Wood-Lampe gelang der Nachweis einer lanzettenförmigen Depigmentation am Rumpf. Die therapierefraktäre Herzinsuffizienz war Indikation für eine operative Entfernung des der Mitralis anhaftenden Tumors im Alter von 5 Wochen. Eine progrediente Mitralinsuffizienz postoperativ führte zum Tod im Alter von 2½ Monaten.

Im *zweiten Fall* führte ein Herzgeräusch und die daraufhin durchgeführte Echokardiographie im Alter von 6 Tagen zur Diagnose tuberöse Hirnsklerose. Neben mehreren kleinen Tumoren linksventrikulär fand sich eine große Tumormasse im Fundus und Ausflußtrakt des rechten Ventrikels, die jedoch ausweislich der Doppler-Sonographie keine Abflußbehinderung verursachte (Abb. 3a). Neurologischer Befund und EEG waren unauffällig. Auch bei diesem Patienten ließen sich die im Computertomogramm eindeutig sichtbaren intrazerebralen Herde sonographisch aufgrund mangelnder Echogenitätsdifferenz wesentlich schlechter darstellen. Die Untersuchung der Haut mittels Wood-Lampe ließ erstmalig im 9. Lebensmonat depigmentierte Areale erkennen. Motorische Herdanfälle traten erstmals im 4. Lebensmonat auf. Echokardiologische Verlaufsuntersuchungen belegten, daß die Tumormassen an Zahl und Größe konstant blieben, so daß bei physiologischem Herzwachstum eine relative Größenabnahme eintrat (Abb. 3b).

Diskussion

Herztumoren sind im Kindesalter selten; in der überwiegenden Zahl handelt es sich um einzelne oder multiple Rhabdomyome. Nach histologischen Kriterien sind diese als fetale Hamartome anzusehen, die ihre mitotische Aktivität nach der Geburt verlieren und somit nicht mehr wachsen [3].

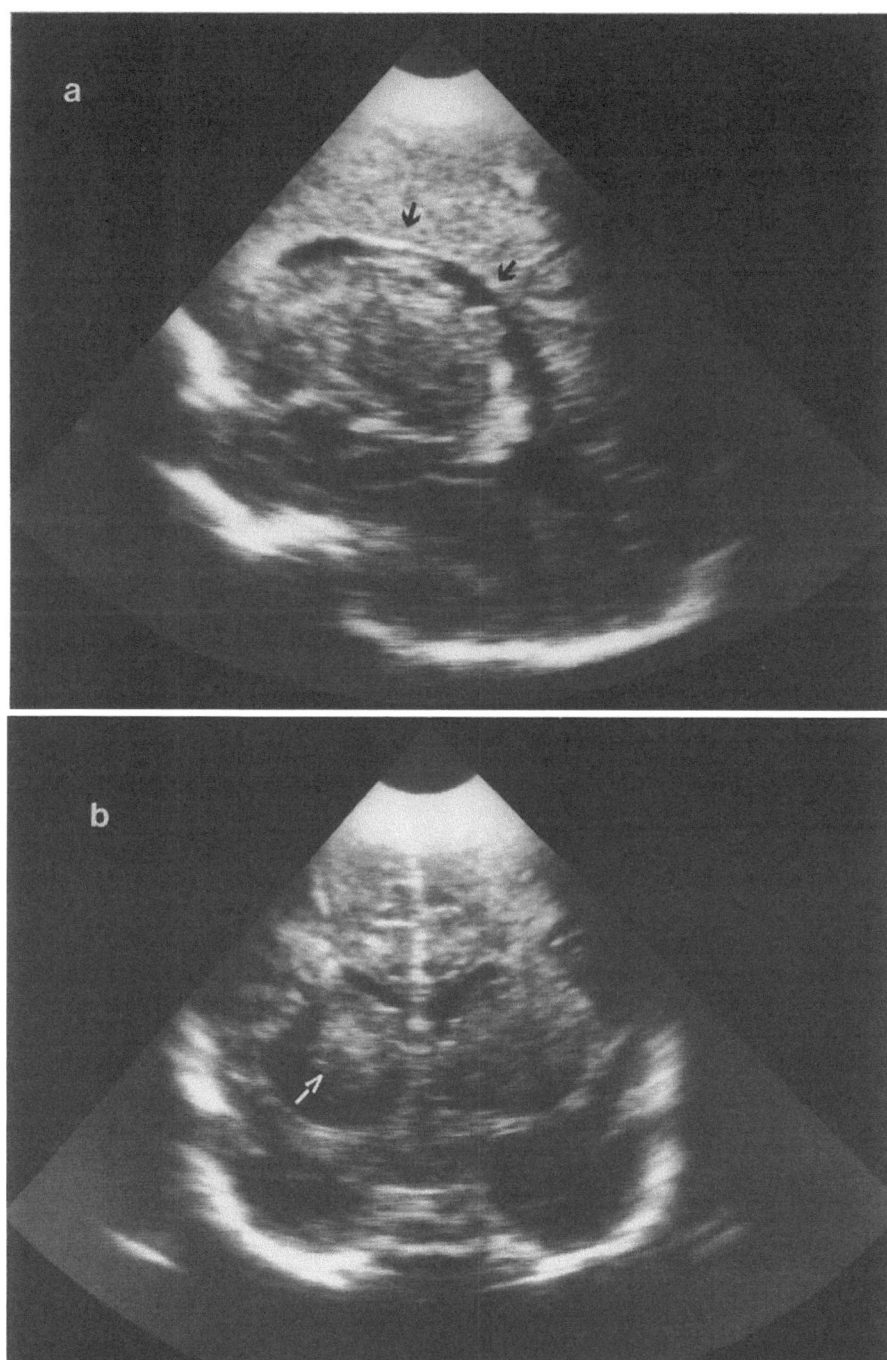

Abb. 1a, b. Schädelsonogramm im Alter von 1 Monat. **a** Knötchenförmige Vorwölbungen in den Seitenventrikel *(Pfeil)* ohne Differenz der Echogenität darstellbar. **b** Geringfügige herdförmige Echovermehrung im linksfrontalen Marklager *(Pfeil)*

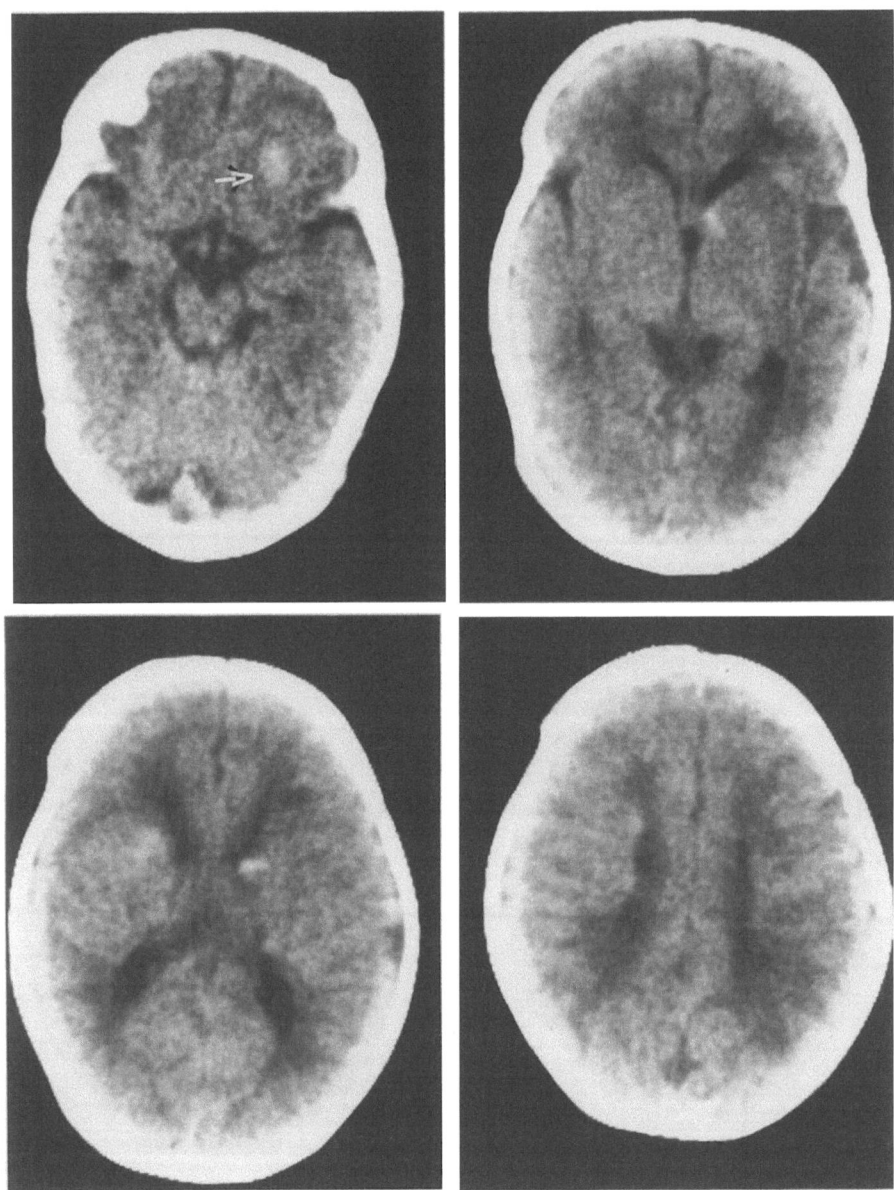

Abb. 2. Computertomogramm im Alter von 1 Monat. Neben periventrikulären hyperdensen Formationen deutlich sichtbarer Herd im linksfrontalen Marklager abgrenzbar

Wegweisende Symptome können fetale Arrhythmien [9], eine postpartale Herzinsuffizienz sowie pathologische Herzgeräusche sein. Die Diagnose Herztumor wird mittels zweidimensionaler Echokardiographie sichergestellt, diese Methode ist der Angiographie und der Computertomographie überlegen [6, 8]. Systematische, echokardiographische Untersuchungen von Patienten mit tuberöser Hirn-

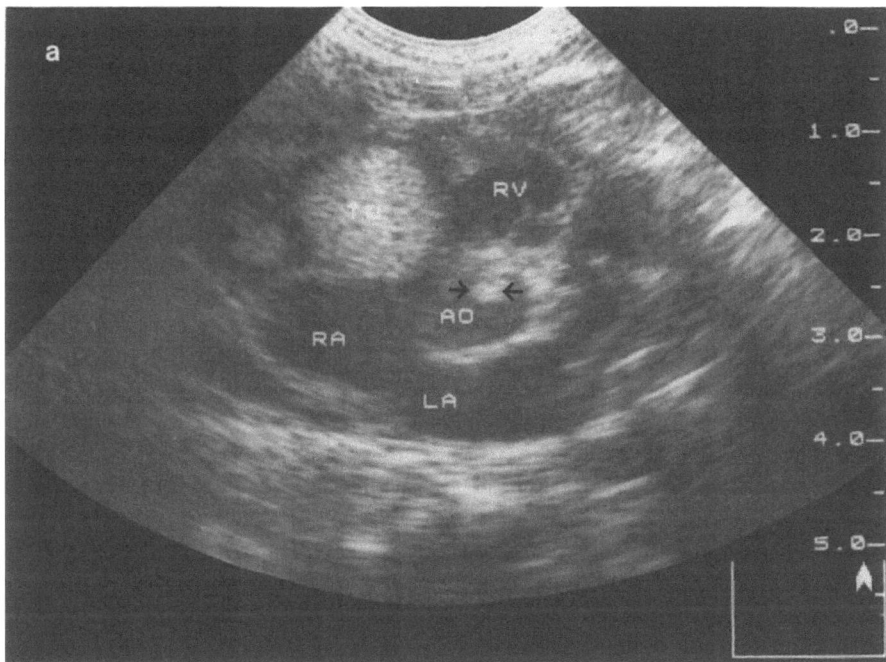

Abb. 3a. Echokardiogramm am 7. Lebenstag. Große Tumormassen, die den rechten Ventrikel nahezu ausfüllen. Kleiner Tumor *(Pfeil)* unterhalb der Aortenklappe

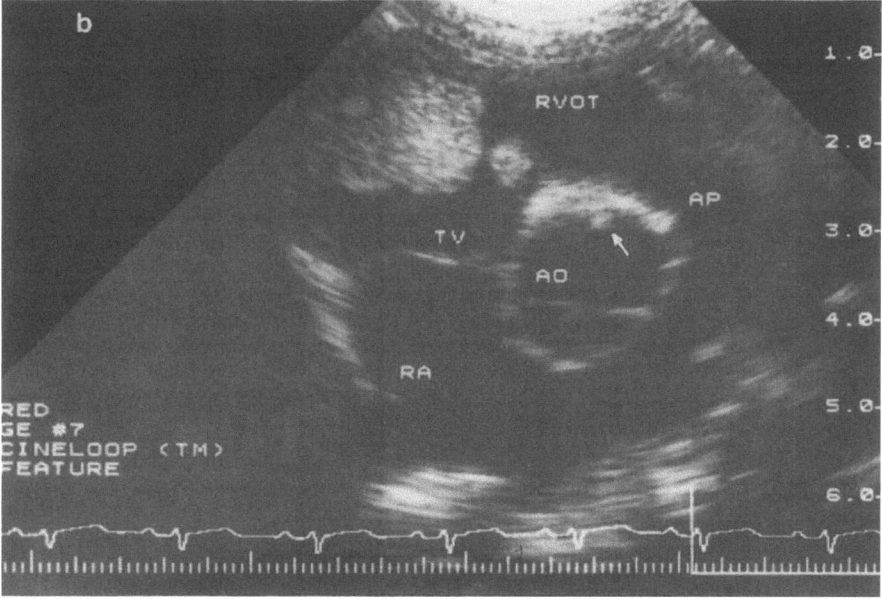

Abb. 3b. Echokardiogramm im Alter von 1 Jahr. Die Tumormassen im rechten Ventrikel erscheinen im Verhältnis zur Herzgröße kleiner. Rechtsventrikulärer Ausflußtrakt frei. Der subaortale Tumor *(Pfeil)* ist in seiner absoluten Größe identisch verglichen mit Abb. 3a. *Legenden:* zu den Abb. 3a, b: *LA/RA* linker/rechter Vorhof, *LV/RV* linker/rechter Ventrikel, *RVOT* rechtsventrikulärer Ausflußtrakt, *AP* A. pulmonalis, *AO* Aorta, *TV* Trikuspidalklappe, *TU* Tumormasse

sklerose ohne kardiale Symptome zeigen in ca. 50% der Fälle kardiale Rhabdomyome [2, 7]. Andererseits muß bei Kindern, die durch einen Herztumor auffallen, in etwa 50% der Fälle mit einer tuberösen Hirnsklerose gerechnet werden [6, 8]. Wichtig erscheint uns, daß die typischen subependymalen Tuberome im Neugeborenenalter wesentlich besser mit der Computertomographie als mit der Schädelsonographie nachgewiesen werden können. Begründet ist dies in der nur geringen Echogenitätsdifferenz zwischen Hirnparenchym und Tuberomen.

Auch bei großen Tumormassen im Herzen ist eine Operation nur dann angezeigt, wenn Herzinsuffizienz bzw. Herzrhythmusstörungen therapierefraktär sind [4, 6, 8]. Selbst hämodynamisch relevante Tumoren sollten zunächst nur engmaschig beobachtet werden, da durch die oben beschriebene relative Größenabnahme mit einer spontanen Besserung zu rechnen ist [1]. Neurologischer, dermatologischer und ophthalmologischer Befund können auch bei ausgeprägtem kardialen Befall unauffällig sein. Während die kardialen Probleme zunehmend in den Hintergrund treten, können neurologische Symptome (zerebrale Krampfanfälle, psychomentale und statomotorische Retardierung) den weiteren Verlauf bestimmen.

Die enge Assoziation von Rhabdomyomen des Herzens und tuberöser Hirnsklerose sollte zum einen zu einer routinemäßigen kardiologischen Diagnostik (EKG, Echokardiogramm, evtl. Langzeit-EKG) bei Patienten mit tuberöser Hirnsklerose führen, andererseits muß diese Erkrankung bei Kindern mit Herztumoren, soweit möglich, ausgeschlossen werden.

Literatur

1. Alkalay AL, Ferry DA, Lin B, Fink BW, Pomerance JJ (1987) Spontaneous regression of cardiac rhabdomyoma in tuberous sclerosis. Clin Pediatr (Phila) 26:532–535
2. Bass JL, Breningstall GN, Swaiman KF (1985) Echocardiographic incidence of cardiac rhabdomyoma in tuberous sclerosis. Am J Cardiol 55:1379–1382
3. Fenoglio JJ, McAllister HA, Ferrans VJ (1976) Cardiac rhabdomyoma: A clinicopathologic and electron microscopic study. Am J Cardiol 38:241–251
4. Foster ED, Spooner EW, Farina MA, Shaher RM, Alley RD (1984) Cardiac rhabdomyoma in the neonate: Surgical management. Ann Thorac Surg 37:249–253
5. Franek A, Werner S (1984) Hirnsonographischer Befund bei tuberöser Hirnsklerose. Monatsschr Kinderheilkd 132:534–538
6. Gillor A, Stock G, Schuster D, Crespo E, Schickedantz S, Mennicken U (1986) Diagnostik und Behandlung der kardialen Rhabdomyome. Monatsschr Kinderheilkd 134:445–449
7. Gibbs JL (1985) The heart and tuberous sclerosis. An echocardiographic and electrocardiographic study. Br Heart J 54:596–599
8. Hofbeck M, Deeg KH, Singer H (1988) Diagnostik und Therapie kardialer Tumoren im Kindesalter. Herz Gefäße 8:602–609
9. Pesonen E, Leijala M, Järvenpää AL, Teramo K (1985) Cardiac rhabdomyomas in a newborn baby. Acta Paediatr Scand 74:824–827

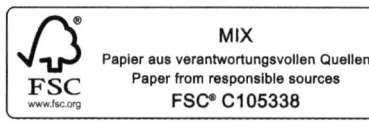

If you have any concerns about our products,
you can contact us on
ProductSafety@springernature.com

In case Publisher is established outside the EU,
the EU authorized representative is:
**Springer Nature Customer Service Center GmbH
Europaplatz 3, 69115 Heidelberg, Germany**

Printed by Libri Plureos GmbH
in Hamburg, Germany